ICU监测与治疗实践

（上）

谢宇曦等◎主编

吉林科学技术出版社

图书在版编目（CIP）数据

ICU监测与治疗实践/ 谢宇曦等主编. -- 长春:吉
林科学技术出版社，2016.5
ISBN 978-7-5578-0696-5

Ⅰ．①I… Ⅱ．①谢… Ⅲ．①险症-诊疗 Ⅳ.
①R459.7

中国版本图书馆CIP数据核字(2016)第104679号

ICU监测与治疗实践
ICU JIANCE YU ZHILIAO SHIJIAN

主　　编	谢宇曦　王培栋　邓　巍　孙宏伟　刘林刚　任　重
副 主 编	方　敏　马小芳　史　磊　赵顺成
	刘　洪　王大伟　邵　锋　贺文静
出 版 人	李　梁
责任编辑	张　凌　张　卓
封面设计	长春创意广告图文制作有限责任公司
制　　版	长春创意广告图文制作有限责任公司
开　　本	787mm×1092mm　1/16
字　　数	1033千字
印　　张	42.5
版　　次	2016年5月第1版
印　　次	2017年6月第1版第2次印刷

出　　版	吉林科学技术出版社
发　　行	吉林科学技术出版社
地　　址	长春市人民大街4646号
邮　　编	130021
发行部电话/传真	0431-85635177　85651759　85651628
	85652585　85635176
储运部电话	0431-86059116
编辑部电话	0431-86037565
网　　址	www.jlstp.net
印　　刷	虎彩印艺股份有限公司

书　　号	ISBN 978-7-5578-0696-5
定　　价	170.00元

如有印装质量问题　可寄出版社调换
因本书作者较多，联系未果，如作者看到此声明，请尽快来电或来函与编辑
部联系，以便商洽相应稿酬支付事宜。

主编简介

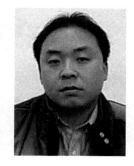

谢宇曦

　　1977年出生，汉族，重症医学副主任医师，硕士研究生。1999年本科毕业于承德医学院，在河北唐钢医院从事外科重症相关工作，2012于华北煤炭医学院获得硕士学位，2013年起工作于河北联合大学重症医学科，从医至今发表论文多篇，参与获奖科研多项。

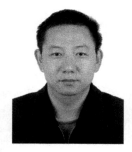

王培栋

　　1978年出生，甘肃省人民医院重症医学科主治医师。于2011年毕业于宁夏医科大学，获得麻醉学硕士研究生学历。毕业后长期从事重症医学专业，熟练掌握重症医学科常见操作，擅长各种危重症的抢救与诊治，尤其在外科术后危重患者的监护治疗方面有较深研究，先后以第一作者发表科研论文5篇。参与完成省级课题1项，并获得省级科学技术进步奖二等奖。

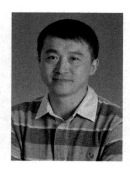

邓　巍

　　1971年出生，主治医师，华中科技大学同济医学院普通外科学医学博士，武汉市第一医院重症医学科医生，湖北省重症医学会青委会委员。从事普通外科12余年，擅长普通外科常规开腹手术及腔镜手术，目前主要从事重症医学，擅长外科病人的重症监护、术后肺部感染、腹腔高压、各种复杂的肠瘘管理以及肠内外营养支持治疗；熟练掌握纤支镜，胃镜的各种治疗。发表论文5篇，副主编专著1部。

编 委 会

孙宏伟　山东曹县人民医院
李战强　邢台医专第二附属医院
邵　锋　湖北省荆州市中心医院
赵顺成　河北省保定市第一医院
贺文静　长春中医药大学附属医院
龚春城　湖北省荆州市中心医院
谢宇曦　华北理工大学附属医院

前　言

　　危重病医学（ICU）是一门新兴学科，收治的患者病情危重，涉及各个专业，在 ICU 内要利用各种仪器设备作为重要的监测手段，作为从事危重病医学的人员毫无疑问会遇到很多亟待解决的问题，需要不断地学习新知识并进行科学研究，这就要求危重病医学人员既要有科学的头脑，又要有脚踏实地、深入实际的敬业精神，同时还必须具备广博的临床知识。针对这种情况我们邀请了一批长期工作临床一线的专家、教授及青年医师共同编写了《ICU 监测与治疗实践》。

　　本书共分上下两篇，上篇重点介绍了 ICU 的监测技术（包括呼吸系统的监测技术、循环系统的监测技术、消化系统的监测技术、神经系统的监测技术、肾功能监测技术、感染相关的预防、诊断与治疗技术），下篇重点讲述了 ICU 治疗（包括危重患者水电解质与酸碱失衡、心肺脑复苏、休克、脓毒症与多脏器功能障碍综合征、心血管急危重症、消化系统急危重症、神经、内分泌急危重症、中毒危重症、烧伤危重症、感染危重症及 ICU 护理），内容上尽量体现科学性和先进性，突出实用性，希望能为医务工作者的重症监护治疗提供参考。

　　由于本书参编人数较多，文笔不尽一致，加上编者时间和篇幅有限，虽经多次校稿，但书中疏漏在所难免，恳请广大读者提出宝贵意见和建议，以便修订。

编　者

2016 年 5 月

目　录

上篇　ICU 监测技术

下篇　ICU 治疗

ICU 监测技术

第一章　呼吸系统的监测技术

第一节　人工气道的建立

一、建立人工气道的适应证及方法

建立人工气道的目的在于：①纠正患者缺氧状态，改善通气功能；②有效地清除气道分泌物。因此，凡是经过一般保守治疗不能达到上述效果者，均应考虑建立人工气道。目前人工气道的建立途径主要为气管插管与气管切开造口置管。

二、气管插管

气管插管是临床上最常用的连接方法。按气管插管跨径不同，分为经口气管插管和经鼻气管插管两种方法。两种途径各有利弊，一般经口插管较经鼻普遍，易于掌握，可迅速建立；但经鼻插管患者易耐受，维持时间也较长，一般可维持 1 周以上，也可维持更长，且较经口插管易固定。经口插管一般应控制在 72h 以内，因口腔护理困难，易引起呼吸道感染。经鼻导管的管径细，且易固定，患者易耐受，可进行口腔护理，不易移位或滑出。但吸引分泌物较经口插管难。经鼻插管易引起鼻骨损伤、鼻出血和鼻内组织的压迫坏死。经鼻插管还可阻塞额窦、上额窦和耳咽管，导致细菌性鼻窦炎和中耳炎，可能会成为医源性感染尤其是革兰阴性菌脓毒血症的根源。

（一）气管插管适应证

1. 经口气管插管

（1）因严重低氧血症和（或）高碳酸血症，或其他原因需要较长期机械通气，而又不考虑进行气管切开者。

（2）不能自行清除上呼吸道分泌物、胃内反流物或出血，随时有误吸危险者。

（3）下呼吸道分泌物过多或出血需要反复吸引者。

（4）上呼吸道损伤、狭窄、阻塞、气管食管瘘等影响正常通气者。

（5）患者自主呼吸突然停止，紧急建立人工气道行机械通气者。

（6）因诊断和治疗需要，在短时间内要反复插入支气管镜者，为减少患者的痛苦和操作方便，也可事先行气管插管。

（7）外科手术及麻醉，如需长时间麻醉的手术（如胸外科、颅脑外科及部分腹部、颌面、颈部手术）、低温麻醉及控制性低血压手术、部分口腔内手术预防血性分泌物阻塞气道、特殊手术的体位（如俯卧位影响呼吸道通气的手术）等。

2. 经鼻气管插管　除紧急抢救经口插管外，余同经口插管。

（二）气管插管禁忌证

无绝对禁忌证。但如有喉头急性炎症，由于插管可使炎症扩散，故应慎重；喉头严重水肿者，不宜行经喉人工气道术；严重凝血功能障碍，宜待凝血功能纠正后进行；巨大主动脉瘤，尤其是位于主动脉弓部位的主动脉瘤，插管有可能使动脉瘤破裂，宜慎重，如需插管，则操作要轻柔、熟练，患者要安静，避免咳嗽和躁动；如果有鼻息肉、鼻咽部血管瘤，不宜行经鼻气管插管。

（三）术前患者情况评估

1. 询问病史　过去有无插管病史，其难易程度；有无类风湿关节炎、强直性脊柱炎、头颈损伤、头颈及软组织畸形、头颈部肿瘤及胸骨后甲状腺肿等；如呼吸困难、声音嘶哑、发音困难、喘鸣或吞咽困难随头位改变可缓解，则说明存在气道部分梗阻，提示气管插管有潜在困难。

2. 体格检查　应注意是否存在头大伴有颈粗短；有无张口困难；有无牙齿松动或严重龋齿；体格检查还包括喉外部的检查，以估计喉的活动情况；必要时可行喉镜检查，以观察声带或声门的病变。若行经鼻气管插管，则应注意鼻腔是否通畅。

3. 其他影响气管插管的疾病

（1）颈椎损伤：如果怀疑患者合并有急性或慢性颈椎损伤时，禁止将患者置于"鼻腔呼吸"位，应在纤维支气管镜引导下行气管插管。

（2）心血管疾病：由于气管插管可引起高血压和心动过速，因此对于有严重冠状血管疾病的患者，尤其是急性心肌缺血、主动脉狭窄、特发性肥厚型主动脉瓣下狭窄、二尖瓣狭窄及主动脉瘤等，要谨慎，可使用β受体阻滞剂等药物预防或控制插管引起的并发症，必要时可麻醉诱导。

（3）支气管痉挛性疾病：这些患者在插管时可能会诱发或加重支气管痉挛，在插管前可使用如特布他林（喘康速）、沙丁胺醇（喘乐宁）等β受体兴奋剂气雾剂或雾化溶液，必要时也可进行麻醉诱导。

（4）颅内压增高：对这一类患者应在监护情况下进行操作，备好必要的麻醉药和其他急救的药物，也可根据患者的情况改用其他的人工气道。

（5）凝血机制障碍：凝血功能紊乱，正在服用抗凝药、造血系统疾病或肝、肾功能衰竭的患者经鼻插管一旦引起鼻出血，可造成致命性的窒息。

（四）操作方法

1. 物品准备

（1）喉镜：由喉镜柄和喉镜片组成。分成人、儿童、幼儿3种规格。喉镜片是气管插管时伸入口腔咽喉部显露声门裂的部分。镜片有弯、直两种，成人多用弯型镜片，操作时可以不必挑起会厌，因此可减少对迷走神经的刺激。

（2）气管导管：多采用对组织无刺激性、带充气气囊的硅胶管（应保证气囊完好），导管以内径（mm）的大小编号，其长度、粗细根据具体情况选择。一般成人男性经口腔插管时，用F6～40号，成人女性用F32～F36号，通过鼻腔插管时，由于受鼻腔的限制，应选择相应小2～3号的导管，而且不带套囊。在临床实际工作中，操作者除选择预备使用的一根气管导管外，还应准备两根较此气管导管大1号和小1号的气管导管备用。导管上有长度（cm）标志，经口腔插管时插入长度大约为10＋年龄（岁）/2cm，避免插管过深，一般经口插管要比经鼻插管浅2～4cm。小儿选择导管的公式1～7岁，号数＝年龄＋19；8～10岁，号数＝年龄＋18；11～14岁，号数＝年龄＋16。6岁以下，导管不加套囊，6岁以上导管可加套囊。

（3）导管管芯：其作用是使导管保持一定的弯度，以适应患者局部的生理解剖特点，便于插管操作。可用细金属条。长度适当，以插入导管后其远端距离导管开口0.5cm为宜。一般导管入声门后即应先拔出管芯，再继续深入导管，以免造成气管损伤。

（4）其他：插管钳、套囊、牙垫、喷雾器（内装1%丁卡因或其他局麻药）10ml注射器及注气针（向气囊内注气）、胶布、消毒凡士林（润滑气管导管前端）、听诊器、衔接管、吸引装置、吸痰管（试吸分泌物了解呼吸道通畅情况）、简易呼吸器或呼吸机。

2. 经口气管插管步骤

（1）体位：患者仰卧，用手推患者前额，使头部极变后仰。使口、咽、气管基本重叠于一条轴线，称为插管操作的标准头位。如声门部暴露不好，可将头、颈、肩相对抬高，即在患者肩背部或颈部垫一小枕，使头后仰，此为插管操作的修正头位。

（2）操作者站位：操作者站于患者头侧，如抢救患者，应拉开床头；不宜在床头操作者，也可站于患者头部旁侧。

（3）开口：用右手拇指推开患者下颌及下唇，避免喉镜置入时下唇被卷入挤伤，示指抵住上门齿，使嘴张开。

（4）喉镜置入：左手拿喉镜，镜片从右口角处进入，将舌推向左侧，见到暴露声门的第1个标志——悬雍垂，然后顺舌背将喉镜片深入至舌根，稍稍上提喉镜，即可看到暴露声门的第2个标志——会厌。看到会厌后，继续稍深入，上提喉镜，可看到呈现白色的声门，透过声门可以看到暗黑色的气管通道。

（5）导管插入：右手持头端已涂好凡士林的气管导管，在患者吸气末，此时声门打开，轻柔插入声门1cm后，迅速拔除导管管芯，防止损伤气管，并将导管继续旋转深入气管，成人5cm，小儿2cm左右。然后于气管导管旁塞入牙垫，退出喉镜。

（6）检查插管部位：检查并确认导管是在气管内，而不是在食管内。有呼吸者，操作者将耳凑近导管外端，感觉有无气体进出；如果患者已无呼吸，可用嘴对着导管吹气或用简易呼吸囊挤压，观察患者胸部有无起伏运动，同时用听诊器听两肺呼吸音，注意两侧呼吸音是否对称。如呼吸音两侧不对称，可能是插入导管过深，插入一侧支气管所致，可将导管慢慢后退，直至听到两侧呼吸音对称为止。确认完毕，妥善固定导管和牙垫。

（7）套囊充气：气管导管插入气管后，在导管和气管之间存在一定的腔隙，当呼吸机送气时，会漏出部分气体，为防止漏气，需向导管前端的套囊内注入一定量的空气以消除此腔隙，确保吸入的氧量。注气量不宜过多，以气囊恰好封闭气道腔隙为准。充气的气囊也可防止呕吐物、分泌物等倒流至气管内。

（8）试吸或接管：将吸痰管插入气管导管吸引分泌物或接通呼吸机的管道进行辅助呼吸。

（9）注意事项

1）动作轻柔，以免损伤牙齿。待声门开启时再插入导管，避免导管与声门相顶，以保护声门、喉部黏膜，减少喉头水肿的发生。

2）防止牙齿脱离误吸：术前应检查患者有无义齿或已松动的牙齿，将其去除或摘除，以免在插管时损伤或不小心致其脱离、滑入气道，引起窒息而危及生命。

3）检查导管的位置：一般气管插管后或机械通气后应常规行床边 X 线检查，以确定导管的位置。

4）防止插管意外：气管插管时，尤其是在挑起会厌时，由于迷走神经的反射，有可能造成患者的呼吸、心跳反射性骤停，特别是生命垂危或原有严重缺氧、心功能不全的患者更容易发生。因此，插管前应向患者的亲属交代清楚，取得理解和配合。插管时应充分吸氧，并进行监测，备好急救药品和器械。

3. 经鼻气管插管步骤　经鼻气管插管目前有三种方法，即明插、盲插、经纤维支气管镜导入法。经纤维支气管镜导入法最容易成功，且损伤最小、最安全，但不适合现场急救。

（1）明插：在导管到达咽后部或鼻咽部时，借用喉镜将会厌挑起，暴露声门或声带，然后用导管钳夹住气管导管，在声门开启时将导管送入气道。

（2）盲插：盲插不需要喉镜和导管钳，是凭借气流的声音方向进入。当导管接近声门时，呼气时可在导管口听到或感觉到气流的声音和气流，此时可请患者配合，增大呼吸深度或观察患者的呼吸动作，在其吸气时将导管插入。若导管不易到达声门，可通过弯曲导管、调整患者的头颈部等以协助导管变动位置，以便导管进入气管。也有用吸痰管或胃管作为引导管插入气管，然后将气管导管顺着引导管插入气管。也有的采用边吸引边插管的方法引导经鼻气管插管获得成功。当导管到达鼻咽部时，将吸痰管经导管送入鼻咽部，不断地吸痰。当吸痰管到达气管，则插管导管就很容易进入气管。引导管进入气管后可吸出痰液，患者不能发音或引导管内有气体呼出。盲插法不适用于无自主呼吸的患者，一是由于气流丧失，导管失去导向；另一方面是因为此时患者病情危重而紧急，此时应选用最快、最简单的经口插管方法。经鼻插管常常会遇到误入食管和导管受阻不能前进。误入食管的原因可能是头部后仰不足或是导管弯曲度不够或是导管太软。一旦误入食管，应立即退到鼻咽部再重新插管。插管时左手托住患者的头部往后推动，使导管的尖端能向上翘起，以便对准声门。如果前进受阻，将头部后仰程度减少，则导管可顺利进入；若是在头平位时插管受阻，则需托起头部，使颈部微向前屈才能使导管对准声门。

（3）经纤维支气管镜导入法：当导管到达鼻咽部后，经鼻导管插入纤维支气管镜，先将纤维支气管镜送入气管，然后再将气管导管顺势插入，到达合适位置。

（4）注意事项

1）鼻出血：由于鼻腔黏膜血管丰富，因此插管时极易损伤出血。操作时一要动作轻柔；二要鼻黏膜麻醉充分；三可适当应用局部血管收缩药。当有凝血功能障碍、鼻外伤时避免使用此种类型的插入方法。

2）鼻中隔畸形：多为鼻中隔偏斜。遇到此种情况，不要盲目往下插，可以换另一侧鼻孔。若另一侧鼻孔已插入胃管或氧气管时，也可以将三管放置在同一鼻孔内。若有困难，可先将其他两管拔除，然后再插入导管。

3）导管的选择：一般较经口导管细 1~2F。插入前应将导管涂上液状石蜡或凡士林，以减少摩擦和损伤。

4）其他：对于颅外伤或可疑有颅底骨折的患者，禁忌使用经鼻插管，原因是这类患者多有鼻漏，经鼻插管所引起的出血和感染均可能延及或向颅内扩散，引起颅内感染，造成严重的后果。另外，若经鼻插管不成功时，应及时改用其他办法，切忌强求一种方法而延误时间、耽误病情。

二、气管切开造口置管

气管切开造口置管是指利用气管切开的方式，在气管上造口，置入气管导管的一种人工气道法。这种方法在临床上应用较为广泛，它不但可以作为机械通气的连接，还可用作气道上 1/3 占位性病变解除梗阻，以及长期昏迷患者或不能主动排痰和呼吸道分泌物多的患者充分吸出分泌物之用。为安全起见，若可能的话，气管切于前最好先行气管插管，以确保呼吸道通畅。气管切开在呼吸衰竭抢救过程中可减少呼吸道解剖无效腔的 50%（约 60ml）以上，增加有效通气量，有利于氧的吸入和二氧化碳的排出；减少气道阻力，减轻患者的体力消耗；有利于清除呼吸道分泌物；有利于局部给药；机械通气可长久进行。但呼吸衰竭患者进行机械通气时不要把气管切开作为常规进行，尤其是慢性肺病或反复需要机械通气的患者。

（一）气管切开造口置管适应证

（1）需要长期使用呼吸机者。

（2）已行气管插管，但仍不能顺利排除支气管分泌物者。呼吸道分泌物增多，经气管插管湿化、吸引或排痰均不满意时，分泌物或异物如血凝块、坏死组织等排出困难或吸引不充分致肺不张，严重的肺内分流致严重低氧血症而难以纠正时，可考虑行此种方法。气管切开造口置管能使吸痰管更易进入支气管，有效地刺激患者咳嗽反射，有利于增强患者的排痰能力和吸痰效果。

（3）因呼吸道阻塞、狭窄和头面部外伤等，无法进行经口、鼻气管插管者。

（4）已行气管插管一段时间，患者无法耐受或需经口进食，并且仍需呼吸机治疗者。

（5）对咽部做放射性治疗者，为避免喉以下呼吸道的放射性损伤而采用的预防性措施。

（6）上呼吸道手术前准备，如某些口腔、鼻腔、咽部及喉部手术，为防止术中血液及分泌物进入气道引起阻塞，而行预防性气管切开。

（7）对急性疾病或突发和意外造成的呼吸衰竭和低氧血症，时间上若允许，也可行气管切开。

（二）方法

1. 用物　包括气管切开包一个（包括手术剪、血管钳、刀片、缝针和缝线、甲状腺拉钩和普通小拉钩）及带气囊的气管切开套管。

2. 术前准备

（1）各种型号的气管套管、管芯及固定套管用的布带：金属气管套管可分为外套管、内套管、管芯，有的外套管还带有橡皮气囊，用于密闭呼吸道。另有内套管为 Y 型的套管，可分别给氧及连接呼吸机。

（2）了解病情并详细体检，特别是咽喉及气管的位置及有无畸形、甲状腺的大小、颈部有无肿块。

（3）如果情况允许，需要时可行颈部 X 线检查，以了解气管的位置及颈部病变情况。

（4）必要时进行血气分析检查，估计患者的呼吸衰竭程度。

（5）严重呼吸道梗阻患者可先施行气管插管术，以缓解体内缺氧。

3. 步骤　患者取仰卧位，肩下垫一约 10cm 高的枕头，使头颈部充分后仰，气管向前突起，便于手术暴露和切开。取颈部正中切口或横切口均可，切口的起点在环状软骨下 1 ~ 2cm 处，切开的长度以能暴露气管、将导管置入即可，下缘不宜太低，以免损伤纵隔或胸膜。然后分离气管前软组织至气管，选气管第三或第四软骨环为造口部位，切开气管、造口置入导管，拔出管芯，处理创面和固定套管，连接呼吸机。

4. 注意事项

（1）切口位置：不能太高，过高会损伤甲状腺；太低易损伤胸膜和纵隔，气管套管易滑出而进入皮下组织，尤其是肥胖和颈粗短患者更易发生。

（2）手术要轻柔：术中分离、结扎、止血均应轻柔，止血要确切，造口不应成漏斗形。置管前要充分检查气囊，并用凡士林或液状石蜡涂擦。置管时动作要轻柔，不要硬插。

（3）注意套管的位置：在连接呼吸机进行机械通气时必须明确气管切开套管确实在气管内。

（4）病情危重患者，来不及行气管切开时，应选用其他的方法。这时候，选择何种方式已不重要，重要的是必须快速、有效。当患者有出凝血障碍，而操作者不太熟练时，则避免选用此方法。对于慢性疾病如 COPD 患者，则尽可能不行气管切开造口置管。

三、环甲膜切开术

对于经口或经鼻插管失败者、严重面部创伤气道阻塞者、严重头颈部外伤尤其是高位颈椎伤者，以及病情危重、需紧急抢救的喉阻塞患者，可先行环甲膜切开术，待呼吸困难缓解后，再行常规气管切开，该方法并发症较多。患者取颈部过伸位，手术区消毒铺巾后，1% 利多卡因局部浸润麻醉。手术者用左手固定喉，摸清环甲间隙，横行切开皮肤、皮下组织，分离颈前肌，用小刀稍用力将环甲膜横行切开约 1cm，用刀柄或血管钳撑开伤口，使空气进入，随后插入气管导管，结扎全部出血点，将导管固定。手术时应避免切开环状软骨，以免术后引起喉狭窄。环甲膜切开术的真正作用目前尚有争议。反对者担心引起喉下狭窄。对于插管超过 7d、喉部有损伤及炎症的患者，不宜使用环甲膜切开术。

（一）术后处理

（1）床边设备：应备有氧气、吸引器、气管切开器械、导尿管及急救药品，以及另一副同号气管套管。

（2）保持套管通畅：应经常吸痰，若为银制的气管切开套管每日应定时清洗内管并煮沸消毒数次。术后 1 周内不宜更换外管，以免因气管前软组织尚未形成窦道，使插管困难而造成意外。

（3）保持下呼吸道通畅：室内保持适当温度（22℃左右）和湿度（相对湿度 90% 以

上），可用地上泼水，蒸汽吸入，定时通过气管套管滴入少许生理盐水、0.05％糜蛋白酶等措施来达到稀释痰液以利于咳出的目的。

（4）防止伤口感染：由于痰液污染，术后伤口易感染，故至少每日换药1次。如已发生感染，可酌情给予抗生素。

（5）防止外管脱出：要经常注意套管是否在气管内，若套管脱出，又未及时发现，可引起窒息。套管太短，固定带子过松，气管切口过低，颈部肿胀或开口纱布过厚等，均可导致外管脱出。

（二）人工气道的护理

人工气道建立后，使部分上呼吸道的正常生理功能丧失，如呼吸道对吸入气的加温、加湿作用和部分防御功能。另外，气管插管或气管切开，均可产生一系列并发症，有些可直接威胁患者生命。所以，人工气道的护理就成为呼吸机治疗中很重要的环节，人工气道护理的质量直接影响着机械通气的疗效。

1. 人工气道的固定

（1）气管切开术置管的固定：准备两根寸带，一长一短，分别系于套管的两侧，将长的一根绕过颈后，在颈部左侧或右侧打一死结，系带松紧度以容纳一个手指为宜。注意不要打活结，以免自行松开，套管固定不牢脱出。

（2）经鼻气管插管的固定：剪一根长10cm，宽2.5cm的胶布，从中间剪开一部分后固定。宽的一端贴在鼻翼上，将另一端两条细长的胶布，分别环绕在气管插管的外露部分，胶布应定时更换或潮湿后随时更换。

（3）气管插管的固定：剪一条长约35cm，宽2cm的胶布，从一端剪开32cm，未剪开的一端固定在一侧颊部，将气管插管靠向口腔的一侧，剪开的一端胶布以气管插管外露部分为中心，交叉固定在另一颊部，注意经口气管插管要放置牙垫，防止患者双齿咬合时，夹闭气管插管。

2. 人工气道的湿化　正常的上呼吸道黏膜有加温、加湿、滤过和清除呼吸道内异物的功能。呼吸道只有保持湿润，维持分泌物的适当黏度，才能保持呼吸道黏液－纤毛系统的正常生理功能和防御功能。建立人工气道后，呼吸道加温、加湿功能丧失，纤毛运动功能减弱，造成分泌物排出不畅。因此，做好气道湿化是所有人工气道护理的关键。

（1）人工气道湿化的方法：气道湿化的方法主要有两种，一种是呼吸机上配备的加温和湿化装置，另一种是借助护理人员，应用人工的方法，定时或间断地向气道内滴入生理盐水的方法，只能起到气道湿化的作用，吸入气体的加湿还得靠呼吸机的加温湿化装置。

1）保证充足的液体入量：呼吸道湿化必须以全身不失水为前提，如果机体液体入量不足，即使呼吸道进行湿化，呼吸道的水分会因进入到失水的组织而仍然处于失水状态。因此，机械通气时，液体入量保持2 500～3 000ml/d。

2）呼吸机的加温湿化器：现代多功能呼吸机都附有电热恒温蒸汽发生器。呼吸机的加温湿化器是利用将水加温至一定水平后产生蒸汽的原理，使吸入的气体被加温，并利用水蒸气的作用达使呼吸道湿化的目的。机械通气的患者，一般送入气的温度宜控制在32～36℃，如超过40℃可造成气道烫伤。另外，在应用呼吸机时单凭机器的加温湿化装置做气道湿化效果总是不理想，所以必须注意配合应用其他方法。

3）气道内持续滴注湿化液：此方法适用于脱机的患者。目前临床气道湿化最普遍的是应用 0.45% 的盐水，用注射器连接静脉用头皮针，在气管套管口覆盖一层纱布并固定，将滴注针头别在纱布上，以每分钟 0.2ml 的速度持续滴注。有时为协助控制肺部感染，可在湿化液中加适量抗生素。另外，5% 碳酸氢钠液气管内滴入，也可作为预防和控制肺部真菌感染的一项措施。

4）气道冲洗：应用 2% 碳酸氢钠或 0.45% 生理盐水，每次吸痰前抽吸 2～5ml 于患者吸气时注入气道。注意对于呼吸机治疗期患者在操作前先吸纯氧 2min，以免因脱机注液造成低氧血症，注入冲洗液后应给予吸痰与拍背，使冲洗液和黏稠的痰液混合震动后利于吸出。对于痰液黏稠患者，可以间断反复多次冲洗。

5）雾化吸入：可用于稀释分泌物，刺激痰液咳出及治疗某些肺部疾病。雾化液一般选择蒸馏水或生理盐水，根据病情还可加入化痰和抗菌药物。经人工气道口进行雾化吸入，在吸入过程中可能会出现吸入雾化气体的氧浓度下降、药物刺激导致气管痉挛、分泌物湿化后膨胀使气道管腔变窄等导致患者气道阻力增加。这些因素可使患者出现憋气、咳嗽、呼吸困难、发绀、烦躁等临床表现，因此在雾化操作前及操作时，应注意及时吸出气道分泌物，氧分压低的患者雾化应与吸氧同时进行。由于适当的温度环境易引起细菌繁殖，使雾化器及管道易被污染，因此每次使用后应清洗全套容器，管道用消毒液浸泡 30min 后再用。配备的雾化液应置于冰箱内保存，有效期为 7d。除人工气道湿化外，病房可采用地面洒水、空气加湿等方法使室内相对湿度达到 50%～70%。

（2）人工气道湿化的标准：人工气道患者为湿化气道所滴入湿化液的量应根据气道湿化的标准来调整。判断气道湿化的标准为：①湿化满意：分泌物稀薄，能顺利通过吸引管，导管内没有结痂，患者安静，呼吸道通畅；②湿化不足：分泌物黏稠（有结痂或黏液块咳出），吸引困难，可有突然的呼吸困难，发绀加重；③湿化过度：分泌物过分稀薄，咳嗽频繁，需要不断吸引，听诊肺部和气管内痰鸣音多，患者烦躁不安，发绀加重。湿化不足的患者，应加强湿化，如适当增加湿化液滴入的量或缩短间隔的时间等。对于湿化过度患者，每次滴入液体量应酌情减少，以免因呼吸道水分过多而影响患者的呼吸功能。

3. 吸痰　机械通气时，由于建立了人工气道，一旦发生痰堵塞，就会直接影响机械通气的治疗效果。由于机械通气患者多数病情重，神志不清，反应迟钝，并且因声门失去作用，不能形成咳嗽前的气道高压，因而不能达到有效的咳嗽，呼吸道分泌物易淤积阻塞而出现气道阻力增高、通气不足，进而导致呼吸功能障碍，加重缺氧和二氧化碳潴留，所以必须积极清除呼吸道内的分泌物。

（1）咳痰的注意事项：①吸痰时动作要轻、稳、准、快，一次吸痰时间不宜超过 15s，以免发生低氧血症；②为防止吸痰时造成的低氧血症，可以在吸痰前、后给予 100% 氧气吸入 2min；③吸痰时注意患者心率、血压和血氧饱和度等参数的变化，观察痰液的性质、颜色和量，判断痰液黏度；④吸痰时吸痰管进入插管内会引起呼吸困难，故吸痰前最好将气管导管外气囊内气体排尽；⑤气管插管患者，应注意吸痰顺序，先吸净口咽部分泌物，再吸引气管内分泌物，然后放松气囊再吸引气道深部的痰液，以免口咽分泌物在放松气囊时下行进入气管而发生感染；⑥危重和分泌物较多的患者，吸痰时不宜一次吸净，应将吸痰与吸氧交替进行；⑦对于痰液黏稠不易吸出患者，在吸痰前可给予生理盐水或 5% 碳酸氢钠 2～5ml，冲洗气道，待几次通气后立即吸痰。

（2）判断痰液黏度的方法和临床意义：不同黏度的痰液反映不同的临床情况，在吸痰时应认真观察痰液的性状，根据吸痰过程中痰液在吸痰管玻璃接头处的性状和在玻璃管内壁的附着情况，将痰的黏度分成 3 度：①Ⅰ度（稀痰）：痰如米汤或泡沫样，吸痰后，玻璃接头内壁上无痰液滞留。提示感染较轻，如量过多，提示气管滴药过量。湿化过度，可适当减少滴入量和次数，同时应注意增加吸痰次数且每次吸痰时应将痰液充分吸净。②Ⅱ度（中度黏痰）：痰的外观较Ⅰ度黏稠，吸痰后有少量痰液在玻璃接头内壁滞留，但易被水冲洗干净。提示有较明显的感染，需加强抗感染措施。白色黏痰有可能与气道湿化不足有关，需注意加强雾化吸入或气管内滴药，避免痰痂堵塞人工气道。③Ⅲ度（重度黏痰）：痰的外观明显黏稠，常呈黄色，吸痰管常因负压过大而塌陷，玻璃接头内壁上滞有大量痰液且不易用水冲净。提示有严重感染，需抗感染治疗或已采取的抗感染措施无效，需调整治疗方案。极黏稠痰不易吸出，提示气道过于狭窄或伴有机体脱水现象，必须及时采取措施。

4. 防止气道阻塞　人工气道阻塞可严重影响通气的效果；而气道湿化不足或吸引不充分是引起气道阻塞的主要原因。患者一般因通气不足和二氧化碳潴留表现为烦躁不安、呼吸困难、发绀，甚至意识丧失等。预防主要做到：①采取适当措施进行人工气道湿化，防止发生湿化不足或过度。②定时（每 30min）彻底有效吸痰一次，判断痰液黏度，痰黏稠时注意加强湿化，稀痰时加强吸引。③每次吸痰时，注意吸痰管要插到有效深度以便将气管内导管口以下的痰液吸净。④对于气管插管和气管切开造口置管患者，注意有无套管脱落和异物堵塞，一次性套管扭转是机械通气护理不当的严重并发症。易引起患者窒息，应引起高度重视。⑤气管切开造口置管患者如改用金属套管，要注意定时清洗消毒内套管，最好采用流水冲洗内套管以防止异物存留在套管内。⑥对于气管切开造口置管患者，如果遇到翻身时能脱离呼吸机的患者，尽量卸下呼吸机后翻身；不能脱离呼吸机的患者，要在移动患者头颈部与气管内导管的同时，将呼吸机连接管一起移动，避免气管导管过度的牵拉扭曲而导致气道阻塞。气道阻塞除上述原因外，还有其他因素，如气道大出血、呕吐物误吸，或由气管食管瘘引起的误吸、针头的坠入等，在护理过程中，应注意避免发生。

5. 防止气压伤　气管内导管和气囊压迫气管壁造成气管黏膜水肿、糜烂、溃疡以致狭窄，是机械通气的并发症。为减轻气囊对局部黏膜的压迫，宜尽量采用高容低压套囊，避免过度充气，或采用带有双套囊的导管，交替使用减少气管黏膜局部压迫。气囊充气时，最好能用测压装置测量其内压力，把压力控制在 2.45kPa（18mmHg）以下为宜。没有条件测定气囊内压时，临床通常以注入气体刚能封闭气道，听不到漏气声后再注入 0.5ml 为宜，一般注气 7~10ml。另外气囊应每 4h 放松 1 次，每次 5~10min。在不使用呼吸机时，气囊不必充气，有利于呼吸，而使用机械通气时必须充气以保证潮气量。进食时，气囊要充气，以防吞咽的食物或液体误入气管引起阻塞或吸入性肺炎。

（方　敏）

第二节　呼气末 CO_2 监测技术

呼气末二氧化碳分压（PETCO$_2$）已经被认为是除体温、呼吸、脉搏、血压、动脉血氧饱和度以外的第 6 个基本生命体征，美国麻醉医师协会（ASA）已规定 PETCO$_2$ 为麻醉期间的基本监测指标之一。

一、监测的适应证

（1）麻醉机和呼吸机的安全应用。
（2）各类呼吸功能不全。
（3）心肺复苏。
（4）严重休克。
（5）心力衰竭和肺梗死。
（6）确定全麻气管内插管的位置。

二、基本原理和测定方法

最常用的 CO_2 监测仪是根据红外线吸收光谱的原理设计而成的，用以测定呼吸气体中的 CO_2 浓度。当呼吸气体经过红外线传感器时，红外线光源的光束透过气体样本，并由红外线检测器测定红外线的光束量，因 CO_2 能吸收特殊波长的红外线（$4.3\mu m$），光束量衰减程度与 CO_2 浓度呈正比；最后经过微电脑处理获得 PETCO₂ 呼气末二氧化碳浓度（$PETCO_2$）以数字（mmHg 或 kPa 及%）和 CO_2 图形显示。根据气体的采样方法不同，CO_2 检测仪有旁流型（sidestream）和主流型（main stream）两种：旁流型是由有流量调节的抽气泵把气体样本送至红外线测量室，气流速度为 $20\sim300ml/min$，所需气体量小、测量敏感度高和反应快（85ms）。旁流型和主流型相比，旁流型不需要密闭的呼吸回路，因此可用于镇痛或镇静患者的呼吸监测中，监测患者自主呼吸时 CO_2 浓度。

主流型是将红外线传感器直接连接于气管导管接头上，使呼吸气体直接与传感器接触。因此，主流型仅能用于气管插管的患者，不能用于自主呼吸患者的监测。质普仪法虽然能同时监测患者呼出气体中成分含量，反应快，能连续监测，但该仪器价格昂贵，难以在临床广泛应用。比色法是以探测器的色泽变化来确定 $PETCO_2$ 判断导管是否在气管内，当有胃液或其他酸性物质接触后探测器上色泽不能复原，是一种简便有用的方法，但其精确性还需接受考验。

三、$PETCO_2$ 临床应用

$PETCO_2$ 可以反映患者的代谢、通气和循环状态。血液中 CO_2 的含量、肺泡通气量和肺血灌注量三者共同影响肺泡 CO_2 的浓度或压力，由于 CO_2 弥散能力很强，极易从肺毛细血管进入肺泡形成肺泡二氧化碳分压（$PaCO_2$），血中二氧化碳分压（$PaCO_2$）很快达到平衡，最后呼出气中的 CO_2 气体浓度应与肺泡气相同，由此可以认为 $PETCO_2 \approx PaCO_2 \approx PaCO_2$。所以，临床上可以通过测定 $PETCO_2$ 反映 $PaCO_2$ 的变化，以监测患者的通气功能。$PETCO_2$ 的影响因素有很多，包括 CO_2 产量、肺换气量、肺血流灌注及机械故障等。但对于麻醉手术期间心肺功能正常者，只要呼吸管理中不产生肺泡死腔增大，血流动力学保持稳定，则 $PETCO_2$ 与 $PaCO_2$ 密切相关，$PETCO_2$ 可以较为准确地反映 $PaCO_2$。在通气/血流比例（V/Q）正常时，$PETCO_2$ 通常较 $PaCO_2$ 低 $2\sim5mmHg$。

1. 气管插管中的应用　目前常用于气管插管患者监测 $PETCO_2$ 的方法是：气管导管与呼吸机螺纹管之间连接一次性的过滤器（或称"人工鼻"），将 CO_2 采样管一端连接过滤器的侧孔，另一端连接 CO_2 的监护仪，连续无创地监测 $PETCO_2$，该方法简单实用，现已广泛用于气管插管患者的监护当中。ASA 已规定 PETCO$_2$ 为麻醉期间的基本监测指标之一。2002 年重症监护学会（ICU）也将 PETCO$_2$ 作为成年危重患者转运的主要监测指标。目前便携式 PETCO$_2$ 监测已作为评价院前及院内急救气管插管时导管位置正确与否的重要手段。

2. 非气管插管中的应用　对于非气管插管患者，可经面罩或鼻氧管采样连续、无创监测 PETCO$_2$，后者已成为近年来研究的热点。有报道经鼻氧管采气的方法监测到的 CO$_2$ 波形与插管时的 CO$_2$ 波形相似，与面罩采气相比波形更加典型。

（方　敏）

第三节　呼吸机的分类与结构

机械通气是通过呼吸机预置的压力或容量给患者通气，帮助患者完成通气的一种呼吸支持疗法，是治疗内、外急危重症的重要手段。临床应用机械通气的目的在于改善患者的通气与换气功能，为治疗原发病提供了时间，以帮助患者顺利地渡过危重期。

一、呼吸机的分类

呼吸机的分类方法，从不同的角度可将呼吸机分为如下几类：

（一）按照压力方式及作用

（1）体外式负压呼吸机：如早期的铁肺、胸盔式呼吸机等。

（2）直接作用于气道的正压呼吸机：现代呼吸机均为此种类型。

（二）按照动力来源

1. 气动呼吸机　是以压缩气体为动力来源，所有控制系统都靠压缩气体气来启动并控制通气的呼吸机。

2. 电动呼吸机　通过推动折叠囊或气缸产生吸气压力驱动并控制通气的呼吸机。

3. 电控、气动呼吸机　是指只有在压缩气体及电力二者同时提供动力的情况下才能正常工作与运转的呼吸机。通常情况是压缩空气及压缩氧气按不同比例混合后，既提供了适当氧浓度的吸入气体，也提供了产生机械通气的动力。但逐气的控制调节，及各种监测、警报系统的动力则来自电力，所以这类呼吸机又称为气动－电控制呼吸机。较复杂的多功能定容呼吸机大多采用这种动力。

（三）按照吸气向呼气的切换方式

1. 压力切换型（定压型，pressure control）　吸气时，定压型呼吸机通过在呼吸道产生正压，使气流进入气道和肺内，肺泡膨胀。随着胸廓和肺被动性地扩张，呼吸道内压力不断升高，当达到预定压力值后，气流中断；呼气时，呼吸机自动打开呼气阀，胸廓和肺被动性地萎陷产生呼气；当气道内压力不断下降，达到另一预定值后，呼吸机再次通过正压产生气流，并引起吸气。如此周而复始，呼吸机不断地产生或辅助呼吸动作。

定压呼吸时的气流量或速度除受呼吸机工作压力的影响外，尚受气道阻力（摩擦力和弹性阻力）和胸、肺组织的顺应性影响。当患者的气道阻力增加或肺顺应性下降时，在同一水平的设定压力下，潮气量（V_T）和分钟通气量（MV）不尽相同。气道阻力高、顺应性差的患者，同一水平设定压力下的 V_T 和 MV 低；而气道阻力正常、顺应性好的患者，同一

水平设定压力下的 V_T 和 MV 就可能明显增加。因此，定压型呼吸机一般不适合用于肺部病变较严重、肺顺应性比较差的患者。

2. 容量切换型（定容型，volume control）　通过正压将预定的 V_T 送入呼吸道或肺内，当预定的 V_T 达到后，呼吸机停止供气，气流中断，进入屏气或直接进入呼气状态，呼吸机的呼气阀打开，肺和胸廓被动或主动性的回缩，气体排出，即产生呼气。

定容呼吸的 V_T 或 MV 恒定，为保证供给设定的 V_T% 或 MV 呼吸机可自动调节工作压力和气流速度，以克服由气道阻力增高、肺顺应性降低引起的通气量下降。定容型呼吸机临床应用范围较广，尤其适用于肺部病变严重的患者。

3. 时间切换型（定时型，time control）　按预定的吸气、呼气时间进行转换，当达到预调的吸气时间时即停止吸气而转向呼气。潮气量由吸气时间和吸气流速控制。

4. 流速切换型　吸气时流速波形随时间而变化，当气体流速降到设定水平时，呼吸机自动将吸气转为呼气。而肺内压、吸入气量和吸气时间都不恒定。

5. 联合切换型　又称多功能型呼吸机（versatile ventilation）或高智能呼吸机，是指在一台呼吸机中，兼有定压、定容、定时型呼吸机的切换装置，为目前最新型的呼吸机。

使用该类呼吸机时，吸、呼气相的切换方式和控制方式既可以由操作者任意选择，呼吸机本身具有气道压力、吸气或呼气流量的监测，也可以由呼吸机本身所设置的参数和监测指标综合调置。目前国际市场上拥有的呼吸机，绝大部分属于多功能性的。

这类呼吸机通过所配置的各种传感装置、反馈信息和程度化非常高的电脑，根据临床的需要、患者的具体呼吸状况或调试者的要求来任意设置、自动切换和调节。如 PB840、西门子 300A、伽俐略、纽邦 500 等均属此类呼吸机。

（四）按通气频率的高低

（1）常规频率呼吸机：目前常用的呼吸机多为此种类型。

（2）高频呼吸机：呼吸频率 >60 次/min。

（3）高频震荡呼吸机：呼吸频率 >60 次/min，震荡频率在 50Hz 以上。

（五）按应用对象

（1）小儿呼吸机。

（2）成人呼吸机。

（3）成人－小儿兼用呼吸机。

（六）按呼气向吸气转化的方式

（1）控制型。

（2）辅助型或同步型。

（3）混合型多功能呼吸机。

（七）按呼吸机的复杂程度

（1）简易呼吸机：早期及应急呼吸机多为此种类型。

（2）多功能呼吸机。

（3）麻醉用呼吸机。

（4）智能化呼吸机。

（八）按驱动气体回路

（1）直接驱动呼吸机（单回路）。

（2）间接驱动呼吸机（双回路）。

以上无论何种呼吸机，都应具备以下基本设置：空氧混合器，有效地吸入加温加湿装置，较精确的潮气量、吸呼比、呼吸频率调节，可附加呼吸末正压（PEEP）或持续气道正压（CPAP），药物雾化吸入装置，可靠的报警系统。

二、呼吸机的结构（图1-1）

近年随着医用电子技术及微电脑技术的迅速发展，便呼吸机的种类和型号越来越多。但无论呼吸机如何改进，基本结构及工作原理大致相同。

现代呼吸机的结构分为主机、附加结构及监控结构。其中主机是呼吸机最重要的组成部分，分为供气部分和呼气部分。供气部分是给患者提供一个吸气流量，供气的气体容量称为吸气潮气量，提供的压力为吸气压力。呼出部分是让患者呼出气体。

（一）主机

1. 供气部分　供气部分的主要作用是提供吸气压力、流速和时间，提供一定吸氧浓度的吸气潮气量。

2. 呼气部分　呼气部分是呼吸机的另一个重要的组成部分。其主要作用是配合呼吸机作呼吸动作。该部分在吸气时关闭，使呼吸机提供的气体能全部供给患者；在吸气末，呼气阀仍可以继续关闭，使之屏气，此部分只在呼气时才打开，使之呼气。当气道压力低于呼气末正压通气（positive end-expiratory pressure，PEEP）时，呼气部分必须关闭，维持PEEP。呼气只能从此回路呼出，而不能从此回路吸入。呼气部分主要由3种功能阀组成，即呼气阀、PEEP阀、呼气单向阀，也可由一个或两个阀完成上述3种功能。

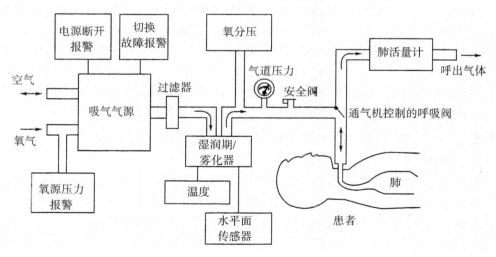

图1-1　患者回路上的人工通气期间所用的监测器和报警的组成

3. 控制部分　控制部分是呼吸机的关键组成部分。根据控制所采用的原理不同，可将控制部分分为2种：气控、电控，微处理机或计算机控。控制部分可发出各种指令，使呼吸机产生所需要的动作,如吸气、屏气或呼气等。

（二）附加结构

1. 连接管道 呼吸机管道是连接呼吸机各部件并与患者连接的通道。呼吸机提供的气体通过吸气管道进入患者呼吸道,然后患者的呼出气通过呼气管道由呼气阀排出。吸气管道和呼气管道通过一个 Y 型接管构成一个密闭回路。湿化装置、温度传感器、冷凝水贮器及压力传导管均与连接管道相连。

2. 空氧混合器 现代呼吸机都配置有精密的空氧混合器,可向患者提供不同氧浓度的气体。其可调范围为 21% ~ 100%。空氧混合器一般由三部分构成:即平衡阀、配比阀、安全装置。当压缩空气和氧气进入平衡阀后,经一级和二级平衡后,气体压力均等,经过配比阀达到不同的氧浓度而输出。安全装置的作用是当两种气体中的任何一种已耗尽,或已不符合使用要求,则由另一种气体立刻自动转换以维持供气。

3. 湿化器 湿化器大多是通过加温贮水罐中的水产生蒸汽,对吸入的气体经过湿化器加湿、加温后可预防和减少呼吸道的继发感染,同时还能减少热量和呼吸道水分的消耗,使气道内不易产生痰栓和痰痂,并可降低分泌物的黏稠度,促进排痰。

先进的湿化器采用特制的多孔纤维管道,水在管道壁外循环,并逐渐弥散到管道中,既起到湿化作用,又不增加呼吸机的顺应性。湿化点可放置在靠近气道外口附近,使湿化的效果改善。有些湿化器为减少气体运送过程中的温度损失和减少积水,在吸气管道中还安装了加热线。而且贮水罐中置滤纸可增加蒸发面积,加强湿化效果。

4. 雾化器 雾化器利用呼吸机供气的一部分提供气流,气流通过毛细管产生负压吸引,雾化器中液体上升,并被高透气流撞击成微小颗粒,随吸入气进入气道。既可增加湿化效果,也可在雾化液中加药物,起治疗作用。雾粒的大小决定于它在呼吸道中沉降的部位。能沉积于下呼吸道的雾粒的直径一般为 $3 \sim 6 \mu m$。

5. 安全阀 呼吸机的安全阀有两种:一种为呼气安全阀,其结构大多采用直动式溢流阀,其工作原理是将溢流阀与气道系统相连接,当后者的压力在规定范围内时,由于气压作用于阀板上的力小于弹簧的压力,阀门处于关闭状态。当气道系统的压力升高,作用于阀板上的压力大于弹簧上的压力时,阀门开启,排出气体,直至气道压降至规定范围之内,阀门重新关闭。因此,这种安全阀能保证患者气道压在一个安全范围之内。另一种安全阀为旁路吸入阀。在呼吸机正常工作时,该阀关闭。但一旦供气中断,随患者吸气造成的管道负压可推动阀板,使空气进行管道系统,保证患者供气,避免窒息。

（三）监控结构

1. 呼吸机的监测系统 呼吸机监测系统的作用有两个方面:一是对患者呼吸状况的监测;二是对呼吸机功能状况的监测。两者对增加呼吸机应用于患者的安全性都有重要意义。

呼吸机的监测装置主要有压力监测、流量监测和吸入气氧浓度监测。

（1）压力监测系统:压力监测的方式是通过压力传感器实施的。传感器一端连接在患者接口的 Y 型接管处,称为近端压力监测。也有接在呼吸机的吸气端或呼气端,压力监测可监测气道峰压、气道平均压、气道平台压、呼气末正压等。

（2）通气量监测系统:现代多功能呼吸机常在吸气端或呼气端装有流量传感器,以监测供气或呼出气的潮气量。两者意义有所不同,前者是呼吸机提供的潮气量,后者是进入患者肺部并呼出的潮气量。两者的比较可以提示呼吸机连接和人工气道的情况。根据监测的潮气量和呼吸频率可以监测每分通气量。

（3）吸入气氧浓度监测：一般安装在供气部分，监测呼吸机输出的氧浓度。氧浓度监测装置包括氧电极和氧电池。一般每年需更换1次。如氧电池失效，呼吸机将不断报警。

（4）通气动力机制监测：根据监测的压力、流量和潮气量指标，通过计算可以显示通气动力机制的监测指标，如胸肺总顺应性、气道阻力和呼吸功。

（5）湿化器温度监测：湿化器温度监测是防止湿化瓶内温度过高或过低的保险装置。温度过高可能引起呼吸道灼伤，温度过低又妨碍对吸入气体的加温和湿化，理想的温度监测是保持湿化器温度恒定在所需要的范围，一般在30~40℃。

（6）电源报警：见于停电或电源插头脱落、电闸掉闸。处理主要是立即将呼吸机与患者的人工气道脱开，给予人工通气以确保患者正常的通气功能；电源插头脱落或电闸掉闸时，在人工通气同时重新连接电源或即合电闸。

2. 呼吸机的报警系统　现代先进的呼吸机常有多种电子声光报警系统。各种报警系统阈值的确定应根据不同患者的具体病情来进行。

呼吸机常见报警有：

（1）电源切断报警。

（2）高压报警（可提示气路堵塞、气道阻力升高或顺应性下降）。

（3）低压报警（常提示气路脱开或漏气）。

（4）氧气或空气源压力不足。

（5）辅助呼吸时自发呼吸停止。

（6）辅助呼吸时自发呼吸与机械呼吸不协调（人机对抗）。

（7）吸入气氧浓度过高或过低。

（8）湿化罐中水量不足。

（9）吸入气温度过高或过低。

（10）吸气时间太长或吸/呼时间比不正常。

（11）每分通气量不足或过高。

3. 机械通气图形监测系统　机械通气的四个基本参数：压力、容积、流速、时间，相互组合构成了各种通气波形，包括压力–时间、流速–时间、容积–时间曲线和压力–容积环、流速–容积环、压力–流速环。通过图形分析可以了解通气模式和通气参数的选择是否适应患者需要；气道有无痰液阻塞；呼吸回路积水有无堆加；有无漏气；肺顺应性；有无人机对抗呼吸机和患者在呼吸过程中作功情况从而达到减少气压伤等并发症，增加人机协调性，减少镇静剂的使用，增加脱机成功率的目的。同时也有利于资料的保存、积累，为科研、教学服务。

三、呼吸机的工作原理

机械通气是藉助呼吸机建立气道口与肺泡之间压力差，形成肺泡通气的动力和提供不同氧浓度，增加通气量，改善换气，降低呼吸功，达到改善和纠正缺氧，二氧化碳潴留和酸碱失衡，防治多脏器功能损害。

呼吸机气体控制流程：空氧混合器将空气和氧气按一定的比例混合后进入恒压缓冲装

置→以设定的通气模式和可在一定范围内调节的潮气量、每分钟通气量、通气频率、吸气时间、屏气时间控制通气机的吸入阀→将混合气体送入吸气回路→经过连接吸气回路的湿化器加温加湿后→经过气管插管将气体送到患者肺内，进行交换。再通过控制呼气阀将废气排出，即完成一个呼吸周期并周而复始。

（方　敏）

第四节　机械通气的目的、适应证、禁忌证

一、机械通气的目的

1. 改善通气，纠正呼吸性酸中毒　使用呼吸机可以克服由呼吸动力不足、呼吸阻力过大等多种原因引起的通气功能障碍，以保证患者所需要的肺泡通气量，排除体内增高的二氧化碳，维持动脉血二氧化碳分压（$PaCO_2$）恢复或接近正常，纠正呼吸性酸中毒，这是机械通气最基本、最重要的目的。

2. 改善换气，纠正低氧血症　一般较轻或中度的低氧血症常可以通过鼻导管或面罩吸氧得到改善。但较严重的低氧血症主要由肺内分流量增加和通气/血流比例（V/Q）失调所致，一般氧疗难以奏效。正压机械通气可改善萎陷肺组织的充气状况，使通气/血流比例趋于正常，从而达到纠正低氧血症的目的。如使用呼气末正压（PEEP）通气治疗急性呼吸窘迫综合征（ARDS）。

3. 减少呼吸肌作功，节约氧耗　一些呼吸系统疾病的患者虽然动脉血气分析的结果还在正常范围或偏离正常不远，但临床上已表现出呼吸肌作功的明显增加，如鼻翼煽动、"三凹现象"、明显的腹式呼吸和奇脉等，提示将出现呼吸肌疲劳。这种呼吸肌作功的增加源于气道阻力的增加、肺和胸壁顺应性降低、内源性呼气末正压（PEEPi）的出现。对上述患者适时使用呼吸机可以大大减少呼吸肌的作功，达到防止呼吸肌疲劳的目的。

呼吸功增加直接使耗氧量增加，极度呼吸时耗氧量可占全身耗氧量的50%。呼吸机的使用在减少呼吸肌作功的同时也使耗氧量降低，节约的氧耗可用于对缺氧损伤更敏感的脏器和组织，这对于减轻缺氧对机体的影响有重要意义。

4. 保持呼吸道通畅　许多患者因为未能及时清除气道增多的分泌物，致使肺泡通气量减少，使用呼吸机有利于气道的湿化和分泌物的引流。正压通气可增大潮气量，有预防肺不张和呼吸衰竭的作用。对于一些意识障碍，呼吸和吞咽肌麻痹使咳嗽排痰能力很差的患者，适时地进行气管切开、应用呼吸机，不但能够保障肺的通气量，更重要的是能够维持气道通畅、防止肺不张甚或窒息的发生。对阻塞性睡眠呼吸暂停综合征（OSAS）患者进行连续气道正压（CPAP）通气，则可解除患者睡眠中出现的气道机械性阻塞，保证气道通畅。

5. 改善压力–容积关系　正常肺通气时的潮气量始于功能残气位，此点位于压力–容积曲线陡直部分的起点，有一个较小的压力变化即可获得较大的肺容积变化。但在萎陷的气道和肺泡，其功能残气位处于较低水平，为曲线的平坦区，虽施较大的胸内压，但肺容积增幅不大，不能保证通气。因此，对气道和肺泡萎陷的患者通过呼吸机的 PEEP 功能可使功能残气量增加，呼气末肺容积点在曲线上右移至陡直区，改善压力–容积关系，从而收到防止气道和肺泡萎陷、改善肺顺应性、防治肺损伤进一步恶化的功效。

需要指出的是,机械通气的上述目的并非必须通过机械通气才能实现,有时即使应用了机械通气也不一定能达到预期的目的。重要的是在对应用机械通气要达到的目的进行恰当估计的基础上,结合患者的病情和呼吸机的性能,才能最大限度地发挥呼吸机的治疗作用。

二、机械通气的适应证

1. 神经肌肉疾患引起的呼吸衰竭　属于泵衰竭,主要特点为呼吸驱动力不足,如最大吸气压力 < 2.45kPa(18mmHg),或肺活量 < 15ml/mg,或呼吸频率大于 30 次/min,均应开始机械通气治疗。

2. 上呼吸道阻塞所致呼吸衰竭　临床主要表现为吸气困难,治疗关键在于及时建立人工气道,多数情况下需要进行气管切开。人工气道建立后,如患者 PaO_2 < 8.0kPa(60mmHg)或 $PaCO_2$ > 8.0kPa(60mmHg),或呼吸频率小于正常1/3,大于正常2倍(>35 次/min)时需要机械通气治疗。

3. 急性呼吸窘迫综合征(ARDS)或其他原因所致的呼吸衰竭　ARDS、肺水肿、肺炎、支气管哮喘所致的呼吸衰竭主要表现为进行性缺氧,或进行性呼吸性酸中毒。如在吸氧浓度(FiO_2)达到 60%,PaO_2 < 8.0kPa(60mmHg),或 $PaCO_2$ > 6.9kPa(45mmHg)、pH < 7.3,则应开始机械通气治疗。

4. 因镇静药等应用过量导致的呼吸衰竭　此类呼吸衰竭一般所需机械通气时间不长,为减少呼吸功消耗、防止呼吸突然停止以及防止误吸、确保呼吸道通畅,可早期建立人工气道,并进行人工通气治疗。当呼吸频率大于 30 次/min,或吸氧后 PaO_2 改善不理想,出现咳嗽无力等现象时,应立即建立人工气道,进行机械通气。

5. 心肌梗死或充血性心力衰竭合并呼吸衰竭　此类呼吸衰竭的特点是通气功能一般良好,主要为气体交换障碍、氧耗量增加、低氧血症。适当应用机械通气可促进氧合作用、改善心肌缺血,也有可能减轻心脏负荷。但因正压机械通气有减少回心血量、降低心排血量之弊,应慎重考虑。当 FiO_2 达 60% 以上,PaO_2 < 8.0kPa(60mmHg)时,可谨慎地进行机械通气治疗。

6. 慢性阻塞性肺疾患呼吸衰竭急性恶化　因慢性呼吸衰竭机体代偿,虽严重低氧、二氧化碳潴留,机体仍可耐受。故机械通气适应证标准有别于其他病因所致呼吸衰竭。当 pH < 7.2～7.25、呼吸频率大于 30 次/min,或出现呼吸抑制、严重神志障碍时,应开始机械通气。

7. 心脏骤停复苏术后　心脏骤停复苏术后,只有保证了有效的通气,循环才能发挥作用,因此有必要进行短期的机械通气。

8. 用于预防目的的机械通气治疗　在开胸手术后、败血症、休克、严重外伤情况下,估计患者在短时间内有发生呼吸功能不全可能时,可预防性应用机械通气以防止呼吸衰竭的发生。

9. 慢性病的康复　对于 COPD 慢性呼吸衰竭或某些神经 - 肌肉疾病引起的呼吸衰竭,发达国家 COPD 开展家庭治疗。小型负压呼吸机和 BiPAP 呼吸机可供上述患者的康复治疗。

三、机械通气的禁忌证

凡是患者发生了呼吸衰竭,原则上均应进行机械通气。严格地讲,机械通气的治疗没有绝对的禁忌证。但是临床上在某些情况下应用机械通气时,由于对气道施加正压可能使病情加重，反而导致不良后果，应视为禁忌。

一般来说，呼吸机治疗没有绝对的禁忌证。因为任何情况下，对危重患者的抢救和治疗，均应强调权衡利弊，如对病情复杂的患者，往往选择治疗方案时矛盾重重，这时就应权衡利弊，选择对患者利最大、弊最小的治疗方案，因此，下述只为相对禁忌证。

1. 低血容量性休克　患者在血容量未补足以前，应尽量避免应用机械通气治疗，以免机械通气对循环系统的影响会加重原有的低血容量性休克。但当低血容量休克已造成呼吸功能障碍，低氧血症已危及患者生命时应毫不犹豫地应用机械通气，同时尽快补充血容量。

2. 严重肺大泡和未经引流的气胸　严重肺大泡和未经引流的气胸，尤其是张力性气胸，在未建立胸腔闭式引流时禁忌应用机械通气治疗。因为在这两种情况下应用机械通气，一般只会使原有的病情加重。因此，对明确的气胸，应尽可能做到先建立胸腔闭式引流，然后再进行机械通气，病情不允许时应力争两者同时进行。

3. 大量胸腔积液　因胸腔为大量液体所占，难以取得预期的疗效，反而可能引起循环障碍。治疗首先考虑胸腔引流。

4. 大咯血或严重误吸所致窒息性呼吸衰竭　在气道未通畅前，也禁忌机械通气。此时应全力将气道保持通畅，使血液和血块顺利地被排出，否则正压通气只会加重血块的堵塞或使血液或血块进入更小的肺单位。如病情紧急，不能长时间进行气道内堵塞物清除时，可在开放气道后短时间气道抽吸和短时间的低压通气相间进行，或在采用高频通气的同时抽吸气道，此既保证减少气道阻塞，又能保证通气。

5. 活动性肺结核　此种情况并非全部列为禁忌，应视患者具体情况。若结核病变范围较大、呼吸衰竭尚不十分严重时以暂不进行机械通气为宜，否则有促使结核播散的可能。如病变较局限且病情需要时可以应用。

6. 心肌梗死　过去认为心肌梗死患者禁用呼吸机，因其能增加心脏负担，使心排血量减少、血压下降。但近年来国内外的临床资料证实，心肌梗死若伴有肺水肿、呼吸衰竭，在治疗原发病的同时应积极进行机械通气治疗。最好在监测血流动力学指标的同时采用低压或高频的通气模式。

（刘林刚）

第五节　机械通气对生理功能的影响

机械通气是借助呼吸机产生呼吸或辅助肺进行呼吸，与正常的自主呼吸有着显著的差别。正常自主呼吸时，胸廓扩张、膈肌下降使胸腔内产生负压，从而使气管到肺之间形成一个压力梯度，产生吸气气流。而机械通气时，呼吸机产生正压，在吸气过程中胸腔内压从 $-0.49kPa$（$-5cmH_2O$）增至 $+0.294kPa$（$+3cmH_2O$），这种胸腔内压和肺内压力的增加，是呼吸机对人体正常生理过程产生影响的基本原因。因此必须了解和掌握机械通气对人体的影响以利于通气治疗期间的监测。

一、机械通气对呼吸生理的影响

（一）对呼吸中枢的影响

机械通气抑制呼吸中枢的兴奋性。

（1）机械通气使潮气量增加，肺泡通气量上升，低氧血症和高碳酸血症得以纠正，使血气异常对化学感受器的化学性刺激减少，从而抑制自主呼吸。

（2）机械通气使肺泡膨胀，刺激肺泡的牵张感受器，通过传入神经，抑制呼吸中枢的吸气神经元，使传出神经传出兴奋减低，抑制患者的吸气动作。

（二）对呼吸肌的影响

慢性呼吸衰竭患者可能存在呼吸肌疲劳。机械通气可以代替呼吸肌的全部或部分工作，从而降低气道阻力，纠正低氧血症，也有利于呼吸肌肌力的恢复。但机械通气完全替代自主呼吸会引起呼吸肌废用性萎缩，故在病情不稳定的危重患者，首先应用机械通气，使疲劳的呼吸肌得到完全充分的休息。一旦病情有所好转，应允许患者呼吸肌参与作功，并逐步调低机械通气比例，使呼吸肌功能得到恢复。

（三）对呼吸压力的影响

机械通气（正压通气）吸气时，主要通过呼吸机的机械力量提高气道外口压力，在肺泡与气道外口之间产生压力差，驱动气流进入肺泡。因比，机械通气时气道内压（包括峰压和平均压）、肺泡内压、胸腔内压较自然呼吸时均有不同程度的升高，其升高的幅度、形态与呼吸机各种参数的设置和通气模式的选择有关。由于肺泡内压增高，造成肺泡过度膨胀，引起肺泡破裂和间质结构破坏，从而导致气压伤如纵隔气肿、皮下气肿、气胸。

为避免气压伤的发生，临床上可采取下列措施：①用较小的潮气量。②在提高呼气末正压（PEEP）水平时适当减低潮气量。③密切监测气道峰压并保持在 $95cmH_2O$ 以下。④避免高潮气量叹息。⑤监测内源性呼气末正压（PEEPi）水平。⑥对于易发生气压伤的患者，如急性呼吸窘迫综合征（ARDS）后期、慢性阻塞性肺疾病（COPD）或哮喘等，谨慎应用。⑦容许性高碳酸血症。

（四）对呼吸动力的影响

1. 气道阻力（airway resistance） 机械通气可通过以下机制使气道阻力降低。

（1）正压通气能扩张支气管，增加支气管内径。

（2）机械通气能纠正缺氧，解除支气管痉挛。

（3）通过人工气道，保持呼吸道通畅，并保证患者呼吸道的充分湿化和引流，使气道阻力下降。

（4）机械通气时可根据患者的具体情况，适当调节呼吸频率、吸/呼时间比、呼/吸气流速、呼/吸气时间及流速波型来降低气道阻力。如阻塞性通气障碍的患者，若使用较慢的呼吸频率，延长吸气和呼气时间，从而减慢呼气和吸气流速，降低呼/吸气时的气道阻力。

2. 肺顺应性（lung compliance） ARDS、肺纤维化、肺水肿等疾病，其肺顺应性差，需要有较高的压力才能使肺泡膨胀。而机械通气尤其是 PEEP 能使肺泡内压升高，功能残气量增加，萎缩的肺泡复张，从而提高肺顺应性。

3. 呼吸功 正常人自主呼吸时为克服各种阻力而作的功，称为生理呼吸功（WOBp），包括克服肺和胸廓弹性阻力所作的弹性功、克服气道阻力所作的阻力功。对于进行机械通气的患者来说，除生理呼吸功外，气流通过机械设备时也需作功，称为附加呼吸功（WOBi）。不同的通气模式或呼吸机（包括送气管路、按需流量阀、气管导管等）均可影响附加呼吸功。但机械通气能减少呼吸做功的作用是十分肯定的，这对降低氧耗和防止呼吸肌疲劳的发生是十分有益的。其主要表现在：

（1）机械通气能部分或完全替代呼吸肌工作，减少呼吸肌的氧耗。

（2）机械通气能通过降低气道阻力和提高肺顺应性，从而减少了阻力功和弹性功，使生理呼吸功减小。

（3）机械通气能通过改善或纠正缺氧，从而减轻或消除由于缺氧所致的烦躁、激动和过度通气，可减少患者的通气需求。

当然，如果机械通气与自主呼吸不协调，出现人机对抗，气管套管内径过细、过长，不适当的吸气流速，触发灵敏度低等使附加呼吸功显著增加，也会增加患者的呼吸功消耗。

（五）对肺容量的影响

1. 潮气量（tidal volume，V_T）　机械通气在吸气期产生正压，使气道外口与肺泡的压力差增加，有助于扩张气道和肺泡。因此，增加吸气期正压、降低吸气相的阻力、增加吸入气的流速、延长吸气时间均能使潮气量增加。

机械通气时潮气量的大小决定于肺顺应性、气道阻力和呼吸机的通气压力。相同通气压力时，潮气量主要取决于肺顺应性和气道阻力。通过提高通气压力水平可克服肺顺应性和气道阻力对潮气量的影响，在一定程度上提高潮气量。有的呼吸机还附设了叹息（sign）功能，定时、间断地高潮气量通气，使肺组织能定时地充分膨胀，以防止肺不张的发生。

肺压力与容积变化的关系虽非线性，但正常人自主呼吸与机械通气的潮气量都处在肺压力－容积曲线的陡直段，故随吸气压力的提高，潮气量成比例地增加。当有严重肺部疾病（尤其是肺顺应性差）或由于呼吸机设置不当时，潮气量处于肺压力－容积曲线的平坦段，继续增加压力，潮气量增加甚微，但会影响循环功能和引起肺损伤。

2. 功能残气量（functional residual capacity，FRC）　一般通气模式时，功能残气量增加并不明显。PEEP 和连续气道正压（continuous positiveairway pressure，CPAP）使陷闭的肺泡张开，功能残气量增加。其增加程度与所加正压的大小、胸肺顺应性有密切关系。压力相同，顺应性越低，功能残气量增加越小。正常人，PEEP 为 5cmH_2O 时，功能残气量增加 500ml；13cmH_2O 时，功能残气量增加 1 180ml。功能残气量的增加对于防止肺泡萎陷、减少肺内分流、改善肺泡－毛细血管膜两侧气体交换有利。

（六）对肺通气的影响

1. 每分通气量（minute ventilation volunm，V_E）　每分通气量是潮气量和呼吸频率的乘积。机械通气对每分通气量的影响取决于潮气量和呼吸频率的设置。呼吸衰竭患者自主呼吸潮气量往往减低，而呼吸频率大多增加。机械通气减慢呼吸频率，增加潮气量，尽管每分通气量可能降低，但由于肺泡通气量提高，肺的通气功能可改善。

2. 每分肺泡通气量（mlnute alxreolar ventilation，V_A）　肺泡通气量是吸入气量中能到达肺泡进行气体交换的有效通气量，$V_A =（V_T - V_D）×$呼吸频率。在每分通气量相同的前提下，深而慢的呼吸，其无效腔通气较浅而快的呼吸为小，故机械通气尽管每分通气量并不增加，甚至减少，但肺泡通气量仍有改善。此外，机械通气还通过以下途径使肺泡通气量增加。

（1）减少解剖无效腔：机械通气通过人工气道的建立，如气管插管或气管切开，减少患者的解剖无效腔。但经鼻面罩连接呼吸机时，解剖无效腔增加。

（2）减少肺泡无效腔：机械通气通过正压吸气、扩张气道、应用 PEEP 使萎陷的肺泡重新开放等，使通气分布更为均匀，从而减少肺泡无效腔。

（七）对肺换气功能的影响

1. 肺内气体分布　正常人自主呼吸时，吸入气的分布也不是完全均匀的。右肺的通气大于左肺，下肺比上肺多，边缘部位肺组织通气量较中央支气管周围肺组织为多。病理情况下，气体分布不均主要与气道阻力、顺应性不均匀有关。不均匀的气道阻力见于气道局部阻塞，如支气管黏膜肿胀、痉挛、陷闭和受压等。不均匀的顺应性见于肺纤维化、肺弹性减低、肺泡表面活性物质减少、肺充血水肿等。同样的气道压力下那些气道阻力低、顺应性好的肺泡充气多，而气道阻力高、顺应性差的肺泡充气少。此外，吸气时间与气体分布也有关，气道阻力高、顺应性好的肺泡需要较长的吸气时间，而气道阻力低、顺应性差的肺泡需要较短的吸气时间即能得以扩张。因此，为使吸入气在肺内分布均匀，机械通气时应根据患者的具体情况来选择适当的吸气压力、吸气时间、流速和通气模式等。

（1）正压通气：与自主呼吸不同，机械正压通气时中央支气管周围肺组织通气量较边缘肺组织多。

（2）通气模式：PEEP 和 CPAP 防止呼气相气道和肺泡陷闭，利于气体分布均匀；定压通气时，当气道压力达到设定值时，吸气即告结束，呼气开始，这往往使气道阻力增加的患者吸气时间过短而造成明显的气体分布不均；若采用压力控制通气（pressure control ventilalion，PCV），当气道压力达到预定压力时，吸气并不结束，而是使吸气流速减慢，这样有利于不易扩张的肺组织通气，效果较好；反比通气（inverse ratio ventilation，IRV）使吸气时间延长，使萎陷的肺泡重新通气，有利于气体分布；压力支持通气（pressure support ventilation，PSV）等模式有自主呼吸存在，也有利于气体分布均匀；正负压通气在呼气期肺容量减少时不利于气体交换。

（3）吸气时间：延长吸气时间可以增加通气不足肺组织的通气，从而改善肺内气体的分布。但吸气时间过长对循环的影响较大，临床上应根据具体情况而予以调节。

（4）吸气流速和形态：机械通气时流速越高（如吸气压力大、潮气量大、呼吸频率快、吸气时间短），涡流的形成就越明显，致使气道阻力增加，从而加重气体分布不均。若吸气流速下降，不但气道阻力随之下降，肺内气体的分布也随之趋于均匀。

吸气流速波型也影响吸入气的分布。一般认为递减波利于气体分布均匀。吸气末停顿也促进肺泡内气体重新分布。

2. 通气/血流比例（V/Q）　正常人由于重力、体位和肺容积的不同，肺脏各部位的通气/血流比例也有一定的差别。一般来说，通气/血流比例自肺尖部向肺底部渐减。机械通气对通气/血流比例的影响有正反两方面作用。

（1）有利作用：机械通气纠正通气/血流比例失调的作用远不如纠正通气不足。但是随着机械通气模式的不断改进，各种功能的出现，机械通气对纠正通气/血流比例失调已有相当大的作用。其主要通过以下途径：

1）提高肺泡通气量：机械通气通过增加潮气量，改善肺泡通气量，从而减少肺内静动脉分流，使原来通气/血流比例较低部位的通气量增加。

2）增加肺血流量：机械通气可纠正缺氧，解除缺氧所致的肺血管痉挛，使肺血流量增加，使那些肺血流不足部位的无效腔通气减少。

值得一提的是，机械通气只能纠正因暂时性肺血管痉挛所致的肺血流量的下降，而对于长期缺氧所致的继发性肺血管壁改变引起的肺血流量的下降几乎没有作用。

（2）不利作用：机械通气使用不当，如气道压过高、潮气量过大或吸气时间过长等，可使肺泡过度扩张或肺泡内压过高，从而挤压肺泡周围毛细血管，使原来通气/血流比例正常部位的肺血流量减少，造成医源性无效腔通气增加。此外，上述部位的血液向通气较差、肺泡内压较低的部位转移，又会增加肺内静动脉分流。此外，吸气压过高或持续时间过长，会影响静脉回流，使右心排血量减少，使通气/血流比例进一步失调。

3. 弥散功能　一般而言，机械通气对弥散功能的影响是有限的。但通过以下途径，机械通气对弥散功能有一定的好处。

（1）提高吸入气氧浓度（FiO_2）：机械通气可以充分提供吸入气的氧浓度，能有效地提高肺泡氧分压，增加氧的弥散量。

（2）增加弥散面积：机械通气的正压吸气，使气道和肺泡内压增加，萎缩的肺泡膨胀和复张，导致弥散面积恢复或增加。

（3）缩短弥散距离：气道和肺泡内压的增加，抑制了肺毛细血管内液体外渗，减轻肺泡及间质的水肿，促进渗液吸收，这些均能缩短气体的弥散距离。

（八）对氧离曲线的影响

机械通气对氧离曲线及组织供氧的影响是两方面的：一方面，机械通气可以提高动脉血氧分压（PaO_2），增加血氧含量，有利于组织供氧；另一方面，随着通气功能的改善，如动脉血二氧化碳分压（$PaCO_2$）下降过快，使氧离曲线左移，这样不利于组织摄取氧合血红蛋白的氧。

二、机械通气对循环功能的影响

（一）对体循环的影响

1. 右心前、后负荷　机体的静脉回流量取决于血容量及周围静脉–中心静脉的压力差。正常自主呼吸时，吸气时胸腔负压使周围静脉–中心静脉压力差增加，有利于静脉回流和右心室充盈。机械通气时胸腔内负压减少甚至呈正压，中心静脉压增高，使周围静脉–中心静脉压力差减小，回心血量减少，右心充盈减少，前负荷减轻。

正压通气使肺泡内压升高，肺泡毛细血管床阻力增加，使肺动脉压力也增高，导致右心后负荷增加，使右心排血量下降，右心室容量增加。

2. 左心前、后负荷　机械通气早期，由于胸内压的改变，使肺容量血管的血液被挤出，从肺静脉进入左心室，左心前负荷可不变或有所增加。然而，在 2 ~ 3 次心跳后，随着右心室后负荷增加和肺血流量的减少，使左心室舒张期末容积减少，左心室顺应性下降，左心前负荷可降低。另外，肺膨胀对心脏的机械性压迫及右心室容量增加使室间隔向左心室偏移均影响左心前负荷，使左心充盈减少，左心室排血量下降。

机械通气时，左心后负荷下降或不变。然而，心排血量下降会反射性地引起血管痉挛，又可造成左心后负荷增加。

3. 心排血量　机械通气对心排血量的影响主要取决于对回心血量和心脏充盈的影响，其次还取决于患者的心脏功能情况。当吸气压力为 $30cmH_2O$，吸/呼时间比为 2：1 时心排血量可减少 33%。

机械通气使心排血量下降的原因有：

（1）胸腔压力升高：①影响静脉回流。②心室舒张期末压升高而容积减少。③肺血管阻力增加。④冠状血管血流减少。⑤神经反射性心肌收缩力下降。

（2）每分通气量过大，使 $PaCO_2$ 急剧下降，引起呼吸性碱中毒，导致细胞内外钾浓度改变，低血钾诱发心律失常（常见房性早搏或室性早搏，严重时可有心室颤动）。同时，$PaCO_2$ 的下降会降低交感神经对心脏的兴奋作用，使心排血量更为减少。

4. 机械通气对体循环影响的有关因素

（1）通气模式

1）间歇正压通气（intermittent positive pressure vent lation，IPPV）：应用 IPPV 模式时，在吸气相对体循环产生上述影响。在呼气相，随着气道压力和胸内压的降低，静脉回流量和心脏充盈可恢复或增加。

2）CPAP 和 PEEP：CPAP 和 PEEP 通气模式时，呼气相气道压力和胸内压仍较高，影响静脉回流和心脏充盈，尤以 PEEP 为甚。

3）间歇正负压通气（intermittent positive and negative ventilation，IPNPV）：应用 IPNPV 时，呼气相的负压有利于静脉回流，增加心排血量。但可能引起肺泡陷闭，对肺部气体交换不利，临床应用受到限制。

（2）平均气道压（mean alrway pressure，PAW）和正压时间：平均气道压是一个呼吸周期中气道内压的平均值，与气道压力的大小及持续时间有关，它反映了对胸内压的影响程度。平均气道压越高，对循环的影响就越大。

1）吸气正压：吸气压力增高，回心血量减少，导致心排血量也减少。待呼气开始，气道压力下降，胸内压降低，从而使回心血量有所回升。随着吸气压力的改变，回心血量呈现周期性变化。

2）吸气时间或吸/呼时间比：吸气时间延长，胸内压升高持续时间较长，对回心血量影响较明显。若呼吸频率不变，则正压吸气时间越长，呼气时间越短，对血流动力学的影响越大。

3）呼吸频率：呼吸频率增快，使呼气时间缩短，对右心充盈产生不利影响，使心排血量减少。

4）吸气末平台时间：吸气末平台时间延长对肺内的气体分布有好处，但却使平均气道压升高。

（3）患者因素

1）代偿能力：机械通气对循环的不利影响，正常人通过血管加压反射和交感神经反射进行代偿，使周围血管收缩，静脉压升高，从而恢复回心血量。但在休克、血容量不足、胸段交感神经阻滞、应用大量镇静剂或交感神经阻滞剂等情况下，这种代偿能力减弱甚至消失。

2）肺顺应性：机械通气对回心血量和心排血量的影响程度还受患者肺顺应性的影响。肺顺应性差如 ARDS 或肺纤维化的患者，气道内压对胸内压的影响较小，故引起回心血量减少和心排血量降低的程度较轻。这可能与肺组织顺应性直接影响压力的传导有关。

（二）对肺循环的影响

与体循环相比，肺循环是一个低压、低阻、高流量系统。机械通气的正压呼吸能改变肺血容量和肺血管阻力。

1. 肺血容量　在自主呼吸时，吸气相肺血容量增多，约占全身总血量的9%，呼气相减至6%。机械通气的正压吸气使肺血容量向腹腔及周围循环转移。当吸气压力为30cmH₂O时，约50%的血液被挤出胸腔，其中3%流向四肢，其余血液进入腹腔。若机体血管神经反射正常，可通过全身血管收缩代偿使肺血容量维持正常。如患者血容量不足，或因酸中毒、缺氧使肺毛细血管处于痉挛状态，或周围血管舒缩功能不良时，上述代偿作用便减弱。

肺血液在肺内的分布决定于重力和肺动脉－肺泡压差。正压通气使肺泡压升高，使肺血流量减少。受重力影响，对肺上部的影响更为明显。

3. 肺血管阻力（pulmonary vascular resistance）　肺血管分为两类：一类为肺泡血管，如肺小动脉、小静脉和毛细血管，分布在肺泡膜上，感受肺泡周围压力；另一类为肺泡外血管，如较大的肺小动脉、小静脉及其分支，感受间质压力。肺血管阻力主要取决于肺容量。肺血管阻力在功能残气位时最低。当肺容量进一步减少时，间质向外牵拉力也降低，使肺泡外血管直径减小，肺血管阻力升高。当肺容量增加超过功能残气量时，经肺压增加，肺血管床受压迫，其横断面积减小，肺血管阻力也升高。因此，哮喘或COPD患者由于呼气末容积增加，可导致肺血管阻力显著升高。机械通气对肺血管阻力的作用与肺泡内压、肺容量有关。当用较高的潮气量或PEEP过高时，肺泡周围的肺毛细血管受压，致使肺血管阻力增高，从而增加右心室后负荷和右心室容量。

肺血管阻力升高导致的右心室高容量会引起右心室舒张，以保持每搏量。在正常人，高肺血管阻力对右心功能影响不大；但对于右心功能衰竭的患者，增加的后负荷会进一步降低右心室排血量。

但是，机械通气可通过改善和纠正缺氧，缓解肺血管痉挛，从而降低肺血管阻力；又使萎陷的肺泡扩张，开放肺毛细血管床，使肺血管阻力下降。因此，机械通气对肺血管阻力的影响是因人而异的。

总之，机械通气对心功能的影响是利多弊少，主要通过以下两条途径改善心功能状况：①机械通气能有效地纠正缺氧，增加心肌的氧供，增强和改善心肌的收缩力，使心功能状况趋于稳定。②机械通气减少静脉回流，降低心脏前负荷，使功能状况得以改善。但机械通气的正压呼吸可降低冠状动脉的灌注压，使冠状动脉血流减少，心肌血供减少；其次，肺膨胀也可反射性地抑制心肌收缩力。

近年来，机械通气的应用指征得以扩大，心肌梗死等疾病已不再是机械通气的绝对禁忌证。心脏病患者通过适当选择机械通气模式和参数，因人而宜，因时而宜，取利避害不是不可能的。

三、机械通气对其他脏器功能的影响

（一）对脑血流和颅内压的影响

脑血流量主要受PaCO₂的影响。当PaCO₂升高时，脑血管扩张，脑血流量增加；PaCO₂减少时，脑血管收缩，脑血流量降低。

PaO_2 也可影响脑血流量。当 PaO_2 下降时，脑血管扩张，脑血流量增加。同时由于脑细胞缺氧，代谢产物堆积，脑细胞通透性增加，均可造成脑细胞功能障碍，脑组织水肿。

脑血流量与颅内压关系密切。脑血流量增加时，脑脊液的产生量也会增加，使颅内压升高。机械通气通过降低 $PaCO_2$，使脑血流量减少和颅内压下降，因此，脑水肿患者应用机械通气治疗时多主张轻度过度通气，以降低颅内压。但一般不低于 25mmHg，以免使脑血流量过于减少以及氧离曲线左移，引起脑细胞缺氧。

机械通气可提高 PaO_2，改善缺氧，从而避免缺氧造成的脑功能障碍。一般主张应尽早纠正脑细胞的缺氧，以免因时间过长造成不可逆的脑损伤。但是机械通气后意识障碍或呼吸能否恢复还与引起颅内高压的原发病有关。此时机械通气的价值在于通过机械通气，不依赖呼吸中枢的控制和调节来维持呼吸功能，为救治颅内压增高的原发病赢得时间和创造条件。

但是机械通气使胸内压升高，心排血量降低，使颅内灌注压下降，同时影响颅内静脉回流。而颅内静脉压升高使脑脊液吸收减少，也造成颅内压增高。这种作用又以 PEEP 更为明显。所以，颅内高压的患者（如脑外伤、脑水肿等）应尽量避免用 PEEP，必要时建议 PEEP < 5cmH_2O。

（二）对肾脏的影响

机械通气对肾功能的影响主要由三方面引起，即血流动力学、内分泌和动脉血气改变。

1. 血流动力学改变　正压通气时胸内压升高，回心血量减少，心排血量降低，引起肾血流灌注减少，肾小球滤过率降低，造成尿量减少。但是，机体通过代偿在一个相当大的动脉血压范围内保持尿量不变。只有当肾小球毛细血管压力降低至 75mmHg 时，肾小球滤过率才会下降。随着血压进一步降低，则出现无尿。

机械通气时肾脏内部血流的再分布亦可以导致肾功能改变。此时，髓旁肾单位（又称近髓肾单位）血流增加而皮质外围血流减少。由于髓旁肾单位重吸收钠较外围皮质肾单位吸收更为多，导致钠重吸收增加，并伴随水潴留。肾血流重分布可能是交感神经兴奋或去甲肾上腺素、垂体加压素或血管紧张素升高的结果。

2. 内分泌改变　机械通气时尿量减少与内分泌改变已有关。

正压通气使心排血量降低，引起左心房内容量感受器和颈动脉窦压力感受器兴奋，抗利尿激素（antidiuretic hormone，ADH）释放增加，从而少尿。

机械通气尤其是 PEEP 时，回心血量减少，右心房舒张受限，对右心房牵拉刺激减少，从而导致心房利钠肽（atrial natriuretic peptide，ANP）分泌减少，亦可导致水钠潴留。

另外，正压通气尤其是 PEEP 时肾血流灌注下降，使肾入球小动脉处牵张感受器和致密斑受到刺激，使血浆肾素活性上升，激活肾素－血管紧张素－醛固酮系统，导致水钠滞留。

3. 动脉血气　低氧血症和高碳酸血症可刺激肾上腺素和去甲肾上腺素分泌，反射性地引起肾血管收缩，肾血流量明显减少，使肾小球滤过率降低，肾功能障碍。

而高碳酸血症所致的酸中毒使肾小管再吸收碳酸氢盐（HCO_3^-）增加，亦致水钠潴留。

必须指出，适当的机械通气治疗后，随着缺氧的纠正、二氧化碳滞留的改善以及酸中毒的纠正，肾小球滤过率改善，尿量增加，从而减轻水钠潴留。应注意高浓度氧的毒性作用，当 PaO_2 超过 125mmHg 时，对肾功能产生不良影响。

（三） 对肝功能的影响

缺氧可引起肝脏功能障碍，使蛋白质合成、凝血因子的产生、毒素和毒物的灭活、糖原合成等受影响。机械通气通过纠正缺氧，改善肝脏功能。

长时间机械通气或调节不当也可引起肝功能损害。原因为：心排血量下降使肝动脉血流减少、膈肌下降压迫肝脏使门静脉压力升高、肝静脉血流减少以及静脉回流受阻引起肝脏淤血等。

（四） 对消化系统的影响

机械通气对消化系统的影响有两个方面：一方面，缺氧和二氧化碳潴留造成胃肠道黏膜糜烂、出血或应激性溃疡，而机械通气能纠正缺氧和二氧化碳潴留，当然能减轻胃肠道黏膜损伤和消化道出血，起保护胃肠道功能的作用。但另一方面，机械通气的正压妨碍了下腔静脉的血液回流，使下腔静脉淤血、门静脉压力升高、胃肠静脉淤血，从而导致消化道出血和损伤。另外，机械通气时胆汁反流、胃肠道 pH 降低均可损伤胃黏膜上皮。

此外，机械通气可引起腹胀甚至严重胃肠充血。其发生机制不明，可能与吞咽反射亢进或反射性抑制肠蠕动有关。这种情况一般在机械通气 1～2d 后可自行缓解，无需特殊处理，严重者可放置胃管减压。

（五） 对酸碱平衡的影响

机械通气的主要目的是改善通气，纠正缺氧和二氧化碳潴留，因此其对酸碱失衡治疗的积极作用是肯定的。但是如果设置或调节不适当，可反过来加重酸碱失衡。

1. 通气不足　机械通气时达不到适当的肺泡通气量，会引起通气不足，使 $PaCO_2$ 升高，pH 呈酸性，并伴低氧血症，导致呼吸性酸中毒。

机械控制呼吸的患者由于通气不足发生呼吸性酸中毒时，刺激患者自发呼吸试图补充机械呼吸通气量之不足，出现人机对抗。

2. 通气过度　机械通气潮气量过大或呼吸频率过快可引起通气过度，使 $PaCO_2$ 下降、pH 升高，造成呼吸性碱中毒。

过度通气可减少呼吸中枢驱动，有助于控制人机对抗。但呼吸性碱中毒时可引起低血钾，使氧离曲线左移，加重组织缺氧，使血清游离钙降低，发生抽搐等。长期通气过度可导致脱机困难。

3. 代谢性酸中毒　一般而言，机械通气对代谢性酸碱平衡无直接影响。但不适当的机械通气对肾脏功能产生不利影响后可出现少尿甚至无尿，亦可导致代谢性酸中毒。

（方　敏）

第六节　机械通气的模式、参数设置和调整

一、机械通气模式

机械通气的模式很多，选择时主要参照各种通气模式的特点和患者的具体病情，如缺氧纠正的情况、患者的肺功能状况、是否准备撤机等综合考虑，有时在呼吸机使用过程中还需要根据患者的病情变化，不断地调整和改变通气模式。目前常用的呼吸机模式有以下几种：

（一）控制通气（controlled mechanical ventilation，CMV）

呼吸机完全代替自主呼吸的方式，包括容量控制通气和压力控制通气。

1. 容量控制通气（volume controlled ventilation，VCV）　即潮气量（V_T）、呼吸频率（f）、吸呼比（I/E）和吸气流速完全由呼吸机来控制。

特点：能保证潮气量的供给，完全代替自主呼吸，有利于呼吸肌休息；易发生人机对抗，如果参数调节不当，可造成通气不足或通气过度，不利于呼吸肌锻炼。

应用：

（1）中枢或外周驱动功能很差者。

（2）对心肺功能储备较差者，可提供最大呼吸支持，以减少耗氧量。如躁动不安的ARDS患者、休克、急性肺水肿患者。

（3）需过度通气者，如闭合性颅脑损伤。

2. 压力控制通气（pressure controlled ventilation，PCV）　即预置压力控制水平和吸气时间。吸气开始后，呼吸肌提供的气流很快使气道压达到预置水平，之后送气速度减慢，以维持预置压力到吸气结束，呼气开始。

特点：递减吸气流速特点使峰压较低，能改善气体分布和通气与血流灌注比（V/Q），有利于气体交换。V_T与预置压力水平和胸肺顺应性及气道阻力有关，需不断调节压力控制水平，以保证适当水平的V_T。

应用：通气功能差，气道压较高的患者；用于ARDS有利于改善换气；新生儿、婴幼儿；补偿漏气。

（二）辅助通气（assisted ventilation，AV）

即患者吸气用力时呼吸机提供通气辅助，压力切换型通气机提供压力辅助，容积切换型通气机提供容积辅助。当患者开始自主呼吸时，依靠气道压的轻微降低来触发（压力触发）或通过基础气流的减少来触发（流量触发），触发后通气机即按预设潮气量（或吸气压力）、频率、吸气和呼气时间将气体送给患者。

特点：患者自主呼吸易与通气机活动同步；通气时镇静剂的应用可减少或避免；预防呼吸肌的萎缩；有利于改善机械通气对血流动力学的不利影响；有利于撤机过程；但提供通气支持不稳定，不能根据患者的需要来调节。

应用：偶尔有自主呼吸的患者可以使用。

（三）（同步）辅助控制通气（assist controlled ventilation，ACV）

自主呼吸触发呼吸机送气后，呼吸机按预置参数（V_T、f、I/E）送气；患者无力触发或自主呼吸频率低于预置频率，呼吸机则以预置参数通气。与CMV相比唯一不同的是需要设置触发灵敏度，实际f可大于预置的f。

特点：具有CMV的优点，并提高了人机协调性；但可出现通气过度。

应用：同CMV。

（四）间歇指令通气（intermittent mandatory ventilation，IMV）和同步间歇指令通气（synchronlied intermittent mandatory ventilation，SIMV）

（1）IMV：按预置频率向患者传送常规正压通气，在两次机械周期之间允许患者自由呼吸。

（2）SIMV：IMV 的每次送气在同步触发窗内由自主呼吸触发，若在同步触发窗内无触发，呼吸机按预置参数送气，间歇期间允许自主呼吸存在。

特点：支持水平可调范围大（0~100%），能保证一定的通气量，同时在一定程度上允许自主呼吸参与，防止呼吸肌萎缩，对心血管系统影响较小；自主呼吸时不提供通气辅助，需克服呼吸机回路的阻力，降低平均气道压。应用 SIMV，自主呼吸易与通气机协调，减少对镇静剂的需要。

应用：具有一定自主呼吸能力者，逐渐下调 IMV 辅助频率，向撤机过渡，若自主呼吸频率过快，采用此方式可降低自主呼吸频率和呼吸功耗。

（五）压力支持通气（PSV）

即吸气努力达到触发标准后，呼吸机提供一高速气流，使气道压很快达到预置辅助压力水平以克服吸气阻力和扩张肺脏，并维持此压力到吸气流速降低至吸气峰流速的一定百分比时，吸气转为呼气。该模式由自主呼吸触发，并决定 RR 和 I/E，因而有较好的人机协调。而 V_T 与预置的压力支持水平、胸肺呼吸力学特性（气道阻力和胸肺顺应性）及吸气努力的大小有关。当吸气努力大，而气道阻力较小和胸肺顺应性较大时，相同的压力支持水平送入的 V_T 较大。

调节参数：FiO_2 触发灵敏度和压力支持水平。某些呼吸机还可对压力递增时间和呼气触发标准进行调节。前者指通过对送气的初始流速进行调节而改变压力波形从起始部分到达峰压的"坡度"（"垂直"或"渐升"），初始流速过大或过小都会导致人机不协调；后者指对压力支持终止的流速标准进行调节。对 COPD 患者，提前终止吸气可延长呼气时间，使气体陷闭量减少；对 ARDS 患者，延迟终止吸气可增加吸气时间，从而增加吸入气体量，并有利于气体的分布。

特点：属自主呼吸模式，患者感觉舒服，有利于呼吸肌休息和锻炼；自主呼吸能力较差或呼吸节律不稳定者，易发生触发失败和通气不足；压力支持水平设置不当，可发生通气不足或过度。

应用：有一定自主呼吸能力，呼吸中枢驱动稳定者；与 IMV 等方式合用，可在保证一定通气需求时不致呼吸肌疲劳和萎缩，可用于撤机。

（六）指令（量小）分钟通气（MVV）

即呼吸机按预置的分钟通气量（MV）通气。自主呼吸的 MV 若低于预置 MV，不足部分由呼吸机提供；若等于或大于预置 MV，呼吸机停止送气。临床上应用 MV 主要是为了保证从控制通气到自主呼吸的逐渐过渡，避免通气不足发生。这种模式对于呼吸浅快者易发生 CO_2 潴留和低氧，故不宜采用。

（七）压力调节容量控制通气（PRVCV）

即在使用 PCV 时，随着气道阻力和胸肺顺应性的改变，必须人为地调整压力控制水平才能保证一定的 V_T。在使用 PRVCV 时，呼吸机通过连续监测呼吸力学状况的变化，根据预置 V_T 自动对压力控制水平进行调整，使实际 V_T 与预置 V_T 相等。

（八）容量支持通气（VSV）

可将 VSV 看作 PRVCV 与 PSV 的联合。具有 PSV 的特点：自主呼吸触发并调节 RR 和

I/E。同时监测呼吸力学的变化以不断调整压力支持水平，使实际 V_T 与预置 V_T 相等。若两次呼吸间隔超过 20s，则转为 PRVCV。

（九）比例辅助通气（PAV）

呼吸机通过感知呼吸肌瞬间用力大小（以瞬间吸气流速和容积变化来表示）来判断瞬间吸气要求的大小，并根据当时的吸气气道压提供与之成比例的辅助压力，即吸气用力的大小决定辅助压力的水平，并且自主呼吸始终控制着呼吸形式（吸气流速、V_T、RR、I/E），故称之为"呼吸肌的扩展"。PAV 和 PSV 一样，只适用于呼吸中枢驱动正常或偏高的患者。我们将 PAV 与 PSV 在 COPD 患者中进行对比研究，表明该模式具有较好的人机协调作用，患者自觉舒适，在维持基本相同的通气需求时能明显降低气道峰压，有一定的优势。

（十）持续气道正压通气（continuous postive airway pressure，CPAP）

是指在自主呼吸条件下，整个呼吸周期气道均保持正压。气道压在吸气相和呼气相都保持一定的压力水平。当患者吸气使气道压低于 CPAP 水平时，呼吸机通过持续气流或按需气流供气，使气道压维持在 CPAP 水平；当呼气使气道压高于 CPAP 时，呼气阀打开以释放气体，仍使气道压维持在 CPAP 水平。

特点：具有 PEEP 的各种优点和作用，如增加肺泡内压和功能残气量，防止气道和肺泡的萎陷，改善肺顺应性，扩张上气道；增加气道峰压和平均气道压，减少回心血量和保证肝、肾等重要脏器血流灌注。

应用：治疗阻塞型睡眠呼吸暂停综合征（OSAS）；患者存在气体闭陷和隐性 PEEPi 时，可应用 CPAP 对抗 PEEPi，减少 COPD 患者呼吸功的消耗；治疗支气管哮喘；作为撤机技术应用；治疗急性心源性或非心源性肺水肿。

（十一）呼气末正压通气（PEEP）

呼气末正压借助于呼气管路中的阻力阀等装置使气道压高于大气压水平即获得 PEEP。它可以产生如下生理学效应：

（1）使气道压处于正压水平，平均气道压升高。

（2）一定水平的 PEEP，通过对小气道和肺泡的机械性扩张作用，使萎缩陷肺泡重新开放，肺表面活性物质释放增加，肺水肿减轻，故可以使肺顺应性增加，气道阻力降低，加之对内源性呼气末正压（PEEPi）的对抗作用，有利于改善通气。

（3）功能残气量增加：气体分布在各肺区间趋于一致，Q_S/Q_T 降低，V/Q 改善。

（4）弥散增加：PEEP 过高除使胸内压升高，静脉回流减少，心排血量下降等对血流动力学产生不利影响外，还使肺泡处于过度扩张的状态，顺应性下降，持久会引起肺泡上皮和毛细血管内皮损伤，通透性增加，形成所谓的"容积伤"（volutrauma）。由此可见，PEEP 的作用是双相的，临床上应根据气体交换、呼吸力学和血流动力学的监测调节 PEEP。PEEP 主要应用于急性呼吸窘迫综合征（ARDS）的治疗，在不增加 FiO_2 情况下可提高 PaO_2，减少分流，改善 V/Q。PEEP 的选择从 $5cmH_2O$ 开始，逐渐增加达到满意 PEEP 为止。一般 $10 \sim 15cmH_2O$。以不超过 $15cmH_2O$ 为宜，$>20cmH_2O$ 将影响心排血量，且气压伤机会增多。

（十二）其他通气新模式

1. 双水平压力支持通气（BIPAP）及气道压力释放通气（APRV） 与 CPAP 使患者在持续正压的条件下进行完全自主呼吸不同，BIPAP 和 APRV 是使患者在两个压力水平上交替进行自主呼吸，在高、低压力水平自主呼吸是完全保留的，APRV 实际上是低压力时间很短的 BIPAP 的一种特殊类型；当然也可将 BIPAP 看成是在 CPAP 基础上加压力控制通气，以定压通气扶持自主呼吸。

2. 压力支持自主通气（PAV）　足以为患者提供与其自主呼吸产生的气道压成比例的压力支持，是患者自主呼吸能力的扩大。

3. 闭合环路通气模式（CLV）　闭合环路（closed loop）是自动控制学的术语，与自动反馈控制（servo-controlled）意义相同，也就是说此类模式是全自动控制或智能通气模式。呼吸机模拟医生实施机械通气的全过程，自动监测各项指标，分析结果并及时自动调整呼吸机参数。CLV 呼吸机采用了高精度传感器、快速反应的阀门系统和微电脑三大先进技术。能快速自动监测阻力、顺应性、内源性呼气末正压（PEEPi）、潮气量（V_T）、有效潮气量（V_A）、每分通气量（V_E）等，微电脑对输入参数、监测参数进行综合分析，并形成输出参数对呼吸机进行调控。此即是 CLV 工作流程。

（十三）自动模式（auto mode）

是尽量多地用支持通气（压力或容量支持 PS 或 VS），并以控制通气如压力控制或容量控制（PC 或 VC）作后备保证通气安全。

自动模式与压力支持通气（PSV）加窒息通气（apnea ventilation）的区别：

（1）自动模式的支持通气与控制通气间的转换是双向的，当患者连续 2 次的触发时呼吸机会自动从控制通气转回支持通气。

（2）窒息通气在启动后即以控制模式通气，同时发出报警，即使患者以后有触发功能，呼吸机也不会自动转换回支持模式。

（十四）高频通气（HFV）、超高频通气（UHFV）

HFV 是一种高频率低潮气量，非密闭气路条件下的通气模式。频率为正常呼吸频率的 4 倍以上，潮气量接近或低于解剖死腔。

（1）高频正压通气（HFPPV），通气频率 60~120 次/min（1~2Hz），V_T3~5ml/kg，I/E<0.30。

（2）高频喷射通气（HFJV），通气频率 120~300 次/min（2~5Hz），V_T2~5ml/kg，气源压力 103.4~344.7kPa。

（3）高频震荡（HFO）震荡频率 300~3 000 次/min（5~50Hz）。

（十五）机械通气新理念

1. 机械通气新策略

（1）延长吸气时间

1）容留时间变长，加强气体交换。

2）增加平均气道压，改善通气血流比。

3）功能残气量增加。

（2）保证自主呼吸

1）减少心血管抑制。

2）减少肝、肾、内分泌影响。

3）减少气道压、容量伤。

4）减少人机对抗。

（3）允许性高碳酸血症（permissive hypercapnia，PHY）：允许 CO_2 逐步升高（5~10mmHg/h），pH 适度降低。血气正常不是最重要目标，减少机械通气相关性肺损伤（VILI）的发生。

（4）避免产生压力性创伤：PIP（气道峰压）>70 cmH_2O，44% 产生压力性创伤，PIP<35~40 cmH_2O，Plat（平台压）<35~30 cmH_2O 可减低压力性创伤。

（5）避免产生大容积性创伤：大容积的泵气，会造成肺泡过分的伸展及收缩，令肺池囊产生撕裂，产生呼吸机引起的肺损伤（VILI）。

2. 肺保护性通气策略　机械通气的目标是在提供通气和氧合需求的同时，实施对肺组织的保护，即小潮气量、快频率、适当的 PEEP 通气策略。

3. 注意脑保护　以往采用保持持续低碳酸血症以减轻大脑酸中毒、缩血管、降颅压。新近研究表明：低碳酸血症加重脑缺血、缺氧，影响 CFR 的抢救成功率；原因是心搏骤停后血流的恢复可导致持续 10~30min 反应性的一过性充血，伴长时间的低血流状态，造成少血流与高代谢间的矛盾，影响脑复苏。脑保护性通气策略：

（1）机械通气应避免高通气或低通气，维持正常血碳酸浓度为宜。

（2）避免使颅内压升高（增加潮气量、PEEP、气道阻力等）。

（3）保证维持有效脑灌注。

4. 注意循环功能的保护　机械通气不适当可影响循环血液回流、降低心排量、使心肝肾脑等重要脏器的灌注量下降，加重加快多器官功能不全的发生。临床应用时 PEEP 值最好在 5~15 cmH_2O，并根据血气分析结果及患者状态及时调整呼吸机参数。

二、机械通气常用参数设置和调整

（一）呼吸机常用参数设置

1. 呼吸频率（f）　一般按新生儿 30~40 次/min，<1 岁者 25~30 次/min，1~3 岁者 20~25 次/min，4~6 岁者 18~20 次/min，7~12 岁者 16~18 次/min，成人 10~15 次/min 设置。但应根据个体差异和血气分析结果进行调节。注意：

（1）若患者的自主呼吸频率明显增快（>28 次/min），初始的呼吸频率不宜设置过低，以接近或略低于患者的自主 f 为原则，否则会发生人机对抗，增加呼吸做功。

（2）对有气道阻力增高的阻塞性肺部疾患患者，适合选用慢而深的呼吸频率，对限制性肺部疾病的患者，宜使用稍快而深的呼吸频率。

2. 潮气量（V_T）　一般为 6~15ml/kg。实际应用时应根据血气分析和呼吸力学等监测指标不断调整。尤其是小儿个体差异较大，潮气量微小变化即可引起效果明显的改变。注意：

（1）成人可选用较大 V_T 和较慢 f，使患者对呼吸困难的敏感性降低，吸/呼比率的呼出时间延长，有利于 CO_2 的排出和静脉回流。

（2）对于肺有效通气量容积减少的疾病如 ARDS，应采用小潮气量（6~8ml/kg）通气。

（3）若 V_T 需要大，f 可调小，若 V_T 需要小，f 可适当调快。

3. 每分通气量（V_E）　V_E = 潮气量（V_T）× 呼吸频率（f），V_E 与 V_T 的临床价值相

同，一般只设其中一个参数即可。V_T 成人：$6 \sim 15ml/kg$；小儿：$10 \sim 12ml/kg$。但不论成人与小儿，V_T 与 f 均应按具体需要而组合。成人可用较大的潮气量和较慢的呼吸频率。

注意：

（1）在设置 V_E 时应兼顾 f，因为即使在 V_E 相同的情况下，f 不同，每分钟有效肺泡通气量可以明显不同。

（2）呼吸机的类型、连接方式不同，死腔量也可能不同，考虑有效通气量时，尚需考虑这个因素。

4. 吸呼比（I/E） 呼吸功能基本正常者，多选择 I/E 为 1 ：（1.5 ~ 2）。正常吸气时间 1 ~ 1.5s，I/E > 1。若 I/E < 1，则使呼气气流加速，静脉回流减少。有阻塞性通气功能障碍的患者，如 COPD、哮喘患者多选择 I/E 为 1 ：（2 ~ 2.5）、呼吸性酸中毒时，呼气时间稍延长，选用 1 ：（2 ~ 2.5），以利 CO_2 排出；呼吸性碱中毒时，可用 1 ：（1 ~ 1.5），使吸气时间延长，减少 CO_2 排出。

5. 气道压力（PAW） 成人一般预定在 $15 \sim 20cmH_2O$。原则是力求以最低的气道压力获得足够的 V_T，同时不影响循环功能。引起气道压增高的原因有：

（1）胸、肺顺应性减小。

（2）呼吸道不通畅，包括管道扭曲或过深，分泌物过多等。

（3）镇静麻醉不充分，自主呼吸与呼吸机不协调。

（4）潮气量过大：发现气道压力过高时，应先查明原因，迅速处理。

6. 吸氧浓度（FiO_2） 原则是在保证氧合的情况下，尽可能使用较低的 FiO_2。一般 FiO_2 以 40% ~ 50% 为宜，初用呼吸机治疗时，为迅速纠正低氧血症，可适当在短时间内使用较高的 FiO_2（> 60%），最高可达 100%，但时间应控制在 0.5 ~ 1h。随着低氧血症的改善，逐渐下调 FiO_2 直至正常范围。

7. 呼气末正压（PEEP） 原则是从低水平开始，逐渐上调，待病情好转，再逐渐下调。生理性 PEEP 为 $2 \sim 5cmH_2O$，治疗性 PEEP 为 $5 \sim 15cmH_2O$；目前推荐"最佳 PEEP"，即最佳氧合状态；最大氧运输量；最好顺应性；最低 Q_S/Q_T；达到上述要求的最小 PEEP，PEEP 为双刃剑，有加重心脏负担、减少回心血量及心排量、易引起肺气压伤等可能，应该尽量避免过高的 PEEP。

PEEP 的调节步骤：

（1）原呼吸机所设的条件不变，成人应用 PEEP 从 $5cmH_2O$ 开始，儿童从 $3cmH_2O$ 开始。

（2）每次增加或减少 PEEP 为 $2 \sim 3cmH_2O$，直至最佳 PEEP，一般不超过 $15cmH_2O$。

（3）调节后 30min 应监测 PaO_2、$PaCO_2$ 等指标。

8. 叹气（sigh） 指采用机械通气过程中，间断给予预定潮气量 150% 或 200% 的大潮气量，以防止肺泡萎缩的方法。带自动设置的呼吸机，每呼吸 10 次或每分钟给叹气 1 次。

9. 同步触发灵敏度 可分为压力和流速触发两种。一般认为，吸气开始到呼吸机开始送气的时间越短越好。压力触发很难低于 110 ~ 120ms，而流速触发可低于 100ms，一般认为后者的呼吸功耗小于前者。触发灵敏度的设置原则为：在避免假触发的情况下尽可能小。一般设置于 –1 ~ –2cmH_2O 或 1 ~ 2L/min。

10. 流速波形 一般有方波、正弦波、加速波和减速波 4 种。其中减速波与其他 3 种波形相比，使气道峰压更低、气体分流更佳、氧合改善更明显，因而临床应用越来越广泛。

11. 湿化器温度　湿化器温度监测，是防止湿化瓶内温度过高或过低的保险装置。温度过高可能引起呼吸道灼伤，温度过低又起不到吸入气体加温加湿的效果，故理想的湿化器加湿是保证进入患者肺内气体 37℃，湿度 100% 为宜。

（二）呼吸机参数的调整

机械通气过程中应根据动脉血气结果和病情改善情况调整呼吸机参数。

1. 呼吸性酸中毒　任何原因引起的肺通气量不足和肺交换不充分，均可导致呼吸性酸中毒。其血气分析特点是：pH 值降低 < 7.35，$PaCO_2$ 增高 > 45mmHg，PaO_2 正常或降低。呼吸机参数的调整：应通过增加潮气量或呼吸频率，来提高每分钟通气量，通过减少 I/E 比，延长呼气时间，增加 CO_2 排出。当 PaO_2 过低时，可提高 FiO_2，当 FiO_2 > 60%，PaO_2 仍偏低时，应加用 PEEP，同时要解除病因。

2. 呼吸性碱中毒　任何原因引起的肺通气量过多，均可导致呼吸性碱中毒。其血气分析特点是：pH 值升高 > 7.45，$PaCO_2$ 明显降低 < 35mmHg，PaO_2 正常或升高。呼吸机参数调整：应通过减小潮气量和 f 来降低每分钟通气量，增大 I/E 比，缩短呼气时间，减少 CO_2 排出。当 PaO_2 过高时，降低 FiO_2，同时应给予镇静剂治疗。

3. 低氧血症　任何原因引起肺通气量不足和肺气体弥散功能障碍，通气比值失调，均可引起低氧血症。其血气分析特点是：pH 值正常或降低，$PaCO_2$ 正常或升高，PaO_2 明显下降 < 60mmHg。

呼吸机参数调整：

（1）提高 PaO_2 的方法：①提高吸入气氧浓度：但应选择达到理想氧分压的最小氧浓度，尽量 < 60%；②合理增加 PEEP：对换气功能障碍者，FiO_2 > 60%，PaO_2 < 60mmHg 逐渐调整；③使用定压通气并延长吸气时间：当 FiO_2 > 60%，Pplat 超过压力上限或 PEEP 超过 15~20cmH_2O 时，可延长至反比通气；④适当应用镇静剂或肌松剂：当呼吸频率增快，辅助呼吸肌明显活动，它可增加氧耗，降低氧分压；⑤适当增加潮气量：无过度通气且 V_T < 10ml/kg 时应提高 V_T，但一定要在保护性肺通气的前提下进行。

（2）降低 $PaCO_2$ 的方法：①增加通气量：以增加 V_T 为主；②适当延长呼气时间，特别是严重气道阻塞时；③改用定压型通气模式，可改善气体分布，减少无效腔；④降低 PEEP，特别是自主通气模式时。

（孙宏伟）

第七节　机械通气的监测

一、呼吸机的自动监测

1. 压力监测系统　呼吸机压力监测系统，是较为重要的监测系统。都以压力传感器持续监测患者气道压的变化。压力监测分高压和低压两种，当实际压力超过或低于所设置的压力水平时，呼吸机将以压力报警形式提示操作者注意。

压力报警是呼吸机具有的重要保护装置。压力报警水平分上限和下限，主要用于对患者气道压力的监测。报警参数的设置主要依据患者正常情况下的气道压水平，一般情况下，高压上限设定在正常气道最高压（峰压）上 5～10cmH$_2$O 水平；低压下限设定在能保持吸气的最低压力水平。

（1）高压报警：在呼吸机使用过程中当由于某种原因使患者气道压升高，超过压力报警上限水平时，呼吸机就会高压报警。高压报警多见于患者咳嗽、分泌物堵塞气道、管道扭曲、自主呼吸与呼吸机拮抗或不协调等。处理方法为：①检查呼吸机管道是否打折、受压，管道内是否积水过多。解除管道打折、受压原因并清除管道内积水，如积水已进入患者气道则立即进行吸痰。②检查患者是否有分泌物堵塞气道、咳嗽等情况发生。如有立即使用有效的吸引技术吸痰以清理患者气道（必要时纤维支气管镜吸痰），在分泌物黏稠不易吸除时通过雾化吸入或呼吸机湿化器等方式增加气道湿化；对于支气管痉挛患者立即报告医生采取解痉措施。③检查患者的呼吸是否与呼吸机不同步及呼吸机送气时患者是否屏住呼吸。若患者存在激动、烦躁不安等表现可以按医嘱适当使用镇静剂，对于必须行控制呼吸患者，通过使用肌肉松弛剂以抑制自主呼吸；对于因呼吸机潮气量设置过高引起的报警应与医生共同检查，重新设置参数。

（2）低压报警：呼吸机低压报警装置是发现患者脱机的一种保护措施，因为低压报警量可能的因素就是患者脱机。患者一般表现为呼吸急促、发绀、可听到咽喉部有漏气声或听到患者说话声，对气管切开患者可见气管切开口周围分泌物有气泡出现。处理：①检查气管导管气囊充气情况，必要时重新充气，如气囊破裂立即更换气管导管。②仔细检查呼吸机管路，更换破裂管道并将各接头接紧，尤其检查容易忽视的接口，如集水瓶等。③如患者出现呼吸急促、发绀等缺氧症状，立即使用简易呼吸机进行人工呼吸。

2. 容量监测系统　呼吸机的容量监测装置，主要为保障患者的通气量或潮气量而设置。监测是以流量传感器对吸气或呼气流量积分计算，持续监测患者通气量或潮气量的变化，监测到的具体数值可以被直接显示。容量传感器多置于呼出气管道口，监测的是呼出气的每分钟通气量或潮气量。一般在呼吸机容量监测过程中当实测的 TV 或 MV 低于或高于所设置的 TV 或 MV 报警水平时，呼吸机就可能报警，以利于操作者及时发现和处理。

容量报警系统是预防因呼吸机管道或人工气道漏气和患者与呼吸机脱离引起通气不足的主要结构。

（1）低容量报警：该报警装置对保障患者有足够的通气量、防止管道和人工气道漏气引起的通气不足和因脱机给患者带来的生命危险，有相当重要的价值。常见原因主要为患者的气管导管与呼吸机脱开或某处漏气，处理见低压报警；对于有闭式引流者，大量气体自胸腔漏出，需重新设置报警限，调节潮气量以补偿漏气。

（2）高容量报警：容量报警的高水平限制不如低水平限制有价值，它主要在于提醒人们重视和防止实际 TV 或 MV 高于所设置水平状况的出现，这种情形多见于患者自主呼吸增强的情况下。因此，实际 TV 或 MV 高于所设置水平的报警，多预示患者可能存在自主呼吸与呼吸机拮抗或不协调。处理见高压报警，同时要检查所设置的通气方式、潮气量、呼吸频率等参数是否合适，报告医生及时调整。

3. FiO$_2$ 监测　由于机械通气中吸入氧浓度过高或过低均不尽人意，过高会引起氧中毒，过低不能满足患者纠正缺氧需要，所以必须控制吸入氧浓度。大多数呼吸机均有此装置并具备气源报警功能。

呼吸机气源报警有 FiO$_2$ 报警和氧气或空气压力不足报警。FiO$_2$ 报警是用于保障 FiO$_2$ 在所需要的水平。倘若实际 FiO_2 低于或高于所设置的报警水平，FiO_2 报警装置就会被启动。FiO_2 报警水平的设置可根据病情需要作决定，一般可高于或低于实际设置的 $FiO_2$10% ~ 20%即可。氧气或空气压力不足时主要通知中心供氧室调整或更换氧气瓶以确保供气压力。

4. 湿化器温度监测　湿化器温度监测是防止湿化瓶内温度过高或过低的保险装置。温度过高可能引起呼吸道灼伤，温度过低又妨碍对吸入气体的加温和湿化，理想的温度监测是保持湿化器温度恒定在所需要的范围，一般在 30~40℃。

5. 电源报警　电源报警见于停电或电源插头脱落、电闸掉闸。处理主要是立即将呼吸机与患者的人工气道脱开，给予人工通气以确保患者正常的通气功能；电源插头脱落或电闸掉闸时，在人工通气同时重新连接电源或即合电闸。

6. 低 PEEP 或 CPAP 水平报警　有些呼吸机为保障 PEEP 或 CPAP 的压力能在所要求的水平，配备了低 PEEP 或 CPAP 水平的报警装置。设置此项报警参数时，一般以所应用的 PEEP 或 CPAP 水平为准，即如设置的 PEEP 或 CPAP 水平为10cmH$_2$O，报警水平也设在此水平，且低于这个水平时，呼吸机就会报警，人们也能及时发现和处理。如未用 PEEP 或 CPAP，则该项参数不需设置。

二、一般情况监测

在机械通气治疗期间应注意观察患者的体温、脉搏、呼吸、血压、皮肤、神志变化及尿量等。体温升高通常是感染的一种表现，体温下降伴皮肤苍白湿冷，则是休克的表现，应找出原因，采取相应措施。由于机械通气时气道内压增高，回心血量减少，可引起血压下降，心率反射性增快。另外机械通气可抑制患者吸气，尤其是潮气量大时，可导致自主呼吸停止。如患者通气不足，缺氧或二氧化碳潴留时，患者首先表现为意识状态的改变，可有烦躁、意识障碍、惊厥等症状。如果患者呼吸道通畅，机械通气治疗得当，缺氧和二氧化碳潴留缓解，则患者发绀改善，神志会逐渐转为清醒。

同时应注意用最基本的物理诊断方法——肺部听诊，观察呼吸音变化和是否有异常呼吸音出现。机械通气时，两侧胸廓活动应对称，两侧肺呼吸音的强弱应一致，否则提示气管插管进入一侧气管或有肺不张、气胸等情况。

注意观察有无自主呼吸与机械通气对抗。主要表现为自主呼吸激动、呼吸频率增快、与呼吸机不同步，结果导致呼吸困难，通气不足或气体交换不良。清醒患者可表现为猛烈地摇头，疯狂地敲打床边，甚至企图自行拔掉气管内插管。医呼吸机每次送气都与自主呼吸发生对抗，使气道压力过高而报警。发生对抗的常见原因有：①呼吸机失灵或调节不当；②呼吸道有梗阻，如导管扭曲、分泌物或痰栓堵塞导管等；③自主呼吸过于急促；④全身性疾病的影响，如败血症、高热、严重酸碱平衡失调等；⑤精神因素，由于疼痛刺激、意识变化及长期应用呼吸机的痛苦，使患者精神极度紧张，总感到气短，导致呼吸激动。发现患者自主呼吸与机械通气对抗，应首先让患者暂时脱离呼吸机，并用简易呼吸器以纯氧进行人工呼吸。在此同时检查呼吸器，必要时应查动脉血气分析，行胸部 X 线检查以确定气管导管的位置，是否存在肺部病变等。主要针对原因进行处理：①适当增加潮气量或呼吸频率，以过度通气来减弱患者的自主呼吸；②如果是用控制通气者，可改为 IMV；③适当应用镇静药、镇痛药或肌肉松弛药，以减弱自主呼吸。

三、PaO_2、SaO_2 或 SpO_2 监测

$PaO_2 < 60mmHg$ 是判断患者是否存在低氧血症的标准，接受呼吸机治疗的患者，通常也以此作为低氧血症是否纠正的标准。当患者接受呼吸机治疗后，低氧血症已被纠正，即 $PaO_2 \geqslant 60mmHg$，说明所设置的有关纠正低氧血症的呼吸机参数基本合理；若低氧血症仍未得到满意的纠正，应分析原因调整呼吸机参数。若低氧血症可能是肺内分流所致，则一般首先考虑应用 PEEP 并根据疗效将 PEEP 调至最佳水平；若低氧血症为弥散障碍所致，则一般只能通过适当提高吸入氧浓度；如果是通气障碍，最简单的调节方法是去除呼吸道分泌物、保持呼吸道通畅，适当增加 TV。

持续 SaO_2 或 SpO_2 监测，是目前临床应用较多且极为普遍的监测方法。SpO_2 监测的优点是简便易行，除能替代持续 SaO_2 监测外，还能间接反映 PaO_2 的变化，能减少有创性动脉血气分析穿刺。

四、$PaCO_2$ 和 $PETCO_2$ 监测

$PaCO_2$ 是判断呼吸性酸、碱中毒的主要指标。呼吸性酸中毒预示通气不足，即高碳酸血症；呼吸性碱中毒预示通气过度，即低碳酸血症。虽然 $PaCO_2$ 的正常值是 $35 \sim 45mmHg$，但应用呼吸机治疗时，一般以 $PaCO_2 < 35mmHg$ 作为过度通气的指标，以 $PaCO_2 > 50mmHg$ 作为判断通气不足的指标。

$PETCO_2$ 是呼吸末的 CO_2 分压，主要反映或代表 $PACO_2$，$PETCO_2$ 正常值是 $38mmHg$。持续监测 $PETCO_2$ 替代 $PaCO_2$ 监测能免去反复抽取动脉血气监测 $PaCO_2$，能指导合理调节呼吸机的某些参数，预防和纠正过度通气所致的呼吸性碱中毒。通气不足所致的呼吸性酸中毒，也可通过 $PETCO_2$ 监测得到预防和纠正。

1. 通气不足　应用呼吸机条件下，通气不足产生的主要原因可能是气道不畅所致的二氧化碳排出受阻。当然不排除由于通气管道漏气、脱机等引起的通气量不足，主要诊断是动脉血气分析结果。$PaCO_2 > 50mmHg$，意味着患者存在不同程度的通气不足，有些患者也许会伴有不同程度的低氧血症，一般患者有呼吸急促、烦躁、出汗、发绀、与呼吸机不同步等低氧和高碳酸血症表现。出现通气不足时，首先应分析并排除可能的外界影响因素，主要是加强气道的湿化和充分吸引、应用支气管扩张剂，必要时更换导管或套管，调整管道的位置等。倘若引起通气不足的因素均已去除，动脉血气分析仍提示通气不足所致的 CO_2 潴留，则可以适当调整机械通气的参数，对通气不足的患者，可以调整的呼吸机参数主要是 I/E，通过调整使患者在不增加呼吸做功的前提下，促进二氧化碳的排出。I/E 最长可达（1：2.5）～（1：3）。

2. 过度通气　主要原因为通气量过大或呼吸频率过快，使每分钟通气量增加明显，二氧化碳也随之排出过多。主要诊断依据是动脉血气分析。无论引起过度通气的原因如何，只要 $PaCO_2 < 35mmHg$，均意味着患者存在不同程度的过度通气。一旦发生过度通气应根据临床资料判断患者产生过度通气的最可能因素，并尽可能地去除这些影响因素。倘若估计引起过度通气的因素已经去除，动脉血气分析仍提示通气过度则应考虑调整机械通气的参数。先将患者的呼吸频率降至正常水平（16～20 次/min）；另外可酌情将原先设置的 TV 降低，降低的幅度可根据 PaO_2 水平分次调整；在降低呼吸频率和 TV 后，最后的调整就是 I/E，对过

度通气患者可适当缩短呼气时间，必要时应用反比呼吸，即吸气时间大于呼气时间。3 种参数调整的先后可按上述顺序进行，特殊情况下也可酌情重新排列调整的顺序。

五、动脉血气分析监测

动脉血气分析是判断通气和氧合情况的主要依据，是机械通气治疗中监测的重要指标。一般在应用呼吸机治疗后 30min 应常规做动脉血气分析。以后每当呼吸机参数有较大的调整，均应在 30min 后再做 1 次动脉血气分析，直至达到所设置的呼吸机参数基本符合患者的需要或者原有的缺氧和酸碱失衡已得到纠正。

六、胸部 X 线监测

胸部 X 线监测也是呼吸机治疗患者常规监测项目之一。由于呼吸机治疗患者不能轻易搬动，胸部 X 线摄片监测只能在床边进行。胸部 X 线可帮助明确人工气道的位置，发现肺水肿及并发症（气胸、皮下气肿等）、肺部感染、肺不张等；同时它也是决定患者是否接受呼吸机治疗或脱离呼吸机的重要指标之一。一般在呼吸机治疗前、治疗期间以及停止呼吸机治疗前均需行 X 线检查。

七、呼吸力学监测

主要指气道阻力和肺顺应性的监测。理论上讲，呼吸力学监测对了解肺功能状况，尤其是肺力学改变有相当重要的价值。但在实际临床工作中很少用这两项指标来判断患者的病情和肺部病变的严重程度。主要是因为测得的这两项指标值多变，不但随病情多变，而且还随呼吸机的类型不同而变，使临床医生难以掌握正常值。因此观察和监测气道阻力和肺顺应性的变化应强调动态观察。同一个患者，应用同样的机器，监测所得的气道阻力和肺顺应性变化值，可用于患者的病情和肺部力学的判断。倘若监测的气道阻力进行性地增高，可能真正意味着患者的气道阻力的增高；监测的肺顺应性下降，可能意味着患者肺顺应性的下降。

八、血流动力学监测

对接受呼吸机治疗的患者，进行血流动力学监测，其价值在于进一步了解呼吸机对患者血流动力学影响的情况，指导人们更加合理地应用各种不同的通气模式，有效地预防各种并发症，尤其是干扰血流动力学的并发症。

九、呼出气 CO_2 监测

采用红外线或质谱分析技术可快速测定二氧化碳（CO_2）浓度，可用于连续监测呼出气 CO_2 浓度。CO_2 与动脉血二氧化碳分压（$PaCO_2$）有着稳定的关系，两者相差 0.7kPa（5mmHg）。因此，通过监测呼出气 CO_2 可以了解 $PaCO_2$ 情况。

（刘洪波）

第八节　机械通气图形技术

机械通气波形主要包括的四个基本参数：压力、容积、流速、时间，相互组合构成了各种通气波形，包括压力－时间、流速－时间、容积－时间曲线及压力－容积环、流速－容积环、压力－流速环。通过图形分析可以了解通气模式和通气参数的选择是否适应患者需要；气道有无痰液阻塞；呼吸回路积水有无增加；有无漏气；肺顺应性；有无人机对抗；呼吸机和患者在呼吸过程中作功情况从而达到减少气压伤等并发症，增加人机协调性，减少镇静剂的使用，增加脱机成功率的目的。

各种机械通气波形的临床应用如下：

一、压力－时间曲线的临床应用

压力－时间曲线反映气道压力的逐步变化，纵轴为气道压力，单位为 cmH_2O（或 mbar）；横轴是时间，以秒为单位。

1. 定容型通气时的压力－时间曲线　在预置容积（volume controlled ventilation，VCV）和流速恒定时，气道压力等于肺泡压和所有气道阻力的总和，并受呼吸机和肺的阻力及顺应性的影响。当呼吸机的阻力及顺应性恒定不变时，压力－时间，曲线即反映呼吸系统的情况。监测压力－时间曲线，容积控制、流速恒定时的压力－时间曲线可发现吸气时气道压力的增高分为两个阶段，首先是克服气道阻力所产生的压力（P_{Raw}），然后是克服呼吸系统顺应性所产生的压力。吸气开始后，呼吸机释放的气流需先克服呼吸系统的气道阻力（Raw），当吸入的气体到达肺泡区域后，肺泡开始膨胀，此时吸入气流需克服肺泡和胸廓的弹性阻力（即顺应性），因此肺泡压开始增高，并于吸气末达到峰值。机械通气时可通过监测平台压来了解肺泡压，但须设置吸气暂停时间。呼气始于 E 点，与"主动"吸气相比，呼气是个被动过程，依靠胸廓弹性回缩力迫使肺泡压超过大气压而将肺内气体排出体外。正常情况下呼气支呈指数下降，呼气完全结束后气道压再次回复到基线压水平（0 或 PEEP）。

临床意义：①吸气支的形态改变反映了系统弹性与黏性阻力的变化；②呼气阻力的增高使得呼气支呈线性下降而非指数下降；③PIP 增高而 $P_{plateau}$ 不变提示吸气阻力的增加；④$P_{plateau}$ 近似于肺泡压并反映系统的静态顺应性；⑤$P_{plateau}$ 增高而潮气量与 PEEP 不变说明有肺不张、气胸的可能；⑥PIP 及触发功（吸气所做的功）的上下波动说明人机不同步。

2. 定压型通气时的压力－时间曲线　在定压型的通气模式中，其压力－时间曲线不同于定容。定压型压力－时间曲线气道压力从较低水平（大气压或 PEEP）快速地线性增加至较高水平（P_{insp} 或 P_{high}），并在呼吸机设定的吸气时间内（Ti）保持恒定。在呼气相，压力下降如同定容型通气时一样，正常情况下呈指数下降，直至基线压水平。

临床意义：①由于 P_{insp} 的预先设置和控制，系统弹性与黏性阻力的变化均难以通过吸气支观察；②呼气阻力的增高使得呼气支呈线性下降而非指数下降；③当设置外源性 PEEP 时，呼气末压回复到基线压或 PFEP 水平；④回路出现泄漏时，气道压无法达到预置 P_{insp} 水平；⑤过高的吸气流速将使气道压迅速增至 P_{insp} 水平；⑥吸气支曲线呈扇形提示吸气流速不足。

3. 自主呼吸　吸气时吸气肌收缩以克服系统弹性、黏性与惯性阻力，使胸腔内压力与肺内压力发生改变，肺泡压呈负压，低于口腔压（一般即为大气压），因而产生气流使气体进入肺内，肺脏容积也随之增加，即所谓负压式呼吸。当肺泡压等于口腔压时吸气终止，膈肌与肋间肌松弛，胸廓复位，肺弹性回缩，肺泡压大于口腔压造成呼气，呼气终止时肺泡压又与口腔压相等。

二、流速 - 时间曲线的临床应用

流速 - 时间曲线反映了吸气流速和呼气流速各自的变化形式，纵轴为流速（f 或 v），单位升/分（L/min），横轴为时间。吸气流速的形态取决于通气模式，呼气流速的变化可反映系统的顺应性和全部阻力的情况。方形波和递减波是临床上最常用的标准波形，其他流速波形到目前为止尚无在治疗上取得特别成功的证明。

1. 恒定流速波形 恒定流速波形（方形波）是指容积的流率在整个吸气相均保持恒定。当吸气开始时，流速很快升至呼吸机的设置值并保持恒定，直至所预置的潮气量被完全释放。在吸气后暂停时间（平台期）开始时，流速迅速降至 0。平台期结束后，呼气开始，此时呼气流速最大（呼气峰流速），正常情况下呼气支呈指数递减，呼气末降为 0。方形波是定容型通气模式的典型特征。

临床意义：①系统弹性与黏性阻力的变化不能通过吸气支观察；②呼气时间少于 3 个时间常数时会导致产生内源性 PEEP；③呼气支呈线性递减且时间延长提示呼气阻力增高；④曲线形态出现锯齿状改变提示回路中分泌物或冷凝水过多。

2. 指数递减波 指数递减波是指流速在吸气开始时迅速升至最大值，随后呈指数下降，正常情况下在吸气过程中流速可回复到 0。随着肺内充气容积的增加，肺泡压也随之上升，在吸气结束时，肺泡压等于呼吸机设置的吸气压（P_{insn}）。在呼气相，呼气支亦呈指数递减，并于呼气末降至 0。指数递减波是定压型通气模式的典型特征。

临床意义：①系统弹性与黏性阻力的变化可通过吸气支观察；②在吸气过程中吸气流速过早降至 0。可能与顺应性减退；吸气时间过长；吸气峰流速过高有关；③过高的吸气峰流速易使患者感到不适；④在吸气末保持低吸气流速有助于时间常数大的肺泡区域复张；⑤呼气支呈线性递减提示呼气阻力增高；⑥呼气时呼吸肌的主动参与可导致呼气流速曲线形态发生改变。

3. 自主呼吸 自主呼吸时流速取决于患者本身，也就是说在自主吸气过程中流速的大小和持续时间与患者的需要相适应。流速的波形也是由患者决定，但是吸气开始和结束时呼吸机需按系统的反应时间，对波形的影响很小。自主呼吸时的流速 - 时间曲线，正常波形近似正弦波。

三、容积 - 时间曲线

在吸气相和呼气相中，容积时间曲线在呼吸机释放的容积内平缓变化，曲线纵轴为容积，单位为毫升（ml），横轴为时间，单位为秒（S）。

1. 恒定流速波形通气 在吸气相，容积是线性增加的，并在平台期内保持恒定，因为此时吸气流速为 0。无更多的气体进入肺内。呼气时容积呈指数下降至基线。最大容积值是指进入肺内的潮气量，并不代表肺内的全部容积，因为功能残气量（FRC）未被考虑进去。

临床意义：①系统弹性与黏性阻力变化不能通过吸气支观察；②呼气阻力的增高如气道阻塞导致呼气支呈线性递减；③平台期使吸入气体在肺内重分布；④吸气开始后曲线突然降至基线提示回路出现泄漏。

2. 指数递减流速波形通气 在吸气相，容积呈指数增长，在吸气末到达最大值；呼气时亦指数下降，回复至基线水平。

临床意义：①系统弹性与黏性阻力的变化可通过曲线的吸气支和呼气支观察；②吸气起始阶段曲线降至基线提示回路出现泄漏。

四、压力－容积环

1. 恒定流速波形通气　在吸气相，吸气支呈指数增长直至气道峰压与预置潮气量，在平台期压力出现下降但无容积的改变，应用外源性 PEEP 后，P－V 环向右移动。在呼气相，曲线快速降至基线。

临床意义：①系统弹性与黏性阻力的改变可通过曲线的吸气支与呼气支观察；②吸气支下 1/3 段出现低位折返点提示早期 ALI；③吸气支上 1/3 段出现高位折返点提示肺过度充气；④吸气支呈弓形变化提示吸气阻力增高；⑤P－V 环斜率偏向纵轴提示顺应性增加，偏向横轴提示顺应性减退；⑥P－V 环形态受吸气流速、潮气量、呼吸频率与患者肌松状态影响。

2. 指数递减流速波形通气　吸气开始后，压力迅速增至气道峰压水平并在整个吸气相保持恒定，吸入潮气量取决于顺应性和阻力。在呼气起始阶段，气道压力快速下降，此时容积变化很少，随后压力与容积均降至基线。曲线形态多少有点似方盒状。

临床意义：①系统弹性与黏性阻力的变化可通过曲线的吸气支和呼气支观察；②P－V 环斜率代表系统动态顺应性；③吸气支出现高位折返点提示肺过度充气；④P－V 环形态受吸气流速、潮气量、呼吸频率与患者肌松状态影响。

3. 自主呼吸　与控制通气时所获得的 P－V 环不同，在自主呼吸时，P－V 环呈顺时针方向进行。患者的吸气肌收缩在肺内产生负压，气体沿着此压力梯度进入肺内，吸气末肺泡压等于口腔压。呼气时由于胸廓与肺弹性回缩力的作用，肺泡压大于口腔压，呈正压，肺内气体得以呼出。

五、流速－容积环

1. 恒定流速波形通气　在吸气相，吸气流速迅速增至设置值并在整个吸气过程中保持恒定，并于吸气末迅速降至 0。呼气开始时流速最大（呼气峰流速，PEF），随后逐渐降至基线。

临床意义：①系统黏性阻力的变化不能通过吸气支观察；②呼气流速突然终止提示存在 auto－PEEP；③呼气支凹向横轴提示呼出气流受限；④呼气峰流速降低提示气道阻塞；⑤FV 环呈开环状提示回路出现泄漏；⑥自主呼吸时曲线出现锯齿状改变提示回路中分泌物过多；⑦应用支气管扩张剂后呼气峰流速增高且呼气支更线性化。

2. 指数递减流速波形通气　吸气相吸气流速迅速升至峰值，随后逐渐降低；呼气开始时流速最大，随之渐降至基线。

临床意义：①系统黏性阻力的变化可引起吸气峰流速和呼气峰流速的改变；②呼气流速突然终止提示有 auto－PEEP 的存在；③呼气支凹向横轴提示呼出受限；④P－V 环呈开环状，提示回路中出现泄漏；⑤曲线出现锯齿状改变，提示回路中分泌物过多；⑥应用支气管扩张剂后，呼气峰流速增高且呼气支更线性化。

（方　敏）

第九节　呼吸机的撤离和气管导管的拔除

机械通气对急性呼吸衰竭的救治有着其他方法无可替代的治疗作用，它也为救治呼吸衰竭的原发病赢得了宝贵的时间。但是，机械通气也会对人体带来一些负面影响，长时间的机械通气可导致患者对呼吸机的依赖，使撤机困难，因此在患者的原发病得到控制的同时应尽早结束机械通气，拔除气管导管。从某种意义上说，机械通气是否成功，呼吸机能否顺利撤离是一个重要的判断指标。

一、机械通气的撤离

影响撤机的因素很多，既有患者的因素，也有医生的原因。对患者来说，既有生理因素，也有心理因素。影响撤机的生理因素有：一般状况改善的情况、呼吸功能的恢复、呼吸肌的疲劳或萎缩是否恢复等；心理因素有：对呼吸机精神上的依赖和对撤机、拔管的恐惧等。对医生来说，患者病情的判断、撤机时机的掌握、撤机前机械通气的设置、通气模式正确运用、对患者的心理引导等均与撤机的成功与否有着密切的关系。因此，撤离呼吸机比上呼吸机更不容易，因此撤机既是科学又是艺术。

二、撤机的指征

（一）撤离呼吸机的标准

机械通气治疗后患者病情改善、呼吸功能逐渐恢复，需考虑停用呼吸机，符合下述标准者可停用：①所需机械通气治疗的基础疾病或创伤已稳定或得到明显改善，能自主摄入一定的热量、营养状态和肌力良好；②败血症已得到控制；③心血管功能基本稳定，心排血指数 $>2L/$（$min \cdot m^2$）；④呼吸功能明显改善，自主呼吸强，且 $<20 \sim 25$ 次/min，需呼吸机支持的每分钟通气量应 $<180ml/$（$kg \cdot min$）；⑤吸氧浓度 $<40\%$ 时，$PaO_2 > 8.0kPa$（60mmHg）；⑥PEEP$\leq 1.96kPa$（10cmH$_2$O），如 $>1.96kPa$（10cmH$_2$O）则不可能成功地停用呼吸机。

（二）撤离呼吸机的方法

呼吸机撤离的难易程度主要取决于两个因素：一是患者原先的肺功能状况，原有肺功能不全的患者，容易因呼吸机依赖而出现脱机困难；二是原发病对肺功能损害的程度及是否有肺部并发症的影响，如肺部感染常常是脱机困难的主要原因。撤机一般在白天进行，晚上让患者充分休息，直到患者能完全依靠自主呼吸为止。如呼吸机撤离困难，呼吸机治疗超过1周的患者至少应维持自主呼吸 $24 \sim 48h$ 方能拔除气管导管。依据脱机难易程度，可大致分为两种方法。

1. 直接撤离　主要适用于原先肺功能状况良好，因为某种急性疾病或突发因素造成呼吸衰竭、需要应用机械通气患者。

（1）降低呼吸机辅助条件：如逐步降低 PEEP 和 PSV 水平，直至完全去除；同时也逐渐降低 FiO$_2$ 水平，一般以将 FiO$_2$ 降低至小于 40% 水平为宜。

（2）撤除呼吸机：当降低呼吸机条件至上述水平后，患者的氧合水平仍能保持在较好的水平（$PaO_2 > 60mmHg$、$SaO_2 > 90\%$），可以考虑撤除呼吸机。

2. 分次或间断撤离　主要是针对原有肺功能不全、因某种原发病对肺功能损害严重或者是并发肺部感染等的患者，撤离呼吸机的标准基本达到，但十分勉强时，可以采用分次或间断撤离呼吸机的方法。

（1）准备：对原有慢性肺功能不全的患者，要加强做患者的思想工作，解除患者的心理负担和顾虑，并加强营养支持和肺功能锻炼（腹式呼吸）等。

（2）改变通气模式：对脱机困难或没有足够把握的患者，采用一定的通气模式作为撤离呼吸机的过渡也是十分必要的：①SIMV：采用 SIMV 时，可以通过逐渐降低 SIMV 的呼吸次数，使自主呼吸次数逐渐增加。在呼吸机的协助下，增加患者呼吸肌活动，使患者在体力及精神上得到支持。待 SIMV 频率降至 5 次/min 时，如果患者呼吸平稳、血气大致正常、能较好地维持通气和氧合即可考虑脱机。②PSV：采用 PSV 作为过渡措施的通气模式，开始可逐渐增加 PSV 的压力支持水平，以利肺、胸廓的充分膨胀，做被动性的肺功能锻炼；以后可逐渐降低 PSV 的压力支持水平，一旦当压力支持水平下降至一定水平或完全撤除后，患者仍能维持较好的呼吸时，也就意味着脱机的条件成熟，可以试行脱机。③SIMV + PSV：对有呼吸衰竭的患者，可先采用 PSV 的通气功能，增加肺的膨胀度；然后在逐渐降低 PSV 压力的同时，应用 SIMV 的通气模式；待 PSV 完全撤除后，再逐渐降低 SIMV 的通气支持次数，直至达到可以脱机的次数（5 次/min）时，如果自主呼吸可以达到满意的氧合状态，即可以考虑脱机。④MMV：既可保障患者合适通气水平的通气模式，也可用于脱机前的过渡。但要注意患者的自主呼吸频率，有时自主呼吸频率增快，通气量不变，但实际肺泡有效通气量却明显下降。因此，有自主呼吸频率趋于增快的患者不适合此模式。⑤CPAP：可以单独应用，也可与 SIMV + PSV 合用。方法与 PSV 基本相同，压力逐渐降低，自主呼吸频率也要兼顾，过快时应寻找原因，并及时更换通气模式。

（3）间断脱机：是指将脱机的时间分开，先是逐小时，即每日分次脱机几小时，以后视情况逐渐增加脱机的次数或延长每次脱机的时间，最后还可以改成逐日或白天脱机、夜间上机等，直至完全停用。有些患者即使应用特殊的通气模式或功能，仍无法脱机时采用间断脱机的方法。间断脱机的时间，依脱机的难易程度而异，有的仅需数天，有的却可能需要数周。

（三）撤机失败的原因

撤机失败的主要临床表现有：撤机时或撤机后出现呼吸困难、心动过速、血压升高、神经/精神改变等。导致这些临床症状的原因是：通气负荷过高、呼吸性因素、非呼吸性因素和心理因素。

导致通气负荷过重的原因有：呼吸机送气阀敏感性差、气管插管的管径因痰痂黏附而变小等。如系送气阀敏感性的原因，可通过调节呼吸机的灵敏度、加用 CPAP、改用流量触发或有背景气流的呼吸机解决。如由气管导管内痰痂所引起，可通过反复吸引或通过小口径气管镜对管道进行清洗解决。

导致撤机失败的呼吸性因素主要有：气道痉挛、气道分泌物过多、药物性通气驱动抑制、原发病未得到控制等。气道痉挛、气道分泌物过多的原因是多方面的，对于 COPD 或哮喘患者，常常是因为感染或炎症未得到控制所致，气道的湿化和湿化调节是否恰当也是重要原因。撤机前应慎用镇静剂，以免对神经－肌肉的功能产生负面影响。对原发病的控制情况应有一个客观地评估，以保证撤机成功。

撤机失败的非呼吸性因素有：心血管循环功能的不稳定、代谢水平的增加、酸碱及电解质平衡的紊乱未纠正、营养不良等。由于从正压通气转为自主通气，吸气时胸腔内的压力从正压变为负压，如循环代偿能力较差，可使右心室回心血量增加，右心负荷增大，肺循环淤血，导致肺水肿的发生。此外，撤机时的应激状态常使血液中儿茶酚胺浓度增高，致使血压升高、心率加快，加重了缺氧，使撤机发生困难。另外，由于精神紧张、发热、寒战等原因导致额外消耗增加，酸碱及电解质平衡紊乱、贫血、低蛋白血症等导致的缺氧和呼吸肌乏力，均可影响撤机，应予以及时纠正。

心理因素：如上述情况均已排除，患者仍无法脱机，就应该考虑心理因素。患者常因为焦虑而休息不好，进而发展成呼吸困难，最终无法撤机。对于这类患者，镇静剂虽可缓解症状，但同时会给撤机带来另一问题，即镇静剂对呼吸中枢和呼吸肌的影响，因此仍难解决根本问题。非药物治疗可作为首选，国外采用的音乐疗法、图片引导、特殊心理护理、生物反馈治疗等，对这类患者均有较好的效果，可根据条件应用。

总之，撤机成败常受各种因素影响，只有对此有充分的认识，才能在撤机过程中及时发现、及时处理，争取尽快、尽早撤机。

三、拔管

呼吸机的撤离仅仅是撤机的一部分，患者能否彻底撤机还要看是否能顺利拔管。由于气管导管起着保持气道通畅的作用，对咳嗽能力较差的患者还有清除气道分泌物的作用，因此当患者脱机成功以后，医生首先应判断患者是否仍需要人工气道，可否拔除气管导管。

（一）气管导管拔除的指征

（1）气道无狭窄和阻塞：在气管导管拔除前首先应对气管会否狭窄进行评估。常见气管狭窄的原因有：因气管狭窄而插管患者；插管前有气道损伤；插管时间过长且有瘢痕体质的患者，该类患者常可在气管导管的下方或气管切开口处产生瘢痕，导致气道狭窄。为判断气管插管后气道有否狭窄，拔管前可行下列试验：将气管导管的气囊放气后继续用容量控制通气，观察呼出气的容量，计算漏气量，如每次通气的漏气量 > 110ml，说明拔管后气道口径足够大，拔管后一般不会产生气道狭窄；反之，应考虑有气道狭窄的可能。如估计气道有狭窄，应慎重考虑可否拔管。

（2）气道防御功能恢复：观察患者咳嗽反射是否较弱或过强，痰液是否黏稠、容易咳出。如痰液黏稠，咳嗽无力，应暂缓拔管。

（3）神志清楚，吞咽反射存在，无严重的食管反流。如因头颅外伤或脑血管意外而插管的患者，应特别注意其神志状况，患者首次尝试饮水和进食时有无呛咳、吸引器的引流瓶中有无食管和胃反流物等。

（4）精神状况良好，能配合操作。

（二）气管导管拔管方法

（1）准备好吸引器、吸引管、面罩、简易呼吸器、开口器、喉镜等物品。

（2）拔管前先将存留在口、鼻、咽喉及气管内的分泌物吸引干净，放掉套囊中的气体，再次吸引气管。

（3）拔管前吸入 100% 氧气 1~2min。拔出导管前让患者深呼吸几次。

（4）将吸引管插入导管并超出内端口，一边作气管内吸引，一边随同气管导管一起轻柔缓慢拔出，以便将存留在气管与导管外壁缝隙中的分泌物一并吸出。

（5）拔除导管后，继续吸引口、咽部的分泌物，并将头偏向一侧，以防呕吐误吸。

（6）密切观察呼吸道是否通畅，托起下颌，面罩给氧，必要时可放入口咽通气道或鼻咽通气管。

（7）气管切开患者导管拔除前 1~2d 应放出套囊的气体，间断堵塞导管外口，观察经上呼吸道自主呼吸情况良好。拔管后可经造口处插入吸引管抽吸气管内分泌物。气道通畅者，可用纱布堵盖造口，间断换药，使其自行愈合。或拔除套管后用油纱布塞入气管切开处，防止愈合，观察 1~2d 如无异常再去除油纱。有异常则随时可以重新插入气管套管。

（8）拔管后若发生喉痉挛或呼吸不良，应面罩紧闭加压吸氧，必要时再度插管。严重喉痉挛者可给予镇静剂或肌松药后，再次插管。

（三）拔管后即刻或延迟性并发症及处理

1. 喉痉挛　表现为吸气性或呼气性呼吸困难伴有尖调气流通过声，有缺氧征象。处理：一般托起下颌或面罩吸氧后即可解除；持续不止者，静脉注射地西泮 10~20mg 或琥珀胆碱 20~50mg 后加压给氧，必要时再插管。

2. 胃内容物反流误吸　多见于饱胃、消化道梗阻或出血、虚弱的患者。处理：一旦发生，立即将头偏向一侧吸引，并面罩给氧，必要时采用头低位。严重误吸咳不出者应再行气管插管吸引。

3. 咽痛　因咽部黏膜上皮细胞剥脱引起，女性多见。处理：一般 48~72h 内痊愈，无后遗症，严重时可局部喷雾 1% 丁卡因。

4. 喉痛　常伴声嘶及咽异感，多为声带、假声带充血、水肿和黏膜下出血所致。处理：一般可自愈，必要时行雾化治疗。

5. 喉或声门下水肿　小儿及婴幼儿易发生，常见原因：插管机械损伤、上呼吸道感染、过敏、输晶体液过多。处理：若发生应面罩辅助给氧，给予肾上腺皮质激素、抗感染；若水肿严重，应考虑气管切开；紧急时迅速行环甲膜穿刺，缓解呼吸困难和缺氧。

6. 喉溃疡　多见于声带后部、勺状软骨声带突部位，女性多见，经口插管更易发生。处理：一般经严格控制声带活动即可自愈；伴有肉芽肿者行肉芽肿切除术，并保证声带绝对休息。

7. 气管炎　予对症消炎处理。

8. 气管狭窄　较少见，若发生可行气管扩张或狭窄段气管切除术。

9. 声带麻痹　不影响呼吸时，不需处理。

10. 勺状软骨脱臼　罕见并发症，早期予复位治疗，严重者行关节固定术。

（方　敏）

第十节　体外膜肺的应用

体外膜肺（extracorporeal memlbrane oxygenation，ECMO）是一种不需要开胸手术的循环呼吸辅助系统。该系统通过体外循环协助肺脏使血液氧合并排出二氧化碳，即用膜式氧合器和血泵将血液从体内引到体外，经膜肺氧合后再用血泵将血灌注入体内，对一些呼吸或循环衰竭患者进行有效支持，使心肺得到充分休息，为肺功能和心功能的恢复创造条件。临床上主要用于严重呼吸衰竭、体外循环心内直视手术时不能脱机的患者。现已经被大量地应用在心导管室、ICU。

一、ECMO 的管路途径

1. 静脉 - 动脉转流法　此方法是经皮穿刺插入导丝后用扩张导管扩张，然后插入 18 ~ 24Fr 的静脉导管至右心房以保证血流的引流通畅。如果导管的头部不能到达右心房的话，则血液向 ECIMO 的沉入将受到明显的限制。动脉插管一般选用 17 ~ 23Fr 的导管，经股动脉插到髂外动脉水平进行灌注。如果在插管时，导丝不能顺利引导导管的插入，则应该用外科的方法切开皮肤直接显露股血管进行直视下插管。这种插管技术可以引出心排血量 70% ~ 80% 的血量，因此可以明显减少肺血量、降低肺动脉压力、减少肺充血和减轻肺水肿，加之氧合后的血液是由股动脉灌注入体内，可以明显增加体动脉压力、改善全身血供，有利于重要脏器的恢复与维护。因此，它又是一种循环辅助的好方法，尤其是当患者有心功能不全或肾功能不全合并严重的呼吸衰竭时，可以选用此方法。

2. 静脉 - 静脉转流　如果患者应用 ECMO 的目的主要是呼吸支持，可以选用周围血管插管方法，这也是目前最常用的一种方法。从股静脉插入 1 根或 2 根静脉插管，导管头部在髂血管部位，将静脉血引出至体外肺进行氧合，再经另一根由另一侧股静脉插入的静脉导管（导管头部应插至右心房水平）将氧合血泵入体内，经右心室和肺动脉后，氧合血再经左心至体循环。应用静脉插管体外膜肺时最多可引出体循环血量的 40% ~ 45%，完全可以治疗所有的肺功能不全的患者。为了使治疗更为快捷和简便，目前已经沿用了连续静脉血液透析法（CWH）的插管方法，即应用单根双腔导管经股静脉或颈静脉插入腔静脉，由导管的侧孔将静脉血引出体外经膜肺氧合后，再经导管的头端泵入腔静脉内，由于导管的侧孔与头部的孔之间有较长的距离（5 ~ 7cm），故一般不会发生氧合血再次被抽出体外而发生重复氧合的情况。用该法氧合后，动脉血氧分压可以达到 100mmHg（13.33kPa）以上，二氧化碳分压可达 5.44kPa（40mmHg）以下。由于该方法不减少右心血量和肺血量，因此，要求患者的右心功能应相对正常。当然，有时应用了静脉 - 静脉转流膜肺氧合后，由于氧合的静脉血进入肺动脉内，可以减轻由于低氧血症所致的肺动脉压力增高，对于右心功能的恢复较为有益。近年来应用了一种新的静脉 - 静脉氧合法即静脉内氧合（intravascular oxygenator, IVOX）法来治疗肺功能衰竭。这种氧合装置是应用导管头部的中空膜性纤维在腔静脉内直接与静脉进行气体交换，而循环的静脉血可以围绕中空纤维的外表面自由流动，既不影响血流动力学，又不会影响患者的体温。

3. 动脉 - 静脉转流法　该方法是将股动脉血引出，利用动脉的压力将血液推过氧合器进行氧合，然后血液经静脉回输体内。此种方法是利用左心室做功的力量推动 ECMO 系统血液的流动。因此，它是一种消耗心脏做功的方法，所以应用该法的前提是患者的左心功能必须良好。该转流法不需要体外泵的驱动，在动脉 - 静脉体外氧合时的"转流"十分平稳，既达到了简化体外循环设施和转流程序的目的，也减轻了用泵驱动的体外膜肺血路对血细胞破坏的缺点，其唯一不利的方面是增加了右心负荷，因此对于右心功能不全的患者不适合。此方法一般多用于治疗心功能良好但动脉血二氧化碳过高的患者。

4. 右心系统－左心房转流 对于临床上病情十分严重的原发性或者继发性肺动脉高压且伴有严重缺氧和右心衰竭的患者，一般药物治疗往往是无效和徒劳的。根据目前的外科技术水平，根治这类患者的有效方法是心肺联合移植，但由于供体来源与时间的问题，有时患者尚未等到移植就已经死亡了。因此，迫切需要有一种方法能对患者的心肺进行较长时间的支持，作为"桥梁"以维持患者到心肺联合移植。右心系统（右心室、肺动脉）－左心房转流是一种非常有效的心肺支持方法。采用右心室插管或者肺动脉插管的方法，依靠右心室的搏动力量将血液泵入膜肺进行氧合并排出二氧化碳，再回流至左心房，依靠左心室搏动力量泵至体循环系统。该方法的缺点是需要开胸插管，程序相对繁琐，创伤较大，但与挽救患者生命相比，这些缺点就成为次要问题了。

二、适应证与禁忌证

（一）适应证

对于肺部的急性病变，考虑可以逆转、以呼吸机辅助呼吸效果不佳、严重而威胁生命的缺氧，以及有长期使用呼吸机的禁忌证患者均可为 ECMO 的适应证。

（1）体外循环手术后严重的灌注肺，但心功能尚好，应用呼吸机辅助呼吸仍不能保证满意的动脉血氧分压而不能停用体外循环机患者。

（2）儿童患者急性肺部损伤，如严重肺动脉高压、各种感染原因所致的肺炎、心脏术后灌注肺、肺梗死、肺泡蛋白沉积、严重肺创伤和右心功能不全等，均可应用 ECMO 进行有效的治疗。

（3）新生儿呼吸衰竭用小儿呼吸机辅助呼吸或药物治疗无效时，应用 ECMO 可收到良好的治疗效果。

（4）相对于体外氧合来说，ECMO 还可以为单纯排除体内过高的二氧化碳分压而应用。

（5）ECMO 除作为呼吸辅助的一种有效手段外，还可以在特殊的情况下进行循环辅助。ECMO 进行循环辅助的优点是可以采用外周血管插管、快速建立体外循环，操作相对简便安全。在紧急情况下可以在 ICU 中插管并建立并行循环，能挽救一部分危重患者的生命。

（6）对于一些难度特别大的手术，如咽喉部或气管肿瘤等，在麻醉时可能发生肿瘤脱落窒息等危险，如果事先建立体外膜肺的管路保证患者的供氧问题后，即可以从容地进行气管插管麻醉，而且也不必担心肿瘤脱落等意外情况发生，可以极大限度地保证手术患者的安全。新生儿先天性膈疝手术前如果呼吸功能极差，建立 ECMO 后再进行麻醉插管和手术则安全性明显提高。

体外膜肺的转流量应根据患者的实际情况而定，如果是单纯静脉系统回路氧合方式，可以考虑应用患者的 1/3 血容量，同时要根据患者的 PaO_2 和静脉氧饱和度（SvO_2）进行调整。如果患者除应用体外膜肺进行呼吸辅助以外，还需要进行一定量的循环辅助者，则体外膜肺的转流量可以相应增大，以达到临床检验结果满意和患者情况改善为度。在转流的过程，要经常进行 ACT（激活凝血酶原时间）、血细胞比容（HCT）、血电解质浓度和动脉血气等检查，以保证患者的安全和体内环境的稳定。

（二）禁忌证

主要有明显出血倾向、已有颅内出血、多发性创伤、中枢神经系统损害、脓毒症以及晚期肿瘤的患者等，因为应用 ECMO 治疗是需要给予一定量的肝素进行抗凝处理，故对于上述患者不能应用 ECMO 治疗。

三、ECMO 的管理

在 ECMO 的应用过程中，管理工作是十分重要，除了要熟悉机体的血流动力学改变以外，还要十分注重精确地调整转流量与氧流量，并应定时检查动脉血气分析以了解氧合效果。患者进行体外膜肺治疗时，床边必须始终有高年资的专业护士和医师监护，认真详细地做好各项指标的记录，定时抽血送检，观察机器运转情况和精细调节，全面掌握患者生命体征的变化，同时应定时评估治疗效果。另外应用体外膜肺进行治疗时，应始终保持患者处于麻醉状态，这样既保证患者能够安静地接受治疗，而不至发生躁动和意外拔除循环血路等问题，也不会使患者受到过强的恶性刺激而发生精神方面的异常等。

（刘林刚）

参考文献

1. 俞森洋．现代呼吸治疗学．北京：科学技术出版社，2013.
2. 解健，李志强．急危重病抢救技术．海口：海南出版公司，2014.
3. 刘大为．实用重症医学．北京：人民卫生出版社，2010.
4. 王辰．重症监护 ABC．北京：中华医学电子音像出版社，2012.

第二章 循环系统的监测技术

第一节 PICC 置管技术

经外周中心静脉导管（peripherally inserted centraj catheter，PICC）置入术，是一种将中心静脉导管经外周静脉插入、放置于中心静脉的方法。一般选择贵要静脉、肘正中静脉、头静脉等外周静脉作为穿刺位点，其尖端定位于上腔静脉，可以为患者提供中期至长期的静脉输液治疗。

一、适应证与禁忌证

（一）适应证

（1）输液疗程 >2 周以上的长期输液患者，但外周静脉条件差或者不易穿刺成功者。

（2）高渗性，黏度较高药物，毒性和刺激性药物/溶液的输注，如化疗、静脉营养（TPN）、高钾。

（3）家庭静脉治疗。

（4）需要每日多次采血。

（5）有锁骨下或颈内静脉插管禁忌证。

（6）放置中心静脉导管风险较高或失败者。

（二）禁忌证

（1）穿刺部位或附近组织有感染、皮炎、烧伤等；置管静脉损伤、栓塞等。

（2）穿刺侧有血管外科手术史、放射治疗史、肌肉萎缩或乳腺癌根治术淋巴结清扫者。

（3）肘部血管条件差、无法确定穿刺部位者或者局部组织因素影响导管稳定性或通畅者。

（4）患者身体条件不能承受置管操作者，如有严重的凝血机制障碍，免疫抑制者。

（5）患者顺应性差。

二、操作程序及方法

（一）患者评估

（1）患者病情、年龄、意识状态、心肺功能以及出凝血情况。

（2）患者局部皮肤组织及血管的情况。

（3）患者有无特殊需要（排尿、便等）。

（4）患者的合作程度。

（5）患者的心理反应。

（二）用物准备

治疗车、治疗盘、无菌钳、无菌剪、2%利多卡因1支（根据需要）、2%碘酒、75%乙醇、无菌生理盐水、PICC导管包（PICC导管、治疗巾2块、孔巾1块、纱布、10ml注射器2个、直剪1把、无齿镊1把、直尺、乙醇棉棒、碘伏棉棒、皮肤保护剂棉棒、透明敷料）、肝素帽、止血带、抗过敏胶布、肝素、无菌纱布、无菌棉球、绷带。

（三）操作步骤

（1）核对医嘱，洗手，戴口罩。

（2）携用物至患者床旁，核对床号、姓名。

（3）向患者解释操作目的及方法，取得合作，协助取舒适卧位。

（4）选择血管选择管径较粗直并有一定长度的血管 避开静脉窦和静脉分叉处。首选贵要静脉，其次为正中静脉，最后为头静脉。

（5）测量定位：①患者平卧，上臂外展与躯干呈90°。②上腔静脉测量法，从预穿刺点沿静脉走向到右胸锁关节再向下至第3肋间隙，注意腋静脉的长度。③臂围基础值，肘窝以上4横指处测臂围。④记录测量数值。

（6）建立无菌区：①打开PICC穿刺包，戴手套。②将第1块治疗巾垫在患者手臂下。

（7）穿刺点的消毒：①以穿刺点为中心消毒，75%乙醇3遍，碘伏3遍，上下直径20cm，两侧至臂缘，等待两种消毒剂自然干燥。②穿无菌手术衣，更换手套。③铺孔巾及治疗巾。

（8）准备肝素帽，抽吸生理盐水，肝素盐水和（或）2%利多卡因（根据需要），预冲导管，按预计导管长度修剪导管（撤出导丝至比预计长度短0.5～1cm处修剪导管）。

（9）助手在无菌区外扎止血带，嘱患者握拳，使静脉充盈：静脉穿刺：①穿刺者以15°～30°角进行静脉穿刺，见回血，立即减小穿刺角度，继续进针1～2mm；②送插管鞘入静脉；③助手松开止血带，嘱患者松拳左手示指按压插管鞘前端静脉，右手撤出针芯，左手拇指封堵管鞘外口；④自插管鞘处置入PICC导管，至腋静脉（25cm）时，嘱患者向静脉穿刺侧偏头以防止导管误入颈静脉；⑤插管至预定深度后，退出并撕裂插管鞘，撤导丝，固定导管。

（10）用注射器抽吸回血，并注入生理盐水，确定是否通畅，连接肝素帽或者正压接头，随后用肝素盐水正压封管。

（11）穿刺点用无菌纱球加压止血，将导管盘绕成"S"型，然后用透明敷料固定，透明敷料上注明操作者、穿刺时间，必要时以抗过敏胶布蝶翼交叉固定。输液接头以无菌纱布包裹固定。禁止在导管上粘胶布，以免影响导管强度和完整性。

（12）再次查对，向患者交代有关注意事项。

（13）妥善安置患者，整理用物。

（14）X线检查确定导管尖端位置。

（15）洗手，记录。

三、注意事项

（一）穿刺时注意事项

（1）遵循知情同意原则，操作前由医生、患者共同签署知情同意书。

（2）穿刺前应当了解患者的静脉情况，避免在瘢痕及静脉瓣处穿刺。

（3）测量长度要准确，导管进入右心房易引起心律失常。输液前 X 线检查以确定导管尖端位置。

（4）遇送管困难，不可强行送管。抽取导丝动作要轻柔，以免破坏导丝和导管的完整性。

（5）动作轻柔抽去导丝，以免损坏导管及导丝的完整。

（6）非三向瓣膜式 PICC 预冲导管后即修剪导管，剪切导管时不要切到导丝，导丝将损坏导管，伤害患者。

（7）对有出血倾向的患者要进行加压止血。

（二）穿刺后护理注意事项

（1）严格无菌技术：置管术后 24h 内更换贴膜，并观察局部出血情况，以后酌情每周更换 1～2 次。观察穿刺点有无渗血、渗液，置管肢体有无肿胀，发现异常及时处理或者拔管。更换贴膜时沿导管向由下向上揭去透明敷料。

（2）输入全血、血浆、蛋白等黏性较大的液体后，应当以等渗液体冲管，防止管腔堵塞。输入化疗药物前后均应使用无菌生理盐水冲管。

（3）可以使用 PICC 导管进行常规加压输液或输液泵给药，但是不能用于高压注射泵推注造影剂等。

（4）严禁使用 <10ml 的注射器，否则如遇导管阻塞可以导致导管破裂。每次输液后用 10ml 以上注射器抽吸生理盐水 10～20ml 以脉冲方式冲管并正压封管。当导管发生堵塞时，可使用尿激酶边推边拉的方式溶解导管内的血凝块，严禁将血块推入血管。

（5）治疗间歇期每周对 PICC 导管进行冲洗，更换贴膜、正压接头。

（6）每日检查导管位置、流通性能及固定情况。臂围定位测量。

（7）尽量避免在置管侧肢体测量血压。

（8）禁止在导管上粘胶布，此举将危及导管强度和导管完整。

（谢宇曦）

第二节　中心静脉穿刺技术

中心静脉系指上、下腔静脉。危重症患者的长期液体治疗、血流动力学监测或肠外营养支持中以上腔静脉插管应用最为广泛。最常用的途径为经锁骨下或颈内静脉穿刺。

一、适应证与禁忌证

（一）适应证

（1）需要开放静脉通路，但又不能经外周静脉置管者。

（2）需要多腔同时输注几种不相容药物者。

（3）需要输注有刺激性、腐蚀性或高渗性药液者。

（4）需要血流动力学监测的危重患者。

（5）需要为快速容量复苏提供充分保障的患者。

（二）禁忌证

一般禁忌证包括穿刺静脉局部感染或血栓形成。相对禁忌证为凝血功能障碍，但这并非绝对禁忌证。

二、操作方法及程序

目前在 ICU 中多采用导引钢丝外置管法（Seldinger 法）。常用的穿刺部位有锁骨下静脉、颈内静脉和股静脉。

（一）锁骨下静脉穿刺技术

穿刺进路的方法有锁骨下路和锁骨上路 2 种。

1. 锁骨下路

（1）体位：平卧，最好取头低足高位，床脚抬高 15°～25°，以提高静脉压使静脉充盈，同时保证静脉内的压力高于大气压，从而使插管时不易发生空气栓塞，但对重症患者不宜勉强。在两肩胛骨之间直放一小枕，使双肩下垂，锁骨中段抬高，借此使锁骨下静脉与肺尖分开。患者面部转向穿刺者对侧，借以减小锁骨下静脉与颈内静脉的夹角，使导管易于向中心方向送入，而不致误入颈内静脉。

（2）穿刺点选择：如选右锁骨下静脉穿刺，穿刺点为锁骨与第 1 肋骨相交处，即锁骨中 1/3 与外 1/3 交界处，锁骨下缘 1～2cm 处，也可由锁骨中点附近进行穿刺，如选左锁骨下静脉穿刺，穿刺点可较右侧稍偏内，可于左侧锁骨内 1/3～1/4 处，沿锁骨下缘进针。

（3）操作步骤

1）术野常规消毒、铺巾。

2）局部麻醉后，用注射器细针做试探性穿刺，针头与皮肤呈 15°～25°角向内向上穿刺，针头保持朝向胸骨上窝的方向，紧靠锁骨内下缘徐徐推进，边进针边抽动针筒使臂内形成负压，一般进针 4cm 可抽到回血（深度与患者的体形有关）。如果以此方向进针已达 4～5cm 时仍不见回血时，不要再向前推进，以免误伤锁骨下动脉，应慢慢向后撤针并边退边抽回血，在撤针过程中仍无回血，可将针尖撤至皮下后改变进针方向，使针尖指向甲状软骨，以同样的方法徐徐进针。

3）试穿确定锁骨下静脉的位置后，即可换用穿刺针置管，穿刺针方向与试探性穿刺相同，一旦进入锁骨下静脉的位置后即可抽得大量回血，此时再轻轻推进 0.1～0.2cm，使穿刺针的整个斜面在静脉腔内，并保持斜面向下。将导丝自穿刺针尾部插孔缓缓送入，使管端达上腔静脉，退出穿刺针，将导管引入中心静脉后退出导丝，抽吸与导管连接的注射器，如回血通畅，说明管端位于静脉内。插管深度：左侧一般不宜超过 15cm，右侧一般不宜超过 12cm，以能进入上腔静脉为宜。

4）取下注射器将导管与输液器连接。妥善固定导管，敷贴覆盖穿刺部位。

2. 锁骨上路

（1）体位：同锁骨下路。

（2）穿刺点选择：在胸锁乳突肌的锁骨头外侧缘，锁骨上缘约 1.0cm 处进针，以选择右侧穿刺为宜，因在左侧穿刺容易损伤胸导管。

（3）进针方法：穿刺针与身体正中线呈 45°角，与冠状面保持水平或稍向前呈 15°角，针尖指向胸锁关节，缓慢向前推进，且边进针边回抽，一般进针 2～3cm 即可进入锁骨下静脉，直到有暗红色回血为止。然后穿刺针由原来的方向变为水平，以使穿刺针与静脉的走向一致。

（4）基本操作：同锁骨下路。

（二）颈内静脉穿刺术

颈内静脉穿刺的进针点和方向可分为前路、中路、后路 3 种。

1. 前路

（1）体位：患者仰卧，头低位，右肩部垫起，头后仰使颈部充分伸展，面部略转向对侧。

（2）穿刺点及进针：操作者以左手示指和中指在中线旁开 3cm，于胸锁乳突肌的中点前缘相当于甲状软骨上缘水平触及颈总动脉搏动，并向内侧推开颈总动脉，在颈总动脉外缘约 0.5cm 处进针，针干与皮肤呈 30°～40°角，针尖指向同侧乳头或锁骨的中、内 1/3 交界处。前路进针造成气胸的机会不多，但易误入颈总动脉。

2. 中路

（1）体位：同前路。

（2）穿刺点与进针：锁骨与胸锁乳突肌的锁骨头和胸骨头所形成的三角区的界点，颈内静脉正好位于此三角形的中心位置，该点距锁骨上缘 3～5cm，进针时针干与皮肤呈 30°角，与中线平行直接指向足端，如果穿刺未成功，将针尖退至皮下，再向外倾斜 10°左右，指向胸锁乳突肌锁骨头的内侧后缘，常能成功。临床上目前一般选用中路穿刺。因为此点可直接触及颈总动脉，误伤动脉的机会较少。另外，此处颈内静脉较浅，穿刺成功率高。

3. 后路

（1）体位：同前路，穿刺时头部尽量转向对侧。

（2）穿刺点与进针：在胸锁乳突肌的后外缘中、下 1/3 的交点或在锁骨上缘 3～5cm 处作为进针点，在此处颈内静脉位于胸锁乳突肌的下面略偏外侧，针干一般保持水平，在胸锁乳突肌的深部指向锁骨上窝方向。针尖不宜过分向内侧深入，以免损伤颈总动脉。

（三）股静脉穿刺术

1. 体位　患者取仰卧位，膝关节微屈，臀部稍垫高，髋关节伸直并稍外展外旋。

2. 穿刺点选择　穿刺点选在髂前上棘与耻骨结节连线的中、内段交界点下方 2～3cm 处，股动脉搏动处的内侧 0.5～1.0cm。

3. 进针方法　右手持穿刺针，针尖朝脐侧，斜面向上，针体与皮肤成 30°～45°角。肥胖患者角度宜偏大，沿股动脉走行进针，一般进针深度 2～5cm，持续负压。见到回血后再作微调。宜再稍进或退一点。同时下压针柄 10°～20°，以确保导丝顺利进入。

4. 基本操作　同锁骨下静脉穿刺或颈内静脉穿刺。

5. 注意事项

（1）穿刺时，穿刺针尖的落点不一定正巧在血管的中央，有时可偏在一侧；或者穿刺针进入过深，顶于血管的对侧壁。此时抽得回血但导丝或外套管推进会有困难。遇此情况不能用暴力强行推进，可将穿刺针连接注射器慢慢地边抽吸边退出导管，直至回血畅通，再重新置入导丝或外套管，经几次进退仍无法顺利插入，则需重行穿刺。

（2）掌握多种进路，不要片面强调某一进路的成功率而进行反复多次的穿刺。

（3）预防和及时发现中心静脉置管的并发症

1）空气栓塞：空气经穿刺针或导管进入血管多发生在经针孔或套管内插入导引钢丝或导管时，常在取下注射器而准备插管前 $1\sim2s$ 内有大量的空气经针孔进入血管。患者取头低位穿刺，多可避免此种意外。若头低位有困难时，操作应特别小心。

2）气胸、血胸：为了能及时发现气胸、血胸，穿刺言除严密观察外，必要时做胸部摄片。当穿刺时难度较大，以及穿刺后患者出现呼吸困难、同侧呼吸音减低，就要考虑到有此并发症的可能，应及早做胸腔减压。

3）血肿：由于动静脉紧邻，操作中误伤动脉的机会必然存在。尤其在用抗凝治疗的患者，血肿形成的机会就比较多见，穿刺插管应慎重。

4）感染：无菌操作技术欠妥，多次穿刺，导管在体内留置时间过久，局部组织损伤、血肿。经中心静脉导管进行静脉营养疗法等可增加导管柜关感染的机会。另外，导管留置期间无菌护理对预防感染很重要，当临床上出现不能解释的寒战、发热、白细胞数升高、局部压痛和炎症等，应考虑拔除导管并做细菌培养。

5）心包压塞：极少发生，一旦发生后果严重。患者突然出现发绀、面颈部静脉怒张、恶心、胸骨后和上腹部痛、不安和呼吸困难，继而低血压、脉压变窄、奇脉、心动过速心音低远，都提示有心包压塞的可能。遇有上述紧急情况应：①立即中断静脉输注；②降低输液容器的高度，使之低于患者的心脏水平，利用重力尽量吸出心包腔或纵隔内积血或液体，然后慢慢地拔出导管；③如经由导管吸出的液体很少，病情未得到改善，应考虑做心包穿刺减压。

（四）超声引导下的深静脉穿刺术

近年来，超声以其实时清晰的超声图像，真实的彩色血流信号，准确的血流动力学参数在引导各种血管穿刺和监测置管状况与并发症防治中得到广泛的应用。其主要优点：操作简易，定位准确，特别对困难探静脉置管，可减少徒手穿刺操作中深度与角度的困难把握，很大程度上降低了损伤，增加了操作的成功率及有创操作的安全性。同时，为常见深静脉并发症的床旁监测与诊断带来了快捷和便利。已逐渐成为 ICU 不可缺少的组成部分。

1. 适应证

（1）预计穿刺困难，需要导向的血管穿刺或置管术：包括特殊体形、生理或病理性异常的血管内置管困难者和高危穿刺并发症发生者。

（2）血管内留置导管的监测。

（3）四肢急性动脉血管疾病的诊断、监测与介入治疗。

2. 禁忌证

（1）严重出凝血功能障碍者。

（2）严重高血压者。

（3）穿刺部位有特殊禁忌证者，如感染、畸形等。

3. 操作方法及程序

（1）体位

1）颈部血管超声体位：平卧，头朝穿刺对侧扭转。

2）锁骨下血管超声体位：平卧，头朝穿刺对侧扭转　穿刺肩部略垫高，或适当头低脚高位。

3）上肢超声体位：仰卧，上肢外展，掌心朝上。腋窝血管探测上肢外展约 90°。

4）下肢超声体位：仰卧，下肢外展 30°~60°。

5）腘窝血管超声体位：俯卧位。

（2）超声探头与频率选择：根据所探测血管部位和血管深浅不同来决定探头频率与形状的选择。一般情况下，浅表血管探测选用高频探头；位置较深选择低频探头。上肢浅表静脉宜采用 7.5~10MHz 高频探头，锁骨下静脉采用 3.5~5MHz；下肢髂静脉 3~5MHz；下肢深静脉 5~7MHz；下肢表浅细小静脉可使用 10MHz 以上探头。普通患者首选线阵探头，体形肥胖者宜采用凸阵、扇形或扇形相控阵低频探头。在探头上附加穿刺导向器更有利于直观下穿刺导向的准确性。

（3）导向穿刺步骤

1）调试、校正超声设备，包括预置功能选取、功能键（深度、增益、压缩、速度、聚焦与清晰度等）调整。

2）先用普通探头获得超声显示的理想二维图像：依穿刺血管的解剖部位，多角度纵切面和多水平横切面进行综合超声扫查，通过不同切面确认血管位置，走小内径、与相邻组织关系，估测进针深度与角度，距体表穿刺点的距离。可进一步启动彩色多普勒血流程序显示真实彩色血流图像，必要时测定血流动力学参数，特别是存在病变的情况下。

3）对穿刺部位进行严格消毒、铺巾。探头应当严格消毒（可用无菌手套包裹）。装配穿刺导向器，用生理盐水替代耦合剂。

4）再次确定穿刺点，用 0.25%~0.5% 利多卡因做局部麻醉。用穿刺针抽吸肝素盐水（25 万 U 加生理盐水 100ml）3ml，按超声导向器或超声指示的方向与角度进针。当超声导向显示针尖到达靶血管腔内时，轻轻回抽针芯，查看回血情况。如果回血良好，采用 Seldinger 法将导管置入 15~20cm。超声再次确认导管位置后，抽出导丝，用适量肝素生理盐水查看管路的通畅性。肝素生理盐水封管，用肝素帽锁紧备用或接治疗液体。

5）穿刺点皮肤消毒，用敷料或护理薄膜粘贴固定导管，保持局部皮肤干燥，定时查看，发现渗出或有污染时应及时更换敷料与护膜。

（4）ICU 常用穿刺部位超声导向要点

1）常用静脉穿刺部位操作要点

a. 颈内静脉：将探头置于颈根部与锁骨上缘，沿胸锁乳突肌前缘向气管旁探察血管长轴切面，再从颈静脉近心段向头侧移动做横切面检查。

b. 颈外静脉：同颈内静脉。

c. 锁骨下静脉：将探头置于锁骨上窝仔细扫查显示锁骨下动脉近段，与之相伴行的则是锁骨下静脉。

d. 腋、肱静脉：取纵置切面可获得图像，必要时，采用多普勒信号确认静脉与相伴行的动脉。沿腋静脉可到达肱静脉，两者之间没有明显的界线。肱静脉通常为两支。

e. 股静脉：先纵置显示股静脉的图像，可见股静脉与大隐静脉相连接，或横置腹股沟水平查扫，获得段切面股静脉图像后，转为纵置探查。

2）ICU 常用动脉穿刺部位探测要点

a. 肱动脉：探头横置肱骨干内侧的肱二头肌内侧缘，外上或内下移动扫查肱动脉。在显示长轴切面时，探头方向朝向头侧。

b. 前臂桡、尺动脉：可先在腕部触及桡动脉的波动，将探头纵置其表面显示桡动脉长轴切面，或将探头直接横置腕部找到桡动脉的短轴切面后，然后转为纵置显示其长轴切面。尺动脉因其不易触及，可采用探头横置于腕内侧扫查。

c. 股动脉：从位置较浅表的股动脉近端向远端检查。探头置于腹股沟韧带中部，股动脉接近体表的位置上。以获得股动脉长轴和短轴的图像。

d. 胫动脉：探头横置于腘窝，获得短轴图像。纵置探头获得长轴图像，并向下行，可见到小腿的胫后动脉和胫前动脉。

4. 注意事项

（1）穿刺人员与超声导向操作人员均应经过培训，并熟练掌握相应的操作技术，通力协作。应注意使用超声仪器的性能，如灵敏度、分辨率和伪像的大小对探测的影响。

（2）了解操作部位解剖结构、常见动脉变异和主要侧支通路。注意一些解剖特征：①上肢静脉变异较常见。深静脉常常与同名动脉伴行，未显示动脉伴行血管，一般为浅静脉。②腘静脉下端与胫腓静脉干连接。

（3）静脉探测时，注意使用探头的压力不宜过大，否则影响静脉的显示。

（4）穿刺过程应严格按无菌操作要求进行。

（5）通过定期对留置深静脉导管的监控，可了解导管位置是否保持准确及有无血栓形成等并发症，以便及时处理。

（6）妥善固定，防止脱出。

三、护理

（1）置管术后 24h 内更换贴膜，并观察局部出血情况，以后酌情每周更换 1～2 次。

（2）换药：置管下垫一次性无菌巾，左手固定导管，右手揭去敷料，观察穿刺处有无红肿、渗血、渗液、异常分泌物，无异常以碘伏、乙醇消毒，待干，无菌透明敷料平整贴于静脉穿刺处，注明更换日期、时间。

（3）输液：输液装置每日更换，肝素帽每周更换 2 次。消毒肝素帽，将装有生理盐水的注射器连接静脉导管，回抽见回血后，将头皮针垂直刺入肝素帽中央，据医嘱或需要调节速度，胶布固定头皮针及输液管，防止脱离。如果为连有三通持续输液患者，应消毒导管接口后，更换所有输液器和三通，妥善固定。三通与导管接口用无菌巾包裹。

（4）封管：暂停输液时，10ml 以上注射器抽吸生理盐水 10～20ml 以脉冲方式冲管并正压封管。

（5）拔管：揭去敷料，碘伏消毒，缓慢拔出导管，迅速以无菌敷料按压穿刺处，如无出血，无菌敷料覆盖。导管常规留取尖端和皮下段细菌培养。

（6）整理用物，垃圾分类处理。

（谢宇曦）

第三节　肺动脉漂浮导管的应用

肺动脉漂浮导管也被称为 Swan - Ganz 导管。标准型 7Fr 的 Swan - Ganz 导管可插入长度为 110cm，是不透 X 线的导管，由导管顶端开始，每隔 10cm 标有明确的标记。导管的顶端有一个可充入 1.5ml 气体的气囊，充气后的气囊基本与导管的顶端平齐，但不阻挡导管顶端的开口。气囊的后方有一快速反应热敏电极，可以快速测量局部温度的变化。导管共有 4 个腔，包括顶端开口腔，近端开口腔、气囊腔和热敏电极导线腔。其中近端开口腔的开口位于距顶端 30cm 的导管侧壁上。近年来，出现了一些改良型的 Swan - Ganz 导管，这些导管在原有的基础上增加了进行心脏起搏、计算心室容积、持续心输出量测量、上腔静脉氧饱和度测量或记录心内电图等功能。应用 Swan - Ganz 导管是进行血流动力学监测的重要方法。

一、主要适应证与禁忌证

（一）适应证

一般来说，对任何原因引起的血流动力学不稳定及氧合功能改变，或存有可能引起这些改变的危险因素的情况，都有应用 Swan - Ganz 导管的指征。

由于 Swan - Ganz 导管是一种监测的手段，所以应用 Swan - Ganz 导管在更大程度上取决于临床医师对血流动力学相关理论的理解、对病情变化的把握程度和对治疗的反应能力。同一种疾病的不同阶段对血流动力学监测要求的水平不同，同一种疾病在不同医疗水平的单位治疗对 Swan - Ganz 导管的要求也不同。

（二）慎用指征

（1）急性感染性疾病。

（2）细菌性心内膜炎或动脉内膜炎。

（3）心脏束支传导阻滞，尤其是完全性左束支传导阻滞。

（4）近期频发心律失常，尤其是室性心律失常。

（5）严重的肺动脉高压。

（6）活动性风湿病。

（7）各种原因所致的严重缺氧。

（8）严重出血倾向。

（9）心脏及大血管内有附壁血栓。

（10）疑有室壁瘤且不具备手术条件者。

（三）禁忌证

在导管经过的通道上有严重的解剖畸形，导管无法通过或导管本身即可使原发疾病加重，如右心室流出道梗阻、肺动脉瓣或三尖瓣狭窄、肺动脉严重畸形等。

二、置管方法

（一）插管前准备

（1）向患者或家属充分解释相关问题。

（2）患者应适当镇痛镇静。

（3）准备急救设备及药品，如除颤器、利多卡因、多巴胺、肾上腺素等。

（4）检查插管所需的器械是否齐全、配套。

（5）预先用 5mg/dl 的肝素生理盐水冲洗导管并排除导管内空气，检查气囊有无漏气，并分别封闭导管的各个接口。

（6）如果插管将在压力波形引导下进行，则应当将压力传感器与导管的远端接口相连接，并检查压力监测仪上的压力曲线是否显示良好。

（二）插管途径的选择

插入 Swan – Gznz 导管途径的选择应注意到达右心房的距离、导管是否容易通过，是否容易调整导管位置、操作者的熟练程度、患者的耐受程度、体表固定是否容易以及局部受污染的可能性。常用的插管部位有以下几种：

（1）颈内静脉。

（2）锁骨下静脉。

（3）颈外静脉。

（4）贵要静脉。

（5）股静脉。

（三）导管的插入步骤

（1）需要接受血流动力学监测的患者往往都是危重患者，不宜被搬动。插入 Swan – Ganz 导管的操作多是在床旁进行。所以，根据压力波形插入 Swan – Ganz 导管是最常用的方法。

1）应用 Seldinger 方法将外套管插入静脉内，然后把 Swan – Ganz 导管经外套管小心送至中心静脉内。

2）确认监测仪上显示导管远端开口处的压力变化波形，根据压力波形的变化判断导管顶端的位置。

3）逐渐送入导管，当导管顶端进入右心房后，压力显示则出现典型的心房压力波形，表现为 a、c、v 波，压力波动的幅度为 0 ~ 8mmHg。

4）将气囊充气 1ml，继续向前送入导管，在一部分患者，由于三尖瓣的病理性或生理性因素，可能会导致充气的气囊通过困难。这种情况下，可在导管顶端通过三尖瓣后再立即将气囊充气。

5）如出现压力波形突然出现明显改变：收缩压明显升高，可达 25mmHg 左右，舒张压不变或略有下降，可达 0 ~ 5mmHg，脉压明显增大，压力曲线的上升支有顿挫。这种波形提示导管的顶端已经进入右心室。

6）这时应在确保气囊充气的条件下，迅速而轻柔地送入导管，让导管在气囊的引导下随血流返折向上经过右心室流出道，到达肺动脉。

7）进入肺动脉后，压力波形的收缩压基本保持不变，舒张压明显升高，平均压升高，压力曲线的下降支出现顿挫。压力波动范围大约在 25/12mmHg。

8）继续向前缓慢送入导管，则可以发现压力波形再次发生改变，出现收缩压下降，舒张压下降，脉压明显减小。压力波动范围为 6 ~ 8mmHg，平均压力低于肺动脉平均压。如果无干扰波形，可分辨出 a、c、v 波形，这种波形为典型的肺动脉嵌顿压力波形。

9）中止继续移动导管，立即放开气囊：放开气囊后压力波形会马上变为肺动脉压力波形。再次将气囊充气 1ml 之后排空气囊，压力波形重复出现由肺动脉嵌顿压力波形到肺动脉压力波形的转换，提示导管位置良好。

10）如果放开气囊后肺动脉嵌顿压力波形不能立即转变为肺动脉压力波形，或气囊充气不到 0.6ml 即出现肺动脉嵌顿压力波形，则提示导管位置过深，如气囊充气 1.2ml 以上才出现肺动脉嵌顿压力波形，则提示导管位置过浅，可据此对导管的位置做适当调整。

11）固定导管，进行胸部 X 线检查。

（2）在为一些插管困难的患者置管或条件允许的情况下，也可以选择在 X 线透视引导下置入 Swan - Ganz 导管。

1）患者仰卧在 X 线诊台上，应用 Seldinger 方法将外套管置入深静脉。

2）用肝素生理盐水封闭 Swan - Ganz 导管的接口后，将 Swan - Ganz 导管由外套管送入中心静脉。

3）根据 X 线监视屏幕指导送入，将导管顶端送至右心房的入口处。

4）将气囊充气 1ml，继续将导管送入右心房并通过三尖瓣。

5）借助血流对气囊的漂浮作用，将导管顶端送入右心室流出道，并继续向前移动导管，跨过肺动脉瓣，进入肺动脉。在此过程中应尽可能减少导管对心室壁的碰撞。

6）继续送入导管，可见导管的顶端被突然推向肺动脉的远端，并固定不动，提示导管已经被嵌顿。

7）立即放开气囊，导管的顶端应马上回到肺动脉主干。监视屏幕上可显示导管的顶端在纵隔右缘随心脏的搏动而前后运动。

8）固定导管。

三、常见并发症

与 Swan - Ganz 导管相关的并发症可分为 3 个方面：静脉穿刺并发症、送入导管时的并发症和保留导管期间的并发症。

（一）静脉穿刺并发症

（1）空气栓塞。

（2）动脉损伤。

（3）颈交感神经麻痹综合征。

（4）局部血肿。

（5）神经损伤。

（6）膈神经麻痹。

（7）气胸。

（二）插入导管时的并发症

（1）心律失常。

（2）导管打结。

（3）导管与心内结构打结。

（4）扩张套管脱节。

（5）肺动脉痉挛。

（三）保留导管时的并发症

（1）气囊破裂导致异常波形。

（2）用热稀释方法测量心输出量时发生心动过缓。

（3）心脏瓣膜损伤。

（4）导管折断。

（5）深静脉血栓形成。

（6）心内膜炎。

（7）肺部影像学检查出现假阳性。

（8）超声心动图出现假阳性。

（9）血尿。

（10）手术操作损坏导管或使导管移位。

（11）导管移位。

（12）肺动脉穿孔。

（13）肺栓塞。

（14）全身性感染。

（15）导管与心脏嵌顿。

（16）收缩期杂音。

（17）血小板减少。

（18）导管行程上发生血栓。

（19）动静脉瘘形成。

四、参数的测量

通过 Swan - Ganz 导管可获得的血流动力学参数主要包括 3 个方面：压力参数（包括右房压、肺动脉嵌顿压、肺动脉压）、流量参数（主要为心输出量）和氧代谢方面的参数（混合静脉血标本）。以这些参数为基础，结合临床常规检查，通过计算可以获得更多的相关参数。常用的血流动力学参数及参考正常范围见表 2 - 1。

表 2 - 1 常用血流动力学检测

参数	缩写	单位	计算方法	参考正常值
平均动脉压	MAP	mmHg	直接测量	82 ~ 102
中心静脉压	CVP	mmHg	直接测量	6 ~ 12
肺动脉嵌顿压	PAWP	mmHg	直接测量	6 ~ 12
平均肺动脉压	MPAP	mmHg	直接测量	11 ~ 16
心率	HR	BMP	直接测量	60 ~ 100
血红蛋白含量	HR	g/dl	直接测量	12 ~ 16
心输出量	CO	L/min	直接测量	5 ~ 6
每搏输出量	SV	ml/beat	CO/HR	60 ~ 90
心脏指数	CI	L/ (min · m^2)	CO/BSA	30 ~ 50
每搏输出量指数	SVI	ml/ (beat · m^2)	SV/BSA	30 ~ 50
体循环阻力指数	SVRI	(Dyne · sec) / (cm^5 · m^2)	79.92 (MAP - CVP) /CI	1 760 ~ 2 600
肺循环阻力指数	PVRI	(Dyne · sec) / (cm^5 · m^2)	79.92 (MPAP - PAWP) /CI	45 ~ 225

参数	缩写	单位	计算方法	参考正常值
右心室做功指数	RVSWI	(g·m) /M²	SVI (MPAP – CVP) ·0.143	4~8
左心室做功指数	LVSWI	(g·m) /M²	SVI (MAP – PAWP) ·0.143	44~68
氧输送指数	DO_2I	ml/ (min·m²)	CI.$CaO_2$1·10	520~720
氧耗量指数	VO_2I	ml/ (min·m²)	CI ($CaO_2 – C_VO_2$) ·10	100~180
氧摄取率	O_2ext	%	($CaO_2 – C_VO_2$)	22~30

1. 压力参数

（1）右房压（RAP）：导管置于正确的位置时，近端开口正好位于右心房内，经此开口测得的压力即为右心房压力。

（2）肺动脉压（PAP）：当导管顶端位于肺动脉内（气囊未充气）时，经远端开口测得的压力。肺动脉压力可分别以收缩压、舒张压和平均压力来表示。

（3）肺动脉嵌顿压力（PAWP）：将气囊充气后，导管的远端嵌顿在肺动脉的分支时测量的气囊远端的压力。

2. 流量参数　心输出量（CO）：Swan – Ganz 导管通过热稀释方法快速测量心输出量，并且可在短时间内重复或持续监测心输出量。

3. 混合静脉血标本　混合静脉血是指从全身各部分组织回流并经过均匀混合后的静脉血。从肺动脉内取得的静脉血是最为理想的混合静脉血标本。

五、注意事项

（1）导管顶端在右心室的这段时间是插管过程中最容易引起致命并发症的阶段，应确保气囊已充气，操作要轻柔、迅速，尽可能减少导管的顶端在心室内停留的时间。

（2）导管的顶端进入右侧肺动脉是较好的选择：进入左肺动脉同样可以进行正常的血流动力学指标的测量。但由于在导管的行程中出现再次反方向转折，导管的位置不易固定。尤其是在患者活动时，导管的顶端极易脱出。

（3）应注意校正压力监测系统的零点水平，对整个管路进行常规冲洗，保证压力传导通路通畅。

（4）应用压力指标反映心脏前负荷时，应注意心室顺应性、胸腔内压力改变等相关影响因素。

（5）抽取混合静脉血标本时应首先确定 Swan – Ganz 导管的顶端在肺动脉内，压力波形显示典型的肺动脉压力波形。气囊应予以排空，在气囊嵌顿状态下所抽取的血标本不是混合静脉血标本。

（谢宇曦）

第四节　胸外心脏按压

心脏按压是指间接或直接按压心脏以形成暂时的人工循环的急救方法，是现在心肺复苏的重要技术。心脏按压分为胸外心脏按压和开胸心脏按压两种方法。其中以胸外心脏按压最为常用。传统概念认为，胸外心脏按压是由于心脏在胸骨和脊柱之间直接受压而使心室内压力升高推动血液循环，而近年研究认为，压迫胸壁所致胸膜腔内压的改变是驱动血液流动的主要动力。无论其机制如何，只要操作正确，即可建立暂时人工循环，动脉压可达 60 ~ 80mmHg，可防止脑细胞的不可逆损伤。

一、适应证与禁忌证

（一）适应证

（1）任何原因造成的心脏停搏应立即开始胸外心脏按压，包括室颤、室速（无脉搏）、心脏静止和电机械分离。

（2）对心脏停搏的判断包括患者意识丧失，没有运动或对刺激无反应以及无大动脉搏动。

（二）禁忌证

（1）相对禁忌证有严重的胸廓畸形，张力性气胸，多发肋骨骨折心包填塞，胸主动脉瘤破裂等，都不适合胸外心脏按压，以免加重病情，可改用开胸进行胸内心脏按压。

（2）凡已明确心、肺、脑等重要器官功能衰竭无法逆转者，可不必进行复苏术。如晚期癌症等。

二、操作方法及程序

（1）患者应该以仰卧位躺在硬质平面（如平板或地面），而救助者跪在其胸旁。

（2）按压部位在胸部正中，胸骨的下半部，双乳头之间。把手掌根部放在胸部正中双乳头之间的胸骨上，掌根部长轴与胸骨长轴平行，手指离开胸壁，另一只手平行重叠压在其手背上。

（3）手臂与胸骨保持垂直、肘关节伸直，借救助者体重、肩背之力通过双臂和手掌，垂直向胸骨加压。

（4）按压胸骨的幅度为 4 ~ 5cm，按压后应完全放松使胸廓恢复原来位置。

（5）按压与胸廓弹回放松的时间接近（1：1）。

（6）按压频率为 100 次/min。

（7）单人按压 – 通气比值为 30：2，2 名救助者针对儿童时所使用的比值为 15：1。

三、注意事项

（1）除非患者处于危险环境或者其创伤需要外科处理，否则不要搬动患者。

（2）胸廓不完全回复可导致胸膜腔内压升高，减少冠状动脉和脑的灌注；每次按压后让胸廓彻底回复可以使血流返回心脏，可以保证按压的有效性。

（3）除一些特殊操作如建立人工气道或进行除颤外，救助者在胸外按压过程中在检查脉搏、分析心律或进行其他操作时应尽量减少按压中断，如有中断尽量不超过 10s。

（4）如果有 2 名或更多的救助者，为避免因疲劳影响按压效果，可每 2min 更换按压者（或在 5 个比例为 30：2 的按压与人工呼吸周期后）。每次更换尽量在 5s 内完成。

（5）按压有效的指标
1）按压时能扪及大动脉搏动。
2）患者面色、口唇、指甲及皮肤转红。
3）扩大的瞳孔缩小、光反射恢复。

（谢宇曦）

第五节　心脏电转复及除颤术

心脏电转复包括心脏电除颤，是用高能电脉冲直接或经胸壁作用于心脏，治疗多种快速心律失常使之转复为窦性心律的方法。所用的仪器称为电复律器和电除颤器。可分为同步直流电复律和非同步直流电复律（电除颤）两种治疗模式。在较短暂的时间内给心脏通以强电流，可使所有心脏自律细胞在瞬间同时除极化，并使所有可能存在的折返通道全部失活，然后心脏起搏系统中具有最高自律性的窦房结可以恢复主导地位控制心搏，于是心律转复为窦性。当电复律用于心室颤动以外的快速心律时，为了避开 T 波顶峰附近的心室易损期，复律脉冲落入 R 波降支或 R 波起始后 30ms 左右处，称为同步电复律。非同步电复律不用同步触发装置，可随时在任何时间放电。

电复律后能否立即转复为窦性心律，有利于复律脉冲足够的能量、窦房结有形成起搏冲动的能力、异位起搏点兴奋性的降低和心房肌或房间束传导通路有正常的传导功能等因素。

心搏骤停（sadden cardiac arrest，SCA）是临床急救医学中最紧急、最严重的心脏急症，就心搏骤停时的 ECG 表现形式而言，900% 以上为心室颤动。电除颤是抢救因室颤而致心搏骤停患者最有效的方法。而电除颤的时机是治疗心室颤动的关键，每延迟除颤时间 1 分钟，复苏的成功率将下降 7% ~ 10%。在心脏骤停发生 1、5、7、9、12min 内行电除颤，患者存活率分别为 90%、50%、30%、10% 和 2% ~ 5%。因此熟练掌握电除颤的操作方法和应用时机，可以使心脏骤停患者能够及时有效复苏，从而挽救患者生命，提高抢救成功率。

一、适应证、禁忌证与目的

（一）适应证

1. 心室颤动与心室扑动　为非同步电除颤的绝对适应证。常用电除颤的能量为成人首次 300J，若不成功，可重复电击。小儿患者以 10 ~ 100J 为宜。

2. 室性心动过速　采用同步直流电击复律。所需能量为 100 ~ 200J。

3. 阵发性室上性心动过速　经药物治疗无效，且心功能和血流动力学障碍者，可考虑同步直流电击复律，所需能量为 100 ~ 200J。

4. 心房扑动　药物治疗无效或伴有心室率快、血流动力学状态恶化的患者，宜同步直流电复律。所需能量为 50 ~ 100J。

5. 心房颤动　可采用同步直流电复律。适应证应符合下列条件：①心室率快，药物治疗无效；②适当的洋地黄治疗下仍有严重心力衰竭存在；③房颤持续时间不超过 1 年；④左心扩大不明显或二尖瓣病变已经手术纠治 6 周以上；⑤甲状腺功能亢进患者已用药物控制；⑥预激综合征合并快室率房颤。

（二）禁忌证

1. 绝对禁忌证 ①室上性心律失常伴完全性房室传导阻滞。②伴有病态窦房结综合征。③复律后在奎尼丁或胺碘酮的维持下又复发房颤。④阵发性异位性心动过速反复频繁发作者。

2. 相对禁忌证 洋地黄中毒所致室上性或室性心动过速时电击复律疗效不佳，且可导致心室纤颤和死亡。

（三）目的

利用生物允许量的瞬间电流使所有心肌细胞在同一时间全部除极，以消除心脏任何部位的异位兴奋灶，由窦房结恢复正常的搏动，纠正各种心律失常。

二、操作方法

（一）操作前准备

1. 评估

（1）患者病情、意识、ECG 心律失常类型、是否有室颤波。对清醒患者进行电复律治疗应做好充分的解释工作，以消除紧张心理。

（2）除颤仪性能良好。

2. 患者准备

（1）卧硬板床，解开衣领、裤带，去除身上的金属物品。

（2）择期电复律者术晨禁食，术前排空大小便。

（3）给予吸氧，建立静脉通路。

3. 物品准备 除颤仪、导电膏（或浸湿生理盐水的纱布）、治疗碗（清洁纱布1块）、抢救药品，重症护理记录单。

（二）操作方法及程序

1. 非同步电除颤

（1）胸外心脏电除颤

1）首先通过心电图确认存在室颤。

2）患者取平卧位，解开衣领、裤带，暴露胸部，除去患者身上的导电物质。

3）打开除颤器电源开关，并检查选择按钮应置于"非同步"位置。

4）电极板涂上导电糊或包上四层生理盐水纱布垫，然后将电极板插头与除颤器插孔连接。

5）设置所需放电能量，按下"充电"按钮，单相波除颤能量选择360J，双相波除颤选择200J。

6）安放电极板，一电极板置于胸骨右缘第2肋间（心底部）即右侧锁骨下方，另一电极板放在左侧腋前线第5肋间（心尖部），电极的中心应在腋中线上，两者间距不得少于10cm，并与胸壁紧密接触，以保证电流最大限度通过心肌。

7）嘱所有人不得接触患者及病床，呼叫"准备除颤"，电极板紧贴皮肤并加压同时按压放电开关。

8）按紧"放电"按钮，当观察到除颤器放电后再放开按钮。

9）放电后立即观察患者心电图，观察除颤是否成功并决定是否需要再次电除颤。

10）电除颤前后的心电图除示波观察外，应加以记录备日后参考。

11）除颤完毕，关闭除颤器电源，将电极板擦干净，充电备用。

（2）胸内心脏电除颤：用于开胸手术中的室扑和室颤，消毒的电极板用消毒盐水纱布包扎后，分别置于心脏前后，充电、放电等操作与胸外心脏电除颤相同，能量为 60J。

2. 同步直流电除颤

（1）心房颤动伴心力衰竭者，先用强心、利尿药控制心力衰竭，使心室率控制在休息状态下 70 ~ 80/min，复律前 2d 停用强心、利尿药，复律后视病情需要可再用。

（2）复律前口服奎尼丁 0.1g，观察有无过敏反应。如无反应，则于复律前 1 天 6am、2pm、10pm 至复律当日 6am 共服 4 次奎尼丁，每次 0.2g，服药前、后均应认真观察病情，监测心率、血压心电图。

（3）术前 1 天测血清钾，必要时补钾。

（4）手术当日晨禁食，术前 1 ~ 2 小时服少量镇静药，术前半小时高流量吸氧。

（5）术前建立静脉通路，准备好复苏设备。

（6）患者置于硬板床上，不与周围金属接触。

（7）术前记录 12 导联心电图供对照。

（8）选择 R 波较高的导联进行观察，测试同步性能，将按钮放在"同步"位置，放电同步信号应在 R 波降支的 1/2 处。

（9）电极扳放置位置和方法同非同步电复律。

（10）缓慢静脉注射地西泮（安定）15 ~ 30mg，同时嘱患者数"1，2，3…"，直至患者嗜睡，睫毛反射消失为止。

（11）按压充电按钮，根据不同心律失常类型选用不同的电量充电。

（12）放电方法同非同步电复律，但应持续按压放电按钮，待放完电后再松手。如不成功，可增加电能量，再次电击。

（13）复律成功后，仍应观察患者血压、心率/心律、呼吸，直至患者清醒。清醒后让患者四肢活动，观察有无栓塞现象。

三、注意事项

（1）除颤前确定患者除颤部位无潮湿、无敷料，如患者带有植入性起搏器，应注意避开起搏器部位至少 3 ~ 5cm。

（2）除颤前确定周围人员无直接或间接与患者接触，操作者身体不与患者接触，也不能与金属类物品接触。

（3）保持患者除颤两电极板之间皮肤干燥，不使导电胶或盐水外溢而相互沟通，以免放电时灼伤皮肤，而致穿越心脏的电流减少引起复律失败。

（4）动作迅速，准确。

（5）对于心室静止和心电 - 机械分离的患者，不建议除颤，因为如果电除颤时心肌活动正好处在心动周期的相对不应期，易诱发室颤。

（6）保持除颤器完好备用：建立仪器使用和维修记录本，专人管理，每日交接班。

四、并发症及处理

1. 低血压　复律后约 3.1% 的患者可发生暂时性轻度低血压，多见于电复律能量较大者，如患者情况好，可不必处理，多数能自行恢复。

2. 心律失常　电复律后即刻常有房性早搏、室性早搏、交界性逸搏出现，偶有频繁室性早搏、短阵室速发生。一般静注利多卡因能在短时间内使之消失，极少数患者出现严重的室性心律失常如持续性室速、室扑、室颤。一旦出现室颤，应立即给予非同步电除颤治疗。

3. 急性肺水肿　房颤复律为窦性心律后，左右心功能并不一定同时恢复，尤其是二尖瓣和主动脉瓣病患者，左心机械功能的恢复明显迟于右心室，因而出现左心功能衰竭，可发生肺水肿。多发生在复律后 1~3h，约 3%，应立即给予强心、利尿、扩血管治疗。

4. 栓塞　发生率为 1.2%~5%，多发生于房颤持续时间较长，左心房显著增大的患者，尤以术前未接受抗凝治疗者为多，多发生在复律后 24~43h，但由于复律后心房的机械收缩功能可延迟恢复，故栓塞也可在电复律后 2 周内发生。

5. 心肌损害　临床表现为局部性 ST 段暂时抬高，血清 AST、LDH、CK 轻度升高。心肌损害的程度与复律能量、电极面积及两电极安置的距离有关。因此，应避免使用不必要的高能量，宜用适当大的电极，并避免两电极距离过近。

6. 皮肤灼伤　几乎所有患者在电复律后电极接触皮肤部位均有灼伤，可见同部皮肤红肿，尤其是操作时按压不紧，导电膏不足时更为明显。通常无需特殊处理。

（谢宇曦）

第六节　体外起搏术

体外起搏是一种无创的临时起搏方法，通过皮肤、皮下组织及肌肉将发放的脉冲电流传输到心脏，进行起搏。

一、适应证与禁忌证

（一）适应证

由于体外起搏具有安全、迅速、易掌握，不需要特殊 X 线设备等特点，在院前、急诊室的心脏急症的抢救中有着不可替代的作用。在心内起搏禁忌（急性心肌梗死溶栓后）或无条件进行心内起搏的情况下可使用体外起搏，对于病情紧急，不需长时间起搏治疗的患者尤为适用。主要应用于以下几种情况：

（1）治疗血流动力学不稳定的缓慢性心律失常，如三度房室传导阻滞伴反复发作阿-斯综合征的患者。

（2）室速、室颤电转律后发生的心脏停搏。

（3）可试用于心脏静止的患者，但作用有限。

（4）可以通过超速抑制和程控早搏刺激终止室性和室上性心动过速，但应做好转律除颤的准备。

（二）禁忌证

无绝对禁忌证，对于心包压塞、严重肺气肿和过度肥胖的患者应选择心内起搏。

二、操作方法及程序

（1）向清醒的患者及家属作必要的解释与说明。

（2）用75%的乙醇清洁局部皮肤。

（3）将起搏电极固定于胸壁适宜的位置（同心脏电复律的电极位置）：常用的体外起搏电极的位置多选用前后位或右尖位双极体外起搏。前后位时起搏电极的负极以心电图胸前 V_3 导联处为中心，正极在背部肩胛骨下方脊柱左或右侧。右尖位时，起搏电极的负极在心前区心尖部（女性应置于乳房下），正极在右锁骨中线锁骨下方位置。

（4）连接好监护系统和体外起搏系统。

（5）开启起搏功能开关，选择适宜的初始起搏频率、起搏阈值和起搏方式，打开脉冲发放开关。

1）情况允许时应先测定起搏阈值和感知灵敏度，一般自50mA起调节，最大起搏电流为200mA。

2）紧急情况下可选用80~100/min的频率和最大起搏输出进行起搏，在患者血流动力学稳定后逐渐减少起搏输出。

3）患者有自主心律时采用按需起搏（VVI）心脏停搏时采用非同步心脏起搏方式（VOO）。

三、起搏有效的判定

（1）体表心电图上按设定起搏频率出现于起搏脉冲之后的宽大畸形 QRS 波群，其后有与之相应的巨大倒 T 波。

（2）与起搏频率一致的动脉搏动和血压上升。

四、注意事项

（1）体外起搏脉冲较宽，可对体表心电图产生干扰，影响心脏夺获的识别，应尽量将感知灵敏度调至最小，必要时可间断关闭体外起搏确定自身心律并及时发现和终止快速性心律失常。

（2）连续体外起搏120min仍不能撤除者，应过渡至 X 线下心内膜起搏。

（3）紧急起搏时，其他复苏治疗同步进行。

（4）体外起搏会产生电极部位与起搏脉冲同步出现的肌肉抽动，一般能耐受，对于清醒患者如果对局部刺激特别敏感，应给予适当的镇痛镇静治疗。

（5）体外起搏引起的胸部骨骼肌收缩可影响动脉搏动的判断，因此动脉搏动的判断应选择右手。建议采用有创动脉监测，连续观察血流动力学的变化。

（谢宇曦）

第七节　床边临时心脏起搏术

床边临时心脏起搏的方法包括经静脉起搏、经皮体外起搏、经胸壁穿刺起搏和经食管心脏起搏等。临时心脏起搏95%以上采用经静脉途径，通常采用单腔按需起搏器，即 VVI。

本节叙述在体表心电图指引下应用漂浮电极导管进行床旁心脏临时起搏，它由一根静脉导管电极和一只体外脉冲发生器组成，不需 X 线指导，用于需要立即起搏的患者。

一、适应证与禁忌证

（一）适应证

1. 治疗性起搏　急性心肌梗死、急性心肌炎、药物中毒或电解质紊乱、心脏外伤或外科术后、严重心肌缺血等引起的房室传导阻滞、严重窦性心动过缓、室性停搏伴心源性脑缺氧综合征（阿 - 斯综合征）发作或近乎晕厥者。

2. 预防性或保护性起搏　冠状动脉造影及心脏血管介入性导管治疗，心律不稳定患者在安置永久性心脏起搏或更换起搏器时，心动过缓或虽无心动过缓但心电图有双束支阻滞，不完全性三束支阻滞，将要接受全身麻醉及大手术者。

（二）禁忌证

临时心脏起搏术大多用于紧急抢救，故没有绝对禁忌证。

二、操作方法及程序

1. 术前准备
（1）一般准备：心电图、除颤器、急救药品。
（2）插管器械：无菌敷料包、穿刺针、导引钢丝、扩张管、静脉鞘管、气囊导向电极导管。

2. 静脉途径　包括锁骨下静脉，颈内、外静脉，股静脉及肱静脉。以动脉为标志很易定位，股静脉位于股动脉内侧，颈内静脉位于颈动脉的外侧。右侧颈内静脉是最常用的静脉入路，该入路是进右室最直接的路径，并能稳定固定导线的位置。

3. 穿刺方法　16G 或 18G 穿刺针穿刺静脉，进入静脉后回血通畅，将导引钢丝送入血管腔内，撤除穿刺针。经导引钢丝送入扩张管和静脉鞘管，退出扩张管和导引钢丝后，起搏电极导管经鞘管推送，进入 15～20cm 或右心房后，气囊充气 10～1.5ml，电极导管可顺血流导向通过三尖瓣进入右心室。

4. 电极导管定位与固定　根据心腔内心电图特征可指导电极导管的定位。导管位于上腔静脉时 P 波高大、倒置，位于右房中部时 P 波双相，导管穿过三尖瓣进入右心室时 P 波振幅降低而 QRS 波振幅增大，导管接触到心内膜时显示 ST 段呈弓背向上抬高是重要的电极定位指标，进入肺动脉流出道则 P 波又倒置且 QRS 波幅度减低。依起搏图形 QRS 波方向调整电极位置直至出现稳定的起搏图形。

右心室心尖部起搏，在体表心电图上产生类左束支传导阻滞及左前分支阻滞的 QRS - T 波群，心电轴显著左偏（-30°～-90°），V_5～V_6 的 QRS 形态可表现为以 S 波为主的宽阔波。右心室流出道起搏，起搏的 QRS 波群呈类左束支传导阻滞型，Ⅱ、Ⅲ、aVF 导联的主波向上，心电轴正常或右偏。

右室心尖部是最稳固的部位，通常起搏与感知阈值较为满意。右室流出道起搏可作为心尖部起搏的一种替代选择和补充。一般要求起搏阈值应 <1mA（0.5V）。电极导管安置到位后，用一根无菌导线将导管与体外脉冲发生器连接起来，将导管和鞘管缝合固定在穿刺部位

的皮肤处，乙醇消毒后局部覆盖无菌纱书包扎。

5. 起搏参数调节

（1）起搏频率：起搏器连续发放脉冲的频率。一般为 70～80/min，可按具体情况增减。

（2）起搏阈值：引起心脏有效收缩的最低电脉冲强度，一般低于 1mA。为了获得稳定夺获，起搏电流常为阈电流的 3～4 倍，心室起搏一般要求电流 3～5mA，电压 3～6V。

（3）感知灵敏度：起搏器感知 P 波或 R 波的能力。心室感知灵敏度值一般为 1～3mV。

6. 记录　术后摄 X 线胸片 1 张，记录 1 份 12 导联心电图。

三、注意事项

对于安置临时心脏起搏器的患者，在围手术期中应注意以下几点。

（1）搬动患者要小心，防止电极脱开或刺破右心室。

（2）穿刺部位应尽量保持清洁，防止感染。

（3）高钾血症、代谢性酸中毒可提高心肌起搏阈值，从而减弱起搏效果；而缺氧和低钾血症可降低心肌起搏阈值，从而可诱发心室颤动。

（4）除颤放电可能损坏起搏器，故每次除颤后应仔细检查。

（5）备好异丙肾上腺素，以防起搏器失效。

（6）由于临时起搏器的终端暴露在外，故必须予以保护以防触电。

（谢宇曦）

第八节　开胸直视心脏复苏术

胸外心脏按压时，随着胸膜腔内压的升高而使主动脉压升高，与此同时右心房和右心室内压也有相同程度的升高。因此冠脉的灌注压和心肌的血流量并无明显改善，甚至减少。胸膜腔内压升高也可引起颅内压升高，颈总动脉血流量虽然增加，但脑灌注压和脑血流量的改善有限。而切开胸腔直接按压心脏不仅更容易激发自主心跳的恢复，而且对中心静脉压和颅内压的影响较小。因而增加心肌和脑组织的灌注压和血流量，有利于自主循环的恢复和脑细胞功能的恢复。近 30 年的临床实践发现，接受胸外心脏按压的患者最终仅 10%～14% 完全康复，而 1953 年 Stephenson 等曾报道应用开胸心脏复苏的 1 200 例患者中，长期存活率却高达 28%。然而，胸内心脏按压在器械条件和技术要求上较胸外心脏按压高，且不能像胸外按压那样立即进行，难免会耽误一定的复苏时间。因此，这两种方法应该酌情选用。

一、适应证与禁忌证

（一）适应证

（1）胸外心脏按压无效者。

（2）肥胖体质，胸外除颤无效者。

（3）胸腔手术时发生心脏骤停者。

（4）胸廓或脊柱畸形，如严重脊柱弯曲、鸡胸，不能行胸外心脏按压者。

（5）某些胸腔病理状态如张力性气胸，一侧全肺切除术后的心脏移位等。

（6）引起心脏骤停的疾病本身需要手术，如心包压塞、心脏外伤、心房黏液瘤导致心内梗阻、室壁瘤、大块肺动脉栓塞、胸部穿透伤、穿透性腹部损伤以及体温过低需要迅速心脏复温（如冻伤）等。

（7）近期行瓣膜置换术者心脏骤停后以开胸心脏按压为安全。

（二）禁忌证

（1）凡已明确其心、肺、脑等重要器官功能衰竭无法逆转者，如晚期癌症及患慢性消耗性疾病者。

（2）未建立有效的人工呼吸时，不能开胸做心脏按压。

（3）非心胸外科疾病循环未停时，不应开胸。

二、操作方法及程序

1. 体位　患者仰卧位，头部略放低，左臂外展，手术者站在患者左侧，对于刚刚完成正中开胸心内直视手术的患者手术者站在伤员右侧。

2. 控制呼吸　插入一合适的气管导管，进行控制呼吸。

3. 开胸迅速消毒　开胸切口选第4或第5肋间，于胸骨左缘2~3cm处，沿肋间切至左腋前线。开胸后如暴露不佳可将切口上方的两条和下方的一条肋软骨横断。对于刚刚完成正中开胸心内直视手术的患者采用原正中切口开胸。

4. 心脏按压　术者将一手伸入左胸腔进行按压，心脏按压的方法很多，单手按压时，可用拇指和大鱼际在前（右室部）。其余四指在后（左室部），主要是按压心室；用双手按压时可用左手及右手拇指在前，右手其余四指在后，或两手拇指在前，两手其余四指在后，或用一手将心脏压向前面的胸骨或压向后面的脊柱。如果心包内有较多积液或心脏扩大较显著者，也可将心包剪开进行心包内按压，否则按压效果难达满意。按压频率以60~80/min为宜，如此可使心脏有适当的充盈时间。为了激发自主心律，可间断施行半分钟的快速（120次/mm或更快速）按压，然后再继以60~80次/min的频率。按压时还应随时观察和体会心肌的色泽和张力。按压有效，心肌的色泽转红，张力增加，由细颤转为粗颤。

5. 应用肾上腺素等受体兴奋药　进行开胸心脏按压，如心肌色泽和张力改善不明显，可静脉内注射肾上腺素等受体兴奋药，亦可直视下注入心腔。

6. 除颤　待心肌色泽转红心，肌张力改善，室颤变粗，宜抓紧这一有利时机，进行除颤。除颤时将两电极分别置于左、右心室壁，电机板外覆一层生理盐水纱布，以利导电并减少对心肌的灼伤。目前均主张应用小能量除颤，可先用10J，必要时增加至20~40J。

7. 开胸心脏按压的经验公式　心脏按压→注药→心脏按压→选择有利时机进行除颤。一次无效，可重复上述步骤。

8. 按压过程中应检查切口出血情况并进行适当止血　尤其不应忽略胸内积血和出血。每次胸内按压所损失的血容量常显著超过估计量，如果血容量未获补足，有的病例即可因低血容量性休克未被识出而未能成活。心搏恢复且循环基本稳定后即可关胸。此时应检查胸廓内血管有无损伤。心包缝合困难者，可不予缝合。胸壁应分层缝合，并安置闭式引流。术后应继续严密观察和进行各种必要的治疗。

三、注意事项

（1）切开胸膜时应避免损伤肺脏。

（2）按压时应用指腹而不应用指尖，避免指尖穿透心室壁。

（3）按压的间歇期尽量将手放开，以便使心脏充盈。

（4）心跳恢复后，有可能再度停搏或发生心室纤维性颤动，抢救人员应留在现场，严密观察。在心脏输出量减少之前就应加心脏按压，维持血液循环，以免再次停搏。

（5）防止感染和损伤等并发症。

（谢宇曦）

第九节　主动脉球囊反搏

主动脉球囊反搏（IABP）是一种机械循环辅助方法，是指通过动脉系统置入一根带气囊的导管到左锁骨下动脉开口远端和肾动脉开口上方的降主动脉内，在心脏舒张期，气囊充气，在心脏收缩前，气囊放气，达到辅助心脏功能的作用。在心脏舒张期，主动脉瓣关闭，球囊充气膨胀，推动血液上、下运动；当血液逆向流动，使主动脉上段舒张压升高，冠状动脉血流量增多，灌注加强，心肌供血供氧改善；血液向下流动，增加肾动脉的血液灌注。心脏收缩前（心电图 r 波出现时）气囊放气，产生吸引作用，降低左室后负荷心脏射血阻力下降，辅助心脏射血、部分降低心肌耗氧量。

一、适应证与禁忌证

（一）适应证

（1）高危患者手术中预防性运用，如冠心病患者术前心功能 NYHN（New York Heart Association）Ⅳ级，射血指数 <0.3 的患者。

（2）心脏手术后脱离体外循环机困难者。

（3）心脏手术后心衰，低心排血量综合征及心跳骤停。

（4）缺血性心脏病急性心梗并发心源性休克、顽固性心绞痛、冠脉造影、PTCA 及冠脉溶栓时的辅助。

（5）室间隔穿孔、二尖瓣反流、顽固性严重心律失常。

（二）禁忌证

1. 绝对禁忌证　重度主动脉瓣关闭不全、主动脉瘤破裂、主动脉夹层动脉瘤、脑出血。

2. 相对禁忌证　不可逆的脑损伤、慢性心脏病晚期、畸形矫正不满意、有转移的晚期肿瘤。

二、置入方法及流程

（一）主动脉球囊反搏装置内容

（1）气囊导管为一次性使用，根据气囊充气量分为 4ml、9ml、10ml，15ml、25ml、32ml、35ml、40ml 等，应注意患者性别、体重等情况挑选。

（2）反搏机为气囊驱动部分，由监测部、调控部分、真空泵和气压缩机组成。

（二）置入前准备

1. 装置准备　球囊反搏导管、主动脉球囊反搏机器，压力检测装置（包括专用换能器，0.9%生理盐水、加压袋）。

2. 器械准备　静脉切开包、碘消毒物品、无菌乳胶手套、手术衣、帽子、口罩。

3. 置入前装置设定　打开 IABP 机器，检查氦气（>200PSI）连接心电图导联（三导联或五导联），或者通过连接线将床边监护仪的心电图信号连接至反搏机；安装患者动脉压力测定装置，并在测定前清零；选择波形清晰，有最高 R 波的导联。

（三）置入方法

置入方法分为三种。

1. seldinger 穿刺法　①穿刺部位选择：经皮股动脉穿刺置入法最常用，股动脉切开置入法已少用，经胸升主动脉置入法适用于经股动脉不能置入气囊或心脏手术过程中。②导管选择：成年男性多选 40ml，成年女性多选 32~40ml，儿童酌情选择。③从包装盒中取出 IAB 导管，将导管放入降主动脉距左锁骨下动脉 2cm，放置术中注意患者主诉，剧烈腰痛常提示主动脉夹层。除非在导管室放置，否则在置管后必须拍摄胸片明确导管位置。④将压力监测装置与 IAB 导管的中心腔连接，获得动脉压力波形，注意不允许在反搏导管囊腔内抽血及进行手工冲洗或者放置另一路动脉压力监测通路，做抽血用。

2. 切开股动脉插管法　皮肤消毒后，于左或右侧腹股沟部位扪及股动脉，切开皮肤和皮下组织。从股深动脉起始点向上游离股总动脉长约 5cm 一段，在动脉上做一切口约 1cm，取 Dacron 或 Teflon 人造血管一段（长 10cm，直径 10mm）与股总动脉切口作端侧吻合。将气囊导管经人造血管插入胸主动脉，气囊导管的选择（20、30 和 40ml）按股动脉粗细而定、将人造血管与气囊导管用粗丝线扎紧，以防止漏血。

3. 切开升主动脉插管法　适用于股动脉、主动脉病变（如阻塞性动脉粥样化或动脉极度弯曲等），且两侧均有病变，并经插导引钢丝和气囊导管都失败者。动脉描记一般选择桡动脉，该动脉显示的重搏切迹，但桡动脉描记比主动脉推迟约 50ms。因此，可将气囊导管接上动脉压换能器，通过主动脉波形以获取满意的时相。在动脉波下降至重搏切迹时气囊充气，切迹开始消失，而代之以尖锐的 V 波。舒张期增强的幅度升高提示充气时相是正确的。在等容收缩期而主动脉瓣刚启开前，气囊排气。排气时相相当于动脉波舒张期末下降支深处，则动脉压升高，但其幅度比舒张压低 10~15mmHg。气囊充气延迟，将使舒张期增强时间缩短而幅度减小。气囊排气延迟可使心室射血进入几乎完全闭塞的主动脉。气囊充气过早，由于心室仍处于射血中，以致造成射血过早中断每搏量（SV）减少，收缩末和舒张末容量升高，心室前负荷和后负荷增加。

（四）反搏机操作流程

（1）触发模式选择。压力触发或者心电触发，必须评估后选择可靠的触发模式。

（2）根据病情选择辅助充气比例。

（3）启动反搏充气泵。

（4）在整个反搏过程中，必须严格掌握球囊的充放气时间，用连续显示动脉压力波形的方法，即每个收缩波形后，有"第 2 个收缩波"正好位于较小的第 1 个动脉波后降段上。如果过早充气将会减少每搏输出量，增加心室收缩末和舒张末容量，增加心脏前后负荷。

（五）反搏机撤离

血流动力学监测条件下，下调辅助比例，逐渐撤机；拔管前球囊放气；拔管；拔管后至少按压 20min，后给予加压；关氦气，关电源；各导线清吉后妥善管理。

（六）常见报警

包括触发、导管、充气、系统监测报警。

（七）并发症

1. 下肢缺血　发生率约为 47%，表现为缺血肢体疼痛，皮肤苍白，变凉，足背动脉搏动消失。预防：适当抗凝，选择合适的气囊导管，持续反搏，注意下肢动脉搏动（也可用超声多普勒监测）、温度、颜色的变化，及时处理异常情况。

2. 感染　注意无菌操作，合理使用抗生素。

3. 出血　局部或全身性的出血。局部可给予缝合及沙袋压迫，全身性的应调节抗凝药的使用剂量。

4. 导管插入夹层　发生比例约为 1%，一般考虑手术修补。

5. 动脉撕裂穿孔　手术修补。

6. 气囊破裂　导管囊内见到血液即可肯定，一旦发生，应尽快抽除气囊内气，并迅速拔除导管，以防血栓形成。

三、监测

（1）心电触发应选择 R 波向上的最佳导联，防止由于电极脱落或接触不佳而影响反搏效果，QRS 波群振幅应 >0.5mV，若低于此标准应改变触发方式。

（2）严密观察反搏效果，并监测患者心率及心律的变化，心动过缓、过速及心律失常均会影响反搏效果。

（3）检查置管侧下肢动脉搏动、皮肤的颜色、温度并与对侧相比较，了解供血情况，注意局部切口或穿刺部位有无渗血及血肿，4h 评估并记录 1 次。

（4）检查弹力绷带是否过紧，有否渗血，术后 24h 可拆除。

（5）体位 <45°，避免屈膝、屈髋，以防球囊导管发生曲折。

（6）观察穿刺部位，若被污染，及时消毒、换药甚至重新放置。

（7）如出现球囊管内血液流出并伴顽固低搏压，高度怀疑球囊破裂，必须立即处理。

（8）监测凝血功能，观察出血情况。

（9）严格执行换泵的操作程序，避免循环波动。

（10）每日摄床旁 X 线片，了解气囊导管的位置、主动脉形态、有无肺充血、肺水肿或肺不张等。

（11）撤出气囊导管要稳妥进行，遵医嘱逐渐减少反搏次数，将反搏与心跳的比例减至 1：4（即心跳每 4 次反搏 1 次），当反搏减至 1：8 达数小时，观察生命体征平稳即可拔除，拔除导管后，局部压迫 30min 止血，然后加压包扎。

四、注意事项

（1）使用反搏装置前应按操作手册的程序先测试该装置，待运行正常才可插气囊导管。

（2）根据动脉粗细选择合适的气囊导管，检查气囊是否漏气，气囊充气不宜过分膨胀，气囊内灌注 CO_2，能避免气囊漏气发生气栓的危险。

（3）穿刺和切开动脉前 3min，静脉注射肝素以防凝血，但也可不用肝素，而选择右旋糖酐 40 或阿司匹林，以防血小板凝聚。

（4）将心电信号（调整电极位置以描记满意的 QRS 综合波）和桡动脉波信号输入反搏装置的相应接收插口。

（5）反搏启动，可先采用 1 ∶ 2 或 1 ∶ 4 方式，即每 2 次或 4 次心跳旋转反搏泵 1 次，以便准确调节充气和排气时相。

（6）反搏的有效功能是：患者的收缩压 >60mmHg，脉压 >15mmHg。

五、并发症

（1）下肢出血：最常见，应用直径大的导管发生率较高。存在髂动脉狭窄的患者也容易发生。

（2）插管部位出血：多与使用抗凝剂有关。

（3）气囊漏气：因过度充气所致，有时主动脉壁钙化斑亦可损坏气囊，导致漏气。

（4）血栓栓塞：由于抗凝不足，产生血栓而引起。

（5）感染。

（6）血小板减少：在应用 IABCP 5～7d 后发生，应经常检查血小板计数，当血小板减少时，应与弥漫性血管内凝血相鉴别。

（7）升主动脉夹层瘤：由于损伤主动脉壁所致。当患者主诉背部或肩胛骨之间有剧痛时，应怀疑此种并发症而进行检查，必要时做主动脉造影。

（8）下肢水肿：因导管刺激血管壁而导致组织水肿所致。

（方　敏）

第十节　脉搏轮廓连续心排血量测定（PICCO）技术

脉搏轮廓连续心排血量（PICCO）方法测量心输出量是"经肺热稀释"分析方法与"血液压力波形"分析方法两者的结合体，可以监测及得到许多有临床指导意义的指标。

一、优点

（1）创伤小，与传统测量 CO 相关性好，可替代肺动脉导管，可应用于婴幼儿。

（2）ITBVI、EVLWI 均为血流动力学敏感指标，可增加危重患者医疗处理的有效性，降低医疗费用。

（3）ITBVI 是反映心脏前负荷的敏感指标，优于 CVF 和 PAWP，不受机械通气的影响。

（4）EVLWI 是反映肺渗透性损伤的定量指标，EVLWI 床旁数据能定量通透性损伤程度，评价肺水肿，预示疾病的严重程度。临床可用的肺血管通透性指标是肺水同胸内血容量之比（EVLW/ITBV），正常比值是 0.25，严重损伤比值可高达 1.5。

二、操作方法

（一）用物准备

中心静脉导管、PULSIOCATH 动脉导管、Agilent CMS 监护仪、压力传感器、心输出量模块及 C.O. 接口电缆压力模块等。

（二）方法

（1）经右侧锁骨下静脉置中心静脉导管，通过三通与注射器及 C.O. 接口电缆的温度探头相连。

（2）经股动脉置动脉导管，分别与 C.O. 接口电缆、通过压力传感器与有创压力模块相连。

（3）按照监护仪屏幕提示操作，自中心静脉导管注入 0~4℃ 的冷生理盐水 10ml/次（根据患者体重不同而定，保证监护仪显示的注射液容积等于实际注时的容积）匀速，4s 内注射完毕，做 3 次温度稀释心排血量测定。

三、注意事项

（1）妥善连接各管路及导连线，固定导管，防止移动及脱出，保证各管路畅通、无气泡，以免影响测量结果。

（2）正确注入冰盐水，若注入不当（量小或温度不够低）将影响温度稀释和容量计算。

（3）通常每 8h 用温度稀释测定做一次 CCO 校正，每个患者间隔时间可以不同，如休克患者复苏期，每小时可测定一次胸内血容量，病情稳定一些可减少为 2h1 次，继续稳定可减少为 4~6h1 次。对机械通气患者有帮助的另一指标是心搏变量，如果通气无变化，心搏变量增加超过 10%，就要做一次温度稀释测定来确定患者容量状态。

（4）不要在进行主动脉内球囊反搏（IABP）治疗的患者身上进行肺热稀释测量。患有心脏瓣膜疾病或有人工瓣膜的患者，测量结果的准确性会受到影响。

（5）置动脉导管期间应密切观察远端肢体血供，如发现肢体缺血迹象应立即拔管。

（6）预防感染定时肝素盐水冲管，保证导管内无血液回流，严格无菌操作，穿刺处隔日换药，应用透气性好的无菌敷贴覆盖，各接头分离前必须消毒，平时用无菌纱布包裹。动脉通路保留时间尽量要短，若有导管感染征象或出现无法解释的发热，应立即拔除，并送细菌培养及做药敏实验。

（方　敏）

参考文献

1. 谢宇曦，刘芳. 硝普钠并多巴胺治疗重症充血性心力衰竭 42 例临床观察. 现代预防医学，2010，37（15）.
2. 刘大为. 实用重症医学. 北京：人民卫生出版社，2010.
3. 王辰. 重症监护 ABC. 北京：中华医学电子音像出版社，2012.
4. 应明英. 实用危重病监测治疗学. 北京：人民卫生出版社，2008.
5. 曾因明，孙大金. 重症监测治疗与复苏. 上海：上海科学技术出版社，2006.
6. 解健，李志强. 急危重病抢救技术. 海口：海南出版公司，2014.
7. 吴恒义，迟丽庄. 实用危重症抢救技术20讲. 北京：人民军医出版社，2012.

第三章 消化系统的监测技术

第一节 胃肠功能监测

一、胃肠动力监测

严重创伤、感染、休克、炎性反应，以及麻醉、手术（尤其是胃肠道和腹膜后区域手术）的患者，特别是遭受缺血－再灌注损伤后，常并发不同程度的胃肠动力障碍，其严重程度与持续时间对危重疾病的发展会有着重要影响。因此密切观察及判断危重患者的胃肠动力状态有助于尽早干预治疗。

（一）适应证

发生或可能发生胃肠动力障碍的重症患者，即有如下表现之一者：

（1）腹胀。

（2）胃肠引流液量过多。

（3）肠鸣音消失或微弱。

（4）无排气，排便。

（5）肠道喂养时胃残余量过多。

（6）腹内压增高。

（二）操作方法及程序

胃肠动力检测的客观检查项目。

1. 消化间期移行性复合运动（MMC） 消化间期移行性复合运动（MMCC）是反映胃肠运动直接而客观的指标，手术后禁食阶段 MMC 是唯一胃肠收缩原动力，其在胃肠麻痹的研究中具有特殊价值，术后小肠 MMC 活动（一种强有力的规律收缩，具有向消化管远端移行的特点）出现标志着胃肠动力恢复的开始，但并不等同于胃肠功能的完全恢复。MMC 的检测需借用胃十二指肠测压系统。

（1）胃十二指肠测压系统，由 5 部分组成

1）导管：多通道灌注式，根据测压目的的不同，导管结构亦不相同，但至少应有 3 个感受器。

2）多通道记录仪（如静态测压时用的 Polygraf）或动态记录仪。

3）应用毛细管液体灌注系统，灌注速度取决于测压通道管腔内径（成人胃窦十二指肠测压，灌注速度常为 0.25ml/min），每一测压通道均需与外部压力传感器连接。

4）计算机。

5）分析软件。

（2）检查步骤与方法：经鼻腔插管，然后取右侧屈膝卧位，以便测压导管能通过幽门进入十二指肠。灌注式导管较软，置入时可利用导丝。使用胃管或上胃肠道内镜，将导丝插至屈氏韧带部位，再将导丝插入测压导管。测压至少需维持 6h。

（3）测定结果的简单评价：MMC 可分为 3 相，1 相为绝对静止期，持续 45 ~ 60min；2 相为不规则收缩期，这一阶段胃肠有少量间断的蠕动收缩波，持续 30 ~ 45min；3 相为强力收缩期，此时收缩频率达到最大（胃 3 次/min，十二指肠 12 次/min），收缩强度也达到最大值，持续 5 ~ 10min。

（4）其他：具有上消化道置管禁忌者无法进行此项检查。

2. 胃电慢波　胃电慢波的频率和波幅，已被广泛用于胃动力的研究。但有时胃电活动正常，仍可存在胃肠运动障碍。

（1）仪器：①ECG 记录仪。②皮肤摩擦剂。③ECG 电极及电极片。④导电糊。⑤电脑。⑥分析软件。⑦4cm × 4cm 纱布。

（2）检查步骤与方法：①剃去放置电极部位的体毛。②用摩擦剂清洁皮肤。③电极中央放导电糊，晾 1min。④擦去电极外多余的导电糊。⑤沿胃窦轴线方向放置检测电极，一电极置于腹部正中线上，剑突与脐连线中点处，另一检测电极置于其左上方 45°、5cm 处。参考电极置于正中电极同一水平，距正中电极 10 ~ 15cm 处。⑥先空腹检查 30 ~ 60min。首先测定空腹胃电频率与振幅。⑦给患者进标准餐（如鸡蛋三明治加水 200ml）。餐后、餐前分别进行标记（某些设备上有记事键，可用于标记）。⑧餐后 60 ~ 90min 再次检查，检查餐后胃电频率和振幅（不能进食者可仅检测空腹胃电频率及振幅）。⑨检查完毕，移去检测电极。

（3）资料分析：①正常胃电频率为 2 ~ 4 次/min，餐后应占 75% 以上。②正常情况下餐后胃电信号功率或幅度常增加；餐后、餐前胃电主功率比 >1，否则，提示餐后胃动力低下，或空腹情况下存在胃过度扩张，而致餐后胃不能进一步扩张。③胃窦动力低下时，可出现胃动过速（>4 次/min），或胃动过缓（<2 次/min）。

（4）禁忌证：不能静坐或静卧的患者为相对禁忌证。

3. 超声检查　目前普遍采用 Bolondi 法。

（1）禁忌证：腹腔、肠腔积气因影响结果而成为相对禁忌证，胃肠道手术不能进食为绝对禁忌证。

（2）检查步骤和方法：①空腹 12h，取坐位或半坐位，探头频率 3.5MHz，先将超声探头置腹主动脉和肠系膜上静脉水平，测定空腹胃窦矢状面的长径（L）和宽径（W），按公式计算胃窦截面积：胃窦截面积 = （π/4）×L×W。②进食试餐（500ml 液体食物），要求 5min 内完成。③采用同样方法分别测定不同时间点的胃窦面积，一般餐后第 1 小时每 15min 测定 1 次，第 2 小时后每 30min 测定 1 次，依据试餐的量及胃排空的情况决定测定总时间。④观察指标包括：空腹胃窦面积、餐后即刻胃窦面积、餐后胃窦最大充盈倍数和时间、胃内食物存留率、胃半排空时间和全排空时间。

二、胃液 pH 监测

在严重创伤、感染、休克等应激状态下可引起胃酸分泌增加，易出现以胃黏膜糜烂、溃疡和出血为特征的急性胃黏膜病变，而胃内酸环境可促进胃内细菌的生长繁殖，引起细菌移位，成为内源性感染的重要因素之一，因此对重症患者进行胃液 pH 监测具有重要意义。

（一）适应证

（1）严重创伤、感染、休克等应激状态的重症患者。

（2）严重颅脑损伤、脑出血，高位脊髓损伤（截瘫）患者。

（3）重度烧伤患者。

（4）心脏手术后。

（5）重症胰腺炎。

（6）COPD 合并呼吸衰竭、冠心病合并心衰。

（二）操作方法及程序

1. 试纸检测法

（1）禁忌证：无。

（2）检查步骤：放置胃管，禁食 1~2h，夹闭胃管 30min，取胃液（前 1ml 弃去）用广泛 pH（1~14）试纸测 pH，根据需要重复测定。

2. pH 仪测定法

（1）禁忌证：插管禁忌者。

（2）仪器：①动态 pH 监测仪及 pH 电极。②缓冲液（pH7.0 及 pH1.0 两种）。③分析软件。④计算机。

（3）检查步骤：①定标。②经鼻腔插入 pH 导管，电极应置于食管下括约肌下方 5~8cm 处。③在鼻部及颊部用胶带固定 pH 导管，导管绕过耳后再于颈后部固定导管。④如需使用外置参考电极，需涂上电极糊，将外置参考电极置于患者运动时最不易脱落的位置，如胸部。连接前，剃去毛发并用乙醇擦洗局部皮肤，使电极与皮肤紧密接触。⑤连接导管与记录仪，调节记录仪至"开始检测"，调节 pH 值至正确起始值，填写开始时间，每小时观察并记录 pH 值。

三、腹腔压力监测

腹腔高压及腹间隔室综合征系危重患者，特别是外科危重患者重要的并发症之一，可导致多器官功能衰竭，并与患者的病死率密切相关。因此，加强对腹腔压力的监测，预防并及时治疗腹腔高压成为危重病领域的重要环节。

（一）适应证

1. 脓毒（sepsis）/全身炎症反应综合征（SIRS）/缺血再灌注损伤

（1）脓毒症且应用 6L 以上晶（胶）体液/24h，或 8□ 输血制品 >4U。

（2）急性重症胰腺炎。

（3）腹膜炎。

（4）肠麻痹、肠梗阻。

（5）肠系膜缺血/坏死。

2. 内脏受压

（1）大量腹腔积液/腹膜透析。

（2）腹膜后/腹壁出血。

（3）巨大腹腔肿瘤。

（4）腹部手术应用张力缝线后。

（5）腹裂/脐膨出。

3. 外科手术

（1）手术中液体平衡 >6L。

（2）腹主动脉瘤修补术。

4. 严重创伤

（1）休克液体复苏后（缺血 - 再灌注）。

（2）损伤控制剖腹术。

（3）腹部或非腹部的多发创伤液体复苏需 6L 以上晶（胶）体液，或 8h 输血制品 >4U。

（4）大面积烧伤。

（二）禁忌证

（1）经膀胱测压法禁忌证

1）膀胱损伤。

2）神经性膀胱。

3）膀胱挛缩。

（2）经股静脉测压无绝对禁忌证。

（三）操作方法及程序

1. 经膀胱测压法

（1）放置三腔或双腔 Foley 尿管。

（2）测压前保证尿液引流通畅，排空膀胱后，夹闭尿管。

（3）通过 18 号针头（双腔）或连接 Y 形管（三腔）连接测压管或传感器。

（4）患者取平卧位，以耻骨联合为零点。

（5）应用 60ml 注射器向膀胱内注入生理盐水 50～100ml。

（6）关闭注射器连接阀，读取测压管中水柱读数，或通过传感器连接监护仪读取监护仪上压力读数，即为腹腔平均压力。

2. 经股静脉置管测压

（1）通过股静脉（或下腔静脉）插管测定下腔静脉压力，其与腹内压力变化有较好的相关性。

（2）放置股静脉插管，方法同深静脉置管操作。

（3）插管深度：导管尖端应达腹腔位置（30cm 左右为宜）。

（4）通过三通连接股静脉插管并测压（同 CVP 监测）。

（5）测压管路连接及抗凝见中心静脉压监测。

（四）注意事项

（1）确保测压前尿管通畅并排空膀胱。

（2）确保每次测量前膀胱内注入液体量相等。

（3）应用机械通气患者应排除正压通气的影响，测压时可脱机片刻，或将 PEEP 降至 0。

（4）于呼气末读取压力读数。

（5）膀胱测压回路无需肝素抗凝。

（6）测压过程中注意无菌操作。

（7）腹腔压力需动态监测。

（邓　巍）

第二节　胃肠黏膜内 pH（pHi）监测

胃黏膜内 pH（pHi）值能够敏感反映 MODS 发生过程中最容易受累的胃肠黏膜缺氧情况，可以作为研究胃肠功能障碍患者病情变化的主要检测指标，进而为及早采取相应措施，预防 MODS 的发生提供依据。

一、原理和方法

机体在维持其内环境和行使功能时所需要的能量直接来源于 ATP 的分解即 ATP→ADP + Pi + H^+ 能量。当机体遭受创伤、失血、感染等因素后，组织细胞氧供缺乏，可导致 ATP 的合成小于其分解而产生多余的 H^+，大量的 H^+ 存在于胃黏膜内，从而引起黏膜内 pHi 值下降，严重时可引发胃肠功能障碍直至并发 MODS，组织细胞缺氧程度越严重，pHi 值下降越显著。根据此原理，测定胃黏膜内 pHi 值可以作为复苏过程中有临床价值的一个重要指标。临床研究发现，以 pHi 值诊断胃肠道急性缺氧，其敏感性为 95%，特异性为 100%；在诊断腹主动脉瘤术后缺氧性结肠炎中，其敏感性为 100%，特异性为 87%；在早期发现休克时，其敏感性远高于乳酸。

测量 pHi 最简单的方法是采用 pH 微电极直接进行检测，但这种操作在临床上同样是不实用的。目前临床上检测 pHi 是采用间接方法。根据 Henderson – Hasselbalch 公式：$pH = 6.1 + lg（HCO_3^-/0.030 × PCO_2 × K）$可知，只要能够获得胃肠黏膜内组织间液的 HCO_3^- 和 PCO_2，即可利用该公式计算出黏膜内 pH。由于 CO_2 具有强大的弥散能力，因此从组织间液到黏膜表面、空腔器官内液体，乃至置于这些器官中的半透膜囊肿的生理盐水，其 PCO_2 基本是一致的。假定组织间液中 HCO_3^- 是相等的，因此：$pHi = 6.1 + lg（动脉 HCO_3^-/0.030 × 半透膜内生理盐水 PCO_2）$。具体测量方法如下：

1. 胃张力计导管法（TRIPNGSCatheter，美国产）

（1）首先排空囊内气体：为此需要在三通一侧开口处连接一具装有 4ml 生理盐水的注射器反复灌洗、抽吸气囊、并通过三通开关和另一侧开口推出气体，直至气囊内气体完全排尽。

（2）按插入胃管的常规操作方法插入测压管至胃腔。应使导管在胃内无盘曲并需经 X 线证实。

（3）向囊内注入 4ml 生理盐水，关闭导管，并准确记录注入时间。

（4）30～90 分钟后抽出囊内生理盐水，前 1.5ml 被人为是无效腔内液体，应舍弃，保留后 2.5ml 作血气检测。

（5）同时抽取动脉血检测血气。

（6）将生理盐水 PCO_2 值和动脉血中 HCO_3^- 代入 Henderson – Hasselbalch 公式进行计算：$pHi = 6.1 + lg（HCO_3^-/ × K × 0.030）$，公式中 K 为校正系数，与生理盐水在胃腔中的平衡时间有关，60min 时 K = 1.13。

2. 胃张力测定仪法（Datex - Ohmeda，美国）　按插入胃管的常规操作方法插入监测导管，将导管与监测仪正确连接；开机后监测仪自动开始监测胃黏膜内 CO_2 分压（$PgCO_2$），每 10min 为 1 个周期；至少 1 个 $PgCO_2$ 测量周期后抽血查动脉血气，在监测仪上输入动脉血 CO_2 分压及 pH 值；监测仪自动计算 pHi 值。

3. 胃管法　患者经鼻插入胃管，吸尽胃内容物后，向胃内注入 30ml 生理盐水，夹闭胃管，30～90min 抽取胃液，弃去前 10ml，留取后 2ml。所得标本立即用血气分析仪测定胃肠道二氧化碳分压（PCO_2）。同时经动脉采血测定碳酸氢根（HCO_3^-）浓度，根据下列公式计算 pHi = 6.1 + lg（HCO_3^- ／ × K × 0.030），"胃管法" 测定 pHi 值不仅简单方便、经济实用，而且测定结果准确可靠。

4. 注意事项

（1）操作过程需注意避免与空气接触，排气和排液过程应充分利用三通开关和另一侧开口，不需将注射器取下。在抽吸囊内气体和液体时，在形成负压后要立即关闭开口。在完成一次检测后，必须保证囊内不进入气体以能进行后续检测。

（2）持续胃管负压吸引、静脉输注碳酸氢钠、使用皮质激素，会影响 PCO_2 测量结果，所以在测量前 60～90min 应暂停以上治疗。可进食的患者至少应在检测前 90min 停止进食，目前还无关于进食对检测影响的报告，为保证检测的准确性，强调空胃检测是必要的。同样的情况也见于胃出血，因此，在胃内出血控制前也不宜检测。

（3）生理盐水与动脉血气必须同时送检。

（4）任何引起胃内压增加的活动，如翻身、坐起均会影响 pHi 测量结果，所以测量过程中应保持患者休息、仰卧位。

（5）反流的碱性肠液与胃酸中和后所产生的额外的 CO_2 对检测结果影响不大，所以 H_2 受体阻滞剂不需要常规使用，但检测过程中禁止使用抗酸剂。

（6）应使用相同型号和品牌的血气机检测动脉血气，以减少误差。

（7）pHi 正常值及其有临床意义的底线尚未被完全确定，但一般认为 pHi = 7.350～7.450 为正常范围，而 7.320 则为最低限，此值可信度能达 90% 以上。pHi 下降是组织酸中毒的综合表现，而组织酸中毒除了可发生于低灌注以外，也可见于低氧血症，后者则是肺功能损害的结果。然而，pHi 监测却是被作为一项胃肠道灌注指标被提出和强调的，因此，证明 pHi 变化在反应胃肠黏膜灌注方面的特异性是评价 pHi 监测功能的重要一环。

三、临床意义

胃肠黏膜内 pH（intramucosal pH，pHi）监测是在 20 世纪 80 年代末正式用于临床的一项新的监测技术。在多器官功能障碍的患者中胃肠道缺血可能高达 80% 以上。虽然 swan - Canz 导管和血流动力学监测进入临床已极大拓展了循环系统的监测能力。但这些方法仍不能解决胃肠缺血的监测问题。由于缺血缺氧可以导致局部组织的乳酸蓄积和酸中毒，因此测量胃肠黏膜组织内的酸度便有可能成为反映其灌注和氧代谢的替代指标。

1. 判断复苏和循环治疗是否彻底和完全　这一概念与胃肠道血运能更敏感地反映循环变化有关。目前将全身监测指标已完全恢复正常、而 pHi 仍低的状态称为"隐性代偿性休克"。"隐性代偿性休克" 的主要危害是导致胃肠黏膜屏障损害、造成细菌和内毒素移位，进而诱发严重的脓毒症和 MODS。为预防这一致死性的威胁，应努力纠正黏膜的缺血和缺氧状态，提高 pHi 至正常。由于 pHi 监测较其他监测方法更敏感和可靠，因此已有作者将其直接用于临床预后早期评估或指导治疗。

2. 早期评估或指导治疗　已有报道将其直接用于临床预后评估或指导治疗。Gys 等也提供类似的报道，记载入院时 pHi 低的患者，37% 在 24h 内死亡，而 pHi >7.320 者全部存活。pHi 可以独立预测 MODS 的发生和患者死亡。

在指导治疗方面，Gutierrez 等将进入 ICU 内的 260 例患者分作两组：一组接受常规的监测治疗，另一组按照 pHi 监测结果进行治疗。在监测过程中，凡出现 pHi <7.350 或较前次监测下降 0.1U 及给予补液、强心等增加氧运送或降低氧耗的附加治疗。结果显示，在入院时 pHi 正常的患者中，按照 pHi 监测结果指导治疗者的存活率明显高于按常规方法治疗者。

3. 预测并发症　Doglio 和 Gys 等在对 pHi 进行预后预测研究的同时，也对 pHi 与并发症的关系进行了研究。结果发现，pHi 低的患者有更容易发生脓毒症和多器官衰竭的倾向。除了上述工作以外，Fiddian-Green 还提供了 pHi 用于预测应激性溃疡大出血的研究报告。通过以上介绍可以看到，pHi 监测技术在设计重症患者许多重要的问题上都已得到了运用，并突出地体现在对各种严重并发症和预后的预测。它们不仅具有安全、无创、经济的优点，更在敏感性、特异性等方面优于其他传统方法，因此具有很大的发展潜力。

四、影响因素

（1）反渗：反流的碱性肠液与胃酸中和后，可以产生额外的 CO_2，导致检测到的 PCO_2 值升高，并进而在进行计算时使结果低于实际 pHi。因此 Heard 主张，在使用导管检测前后应给予 H_2 受体阻滞药以降低胃酸分泌。

（2）较 PCO_2 更令人关注的是 HCO_3^- 的准确性，如前所述，在严重缺血或梗死性缺血的情况下，动脉血 HCO_3^- 不能代表组织间液中真正的 HCO_3^- 而使 pHi 计算值偏高。与此相反，在脓毒状态下，黏膜组织间液实际 HCO_3^- 可能较动脉高，因此使 pHi 计算值较实测值偏低。上述情况表明以动脉血 HCO_3^- 替代组织间液计算 pHi 是影响 pHi 准确性的主要原因。

（3）脓毒症可以导致黏膜内酸中毒和 pHi 下降：但同时研究也表明，脓毒症中的胃肠道血液量和 DO_2 可以正常甚至增加。因此，尽管提出 pHi 测量的初衷是监测胃肠道灌注不足，而且 pHi 对血液下降也确有较强的敏感性和特异性，但血流下降毕竟不是导致 pHi 下降的唯一因素。

（4）pHi 监测是一个反映局部敏感器官氧供与氧需求是否平衡，以及氧利用是否有效的指标。在脓毒症中，胃肠血流量增加却同时伴有 pHi 下降的原因十分复杂，可能与代谢率增加、氧供相对不足或细胞氧利用障碍有关。

（邓　巍）

第三节　经鼻胃管置入术

一、适应证与禁忌证

（一）适应证

（1）胃肠减压（缓解肠梗阻、治疗复发性呕吐，大手术前，腹腔灌洗术前及腹腔置管后、心包穿刺前胃减压）。合并胃肠动力障碍。

（2）鼻饲（食物和药）。

（3）洗胃。

（4）上消化道出血辅助诊断（是否存在出血、评估出血量和出血速度）。

（5）X 线造影辅助诊断。

（6）抽取胃液进行实验室分析。

（二）禁忌证

不存在绝对禁忌证，以下为相对禁忌证或应尽可能避免放置鼻胃管的情况。

（1）食管狭窄。

（2）食管和胃腐蚀性损伤。

（3）严重食管－胃底静脉曲张，有引起难以控制出血可能的患者。

（4）鼻道阻塞或新近鼻腔手术史。

（5）白血病。

（6）面部创伤和颅底骨折，合并脑脊液鼻漏者应尽量避免放置鼻胃管。

（7）新食管创伤和食管手术鼻胃管滑脱，不宜再次置管。

二、操作方法及程序

（1）用品准备：①手套、液状石蜡（或温开水）、水杯和吸管、呕吐物盆。②胃管、20～50ml 注射器、听诊器。③纱布、固定用胶布。④低负压吸引装置、表面麻醉剂和局部缩血管滴鼻剂。

（2）协助患者取坐位、斜坡卧位或仰卧位（视病情而定）。

（3）操作者戴手套，胃管前段（10cm）涂以润滑剂（聚氨酯胃管忌用液状石蜡等油性润滑剂，用温开水润滑），关闭或夹闭胃管末端开口，清洁鼻孔（必要时可用表面麻醉药和缩血管药滴鼻），将胃管顺下鼻道缓缓插入。当其尖端达咽喉部时，嘱患者做吞咽动作或吞咽少量温开水（如患者意识不清，应将其头部略向前倾），同时将胃管徐徐送下，置管深度可根据体表标志估计，由患者鼻尖经耳垂到剑突的距离相当于鼻尖至贲门的距离，成人插入深度一般为 50～55cm。

（4）用注射器抽吸，如有胃液或胃内容物吸出，并测定 pH 判断顶端位置，证明胃管已插入胃腔，如未吸出胃液，可采用下述方法判别其插入部位：①将听诊器放于剑突下，用注射器向胃管内注入空气 10～30ml，如能听到气过水声，表明胃管已进入胃腔。②将胃管末端浸入水中，若见多量气泡自管口溢出，则表明胃管已误入气道，应立即拔出，予以重插。

（5）调整胃管深度，抽尽胃液，固定牢靠，并标示插管深度。固定方法可采用丝线箍紧鼻孔处胃管（切勿紧闭管腔，保持管腔畅通），然后将丝线提至前额，分别用胶布将丝线固定于鼻尖和前额。

三、注意事项

（1）插管过程中，如遇阻力，发生呼吸窘迫、不能讲话或明显的鼻出血，均应将鼻胃管拔除。

（2）记录插管时间、深度。

（3）每日用温开水冲洗胃管，保持胃管通畅。

（4）长期放置胃管可并发中耳炎、肺炎、鼻咽黏膜损伤或感染，故应尽早拔除胃管，置管期间应加强口咽部和鼻腔护理。如0.1%麻黄碱液点鼻。

（5）长期置管者需拔管时忌用暴力，以免损伤黏膜，可在拔管前口服少许液状石蜡。

（邓　巍）

第四节　鼻空管置入术

一、徒手操作法鼻空肠管置入术

（一）适应证

为胃肠十二指肠动力正常患者胃肠减压和肠内营养建立通路。

（二）禁忌证

同经鼻胃管置入术。

（三）操作方法及程序

（1）用品准备：双腔带气囊鼻肠管、螺旋型鼻肠管或单腔带金属头鼻肠管，液状石蜡或温开水、棉签、纱布、胶布、夹子、止血钳或镊子、50ml注射器、听诊器、治疗巾、弯盘，胃肠减压器。

（2）根据应用目的选用双腔带气囊鼻肠管、螺旋型鼻肠管或单腔带金属头鼻肠管，作胃肠减压用，可选择双腔带气囊鼻肠管；作肠内营养用可选择螺旋型鼻肠管或单腔带金属头鼻肠管。检查导管是否通畅。

（3）置入胃腔前的操作程序及方法，同经鼻胃管置入术。

（4）当导管插入胃腔后，不同类型鼻肠管可分别按下述方法操作

1）螺旋型鼻空肠管：置入胃腔后，即可向管内少量注水以激活导引钢丝涂层的润滑材料，便可轻松撤除导引钢丝，使管道远端恢复螺旋状。继续将管道插入15~20cm，临时固定管道使其免受外力牵拉。如果胃动力正常，经过8~12h管道将自行通过幽门（采用消化液酸碱度测定和注气法帮助确定），随后依靠肠蠕动带动导管至屈氏韧带以下20~30cm。胃动力弱的患者，可用甲氧氯普胺（胃复安）或红霉素激发胃动力，用阿托品0.5mg或山莨菪碱10mg松弛幽门管，有助于导管通过幽门。胃、十二指肠动力障碍的患者，需X线或胃镜辅助下置管。由于市售的螺旋型鼻肠管不透X线，确认导管置入空肠可借助X线透视。

2）单腔带金属头鼻肠管：置管入胃腔后，患者取左侧卧位，头高脚低（床头垫高30cm），以0.5cm/min速度协助患者吞管至60cm标记处　切忌急于求成。然后，患者取坐位并上体前倾，反复做深呼吸5~7次。再改取右侧卧位，头低脚高（头睡于床尾），以0.5cm/min速度协助患者吞管至75cm标记处，即可开放引流管，抽取消化液确认导管位置，随后依靠肠蠕动带动导管至目标肠段。

·83·

二、X 线辅助下鼻空肠管置入术

（一）适应证

为胃、十二指肠动力减弱患者胃肠减压和肠内营养建立通路。

（二）禁忌证

同经鼻胃管置入术。

（三）操作方法及程序

（1）用品准备：普通型鼻肠管、液状石蜡或温开水、棉签、纱布、胶布、夹子、止血钳或镊子、50ml 注射器、听诊器、治疗巾、弯盘、胃肠减压器。

（2）普通型鼻肠管置入胃腔前的操作程序及方法同经鼻胃管置入术。

（3）置入胃腔后，在 X 线透视下查看导管头端位置，调整导管使其头端朝向幽门。将导引钢丝退出 5cm，后退导管 2~3cm，再向幽门方向推送导管，重复轻柔推送，直至导管送达幽门。将部分退出的钢丝迅速插入管腔，鼻肠管便可通过幽门。

（4）鼻肠管通过幽门后，继续缓慢插入直至送达屈氏韧带，将钢丝后退 2cm，转动导管头端使其朝向空肠。一旦导管进入空肠，钢丝需再度插入管道，缓慢推进导管，将其送达要求的肠段。

（5）退出导引钢丝，抽吸肠液，观察性状，保持导管通畅。按常规固定鼻肠管，并标示插入深度。

（四）注意事项

（1）放置鼻肠管全程，尤其推送导管时必须在 X 线透视下进行，操作要轻柔，切忌使用暴力。

（2）其他注意事项同徒手操作法鼻肠管置入术。

三、胃镜辅助下鼻空肠管置入术

（一）适应证

为胃、十二指肠动力减弱患者胃肠减压和肠内营养建立通路。

（二）禁忌证

同经鼻胃管置入术。

（三）操作方法及程序

（1）用品准备：普通型鼻肠管、胃镜及异物钳、液状石蜡或温开水、棉签、纱布、胶布、夹子、止血钳或镊子、50ml 注射器、听诊器、治疗巾、弯盘，胃肠减压器。

（2）将鼻肠管润滑后从下鼻道缓缓插入，约进入 25cm 时插入胃镜，观察食管及胃有无病变及狭窄。随着胃镜进入，鼻肠管会自动被带至胃腔。

（3）在胃腔内用异物钳钳夹鼻肠管头端，轻柔操作推送胃镜带鼻肠管至十二指肠降部。

（4）由助手固定鼻肠管鼻腔外部分，异物钳钳夹鼻肠管保持原位，后退胃镜至胃腔。

（5）随后，将异物钳退回胃腔，并钳夹胃腔内鼻肠管管身，放松体表对鼻肠管的固定，再次轻柔地将胃镜推至十二指肠降部带动鼻肠管插入。

（6）重复步骤（3）和（4），直至鼻肠管送达屈氏韧带以远 20～40cm 或根据病情需要送到目标肠段。

（7）助手将鼻肠管保持于原位，缓缓推出胃镜，然后抽出钢丝，按常规固定鼻肠管，并标示插入深度。

（四）注意事项

（1）气管切开患者，胃镜进咽喉部时可能有阻力，可适当抽出气切套管球囊气体有助于胃镜通过。

（2）每次退胃镜时助手要固定鼻肠管，以防鼻肠管脱出。

（3）钳夹胃腔内鼻肠管管身时，胃镜应与管身垂直，便于异物钳钳夹，异物钳夹闭鼻肠管后，应后退异物钳使其靠近胃镜头端，以便于推送胃镜。

（4）操作应轻柔，尤其异物钳钳夹鼻肠管管身推进胃镜时，以免损伤胃肠黏膜或损坏鼻肠管。

（5）其他注意事项同徒手操作法鼻肠管置入术。

（邓　巍）

第五节　经皮内镜下胃、空肠造口术

一、经皮内镜下胃造口术

经皮内镜下胃造瘘造口术（percutaneous endoscopic gastrostomy，PEG）是在内镜辅助下经皮穿刺胃腔造口置管，主要用于营养液管饲或姑息性胃肠减压治疗。

（一）适应证

（1）各种神经系统疾病或肌病导致长期或较长时间丧失吞咽功能。

（2）口腔及食管癌的患者导致吞咽困难。

（3）有正常吞咽功能，但摄入不足，如烧伤、ARDS、厌食、骨髓移植后患者等。

（4）慢性疾病如囊性纤维化，先天性疾病的患者。

（5）胃扭转的治疗。

（二）禁忌证

（1）完全性口咽及食管梗阻、内镜无法通过者。

（2）腹壁广泛损伤、创面感染者。

（3）严重而无法纠正的出、凝血机制障碍者。

（4）大量腹腔积液患者（胃壁无法紧贴腹壁形成窦道，易导致腹膜炎）。

（5）幽门梗阻者。

（6）胃部疾患，尤以胃体前壁病变影响手术操作者。

（7）胃大部切除术后残胃太小，无法从上腹部穿刺进入胃腔者。

（三）操作方法及程序

PEG 有 3 种基本方法：Ponsky - Gsuderer 拖出法，Sacks - Vine 推入法，Russcell 插入法，其中拖出法是 PEG 最主要的置管方法。

1. 器械准备　纤维胃镜，内镜监视器，大号内镜持物钳，PEG 配套包。

2. 术前准备

（1）备皮。

（2）预防性使用抗生素。

（3）患者头侧准备吸引器。

3. 步骤

（1）插入内镜：对上消化道行内镜系统检查，排除 PEG 禁忌证，转患者左侧卧位为平卧位，并使患者头侧向左，双腿伸直，头部稍抬高。

（2）PEG 定位：常规上消化道内镜检查完毕后使内镜前端处于胃体中上部或窦－体交界处并调节内镜使其前端对向胃前壁。持续向胃腔内大量充气使胃呈扩张状态并始终保持之。助手根据腹壁观察到自胃腔内射出的光团，用手指按压局部腹壁，术者根据胃腔内观察到的自腹壁向胃腔内按压的隆起，指导助手移动指压位置，最后选择 PEG 的最佳位置，并进行体表位置标记，同时术者固定内镜前端位置不变，持续充气保持胃腔内的张力。

（3）助手进行 PEG 定位点：周围皮肤局部消毒，铺洞巾。于定位点进行局麻，而后对准胃腔方向穿刺至胃腔，准确地穿刺入胃腔可于内镜视野下观察到穿刺针。

（4）穿刺：于局麻针头穿刺点，采用穿刺器直接穿刺腹壁、胃壁入胃腔。内镜观察到穿刺器前端后，保持穿刺器外套管位置，抽出穿刺管内芯，并保持患者安静。

（5）拉出技术：经穿刺器外套向胃腔内插入牵引线使其暴露于内镜视野内，经内镜工作通道插入持物钳，牢靠抓住牵引线，并逐渐回退内镜将牵引线引出口腔。术者将牵引线头侧端于 PEG 管前端的牵引线紧紧栓死，助手左手固定穿刺器外套，右手缓慢均匀用力拉出牵引线和 PEG 管引线。当 PEG 管前尖端拉至与穿刺器外套前端接触后将有阻力增大感觉，此后用力将 PEG 管引线与穿刺器外套一起拉出，此时 PEG 管也将随之引出体外。保持胃腔内胃壁和腹壁挤压张力适当的情况下外固定胃管，避免压力过大以预防压迫性胃黏膜或皮肤坏死、感染或胃管脱落。剪除 PEG 管前尖端，安装接头，敷料覆盖创面，结束手术。

（四）注意事项

（1）PEG 置管之前，应利用胃镜进行全面的检查。

（2）针对腹壁不能透光的情况，有人提出"安全通路"的技术，可以帮助确定胃造口的准确位置。方法：使用 20ml 注射器进入预定到达胃腔的部位，回抽并缓慢进入腹壁，如有空气进入注射器内，而胃镜同时在胃腔内看见注射针头，表明通路是安全的。

（3）当胃造口管不足需要或没有功能时，应考虑进行胃造口管的去除或更换。

二、经皮内镜下穿刺空肠造口术

经皮内镜下穿刺空肠造口术（percutaneous endoscopic jejunostomy，PEJ），即经皮穿刺内镜下置管法空肠造口术，主要用于禁忌或不能适应经胃营养的患者，也用于其他需要空肠造口而需避免开腹手术的情况。

（一）适应证

（1）胃食管反流或胃动力障碍。

（2）急性胰腺炎。

（3）上消化道不全梗阻。

（4）高位肠痿、胆痿、胰痿。

（二）禁忌证

同 PEG。

（三）操作方法及程序

1. 器械　纤维胃镜或小肠镜，内镜监视器，大号内镜持物钳，PEJ 配套包。

2. 术前准备　同 PEG。

3. 步骤

（1）直接法：其基本方法同 PEG 技术，不同点是造痿位置位于小肠内。内镜深插入至小肠一定部位，选择最佳位置，直视下采用里应外合的方法，其技术难点为：①小肠肠腔狭小，肠蠕动极活跃，较难始终保持基本肠腔扩张状态；②体表位置不够固定，穿刺的部位取决于腔内位置，而且穿刺距离较远。

（2）间接法（即经皮内镜下穿刺胃空肠造口术，percutaneous endoscopic gastrojejunostomy，PECJ）：第 1 步同 PEG 技术；第 2 步插入胃镜。通过内镜工作通道插入持物钳，牢靠抓住小肠管前端，使小肠管随同内镜的插入通过幽门，并逐渐深插内镜。退镜过程中，夹持小肠管一边插入持物钳，一边退镜，持物钳向上移动位置，反复多次，即可达到保持小肠管位置，小心退出内镜防止小肠管移位。

（四）注意事项

造痿管的取除：患者恢复经口饮食或不需保留造痿管时，即应取除造痿管。虽然可以通过直接拔或仅剪断体外端使其腔内端自行排除，但这种方法可造成穿孔或肠梗阻发生，不宜使用。最安全而有效的方法是内镜取除方法。使用持物钳，直视下牢靠抓持造痿管的腔内端，剪除体外端，而后退出内镜，经口取除腔内造痿管残端。

（邓　巍）

第六节　肠内营养支持（EN）

EN 是经口服、鼻胃管、鼻空肠营养管、胃造痿管或空肠造痿管进行营养支持，是正常的生理性途径。实施肠内营养时，食物通过肠道有助于改善门静脉系统循环，改善肠道血液灌注与氧的供给；促进肠道激素与免疫球蛋白的释放，提高患者的免疫功能；刺激消化液和胃肠道激素的分泌，促进胆囊收缩、胃肠蠕动；维持肠黏膜细胞结构与功能的完整性；维护肠黏膜屏障功能，防止肠道细菌、内毒素移位，明显减少肠源性感染的发生；并且营养因子经门脉系统进入肝脏，对物质的吸收有一定的选择性。因此，只要胃肠功能允许，应尽量采用肠内营养。

肠内营养应用的中心法则：如果能肠内就不肠外，如果肠道功能正常就应用肠道，如果一段肠道功能正常，就利用这一段肠道，如果肠道有一部分消化功能，就利用这一部分消化功能。黎介寿院士提出危重患者可同时使用 PN 与 EN，以达到互补的作用。

一、肠内营养的适应证

胃肠道功能存在或部分存在，但不能经口正常摄食的重症患者，应优先考虑给予 EN，只有 EN 不可实施时才考虑 PN。重症患者在条件允许时应尽早开始肠内营养，通常早期 EN 是指"进入 ICU 24～48h 内"，并且血流动力学稳定、无 EN 禁忌证的情况下开始肠道喂养。

二、肠内营养的禁忌证

当重症患者出现肠梗阻、肠道缺血时，肠内营养往往造成肠管过度扩张，肠道血运恶化，甚至肠坏死、肠穿孔、严重腹胀或腹腔间室综合征时，肠内营养增加腹腔内压力，高腹压将增加反流及吸入性肺炎的发生率，呼吸循环功能进一步恶化。因此，在这些情况下应避免使用肠内营养。对于严重腹胀、腹泻，经一般处理无改善的患者，应暂时停用肠内营养。

三、肠内营养途径选择与营养管放置

肠内营养液的输入包括口服和管饲。如果患者有吞咽功能，应首选口服。口服的肠内营养液对渗透压要求一般并不十分严格，因为胃液对营养液有缓冲作用。口服每次 1 份（200～300ml），每日 6～10 次。应该保证给予患者充足的热量供应。如果患者昏迷或不具备吞咽功能，则应进行管饲喂养。管饲可采用鼻胃管、鼻空肠、经皮内镜下胃造口（percutaneous endoscopic gastrostomy，PEG）、经皮内镜下空肠造口术（percutaneous endoscopic jejunostomy，PEJ）、术中胃－空肠造口或经肠瘘口等途径进行肠内营养。

1. 经鼻胃管途径　常用于胃肠功能正常，非昏迷以及经短时间管饲即可过渡到口服饮食的患者。优点是简单、易行。缺点是增加反流、误吸、鼻窦炎、上呼吸道感染的发生率。

2. 经鼻空肠置管喂养　优点在于因导管通过幽门进入十二指肠或空肠，降低反流与误吸的发生率，增加患者对肠内营养的耐受性。但在喂养的开始阶段，营养液的渗透压不宜过高。如经鼻置入螺旋胃管；螺旋胃管具有螺旋记忆功能，管道前端约23cm 段形成直径大约3cm 的圆环环绕 2.5 圈，插入撤除引导钢丝后，由于材料的记忆功能，管道远端呈螺旋状，有利于通过幽门，胃动力正常或有部分胃动力时，8～12h 鼻肠管可自行通过幽门并以理想状态停留在小肠。固定时要留出 10～20cm 的足够长度或深插 75～85cm，12～24h 后 X 线确定位置后实施肠内营养。

3. 经皮内镜下胃造口（PEG）　PEG 优点是去除了鼻管，减少了鼻咽与上呼吸道的感染并发症，可长期留置营养管。适用于昏迷、食管梗阻等长时间不能进食，但胃排空良好的重症患者。

4. 经皮内镜下空肠造口术（PEJ）　PEJ 在空肠营养的同时行胃腔减压，可长期留置。其优点除减少了鼻咽与上呼吸道感染的并发症外，也减少了反流与误吸的风险，并在喂养同时可行胃十二指肠减压。尤其适于有误吸风险、胃动力障碍、十二指肠淤滞等需要行胃肠减压的重症患者。

重症患者往往存在胃肠动力障碍，肠内营养时容易导致胃滞留、呕吐和误吸。与经胃喂养相比，经空肠喂养能减少上述情况与肺炎的发生、提高重症患者热量和蛋白的摄取量，同时缩短达到目标肠内营养量的时间，但留置小肠营养管需要一定的设备和技术条件。因此，有条件时应常规经空肠营养；若技术设备受限时应对不耐受经胃营养或有反流和误吸风险的重症患者选择经空肠营养，这些情况包括胃潴留、连续镇静或肌松弛、肠道麻痹、急性重症胰腺炎患者或需要鼻胃引流的患者。

四、肠内营养液的输注方式

通常有一次性输注、间歇输注和持续性输注 3 种方式。

1. 持续性输注　通过重力或肠内营养泵均匀输注。营养液可以 24h 连续输入，也可以输入 18~20h 后，停 4~6h。开始时滴注速度应缓慢。第一日为 30~40ml/h，如果患者没有不适，以后可以逐天增加输入量，增加速度为 20ml/（h·d），最大输入速度为 100~125ml/h。持续性滴注的优点：不容易发生胃潴留和误吸；胃肠容纳好，较少出现恶心、呕吐、腹泻等消化道问题；吸收较为容易，营养液利用充分，效果好。持续滴注尤适合空肠造口或置管，因为空肠是以慢蠕动方式吸收营养液，因此经肠道注入营养液应持续进行，因内压不均，滴速难以控制，避免了因容量和渗透压作用所致的急性肠扩张"倾倒"综合征和腹泻，应采取恒速泵或胃肠泵控制滴速。

2. 间歇输注　在 1~2h 的时间内将一瓶（通常 500ml）营养液输注给患者，每日 3~4次，可按通常的用餐时间进行。用于年轻人胃肠功能较好的患者；与持续滴注相比，发生腹泻、恶心呕吐、胃潴留的风险要大。误吸发生率高，尤其是老年人。但患者有较多的自由活动时间。

3. 一次性推注　每天数次，将营养液定时用注射器缓慢地推注。一般由少量开始（大约 100ml/次），渐增至最大量 250ml/次。该方法易发生胃潴留、腹泻、反流、误吸等，不利于营养液的消化和吸收，患者不适感明显。

五、肠内营养制剂的选择

1. 短肽类制剂　氮源为乳清蛋白水解后形成的短肽，生物利用度较高。其脂肪来源为中链脂肪乳和长链脂肪乳的混合物（1：1），可以保证患者获得足够的必需脂肪酸。该产品渗透压较低，因而可以减少因渗透压过高所导致的腹泻。但口感较差，部分患者用后较易发生腹胀，代表产品为百普素和百普力。

2. 整蛋白制剂　蛋白质结构完整，口感较好，渗透压较低。有较强的刺激肠蠕动的作用。此类产品较多，如瑞素、瑞高、安素等。

3. 整蛋白纤维型制剂　是目前比较推崇的营养制剂。膳食纤维是结肠黏膜的营养物质，能够刺激结肠黏膜增殖，避免肠黏膜萎缩，增加粪便容积，预防便秘和腹泻，并提供大约5% 的热量。常用产品有瑞先和能全力。适用于需要保护肠黏膜屏障的危重患者和长期肠内营养支持的患者。

六、肠内营养的监测及其管理

1. 喂养管的管理

（1）喂养开始前，必须确定导管的位置。

（2）妥善固定喂养管，防止脱落移位：可采用一条长度适宜的细带将其中部固定在靠近鼻孔的鼻饲管上，两边绕头一圈系于一侧耳后，可避免因长期使用胶布固定刺激皮肤引起的不适。对烦躁的患者应适当约束，以免自行拔除鼻饲管。

（3）保持喂养管通畅，每次喂养前后应用50ml无菌水冲洗导管，喂养期间应每4~6h冲洗1次，以防止营养物沉积于管腔内堵塞导管，应用高浓度营养液时更应如此。

（4）每日检查鼻、口腔、咽喉部有无不适及疼痛，防止喂养管位置不当或长期置管引起的并发症。

2. 输注管理

（1）输注体位：重症患者往往合并胃肠动力障碍，头高位可以减少误吸及其相关肺部感染的可能性。实施肠内营养时患者应取头高30°~45°半卧位，以减少误吸发生率。

（2）注意营养液输注的"三度"，即温度、浓度、速度以及量：尤其开始输入时，应严格掌握速度不能过快（<30~40ml/h）、浓度不能过高（<350mOsm/L）、温度不能过低（≥37℃）、量不能过大（<600~800ml/d）的原则。待患者适应后分别、逐渐增加速度、浓度和量。输入体内营养液的温度应保持在37℃左右，低于30℃易引起胃肠道并发症如呕吐、腹泻等。可采用电热加温器等方法为营养液加温。

（3）输注时观察患者反应：有无腹痛、恶心、呕吐、腹胀等症状。如患者不能耐受，应及时减慢输注速度或停止输注。

（4）喂养管给药：尽可能以液体形式给药，如不能，则应将片剂充分压碎后用水溶解。容易造成堵管；并可因无法完全溶解药物而造成用药剂量不足；带有抵抗胃液包衣的药物和缓释剂，不能被压碎后使用。

（5）肠内营养液配制：应按照医嘱严格按配制程序进行。洗手戴口罩；注意无菌操作和无菌技术；严格保持液体的洁净，避免营养液被污染，配制的各种容器均应清洁，煮沸消毒后使用。现用现配或每日配制当日量，以500ml容器分装，并在4℃冰箱中存放。配好的制剂在容器中悬挂不应超过4~6h，防止污染。分装营养液的容器上应标明患者的姓名、床号、营养液名称、营养液浓度、配制日期及时间。输注导管和营养液容器应每日更换1次。

（6）口腔护理：大多数经鼻腔置管的患者会用口腔呼吸，从而导致口腔和舌头干燥。清醒患者可以让患者嚼口香糖以增加唾液的分泌。昏迷患者，应作好口腔护理，注意口腔炎特别是真菌性口腔炎的发生。

七、肠内营养的并发症

1. 机械性并发症　主要包括置管损伤及导管堵塞或位置改变。预防措施主要是加强护理监测，掌握熟练置管技术，选择优质的喂养管。

2. 胃肠道并发症　主要包括恶心呕吐、腹泻、腹胀及便秘等。腹泻和腹胀，最常见，一般发生率为25%，ICU为63%。应根据不同的原因作相应的处理。如输注时注意营养液渗透压勿过高；速度勿过快；量勿过大；温度要适宜。一旦腹泻应及时减慢输注速度或停止输注。

3. 感染性并发症　主要是误吸或反流引起吸入性肺炎，胃潴留的患者更易发生。预防措施如下：在输注营养液时，取上身抬高30°~45°半卧位；滴注速度均匀缓慢；雾化吸入及吸痰应在空腹时操作，避免剧烈咳嗽；采用空肠造口或置管。经胃营养的患者应严密检查胃腔残留量，避免误吸的危险，通常需要每6h后抽吸1次腔残留量，如果潴留量≤200ml，可维持原速度，如果潴留量≤100ml可增加输注速度20ml/h，如果残留量≥200ml，应暂时停止输注或降低输注速度。检查胃潴留时，应在1h前停止管饲。

（邓　巍）

第七节　药理营养素的临床应用

某些营养底物已不再是单纯为提供或补充营养，而是作为疾病治疗的"药物"来调理代谢紊乱，调节免疫功能，增强机体抗病能力，从而影响疾病的发展与转归。应用营养素的药理作用已逐渐成为当今 ICU 常规治疗的项目之一。

在严重应激后体内某些营养素发生了明显的改变，并由此确定重症患者的预后，这类营养素应视为在特殊时期具有治疗作用的药物。其中一些可以特定方式刺激免疫细胞，增强应答能力；维持正常、适度的免疫反应，调控细胞因子的产生和释放，从而有助于减轻有害的或过度的炎症以及支持肠黏膜屏障结构与功能等。这类营养元素被称为"免疫营养素"。在标准的营养配方基础上，添加某些具有特殊作用的营养物质，利用其药理学作用达到治疗和调节机体代谢与免疫功能的目的。这方面研究较多的主要有：谷氨酰胺、ω-3 脂肪酸、精氨酸、膳食纤维以及含有乳酸杆菌、双歧杆菌的生态免疫营养等。随着危重病医学与临床营养的发展，近年来免疫营养制剂越来越多地应用于重症患者的肠内与肠外营养支持，并获得了较明显的临床效果，但也仍存在一些问题需要进一步研究探讨。

一、谷氨酰胺

1. 机制　谷氨酰胺是条件必需氨基酸，是肠黏膜、肾脏及免疫细胞等的重要能源物质，具有促进蛋白质合成、维护肠黏膜屏障的防御功能以及改善细胞免疫功能的正性作用。早年的许多研究证明，创伤、烧伤、感染等应激状态下，血浆与骨骼肌内谷氨酰胺含量明显下降，出现肠黏膜萎缩，肌肉谷氨酰胺降低与病死率相关。谷氨酰胺血清水平与病死率的关系不同报道不一，但谷氨酰胺血清水平与医院病死率及 APACH Ⅱ 评分的相关性已经证实。

作为免疫细胞和肠黏膜细胞的主要原料，谷氨酰胺的补充有着重要的意义。谷氨酰胺在小肠吸收较好，可促进肠黏膜细胞的生长、维护肠屏障完整、防止细菌易位。并通过增加小肠对葡萄糖的吸收和肝细胞对葡萄糖的摄取来调节血糖水平。补充药理剂量的谷氨酰胺将有助于促进免疫功能及肠黏膜屏障，改善其预后。

单中心前瞻性研究显示，ICU 重症患者经肠外途径补充药理剂量的谷氨酰胺二肽 [0.5g(kg·d)]，感染、急性肾衰等并发症的发生率降低，且 5 个月生存率高于普通肠外营养组（24/42 对 14/42，P = 0.049）。此外，涉及感染、多发创伤以及大手术后的重症患者应用谷氨酰胺强化的免疫增强型肠内营养的临床研究也显示，经肠道补充谷氨酰胺有较好的耐受性，能够减轻炎症反应，降低感染性并发症的发生率，降低了重症患者的住院时间与医疗费用。

2. 补充途径　不同供给途径其药代动力学的作用效果亦是不同的。除烧伤患者外，添加谷氨酰胺的研究主要来自于肠外途径补充。完全肠外营养支持（TPN）时添加药理剂量的谷氨酰胺得到了普遍的认同。早年有关烧伤患者的临床研究表明，与普通肠内营养制剂相比，谷氨酰胺强化的肠内营养，使感染发生率与病死率明显降低。1 项 Ⅰ 级和 2 项 Ⅰ 级研究，烧伤和创伤患者应考虑肠内补充谷氨酰胺。还没有足够的临床资料支持肠内途径补充谷氨酰胺能使其他重症患者更大获益。因此，接受 TPN 的重症患者推荐补充药理剂量的谷氨酰胺。

3. 补充剂量　谷氨酰胺单剂≥0.3g（kg·d），谷氨酰胺二肽≥0.5/（kg·d）被认为是谷氨酰胺有效的药理剂量。

4. 补充时机　接受 TPN 的重症患者应尽早添加药理剂量的谷氨酰胺。

5. 补充时的注意事项　肾功能障碍，氮质血症患者应慎重，老年患者应用中应注意尿氮排泄能力的监测。

二、多不饱和脂肪酸（ω-3 脂肪酸，鱼油富含）

1. 机制　ω-3 脂肪酸通过影响花生四烯酸代谢途径，可竞争性地降低 PGE_2 产物的合成，其代谢产物为二十烷五烯酸（EPA）和二十二烷六烯酸（DHA）；ω-3 脂肪酸还可影响细胞膜的完整性、稳定性和流动性，影响细胞运动、受体形成、受体与配体的结合等，从而减少细胞因子（TNF 和 IL-1、IL-2、IL-6）的分泌和释放，并促进巨噬细胞的吞噬功能，下调炎症反应，调节免疫功能。因此，理论上补充 ω-3 脂肪酸可影响炎症介质、细胞因子的调控，由此改善免疫代偿和减轻严重创伤、感染时的全身炎症反应。

2. 补充途径　近年来有关肠外与肠内途径补充 ω-3 脂肪酸的临床研究，均显示出其在调控重症患者免疫炎症反应，降低病死率等改善重症预后方面的正性的效果，但这一作用与疾病的严重程度有关，炎症反应轻和无器官功能障碍的围术期重症患者似乎并未显示出特殊的优势。2006 欧洲前瞻性多中心调查显示：661 例腹部大手术、腹腔感染以及包括颅脑外伤在内的多发创伤等接受"TPN 治疗的外科重症患者，添加药理剂量的鱼油脂肪乳剂 3 天以上，患者病死率下降，抗生素使用与感染的发生率降低，住院时间缩短等"。另一值得关注的效应是其对 ARDS 患者肺功能影响及对 ARDS 预后的改善作用。研究表明，ω-3 脂肪酸可使肺动脉压下降，改善肺血管通透性，由此改善氧合、降低 ARDS 病死率。新近的欧洲一项有关严重感染、感染性休克合并 ARDS 重症患者应用含硅油与抗氧化营养素（维生素 E、维生素 C、胡萝卜素等）的肠内营养制剂的多中心研究证实，应用该药理肠内营养制剂的重症患者，生存率明显提高，机械通气与住 ICU 时间均明显缩短，由此获得了改善预后的效果。

3. 补充剂量　目前研究显示，ω-3 脂肪酸改善预后的效果呈现剂量依赖的特点，多数研究应用剂量不超过 0.2g/（kg·d），也有认为早期在调控炎症反应时的药理作用剂量更高，可至 0.5g/（kg·d）。

三、精氨酸

精氨酸的作用表现在除营养支持外，还具有独特的调节免疫作用。研究集中在精氨酸对人体淋巴细胞反应和胶原合成的作用上。精氨酸的重要作用之一在于增强机体免疫功能，通过刺激 T 细胞增殖及提高人外周淋巴细胞对伴刀豆球蛋白（Con A）与植物血凝素（PHA）的增殖反应，增加 CD4/CD8 比值、NK 细胞数目与活性、IL-2 分泌来实现，从而使机体对感染的抵抗能力提高。此外，精氨酸还支持一氧化氮的生成，它是使平滑肌舒松和调节血液流动的重要物质。精氨酸的促合成作用主要是通过刺激某些代谢激素的分泌来实现的，研究表明，补充药理剂量的精氨酸，可刺激胰岛素、胰高血糖素分泌，刺激垂体释放生长激素和泌乳素，并可促进肝脏释放 IGF-1，通过对这些激素的作用影响应激后的蛋白质合成，改善氮平衡。此外，还可通过增加胶原合成来促进伤口愈合。

应激状态下，精氨酸是体内不可缺少的氨基酸，通过促进蛋白质合成，改善氮平衡来调整重症患者的营养状态。同时通过上调机体的免疫功能来提高其对感染的抵抗能力。手术后和创伤患者 EN 中添加精氨酸能缩短其住院时间，并具有缩短住 ICU 时间的趋势。尽管精氨酸对外科围术期和创伤者临床应用中得到肯定，但是重症患者肠内营养时补充精氨酸者并未显示其益处。特别是精氨酸作为 NO 合成的底物，在上调机体免疫功能与炎症反应方面亦具有双刃剑的作用。对严重应激早期重症患者的多项临床研究显示，添加精氨酸的 EN 并不能降低其病死率，且也不能降低感染的发生率。从理论上讲伴随着自由基的产生出现的灌注效应应引起注意，权衡利弊，由精氨酸引起的在细胞水平内的血流改变将影响代谢功能。

四、膳食纤维（dietary fiber，DF）

应用含纤维的肠内营养配方具有增加排便量及粪便中肠道菌的含量，在肠内营养早期合并有腹胀的患者可考虑应用。研究中认为营养价值较大、富含糖醛酸的可溶性膳食纤维（soluble dietary fiber，SDF），包括果酸、树胶和植物多糖等，其主要分解代谢的部位是结肠。SDF 在结肠内迅速被结肠内的厌氧菌酵解，代谢终产物中具有重要生理意义的是短链脂肪酸（shortchain fatty acid，SCFA）如：丁酸盐、醋酸盐、丙酸盐，短链脂肪酸是肠道生态菌与结肠鞘膜重要的能源物质，尤其是丁酸盐。可刺激结肠上皮增殖，防止肠黏膜萎缩，增加结肠血流与组织灌注，从而改善肠道黏膜屏障功能，维护结肠微生态生物群，减少细菌易位，进一步影响结肠、小肠的结构与功能。SCFA 是不能内源合成的，如 DF 摄入减少或结肠内生态菌减少时，则可出现 SCFA 缺乏并导致 ATP 缺乏而影响结肠黏膜的结构与功能。目前尚无能够用于推荐重症患者应用含纤维 EN 制剂影响预后的证据。

（邓 巍）

第八节 营养支持中的血糖监测

应激性高血糖本身即是 ICU 中普遍存在的一种临床现象，研究表明其发生率高达 91%，无论既往是否合并有糖尿病史，而且来自于成人及儿童的临床研究均显示：血糖升高程度与患者的并发症及病死率相关，血糖升高已成为一独立因素影响着重症患者的预后。主要与应激后神经内分泌系统的激活有关。而高血糖会进一步加重机体的氧化应激，促进炎症因子的释放，诱发全身炎症反应，进而直接影响危重患者的预后，使感染发生率增加、机械通气时间和住 ICU 及住院时间延长、多器官功能障碍综合征的发生率及病死率增加。2001 年新英格兰医学杂志报道的 Van denBerghe 教授的大样本单中心前瞻研究，外科 ICU 手术后重症患者在营养支持同时，采用强化胰岛素治疗严格控制血糖于正常范围 4.4 ~ 6.1mmol/L，即（80 ~ 110mg/dl），结果显示多项预后相关指标均得到明显改善，病死率降低达 3.4%，获得了令人震惊的结果。而后续的多项研究则未能证实上述结果，且严格控制血糖组的低血糖发生率明显增加。因此目前认为对危重患者的血糖水平应进行适度控制，即血糖 > 10mmol/L 时启动胰岛素治疗，目标范围为 7.8 ~ 10.0mmol/L。

血糖管理方案是实现应激性高血糖控制的必要手段。血糖控制方案是实施血糖管理的保障，在 ICU 患者血糖控制策略实施的过程中，以下几点应注意：

（1）血糖增高的程度与应激状态及疾病严重程度密切相关，一些治疗本身由于重症患者病情以及治疗措施的多变性，增大了血糖控制难度，如合并严重感染、SIRS 和持续肾替代治疗等，均会增加血糖水平与波动。因此，需要加强监测，30min 至 1h，及时调整胰岛素用量，防治低血糖发生。

（2）营养处方的非蛋白质热量中的葡萄糖量及其输注速度直接影响着患者的血糖水平，般不超过 200~250g/d。营养液以外的治疗尽量应用无糖液体，以免增加血糖的波动。

（3）营养液输注时保持匀速，新一天开始时，参考前一天单位时间胰岛素用量，缩短再调整时间。

（4）应用影响糖代谢药物时（如糖皮质激素、生长激素、生长抑素等），往往需要增加胰岛素量及血糖检测频度。

（5）严密的血糖监测是实现安全有效血糖控制、减少低血糖事件的保证。总之，任何形式的营养支持，应配合强化胰岛素治疗，控制血糖水平，并应注意避免低血糖事件的发生。

（6）护理

1）加强专业知识培训：护士要充分认识重症患者控制高血糖、避免低血糖、保持血糖平稳的重要性，了解血糖控制的目标，掌握胰岛素输注的调整方法。同时医护加强沟通，密切配合，共同参与研究，确保血糖控制达到理想目标。

2）正确监测血糖：保持重症患者血糖平稳，密切监测血糖是必须的，而血糖监测的准确性将直接影响到血糖控制方案的严格执行，快速血糖测定是一种快速有效监控血糖的手段，但在护理实践中许多因素可影响其测定的准确性。指端皮肤消毒方法对测定结果会产生一定的影响。75% 乙醇与 0.1% 氯己定均可对手指消毒，而氯己定黏性对皮肤刺激小，对结果影响较小，应首选。而乙醇能扩张毛细血管，使血流加速，从而使局部血糖降低。使用 75% 乙醇消毒皮肤后需待手指末端皮肤干燥后再采血，否则水分稀释血液，而且乙醇也会对试纸上的氧化酶产生影响，从而导致测量值不准确。现在临床上使用的血糖仪多是通过比色感应来测定血糖值，为避免因子干扰比色感应而影响结果的准确性，对此类血糖仪不主张用碘酒消毒。

毕惠敏等研究显示，不同手指指端血糖值存在差异。69% 的被测试者无名指血糖值高于示指血糖值，近 25% 的被测试者示指血糖值超过无名指，因此需密切监测血糖值的患者在一段时间内我们相对固定在同一手指指端采血。一般选择左手无名指尖两侧指甲角皮肤薄处为佳。专用采血针进针深 2~3mm，以针尖刺到皮肤乳头层毛细血管为宜，自然流出血液使血珠呈绿豆粒大小即可，采血不足可导致血糖值偏低，采血过多也会造成血糖值有偏差。快速血糖仪也存在一定局限性，微量血糖仪测定血糖浓度范围最高只能达到 33mmol/L，血糖值过高时快速法测定血糖是不可靠的，应抽静脉血化验，以免诊断失误。快速血糖仪和试纸应置于干燥处保存，定期校正，防止潮湿，以免影响血糖值的准确性。

3）胰岛素的使用

A. 胰岛素负荷剂量及起始输注速度：在胰岛素微量泵输注时，先用 1U/ml 常规胰岛素 5ml 冲洗微量泵输注管，以饱和输注管的胰岛素吸附位点。使用胰岛素时，应该严密监测输注胰岛素患者电解质，尤其是血钾。当血糖值高于或等于 10mmol/L 时，将血糖值除以 4，取一位有效数字，为胰岛素首剂负荷剂量及起始输注时速，例如初始血糖为 20mmol/L，则胰岛素首剂为 5U 静脉推注，起始胰岛素输注速度为 5U/h；如初始血糖为 12mmol/L，起始胰岛素输注速度为3U/h。另外，对于合并糖尿病酮症酸中毒危重患者，采用小剂量中性胰岛素降糖，用量为每小时每公斤体重0.1U。

B. 监测血糖值：对低血压和严重水肿患者，毛细血管血糖（指尖血糖）可能不准确，应静脉采血。输注胰岛素负荷剂量后，每小时测1次血糖，直至连续3次血糖值在目标值7.8~10.0mmol/L范围内，改为每2h测1次血糖。当血糖值已稳定12~24h，临床症状没有明显变化并且营养摄入没有明显改变时，血糖可改为每4h测定1次。但如果血糖超出目标值时需要调整胰岛素输注速率。临床情况改变，使用可能影响血糖的升压药或肾上腺皮质激素，开始或终止血液净化，开始或终止营养支持或调整其速度时，应该考虑短期恢复每小时检测1次血糖，直至血糖值再次稳定。如果血糖变化迅速（即使在理想范围）或在严重范围，如<3.5mmol/L或>20mmol/L，则需要30min测1次血糖。

C. 胰岛素维持剂量输注速度调整：胰岛素输注速度应根据血糖测定值调整。注意输注肠外营养（PN）和肠内营养对血糖的影响：肠外营养液及含糖静脉治疗液，须以GS：RI=3~4：1比例加中性胰岛素（RI），肠内营养时降糖选择是微量泵输RI还是皮下注射RI，依进食方式定。持续输注肠内营养者，则泵注射，剂量同上。顿服匀浆者，则按餐前皮下注射RI，餐前30min测MBG，当MBG>7.8mmol/L时，RI量等于测得MBG减（2±2）。

D. 防止低血糖发生：胰岛素静脉输注是控制和维持危重患者血糖的理想治疗方案，但应防止低血糖的发生，因低血糖的危害更甚于高血糖。严重低血糖时，可使危重患者各脏器功能进一步恶化，血糖<2.2mmol/L时，可导致神经系统不可逆性损害，促发脑卒中、心律失常、心肌梗死甚至死亡。故迅速发现和纠正低血糖非常重要。低血糖患者多发生在禁食、病情极危重尤其合并肾功能衰竭患者、胰岛素过量时，往往同时发生生命体征的变化，如心率加快、血压下降、大汗等，因此，在应用胰岛素的同时，护士应密切监测血糖，尤其夜间或停止肠内和肠外营养时，以减少低血糖的危险。

（邓　巍）

参考文献

1. 刘大为. 实用重症医学. 北京：人民卫生出版社，2010.
2. 王辰. 重症监护ABC. 北京：中华医学电子音像出版社，2012.
3. 应明英. 实用危重病监测治疗学. 北京：人民卫生出版社，2008.
4. 曾因明，孙大金. 重症监测治疗与复苏. 上海：上海科学技术出版社，2006.

第四章 神经系统的监测技术

第一节 腰椎穿刺术

一、适应证与禁忌证

（一）适应证

（1）诊断脑膜炎、脑炎、脑血管病变、脑瘤等神经系统疾病。

（2）测定颅内压力。

（3）鞘内给药。

（4）判断蛛网膜下腔是否阻塞。

（二）禁忌证

（1）颅内占位性病变伴有明显颅内压增高或脑疝迹象，特别疑有后颅窝占位病变者。

（2）患者处于休克、衰竭或濒危状态者。

（3）穿刺点局部皮肤、软组织或脊椎有感染性疾病者。

（4）颅后窝有占位性病变者。

（5）脊髓压迫症的患者，如高位脊髓病变者。

（6）严重凝血功能障碍者。

二、操作方法及程序

（1）患者侧卧于硬板床上，背部与床面垂直，头部俯屈至胸，两手抱膝紧贴腹部，使躯干尽可能弯曲呈弓形；或由助手在术者对面用一手挽患者头部，另一手挽双下肢腘窝处并用力抱紧，使脊柱尽量后凸以增宽椎间隙，便于进针。

（2）通常以髂后上棘连线与后正中线的交会处为穿刺点，相当于第 3～4 腰椎棘突间隙，有时也可在上一或下一腰椎间隙进行。

（3）常规消毒皮肤后戴无菌手套、盖洞巾，用 2% 利多卡因自皮肤到椎间韧带做局部麻醉。

（4）术者用左手固定穿刺点皮肤，右手持穿刺针以垂直背部、针尖稍斜向头部的方向缓慢刺入。当针头穿过黄韧带与硬脊膜时，有阻力突然消失的落空感。此时可将针芯慢慢抽出（以防脑脊液迅速流出，造成脑疝），可见脑脊液流出。

（5）放液前先接上测压管测量压力。

（6）撤去测压管，收集脑脊液 2～5ml 送检。

（7）将针芯插入后一起拔出穿刺针，穿刺部位以无菌敷料覆盖。

（8）去枕平卧（或俯卧）4~6h，以免引起术后低颅压头痛。

三、注意事项

（1）疑有颅内压升高者必须先做眼底检查。

（2）穿刺时出现意识、呼吸、血压、脉搏等明显异常时，立即停止操作，并作相应处理。

（3）鞘内给药时，应先放出等量脑脊液，然后再将等量置换性药液注入。

（刘林刚）

第二节　颅脑微创钻孔引流术

颅脑微创钻孔引流术创伤小、手术快速简单、并且疗效好、治疗周期短。

一、适应证与禁忌证

（一）适应证

（1）慢性、亚急性硬膜下血肿；慢性、亚急性硬膜外血肿。

（2）脑叶和基底节区出血量≥30ml、脑室内出血，形成梗阻性脑积水者、小脑和丘脑出血量≥10ml者。

（3）外伤性颅内血肿。

（4）脑脓肿、脑囊性变。

（5）活检。

（二）禁忌证

（1）颅脑出血并发脑疝晚期。

（2）合并严重心、肺、肝、肾等重要器官功能障碍。

（3）生命体征不平稳，血压进行性升高，高度怀疑再出血。

（4）由凝血机制障碍、动静脉畸形（AVM）、颅内动脉瘤等病变引起的脑内血肿。

（5）脑死亡状态。

（6）穿刺部位有感染者。

二、操作方法及程序

（1）心电监护。

（2）一般采用局部麻醉。

（3）钻孔位置尽可能选择最厚层面，根据头颅CT结合定位。

（4）根据血肿位置及大小选择钻单孔或钻双孔。

（5）钻孔后，选择柔软的导管以生理盐水进行冲洗。

（6）冲洗完毕，血肿腔内注入生理盐水排气（如为双孔，则先将低位孔封闭）。

（7）拔出冲洗用导管，将引流管置于血肿腔的高位。

（8）夹管后填塞骨孔周围间隙并逐层缝合，术后开放引流。

三、注意事项

（1）头皮颅骨厚，血肿薄时，应适当扩大骨孔。

（2）引流管置入不宜过深，以免将引流管插入脑组织。

（3）引流中血块较多时，可注入溶栓药物，如尿激酶。

（4）术后采用去枕平卧位。

（5）适当增加血容量，促进脑组织膨胀，减少血肿残腔。

（刘林刚）

第三节　高压氧治疗

一、适应证与禁忌证

（一）适应证

（1）急性一氧化碳中毒和其他气体中毒。

（2）气性坏疽。

（3）空气栓塞、减压病。

（4）急性末梢血管损伤：①重度烧伤及冻伤；②伴有广泛性挫伤。

（5）心肌梗死及其他急性冠状动脉供血不足。

（6）脑血栓、颅脑外伤、颅脑手术后意识障碍、脑水肿。

（7）严重缺氧性脑功能障碍。

（8）肠梗阻。

（9）视网膜动脉闭塞。

（10）突发性耳聋。

（11）重度急性脊髓损伤。

（12）高原病。

（二）禁忌证

1. 绝对禁忌证　如有以下并发症时不能进行高压氧治疗。

（1）未经处理的气胸。

（2）未经处理的多发性胸骨骨折，胸壁开放性创伤。

（3）空洞型肺结核，有咯血史。

（4）视网膜剥离。

（5）内出血未控制。

2. 相对禁忌证　有如下并发症时，不可以作高压氧治疗，但原发病严重，且高压氧治疗特效，也可进行高压氧治疗。

（1）伤风、感冒、鼻炎、鼻息肉等，咽鼓管堵塞。

（2）高热。

（3）血压超过 160/100mmHg。

（4）精神分裂症。

（5）癫痫大发作。

（6）严重肺气肿、肺大泡。

（7）早期妊娠（6个月以内）。

（8）月经期。

（9）极度衰竭患者。

二、注意事项

（1）应对患者的疾病进行准确地诊断。对患者的身体状况有客观的评价。

（2）了解高压氧对机体的不良影响，如气压伤、氧中毒、减压病以及神经元超微结构的损伤。

（3）了解并检查患者是否合并有高压氧治疗的禁忌证，以便综合评价患者进行高压氧治疗时，会给该患者带来多大程度的损伤。

（4）高压氧治疗的疗效需要慎重评估，如神经衰弱患者和重度急性一氧化碳中毒患者，均进行高压氧治疗，二者受益相差甚远。

（5）除高压氧以外，患者是否还有其他疗法或药物。

（6）气管插管的患者做高压氧时，气囊中的气体会压力化，应该将气体抽出换成水。

（7）下述疾病应作为高压氧的急症，应进行紧急开舱治疗，并应有医护人员陪同

1）急性一氧化碳中毒，伴有脑水肿、肺水肿、休克、呕血等。

2）有毒气体中毒。

3）化学中毒、亚硝酸盐等中毒。

4）急性气栓症，急性减压病。

5）急性脑梗死（6h以内）。

6）窒息。

7）气性坏疽。

8）高原病（脑型、肺型）。

（刘林刚）

第四节　亚低温治疗

一般将轻、中度低温（28～35℃）称为亚低温。研究表明，脑细胞损伤后早期实施亚低温治疗可以通过多种机制减轻神经元的损伤、降低脑组织氧耗量，减少脑组织乳酸堆积；保护血脑屏障，减轻脑水肿；改善预后。

一、适应证与禁忌证

（一）适应证

（1）颅脑创伤。

（2）脑缺血、脑出血。

（3）蛛网膜下隙出血。

（4）心肺复苏后。

（5）中枢性高热、惊厥。

（二）禁忌证

亚低温治疗并不适合所有患者，应注意禁忌证：如高龄、严重心律失常、休克、颅内大出血、凝血功能异常等。

二、 操作方法及程序

（1）亚低温治疗越早开始效果越好，一般要求数小时至十几小时内实施，疗程一般为 $1 \sim 3d$，也可根据病情决定疗程，但一般不超过 1 周，否则易发生心肺等并发症，尤其老年人应慎用。

（2）降温方法：临床可采用冰帽、冰袋、降温毯、药物等方法。也有采用输注低温液体、体外血液冷却法、血管内冷却装置、血液滤过、脑选择性亚低温法等。目前临床常用的方法为物理降温加药物降温：在呼吸机辅助呼吸条件下，利用降温毯和冰帽降温，同时给予镇静药；必要时可加用肌松药。

（3）亚低温的适宜温度目前多采用 $32 \sim 34℃$。脑温监测分为直接测量法和间接测量法。临床多采用间接测量法，如监测直肠、口腔、膀胱、鼓膜温度等。

（4）复温不宜过快，可采用自然复温或控制性缓慢复温。自然复温一般要求每 $4 \sim 6h$ 体温上升 $1℃$，控制性缓慢复温要求每天复温 $0.5 \sim 1℃$。在复温过程中适当使用镇静药和肌松药，以防止肌肉震颤导致颅内压升高。

（5）实施亚低温过程中，应该密切监测颅内压力、生命体征和血气分析。

三、 注意事项

（1）亚低温治疗过程中可能出现多种并发症：①低血压、休克；②心律失常，心率减慢；③凝血功能障碍，血液黏滞度增加，血流缓慢；④免疫功能抑制，感染机会增加；⑤内分泌异常；⑥低钾血症；⑦复温过程中颅内压反跳；⑧血淀粉酶、脂肪酶增高等。

（2）注意镇静药、肌松药的合理使用，注意患者呼吸情况和肺部情况。

（3）亚低温过程中，必须保持患者无寒战、无躁动。

（刘林刚）

第五节　双频谱脑电图（bispectral index，BIS）监测技术

一、 适应证

麻醉深度检测或用于测定患者非手术状态意识水平（如镇静深度）。

二、 操作规程

（1）将 BIS 模块→BIS 引擎→数字信号转换器→患者接口电缆相连接。

（2）用固定夹将数字信号转换器固定在靠近患者头部水平的地方，但不要高于患者的头部水平。

（3）肥皂水（或乙醇）将患者前额部皮肤彻底清洁干纱布擦干，确认患者皮肤是干燥的。

（4）将 Aspect BIS 传感器与患者接口电缆相连，一旦设备探测到有效的传感器，就会自动测得所有电极的阻抗并将结果显示在 BIS 窗口中。

三、注意事项

（1）数字信号转换器夹子要固定在靠近患者的位置，不能高于患者的头部。

（2）患者前额部皮肤要干燥，因潮湿的传感器可能会造成错误的 BIS 与阻抗数值。

（3）除颤过程中，要尽量使传感器远离除颤器电极板。

（4）BIS 电极尽量不要与患者皮肤长时间接触，避免因产生热量造成不适。

（5）电极状态应为绿色，若出现红色、黄色或灰色时要查找原因及时采取措施。

（刘林刚）

参考文献

1. 钱义明，熊旭东. 实用急救医学. 上海：上海科学技术出版社，2013.

2. 左拥军. 临床常见的急危重症救治大全. 吉林：吉林大学出版社，2012.

3. 邱海波. 主译. 现代重症监护诊断与治疗. 北京：人民卫生出版社，2011.

第五章 肾功能监测技术

第一节 导尿及留置尿管术

一、适应证

（1）尿潴留导尿减压。

（2）抢救休克或危重患者，正确记录尿量、比重，为病情变化提供依据。

（3）留尿做细菌培养，包括普通培养和膀胱灭菌尿培养。

（4）泌尿系统手术后记录尿量。

（5）不明原因的少尿无尿并有可疑尿路梗阻者。

（6）膀胱病变，如神经源性膀胱，膀胱颈狭窄时用以测定残余尿量以及膀胱容量和膀胱压力。

（7）膀胱病变诊断不明时，注入造影剂，膀胱冲洗、探测尿道有无狭窄。

（8）用于术前膀胱减压以及下腹、盆腔器官手术中持续排空膀胱，避免术中误伤。

（9）尿道损伤早期或手术后作为支架引流或经导尿管对膀胱进行药物灌注治疗。

（10）昏迷、尿失禁或会阴部有损伤时，留置导尿管以保持局部干燥、清洁，避免尿液的刺激。

二、操作方法及程序

（1）用物准备

1）治疗盘内置一次性无菌导尿包，内有弯盘2个，10号及12号导尿管各1根，血管钳2把，小药杯、棉球数个、孔巾、消毒液、液状石蜡、有盖标本瓶或试管，无菌手套，无菌持物钳及浸泡容器。

2）清洗外阴用物：弯盘、治疗碗、肥皂水、棉球数个、持物钳、纱布、尿垫、冲洗壶、便器。

3）橡胶单、垫巾。

（2）将用物携至患者处，核对患者姓名并解释导尿目的以取得合作，关闭门窗，屏风遮挡，能自理的患者，嘱其自行洗净外阴，不能自理者，应给予协助。

（3）操作者站在患者一侧，协助患者脱去对侧裤腿盖在近侧腿上，对侧腿和上身用被遮盖。协助患者取仰卧屈膝位，双腿略外展，露出外阴，垫巾垫于臀下。

（4）清洗外阴：便器放于患者臀下，弯盘和治疗碗置于两腿之间。持持物钳夹肥皂水棉球，女性患者擦洗阴阜、大阴唇、小阴唇，尿道口至肛门，自外向内，自上而下，每个棉球限用1次，将污染棉球放于弯盘内。男性患者用肥皂水棉球依次擦洗左右腹股沟、阴阜、阴茎、阴囊。用无菌纱布裹住阴茎，将包皮向后推以暴露尿道口，自尿道口向外旋转擦拭数次，每个棉球只用1次。垫无菌纱布于阴囊与阴茎之间，用清水冲洗，擦干。

（5）将橡胶单、垫巾垫于臀下，弯盘置于患者外阴旁，进行初步消毒，女性患者顺序是大腿内侧1/3处、阴阜、大阴唇、小阴唇、尿道口至肛门，由外向内，自上而下。男性患者顺序是阴阜、阴茎、阴囊，用纱布裹住阴茎将包皮向后推，从尿道口螺旋擦拭阴茎头至冠状沟数次，由外向内，自上而下。每个消毒棉球只用1次。

（6）在患者两腿之间打开导尿包，按无菌技术操作打开内层治疗巾，倒消毒液手弯盘内，倒液状石蜡于小药杯内。

（7）戴无菌手套，铺孔巾，使之形成一无菌区。

（8）润滑尿管前端。

（9）将弯盘移近外阴处，女性患者以左手分开并固定小阴唇，再次消毒，顺序是尿道口、小阴唇、尿道口，自上而下，由内向外分别消毒，每个棉球限用1次，男性患者以左手用纱布包裹阴茎，提起阴茎使与腹壁成60°角，将包皮后推露出尿道口，以血管钳夹消毒棉球螺旋擦拭尿道口、阴茎头至冠状沟。

（10）插入导尿管：女性患者左手继续固定小阴唇，右手用血管钳持导尿管插入尿道内4~6cm，见尿液后，再插入1~2cm，松开固定小阴唇的手，固定导尿管。男性患者用右手持镊子夹导尿管，对准尿道口插入20~22cm，见尿液后，再继续插入1~2cm，固定尿管。如需做尿培养，用无菌标本瓶接取中段尿液5ml，盖好瓶盖。

（11）导尿完毕，拔出尿管，撤去孔巾，擦净外阴，脱手套。

（12）协助患者穿好裤子，取舒适卧位。

（13）整理床铺及用物，按消毒原则处理用物，将尿标本贴好标签后送检。

（14）做好记录。

（15）如需留置导尿，妥善固定导尿管后，取出引流袋与导尿管相接，固定于床边

1）普通导尿管可采用胶布固定法

A. 女患者导尿管固定法：取宽4cm、长12cm的胶布1块，将长度2/3处撕成条，另1/3完整部分贴在阴阜上，撕开的3条中居中的1条螺旋形缠贴在导尿管上；其余2条分别交叉贴在对侧大阴唇上，再用1条胶布将尿管固定于一侧大腿内侧。

B. 男患者导尿管固定法，取长12cm、宽2cm的胶布，在一端的1/3处两侧各剪一个小口，折叠成无胶面，制成单翼蝶形胶布。将两条蝶形胶布分别固定在阴茎两侧，再用细长胶布螺旋形固定在阴茎上，开口向上，勿使两端重叠，以免影响血液循环致阴茎水肿，在距尿道口1cm处用胶布将折叠的两条胶布贴在导尿管上，用一条胶布将尿管固定于大腿内侧。

2）双腔气囊导尿管固定法

A. 插入导尿管见尿后，再插入5~7cm。

B. 向气囊内注入适量无菌生理盐水，轻拉导尿管有阻力感，即证实导尿管已固定于膀胱内。

三、注意事项

（1）严格无菌操作，以防止尿路感染。

（2）注意保护患者自尊，耐心解释；操作环境要遮挡。

（3）女性患者导尿时如尿管误入阴道，应更换导尿管重新插入。男性患者导尿消毒时

要注意包皮和冠状沟的消毒。

（4）插入尿管动作要轻柔，以免损伤尿道黏膜，若插入时有阻挡感可稍将导尿管退出后更换方向再插，见有尿液流出时再深入2cm，勿过深或过浅；尤忌反复大幅度抽动尿管。

（5）根据不同患者选择不同型号粗细适宜的导尿管，导尿管的粗细要适宜，对小儿或疑有尿道狭窄者，导尿管宜细。

（6）尿潴留患者一次放出尿液不应超过1 000ml，以防出现虚脱和血尿。

（7）测定残余尿时，嘱患者先自行排尿，然后导尿，残余尿量一般为5～10ml，如超过100ml，示有尿潴留。

（8）留置导尿时，应保持尿液引流通畅，防止管道受压、扭曲、堵塞；鼓励患者多饮水、勤翻身以利排尿，避免感染与结石。经常观察尿液有无异常，如发现尿液浑浊、沉淀或结晶，应及时送检并行膀胱冲洗。

（9）防止逆行感染，定时排放引流袋尿液，测量尿量并记录。倾倒时尿管末端须低于耻骨联合高度。如为一次性贮尿袋，可打开袋下端的调节器放出尿液。每日更换引流管及引流袋，每1～2周更换尿管，每日清洁消毒尿道口及外阴1～2次，保持局部干燥、清洁。

（10）长期留置导尿管者，在拔管前应先锻炼膀胱的反射功能。可定期开放尿管引流间断锻炼膀胱充盈和排空。

（11）合理固定尿管，如用普通导尿管，应剃去阴毛，以便于粘贴胶布固定导尿管；如用双腔气囊导尿管，插入前检查气囊有无漏气；固定时，膨胀的气囊不宜卡在尿道内，避免损伤尿道黏膜。

（孙宏伟）

第二节　经皮穿刺膀胱造瘘术

膀胱造瘘术是一种常见的暂时性或永久性尿流改道方式，广泛用于膀胱、前列腺和尿道等手术。常用术式有耻骨上膀胱穿刺造瘘术和开放性耻骨上膀胱造瘘术。耻骨上膀胱穿刺造瘘术一般用于暂时性尿流改道或身体条件极差的患者的永久性尿流改道，该术式操作简便，创伤小，可局麻下在诊室或病房内进行，患者恢复快。

一、适应证

（1）膀胱梗阻性病变导致尿潴留，而经尿道不能或不允许插入尿管者，如前列腺增生症、尿道狭窄、尿道结石、阴茎和尿道损伤、化脓性前列腺炎、尿道炎，尿道周围脓肿等。

（2）泌尿道手术后，如尿道整形手术和膀胱手术后。

（3）经尿道前列腺电切除时，用以冲洗和减压。

（4）神经性膀胱功能障碍，残尿较多而不能长期留置导尿管者。

（5）尿道肿瘤行全尿道切除者。

二、操作方法及程序

1. 术前准备

（1）术前尽可能使膀胱充盈或经尿道插入尿管注入生理盐水使之充盈，便于穿刺或术中膀胱的暴露。

（2）对于合并感染者应予以抗感染治疗并留置导尿管引流，必要时膀胱冲洗。

（3）行耻骨上膀胱穿刺造瘘术者最好术前 B 超定位，确定最佳穿刺点，减少损伤腹膜乔肠管的机会。

2. 麻醉与体位　局部麻醉，平卧位。

3. 手术步骤

（1）穿刺点的选择：最好术前 B 超定位选择最高位的最佳穿刺点，否则选择膀胱膨胀塌明显处，相当于耻骨联合上3cm 左右的中线部位作为穿刺点。局麻后以细长针自该点垂直向下穿刺，抽出尿液后，记录穿刺角度和深度，拔除穿刺针。

（2）切口：于穿刺部位做0.5～1cm 长的纵行或横行皮肤切口，切开腹直肌前鞘。

（3）膀胱造瘘管的放置：自切口沿穿刺针方向用套管针同法穿刺膀胱，到达预定深度后拔出针芯，可见有尿液流出，用相应管径的气囊导尿管从套管针腔插入，退出套管针，导尿管进入膀胱后，气囊注水10ml，调整位置，用丝线缝合皮肤并固定导尿管。

三、并发症

1. 腹腔脏器的损伤　膀胱充盈不够或穿刺点过高可损伤腹膜或肠管。膀胱空虚状态或穿刺用力过大、过深也可损伤直肠。一旦确定有上述情况，应积极手术探查修补。

2. 膀胱刺激症状　一般是由于造瘘位置过低、造瘘管放置过深或合并感染造成。术中应选择位置相对高的穿刺点。造瘘管最好采用气囊尿管或蕈状造瘘管，便于调整最佳位置，必要时可将气囊尿管尖端剪去少许。合理使用抗生素预防感染。

3. 膀胱造瘘管脱出　采用上述造瘘管多可避免。一般术后 2 周造瘘管脱出，尽快来院更换造瘘管多可沿原造瘘口插入，必要时可更换稍细的造瘘管。

4. 膀胱结石　多与感染和造瘘管更换不及时有关。预防感染和定期更换造瘘管可避免，一旦出现膀胱结石可采用腔内碎石治疗。

四、注意事项

（1）对于无尿潴留患者应术前插入导尿管，注入生理盐水充盈膀胱，使膀胱易于辨认和显露，防止误伤腹腔脏器。

（2）术前最好 B 超定位，选择位置相对较高，又能避开腹膜和肠管的穿刺点。

（3）膀胱的辨认：首先可以根据充盈膀胱前壁有多数行径不规则纵向粗大的膀胱前静脉，由下向顶部方向行走。其次膀胱肌纤维外观粗糙，成交织状。最后对初步确定的膀胱后进行穿刺，以进一步证实。

（4）切口应遵循对组织损伤最小，但又能够安全操作的原则。

（5）对于曾经做过膀胱手术的患者，尤其是术后时间较短者，行膀胱造瘘术时，辨认和游离膀胱比较困难，尽量从原瘢痕下端的耻骨联合处向下分离解剖，但要注意不要损伤耻骨后静脉丛。也可经尿道插入金属探头协助膀胱的辨认。

（6）注意保持膀胱造瘘管的通畅，将其与无菌尿袋做闭式引流。

（7）合理使用抗生素防治感染。

（8）经常观察尿色及尿量变化，鼓励患者多饮水，以利冲洗尿路。

（9）观察瘘口处有无尿液渗漏，保持局部切口干燥，如冲洗通畅，而无尿液引出时，可能为造瘘管深度不宜所致，可适当调整位置。

（10）暂时性膀胱造瘘术者术后 10～14d 夹管试排尿，根据情况拔除膀胱造瘘管。

（11）永久性膀胱造瘘者应间断用生理盐水冲洗膀胱。间断闭管以保持膀胱容量。定期更换膀胱造瘘管，一般首次更换造瘘管在术后 3 周，此后酌情 1～3 个月更换 1 次。

（12）拔除造瘘管后，如有漏尿，应留置导尿数日，待造瘘口愈合后，再行拔管。

（孙宏伟）

第三节　血液净化技术

一、血液净化临时血管通路的建立

所谓血管通路是指把血液从体内引出来，进行血液净化治疗后再输回到体内的途径，它是进行血液净化治疗的先决条件。

临时血管通路是指在短时间内能够建立起来并能立即使用的血管通路，一般能维持数小时乃至数月以满足患者实施血液净化的需要。常采用 Seldinger 技术经股静脉、锁骨下静脉或颈内静脉途径穿刺置管至中心静脉，建立血管通路。

（一）适应证

需进行血液净化治疗患者。

（二）相对禁忌证

（1）凝血功能障碍或全身肝硬化的患者不宜行中心静脉插管。

（2）胸部畸形、解剖标志不清或严重肺气肿患者，肺尖部位过高易发生气胸者，以及躁动不安无法约束者，不能取肩高头低位的呼吸急促患者应尽量避免行锁骨下静脉穿刺。

（3）做过颈部手术、解剖点发生明显改变者以及局部有感染灶者应避免行颈内静脉穿刺。

（三）操作方法及程序

1. 颈内静脉穿刺置管术

（1）患者平卧，头低 20°～30°或肩枕过伸位，头转向对侧（一般多取右侧穿刺）。

（2）找出胸锁乳突肌的锁骨头、胸骨头和锁骨三者形成的三角区，该区顶端为穿刺点，或取锁骨上 3cm 与正中线旁开 3cm 的交叉点为穿刺点。

（3）常规皮肤消毒，铺无菌巾，2% 利多卡因局部浸润麻醉并试穿，穿刺方向与矢状面平行，与冠状面呈 30°向下后及稍向外指向胸锁关节下后方，采用 Seldinger 技术进行穿刺置管。

（4）妥善固定并用肝素生理盐水封管。

2. 锁骨下静脉穿刺置管术

（1）患者取头低肩高位（肩下垫枕），头转向对侧（一般多取右侧穿刺）。

（2）取锁骨中点内侧 1～2cm 处（或锁骨中点与内 1/3 之间）的锁骨下缘为穿刺点。

（3）常规皮肤消毒，铺无菌巾，2% 利多卡因局部浸润麻醉并试穿，针尖指向头部方向，与胸骨纵轴约呈 45°，与胸壁平面呈 15°，以恰能穿过锁骨与第 1 肋骨的间隙为准。

（4）一般成人进针 3～5cm 即见有回血，采用 Seldinger 技术进行留置导管。

（5）妥善固定导管并用肝素生理盐水封管。

3. 股静脉穿刺置管术

（1）患者取仰卧位，臀部稍垫高，大腿外展、外旋，膝关节稍屈曲。

（2）取腹股沟韧带下方 2～3cm，股动脉内侧 0.5～1.0cm 为穿刺点。

（3）常规皮肤消毒，铺无菌巾，2% 利多卡因局部浸润麻醉并试穿，针尖与皮肤呈 30°～40°角，边进针边抽吸即可见暗红色回血。

（4）采用 Seldinger 技术进行留置导管。

（5）妥善固定导管并用肝素生理盐水封管。

（四）注意事项

（1）操作应严格按照操作规程，严格无菌技术，防止感染。在连接管路时注意防止进气发生气栓，固定好导管防止脱落。

（2）一旦误穿动脉，应立即拔出，并准确可靠压迫 10min，如无血肿，可继续在该部位穿刺。

（3）送入导丝和导管时，动作应轻柔，勿用暴力，以免引起血管内膜损伤，甚至上腔静脉和右心房穿孔。

（4）对留置静脉导管进行操作时应严格按无菌技术进行。

（5）保持管腔通畅，定期以 1 000U/ml 肝素生理盐水冲洗。

（6）不应在导管中进行输血、抽血及作其他用途。

（7）导管的各连接点必须妥善固定，防止滑气或脱落。

（8）导管穿刺点要每天用碘酊、乙醇消毒 1 次，并更换敷料。

二、血液净化治疗方式与技术特点

（一）治疗方式

1. 血液透析（hemodialysis，HD）　根据膜平衡原理，溶质从浓度高的一侧通过半透膜可以向浓度低的一侧移动（弥散作用），而水分则从渗透梯度低的一侧移向渗透浓度高的一侧（对流作用）。由于半透膜两侧液体的渗透梯度不同，血液与透析液中的相关物质就可以通过半透膜进行弥散和对流。

2. 血液滤过　血液流经滤器时产生一定的压力，在跨膜压的作用下将其中的水分和溶质滤出。

3. 血液灌流（hemoperfusion，HP）　将患者血液引入装有固态吸附剂的灌流器中，以清除某些外源性或内源性物质。临床上常用来治疗药物过量、某物中毒和肝功能严重异常导致的胆红素过高等。

4. 血浆置换　将患者血液引入血浆交换装置如血浆分离器中，将血浆分离并去除，以清除血液中的有毒物质特别是与蛋白结合的毒物。血浆置换可以分成非选择性和选择性两类，后者可以选择性地去除血浆中的病理性因子后再将血浆回输，可大大减少血浆用量，节省治疗费用。

5. 连续性血液滤过　通过对流方式来清除血液中的毒物及进行溶质的转运，溶质的转运不受分子量的大小和膜两侧浓度梯度的影响。血液中的尿素、肌酐、尿酸、各种电解质以及水和未与蛋白结合的物质等均可随水滤出。利用对流方式清除溶质的方式称为超滤，可以将 < 30 000 道尔顿（KD）的物质滤出。因超滤脱出的体液量较大，故需补充置换液。

（二）治疗模式

1. 缓慢连续超滤（slow continuous ultrafiltration，SCUF）　该技术的主要原理是以对流的方式清除溶质，不补充置换液，也不用透析，对溶质的清除不理想，不能保持肌酐在可以接受的水平。目前临床上主要应用于水肿、难治性心力衰竭者，特别是心脏手术、创伤或大手术复苏后伴有细胞外液容量负荷者。

2. 连续静（动）－静脉血液滤过〔continuous venous（arterio）－venous hemofiltration，CV（A）VH〕　主要通过高通量透析膜的滤器超滤作用清除过多水分，以对流原理清除大、中、小分子溶质。目前 CVVH 已逐渐取代了 CAVH，成为标准的治疗模式。

3. 连续静（动）－静脉血液透析〔continuous venous（arterio）－venous hemodiajysis，CV（A）VHD〕　溶质转运主要依赖于弥散及少量对流。主要优点能更多清除小分子物质，每小时所需平衡液量较少，不需要补充置换液。

4. 连续静（动）－静脉血液透析滤过〔continuous venous（arterio）－venous hemodiafil-tration，CV（A）VHDF〕　在 CAVH（CVVH）的基础上发展起来的，加做透析以弥补对溶质清除不足的缺点，溶质转运机制是对流加弥散，不仅增加了小分子物质的清除率，还能有效清除大中分子物质，溶质清除率增加 40%。

5. 连续高通量透析（continuous high flux dialysis，CHFD）　1992 年，Roncon 提出 CHFD，该系统包括连续性血液透析和一个透析液容量控制系统，用高通量血滤器、10L 碳酸氢盐透析液以 100ml/min 的速度再循环。该系统既可控制超滤又可以保证对流，与单纯透析相比能增加清除大分子物质。

6. 高容量血液滤过（high volume hemofiltration，HVHF）　连续血液滤过治疗中增加超滤量，能清除大量细胞因子，改善血流动力学参数，如果每日输入置换液 > 50L/d 则称为 HVHF。2001 年 Roncon 等提出超滤量 20~35ml/（kg·h）时可能认为是大剂量。Bellomo 等则将超滤量 > 60L/d 定义为 HVHF。

7. 血浆置换（Plasma exchang，PEX）　同前。

8. 连续性血浆滤过吸附（continuous plasma filtration adsorption，CPFA）　全血先由血浆分离器分离出血浆，被吸附剂吸附后与血细胞混合，再经过第二个滤器的作用，清除多余的水分子和小分子毒素。CPFA 通常用树脂为吸附剂，清除炎症介质和细胞因子等中、大分子物质。

（三）连续性血液净化（CBP）的技术特点

1. CBP 的优势

（1）对血流动力学的影响：与普通间断血液透析（IHD）相比，CBP 最大的特点是治疗时血流动力学稳定。可缓慢、等渗地清除水和溶质，容量波动小，净超滤率明显低，胶体渗透压变化程度小，基本无输液限制，能随时调整液体平衡，更符合生理情况。在急性肾功能衰竭的肾替代治疗中，CBP 可保持稳定的平均动脉压和有效肾灌注。

（2）控制氮质血症的模式与水平：与 IHD 相比，CBP 可持续而平稳地控制氮质水平。

（3）对水、电解质、酸碱平衡的控制：CBP可有效而平稳地保持重症患者水电酸碱的平衡，有效消除组织水肿、增加心肌收缩力、减轻肺水肿。

（4）溶质清除率高：CBP时，尿素清除率 $>30L/d$（20ml/min），而IHD很难达到。CBP清除中，大分子溶质优于IHD，并能更多地清除小分子物质，清除小分子溶质时无失衡现象，能更好地控制氮质血症，有利于重症ARF或MODS、败血症和心力衰竭患者的治疗。严重感染和感染性休克患者血液中存在着大量中分子的炎性介质，这些介质可以导致脏器功能障碍或衰竭，CBP可以有效清除这些炎性介质。CBP使用无致热原溶液以消除通常在IHD中潜在的炎性刺激因素，并且使用生物相容性、高通透性滤器，能通透分子量达30KD的分子。大部分细胞因子分子量为 $10\sim30KD$ 的物质可被对流机制所清除。Van Bommel等认为，连续血液滤过通过对流或吸附可以清除细胞因子和细胞抑制因子，特别是在高容量血液滤过的情况下。Bellomo等证实，CBP使用的高通透性滤过可清除大量细胞因子，如肿瘤坏死因子-α（TNF-α）、白细胞介素-1（IL-1）、白细胞介素-6（IL-6）、细胞介素-8（IL-8）、补体片断C3a、D因子、血小板活化因子（PAF）等。De Vrise等应用AN69膜进行CVVH，治疗15例感染性休克合并ARF患者，结果显示AN69膜能有效地清除循环中的细胞因子，但是对细胞因子的清除必须吸附与对流两种方式相结合。滤器中不同的生物膜清除细胞因子的能力不同。选择一个生物相容性好、高流量以及有较高的吸附特性的滤器是非常重要的。

（5）保证营养支持：大多数急性危重病患者消化吸收功能差，加之感染、极度消耗等，一般都伴有营养不良。CBP能满足大量液体的摄入，不存在输液限制，有利于营养支持治疗，保证了每日的能量及各种营养物质的供给，并维持正氮平衡。

（6）对颅内压的影响：严重神经创伤、神经外科手术及急性肝功能衰竭的患者，常在发生脑水肿的同时伴发ARF，此时若行普通血液透析治疗，极易发生失衡综合征，加重脑水肿的程度。CBP可保持颅内压的稳定，保证良好的脑血流灌注。

2. CBP的不足

（1）需要连续抗凝。

（2）间断性治疗会降低疗效。

（3）滤过可以丢失有益物质，如抗炎性介质。

（4）采用乳酸盐置换液对肝功能衰竭患者不利。

（5）能清除小分子量或蛋白结合率低的药物，故其剂量需要调整，难以建立每种药物的应用指南。

（6）费用较高。

（7）尚无确实证据说明CBP可以改善预后。

（8）可能出现CBP常见的一些并发症，如低血压、过敏、空气栓塞等。

三、连续性血液净化的临床实施

（一）适应证

在重症医学领域，连续性血液净化的治疗范围包括肾脏疾病和非肾脏疾病。

（1）肾脏疾病

1）重症患者发生急性肾衰竭合并下列情况时：①血流动力学不稳定；②液体负荷过

重；③处于高分解代谢状态；④脑水肿；⑤需要大量输液。

2）慢性肾衰竭合并严重并发症时：①尿毒症脑病；②尿毒症心包炎；③尿毒症神经病变。

（2）非肾脏疾病 SIRS、MODS、ARDS；急性坏死性胰腺炎；充血性心力衰竭；心肺转流术中与术后；肝衰竭、肝性脑病、肝移植术后；挤压综合征；药物或毒物中毒；严重的水电酸碱失衡；乳酸酸中毒；重症感染，中枢神经系统病变，体温调节机制紊乱等导致的高热；腹腔高压和腹腔间隔综合征；急性肿瘤溶解综合征。

（二）CBP 开始和停止的时机

临床上的确存在由于 CBP 开始治疗太迟而影响最后疗效。目前对何时才进行 CBP 并未达成一致的指标，但普遍认为，不应等到肾功能衰竭才开始治疗，提早开始 CBP 治疗可能成为预防器官衰竭出现的手段，可能对整体患者的存活率有提高作用。

1. 开始的时机

（1）少尿（尿量少于 200ml/12h）。

（2）无尿（尿量少于 50ml/12h）。

（3）严重的代谢性酸中毒（PH <7.1）。

（4）氮质血症（血尿氮浓度 >30mmol/L）。

（5）高钾血症（血钾浓度 6.5mmol/L）。

（6）可疑尿毒症引起的多器官并发症（心包炎、脑病、神经病变、肌病）。

（7）严重的钠失衡（血钠 >160mmol/L 或 <115mmol/L）。

（8）高热（体温 >39.5℃）。

（9）临床表现明显的脏器水肿（特别是急性肺水肿）；有肺水肿、ARDS 危险时需要输入大量血制品。

（10）可滤过或透析的药物过量。

临床符合其中一项，应开始 CBP 治疗；符合两项应立即开始治疗。

2. 停止 CBP 的指征

（1）无开始治疗时的情况。

（2）尿量恢复，24h 平均 1ml/（kg·h）。

（3）液体出入量平衡。

（4）CBP 出现严重并发症。

（三）CBP 的并发症

1. 技术性并发症　血管通路血流不畅；血流量下降和体外循环凝血；管道连接不良；空气栓塞；水、电解质平衡障碍；滤器功能丧失。

2. 临床并发症　出血；血栓；感染和败血症；生物相容性和过敏反应；低温；营养丢失；血液净化不充分；低血压，低血容量；药物的清除。

（四）CBP 的临床实施

1. 建立血管通路　通常选择股静脉、颈内静脉和锁骨下静脉进行中心静脉置管，具体技术见相关章节，良好的血管通路是 CBP 顺利进行达到预期效果的基础。

2. 选择滤器　目前多采用中空纤维型血液滤过器，滤过膜的滤过性能接近肾小球基底膜。常用聚丙烯腈膜、聚酰胺膜、聚砜膜、聚甲基丙烯酸刚膜等，理想的血滤器应达到以下标准。

（1）要能连续使用 24 小时。

（2）膜通透性高。

（3）生物相容性高，不激活补体系统。

（4）对凝血系统影响小。

（5）预冲量小。

（6）血流阻力小，以便在低压力的情况下仍有超滤能力。

（7）血滤器可以自由清除分子量小于 100KD 的溶质和毒素；但不能通过白蛋白及其他超过 50 000KD 的物质。

3. 抗凝技术

（1）抗凝的目的

1）维持体外循环的通畅。

2）避免出血并发症包括出血、凝血指标的改变以及血小板功能紊乱。

3）减少膜接触反应，维持滤器功能的完整性。

4）保障完整的膜表面与血液接触。

5）减少补体和细胞因子激活。

6）减少细胞反应。

7）抑制溶质电荷复极。

（2）影响 CBP 抗凝治疗的因素

1）血液通路和体外循环如管路及导管的长度设计等。

2）膜的特性：几何构型；生物相容性。

3）患者的特性：败血症和心脏手术后发生急性肾衰的患者常出现获得性抗凝血酶Ⅲ缺乏（ATⅢ），即便肝素用量足够，亦会出现纤维块形成和滤器凝血。

4）治疗方式的选择以及前后稀释的问题。

（3）理想的抗凝剂

1）应该是半衰期短，无体内蓄积，易被中和的。

2）抗血栓作用较强。

3）出血危险性较小。

4）抗凝作用只局限在滤器中。

5）药物监测简便易行。

6）长期使用无全身不良反应。

7）使用过量有相应的拮抗剂。

（4）抗凝方法

1）普通肝素（UF）抗凝

a. 肝素特点：主要与 ATⅢ结合，增强其抗凝血酶活性，发挥抗凝作用。肝素应用后 3~5min 起效，半衰期为 1~1.5h，有拮抗剂，拮抗剂为鱼精蛋白。肝素带有很强的阴电荷，加入预冲液中，可吸附到管路及滤器的表面。对血小板作用复杂，易引起出血。

b. 肝素使用方法：5 000~20 000U 加入预冲液 2L 中浸泡管路 30min，上机后首剂：

1 000 ~ 5 000U UF (10 ~ 20U/kg);维持量 3 ~ 15U/(kg·h)。注意进行抗凝监测:一般认为将滤后血液 ACT 延长至 140 ~ 180s,或 APTT 延长至 100 ~ 140s 才能达到有效的抗凝。体内 APTT 保持在 35 ~ 45s 较为安全。

2)低分子肝素(LMWH)

a. LMWH 作用机理:对凝血酶作用小;部分被鱼精蛋白中和;分子量不同,抗凝效果不同;ATPT 延长不明显;肾功能不全有体内蓄积;因分子量较小,可以被 CBP 清除一部分。

b. LMWH 抗凝方法:首剂量 15 ~ 20U/kg,维持量 5 ~ 10U/(kg·h)。LMWH 抗凝监测:控制抗 fXa 活性在 0.3 ~ 0.6U/ml 可达到理想的抗凝效果,且无出血危险。抗 fXa 活性超过 0.45 ~ 0.8U/ml 则可能出现出血并发症。抗 fXa 活性检测目前在临床无法常规进行。

3)无肝素化治疗,每 30min 应用 250ml 盐水冲洗管路。

4)体外枸橼酸抗凝法。

4. 配制置换液和透析液 除了 SCUF 模式外,其他各种 CBP 治疗模式都必须通过连续地输入透析液/置换液。由于 CBP 治疗每日需要大量的液体交换(30 ~ 40L/d),所以对置换液的离子成分有较严格的要求。目前用于 CBP 的液体主要有乳酸盐置换液与碳酸氢盐置换液两种,醋酸盐缓冲液与腹膜透析液不应用于 CBP。在 MODS 或肝功能衰竭时,机体代谢乳酸为碳酸氢盐的能力降低,可能导致或加重酸中毒,因此,最为理想的缓冲剂是碳酸氢盐,由于目前难以得到可储存的碳酸氢盐与其他电解质的混合液,因而限制了广泛的应用。

(1)置换液配方

1)Port 配方:第一组:0.9% NaCl 1 000ml + 10% $CaCl_2$10ml;第二组:0.9% NaCl 1 000ml + 50% $MgSO_4$1.6ml;第三组:0.9% NaCl 1 000ml;第四组:5% 葡萄糖 1 000ml + 5% $NaHCO_3$250ml。最终的离子浓度为:Na^+ 143mmol/L,Cl^- 116mmol/L,HCO_3^- 34.9mmol/L,Ca^{2+} 2.07mmol/L,Mg^{2+} 1.56mmol/L,葡萄糖 11.8g/L,根据需要加入适量的 10% KCl。

2)南京军区总医院配方:在 Port 配方基础上加以改进,分 A 液、B 液两部分。

A 液:0.9% NaCl 3 000ml,5% 葡萄糖 170ml,注射用水 820ml,10% $CaCl_2$6.4ml,50% $MgSO_4$1.6ml。将上述液体混合装入 4L 袋作为一个治疗单位,根据患者血钾水平适量补充 10% KCl。

B 液:5% $NaHCO_3$250ml。

将上述 2 种液体由不同的通路按比例同步输入(4 000ml : 250ml = 16ml : 1ml);B 液不与 A 液混合,以免产生离子沉淀。5% $NaHCO_3$ 在整个治疗过程中均匀补充,以纠正酸中毒。

Port 配方使用比较广泛,主要问题是糖及钙离子浓度过高、南京军区总医院配方的液体中各种溶质浓度是目前最接近生理水平的一种配方,存在的问题是不含磷,长期使用应注意补充复方磷酸盐注射液。

(2)置换液配制要求:在液体配制的过程中,医师的责任应根据患者的临床情况调整置换液中钾、钠及碱基的含量,这种调整需要医师的处方。护士应严格按照处方来进行配制。严格查对医嘱,各班交接清楚;严格无菌操作;严格识别各种液体,理解各种液体的作用及使用途径,避免错误使用而导致严重并发症。

（3）置换液输入方法

1）Pre – Dilution 前稀释：优点是减低血液浓度，减少及预防血液浓缩而导致的滤器凝血。可用较高的超滤率（增加置换量）。但滤出液化学检测数据不能正确代表真正血浆里离子成分。前稀释主要适用于以下情况：UFR > 10ml/min 需要大量超滤和高容量血液滤过时；患者红细胞压积 >40% 时，出血倾向的患者，可减少抗凝剂用量。

2）Post – Dilution 后稀释：优点是无血液稀释，以减少置换液量，溶质清除率高，滤出液化学校测数据反应真正血浆离子成分。缺点是 UFR 有限，可能增加凝血危险，只可用较低的超滤率（置换量较少）。适用于所有无特殊需要的 CBP 治疗。

5. CBP 上机操作程序　选择患者→选择治疗模式→确定置换液→置管→开机→安装管路→预冲管路→参数设定→抗凝剂→预冲模式→治疗模式→连接管路→患者上机→开始治疗→停止治疗→回血→CBP 的撤离。

6. CBP 技术操作要点

（1）确保血管通路通畅。

（2）正确的肝素预冲技术。

（3）正规熟练的操作。

（4）合适的静脉壶（空气捕获器）血液平面。

（5）及时发现滤器凝血征兆。

（6）避免空气进入循环通路。

（7）准确应用抗凝技术。

四、连续性血液净化的液体管理

（一）液体管理的目标

（1）达到液体平衡清除液体，但不影响心输出量：补充液体，增加氧供给。

（2）达到和维持酸碱、水、电解质平衡。

（3）维持尿量。

（二）液体管理的分级

1. 一级水平　超滤量与 8~12h 内液体平衡预计所需的液体量相等；因此首先应计算 8~12h 内应清除的液体量，然后计超滤率。适用于病情稳定，额外补充液体较少的患者。

2. 二级水平　调节每小时的超滤率及每小时输入液体的量，利用出入量统计表计算达到液体平衡所需置换液的量。

3. 三级水平　调节每小时的净平衡量达到特定的血液流动学指标，如 CVP、PAWP、MAP。根据上述血流动力学指标调节液体平衡水平。

（三）液体平衡的方法

1. 第一步　准确评估单位时间内患者的液体出（尿量、各种引流量、非显性失水量）入（外周输液量、口入量、置换液/透析液的入量）量。前者 - 后者 = 净出超量。

2. 第二步　准确记录、计算单位时间内的液体平衡。可以利用 ICU 护理单进行记录，或专用的表格进行记录，简明清晰，精确完整，便于计算。

3. 第三步　准确设置置换液/透析液及超滤液的速度，及时纠正偏差，保证自动平衡系统的正确性。

（四）液体管理的并发症

（1）液体平衡错误导致低血容量或容量负荷过多。

（2）液体配制或使用错误导致电解质失衡。

（3）液体配制过程中污染导致细菌感染。

（4）使用未加热的置换液导致患者体温过低、寒战。

五、连续性血液净化的常见报警处理

（一）动脉压报警

1. 原因

（1）穿刺导管位置不当（贴壁）。

（2）患者血压下降。

（3）动脉穿刺针或管路凝血。

（4）动脉血管路打结或被夹闭。

（5）连接松动。

（6）压力传感器沾湿或阻塞。

2. 处理

（1）降低血流量至血管路重新充盈。

（2）检查患者的血压。

（3）调整穿刺导管的位置。

（4）检查血管路。

（5）去除凝血。

（二）静脉压力高报警

1. 原因

（1）患者体位改变。

（2）静脉压监测点与回路管路间管路受压扭曲。

（3）管路内有凝血块。

2. 处理

（1）变换体位。

（2）解除管路受压、扭曲状态。

（3）清除血凝块或更换管路。

（三）静脉压力低报警

1. 原因

（1）管路断开或有裂缝。

（2）滤器与静脉压监测点之间管路受压、扭曲。

（3）血泵速度太慢或压力报警限太高。

（4）压力传感器揩气、连接压力传感器的保护罩堵塞。

2. 处理

（1）更换管路。

（2）解除管路受压、扭曲状态。

（3）改变泵速，调整压力报警。

（4）更换压力传感器。

（四）跨膜压报警

1. 原因

（1）滤器凝血。

（2）滤器管扭曲或处于夹闭状态。

（3）设置的超滤量过大。

（4）血流量过低。

2. 处理

（1）更换滤器。

（2）解除滤器管扭曲或夹闭。

（3）设置合适的超滤量。

（4）提高血流量。

（五）漏血报警

1. 原因

（1）滤膜破损。

（2）废液壶不光洁、探测器污染、壶内废液未装满或超滤液混浊。

（3）假报警：黄疸或服用利福平或血浆置换。

2. 处理

（1）更换滤器。

（2）用乙醇擦拭壶表面或探测器，将废液壶内液体装满或更换管路。

（3）采用假的废液壶。

（六）平衡报警

1. 原因

（1）置换液/废液袋未正确悬挂、摇摆不定或破损引起漏液。

（2）置换液/废液袋体积过大触及机器周围部位。

（3）插入滤液袋的针头根部打折、扭曲。

2. 处理

（1）正确悬挂置换液/废液袋、检查是否漏液。

（2）检查是否触及机器周围部位。

（3）解除连接滤液袋的管路打折、扭曲。

（七）空气报警

1. 原因

（1）管路安装不妥，各连接处不紧密。

（2）静脉壶液面过低、滤网飘浮。

（3）静脉壶内有气泡或杂质。

（4）血流量不足。

（5）静脉壶表面不光洁。

2. 处理

（1）检查管路各连接处。

（2）调整液面或更换管路。

（3）用注射器抽去气泡或更换管路。

（4）检查血管通路，监测血压。

（5）用乙醇擦拭静脉壶表面或更换管路。

（八）换袋报警

1. 原因 置换液/透析液是空的（<600ml）或超滤液袋已满（>15.5L）。

2. 处理

（1）用新的液体袋更换。

（2）确保置换液袋或透析液袋挂在右边的挂钩上。

（3）按下 start/stop 键。

（九）CBP 治疗中患者的监测

CBP 所救治的患者多为病情危重，变化快，并发症多，监护尤为重要；护士较强的责任心和较高的业务水平是为患者提供安全、高效的 CBP 治疗的保证。

1. 生命体征的监护

（1）常规监护：如血压、心率、呼吸、血氧饱和度，神志、意识的变化。如血压下降、心率加快，可能是超滤速度过快导致的低血容量状态，应对患者进行容量评估，并通知医生对治疗方案进行调整。

（2）监测体温的变化：避免体温过低带来的各种危害，可采用置换液加温、提高室温、加盖被褥等措施纠正。

2. 准确的液体管理

（1）保持液体出入平衡在 CBP 治疗中至关重要。

（2）液体的配置和患者临床有效容量的准确测定主要依赖于 ICU 的护士。液体管理出问题可引起严重并发症，甚至导致患者死亡。

3. 血气、电解质的监测

（1）滤前、滤中、滤后根据患者病情监测血气及电解质的情况，以便在下一步治疗中进行调整。

（2）使用枸橼酸钠置换液抗凝时，一定要监测血清离子钙水平，使其保持在 0.9mmoL/L 以上。出现低钙临床表现时应加大补钙量。

（3）如血气分析为代谢性酸中毒，说明有枸橼酸钠蓄积，应减少枸橼酸输入速度或改用其他抗凝方法。

（4）留取血样标本最好从其它部位抽血，或关闭置换液和超滤泵 3~5min，以保证准确性。

4. 出血的预防和监测 体外循环中抗凝剂的应用可使出血危险性明显增加，故在血滤过程中应加强对患者各种引流物、大便颜色、伤口渗血等情况的观察，早期发现出血并发症，及时调整抗凝剂的用量或改用其他方法抗凝，避免严重、致命的出血并发症。

5. 预防感染　血液的体外循环本身可成为细菌的感染源，管路、滤器、测压管与压力传感器连接处、取样口均是细菌入侵的部位；置换液的不断更换，留置双腔导管等也都是引起感染的重要途径。操作过程中，应按严格无菌规程进行。导管敷料须每周换药 2 次，消毒直径要≥10cm。

6. 其他　接受此项治疗需长期卧床；疼痛、焦虑、隔离及各种机器的噪音是危重患者每天面临的心理应激原；护士应特别注意加强对患者的心理护理及压疮的预防。

（孙宏伟）

参考文献

1. 刘大为. 实用重症医学. 北京：人民卫生出版社，2010.
2. 王辰. 重症监护 ABC. 北京：中华医学电子音像出版社，2012.
3. 吴恒义，迟丽庄. 实用危重症抢救技术 20 讲. 北京：人民军医出版社，2012.

第六章 感染相关的预防、诊断与治疗技术

第一节 微生物标本的正确留取

一、支气管分泌物留取

建立人工气道后的患者，会厌失去作用，咳嗽反射降低，丧失咳痰能力，因此人工吸引成为获取气道内分泌物的重要方法。

（一）适应证

气管切开或气管插管患者，可用普通无菌吸痰管直接经人工气道抽吸采样。

（二）操作方法及程序

普通无菌吸痰管直接经人工气道插至大约支气管水平，吸引口依次连接标本采集瓶或试管及负压吸引装置，用负压将下呼吸道分泌物经吸痰管吸入标本采集瓶内送检。

（三）注意事项

（1）吸痰前调节呼吸机吸氧浓度至100%约2min。

（2）注意无菌操作，防止污染标本，或给患者带来新的肺部感染。

（3）吸痰动作要快，吸引负压不可过大，以免损伤气管黏膜或加重支气管痉挛。

（4）经人工气道吸痰细菌浓度≥10^5CFU/ml可认为是感染病原菌，而浓度≤10^4CFU/ml则认为是污染菌。

二、纤维支气管镜采样

纤维支气管镜（纤支镜）检查是重要的诊断和治疗技术，已在ICU获广泛运用。

（一）适应证

疑有肺部感染，需采样或进一步行防污染毛刷采样或BAL分离鉴定病原菌。

（二）禁忌证

（1）大量咯血，通常应在咯血停止后2周后进行。

（2）严重心、肺功能障碍。

（3）严重心律失常。

（4）不能纠正的出血倾向，如凝血功能严重障碍。

（5）严重的上腔静脉阻塞综合征。

（6）新发生心肌梗死，或有不稳定型心绞痛或心电图有明显心肌缺血、心肌损伤表现。

（7）已诊断为主动脉瘤，有破裂危险者。

（三）操作方法及程序

1. 纤支镜消毒　2%的防锈戊二醛装入足够长度的容器内，将纤支镜放入容器内浸泡15min后用无菌蒸馏水彻底冲洗干净。

2. 术前检查

（1）详细询问患者病史，测量血压及进行心、肺体检。

（2）拍摄X线胸片，正侧位片，必要时拍常规断层片或CT片，以确定病变部位。

（3）凝血机制和血小板计数等检查。

（4）对疑有肺功能不全者可行肺功能检查。

（5）肝功能及乙型肝炎表面抗原和核心抗原的检查。

（6）人类免疫缺陷病毒（HIV）抗体检查。

（7）心电图检查。

3. 患者准备

（1）向患者详细说明检查的目的、意义、大致过程和配合检查的方法等，同时应了解患者的药物过敏史和征得家属与患者的同意，并签署书面知情同意书。

（2）术前禁食4~6h。

（3）根据需要在术前30min可用少许镇静药和胆碱能受体阻断药，如地西泮和阿托品；咳嗽较剧烈者可用镇咳药。

（4）常规进行心电图、呼吸、血压及氧合等监测。

（5）气管插管或气切患者需将PEEP调至0cmH$_2$O，吸氧浓度调至100%。

（6）体位：一般选用仰卧位。

（7）麻醉：用2%利多卡因咽喉部麻醉后，纤支镜引导下利多卡因在气管内麻醉，总量一般不超过2%利多卡因15ml（300mg）。

（8）气管插管或气切患者可常规静脉给予镇静，如咪达唑仑（咪唑安定）等。

4. 抽吸采样　插入纤支镜抵病灶引流支气管腔内，纤支镜吸引口依次连接标本采集瓶或试管及负压吸引装置，用负压将下呼吸道分泌物经纤支镜吸入标本采集瓶内送检。检查过程中注意规范化操作，插入纤支镜时尽量不做上呼吸道分泌物吸引，纤支镜吸痰遭口咽部细菌污染机会明显减少。

（四）并发症及其处理

常见的并发症及其预防和处理措施。

1. 麻醉药物过敏或过量　要在正式麻醉之前先用少许药物喷喉，如出现明显的过敏反应，不能再用该药麻醉。气道注入麻醉药后约有30%吸收至血循环，因此，麻醉药不宜用量过多，例如利多卡因每例患者应用总量以不超过300mg（2%利多卡因15ml）为宜。对发生严重过敏反应或出现毒副作用者应立即进行对症处理，如使用血管活性药物，抗抽搐药物，对心跳过缓者应用阿托品，心跳停止者进行人工心肺复苏，喉水肿阻塞气道者应立即建立人工气道。

2. 插管过程中发生心脏骤停　多见于原有严重的器质性心脏病者，或麻醉不充分、强行气管插入者。一旦发生应立即就地施行人工心肺复苏术。

3. 喉痉挛或喉头水肿　多见于插管不顺利或麻醉不充分的患者，大多在拔出纤支镜后病情可缓解，严重者应立即吸氧，给予抗组胺药，或静脉给予糖皮质激素。

4. 严重的支气管痉挛　多见于哮喘急性发作期进行检查的患者，应立即拔出纤支镜，按哮喘严重发作进行处理。

5. 术后发热　多见于年纪较大者，除了与组织损伤等因素有关外，尚可能有感染因素参与。治疗除适当使用解热镇痛药外，应酌情应用抗生素。

6. 缺氧　纤支镜检查过程中动脉血氧分压（PaO_2）下降十分常见，进行纤支镜检查时 PaO_2 一般下降 20mmHg 左右，故对原来已有缺氧者应在给氧条件下，或在机械通气支持条件下施行检查。

7. 出血　施行组织活检者均有出血。少量出血经吸引后可自行止血，如仍有出血者，可用以下方法止血：

（1）经纤支镜注入冰盐水。

（2）经纤支镜注入稀释的肾上腺素（肾上腺素 2mg，加入生理盐水 20ml 内，每次可注入 5～10ml）。

（3）经纤支镜注入稀释的凝血酶（凝血酶 200μg 加入生理盐水 20ml 内，该制剂绝对不能注射给药）。

（4）必要时同时经全身给止血药物，此外出血量大者尚可进行输血、输液等。

（5）纤支镜的负压抽吸系统一定可靠有效，以保证及时将出血吸出，不使其阻塞气道。

（6）对较大量出血患者，必须高度重视，并积极采取措施，必要时可换用硬质气管镜填塞出血局部或请胸外科协助处理。

三、支气管肺泡灌洗术采样

（一）适应证

支气管肺泡灌洗术采样（BAL）是一种诊断下呼吸道机会性感染的敏感方法，尤其适用于伴有免疫缺陷和免疫损伤者，其最理想的适应证是疑有肺部感染而用其他非创伤性检查方法不能明确病原学诊断者。

（二）禁忌证

同纤维支气管镜采样。

（三）操作方法及程序

采用塑料导管，在近顶端处设置一气囊，待纤支镜插入病灶引流支气管，引入导管并楔入段支气管，然后用等渗氯化钠液 20～50ml 分次注入，并立即用低负压吸引回收，弃去首次灌洗液，以减少污染，收集以后回收的支气管肺泡灌洗液（BALF）送检。如果采用带气囊导管，在嵌入段支气管后，注气使气囊膨胀填塞气道。在局麻下施行 BAL 时，麻醉药不能直接滴入灌洗的肺段，否则会抑制培养基中的细菌生长，BAL 应在胸片显示的浸润区或支气管镜检见有脓性分泌物的肺段进行。获取标本后，应尽快处理，以免被污染或使厌氧菌死亡。

（四）并发症

同纤维支气管镜采样。

四、防污染标本毛刷采样

（一）适应证

疑有肺部感染，需行防污染毛刷采样（protected specimen brush，PSB）分离鉴定病原菌。

（二）禁忌证

同纤维支气管镜采样。

（三）操作方法及程序

防污染标本毛一般经纤支镜采样，纤支镜插入至肺炎病灶引流支气管腔内，插入过程尽量不做吸引或向腔内注射黏膜麻醉药，PSB 经纤支镜插入并超越前端 1~2cm，伸出内套管顶去聚乙二醇塞，尽量将去聚乙二醇塞丢弃到采样区域之外。当内套管越过外套管约 2cm 后，再将毛刷伸出内套管 2~3cm 刷取分泌物。毛刷、内套管按顺序依次退回外套管内，然后拔出整个 PSB。PSB 经人工气道采集过程，基本与经纤支镜采样相同。

采样后的 PSB 用 75% 乙醇（酒精）消毒外套管，以无菌剪刀剪去内、外套管顶端部分，然后，前伸毛刷并将其剪下至装有 1ml 的无菌等渗氯化钠液或乳酸林格液的试管内，彻底振荡使毛刷上的病菌洗涤混匀于液体中，送检做定量细菌和真菌培养。

（四）并发症

同纤维支气管镜采样。

五、血标本

（一）适应证

疑有菌血症、败血症和脓毒血症的患者。对入院危重症感染患者应在未进行抗菌药物治疗之前，及时留取血培养标本。一般患者出现以下体征时可作为采血的重要指征。

（1）发热（≥38℃）或低温（≤36℃）。

（2）寒战。

（3）白细胞增多（计数 $>10\times10^9/L$，特别有"核左移"时）或者粒细胞减少（成熟的多核白细胞 $<1\times10^8/L$）。

（4）皮肤黏膜出血。

（5）昏迷。

（6）多器官功能衰竭，血压降低，C 反应蛋白升高及呼吸加快。

（7）血液病患者出现粒细胞减少，血小板减少等，新生儿可疑菌血症，应该同时做尿液和脑脊液培养。

（二）操作方法及程序

1. 皮肤消毒程序　严格执行以下三步法：①75% 乙醇擦拭静脉穿刺部位待 30s 以上；②0.1%~2% 碘酊作用 30s 或 10% 碘伏 60s，从穿刺点向外画圈消毒，至消毒区域直径达 3cm 以上；③75% 乙醇脱碘：对碘过敏的患者，用 75% 乙醇消毒 60s，待乙醇挥发干燥后采血。

2. 培养皿消毒程序　①75%乙醇擦拭血培养瓶橡皮塞，作用60s；②用无菌纱布或无菌棉签清除橡皮塞子表面残余乙醇。

3. 静脉穿刺和培养瓶接种程序　①在穿刺前或穿刺期间，为防止静脉滑动，可戴乳胶手套固定静脉，不可接触穿刺点；②用注射器无菌穿刺取血后（穿刺毛囊导致假阳性），针头（如果行第2次穿刺，应换针头）直接注入血培养瓶，或严格按厂商推荐的方法采血，血标本接种到培养瓶后，轻轻颠倒混匀以防血液凝固。

4. 采血量　成人采量是8～10ml，儿童1～5ml。血液和内液之比为1：5～1：10。

5. 血培养次数和采血时间　采血培养应该尽量在使用抗菌药之前进行，在24h内采集2～3次做血培养（一次静脉采血注入到多个培养瓶中应视为单份血培养）。入院前2周内接受抗菌药物治疗的患者，连续3d，每天采集2份，可选用能中和或吸附抗菌药物的培养基。对间歇性寒战或发热应在寒战或体温高峰到来之前0.5～1h采集，或于寒战或发热后1h进行特殊的全身性和局部感染者采血培养的建议。

（1）可疑急性原发性菌血症、真菌菌血症、脑膜炎、骨髓炎、关节炎或肺炎，应在不同部位采集2～3份血标本。

（2）不明原因发热，如隐性脓肿，伤寒热和波浪热，先采集2～3份血标本，24～36h后估计体温升高之前（通常在下午）再采集2份以上。

（3）可疑菌血症或真菌菌血症，但血培养持续阴性，应改变血培养方法，以获得罕见的或可培养的微生物。

（4）可疑细菌性心内膜炎，在1～2h内采集3份血标本，如果24h后阴性，再采集3份以上的血标本。

6. 标本运送　采血后应该立即送检，如不能立即送检，室温保存或置35～37℃孵箱中，切勿冷藏，自动化连续监测系统虽有允许延迟上机监测微生物生长的原理，还是应该尽量减少延迟上机时间。

六、血管内导管

（一）适应证

怀疑存在导管相关性感染的患者。

（二）操作方法及程序

（1）从患者体内拔出静脉插管，用无菌技术剪去导管体外部分。导管远端的外表面立即置于血琼脂平板上做滚动涂布接种后，置入37℃的孵箱内48h，此法仅仅反映导管外表面的情况，不能做床边接种者，将导管置含有少量生理盐水的无菌试管内送检。

（2）也可将剪下的导管体内段置肉汤增菌液或用于血培养的培养液内，但不能区分导管感染菌与少量的定植菌。

（三）注意事项

严格无菌操作，减少污染的可能。

七、尿液标本

（一）适应证

疑有泌尿系统感染的患者，应行尿液的病原学分离和培养。

（1）有典型的尿路感染症状。

（2）肉眼脓尿或血尿。

（3）尿常规检查表现为白细胞或亚硝酸盐阳性。

（4）不明原因的发热，无其他局部症状。

（5）留置导尿管的患者出现发热。

（6）膀胱排空功能受损。

（7）泌尿系统疾病手术前。

（二）操作方法及程序

1. 采集方法　标本采集应力争在未使用抗生素之前，注意避免消毒剂污染标本，方法有以下几种。

（1）清洁中段尿：最好留取早晨清洁中段尿标本，嘱咐患者睡前少饮水，清晨起床后用肥皂水清洗会阴部，女性应用手分开大阴唇，男性应翻开包皮，仔细清洗，再用清水冲洗尿道口周围；开始排尿，将前段尿排去，中段尿 10～20ml 直接排入专用的无菌容器中，立即送检，2h 内接种。该方法简单、易行，是最常用的尿培养标本收集方法，但很容易受到会阴部细菌污染，应由医护人员采集或在医护人员指导下由患者正确留取。

（2）耻骨上膀胱穿刺：使用无菌注射器直接从耻骨上经皮肤消毒穿入膀胱吸取尿液，是评估膀胱内细菌感染的"金标准"方法，但有一定的痛苦，患者难以接受。主要用于厌氧菌培养或留取标本困难的婴儿尿标本的采集。

（3）直接导尿：按常规方法对会阴局部进行消毒后，用导尿管直接经尿道插入膀胱，获取膀胱尿液，可减少尿液标本污染，准确地反映膀胱感染情况。但有可能将下尿道细菌引入膀胱，导致继发感染，一般不提倡使用。

（4）小儿收集包：对于无自控能力的小儿可应用收集包收集尿液，这种装置由于很难避免会阴部菌群污染产生假阳性，所以只有在检验结果为阴性时才有意义。如果检验结果为阳性，应结合临床进行分析，必要时可使用耻骨上膀胱穿刺或导尿法留取尿液进行复检。

（5）留置导尿管收集尿液：利用留置导尿管采集标本时，应先消毒导尿管外部，按无菌操作方法用注射器穿刺导尿管吸取尿液，操作时应防止混入消毒剂，注意不能从尿液收集袋中采集尿液。

2. 采集容器

（1）应由不与尿液成分发生反应的材料制成。

（2）洁净、无菌、加盖、封闭、防渗漏。

（3）不含防腐药和抑菌药。

（4）广口、具有较宽的底部、容积应 >50ml、盒盖易开启。

3. 标本运送　标本采集后应及时送检、及时接种，室温下保存时间不得超过 2h（夏季保存时间应适当缩短或冷藏保存），4℃冷藏保存时间不得超过 8h，但应注意冷藏保存的标本不能用于淋病奈瑟菌培养。

（三）注意事项

（1）外尿道寄居有正常菌群，故采集尿液时应注意无菌操作。

（2）对于厌氧菌的培养，采用膀胱穿刺法收集、无菌厌氧小瓶运送。

（3）排尿困难者可导尿，但应避免多次导尿所致尿路感染。

（王培栋）

第二节　C-反应蛋白

C-反应蛋白（C-reactive protein，CRP）首先是在急性炎症患者血清中发现的，它是可以结合肺炎球菌细胞壁C-多糖的蛋白质。分子量11.8万，含5个多肽链亚单位。CRP主要在肝脏合成，不耐热，65℃30min即破坏。它具有激活补体和促进粒细胞及巨噬细胞的吞噬作用。在急性创伤和感染时，CRP的血浓度会急剧升高，可达正常水平的2000倍，是目前临床上有用的急性时相反应指标。CRP在炎症及侵袭因子作用下，6~12h后血清中浓度开始增高，24~48h达到最高峰，反复的炎症刺激CRP水平可持续上升。此反应不受放疗、化疗、糖皮质激素治疗的影响。

一、适应证

主要可以用来鉴别是细菌感染和病毒感染，检测疾病的活动情况和严重程度，指导抗生素的合理应用及疾病的预后。

二、操作方法及程序

C-反应蛋白含量测定可采用免疫比浊法、ELISA法及乳胶凝集法等方法，目前主要采用散射免疫比浊法。其原理为血清中的CRP与试剂中的抗CRP抗体结合，在一定浓度的增强剂存在下快速沉淀，在速率散射免疫浊度仪上读出测定结果。

血样本要求：全血、血清或血浆均可，无需空腹。各厂家的试剂盒有所不同。主要包括稀释液，反应液、抗CRP抗体、CRP校准血清、CRP质控血清。

按照速率散射免疫比浊法操作。具体参照仪器和试剂说明。

三、注意事项

1. 标本　各种体液标本要新鲜，无细菌污染；如不立即检测，冷藏不超过1周，-20℃冷冻保存，且不可反复冻融。

2. 试剂　注意试剂的有效期，使用前试剂均要充分摇匀，禁止不同批号试剂盒内容物混用。

3. 标准曲线　每次应制作新的标准曲线，并利用数据处理软件拟合最佳标准曲线。

四、临床意义

1. 鉴别诊断　CRP可以用来鉴别是细菌感染和病毒感染，检测疾病的活动情况和严重程度。当微生物培养较慢时，CRP的检测可快速（1h）帮助鉴别细菌或病毒的感染。最高水平的 CRP 可发生在革兰阴性菌感染，可高达 500mg/L，其次为革兰阳性菌，病毒感染通常不超过 50mg/L，一般 CRP ＞ 20mg 即可考虑为细菌感染。CRP 配合血常规结果更有助于发热原因的分析。

2. 抗生素的合理应用　监测抗生素治疗一段时间后的反应，可为有针对性指导用药提供治疗依据，避免了由于滥用抗生素引起的耐药菌株问题。

3. 用于监控术后感染　如果发生术后并发症，CRP 首先增高，常早于临床症状及白细胞增高。术后 6d 或 6d 后 CRP ＞ 75mg/L 明显提示有并发症的可能。连续测定 CRP 可有效观察感染的持续时间和治疗效果。

4. 评估疾病活动性　CRP 升高的程度可反应炎症组织的大小或活动性。此外肿瘤发生转移或并发细菌感染时，CRP 也会增高。

5. 预后价值　CRP 在整个治疗过程中均 ＞ 10mg/L，提示患者的预后不好。CRP 水平较低或存在降低趋势，提示患者的预后可能较好。

（王培栋）

第三节　前降钙素

前降钙素（PCT）是无激素活性的降钙素（calcitonin，CT）前肽物质，是由 116 个氨基酸组成、分子质量为 13kD 的糖蛋白。PCT 在体内外稳定性很好。正常情况下，PCTmRNA 在甲状腺滤泡旁细胞粗面内质网内翻译成含 141 个氨基酸残基的前 PCT，分子质量约为 16kD，包括 N 端 84 个氨基酸（含 25 个氨基酸的信号肽）、活性 CT（32 肽）和下钙素（katacalcin，21 肽）三部分，前两部分由 2 肽（– Lys – Arg –）连接，后两部分被 4 肽（– Gys – Lys – Lys – Arg –）隔开。前 PCT 进入内质网膜，经糖基化和特异性酶切除 N – 末端的信号肽，生成含 116 个氨基酸残基的 PCT，后依次经不同的蛋白水解酶酶解，先切除含 1 ~ 57 氨基酸残基的 N 端肽（N – PCT），最后酶解生成 T 和降钙素。全身严重细菌感染和脓毒症等异常情况下，血浆 CT 前肽物质的所有剪接产物异常升高，其中 PCT 是最主要的产物，而 CT 则无明显变化，PCT 在感染 2h 后可检测到，12 ~ 24h 达到高峰，在体内、外稳定性好，半衰期为 22 ~ 29h。

一、适应证

（1）细菌、真菌感染的早期诊断。

（2）估计疾病的严重程度。

（3）用于系统性炎症反应综合征（SIRS）、脓毒症（sepsis）、严重脓毒症（severe sepsis）和脓毒性休克（septic shock）的鉴别诊断，对 ICU 高危感染患者进行连续监测。

（4）指导药物的正确应用。

（5）早期预测 MODS 及 MOF 的发生。

二、禁忌证

血红蛋白浓度 5g/dl 会限制读数的准确性，以致影响检测结果。严重溶血的样品不能用于 PCT 的检测。脂肪和胆红素对检测结果没有影响。

三、检测方法与程序

许多学者曾用放射免疫分析法（RIA）和夹心免疫放射分析法对血浆 PCT 进行测定，虽然灵敏度较高，但放射性元素的污染致使此方法使用受限。近来 PCT 的检测方法已改进为半定量的双抗夹心免疫发光法（BRAHMS PCT - Q）和定量的免疫化学发光法（BRAHMS PCT LIA）。

其中，BRAHMS PCT - Q 是一种用于半定量检测 PCT 谱的检测法，是目前临床最常用的 PCT 检测方法。此方法可排除交叉反应，提高特异性，同时也有很高的灵敏度（0.1μg/L）。是只需要 30min 的检测系统，既不依赖仪器，又不需要校准。该测定是利用一个标记有胶体金的抗 catacalcin 单克隆小鼠抗体（示踪剂）和多克隆绵羊抗降钙素抗体做检测。患者的样品（血清或血浆）加到侧孔后，示踪元素就结合到样品中的 PCT，形成标记的抗原抗体复合物。这个复合物在检测系统中借助于毛细作用移动通过含有检测带的区域，在此过程中，标记的抗原抗体复合物就结合到固相的抗 PCT 的抗体上，形成一个夹心式的复合物。当 PCT 浓度 ≥ 0.5mg/ml，这个复合物呈淡红色的条带。条带的颜色强度直接与样品中 PCT 的浓度成正比，与参考卡片上提供的 PCT 浓度范围相关。没有结合 PCT 的示踪剂扩散到对照条带区，在那里被固定，能产生非常强烈的红色条带，这个检测系统的功能是通过这条对照带来测定的。

BRAHMS PCT LIA 是对 PCT 浓度作定量测定的方法，在 0.1mg/ml 到 500mg/ml 范围内有效。它是一种免疫化学发光检测试剂，用于人血浆中 PCT 浓度的定量分析。两种抗原特异性的单克隆抗体与 PCT（抗原）的两个不同的结合位点（降钙素和降钙蛋白）结合，一种抗体是经化学发光标记（示踪剂），另一种固定在管腔内壁（包被管系统）。两种抗体与样本中的 PCT 反应形成"夹心复合体"，结果化学发光标记的抗体被结合到管腔内壁，一旦反应结束，多余的示踪剂即可被清除，通过残留在管壁上示踪剂发出的光对其进行定量分析。样本中化学发光强度直接与 PCT 浓度成正比。因此，用标准液建立标准曲线后，患者样本中的未知 PCT 浓度可通过标准曲线计算后读取数值。

BRAHMS PCT - Q 检测程序：注意每次检测均要使用新的检测用品。在开始检测前，所有的检测用品需置于室温下并达到室温。

1. 步骤

（1）每个检测包装在要检测前才可打开。

（2）用附带的移液管把 6 滴血样滴加到 BRAHMS PCT - Q 的圆孔中。滴加时轻微地倾斜吸管，填满测定线并不要产生气泡，也可以滴加血清或血浆加入圆孔之内。

（3）在室温下孵化 30min，当测试开始时，在卡片上记录时间。

2. 记录和评估 在 30min 之后（最长 45min），即可确定样本中 PCT 的浓度。PCT 浓度范围可以通过测试带的色彩强度与参考卡片上区段颜色比较来确定，第 1 测试是否有效可以用能否清楚地看见对照带来判别。

（1）没有任何显示或只有测试带显示：没有对照带显示表示该实验无效。

（2）只有对照带显示，没有测试带显示：表示只出现对照色带的是阴性的，表明 PCT 的浓度 < 0.5mg/ml。

（3）对照带和测试带均有显示：说明测试结果为阳性。

四、注意事项

1. BRAHMS PCT – Q 相比 BRAHMS、PCT、LIA 有 90% ~ 92% 诊断灵敏度和 92% ~ 98% 的特异度。在得到阳性结果的情况下，如果需要精确测定临床观察或每日 PCT 浓度的，建议随后使用 BRAHMS PCT LIA 进行测定。

2. 在随访的 BRAHMS PCT – Q 检测与前几天的检测之间不允许比较，因为在几小时之内颜色也许会发生变化（从红色变为紫色）。也许会发生一个 30min 呈阴性的试验结果，在几小时后其颜色会慢慢地改变，在这种情况下 30min 后的读数是有效的。

3. BRAHMS PCT – Q 必须储藏在 2 ~ 30℃ 的未拆封的检测包装中。

五、临床意义

健康人 PCT 水平很低，一般测不到；病毒感染和慢性炎症时 PCT 轻度升高；全身细菌感染，特别是脓毒性休克时 PCT 浓度明显升高。

因此，利用它能有效地评估感染和炎症的严重程度及进展情况，鉴别细菌性和非细菌性发热；也是评估感染严重程度、ICU 和机械通气、脓毒性休克、MODS、ARDS 患者理想的预警指标。能协助诊断和监测药物疗效，指导外科围手术期的处理以及抗生素应用。鉴别胆源性和中毒性胰腺炎，鉴别局限性和非局限性、细菌性和非细菌性腹膜炎，用于在器官移植时细菌性、真菌性、病毒性感染和急性移植排斥反应的鉴别诊断，也可排除移植前的全身感染。高浓度的 PCT 是机体免疫系统反应严重及全身脓毒反应持续存在的指征，如 MODS 患者 PCT 水平持续升高表示炎症处于上升期或病情恶化，有必要进一步作其他检查（包括病原学），必要时改变治疗方案；相反，PCT 水平下降，说明病情逐渐转好，炎症和感染得到有效的控制。

（王培栋）

第四节　手的消毒及洗手方法

一、适应证

（1）外科手术前后医护人员手的消毒。
（2）各种诊疗活动前后，进行无菌技术操作之前。
（3）诊疗过程中需要消毒时手的消毒。
（4）进入重点感染病区前及离开后，如隔离病房、烧伤病房、新生儿病房、ICU 等。

二、常用消毒手的方法

（1）皂液流动水冲洗。
（2）快速消毒液洗手。
（3）各种药物浸泡洗手法。

三、操作方法

1. 外科手消毒　（略）。

2. 卫生手消毒

（1）医护人员在各种操作前，应用皂液流动水或快速洗手液冲洗双手。

（2）医护人员在各种操作中，应用皂液流动水或快速洗手液冲洗双手。

（3）皂液洗手 2min，快速洗手液 30s。

四、注意事项

（1）洗手时应用流动水将手冲洗干净。

（2）洗手前应修剪指甲，去除饰物。

（3）易忽略部位为指尖、指缝、指甲、指关节、拇指、腕部。

（4）水温 30℃为宜，擦手巾应为无菌巾。

（5）若为特殊患者做检查治疗护理之前，应戴一次性手套，操作结束后应按操作规程洗手。

（王培栋）

第五节　隔离技术

一、ICU 病房控制感染的基本措施

针对所有 ICU 患者在整个 ICU 治疗期间应采取的隔离措施，以最大限度地控制 ICU 中的院内感染。

1. 手卫生　包括洗手及手消毒。在需要直接接触患者前后、接触各种物品以后、接触不同患者之间及脱掉手套以后，均需要用含乙醇的擦手液进行快速手消毒。无菌皂液及流动自来水主要用于清洗手部的污渍，应提供一次性擦手纸巾或烘干设备，应尽量废除肥皂洗手及重复使用的擦手毛巾。

2. 无菌手套　在直接接触潮湿的体液，如血液、痰液、脓液、小便及粪便时，应该戴无菌手套。

3. 无菌隔离衣　当体液有可能浸湿操作者衣裤时，应穿无菌隔离衣。

4. 口罩及护目镜　各种临床操作中，若可能有体液飞溅时，应戴口罩及护目镜（如防止气管切开置管过程中飞溅的血液等）。

二、特定疾病的隔离技术

不同传播途径的传染性疾病需要采取不同的隔离措施。当对某种感染性疾病的传播途径与隔离措施不清楚时，应及时与医院或当地感染控制专家取得联系。

1. 经空气传播疾病　如结核、麻疹、水痘及弥散性带状疱疹等。

（1）此类患者应收入单间隔离，有条件最好使用负压病房。

（2）保持房门关闭。

（3）进入结核患者病房时应佩戴符合职业安全与健康的呼吸面罩（非一般外科口罩）。

（4）对麻疹或水痘已有免疫者，进入此类患者病房可不用戴口罩，无免疫能力者最好不要进入，若必须进入，应佩戴口罩。

（5）指导患者在咳嗽或打喷嚏时应用纸巾遮掩住口鼻，以减少细菌传播。

（6）必须转运此类患者时，应为其佩戴外科口罩。

2. 飞沫传播疾病　如腺病毒、白喉、流感病毒、脑膜炎病毒、腮腺炎、支原体、细小病毒组 B_{19}、百日咳、鼠疫、风疹、婴儿及儿童的链球菌性咽炎、肺炎或猩红热等。

（1）有条件应尽可能单间隔离并保持房门关闭。

（2）进入病房时需佩戴口罩。

（3）离开病房后及时抛弃口罩到特定收集器。

（4）必须转运此类患者时，应为其佩戴口罩。

3. 接触传播疾病　如急性感染性腹泻、脓肿及引流的伤口、艰难梭菌感染、肠病毒、单纯疱疹、甲型肝炎病毒、副流感、呼吸道合胞病毒、疥疮、病毒性结膜炎、耐甲氧西林金葡菌、耐万古霉素或万古霉素中敏的金葡菌、耐万古霉素肠球菌、多重耐药的革兰阴性菌等。

（1）进入病房时需穿隔离衣、戴隔离手套。

（2）为患者配备专用听诊器及体温计。

（3）离开病房前脱下隔离衣及手套，放置到指定收集处。

（4）离开病房前应用手消毒液擦手或抗菌皂液洗手。

（王培栋）

参考文献

1. 钱义明，熊旭东. 实用急救医学. 上海：上海科学技术出版社，2013.
2. 左拥军. 临床常见的急危重症救治大全. 吉林：吉林大学出版社，2012.
3. 应明英. 实用危重病监测治疗学. 北京：人民卫生出版社，2008.
4. 王志刚. 血液净化学. 第2版. 北京：科学技术出版社，2003.

下 篇

ICU 治疗

第七章 重症患者水电解质紊乱与酸碱失调

第一节 水钠代谢紊乱

正常成人体液的含量约占体重的 55%～60%，其中细胞内液占体重的 35%～40%，细胞外液占体重的 20%～25%（血浆占体重的 4%～5%，组织间液占体重的 15%～20%）。钠的含量平均约 60mmol/kg 体重。水为保持体液容量相对恒定所必需，每日排出与摄入的水量必须相等（1 500～2 500ml/d），以维持水代谢的相对恒定。成人每日所需水量约为体重的 4%，若出汗则需加进出汗排出的水分。一般大汗淋漓 1h，失水可达 3 000ml；出汗湿透衬衣、衬裤时，失水约 1 000ml。人体维持体液容量和渗透压的相对恒定，主要通过下丘脑－垂体后叶以及肾脏调节。入水调节主要依赖渴觉，当细胞外液渗透压增高时，刺激下丘脑渴感中枢而感口渴；出水调节主要依赖抗利尿激素（ADH）及醛固酮，通过对肾小管作用来调节。

体液中的溶质分为电解质和非电解质两类。细胞外液的主要电解质有 Na^+、Cl^-、HCO_3^-；细胞内液的主要电解质是 K^+ 和 HPO_4^{2-}。临床上以毫渗摩尔/升（mOsm/L）或毫渗摩尔/千克水［mOsm/（kg·H_2O）］表示体液的渗透压。血浆渗透压可用冰点渗透压计测定，或用下列公式计算：血浆渗透压（mOsm/L）＝2（Na^+＋K^+）＋葡萄糖＋尿素氮（单位均为 mmol/L）。血浆渗透压正常范围为 280～310mOsm/L，＜280mOsm/L 为低渗，＞310mOsm/L 为高渗。Na^+ 为血浆中的主要阳离子，其含量占总渗透压比例的 50%，是维持血浆渗透压平衡的主要因素。

临床上水和钠代谢失调常常并存，难以完全分开。原发性钠不足，几乎均伴水不足，主要导致细胞外液容量缩减；原发性钠过多，水钠潴留，导致水肿，见于心、肝、肾等疾病；原发性水过少，不论是绝对性或相对性，均导致高钠血症；原发性水过多，均导致低钠血症。为便于临床诊疗，可分为失水、水过多（水中毒）以及高钠血症、低钠血症四大类。

一、失水

失水（脱水，dehydration）是指液体摄入不足和（或）丢失过多致体液容量减少。根据体液丢失的程度，可分为：①轻度失水：失水量占体重2%～3%（小儿2%～5%）；②中度失水：占体重3%～6%（小儿5%～10%）；③重度失水：占体重6%以上（小儿10%～15%）。根据水与电解质特别是钠丢失比例与性质，又可分为：①低渗性失水（缺钠性失水、慢性失水）：电解质丢失多于水的丢失，血浆渗透压<280mOsm/L，属于缺钠性低钠血症；②等渗性失水（混合性失水、急性失水）：最常见。水与电解质以血浆正常比例丢失，血浆渗透压正常；③高渗性失水（单纯性失水、缺水）：水丢失多于电解质的丢失，血浆渗透压>310mOsm/L，属于浓缩性高钠血症。

（一）病因与发病机制

1. 高渗性失水

（1）水摄入不足：①昏迷，拒食，口、咽、腔、喉及食管疾病引起吞咽困难，是单纯性失水的主要原因。森林、沙漠、航海的水源断绝也可引起；②脑外伤、脑卒中等致渴感中枢迟钝或渗透压感受器不敏感。

（2）水丢失过多：①经肾脏丢失：如垂体性或肾性尿崩症；肾衰竭多尿期；使用大量高渗性葡萄糖、甘露醇、山梨醇、尿素等脱水治疗；长期鼻饲高蛋白饮食等所产生的渗透性利尿，糖尿病控制不良致大量的糖排出；酸中毒发生严重脱水引起渗透性利尿；②经皮肤丢失：汗液中含Na^+5～50mmol/L，属于低渗液体，故高温多汗、高热或运动后大量出汗，高代谢如甲亢，或烧伤采用开放治疗，均可从汗液中丢失大量的水分；③经呼吸道丢失：如深大的呼吸及气管切开（气管切开后每日从呼吸道丢失水分可达300ml左右）的患者，从呼吸道丢失大量的水分；④水向细胞的转移：剧烈运动或惊厥等使细胞内小分子物质增多，渗透压增高，水转入细胞内。

失水致血容量减少，使血浆渗透压增加，水自间质转移至血管内，细胞间质液浓缩，渗透压升高，使水自细胞内出来，而引起细胞内缺水。缺水时细胞外液容量减少，使醛固酮分泌增加，肾小管因吸收钠增加，尿排钠减少；缺水钠的浓度增加，使细胞外液渗透压升高，刺激抗利尿激素（ADH）分泌增加，肾小管重吸收水增加，尿量减少而比重升高。醛固酮分泌增加而保留钠，ADH分泌增加而保留水，两者都有助于保持血容量不致下降太多。细胞外液的钠增高使细胞内水向外转移，导致细胞内脱水而出现细胞功能障碍。故高渗性失水主要是细胞内水分的缺少。口渴是一个很重要的高渗性失水的表现，同时伴有唾液分泌减少而觉口干，这是一个重要的保护机制，促使患者饮水，而使失水得到纠正，但老年人尤其是脑动脉硬化患者，常因为口渴感失敏而发生严重的失水现象。

2. 等渗性失水 最常见病因是胃肠液丢失，如腹泻、呕吐、胃肠减压、肠梗阻、肠胰胆瘘等；其他浆液的丢失，如大面积烧伤、大量放胸腹水、弥漫性腹膜炎等。等渗性失水，失水和失钠的比例相等，主要是以细胞外液容量减少，使有效循环血容量降低，肾血流量减少，少尿。由于失钠失水比例相同，血浆渗透压无大的改变，故ADH分泌量变化不大，细胞内液容量亦因细胞外渗透压在等渗范围内而早期变化不大。

3. 低渗性失水

（1）钠排出增加：①经胃肠道丢失：如反复呕吐、腹泻、胃肠减压、慢性肠梗阻；②局部丢失：如大面积烧伤、剥脱性皮炎的大创面渗出血浆较多，引起失盐失水，反复放腹水、胸水等；③经肾脏丢失：利尿剂抑制肾小管回吸收钠而使水和钠大量排出；失盐性肾炎、肾衰多尿期、肾小管酸中毒、肾上腺皮质功能减退症等均引起钠和水的排出过多。

（2）只补水未补盐：任何原因所致的高渗或等渗性失水，在治疗过程中只注意补充水分而未注意补充电解质，则引起低渗性失水。

低渗性失水体内缺钠，血浆呈低渗，间质液呈低渗，水分由间质转移到细胞内，使细胞内的水增加，故不觉口渴。由于血浆的胶体渗透压较间质液的渗透压高，故水又向血管内转移，结果是细胞外液的减少，间质液尤其明显。患者发生循环血量不足，而出现心排血量下降，血压下降，静脉压低，心率快，心音弱，甚至休克。血浆渗透压降低，ADH 分泌减少，肾脏排水多，尿多或不少。在早期肾排出较多的低渗尿，以保持血浆晶体渗透压的平衡，但一旦发生低血压肾灌注不足时，此时会出现尿少或无尿，可发生氮质血症。体内缺钠及血容量的降低，使醛固酮分泌增加，肾潴钠、潴水，使得尿排钠排氯减少。

（二）诊断

1. 病因　有引起失水的病因存在。

2. 临床表现特点　随失水的程度与性质而异。轻度失水主要表现为口渴，尿量尚正常。中度失水尚有"三少一高"的表现：即唾液少、汗液少、尿少、尿比重高。重度失水尚可出现高热、狂躁、幻觉、谵妄、甚至昏迷，伴有氮质血症、代谢性酸中毒、血压下降甚至休克。不同性质失水的特征亦异。

（三）治疗

治疗原发病是根本，补液是关键，兼顾调节其他电解质、酸碱平衡失调。

液体疗法是指补充水与电解质等不足或损失为目的的输液，以维持水、电解质、酸碱和渗透压平衡。应根据其程度、类型和机体的状况决定补液量、种类、途径和速度。

1. 补液量的估计　补液量应包括已丢失液体量，每日生理必需量（约 1 500ml）和继续丢失量如呕吐物、引流液等。补液量的估计方法有：

（1）参照临床表现与失水程度计算：按丢失 1kg 体重约需补液 1 000ml。成人轻度失水应补 1 000 ~ 1 500ml，中度失水 1 500 ~ 3 000ml，重度失水 4 000ml 以上。

（2）根据现有体重和血钠浓度计算：所需补液量（ml）＝（患者血钠－142mmol/L）×K（男为 4，女为 3）×千克体重。适用于高渗性失水的估计。

（3）按血细胞比容（Hct）计算：适用于低渗性失水的估计。需补液量（ml）＝（患者 Hct－正常 Hct）÷正常 Hct（男为 48%，女为 42%）千克体重×200。

2. 补液种类　轻度失水一般补充 0.9% 氯化钠液或林格液，通过机体的调节能力，水与电解质失调即可矫正。中度以上失水则需依失水的不同类型、补不同液体。一般来说，高渗性失水补液中含钠液体约占 1/3，等渗性失水补液中含钠液体约占 1/2，低渗性失水补液中含钠液体约占 2/3。

（1）高渗性失水：以补水为主，补钠为辅，适当补充钾及碱性溶液。经口、鼻饲者可直接补充水分，经静脉者，初始补 5% 葡萄糖液，以后如血钠下降，尿比重降低，可适当补充 5% 葡萄糖氯化钠液；渗透压升高明显者，初时可用 0.45% 低渗氯化钠液。

（2）等渗性失水：以补充等渗性溶液为主。0.9% 氯化钠溶液为首选，但长期使用可引起高氯性酸中毒。下述配方更符合生理需要：0.9% 氯化钠液 1 000ml＋5% 葡萄糖液 500ml＋5% 碳酸氢钠液 100ml。

（3）低渗性失水：以补充高渗溶液为主。可用0.9%氯化钠液1 000ml加10%葡萄糖液250ml及5%碳酸氢钠100ml配成的溶液静滴，此时每1 000ml液体含钠158mmol，氯113mmol，碳酸氢根44mmol。重度缺钠致血钠<120mmol/L时，可按kg体重计算补钠：应补氯化钠（g）＝（142－血钠）×体重（kg）×0.2÷17（1g氯化钠含17mmol钠，故除以17折算为氯化钠量）。可小心静滴3%～5%氯化钠液。一般先补给补钠量的1/3～1/2，且不能过快，一般以血钠每小时升高0.5mmol/L为宜。

3. 补液一般原则与注意事项 ①轻度失水或经静脉输液后好转者，以口服或鼻饲补液为首选；中度失水常需辅以静脉补给；重度失水则必须从静脉补给；②补液速度先快后慢，中、重度失水一般在开始4～8h内输入补液总量的1/2～1/3，余1/2～2/3在24～48h内补足，并根据病情的轻重、缓急、年龄、心肺肾功能等情况予以调整；③在补液过程中宜注意患者神志、血压、脉搏、呼吸、皮肤弹性、黏膜干湿度、尿量、吐泻量及实验室检查结果等情况，作为衡量疗效的指标，调整补液量、速度与溶液的性质。并记录24h出入水量；④急需大量快速补液时，宜口服或鼻饲补液；经静脉补充时宜监测CVP（<12cmH$_2$O为宜）；⑤宜在尿量增至30～40ml/h后补钾，一般浓度为3g/L，当尿量>500ml/d时，日补钾量可达10～12g；⑥纠正酸碱平衡紊乱；⑦补足液体的客观指标：精神好转；皮肤弹性恢复，血管充盈；舌面由干燥变成湿润；脉搏有力，呼吸均匀；血压趋于正常；补液3～4h后尿量开始增加，如达到正常范围（40ml/h）以上者，提示补液适当，失水基本纠正。

二、水过多与水中毒

水过多（water excess）是水在体内过多潴留的一种病理状态。若过多的水进入细胞内，导致细胞内水过多则称为水中毒（water intoxication）。水过多与水中毒是稀释性低钠血症的病理表现。

（一）病因与发病机制

多因水调节机制障碍，而又未限制饮水或不恰当补液引起。

1. 抗利尿激素（ADH）过多 ①ADH代偿性分泌增多：如急性外伤、大手术、失血、严重感染后、胸腔肿瘤压迫大静脉、心功能不全、药物刺激（如氯磺丙脲、环磷酰胺、巴比妥类）导致ADH释放增多；其特征是毛细血管静水压升高和（或）胶体渗透压下降，总容量过多，有效循环容量减少，体液积聚在"第三间隙"；②ADH不适当的分泌过多：如恶性肿瘤（肺癌、胰腺癌等）、肺炎、肺脓肿和脑炎、脑卒中等脑部疾病以及甲低等病者可发生ADH分泌过多；其特征是体液总量明显增多，有效循环血容量和细胞内液增加，血钠低，一般不出现水肿；③ADH用量过多：如治疗尿崩症时。

2. 肾排水功能不良 最常见于急性肾衰竭少尿期，过多地输液试图增加尿量而发生水中毒。

3. 肾上腺皮质功能减退 皮质醇分泌不足，使肾小球滤过率降低，对ADH抑制作用减弱，以及肾小管对ADH的敏感性改变，因而导致水潴留。

4. 入水过多 中枢神经病变刺激口渴中枢而致饮水过多，先天性巨结肠患者接受积极的灌肠治疗等可致水过多。

由于ADH分泌过多，水分未能排出而发生水过多，特别是心力衰竭、肝硬化腹水和肾病综合征的患者，有效血容量下降，引起醛固酮增多症，故使水钠潴留更为严重。水过多时首先影响到细胞外液，使细胞外液量增多，钠含量下降，呈低渗状态。当肾脏排水不良时，水分向细胞内转移，引起细胞内水过多，使细胞内外的渗透压均下降，导致细胞代谢和功能紊乱，所出现的各种症状，取决于水在体内潴留和渗透压改变的程度和速度。其中最严重者可出现脑水肿及脑疝的表现。

（二）诊断

1. 病因　具有水过多的病因存在。

2. 临床表现特点

（1）急性水过多与水中毒：发病急，突出表现为低渗状态所致精神神经症状：头痛、视力模糊、定向力不清、精神失常、共济失调、癫痫样发作、昏迷。脑细胞水肿时出现颅内高压症，发生脑疝可致呼吸、心跳停止。

（2）慢性水过多与水中毒：起病缓慢，因常与原发病如心力衰竭、肝硬化腹水、肾病综合征等混杂在一起，故轻症很难识别，但体重常增加。当血浆渗透压≤260mOsm/L（血钠≤125mmol/L）时，有疲倦、表情淡漠、恶心、食欲减退等表现和皮下组织肿胀；当血浆渗透压降至240~250mOsm/L（血钠115~120mmol/L）时，出现头痛、嗜睡、神志错乱、谵妄等神经精神症状；当血浆渗透压降至230mOsm/L（血钠110mmol/L）时，可发生抽搐或昏迷。血钠在48h内迅速降至108mOsm/L以下可致神经系统永久性损伤或死亡。

3. 实验室检查　血浆渗透压与血钠明显降低；尿钠增多；血清K^+、Cl^-及血浆白蛋白、血红蛋白、平均红细胞血红蛋白浓度（MCHC）、血细胞比容等均降低；红细胞平均容积（MCV）增大。

（三）治疗

1. 积极治疗原发病、控制水入量　治疗原发病，去除导致ADH过多的因素，严格控制入水量是治疗的基本措施。以限制在每日700~1 000ml为宜，有效指标为每日体重下降0.2~0.5kg。轻症患者使水代谢呈负平衡，即可逐渐自行恢复。

2. 急性重度水中毒　保护心、脑功能，纠正低渗状态（如利尿脱水）。

（1）高容量综合征：以脱水为主，减轻心脏负荷。首选呋塞米、依他尼酸等袢利尿药，如呋塞米20~60mg口服，每天3~4次；急重者用呋塞米40~80mg静注，6~8h一次。危急病例可采取血液超滤治疗，疗效确切、迅速。用硝普钠、硝酸甘油等保护心脏，减轻其负荷。明确为ADH不适当分泌过多者，除病因治疗外，可选用利尿剂、地美环素（去甲金霉素，0.9~1.2g/d，分3次口服）或碳酸锂治疗。

（2）低渗血症（特别是已出现神经精神症状者）：立即用3%~5%氯化钠溶液静滴，以迅速纠正细胞内液的低渗状态。一般剂量为5~10ml/kg体重，分3次静滴，开始1h内滴入1/3量，观察1h根据病情再考虑第2、第3次的输入。5%氯化钠液含钠855mmol/L，每升可以从细胞内液抽出6 000ml水，可使血容量急骤增加而导致心力衰竭。一般于3h内用量不宜超过250ml，并应密切监护血压、脉搏、颈静脉充盈、肺底啰音、水肿及中心静脉压、尿量、血钠等改变。一般补至脑水肿、球结膜水肿消失即可，不要求血钠达到正常水平。当血容量过多，出现心肺功能不全时，需并用呋塞米、依他尼酸以减少过多的血容量。纠正低钾、酸中毒等。

三、低钠血症

低钠血症（hyponatremia）指血钠 < 135mmol/L 而言，仅反映钠在血浆中浓度的降低，并不一定表示体内总钠量的丢失，总体钠可正常或稍有增加。包括：①缺钠性低钠血症，即低渗性失水，体内的总钠量和细胞内钠减少，血清钠浓度降低；②稀释性低钠血症，即水过多，血钠被稀释，总钠量可正常或增加，细胞内液和血清钠浓度降低；③特发性低钠血症（消耗性低钠血症），见于各种慢性消耗性疾病如肺癌、肝硬化晚期严重营养不良、年老体衰、肺结核等。可能是细胞内蛋白质分解消耗，细胞内渗透压降低，水由细胞内移向细胞外所致；④转移性低钠血症，少见。机体缺钠时，钠从细胞外移入细胞内。总体钠可正常，细胞内液钠增多，血清钠浓度降低。前两种类型的诊断与治疗分别见上述。特发性低钠血症除原发病表现外，缺钠本身无症状，血钠降低亦轻，治疗主要针对原发病与支持疗法。转移性低钠血症少见，临床上主要表现为低钾血症，治疗以去除原发病和纠正低钾血症为主。对严重高脂血症、高蛋白血症等可引起"假性低钠血症"，主要应针对原发病因治疗。

四、高钠血症

高钠血症（hypematremia）指血清钠 > 145mmol/L。可见于机体总钠量增多、正常或减少。包括：①浓缩性高钠血症：即高渗性失水，是引起高钠血症的主要原因。见高渗性失水；②潴钠性高钠血症：常见于心力衰竭、肝硬化腹水、肾病综合征及皮质醇、醛固酮增多，特别是给钠过多时。其本质是肾排钠减少，水钠潴留，但潴钠 > 潴水，故细胞外液量增加，甚至水肿。潴钠性高钠血症以神经精神症状为主要表现，病情轻重与血钠升高的速度和程度有关。初期症状不明显，随着病情发病或在急性高钠血症时，主要呈脑细胞失水表现，如神志恍惚、烦躁不安、抽搐、惊厥、癫痫样发作、昏迷乃至死亡；③特发性高钠血症：由口渴中枢障碍或精氨酸血管加压素（AVP）调节异常引起，病因不明。少部分病例可有脑肿瘤、肉芽肿等病变或创伤、脑卒中等病史，确切机制不明。特发性高钠血症的症状一般较轻，常伴血浆渗透压升高。

通常根据水摄入不足、失水过多、钠摄入过多等病史可以判断高钠血症的病因。若病因不明时，测定尿渗透压将有助于诊断。

若高钠血症伴尿渗透压 > 700~800mOsm/L，提示下丘脑和肾功能无异常，高钠血症的原因可能为大量失水、钠负荷过多或渴觉障碍等。此时可测定尿钠浓度，若尿钠 < 25mmol/L，提示水丢失或容量不足；若尿钠 ≥ 100mmol/L，提示高渗钠溶液输入过多。

若尿渗透压 < 血浆渗透压，则为中枢性尿崩症或肾性尿崩症。此时可给予外源性 ADH（鼻腔吸入 10μg 的 dDAVP 或皮下注射 5U AVP）加以鉴别。若给药后尿渗透压上升超过 50%，提示为中枢性尿崩症；若尿渗透压无明显变化，提示为肾性尿崩症。

若高钠血症伴尿渗透压 300~800mOsm/L，可有以下原因：①较重的中枢性尿崩症：可由于内源性 ADH 的释放，或容量缺乏使至肾小球集合管的液体减少，集合管水分重吸收使尿渗透压升高。随着水分的补充和高钠血症的纠正，多尿会逐渐明显；②部分性中枢性或肾性尿崩症：根据对外源性 ADH 的反应加以鉴别。前者尿渗透压上升超过至少 50mOsm/L，而后者无变化；③渗透性利尿：渗透性利尿致高钠血症者对外源性 ADH 无反应。

除针对原发病的治疗外，浓缩性高钠血症的治疗参见高渗性失水的治疗。潴钠性高钠血症除限制钠的摄入外，可用 5% 葡萄糖液稀释疗法或鼓励多饮水，但必须同时使用排钠性利尿药。因此类患者多有细胞外容量增高，需严密监护心肺功能，防止输液过快过多，以免导致肺水肿。也可用 8% 葡萄糖液做透析疗法。氢氯噻嗪可缓解特发性高钠血症的症状。

（王培栋）

第二节　钾代谢紊乱

正常成人体内钾的总储量约为 50mmol/kg 体重（130~160g），在机体电解质中含量仅次于钠，其中 3/4 存在于肌肉组织。钾的分布特点是 98% 在细胞内，是人及动物细胞内含量最多的阳离子，而细胞外液仅占 2%，致使细胞内 K^+ 浓度平均高达 140~150mmol/L，而细胞外钾浓度仅是它的 1/30。血清钾浓度正常介于 3.5~5.5mmol/L。细胞间液为 3.0~5.0mmol/L。人体钾的来源全靠从外界摄入，肉类、水果、蔬菜等均含钾丰富。每日摄入量 50~75mmol，一般膳食每日可供钾 50~100mmol（2~4g），足够维持生理上的需要。90% 由小肠吸收，80%~90% 经肾脏排泄，余下 10% 经粪便排出。皮肤通常排钾甚少，约 5mmol/L，但大量出汗可排出较多量钾。平时，肾脏是排钾和调节钾平衡的主要器官。

钾在人体的主要生理作用是：①维持细胞的正常代谢；②维持细胞内容量、离子、渗透压及酸碱平衡；③维持细胞膜的应激性；④维持心肌的正常功能。而细胞内外钾浓度明显差异的维持与 $Na^+ - K^+ - ATP$ 酶的正常运转有关：$Na^+ - K^+ - ATP$ 酶可以利用 ATP 水解所获得的能量将细胞内的 3 个 Na^+ 转运到细胞外；同时，细胞外 3 个 K^+ 被交换到细胞内。交换而进入细胞内的 1 个 K^+ 又可通过细胞膜上的特殊通道而渗漏到细胞膜外。由于此种过程持续地进行，细胞内钾浓度可保持在相当恒定的水平，这也是形成正常细胞极化状态的原因。正常血钾水平相对恒定的维持，依靠钾的摄入、细胞内外钾的转移以及肾脏对钾排泄的调节。钾的摄入主要通过饮食，其中以水果、蔬菜含钾较多，不少软饮料中含枸橼酸钾。胰岛素、儿茶酚胺及酸碱平衡状况决定了钾在细胞内外的转移；肾小球滤过情况和醛固酮的水平则决定了肾脏中钾的排泄。胰岛素可以激活 $Na^+ - K^+ - ATP$ 酶，从而促使 K^+ 从细胞外转移到细胞内，主要为横纹肌、肝脏、脂肪等细胞；而血 K^+ 水平升高本身还可以刺激胰岛素分泌，进而反馈调节血 K^+ 水平。儿茶酚胺通过兴奋 β_2 肾上腺素能受体使 K^+ 转移到细胞内。酸中毒（主要是无机盐造成的酸中毒）使 K^+ 从细胞内转移到细胞外，血 K^+ 浓度上升；碱中毒时正好相反。从肾小球滤过的 K^+ 几乎 100% 在近端肾小管、髓袢等部位完全重吸收，实际上从尿中排出的 K^+ 主要取决于远端肾小管，尤其集合管对 K^+ 的排泄。集合管主细胞是分泌 K^+ 的主要细胞，该处的间细胞则为重吸收 K^+ 的主要细胞。通常情况下主细胞基底侧有 $Na^+ - K^+ - ATP$ 酶，可以将 K^+ 从小管周围组织中逆电化学梯度转运到该细胞的胞质内；胞内的 K^+ 再通过管腔侧的钾通道顺电化学梯度而分泌到管腔中。管腔侧还具有 $K^+ - Cl^-$ 协同转运子，也可将 K^+ 分泌到管腔。盐皮质类固醇对 K^+ 的排泄起最关键的作用：该激素与其受体结合后，可以促使 K^+ 从皮质部集合管排泄。

一、高钾血症

高钾血症（hyperkalemia）是指血清钾浓度大于 5.5mmol/L 的一种病理生理状态，此时的体内钾总量可增多（钾过多）、正常或缺乏。血钾增高并不能反映全身总体钾的增加，在全身总体钾量缺乏时，血清钾亦可能增高；其他电解质亦可影响高钾血症的发生与发展。在下述情况下可造成假性高血钾（false hyperkalenua），应予以注意：①止血带结扎时间过长，使缺血细胞中的钾释出增多；②溶血、红细胞中钾释出。在①、②中，血浆和血清钾浓度皆增高；③正常时血液凝固可释出钾，如血小板或白细胞过多，则释出钾增多，可造成假性高血钾，但此时仅血清钾增高，血浆钾浓度不变。

（一）病因与发病机制

1. 钾过多性高钾血症　其特征是机体钾总量增多致血清钾过高，主要见于肾排钾减少；一般只要肾功能正常，尿量 >500ml/d，很少引起高钾血症。

（1）肾排钾减少：主要见于肾小球滤过率（GFR）下降（急、慢性肾衰竭）和肾小管排钾减少（肾上腺皮质功能减退症、低肾素性低醛固酮症、肾小管性酸中毒、氮质血症或长期使用保钾利尿剂、β受体阻滞剂或血管紧张素转换酶抑制剂）。其中，急慢性肾衰竭是引起高钾血症最常见的原因。

（2）钾摄入、输入过多或过速：含钾丰富食物（通常无钠食盐或无盐酱油中含钾量很高，每克无钠食盐含钾盐为 10 ~ 13mmol，每小匙无盐酱油可含钾 200mmol）或含钾溶液（如枸橼酸钾、氯化钾、青霉素钾盐、库存血）摄入或输入过多或过快，肾功能不全者更易发生。

2. 转移性高钾血症　常由细胞内钾释放或转移到细胞外所致，少尿或无尿诱发或加重病情，但机体钾总量可增多、正常或减少。包括：①细胞内钾逸出增加：如溶血、大面积组织创伤、烧伤、横纹肌溶解、淋巴瘤或白血病化疗后大量肿瘤细胞破坏、严重感染或饥饿使机体处于高分解代谢状态等，可使细胞内钾大量释出，超过肾脏的排钾能力而潴留于体内；②细胞内钾外移：如酸中毒（pH 每下降 0.1，血清钾可增加 0.7mmol/L）、休克、高钾型周期性瘫痪、癫痫持续状态、静注精氨酸、洋地黄中毒、β受体阻滞剂等均可使细胞内钾外移。

3. 浓缩性高钾血症　重度失水、失血、休克等致有效循环血容量减少，血液浓缩而钾浓度相对升高，多同时伴有肾前性少尿及排钾减少；休克、酸中毒、缺氧等使钾从细胞内进入细胞外液。

高钾血症本身通常无特殊病理改变，但可发生肌麻痹及突然而来的严重心律失常和心搏骤停而致死亡。这是通过高血钾对细胞电生理影响所致。细胞的静息膜电位是由其内、外液钾浓度比值而决定，正常时其比值为 40：1，当血钾升高至 8.0mmol/L 时，比值降为 20：1。正常静息膜电位和阈电位分别为 −90mV 及 −65mV，如果静息膜电位和阈电位愈接近时，细胞兴奋性愈高，但当静息膜电位明显降低，复极即受阻，因而发生肌麻痹。高血钾可降低跨膜细胞电位，始而兴奋，终至复极受阻，因而发生松弛性肌麻痹。血浆钾浓度增高对心肌细胞动作电位产生的影响是：①高血钾时，静息膜电位降低，故使 0 相与 1 相上升速度减慢，室内传导减缓，心电图（ECG）上表现为 PR 间期延长，QRS 波增宽；②细胞膜对钾的通透性增加，此时钾较早且较迅速地从细胞内液释出，细胞动作电位时间缩短，再极化加速，第 3 相下降速度加快，坡度变陡，此现象在 ECG 上则表现为一种尖而高的 T 波。由于部分去极化之故，Na^+ 则不易进入细胞内，使动作电位无法正常迅速达到最高点，致使心脏去极化变慢，ECG 上表现 QRS 波增宽，PR 间期更为延长；③血钾继续增高，进而缩小细胞内、外钾浓度差，静息膜电位负值减少，从原有 −90mV 升至 −70mV 或更高，升高程度和细胞外钾浓度增加呈比例关系。当传导变慢时，心脏各部分细胞活动情形不一，可出现心室性期前收缩，严重者最后发生室性心动过速（VT），心室颤动，最后达到不能应激的地步。

（二）诊断

1. 病因　具有引起高钾血症的病因存在。

2. 临床表现特点

（1）神经肌肉系统：早期（血清钾浓度 5.5～7.0mmol/L 时）常有肢体异常、麻木感觉、极度疲乏、肌肉酸痛、肢体苍白和湿冷等类似缺血现象，可能与高血钾刺激血管收缩有关。随后（血清钾浓度达 7.0mmol/L 以上时）出现四肢无力，尤以双下肢明显，行走困难、肌张力减低、腱反射减弱以致消失；逐渐上升至躯干肌群及双上肢，呈上升性松弛性软瘫。严重者出现吞咽、发音及呼吸困难。中枢神经系统可表现为烦躁不安、昏厥及神志不清。

（2）心血管系统：高钾血症对机体的主要危险是重症高钾血症能引起心室颤动和心搏骤停（停搏于舒张期）。高血钾对心肌细胞兴奋性、自律性、传导性以及神经（如迷走神经）的影响，加上其他电解质异常和血 pH 改变的参与，高钾血症对心律的影响极其复杂，可见到各种心律失常，包括各种缓慢性心律失常，如房室传导阻滞、窦性心动过缓等；也可发生快速性心律失常，如窦性心动过速、频发的室性期前收缩、室性心动过速和心室颤动等。

（3）消化系统：高血钾可使乙酰胆碱释放增加，可引起恶心、呕吐、腹痛等消化道症状。

3. 辅助检查

（1）血清钾增高：常 >5.5mmol/L。根据血钾升高的程度，可分为三度：①轻度：血清钾 5.5～6.5mmol/；②中度：6.5～7.5mmol/L；③重度：血钾 >7.5mmol/L。

（2）心电图：高钾血症的严重程度是由测定血钾浓度和心电图变化两者共同决定的，但心电图的改变和血钾的高低无固定不变关系。一般当血清 K^+ >5.5mmol/L 时，先是 QT 时限缩短，T 波变得尖高对称，基底狭窄而呈帐篷状；至 7～8mmol/L，QRS 波逐渐增宽，R 波振幅降低，S 波加深，ST 段压低，P 波扁平或消失，PR 间期延长，可出现窦性静止或窦房阻滞，或表现为交界区性或室性自主心律；至 9～10mmol/L 时，增宽的 QRS 波群与 T 波融合而呈正弦状波，出现室扑或室颤，以致心脏停搏。心电图检查时应注意碱中毒、心室肥大、心肌缺血、心包炎、洋地黄中毒、束支传导阻滞可使高钾血症的心电图变化被掩盖；低血钙、低血钠、酸中毒可加重心电图的高钾表现；高血镁可产生类似高钾的心电图变化。

4. 注意事项　高钾血症的诊断首先要除外由于溶血等原因所致的假性高钾血症，并除外实验室误差。确定高钾血症诊断后，还要寻找和确定导致高钾血症的原发疾病。心电图检查明确有无严重的心脏毒性的发生，ECG 若有高钾血症的表现是危险的信号，应采取积极的治疗措施。药物（包括钾盐）及各种病因引起的肾功能不全是最常见的导致高钾血症的原因。肾功能正常但伴严重肾前性氮质血症的患者可伴高钾血症。醛固酮、胰岛素分泌或作用的缺陷也可导致高钾血症。在初诊为肾上腺皮质功能不全的患者中 40% 伴有高钾血症。持续性高钾血症伴酸中毒可能是高钾性肾小管酸中毒，常见于中度肾功能不全，尤其是伴有糖尿病、间质性肾炎或梗阻的患者。

（三）治疗

高钾血症的治疗原则是迅速降低血钾水平，保护心脏。治疗措施包括以下几方面：①注

射钙剂以对抗 K^+ 的心脏毒性；②将细胞外 K^+ 暂时转移至细胞内；③将 K^+ 清除至体外。同时须除去病因。

1. 病因治疗

（1）积极治疗原发病：如纠正酸中毒、休克，有感染或组织创伤应及时使用抗生素及彻底清创。

（2）应立即停用含钾药物、保钾利尿剂，少进含钾的食物；给予高糖高脂肪饮食以保证足够的热量，以减少分解代谢所释放的钾。避免应用库存血。

2. 重度高钾血症的治疗　应采取紧急降低血钾浓度的措施，并自始至终都要严密监护，使血钾浓度及心律恢复至安全范围。应注意的是，当血钾未达到重度高钾血症水平，但 ECG 已有典型高钾表现；或者有高钾所致的典型神经肌肉症状时，也必须进行紧急处理。

（1）静脉注射钙剂：当高血钾引起心室自身节律时，应立即注射钙剂以对抗其心脏毒性。因为高血钾可使静息膜电位降低而阈电位则无变化，两者间差距减少，使心肌细胞兴奋性增加。钙离子并不能影响细胞内、外 K^+ 的分布，但却可使静息膜电位与阈电位间差距增加，心脏兴奋性因而较为稳定，这种治疗并不限于低血钙患者，只要患者有严重心律失常，即使血钙正常，也应立即注射钙剂。钙离子疗效相当迅速。当发现患者有严重心律失常时，应立即在心电监护下用 10% 葡萄糖酸钙 10～20ml 加入 25%～50% 葡萄糖溶液 10～20ml 中，静脉缓慢（5～10min）注射，在数分钟内即可见效，维持约 30～60min。注射后 10～20min 内如无效或有效后又再发生心律失常，可重复注射。也可在有效后用 2～4g 葡萄糖酸钙加入 10% 葡萄糖 1 000ml 内静滴维持。氯化钙含钙量为葡萄糖酸钙的 4 倍，如同时存在严重低钙血症者，应选用氯化钙。应注意：钙离子仅是暂时对心脏有对抗钾的毒性，并不能减低血钾浓度，仅是一种短时的急救药物，尚需采用其他措施来降低血钾。有心力衰竭者不宜同时应用洋地黄。

（2）碱性药物：可用 5% 碳酸氢钠液或 11.2% 乳酸钠 60～100ml 于 10min 内静脉注射或快速静滴，用后 5～10min 起作用，30min 内改善症状，疗效维持数小时。注射后若无严重的碱中毒可重复使用或用上述碱性溶液 100～200ml 以 15～30 滴/min 速度静滴维持。与葡萄糖酸钙须分别应用。待心电图恢复后，即可减量或停用。碱性药物作用有：①可碱化细胞外液，使 K^+ 迅速从细胞外液移入细胞内。血 HCO_3^- 每增高 1mmol/L，血钾可降低 0.13～0.18mmol/L；②Na^+ 拮抗钾对心肌的毒性作用；③增加远端小管中钠含量和 Na^+–K^+ 交换，使钾从尿中排出增加；④Na^+ 增加血浆渗透压，扩容，起到稀释性降低血钾作用；⑤Na^+ 有抗迷走神经作用，可提高心率。在房室传导阻滞时，乳酸钠可使 PR 时间缩短，心房及心室率加快。应注意：短期内输液量过多及输入过多的钠离子易诱发肺水肿，尤其是心肾功能不全患者，更应注意。此外，少数患者由于注射后快速产生碱血症，可诱发抽搐或手足搐搦症，此时可同时注射钙剂以对抗。

（3）高渗葡萄糖及胰岛素：静注 25%～50% 葡萄糖液 60～100ml，同时皮下注射胰岛素 10U 或在 10% 葡萄糖液 500ml 中，按 3～4g 葡萄糖用 1U 的比例加入胰岛素静滴，可使钾转入细胞内。注射开始后 30min 内起效，持续时间 4～6h。通常应用上述剂量后血钾可下降 0.5～1.2mmol/L，必要时 6h 后再重复一次。

（4）高渗盐水：其作用机制与乳酸钠相似。常用 3%～5% 氯化钠液 100～200ml 静滴，效果迅速，应监护心肺功能。若尿量正常，也可用等渗盐水。

（5）排钾治疗：以上措施是短效应的急救治疗，若高血钾持续存在，危及患者生命，随后须采取排钾治疗。有以下方法：

1）利尿剂：选用排钾利尿剂，如呋塞米、布美他尼和噻嗪类，仅适用于肾功能较好者。如用呋塞米 40～120mg 静注。

2）肠道排钾：可用阳离子交换树脂经消化道排钾。常用的为聚磺苯乙烯交换树脂 10～20g 口服，每天 2～3 次；可单独或并用 25% 山梨醇 20ml 口服，每天 2～3 次。亦可用树脂 40～50g 置于 25% 山梨醇 100～200ml 中，保留灌肠，每日 2～3 次。树脂能在肠道吸附钾而释放出钠，每克树脂约能除去 1mmol 钾。聚磺苯乙烯的起效时间，口服约 1～2h，灌肠为 4～6h。每 50g 聚磺苯乙烯大约可使血钾下降约 0.5～1.0mmol/L。含钠树脂最大缺点是使过多钠离子吸收，在排水钠有障碍的患者易致水肿及心力衰竭，可选用含钙离子树脂。

3）透析疗法：为最快和最有效方法。尤适用于肾功能衰竭伴高钾血症者。可行血液或腹膜透析治疗，但血透常比腹透更有效。应用低钾或无钾透析液进行血透，可以使血钾几乎在透析开始后即下降，1～2h 后血钾几乎可恢复到正常。腹透应用普通标准透析液在每小时交换 2L 情况下，大约可交换出 5mmol 钾，连续透析 36～48h 可以去除 180～240mmol 钾。

若高血钾有危及生命的心律失常，应紧急安置静脉插管临时起搏，并迅速准备行透析治疗，度过高血钾期。

3. 中度高钾血症的治疗　必须立即注射葡萄糖、胰岛素及碳酸氢钠液，使钾离子尽快转移入细胞内，降低血钾浓度，同时去除病因。

4. 轻度高钾血症的治疗　通常只减少钾盐的摄入，停用或减少钾离子含量丰富的药物，进低钾饮食，除去血钾增高的原因等。

二、低钾血症

低钾血症（hypokalemia）是指血清钾 <3.5mmol/L 的一种病理生理状态。其中，血 K^+ 在 3.0～3.5mmol/L 之间称为轻度低钾血症，症状较少；血 K^+ 在 2.5～3.0mmol/L 之间为中度低钾血症，可有症状；血 K^+ <2.5mmol/L 为重度低钾血症，出现严重症状。

（一）病因与发病机制

1. 缺钾性低钾血症　表现为体内总钾量、细胞内钾和血清钾浓度降低。①摄入钾不足：见于长期厌食、偏食、禁食以及静脉补液内少钾或无钾者。每日钾的摄入量 <3g，并持续 2 周以上；②排出钾过多：主要是经肾或胃肠道失钾。肾脏失钾是低钾血症最常见原因，其诊断标准为尿钾排泄 >20mmol/d 且无腹泻病史。例如：长期应用排钾利尿剂；各种以肾小管功能障碍为主的肾脏疾病；长期应用肾上腺皮质激素或肾上腺皮质功能亢进，尤其是醛固酮增多症。

2. 转移性低钾血症　表现为体内总钾量正常、细胞内钾增多和血清钾浓度降低。见于：①注射大量葡萄糖液（特别是同时应用胰岛素时）：在葡萄糖进入细胞合成糖原过程中，大量钾离子移入细胞内（合成 1g 糖原约需 0.15mmol 钾）；②碱中毒时，钾离子进入细胞内与 H^+ 交换，血 pH 每增高 0.1，可使血清钾降低 0.7mmol/L；③酸中毒的恢复期；④周期性瘫痪发作期；⑤棉籽油或氯化钡中毒；⑥低温疗法使钾进入细胞内。

3. 稀释性低钾血症　表现为体内总钾量和细胞内钾正常，血清钾浓度降低。见于水过多和水中毒，或过多过快补液而未及时补钾时。

缺钾时细胞内外 Na^+、K^+ 产生相互转移，通常是 3 个 K^+ 从细胞内向外移，而有 2 个 Na^+ 和 1 个 H^+ 进入细胞内，以调整细胞内外的电解质成分。血钾减少时心肌细胞膜静息电位增大，动作电位时间延长，反映在 ECG 上为进行性 ST 段压低、T 波振幅减少，U 波出现与增大。T 波可降低转为平坦，最后转成双相、倒置。U 波常超过同导联 T 波高度，TU 可融合成驼峰样。低血钾心肌细胞对 K^+ 的通透性降低，Na^+ 流入超过 K^+ 流出，使细胞内电位的负性减少，起搏细胞的自律性增加。并可抑制心肌传导及产生异位激动，导致各种心律失常，主要为房性、房室交接处或室性过早搏动，大多发生在前一心动周期的 U 波上，呈多形性、多源性，并转为室颤前的室性心动过速，以致出现心搏骤停。也可出现房室传导阻滞。

当血清 K^+ < 3.0mmol/L 时可出现肌无力，血清 K^+ < 2.5mmol/L 时可以出现软瘫。肌无力的发生机制可能是通过细胞内、外钾的比例改变，而使细胞超极化。由于静息电位与阈电位远离，而致兴奋性降低，对 Ach 的兴奋反应性减低。

（二）诊断

1. 病因　有低钾血症的病因存在。

2. 临床表现特点　低钾血症的临床表现取决于低血钾发生的速度、程度和细胞内外钾浓度异常的轻重。慢性轻度低钾血症的症状轻或无症状，而迅速发生的重度低钾血症往往症状很重，甚至引起猝死。

（1）神经肌肉系统：一般血清钾 < 3.0mmol/L 时，患者感疲乏、软弱、乏力；< 2.5mmol/L 时，全身性肌无力，肢体软瘫，腱反射减弱或消失，甚而膈肌、呼吸肌麻痹，呼吸困难、吞咽困难，严重者可窒息。常伴有肌肉酸痛、麻木感、感觉异常和手足搐搦。

（2）中枢神经系统：轻者表现为倦怠、精神不振；重者反应迟钝、定向力丧失、精神错乱、意识障碍、昏迷。

（3）消化系统：恶心、呕吐、食欲不振、腹胀、便秘，严重者肠麻痹等。

（4）心血管系统：低钾血症对心脏的主要影响为心律失常。轻度低血钾多表现窦性心动过速、房性及室性期前收缩；重度低血钾可致室上性或室性心动过速及室颤等严重心律失常，偶可发生房室传导阻滞。此外，心肌的损害可有第一心音减弱、心脏扩大、心动过速、心力衰竭等。血管平滑肌的麻痹可致血压下降、休克。

（5）泌尿系统：长期低钾可引起失钾性肾病和肾功能障碍，浓缩功能减退，出现多尿、夜尿、口渴、多饮，尿比重低，尿中有少量蛋白和管型。

（6）代谢紊乱：大量长期失钾，Na^+ 和 H^+ 进入细胞内引起细胞内酸中毒，细胞外碱中毒，且由于氯的排出增多，易形成低钾低氯性碱中毒。血清钙可正常、降低或增高。低血钾可使糖耐量减退。血清钾降低常能反映细胞内缺钾情况。血钾下降 1mmol/L，体内丢钾约 100～200mmol，当血清钾在 3.0mmol/L 以下时，每下降 1mmol/L，体内丢钾约 200～400mmol；当心电图出现 U 波时，往往提示体内丢钾至少 500mmol。

3. 辅助检查

（1）血清钾测定：血清钾 < 3.5mmol/L 为低钾血症。严重低血钾（< 2.5mmol/L）常伴有代谢性碱中毒致 CO_2CP、血 pH、标准碳酸氢盐（SB）升高，但尿呈酸性。

（2）心电图检查：T 波低平、双相或倒置；U 波出现并逐渐增高，常超过同导联的 T

波，T 波与 U 波相连呈驼峰状，QT 间期延长，P 波振幅增高，PR 间期延长。以胸前导联 V_2、V_3 较明显。应注意：血 pH、HCO_3^-、Na^+ 等升高时也可产生类似的心电图改变，其他电解质尤其是 Ca^{2+} 也有影响，要注意鉴别。

4. 诊断注意事项　低钾血症患者需进行详细的病史采集、体格检查及实验室检查，以明确低钾的原因。首先应除外由异常白细胞摄取钾所造成的假性低钾血症；其次，是否有激素、药物或其他导致钾从细胞外转移至细胞内的因素存在。若以上均可除外，则低钾血症血钾从肾脏、胃肠道及皮肤丢失所引起。此时，尿钾测定有助于判断病因。肾外失钾（胃肠道、皮肤等）尿钾一般 <15mmol/L，>20mmol/L 则多表示经肾丢失，其中最常见的为利尿剂的使用，其他原因还有肾小管酸中毒（RTA）、糖尿病酮症酸中毒以及输尿管乙状结肠吻合术后等。如疑为原发性醛固酮增多症，要测定血浆肾素活性和醛固酮水平。

（三）治疗

积极治疗原发病，给予富含钾的食物。对缺钾性低钾血症者，除积极治疗原发病外，还应及时补钾。

1. 补钾量　参照血清钾水平，大致估计补钾量。血清钾 3.0~3.5mmol/L，可补充钾 100mmol（相当于氯化钾 8.0g）；血清钾 2.5~3.0mmol/L，可补充钾 300mmol（相当于氯化钾 24g）；血清钾 2.0~2.5mmol/L 水平，可补充钾 500mmol（相当于氯化钾 40g）。包括口服补钾量在内。但一般每日补钾以不超过 200mmol（15g 氯化钾）为宜。

2. 补钾种类　最好是饮食补钾。肉、青菜、水果、豆类含钾量高，100g 约含 0.2~0.4g，而米、面约含钾 0.09~0.14g，蛋约含钾 0.06~0.09g。药物补钾：①氯化钾（1g = 13.4mmol 钾）最常用；②枸橼酸钾（含钾约 9mmol/g）；③醋酸钾（含钾约 10mmol/g）。枸橼酸钾和醋酸钾适用于伴高氯血症者（如肾小管性酸中毒）的治疗；④谷氨酸钾（含钾约 4.5mmol/g），适用于肝衰竭伴低钾血症者；⑤L-门冬氨酸钾镁溶液：含钾 3.0mmol/10ml，镁 3.5mmol/10ml，门冬氨酸和镁有助于钾进入细胞内。

3. 补钾方法　轻者鼓励患者进食含钾丰富的水果、蔬菜和肉类。口服补钾以氯化钾为首选，每日 3~6g（1g = 13.4mmol 钾）。为减少胃肠道反应，宜将 10% 氯化钾溶液稀释于果汁或牛奶中餐后服，或用氯化钾控释片，或换用枸橼酸钾，或鼻饲补钾。缺钾较重与不能口服，或出现严重心律失常、神经肌肉症状者，应静脉补钾。因患者多同时合并代谢性碱中毒，故以补氯化钾为最好。氯化钾不可静注，应溶于 0.9% 氯化钠液或 5% 葡萄糖液内静滴。可用 10% 氯化钾 15~30ml 加入 0.9% 氯化钠液 1 000ml（钾浓度相当于 20~40mmol/L），静脉滴注。静脉补钾时，钾浓度不宜超过 40mmol/L（即 0.3% 氯化钾），速度以 20~40mmol/h 为宜（即氯化钾 1.5~3.0g/h），不能超过 50~60mmol/h。一般每日 40~80mmol（相当于氯化钾 3~6g），第 1 日可用 80~134mmol（相当于氯化钾 6~10g）。对因缺钾发生严重心律失常、呼吸肌麻痹危及生命时，补钾量可增大，速度可加快：可用 10% 氯化钾 50~100ml 加入 0.9% 氯化钠液 1 000ml 中，在持续心电监护和严密监测血钾下，以 30~50mmol/h 的速度静滴，直至血钾浓度达到或接近 3.0mmol/L。也可采用精确的静脉微量输注泵以较高浓度的含钾液体行深静脉穿刺或插管微量匀速输注。对钾缺乏而合并酸中毒或不伴低氯血症者，可用谷氨酸钾液 20ml 加入 5% 葡萄糖 500ml 静滴。

4. 补钾注意事项　①在静脉补钾过程中，需密切监测心电图和血清钾，每 2h 测血钾 1

次［在高浓度和（或）快速静脉补钾时，至少 1h 测血钾 1 次］，以防突然产生高钾血症而发生心搏骤停，有条件应作连续心电监护；②见尿补钾：在血容量减少、周围循环衰竭、休克致肾功能障碍时，除非有严重心律失常或呼吸肌麻痹等紧急情况，应待补充血容量、排尿达到 30～40ml/h 后，继续观察 6h，开始予补钾。一般尿量达 500ml/d 以上可予以补钾；③钾进入细胞内较为缓慢，完全纠正需 4～6d，故不宜过多过快静脉补钾，以免发生高钾血症。经过 2～3d 病情好转后，宜逐渐减量，或改为口服，但不可骤然停药。氯化钾对胃肠道刺激性大，长期应用有引起小肠溃疡、出血、穿孔的危险；④对难治性低钾血症，应注意是否合并碱中毒或低镁血症，纠正碱中毒及补充镁后，低钾血症可迅速纠正；⑤低钾血症与低钙血症并存时，低钙血症症状常不明显，补钾后有时可出现手足搐搦或痉挛，应补充钙剂；⑥低血钾患者如静脉滴注葡萄糖加胰岛素或碳酸氢钠，可加重低血钾，因而非必要时不宜采用，必须用时，应同时补钾。

（刘　阳）

第三节　镁代谢紊乱

镁是人体必需元素之一。细胞内的阳离子中镁的含量仅次于钾。镁广泛存在于体内各组织中，参与许多生物学过程，尤其是对酶的活性、能量代谢及神经肌肉传递方面起着重要作用。正常成人体内镁的总储量约 1 000mmol（24g），其中 50%～60% 存在于骨骼中，40%～60% 存在于软组织中，细胞外液中的镁离子仅占总量的 1%。正常人血镁浓度为 0.75～1.25mmol/L，以三种形式存在：①游离镁：约占 55% 以上，正常值为 0.52（0.46～0.57）mmol/L；②结合镁：系镁与重碳酸根、磷酸根和枸橼酸根等所形成的复合物，约占 15%，正常值为 0.14mmol/L；③蛋白结合镁：约占 30%，正常值为 0.2～0.3mmol/L。人类每日每千克体重需要摄入镁 0.15～0.18mmol 才能维持正常平衡，日常镁摄取量的 2/3 以上来自绿叶蔬菜和粮食，其余来自肉和乳类。摄入后有 30%～50% 被吸收，部位以空肠、回肠为主。经肠道吸收的镁大部分经肾排出，小部分经胆汁、胰液及肠液分泌入肠道。人体镁代谢的内平衡主要是依靠肠道吸收和肾脏排泄镁的调节而完成的，但下列因素对其有重要影响：①甲状旁腺激素（PTH）：具有增加肠道吸收和促进肾近曲小管重吸收镁的作用，并通过负反馈机制参与血清镁浓度的调控；②甲状腺素：能促进肠道吸收镁，但又能直接抑制肾小管重吸收镁，使尿镁排泄量显著增加；同时，它能促进全身代谢而增加镁的需要量。总的影响是负镁平衡，使血浆镁下降；③胰岛素：具有促进镁进入细胞内的作用，但又可使血浆磷酸盐降低，从而减少骨骼对钙、镁的摄取，其总的结果可使血浆镁升高；④醛固酮：它能减少肠道镁吸收和肾近曲小管和髓袢镁重吸收，并与其保钠作用有关，增加镁从尿和粪中的排泄，引起负镁平衡；⑤生长激素：促进肠道吸收镁，降低肾小管重吸收镁，并能促进镁进入细胞内，增加镁贮池、降低血镁浓度；⑥维生素 D：可增加肠道镁的吸收；⑦Ca^{2+} 及磷酸盐：Ca^{2+} 与 Mg^{2+} 有竞争现象；膳食中的过多磷酸盐可与 Mg^{2+} 形成不溶解的复合物，减少 Mg^{2+} 的吸收。

一、低镁血症

血清镁低于 0.75mmol/L（1.82mg/dl）时称为低镁血症（hypomagnesemia）。

· 143 ·

（一）病因

1. 镁摄取不足　禁食、厌食或营养不良伴有不断的经尿排镁 2 个月后即可丢失体内镁总储量的 1/5，主要是肌肉失镁，严重者血清镁浓度才见降低。

2. 镁丢失过多　①经胃肠道失镁：丧失消化液如持续呕吐、长期腹泻、胃肠吸引或胃肠瘘可引起镁丢失增多，而静脉只补无镁液体时，胃肠道疾患如脂肪泻、吸收不良综合征、胆道疾患与急性重型胰腺炎等；②经肾失镁：肾脏排镁过多见于各种原因引起的多尿，如长期服用髓袢及噻嗪类利尿剂，尿镁排出可增加 25% ~ 40%；肾小球肾炎、肾盂肾炎及肾小管性酸中毒时皆可影响肾小管对镁的重吸收功能；原发性醛固酮增多症与皮质类固醇及 ACTH 治疗中，肾排镁过多亦可导致低镁血症；③经透析失镁：尿毒症患者用无镁透析液透析时，也可引起低镁血症；④经皮肤失镁：重度烧伤可致低镁血症。

3. 镁离子在细胞内外的重新分布　常见原因有：①甲状旁腺功能亢进伴严重骨病的患者在甲状旁腺切除术后，过量 PTH 的突然清除使大量 Ca^{2+} 和 Mg^{2+} 进入到骨细胞内，使血镁明显下降，称为骨饥饿综合征（hungry bonesyndrome）；②重症急性胰腺炎，主要因大量镁盐沉着于坏死的胰腺周围脂肪组织中；③高热能肠外营养，镁随营养物质进入细胞内供组织修复，引起血镁下降；④糖尿病酮症酸中毒，经液体和胰岛素治疗后，可使大量 Mg^{2+} 进入细胞内而致血镁过低。

（二）病理生理

1. 对电生理的影响　镁是许多酶的激活剂，Mg^{2+} 具有兴奋心肌内线粒体的氧化磷酸化作用，能影响细胞膜的 $Na^+ - K^+ - ATP$ 酶和激活心肌环化酶，并在 K^+ 和 Ca^{2+} 的共同作用下维持细胞内外的 Mg^{2+} 浓度，以维持正常的心肌兴奋性。在缺血性心脏病时，由于心肌缺镁，细胞氧化磷酸化过程障碍，维持细胞内钾浓度所必需的能量不足，而造成失钾，加上酶的功能障碍，钠泵衰竭，影响透膜动作电位，加重心肌的复极不一致，导致激动的差异传导和折返激动而发生心律失常。当补镁时可激活 $Na^+ - K^+ - ATP$ 酶，使细胞保钾加强，心肌绝对不应期延长，且拮抗 Ca^{2+} 的作用，影响离子膜的通透性及其结合、分布及交换，使跨膜的内向离子流减少，故能纠正心律失常。

2. 对钾代谢的影响　低镁血症时，导致低钾血症或低钾血症难纠正的可能机制是：低镁可以导致钾从髓袢及皮质部集合管分泌过多，这是因为髓袢上升支有钾分泌通道，正常时该通道被 ATP 所抑制，低镁时通道抑制被解除，导致钾大量分泌。

3. 对神经肌肉的影响　Mg^{2+} 对神经肌肉有抑制作用，当各种原因引起的血浆 Mg^{2+} 浓度下降，使得神经肌肉接头处的 Ach 释放增加，使肌肉兴奋性增强引起肌肉强直性收缩，出现神经系统的症状。

4. 对心肌代谢的影响　各种原因所致的低镁血症，心肌细胞内镁缺乏，不仅是差异性传导、折返激动的电生理学基础，更为重要的是镁的不足影响了心肌代谢，降低了心肌舒缩功能。缺镁时，肌球蛋白 ATP 酶的活性受到抑制，分解 ATP 障碍，使心肌在舒缩时得不到足够的能量供应，而促发和加重心力衰竭。同时，使心肌对洋地黄高度敏感，增加了洋地黄中毒的可能性。而给镁剂可逆转洋地黄中毒引起的心律失常，在心力衰竭时补镁即能激活 ATP 酶和心肌腺苷环化酶，并能维持心肌线粒体的完整性，并促进其氧化磷酸化过程，进而改善心肌的代谢，增加心肌的收缩力，增加心排血量。此外镁还能扩张血管有利尿作用，从而减轻心脏的前后负荷，改善心功能，提高有效循环量。故在心力衰竭时补镁，不仅能迅速纠正心脏衰竭，减少洋地黄的用量及其中毒反应；而且能防止低血钾，避免心律失常。

（三）诊断

1. 病因　有低镁血症的病因存在。

2. 临床表现特点

（1）神经肌肉系统：Mg^{2+} 对神经系有抑制作用，故缺镁时神经肌肉兴奋性增高，表现为肌肉震颤、手足搐搦、手足徐动样或舞蹈样动作、眼球震颤、反射亢进、共济失调等，上肢尤为明显。Trousseau 征或 Chvostek 征阳性，但血钙正常。有时出现视或听觉的过敏反应。重症病例可有谵妄、精神错乱、定向力障碍、甚至幻觉、惊厥、昏迷等症状。

（2）心血管系统：表现为心悸、心动过速、快速型心律失常，半数患者有血压升高、四肢发绀等。

（3）其他：常伴有难以纠正的低钾血症和低钾性碱中毒。

3. 辅助检查　当血清镁 <0.75mmol/L 时即可诊断为镁缺乏症。但缺镁的诊断有时较困难，如有时血清镁虽在 0.75mmol/L 以上，仍不能否定低镁血症。血镁虽是评价镁代谢的重要指标，但因其受酸碱度、蛋白和其他因素变化的影响，不一定能反映体内镁贮备状态，也不能作为估计体内镁缺乏程度的可靠指标。若根据病史和临床判定有缺镁，而血镁正常，应作尿镁排泄量测定，如 24h 尿镁排泄量 <1.5mmol，则可诊断为镁缺乏症。尿镁排泄量在补镁后可见增加。

静脉内镁负荷试验有助于诊断。正常人每千克体重给予 0.125mmol 镁负荷时，则负荷量的 80% 以上于 24h 内由尿排泄，48h 完全排除；在镁缺乏症时，负荷镁的 40% 以上在体内保留。一般是在 12h 内静滴含有 30mmol 硫酸镁的葡萄糖液 500ml，然后收集 24h 尿液测定尿镁排泄量，若体内有 >50% 的镁保留则为缺镁；若 <30% 可排除缺镁。也可在 1～2h 内静滴含有 20mmol 镁的葡萄糖液 400ml，收集 16h 尿液测定镁含量，如为输入的 20% 左右表示有缺镁，若为输入的 70% 可排除缺镁。本试验在肾功能不全、心脏传导阻滞或呼吸功能不全时忌用。

（四）治疗

肾脏的保镁功能较差，即使在缺镁状态下补充的镁仍有 50% 可以从尿中排泄，故补充的镁量要高于推测丢失量的 2 倍左右。应当注意，补镁治疗要使体内镁缓慢恢复正常，一般至少需治疗 4～5d 以上，同时应纠正低钙和低钾血症。肾功能有损害，GFR 减低时应慎重，镁用量要小，并及时监测血镁水平，以防发生镁中毒的危险。

轻度缺镁患者，可由饮食或口服补充镁剂。可用氧化镁 0.5g，或氢氧化镁 0.2～0.3g，或 10% 醋酸镁溶液 10ml，每日 3～4 次口服。

若患者对口服不能耐受或不能吸收时，可采用肌内注射镁剂。第一天肌注硫酸镁 2g（镁 8.15mmol），每 4h 1 次，共 5 次；第 2～5d 肌注 1g（4.1mmol），每 6h 1 次，共注射 26g，含镁 105.5mmol。如病情需要增加剂量，第一天肌注 2g，每 2h 1 次，共 3 次；然后每 4h 1 次，共 6 次。第 3～5d 肌注 1g，每 6h 1 次，共注射 32g，含镁 130mmol。肌注疗法一般采用 20%～50% 硫酸镁。

若属重度缺镁，出现严重手足搐搦、痉挛发作或室性心律失常，则须静脉滴注。常用的是硫酸镁，硫酸镁 1g 含镁 4.07mmol。切不可用 25% ~50% 的硫酸镁液静脉注射，因可发生致命性危险。首先用硫酸镁 3g（12.2mmol）加入葡萄糖液 1 000ml 中，于 6h 内静滴，继以 3g 于 2 000ml 溶液中缓慢静滴。第 2~5d，每天给 4g（16.3mmol）于溶液中静滴。如有惊厥、昏迷或严重室性心律失常，可用硫酸镁 1~1.25g 于 50% 葡萄糖液 40ml 中缓慢（5~10min 以上）静注，继以 5g 于 1 000ml 溶液中于 10h 静滴完毕，在以后 5d 内可每日补 5g。静脉补镁时速度应缓慢，过快可致短暂性低血压，部分是因镁使皮肤肌肉的血管扩张所致。如静脉给予镁剂过量，可引起血压迅速下降、肌肉麻痹、呼吸衰竭和心脏停搏。若有镁剂过量，应立即静注 10% 氯化钙 5~10ml，必要时可重复应用。

在纠正低镁血症的同时，应纠正低血钙、低血钾、低血磷等其他电解质紊乱。

二、高镁血症

血清镁浓度 >1.25mmol/L（3.0mg/dl）时称为高镁血症（hypermagnesemia）。除少数医源性因素导致进入体内镁过多外，大多是因肾脏功能障碍引起排泄减少所致。

（一）病因与发病机制

1. 肾排镁减少　①急、慢性肾衰竭尤其是伴有少尿而又接受镁剂治疗时；②甲状腺功能减退与肾上腺皮质功能减退（甲状腺素和醛固酮可抑制肾小管镁重吸收，促进尿镁排泄）。

2. 细胞内镁外流增多　如糖尿病酮症酸中毒、外科应激反应、严重细胞外液不足及严重酸中毒等。

3. 服用含镁制剂过多　见于服用过多的含镁泻药及抗酸药，缺镁时补镁过多，用含镁制剂治疗新生儿手足搐搦症、甲亢、心律失常及洋地黄中毒等。

4. 骨镁释出过多　骨的破坏性肿瘤或恶性肿瘤骨转移时，可将骨内储存的镁释放入血，引起高镁血症。

（二）诊断

1. 病因　有高镁血症的病因存在。

2. 临床表现特点

（1）神经肌肉系统：过量的镁可阻断神经传导及在末梢神经部位阻断乙酰胆碱释放，减低神经肌肉接头的冲动传导，并使突触后膜反应性降低和轴索兴奋阈值增高，从而使神经肌肉功能减低。当血清镁 1.5~2.5mmol/L 时，可发生恶心、呕吐；达 2.5~3.5mmol/L 时，可出现嗜睡、软瘫、腱反射迟钝；达 3.5~5mmol/L 时，可发生木僵、精神错乱、共济失调；达 5~6mmol/L 时出现呼吸抑制；达 6~7.5mmol/L 时，则可发生昏迷。

（2）心血管系统：高镁血症可引起心脏的冲动传导障碍和抑制细胞膜的兴奋性。血清镁达 1.5~2.5mmol/L 时，可引起直立性低血压和心动过缓。随着血镁浓度升高，可发生心电图变化：血镁浓度 2.5~5.0mmol/L 时出现 PR 间期延长和室内传导阻滞，伴有 QRS 时限增宽、T 波高耸和 QT 间期延长，P 波低平。如 >7.5mmol/L 时可发生完全性传导阻滞，并可抑制心脏收缩而致停搏于舒张期。

高血镁最常见于尿毒症患者，且其早期表现常与尿毒症相似而易被忽略，故在尿毒症时应加以重视。所有急性肾衰者，均应测定血镁，在慢性肾衰竭者亦最好定期检测。当肾衰患者出现神经肌肉症状及心电图示传导障碍，而不能用血钾、钙、磷异常解释时，应想到本症。由于高血镁的心电图与高血钾的相似，首先应排除高血钾的可能，才能诊断高血镁。

（三）治疗

1. 积极治疗原发病因　一旦做出高镁血症的诊断，应立即停止镁制剂的摄入和治疗其原发病因。对肾功能正常者可给予强力利尿剂，以促进尿镁的排泄。

2. 注射钙剂　急性镁中毒者，应及早用 10% 葡萄糖酸钙液 10~20ml 加等量葡萄糖静注，以拮抗高镁血症时心肌的抑制作用。如注射后 5~10min 仍未见效，应重复治疗，每日最高剂量可达 10g，但须注意避免发生高钙血症。

3. 透析疗法　高镁血症最有效的疗法是血液透析，血镁下降的程度取决于透析液的离子梯度；如用无镁透析液 3~4h 内即可使血镁降低。如无血透设备也可采用腹膜透析治疗。

（赵顺成）

第四节　钙代谢紊乱

成人体内钙总量为 1 000~1 300g，99% 左右以骨盐形成存在于骨骼中，其余存在于各种软组织中。细胞外液中钙仅占总量的 0.1%，约 1g。血钙指血浆钙，测定时用血清，即血清钙，正常人血清钙为 2.25~2.75mmol/L（9~11mg/dl）。含量相当稳定，儿童较高，常处于正常值的上限。血浆钙主要以三种形式存在：游离钙（离子钙，占 50%）、复合钙（与阴离子结合钙，占 10%）和蛋白结合钙（占 40%）。尿液中只有游离钙（50%）和复合钙（50%）。游离钙与复合钙为可扩散性，蛋白结合钙为非扩散性。非扩散性与游离钙之间常可互相转化。血浆蛋白增多时使血浆总钙量增加，但游离钙浓度不会发生改变。保持体钙贮备和最终血浆钙浓度依赖于饮食中钙摄入、肠道钙吸收和钙在粪、尿中的排泄。每日膳食摄入钙约 1 000mg，约 400mg 从食物中被吸收，200mg 经胆、胰、肠排泄，净吸收为 200mg。正常人粪钙排量约占摄入量的 75%~80%，由食物中未被吸收的钙和消化液中的钙组成。尿钙约占钙摄入量的 20%。一般实验室均测定血浆钙总量，游离钙测定较困难，用钙电极测定血清游离钙浓度为 1.10~1.34mmol/L。游离钙是生理活性成分，它有参与血液凝固、维持心肌节律性和收缩性，保持神经肌肉的正常兴奋性作用。细胞外钙离子浓度的恒定基于两个关键因素：①感知细胞外 Ca^{2+} 的细胞，如甲状旁腺细胞、甲状腺 C 细胞及肾近端小管细胞，通过细胞表面细胞外 Ca^{2+} 感知受体（CaR）来感知细胞外 Ca^{2+} 的细微波动，当细胞外 Ca^{2+} 失衡时，能分别调节甲状旁腺激素（PTH）、降钙素及维生素 D [1, 25（OH）$_2$D$_3$]三种激素的释放，使 Ca^{2+} 趋于正常；②效应组织，如骨、肠及肾。甲状旁腺细胞、甲状腺 C 细胞及肾近端小管细胞通过释放激素作用于效应组织来完成调节 Ca^{2+} 浓度。

PTH 对钙的代谢有多方面的作用：①PTH 激活肾小管细胞内腺苷酸环化酶，抑制肾小管磷的重吸收。磷在肾小管内有抑制 1α-羟化酶的作用，而 PTH 可促进磷的排泄，故它能解除磷对 1α-羟化酶的抑制作用，有利于维生素 D 的活化，使 25-羟维生素 D$_3$[25（OH）$_2$D$_3$]在肾脏转变为活性更强的 1, 25-双羟维生素 D$_3$[1, 25（OH）$_2$D$_3$]，进一步促进肠钙的吸收；②能促使骨中未分化的间叶细胞分裂及转化为破骨细胞，且使破骨细胞内 Ca^{2+} 含量增加，进而加以释放；还能把骨密质中的 Ca^{2+} 动员出来，从而引起细胞外液的

Ca^{2+} 浓度升高；③促进肾小管（皮质髓袢升支粗段、远曲小管、集合管等部位）对 Ca^{2+} 的重吸收，减少 Ca^{2+} 的排泄；④抑制肾小管对碳酸氢根及磷酸根的重吸收，增加排泄，从而解除磷酸根对 PTH 的拮抗及对 PTH 活性的抑制。此外，碳酸氢根排泄的增加，引起肾小管酸中毒，则能减少钙与蛋白质的结合，从而增加游离钙的浓度。

维生素 D（胆骨化醇）是一种前激素，其活性羟化物是一种类固醇激素，名为开环类固醇，它作用于靶器官，调节钙、磷代谢。维生素 D_3 须先在肝细胞中羟化生成 25 - $(OH)_2D_3$，与血浆中 α_2 - 球蛋白结合而运转到达肾小管细胞的线粒体中再羟化，生成 1, 25 $(OH)_2D_3$，成为维生素 D 的活性形式，分泌入血循环发挥生理作用。1, 25 $(OH)_2D_3$ 进入肠黏膜细胞与 1, 25 $(OH)_2D_3$ 的受体蛋白结合后，部分转入细胞核内，影响 DNA 的转录过程，而促进钙结合蛋白的合成。由于钙结合蛋白对钙的亲和力大，才使肠黏膜能主动的吸收食物中的钙。它还可促进刷状缘中需钙的 ATP 酶合成，使 ATP 分解供能，增强钙的主动吸收。1, 25 $(OH)_2D_3$ 还能协助 PTH 增加肾小管对钙的重吸收，减少钙的排泄。

降钙素（calcitonin）系由甲状腺滤泡旁细胞分泌的一种激素，甲状旁腺及胸腺也可分泌少许。降钙素抑制破骨细胞的形成及其对骨的吸收，使钙质沉积于骨中，并作用于肾小管抑制对钙的重吸收，其作用在多方面与 PTH 拮抗。

一、低钙血症

血钙 < 2.25mmol/L（9mg/dl）时称低钙血症（hypocalcemia）。若低于 1.75mmol/L（7mg/dl）或游离钙低于 0.9mmol/L（3.6mg/dl）时，神经肌肉兴奋性增高，可发生手足搐搦症，甚至全身肌肉痉挛、抽搐、支气管哮喘、呼吸困难、心律失常、心绞痛、心力衰竭、腹痛、腹泻、癫痫样发作等，少数患者发生昏迷甚至死亡，谓之低血钙危象（crisis of hypocalcemia）。

（一）病因与发病机制

凡可造成钙的供给不足、吸收不良、调节障碍（包括 PTH、降钙素分泌异常）、先天性骨和肾的细胞膜受体缺陷，对 PTH 完全或部分无反应，或靶组织细胞对 cAMP 无反应、排出过多等疾病均可诱发本症。常见的病因有：

1. 甲状旁腺功能减退症　包括原发性和继发性甲状旁腺功能减退，前者是一组多原因疾病，如先天性甲状旁腺发育不全或不发育、Di George 综合征、自身免疫性多腺体综合征 I 型等；后者较为常见，多因甲状腺手术时误伤或切除甲状旁腺引起，也可因颈部恶性肿瘤放射治疗所并发。持续性甲状旁腺功能减退致 PTH 缺乏，PTH 具有抑制肾小管再吸收磷，造成尿磷增加和血磷降低，促进肾小管对钙的吸收；促进肠内钙的吸收；促进骨的破坏，造成血钙增高等作用。PTH 缺乏时会发生低血钙和高血磷。假性甲状旁腺功能减退症（pseudohypoparathyroidism，PsHP）是由于周围组织（肾小管上皮细胞和骨）对 PTH 的作用抵抗，表现为低血钙和高血磷，与甲状旁腺功能减退的表现相似，但甲状旁腺本身无病变，低钙刺激甲状旁腺增生，PTH 分泌增加，因而血清 PTH 常升高。骨饥饿综合征（hungry bone syndrome）是手术后导致低钙血症的又一原因，见于严重甲旁亢伴骨病的患者在甲状旁腺切除后，造成相对的甲状旁腺功能减退使大量钙离子进入骨细胞所致。严重的镁缺乏是功能性甲状旁腺功能减退的常见原因，能导致 PTH 分泌障碍及效应组织如骨和肾对 PTH 的抵抗。

2. 维生素 D 缺乏　因食物中维生素 D 摄入减少或少接触阳光；或由于慢性胰腺疾患、

慢性胆道阻塞、慢性小肠疾患等引起维生素 D 的吸收不良；或由于肝、肾功能不全、长期服用苯妥英钠而致活性维生素 D 生成障碍。维生素 D 缺乏，可使小肠对钙的吸收减少而引起低钙血症。

3. 高磷血症 肾功能不全、衰竭，摄入大量磷酸盐及肿瘤化疗后造成急性肿瘤细胞坏死等均可引起高磷血症。因血磷的增高可使磷从胃肠道代偿性排泄增加，与钙结合形成磷酸钙而影响钙吸收；高磷血症还可抑制活性维生素 D_3 的形成，使小肠对钙的吸收减少；磷酸盐在体内可形成磷酸钙沉积于组织等，均致低钙血症。

4. 急性胰腺炎 病变广泛且有大量胰腺组织坏死的胰腺炎患者，在病程 2~3d 可因脂肪坏死分解，脂肪酸与血中 Ca^{2+} 结合，形成脂肪酸钙沉积，可以消耗一定量的 Ca^{2+}。此外，受损的胰腺能释放胰高血糖素，可刺激降钙素的释放，使血钙进一步降低。

5. 恶性肿瘤 乳腺、肺、前列腺等的恶性肿瘤并有成骨细胞性转移时，大量吸收血中的钙以形成新骨，因而引起血钙减少。甲状腺髓样癌（降钙素分泌瘤）可分泌降钙素及其类似物质，从而引起低钙血症。另外淋巴瘤、白血病化疗时大量组织被破坏，使磷酸盐释放入血，血钙可明显下降，称为肿瘤溶解综合征。

6. 肾上腺皮质激素过多 皮质激素可抑制骨质吸收、拮抗活性维生素 D_3 而减少小肠对钙的吸收，促进肾脏对钙的排泄增加而导致低钙血症。见于库欣综合征或大量使用皮质激素时。

7. 慢性肾衰竭 慢性肾衰竭患者血钙降低的因素有：①肾小球滤过率下降，磷滤过减少，使血磷升高，为维持钙磷乘积，血钙下降；②长期肾功能不全、营养不良、大量蛋白消耗，蛋白质代谢障碍，血浆蛋白降低，使蛋白结合钙含量减少；③大量肾组织破坏，肾脏合成高活性的 1，25 $(OH)_2D_3$ 减少，使胃肠道吸收钙的能力明显下降。

8. 血镁异常 血镁浓度能影响 PTH 的分泌和作用；轻度低血镁可刺激 PTH 的分泌，而严重低血镁（<0.41mmol/L）及高血镁可抑制其分泌，且低血镁可降低 PTH 在受体部位的作用。

上述疾病患者在遇到严重感染、过度疲劳、精神创伤、寒冷刺激、月经来潮、妊娠、哺乳、饮食中含磷增加、各种原因所致的碱血症等激发因素作用下，易发生低钙血症，甚至低血钙危象。

钙对维持细胞内外液容量、渗透压、酸碱平衡，尤其是神经肌肉的应激性均很重要。神经肌肉的应激性需要体液中钙和各种电解质维持一定的比例。当血清钙、镁过低时，其应激性增高，出现手足肌肉震颤、抽搐；当血钙增高时，则减低神经肌肉应激性，肌张力减低。最近认为，钙与蛋白质结合形成一种第二信使作用的物质，称钙调素复合物，存在于细胞核中，其生理作用有：①激活磷脂酶 A_2，促进 PG 合成；②神经递质作用；③影响 cAMP 合成；④影响激素释放、平滑肌活性及细胞分裂。离子钙含量迅速下降时，不仅可使神经肌肉的应激性增高，同时细胞及血管壁的通透性也增加，故容易发生骨骼肌和平滑肌痉挛、抽搐及出现一系列神经精神症状。但临床上患者对低血钙的反应和耐受能力，个体差异很悬殊。某些患者轻度低血钙（<2.0mmol/L，即 8mg/dl）就会出现症状，而另有少数患者虽有严重低血钙（1.25~1.5mmol/L，即 5~6mg/dl）但症状却不明显。低血钙能否出现症状及其严重程度和许多因素有关。当血清钙总量下降、血 pH 和蛋白质含量正常时，血清 Ca^{2+} 明显下降可以发生本症；血清钙总量低下，血 pH 和蛋白质含量均正常，其中血清无机磷明显升高

者，血清 Ca^{2+} 会大幅度减少，本症症状加剧；血清钙总量和血清蛋白质含量正常，而任何原因引起 pH 上升者，如呼吸性或代谢性碱中毒都会抑制血清钙游离，使钙离子下降，可出现本症。相反，如血清蛋白质含量降低，血 pH 正常，血清钙总量虽已下降达 1.75mmol/L，但血清钙离子仍维持正常水平，不会发生本症。因此，能否发生低钙血症及其危象不仅取决于血清钙的总量，而且还取决于血清 Ca^{2+} 下降的速度、血清 pH 改变及血清无机磷含量增高的影响。

（二）诊断

1. 病因　具有上述病因与诱因存在。

2. 临床表现特点

（1）神经肌肉系统表现：以疼痛性、僵直性肌收缩为特征，常伴感觉异常。最为突出的表现是手足搐搦、骨骼肌及平滑肌均呈痉挛状态。

1）先兆期（前期）：血清钙在 1.75～2.25mmol/L，临床上可没有明显的手足搐搦，称为"隐性搐搦症"。患者仅有感觉异常，四肢手脚和面部、口唇周围有刺痛，发麻感，手足痉挛僵直，容易被忽视或误诊为"神经症"，但血清游离钙过低等因素已引起神经肌肉应激性增高，下述试验阳性：①面神经叩击试验［低钙击面征（Chvostek sign）］：以手指弹击或叩诊锤叩击耳前面神经外表皮肤，引起同侧口角或鼻翼抽搐，重者同侧面肌亦同时发生抽搐；②束臂加压试验［低钙束臂征（Trousseau sign）］：将血压表袖带包绕上臂，充气使压力在收缩压与舒张压之间，3min 左右引起该手搐搦者为阳性；③大呼吸试验：通过过度换气（深呼吸几分钟）引起暂时性呼吸性碱中毒，使血钙降低而诱使发作；④Erb 征：用直流电刺激器刺激腓神经或正中神经引起肌收缩，若最小有效电流量在 6mA 以下即为阳性。

2）早期：当血清钙＜1.75mmol/L 时出现手足搐搦症：呈双侧对称性肘、腕及手掌指关节屈曲、指间关节伸直，大拇指向掌心内收，形成鹰爪状（助产士手）；此时双足常呈踝关节伸直，脚内翻、趾屈曲，膝关节及髋关节屈曲。患者表情痛苦，搐搦一般持续数分钟至数十分钟缓解。也可有腹痛、恶心、呕吐、腹泻或便秘。患病初期数周或数月发作 1 次，以后发作逐渐频繁，至每日数次。

3）极期：当血清钙＜0.87mmol/L 时，患者全身骨骼肌及平滑肌均呈严重痉挛状态。面部肌肉持续性严重收缩呈痉笑面容；当喉肌痉挛时可致喘鸣、胸部紧缩感；支气管痉挛时，发生哮喘、呼吸困难、发绀，甚至出现窒息、呼吸暂停等极其危急的情况；膈肌痉挛可有呃逆；消化道平滑肌痉挛可有吞咽困难、肠绞痛、胆绞痛、频繁腹泻，有时酷似外科急腹症；心肌受累的表现有心动过速、心律不齐、心绞痛、心力衰竭，可致猝死（长期低血钙者可发生低钙性心肌病）；全身骨骼肌痉挛可酷似癫痫大发作，但意识一般清醒。口角歪斜、吐白沫、可有昏迷及大小便失禁等癫痫大发作表现多见于小儿，不少病例因此被长期误诊为癫痫。

（2）中枢神经系统表现：疲倦无力、神情不安、恐惧、焦虑、抑郁、迟钝、嗜睡、幻觉等。有时有颅内高压症：头痛、呕吐和视盘水肿与手足搐搦症同时出现。

3. 辅助检查

（1）心电图检查：有低血钙表现：QT 间期延长，ST 段平坦延长，T 波低平、倒置。严重时发生 Ⅱ 度 AVB 甚至 Ⅲ 度 AVB。

（2）血清钙：＜2.25mmol/L。常降低至 1.25mmol/L 以下，主要是离子钙的浓度降低。

（3）血清无机磷：多数成年患者血清无机磷可上升到 1.94 ～ 2.58mmol/L（6 ～ 8mg/dl）；部分成人和幼年患者可以更高。

（4）可有原发病的辅助检查阳性发现。

（三）治疗

1. 原发病治疗　积极治疗原发疾病是预防低钙血症的关键，因此，应积极查明病因，作根除性治疗。

2. 补充钙剂

（1）静脉注射钙剂：低钙血症患者伴有神经肌肉症状如搐搦等，须作紧急处理。可立即用 10% 葡萄糖酸钙 10 ～ 20ml（10% 葡萄糖酸钙 10ml = 钙 90mg，2.25mmol）或 10% 氯化钙 5 ～ 10ml（10% 氯化钙 10ml = 钙 360mg，6mmol）加入 25% 葡萄糖液 20 ～ 40ml 中缓慢静注，每分钟不超过 2ml。若 0.5h 后发作仍未缓解，可重复 1 次，24h 总量一般不宜超过 1 000mg。症状缓解后，可按需要静脉滴注葡萄糖酸钙或氯化钙（10 ～ 15mg/kg），6 ～ 8h 滴完。静脉滴注钙剂时，浓度不应大于 200mg/100ml，防止外渗后造成对静脉和软组织的刺激；同时要经常查血中钙离子浓度，使血钙维持在 2.25mmol/L（9mg/dl）左右。待病情稳定后，改为口服。

一般情况下，经上述静脉用药后，血钙低引起的抽搐和肌僵直可立即解除；若抽搐不缓解，可加用镇静止痉药物如苯妥英钠、苯巴比妥钠、地西泮（安定）等注射，并测定镁及血磷。低血镁性低血钙常对静注钙剂效果差，纠正低血镁后低血钙症状即消失。因此，对低钙搐搦患者用钙剂静注疗效不佳时，要考虑到同时存在低镁血症，尤其是慢性酒精中毒、肠吸收不良或营养欠佳的患者。可用 25% 硫酸镁 5ml 加入 25% 葡萄糖液 20ml 中缓慢静注，症状缓解后，再用 25% 硫酸镁 10ml 加入 5% 葡萄糖液 500ml 中静滴，或用 10% 硫酸镁 10ml 深部肌内注射，每日 1 ～ 2 次，连用 1 周左右。应注意：钙剂不能与碳酸氢钠混在一瓶中同时静滴，否则会引起溶液混浊和沉淀。事先服用洋地黄类药物者，应用钙剂时应谨慎。

（2）口服钙剂：对于慢性低钙血症及低钙血症症状不明显者可给予口服钙盐。常用有：乳酸钙（0.5g 含钙 50mg）、葡萄糖酸钙（0.5g 含钙 45mg），每日 2 ～ 4g。并口服氢氧化铝凝胶 15 ～ 30ml，每日 4 次，可使肠管内磷固定，抑制肠道对磷的再吸收。

3. 维生素 D　因维生素 D 缺乏引起的低钙血症，或其他原因的低钙血症，经用钙盐补充未能纠正者，可给维生素 D 15 000 ～ 50 000IU/d，或更大剂量。也可用其代谢物 1, 25 - 二羟维生素 D_3 0.5 ～ 1.5μg/d。维生素 D 的剂量因人而异，并须观察血钙水平，以避免高钙血症及对肾功能的有害作用。

对重症慢性肾衰竭和血液透析的低钙血症患者宜用 1, 25 - 二羟维生素 D_3。此外，加用结合磷的抗酸剂如氢氧化铝凝胶。

治疗甲状旁腺功能减退者的低钙血症，除口服大剂量钙盐及维生素 D 外，并用噻嗪类利尿剂（应用早期对尿钙排泄影响不大，长期应用则可明显减少尿钙）和限制钠盐，这种治疗可增加总体钙和游离钙的水平及减少尿钙。

4. 其他　大量输血者，每输血 600 ～ 1 000ml 后静注 10% 葡萄糖酸钙 10ml，以防低血钙的发生；伴有人血白蛋白降低的低血钙者并不需要补充钙剂，仅要纠正低蛋白血症；酸中毒可掩盖低血钙症，纠正后应及时补钙。

二、高钙血症

血清钙浓度 > 2.75mmol/L（11mg/dl）时，称为高钙血症（hypercalcemia）。若血清钙浓度 > 3.75mmol/L（15mg/dl）时机体内环境紊乱引起患者精神、神经、心脏、胃肠道、泌尿系统等诸多症状，表现为严重呕吐、失水、酸碱平衡失调、神志不清等高血钙危象（crisis of hypercalcemia）表现，随时威胁患者的生命，病死率高达50%以上。

（一）病因与发病机制

1. 原发性甲状旁腺功能亢进症（甲旁亢）　是最常见的病因，约占全部高钙血症的50%。常因甲状旁腺瘤、增生肥大或腺癌分泌过多的 PTH 所致。

2. 恶性肿瘤　也是引起血钙增高最常见的病因之一。包括：①分泌异源性 PTH 的肿瘤，如支气管肺癌、肾癌、卵巢癌和结肠癌等可产生类似 PTH 的多肽类物质；②恶性肿瘤溶骨性转移，以乳腺癌、肺或肾癌常见，发生溶骨性转移后，大量骨质破坏，每 1g 骨组织的破坏可释放出 100mg 钙至细胞外液，超过了肾和肠清除钙的能力而致血钙升高；③分泌前列腺素 E_2 肿瘤，如前列腺癌、肾癌，分泌前列腺素增多，可使骨质吸收增加而致血钙增高；④分泌破骨细胞刺激因子的肿瘤，如多发性骨髓瘤，少数急性白血病、淋巴瘤等，因骨组织被溶解而引起血钙增高。

3. 继发性甲旁亢　由于慢性肾炎、维生素 D 缺乏、低血磷与肾衰竭慢性血液透析等原因引起的长期低血钙，刺激甲状旁腺增生所致。临床表现同甲旁亢，手术治疗可得到纠正。

4. 甲状腺功能亢进症　甲状腺激素可增加骨质吸收，当吸收超过骨的形成即可引起高血钙与高尿钙；降钙素水平下降也是造成血钙升高的原因。

5. 肾上腺皮质功能减退症　因皮质激素的拮抗作用不足，而致甲状旁腺功能相对亢进或对维生素 D 敏感，致血钙升高。

6. 维生素 D 中毒　过量使用维生素 D 制剂，使胃肠道吸收钙和骨质溶解增加，肾小管对钙的再吸收增多，从而形成高钙血症。多见于过量用维生素 D 治疗佝偻病或甲旁亢及慢性肾衰竭患者，一般用 50 万～100 万 U/d（1.0～3.0μg/d）数日或数月可出现高钙血症。

7. 结节病　可能系患者对维生素 D 特别敏感而致肠钙吸收增加所致。

当体液中钙浓度升高时，神经系统首先受抑制，中枢神经系统的反射活动就变得迟缓。一般血清钙 3.0～3.75mmol/L 时可出现神经衰弱综合征，血清钙 3.76～4.0mmol/L 时可出现明显的精神神经症状，血清钙 > 4.0mmol/L 时，发生谵妄、昏迷。这是由于过高的钙和 PTH 对脑组织具有神经毒作用及干扰神经电生理活动所致。钙沉积于血管壁，使肌肉组织供血营养障碍，可致肌无力、萎缩、麻痹；由于神经肌肉兴奋性下降，易致便秘、腹痛以至麻痹性肠梗阻；高血钙促使大量胃泌素分泌，故易发生消化性溃疡；钙盐沉积在胰管中及高血钙使胰泌素及胰酶大量分泌而致急性胰腺炎；钙盐沉积肾脏可致肾结石，甚至肾衰竭等。

（二）诊断

1. 原发病　具有原发病的临床表现。

2. 临床表现特点　高钙血症可累及多个系统，其临床表现依病情进展的急缓和高血钙的严重程度而异：

（1）精神神经与肌肉系统：早期表现可有情绪不稳、头昏、失眠、表情淡漠、嗜睡、疲乏无力、注意力分散、肌肉松弛、肌张力降低、腱反射减弱，但多被忽视。以后渐而发生抑郁、智力障碍、精神错乱、近记忆减退、幻觉、定向力丧失、抽搐、震颤甚至木僵、昏迷。若血钙突然升高，患者可主要表现为精神症状，人格改变如行为怪癖、偏执，有时发生无名高热，亦可突然死亡。

（2）胃肠道症状：患者常有进行性顽固性食欲不振、恶心、呕吐、便秘、腹胀、腹痛等症状，此为胃肠道的神经肌肉兴奋性降低所致。部分患者并发难治性消化性溃疡和急性胰腺炎。

（3）心血管系统症状：本症可使心肌的敏感性增加，易诱发严重的心律失常。患者多有心动过缓、期前收缩、室性心动过速、QT 间期缩短、心脏传导阻滞，甚至心脏骤停、心力衰竭，偶尔发生高血压。高血钙可使洋地黄、儿茶酚胺类药物如肾上腺素等的作用增强，应用这些药物时，易诱发心室颤动。

（4）泌尿系统症状：高血钙主要导致肾小管损害，浓缩功能障碍，可加重体液丢失，严重时每日尿量增至 8~10L，患者多次烦渴。慢性高钙血症可引起肾钙化、肾结石、肾盂肾炎、高血压和肾衰竭等一系列表现。

（5）转移性钙化：眼角膜病、肾钙沉积、动脉钙化、软骨钙化、关节周围钙化、皮肤钙化等。

（6）高血钙危象：如严重脱水、急腹痛、高热、心律失常、嗜睡、意识不清、谵妄、昏迷、氮质血症、代谢性碱中毒、低钾、低镁血症等。常见诱因有严重脱水、感染、应激状态、手术、创伤、长期卧床及急性伴发病等。但恶性肿瘤患者发生高血钙危象时，常被误诊为肿瘤晚期恶病质或脑部转移，应予以重视。

3. 实验室检查

（1）血液检查：血钙升高 >2.75mmol/L，且常超过 3.75mmol/L。血清磷 <0.97mmol/L（3mg/dl），可同时伴有低钾、低氯等电解质紊乱，氮质血症。碱性磷酸酶增高，尤其在恶性肿瘤时升高明显。

（2）心电图检查：特征性表现为 ST 段缩短或消失，QT 间期缩短。其他可有心律不齐、窦性心动过缓、室性心动过速、T 波倒置、传导阻滞、异位心律等。

（3）血浆蛋白电泳分析：有助于骨髓瘤及结节病的诊断。血浆蛋白浓度可直接影响血清钙。人血白蛋白或球蛋白每增加 10g/L（1g/dl），血清钙均可增加 0.2mmol/L（0.8mg/dl）。

（4）其他检查：依原发病不同可有相应的阳性发现。

（三）治疗

高钙血症是多种疾病的严重并发症，若有心律失常和肾功能损害应首先处理。其治疗的基本措施是治疗原发病、纠正脱水、恢复血容量，促进钙从尿中排泄，降低血钙浓度。

1. 积极治疗原发病　对有症状或有并发症的原发性甲旁亢患者，原则上手术切除治疗。不能手术者可用西咪替丁 0.2g 口服，每 6h1 次，可阻滞 PTH 的合成和分泌，血钙可降至正常。

2. 降低血钙的治疗

（1）增加尿钙排泄：常用 0.9% 氯化钠液与袢利尿剂。高钙血症，尤其是高血钙危象患者多有严重的脱水、低血钾、低血氯、低血钠、低血镁及碱中毒。治疗的首要措施是纠正脱水、电解质紊乱及酸碱平衡失调。输给大量 0.9% 氯化钠液，不仅可以补充血管内及细胞外容量，纠正脱水，还能使肾小球滤过率恢复正常，若能使细胞外液容量恢复正常，尿钙排出量每天就能增加 2.5~7.5mmol/L（100~300mg）；由于肾脏对钠和钙的廓清率呈线性函数关系，因钠可抑制肾小管对钙的回吸收，故增加尿钠排出则尿钙排出亦增加，可使血钙迅速降低。袢利尿剂的运用增强了排钙作用。头 1h 可输 0.9% 氯化钠液 1 000ml，以后视心脏情况在 12~24h 内输入 4~6L 或更多。在开始补给 1 000~2 000ml 液体后可静注呋塞米 80~100ng，以后按情况每 2~6h 重复 1 次，日最大量可达 1 000mg。对心肾功能不全者不能大量补液；同时须防止低钾（镁）的发生，可于每输入液体 1 000ml 中加氯化钾 1~2g，24h 补镁剂（硫酸镁）3g 左右。对有心力衰竭者使用洋地黄应慎重；忌用可使血钙升高的噻嗪类利尿剂。应注意：应用利尿剂时，必须充分补充血容量，否则会加重血容量不足，利尿作用减弱或丧失，反而使血钙升高；每日至少检测 1 次血电解质。

（2）抑制骨吸收：常用的药物有：①降钙素：降钙素可抑制骨质吸收，促进成骨，降低血钙，并可增加钙、磷排泄。对原发性甲旁亢引起的高钙血症最为有效。亦必须在充分补充液体的基础上进行。对高钙血症危象的紧急处理每日用量为 5~10IU/kg，加入 500ml 0.9% 氯化钠液中，缓慢静滴至少 6h 滴完，或将上述剂量分 2~4 次缓慢静脉注射。慢性高钙血症的长期处理，剂量为每日 5~10IU/kg，1 次或分 2 次皮下或肌内注射。也可每日 200~400IU，分数次鼻内给药。降钙素使用安全且相对无毒性，起效较快，首次注射后 6h 内血钙即可明显下降（降低血钙 0.3~0.5mmol/L）；②帕米膦酸钠：系破骨细胞活性抑制剂。适用于恶性肿瘤及其骨转移时引起的高钙血症。一般用量为 30~90mg 加入 0.9% 氯化钠注射液或 5% 葡萄糖 250~500ml 中静滴 4~6h 以上。注射后 24~48h 血清钙水平明显下降，大多在 3~7d 内可获得正常的血钙水平。若血钙水平未达正常，可重复治疗直至血钙降至正常。口服，每日 150mg。同类药物有伊班膦酸钠（1~4mg 加入 0.9% 氯化钠注射液或 5% 葡萄糖 250~500ml 中静滴 2~6h 以上）。常与等渗盐水和降钙素联用；③硝酸镓：镓能抑制破骨细胞骨吸收和 PTH 分泌等。剂量为 200mg/m^2，需连用 5d 以上。

（3）减少肠道钙吸收：①肾上腺皮质激素：对甲旁亢以外的任何原因引起的高钙血症均有效，故除治疗外，也可用于鉴别诊断。但其作用缓慢，对结节病、维生素 D 中毒和恶性肿瘤等所致的高钙血症疗效最佳。一般用氢化可的松 250~500mg 加入液体中静滴，6~8h1 次，1~2d 后可改为口服泼尼松 30~40mg/d，连用 1 周左右；②口服磷酸盐合剂：磷酸盐与钙结合，有加强成骨、抑制溶骨，抑制肠道对钙的吸收，促进 Ca^{2+} 转入细胞内的作用，尤适用于高血钙伴低血磷的患者。但由于钙磷既可沉积于骨骼，也可发生异位钙化而加重心肾并发症，故对其治疗尚有争论。过量可致高血磷、低血钙及转移性钙化，对高血钙并发肾功能不全者要特别谨慎。在治疗中应密切观察血钙、血磷值，一般血磷应 < 1.78mmol/L（5.5mg/dl）。一般病例可用中性磷酸盐合剂口服（Na$_2$HPO$_4$·7H$_2$O$_2$90g，NaH$_2$PO$_4$·H$_2$O 36.4g，丙二醇 200ml，加水至 2 000ml），每日 8ml，分 4 次口服。

（4）前列腺素抑制剂：对少数可能由前列腺素所致的癌性高钙血症有效。通常用吲哚美辛 50~100mg/d，或阿司匹林 2~3g/d，用 5~7d 无效，即可停药。

（5）透析疗法：特别适用于肾衰竭或严重心功能不全合并高血钙者。使用低钙透析液进行透析，血钙水平在透后 2~3h 可以下降。

3. 手术治疗 对顽固性高钙血症经以上治疗无效者需积极用手术治疗，进行手术探查。

在发病后72h内进行，有意识障碍进行性加重者宜抓紧时机手术。若切除颈部增生的甲状旁腺或甲状旁腺腺瘤后高血钙仍未缓解者，应注意探查纵隔，切除异位甲状旁腺组织。手术若不彻底易复发。

（王大伟）

第五节　酸碱平衡紊乱

各种原因引起体内酸和（或）碱过多或过少，使血液的氢离子浓度不能维持在正常范围内，正常酸碱平衡发生紊乱，称酸碱平衡失调（acid - base disorders）。很多疾病都会引起酸碱失衡，及时发现和正确判断酸碱失衡常常是治疗成败的关键。

一、测定指标及其意义

（一）pH 和 H^+ 浓度

pH 和 H^+ 浓度是酸碱度的指标，体液的酸碱度常以 H^+ 浓度的负对数 pH 来表示，其高低取决于血液中 H_2CO_3 与 HCO_3^- 的多少，可用汉 - 亨二氏（Henderson - Hasselbalch）方程表示，即 $pH = pK^+ \log (HCO_3^- / H_2CO_3)$，$H_2CO_3$ 由 CO_2 溶解量（＝溶解度 × $PaCO_2$）决定。该方程反映了 pH、HCO_3^-、$PaCO_2$ 三者之间的相互关系，从中可以知道 pH 主要取决于 HCO_3^- 与 H_2CO_3 的比值。血气分析仪可直接测出 pH 及 $PaCO_2$，并根据上述方程式计算出 HCO_3^- 浓度，该方程可简化为 $H^+ = 24 \times PaCO_2 / HCO_3^-$，其意义在于据此计算出 H^+ 后折算成 pH，以核实临床血气测定数据。

正常人动脉血 pH 为 7.35～7.45，平均值是 7.40，相当于 H^+ 45～35nmol/L。

pH < 7.35 为酸血症或酸中毒，pH > 7.45 为碱血症或碱中毒，而 pH 正常范围则提示无酸碱失调，或代偿性酸碱失调，或酸碱中毒并存相互抵消。但动脉血 pH 本身不能区分酸碱失调的类型，不能判定酸碱失调的性质，所以进一步测定 $PaCO_2$ 和 HCO_3^- 是非常重要的。

（二）动脉血 CO_2 分压（$PaCO_2$）

$PaCO_2$ 是血浆中呈物理状态的 CO_2 分子产生的张力。由于 CO_2 通过呼吸膜弥散快，因此测定 $PaCO_2$ 可了解肺泡通气量的情况，即 $PaCO_2$ 与肺泡通气量成反比，因而其属于呼吸性指标，如原发性升高（呼吸抑制）引起 pH 降低，称为呼吸性酸中毒，而原发性降低（呼吸过度）引起 pH 升高，则称为呼吸性碱中毒。

$PaCO_2$ 是反映呼吸性酸碱平衡紊乱的重要指标，正常值 35～45mmHg，平均值 40mmHg。如 $PaCO_2$ > 45mmHg，表示有 CO_2 潴留，见于呼吸性酸中毒或代偿后的代谢性碱中毒；如 $PaCO_2$ < 35mmHg，表示 CO_2 呼出过多，见于呼吸性碱中毒或代偿后的代谢性酸中毒。

（三）CO_2 总量（TCO_2）和 CO_2 结合力（CO_2CP）

TCO_2 是指血浆中所有各种形式存在的 CO_2 的总含量，其中大部分（95%）是 HCO_3^- 结合形式，少量是物理溶解的 CO_2（5%），还有极少量是以碳酸、蛋白质氨基甲酸酯等形式存在，因此 TCO_2 在体内受呼吸及代谢两方面因素影响，但主要是代谢因素影响为主。正常值 24～32mmol/L，平均值 28mmol/L。

· 155 ·

二氧化碳结合力（CO$_2$combining power，CO$_2$CP）是指血浆中以 HCO$_3^-$ 形式存在的 CO$_2$ 含量，即当室温 25℃、PaCO$_2$ 为 40mmHg 时，在血浆中以 HCO$_3^-$ 形式存在的 CO$_2$ 含量。其增高见于：①代谢性碱中毒，此时 CO$_2$CP 及血 pH 均升高；②呼吸性酸中毒，此时 CO$_2$CP 增高而血 pH 降低。其降低见于：①代谢性酸中毒，此时 CO$_2$CP 和血 pH 均降低；②呼吸性碱中毒，此时 CO$_2$CP 降低而血 pH 增高。

（四）标准碳酸氢盐（SB）和实际碳酸氢盐（AB）

标准碳酸氢盐（standard bicarbonate，SB）是全血在标准条件下（即温度 37～38℃、血红蛋白氧饱和度 100%、用 PaCO$_2$ 40mmHg 的气体平衡）所测得的血浆 HCO$_3^-$ 含量。标准化后 HCO$_3^-$ 不受呼吸因素影响，因而 SB 是判断代谢因素的指标。正常值 22～27mmol/L，平均值 24mmol/L，在代谢性酸中毒时降低，在代谢性碱中毒时升高，但在呼吸性酸中毒或呼吸性碱中毒时，由于肾脏代偿，也可以发生继发性增高或降低。

实际碳酸氢盐（actual bicarbonate，AB）是指隔绝空气的血液标本，在实际 PaCO$_2$、实际体温和血氧饱和度条件下测得的血浆 HCO$_3^-$ 含量，因此 AB 受呼吸和代谢两方面因素的影响。正常情况下 AB = SB，如果 AB > SB，则表明 PaCO$_2$ > 40mmHg，可见于呼吸性酸中毒及代偿后的代谢性碱中毒；反之 AB < SB，则表明 PaCO$_2$ < 40mmHg，可见于呼吸性碱中毒或代偿后的代谢性酸中毒。

（五）缓冲碱（BB）

缓冲碱（buffer base，BB）是指全血中具有缓冲作用的阴离子总和。BB 以多种形式存在，血浆缓冲碱由血浆中 HCO$_3^-$ 和蛋白质阴离子组成，全血缓冲碱由血浆缓冲碱加上血红蛋白组成，而细胞外液缓冲碱则是由血浆缓冲碱及血红蛋白相当于 5g 时的缓冲碱组成。在温度 37℃、一个标准大气压下，使血样在二氧化碳分压为 40mmHg 的氧混合气体平衡，并使 Hb 充分氧合并调整 pH 至 7.40，此时测得的血样 BB 值为正常缓冲碱，其与实测的缓冲碱的差值为 ABB。

正常值血浆 BB 为 41～42mmol/L，全血 BB 为 41～48mmol/L 细胞外液 BB 为 43.8mmol/L。正常情况下血浆 ABB 为 0，如 >0，证明存在代谢性碱中毒，而 <0 则表示存在代谢性酸中毒。由于 BB 指标不仅受血浆蛋白和 Hb 的明显影响，而且还受呼吸因素及电解质影响，因此，该指标不能确切反映代谢性酸碱内稳状态。

（六）碱剩余（BE）

碱剩余（base excess，BE）是指在标准条件下（同测定正常缓冲碱标准条件）用酸或碱将 1L 血液的 pH 调到 7.40 所需加入的酸碱量。实际上 BE 即 ABB，能表示血浆、全血或细胞外液碱储量增加或减少的量，其为正值时为碱超，如为负值，即碱缺失（base deficit，BD）。

正常值 -3～+3mmol/L，平均值为 0。当 BE 值正值增大，说明缓冲碱增加，如负值增大，说明缓冲碱减少，因此，BE 是反映酸碱平衡失调时代谢性因素的一个客观指标。

（七）阴离子隙（AG）

阴离子隙（anion gap，AG）是指血浆中未测定阴离子（undetermined anion，UA）与未测定阳离子（undeterminedcation，UC）的差值，即 AG = UA − UC。由于细胞外液电中性原

理，可知 $Na^+ + UC = Cl^- + HCO_3^- + UA$，据此可推导出 AG 的计算公式，即 $AG = UA - UC = Na^+ - Cl^- - HCO_3^-$。正常值即 $140 - 24 - 104 = 12mmol/L$，波动范围在 $12mmol/L \pm 2mmol/L$。

AG 可增高也可降低，但增高的临床意义更大：①目前多以 $AG > 16mmol/L$ 作为判断界限。AG 增高表明体内存在过多的 UA 或固定酸含量增多，即乳酸根、磷酸根及硫酸根等的增多，这些 UA 在体内堆积，必定要取代 HCO_3^-，使之下降，从而发生高 AG 性代谢性酸中毒，因此 $AG > 16mmol/L$，应考虑高 AG 代谢性酸中毒的存在；②代谢性酸中毒尚可发生于 AG 正常的情况，因此 AG 增高与否可作为判断代谢性酸中毒类型和原因的依据；③在混合型酸碱平衡紊乱类型判断中，通过计算 AG 有助于正确的判断。

AG 降低在诊断酸碱失衡方面意义不大，仅见于 UA 减少或 UC 增多的情况下，如低蛋白血症等。

（八）潜在 HCO_3^-

潜在 HCO_3^-（potential bicarbonate）是指排除并存高 AG 代谢性酸中毒对 HCO_3^- 掩盖作用之后的 HCO_3^-，用公式表示为潜在 HCO_3^- = 实测 HCO_3^- + △AG。其意义可揭示代谢性碱中毒 + 高 AG 代谢性酸中毒和三重酸碱紊乱中的代谢性碱中毒存在。若忽视计算潜在 HCO_3^- 和 AG，常可延误混合型酸碱紊乱中的代谢性碱中毒的判断。因此下列相关规则应牢记：

高 AG 代谢性酸中毒：△$[HCO_3^-]$↓ = AAG↑，△Cl^- 不变。

高 Cl^- 性代谢性酸中毒：△$[HCO_3^-]$↓ = △Cl^-↑，△AG 不变。

代谢性碱中毒和呼吸性酸中毒时 HCO_3^- 代偿性↑，符合△$[HCO_3^-]$↑ = △Cl^-↓，AAG 不变。

呼吸性碱中毒时 HCO_3^- 代偿性↓，符合：△$[HCO_3^-]$↓ = △Cl^-↑，AAG 不变。

二、酸碱平衡失调及机体代偿

（一）酸碱平衡调节机制

正常人的体液保持着一定的 pH（动脉血浆 pH 7.40 ± 0.05）。动脉血 pH 降低称为酸血症，反之为碱血症，引起这些改变的紊乱各为酸中毒和碱中毒，而这些改变被定义为"代谢性"（不是因为 CO_2 的增加或减少）或"呼吸性"（由于 CO_2 的原发性增加或减少）。人体代谢过程中由于产酸和产碱使 pH 经常发生变动，但通过人体的调节作用，pH 仅在小范围内变动而保持在 $7.35 \sim 7.45$。正常机体酸碱平衡的调节机制包括：

1. **体液缓冲系统** 对酸碱失衡能做出最直接和迅速的反应，防止 H^+ 急剧改变，是调节酸碱平衡的首道防线。细胞外液和细胞内液中的弱酸与其共轭碱组成缓冲对，其中 HCO_3^-/H_2CO_3 是最重要的一对缓冲物质，两者比值只要保持在 $20 : 1$，则血浆的 pH 仍能保持为 7.40。

2. **呼吸调节** 肺通过呼出 CO_2 的多少来调节血液中的呼吸性成分 PCO_2，即调节血液中的 H_2CO_3 以维持酸碱平衡，在酸碱失衡时可以发挥呼吸代偿作用，一般在 $10 \sim 30min$ 发挥调节作用。当血液 H_2CO_3 含量增加、pH 下降或低氧血症时，可通过刺激延髓呼吸中枢或外周化学感受器，使呼吸加深加快促使 CO_2 排出增加；反之血液 pH 增高可减弱对呼吸中枢及化学感受器的刺激，呼吸变得浅慢，肺呼出 CO_2 减少，使 H_2CO_3 含量增加。

3. **肾脏调节** 是最主要的酸碱平衡调节系统。机体不断产生酸性物质，但肾脏可通过

分泌 H^+ 和重吸收 HCO_3^- 以不断补充血液中的 HCO_3^-，即肾脏通过"排酸保碱"发挥酸碱平衡的调节作用。开始调节最慢，多在数小时以后，但作用最强时间最长，几乎是非挥发性酸和碱性物质排出的唯一途径。调节机制包括：①H^+ – Na^+ 交换；②尿液酸化而排出 H^+；③分泌 NH_3 与 H^+ 结合成 NH_4^+ 排出；④HCO_3^- 的重吸收。

除以上三种主要调节机制以外，尚有机体组织细胞的调节作用，组织细胞可通过细胞内外的离子交换和细胞内缓冲系统发挥酸碱平衡的调节作用。

上述各种酸碱平衡调节机制目的是维持体液的 pH 相对稳定，或在发生酸碱平衡紊乱时发挥代偿作用，但当机体产生酸或碱超过了体内酸碱平衡的代偿能力时，则发生酸或碱中毒。

（二）酸碱失衡及其代偿反应

1. 酸碱失衡的临床类型　当酸碱失衡是因原发性 $PaCO_2$ 或 HCO_3^- 改变所致时，就发生原发性酸碱失衡，或称单纯型酸碱失衡。单纯型酸碱失衡的每一种又可根据 pH 是否在正常范围分为代偿性与失代偿性两类，还可根据病程和代偿程度分为代偿不足、部分代偿、充分代偿、完全代偿等几种情况。另外，还有两种或两种以上的原发性酸碱失衡同时存在的情况，称为混合型酸碱失衡。但目前认为不存在"呼酸合并呼碱"的情况，除此之外各种组合的混合性酸碱失调都是可能的。

2. 酸碱失衡代偿反应　发生酸碱失衡时，缓冲系统、肾脏或呼吸代偿机制发挥作用，通过改变 $PaCO_2$ 和 HCO_3^-，力图使其比值维持在适当的比例，使 pH 回复或趋于正常。代偿反应造成的改变与原发因素的改变呈同一方向。应注意到肾脏与呼吸的代偿在急性和慢性情况下并不一样，而且代偿改变是有一定限度的。利用代偿预计值方程可以计算代偿反应的预计值高、低限，其用于判断混合型酸碱失衡简便实用且可靠。

三、代谢性酸中毒

代谢性酸中毒（metabolic acidosis，代酸）是由于体内 $NaHCO_3$ 丢失过多或固定酸增多，使 HCO_3^- 消耗过多，导致 pH 下降，即代谢性酸中毒是血浆 HCO_3^- 含量的原发性减少。

（一）病因与发病机制

1. 病因　根据阴离子隙（AG）增高与否，可将代谢性酸中毒分为两类，①高 AG 代谢性酸中毒，由于血液中大量固定酸的堆积，未测定的阴离子取代血浆 HCO_3^-，使 HCO_3^- 含量减少，而 Cl^- 含量不变，因此又称为血氯正常型代谢性酸中毒；②正常 AG 代谢性酸中毒，由于血浆 HCO_3^- 原发性丢失过多或血 Cl^- 含量的增加导致肾脏排泄 HCO_3^- 增加，使得 AG 维持于正常水平，又称为高氯型代谢性酸中毒。

2. 代谢性酸中毒的机体反应　各种原因引起代谢性酸中毒发生后，机体即启动酸碱平衡的各项调节机制发挥代偿反应，主要包括：①血浆缓冲对 HCO_3^-/H_2CO_3 消耗 HCO_3^-，导致 CO_2 增多，PCO_2 升高；②CO_2 增多和 pH 降低刺激呼吸中枢使呼吸加深加快，排出 CO_2 以降低 PCO_2；③肾脏需数小时到数天时间，通过远曲小管的 H^+ – Na^+ 交换、泌 NH_4^+ 作用以及有机酸排泄，使尿液酸化，排出过多的酸，增加 HCO_3^- 的重吸收。通过机体代偿，HCO_3^- 浓度及 PCO_2 同时降低，如果在低水平维持 $HCO_3^-/H_2CO_3 = 20/1$，即为代偿性代谢性酸中毒，pH 将维持正常范围，如果病情严重，则 $HCO_3^-/H_2CO_3 < 20/1$，即为失代偿性代谢

性酸中毒，pH < 7.35。

代谢性酸中毒的病理生理和临床表现主要包括：①呼吸加深加快，称为 Kussmaul 呼吸，这是代谢性酸中毒的重要临床表现，少部分患者可因在恢复过程中呼吸加深加快时间过长而发生呼吸性碱中毒；②中枢神经系统可表现为头昏、乏力、嗜睡甚至昏迷，其发生机制在于 pH 下降促使谷氨酸脱羧酶活性增高，从而中枢神经系统的谷氨酸在该酶作用下更多地转化为 γ - 氨基丁酸，而 γ - 氨基丁酸对中枢具有抑制作用；③心血管系统可因 pH 下降导致心肌代谢障碍、心肌收缩力下降、血管扩张等而表现为不同程度的低血压、心力衰竭等，严重的代谢性酸中毒可导致休克甚至死亡。

（二）诊断

代谢性酸中毒的诊断依据包括：

（1）详细了解病史及病情变化、从中找出引起代谢性酸中毒的原因是诊断的最有力依据。

（2）临床表现具有非特异性，仅反映代谢性酸中毒的严重程度和代偿情况。

（3）辅助检查中动脉血气分析结果重要，原发变化是 HCO_3^-、BE、SB、TCO_2 减少，血液 pH 下降，代偿变化是 $PaCO_2$ 下降，血液 pH 可正常（完全代偿）或降低（代偿不全）。

（4）诊断中需注意是否发生混合型酸碱失衡，可通过计算 $PaCO_2$ 的代偿预计值来判断。凡实测 $PaCO_2$ 落在预计代偿值范围内，可诊断为代谢性酸中毒；凡实测 $PaCO_2$ > 预计代偿值，可诊断为代谢性酸中毒合并呼吸性酸中毒；凡实测 $PaCO_2$ < 预计代偿值，可诊断为代谢性酸中毒合并呼吸性碱中毒。

（三）治疗

1. 病因治疗是根本　应积极去除引起代谢性酸中毒的原因，轻症者经病因治疗后往往能自行恢复，不需特殊处理。

2. 严重者应选用碱性药物纠正　应用碱性药物纠正的适应证包括 pH < 7.20 ~ 7.25，或 HCO_3^- < 10 ~ 15mmol/L；临床可选用的碱性药物包括：①5% 碳酸氢钠溶液，其纠正酸中毒作用迅速、确切，是较为理想的碱性药物；②11.2% 乳酸钠溶液，其在体内需经肝脏转化为碳酸氢钠而发挥作用，故作用慢，在组织缺氧或肝功能不良等情况下，特别是乳酸酸中毒时不宜应用；③三羟甲基氨基甲烷（THAM），对细胞内外的酸中毒均有纠正作用，在呼吸性酸中毒和代谢性酸中毒时均可使用，但其溶液具有高度碱性（pH = 10），静滴时应注意不能漏到血管外，以免引起血栓性静脉炎，而且此药大剂量快速静脉给药可抑制呼吸中枢并引起低血压、低血钙等。因此，目前临床上普遍采用的碱性药物是 5% 碳酸氢钠溶液，可根据预期 HCO_3^- 浓度，采用公式估算 5% 碳酸氢钠溶液的用量，即 5% 碳酸氢钠溶液（ml）=（预期 HCO_3^- 测得 HCO_3^-）×体重（kg）×0.5（公式中 0.5 即 0.3/0.6，因细胞外液以系数 0.3 计算，而 5% 碳酸氢钠溶液 1ml 相当于 0.6mmol）。应注意碱性药物不宜补给过多，开始应给予计算量的一半，以后根据监测结果适当补给。

3. 纠正电解质失调　如伴有体液电解质代谢失调，应先予以纠正。

四、呼吸性酸中毒

呼吸性酸中毒（respiratory acidosis，呼酸）是血浆 H_2CO_3 含量的原发性增多，使 pH

下降。

（一）病因与发病机制

1. 病因　临床常见病因包括：①CO_2 呼出障碍：从呼吸中枢、神经、肌肉到胸廓、气道和肺的各种疾患均可致肺通气不足，致 CO_2 潴留，造成呼吸性酸中毒；②CO_2 吸入过多：常见于麻醉机的钠石灰效能减低（钠石灰可吸收患者呼出的 CO_2），使 CO_2 潴留于患者体内而造成呼吸性酸中毒。

2. 呼吸性酸中毒的机体反应　呼吸性酸中毒发生后体内缓冲系统和肾脏的调节作用充分发挥其功能，肾脏加强 $H^+ - Na^+$ 的交换，使 Na^+ 和 HCO_3^- 重吸收增加，体内 $NaHCO_3$ 代偿性增多，同时排酸增加。但在急性呼吸性酸中毒时机体主要通过血液、血红蛋白系统和组织缓冲系统的缓冲作用，肾脏几乎不参与代偿，HCO_3^- 代偿性增加也很有限。在呼吸性酸中毒的发展过程中，细胞内外的离子分布也发生改变，Na^+、K^+ 从细胞内向细胞外转移，而 H^+ 进入细胞内，H^+ 的转移有助于提高细胞外液 pH，但 K^+ 向细胞外转移使血清 K^+ 浓度升高却对机体有害。急性呼吸性酸中毒时，血清 $[K^+]$ 迅速升高，极易引起患者室颤而死亡。

呼吸性酸中毒对中枢神经、循环系统等的影响与代谢性酸中毒相同，但较代谢性酸中毒更易导致中枢神经系统功能障碍。因为正常情况下呼吸中枢对动脉血 CO_2 含量很敏感，但当血 CO_2 过度聚积，浓度达到 9% 时，呼吸中枢就失去对 CO_2 的敏感性，如 CO_2 浓度继续升高，将导致呼吸中枢麻痹，发生昏迷甚至死亡。

（二）诊断

临床上常可根据呼吸功能受影响的病史和体征，结合动脉血气分析相关指标，做出初步诊断。动脉血气分析结果中原发变化是 PCO_2 上升，使血液 pH 下降，代偿变化是 HCO_3^-、BE、SB、TCO_2 等增加，pH 可能回到正常。诊断时需考虑是否合并其他类型酸碱失衡，可通过计算 HCO_3^- 的代偿预计值来判断，如实测 $[HCO_3^-]$ 落在代偿预测值范围内者，可诊断急性或慢性呼酸；实测 $HCO_3^- >$ 代偿预测值范围上限时，可诊断为急性或慢性呼酸合并代碱；当实测 $HCO_3^- <$ 代偿预测值范围下限时，可诊断为急性或慢性呼酸合并代酸。

（三）治疗

（1）病因治疗是根本，改善通气是关键。应针对病因解除呼吸道梗阻，紧急时可进行气管插管或气管切开，实施机械通气治疗。

（2）呼吸中枢受抑制，可根据病情及时人工呼吸或使用呼吸兴奋剂。

（3）原则上不宜用碱性药物，只有在 pH < 7.20，出现危及生命的酸血症而同时具备机械通气条件时方予补碱。补碱可用 THAM，也可用 5% 碳酸氢钠溶液。

（4）伴高钾血症时，按高钾血症处理。

治疗过程中应注意两点，一是不能单纯给氧，否则会因血氧浓度过高导致呼吸中枢感受器对缺氧刺激反射消失，从而进一步抑制呼吸；二是纠正酸中毒时考虑"宁酸毋碱"原则，以免加重组织缺氧和抑制呼吸。

五、代谢性碱中毒

代谢性碱中毒（metabolic alkalosis，代碱）是指碱性物质在体内积蓄过多或酸性物质的大量丢失，造成血浆 HCO_3^- 浓度原发性升高，使 pH 上升。

（一）病因与发病机制

1. 病因　临床常见代谢性碱中毒的原因包括：①酸性胃液的大量丢失，肠液 HCO_3^- 重吸收增加。正常情况下含有盐酸的胃液进入肠内与肠液中的 HCO_3^- 中和，然后由肠黏膜吸收回血流，这是血液得以保持酸碱平衡的重要条件之一。当大量胃液由于呕吐或胃引流术而大量丧失时，上述生理变化遭到破坏，肠液中的 HCO_3^- 未被盐酸中和即回到血液，故血液中的 HCO_3^- 含量增加而发生碱中毒，pH 升高；②治疗溃疡病时碱性药物服用过多。如过多服用小苏打（碳酸氢钠），其在胃中与盐酸中和，使胃酸消失或明显减少，因而肠液中的 HCO_3^- 不能为胃酸中和而直接吸收入血，造成碱中毒；③Cl^- 大量丢失。利尿剂的大量应用可造成低氯血症，使得肾近曲小管对 HCO_3^- 和 Na^+ 重吸收增加，造成低氯性碱中毒；④缺钾性碱中毒。低钾血症时细胞内 K^+ 向细胞外转移，细胞外 Na^+ 和 H^+ 向细胞内转移，使得细胞外液中 H^+ 减少，造成细胞外液碱中毒；肾小管细胞中的 H^+ 和 K^+ 均与肾小管液中的 Na^+ 进行交换，低钾患者肾小管细胞内 K^+ 减少时，肾排 K^+ 保 Na^+ 能力减弱，排 H^+ 保 Na^+ 加强，使排酸增加，肾重吸收入血 $NaHCO_3$ 增多，导致碱中毒加重。

2. 代谢性碱中毒的机体反应　代谢性碱中毒时，pH 升高抑制延髓呼吸中枢，患者呼吸变浅变慢，CO_2 排出减少，血液中 H_2CO_3 含量升高，使得 $NaHCO_3/H_2CO_3$ 比值接近正常，从而发生代谢性碱中毒。如碱中毒持续存在，将通过肾排出过多 HCO_3^- 以调节体液 pH，但由于肾对代谢性碱中毒的调节作用主要由体内 K^+、Cl^- 水平决定，当低 K^+、脱水或低 Cl^- 血症时，肾仍保持对 $NaHCO_3$ 的重吸收，而不能发挥对碱中毒的代偿作用。

代谢性碱中毒导致的病理生理变化引起相应的临床表现：①呼吸浅慢，系由代谢性碱中毒时的呼吸调节作用导致；②神经肌肉应激性增高，表现为口角抽搐，手足搐搦，腱反射亢进等，其原因在于血液偏碱时血中 Ca^{2+} 浓度降低；③中枢神经系统功能障碍，如烦躁不安，精神错乱，谵妄等，其发生机制主要是 pH 升高后 γ-氨基丁酸转氨酶活性增强，使得中枢神经细胞内谷氨酸生成增加，而谷氨酸系中枢兴奋性氨基酸。

（二）诊断

强调确定发生代谢性碱中毒的病因对诊断的重要性。除根据临床症状外，还应根据血电解质变化和动脉血气分析结果做出诊断。动脉血气分析结果中原发性变化为 HCO_3^-、BE、SB、TCO_2 等增加，血液 pH 上升；代偿性变化为 $PaCO_2$ 上升（代偿往往不全），肾排出碱性尿（低钾碱时呈酸性尿）。

可通过计算 $PaCO_2$ 的代偿预计值来判断是否合并其他类型酸碱失衡，凡实测 $PaCO_2$ 落在预计值范围内，可诊断为代谢性碱中毒；实测 $PaCO_2 >$ 预计代偿值，可诊断为代谢性碱中毒合并呼吸性酸中毒；实测 $PaCO_2 <$ 预计代偿值，可诊断为代谢性碱中毒合并呼吸性碱中毒。

（三）治疗

（1）以病因治疗为根本。

（2）氯敏感性代碱可补充氯化钠、氯化钾、氯化铵，重症者可补酸。

（3）氯不敏感性代碱可补钾、用保钾类利尿剂、乙酰唑胺等，甚至透析。

（4）常用酸性药物有盐酸精氨酸（10g≈HCl 48mmol）、稀盐酸（50～200mmol/L）、氯化铵等。

（5）碱血症致抽搐者，可补钙剂。

六、呼吸性碱中毒

呼吸性碱中毒（respiratory alkalosis，呼碱）是血浆 H_2CO_3 含量的原发性降低，致 pH 上升。

（一）病因与发病机制

1. 病因　呼吸性碱中毒临床少见，可见于下列情况：①各种原因引起的呼吸中枢受刺激或肺部疾患导致过度通气，体内 CO_2 丧失过多，见于癔症发作、颅脑损伤、缺氧及小儿大哭等；②机械通气不当，造成人为过度通气。

2. 呼吸性碱中毒的机体反应　呼吸性碱中毒时的代偿反应主要是由于血液 CO_2 减少，CO_2 弥散入肾小管细胞量减少，造成肾小管泌 H^+ 作用减少，$H^+ - Na^+$ 交换减弱，HCO_3^- 重吸收减少，导致血浆 HCO_3^- 水平也降低。

发生呼吸性碱中毒时，患者自觉头晕、胸闷，呼吸快浅或短促，但呼吸减慢后 CO_2 排出减少，上述症状可自行缓解。因碱中毒时血 Ca^{2+} 减少，患者可出现肌肉震颤、手足搐搦等。碱中毒时尚可使血红蛋白对氧的亲和力增加，导致组织细胞氧利用发生障碍，引起组织缺氧，可表现为眩晕、昏厥、意识障碍等。

（二）诊断

呼吸性碱中毒的诊断主要依据病史和动脉血气分析检测。动脉血气分析结果中原发性变化是 $PaCO_2$ 下降，使血液 pH 上升；代偿性变化包括 HCO_3^-、BE、SB、TCO_2 等下降，pH 可能回到正常，Cl^- 增高，K^+ 轻度降低，AG 轻度增高。

计算 [HCO_3^-] 的代偿预计值提示，如实测 HCO_3^- 在代偿预测值范围内时，可诊断为急性或慢性呼碱；实测 HCO_3^- >代偿预测值范围上限时，可诊断为急性或慢性呼碱合并代碱；实测 HCO_3^- <代偿预测值范围下限时，可诊断为急性或慢性呼碱合并代酸。

（三）治疗

（1）解除病因，积极处理原发病。

（2）对症处理可使用纸袋、长筒等罩住口鼻，以增加无效腔间隙，减少 CO_2 呼出，或采取吸入含5% CO_2 的氧气，可改善症状。

（3）纠正低钾、高氯血症。

七、混合型酸碱平衡失调

一般情况下，机体有代偿机制，使 HCO_3^-/H_2CO_3 维持在20/1，但有时仍出现原发性代谢性和原发性呼吸性酸碱失常。两种或三种单纯型酸碱平衡紊乱同时存在时，称为混合型酸碱平衡失调（mixed acid - base disorders）。根据同时合并酸碱平衡紊乱的性质，可以分为二重性或双重性酸碱平衡紊乱（double acid - base disorders）及三重酸碱平衡紊乱（triple acid - base disorders，TABD）。混合型酸碱失常时，原有代偿反应不复存在。

（一）代谢性碱中毒合并呼吸性碱中毒

创伤后常因疼痛、颅脑损伤、低氧血症、脓毒血症、机械过度通气而有呼吸性碱中毒。但同时又因呕吐、胃管引流、大量输血而合并代谢性碱中毒。出现 $PaCO_2$ 下降，HCO_3^- 升高，两者都使 pH 升高，当 pH 超过 7.55~7.60 时，可能出现心排血量降低、心律失常、脑和冠状血管收缩、血红蛋白氧离曲线左移、心脑缺氧，患者进入高危状态。此型有严重的碱血症，pH 明显升高；两型碱中毒合并存在时，HCO_3^- 与 $PaCO_2$ 的变化因相互抵消而变化不如单纯型碱中毒明显；对代碱来说，$PaCO_2$ 测定值低于代偿预估值；对呼碱来说，HCO_3^- 测定值大于代偿预估值。

（二）代谢性碱中毒合并呼吸性酸中毒

患者的呼吸功能因呼吸道梗阻、肺受压（如胸水、气胸）而有呼吸性酸中毒，而同时又因大量胃肠液的丢失、大量输血等而有代谢性碱中毒，pH 虽可在正常范围，实际上是代谢性碱中毒与呼吸性酸中毒同时存在。急慢性呼吸性酸中毒伴有 HCO_3^- 的不适当升高或代谢性碱中毒伴有 $PaCO_2$ 的不适当升高均可诊断为本型。酸碱指标特点为 $PaCO_2$ 升高，HCO_3^- 升高，pH 升高、正常或下降。多见于慢性肺功能不全患者呕吐、利尿或氯缺乏。

（三）代谢性酸中毒合并呼吸性酸中毒

在胸部或中枢神经系统疾患的患者，由于呼吸功能障碍而有呼吸性酸中毒。如又有组织灌注不足、缺氧而出现代谢性酸中毒，因此，pH 急骤下降。治疗时，除积极改善肺的通气功能，应用机械通气治疗外，还应改善组织灌注，对 pH 低于 7.10~7.15 者，要适当抗酸，使 pH 升至 7.20 以上，在纠正酸中毒时，要及时补钾，以防血钾大幅度降低。急慢性呼吸性酸中毒伴有不适当的 HCO_3^- 下降或者代谢性酸中毒伴有不适当的 $PaCO_2$ 增加均可诊断为本型。一般原发变化比继发变化显著，多为"矛盾地"出现 HCO_3^- 降低而 $PaCO_2$ 增高，由预估值公式可得出 HCO_3^- 测定值低于预估值而 $PaCO_2$ 测定值大于预估值。患者血浆 Cl^- 可低、高或正常；AG 可增高；血浆 K^+ 多增高，若有低 K^+ 则表示严重 K^+ 缺乏。

（四）代谢性酸中毒合并呼吸性碱中毒

中枢神经系统疾患、应用机械通气、多发损伤、疼痛、发热、情绪紧张的患者常有呼吸性碱中毒，但是由于缺氧、缺血引起乳酸性酸中毒，出现呼吸性碱中毒与代谢性酸中毒并存，pH 虽改变不明显，而 $PaCO_2$ 和 HCO_3^- 下降均超过正常范围。在治疗同时解决产生呼吸性碱中毒与代谢性酸中毒的病因。代谢性酸中毒伴有 $PaCO_2$ 的不适当下降或呼吸性碱中毒伴有 HCO_3^- 的不适当下降即可判断为此型。应用代偿公式计算预计 $PaCO_2$ 或 HCO_3^- 有助于进行判断。见于水杨酸中毒者、肾功衰竭或糖尿病酮症伴有高热呼吸过度者或严重肝病或败血症者。此型 pH 可高可低或正常；HCO_3^- 与 PCO_2 都降低，明显低于单一型的预估值；血浆 Cl 常增高；AG 可轻度或中度升高；BE 负值加大。

（五）代谢性酸中毒合并代谢性碱中毒

见于肾衰竭或糖尿病酮症酸中毒或乳酸中毒患者发生呕吐、胃液引流时。血液生化特征：pH 变化不明显；HCO_3^- 与 PCO_2 变化相反。高 AG 代谢性酸中毒合并代谢性碱中毒的诊断：单纯型高 AG 代谢性酸中毒时，AG 的升高与 HCO_3^- 的下降呈 1:1，若发现 AG 升高并没有使 HCO_3^- 相应下降甚至升高，即可诊断为高 AG 代谢性酸中毒合并代碱。同理，单纯型代谢性碱中毒若并发乳酸酸中毒，则 HCO_3^- 下降必然有相应的 AG 增加，当 AG 增加，而 HCO_3^- 未相应下降时，则肯定有混合性的代谢性酸中毒和代谢性碱中毒存在。正常 AG 代谢性酸中毒合并代谢性碱中毒的诊断：单纯型代谢性碱中毒是低 Cl^- 和高 HCO_3^-，而正常 AG 代谢性酸中毒是高 Cl^- 和低 HCO_3^-，所以当两种紊乱同时并存且程度相当时，作用正好相互抵消，表现出大致正常的酸碱、血气和电解质值，必须依靠病史和病情分析才能对该型做出诊断。

（六）三重性酸碱平衡紊乱

一种呼吸性酸碱紊乱（呼吸性酸中毒或呼吸性碱中毒）合并代谢性酸中毒加代谢性碱中毒称为三重性酸碱紊乱（TABD）。呼吸性碱中毒 + 代谢性碱中毒 + 代谢性酸中毒（呼碱型 TABD）可见于在呼吸性碱中毒合并代谢性碱中毒的基础上，再合并高 AG 代谢性酸中毒，也可见于在呼吸性碱中毒合并高 AG 代谢性酸中毒的基础上，由于补碱过多再合并代谢性碱中毒；本型紊乱酸碱指标特点为：AG 升高，$PaCO_2$ 下降以及 HCO_3^- 变化与 AG 升高不成对等比例，pH 取决于三种紊乱的相对严重程度。呼吸性酸中毒 + 代谢性酸中毒 + 代谢性碱中毒（呼酸型 TABD）多见于较为严重的肺心病呼吸衰竭时，其酸碱指标特点为：AG 升高，HCO_3^- 变化与 AG 升高不成对等比例，而 pH 变化不定。

八、酸碱平衡失调的判断方法

酸碱平衡失调是临床的基本问题和共性问题之一，对其正确及时的判断常常是治疗成败的关键。酸碱平衡失调的判断能否对治疗起指导作用，关键又在于判断是否正确。临床上有很多方法用于判断酸碱平衡失调的类型，无论哪种判断方法，首先必须掌握必要的判断依据。

（一）酸碱平衡失调的判断依据

1. 病史　提供酸碱失衡的病因线索，估计失衡的代偿时间。

2. 临床表现　缺乏特异性，可核实血气判断，估计失衡程度。

3. 血气分析和血清电解质测定　是主要依据。血气分析中的多项指标均与酸碱平衡有关，但判断酸碱失衡必备的主要指标有 pH、$PaCO_2$、HCO_3^- 三项，其余指标均作参考。

4. 阴离子隙（AG）　AG 是一项近年来很受重视的酸碱指标，AG 增高常反映有机酸中毒或高 AG 代酸及其程度，AG 是判断混合代谢型酸碱失衡的重要指标。

5. 尿 pH 和尿电解质测定　对分析酸碱失衡原因有帮助。

6. 其他　血细胞比容、血浆蛋白、血浆渗透压等有时也可参考。

（二）酸碱平衡失调一般判断方法

1. 分清原发和代偿变化　①了解病史，考虑该疾病发生酸碱紊乱是什么性质；②估计酸碱失衡持续时间，是急性还是慢性；③患者用药、给氧与电解质情况；④肾功能、肺功能等检查结果。

2. 分析主要指标（pH、$PaCO_2$、BE），初步判断紊乱类型

（1）由 pH 进行判断：当 pH < 7.35，即可诊断酸血症；pH > 7.45，即诊断碱血症；若 pH 正常，则表示该血液的酸碱状态正常，但不能排除可能存在的酸中毒或碱中毒。

（2）由 $PaCO_2$ 和 HCO_3^- 进行判断：① $PaCO_2$ < 35mmHg，应考虑呼吸性碱中毒；

$PaCO_2 > 45mmHg$，应考虑呼吸性酸中毒；$HCO_3^- < 22mmol/L$，应考虑代谢性酸中毒；$HCO_3^- > 27mmol/L$，应考虑代谢性碱中毒；$AG > 16mmol/L$，应考虑代谢性酸中毒；②根据 $PaCO_2$ 和 HCO_3^- 测定数值，查酸碱诊断检索表进行酸碱紊乱类型的初步判断；③若临床症状不明显而 pH 异常，则可从 $PaCO_2$（mmHg）与 HCO_3^-（mmol/L）变化程度进行区别，方法如下：

pH < 7.40，HCO_3^- $PaCO_2 > 1\,000$，应考虑呼酸（因 $PaCO_2 \uparrow\uparrow\uparrow$ 及 $HCO_3^- \uparrow$）。

pH < 7.40，HCO_3^- $PaCO_2 < 1\,000$，应考虑代酸（因 $PaCO_2 \downarrow$ 及 $HCO_3^- \downarrow\downarrow\downarrow$）。

pH > 7.40，HCO_3^- $PaCO_2 < 1\,000$，应考虑呼碱（因 $PaCO_2 \downarrow\downarrow\downarrow$ 及 $HCO_3^- \downarrow$）。

pH > 7.40，HCO_3^- $PaCO_2 > 1\,000$，应考虑代碱（因 $PaCO_2 \uparrow$ 及 $HCO_3^- \uparrow\uparrow\uparrow$）。

3. 鉴别单纯型和混合型酸碱平衡失调　①初步分析，根据病因和病情发展判断原发性酸碱平衡失调类型；②根据公式计算 $PaCO_2$ 或 HCO_3^- 的代偿预计值，根据实测值与代偿预计值范围的关系判断是否存在混合型酸碱平衡紊乱；③掌握代偿时间有助于分析酸碱平衡失调是急性还是慢性，是部分代偿还是最大代偿，是单纯型还是混合型紊乱。

（三）四步判断法

此法是一种筛选判断法，有较高准确性和可靠性，具有明确的程序和数据可循，简便实用，可作为临床常规判断应用。以下介绍本法的具体步骤及其设计的理论依据。

第一步：根据 $PaCO_2$ 与 HCO_3^- 的实测值与正常值的比较确定属于图 7 - 1 内（A）、（B）、（C）、（D）中的哪一组。

第二步：如果为（A）或（C）组，则根据 $PaCO_2$ 0.6 与 HCO_3^- 的大小比较或 pH 的高低，确定属于表中（1）、（2）、（3）中的哪一组，然后按该组右侧提示的失衡类型做出两种可能的判断；结合病史、临床表现和相关化验结果确定是哪一种；应牢记病史中病因或病情变化对于判断原发性酸碱平衡紊乱类型的重要性，只有从病因或者病情发展中才能明确原发性酸碱平衡失调的性质是代谢性抑或呼吸性。例如（A）（3）组提示有"代谢性碱中毒"或"呼吸性酸中毒合并代谢性碱中毒"两种可能性，这对一例肺部急性感染 5d 的肺心病患者来说，理应判断为后者，而对一原先体健，因严重呕吐入院的患者来说则应判断为前者；需要指出的是，如果病情中同时存在两种病因时，则应以首先出现的病因为依据来确定诊断。

如果属于（B）或（D）组，则可立即得出两种可能的判断，然后根据病史等确定最后诊断。

第三步：计算代偿预计值。如果第二步确定是单纯型酸碱平衡失调，则根据相应公式计算 $PaCO_2$ 或 HCO_3^- 的代偿预计值高低限。如实测值在高低限范围内，则应判断为代偿性单纯型酸碱平衡失调；如果高于高限，或低于低限，则可根据表中右侧括号内的提示，判断为失代偿性单纯型酸碱平衡失调或混合型酸碱平衡失调，并根据病史等确定符合病情的判断。

第四步：计算 AG 值。如 $AG < 14mmol/L$，则前三步判断结果就是最后诊断类型；如 $AG > 16mmol/L$，而且病史、临床表现及有关化验结果亦提示代谢性酸中毒的存在，则可判断为代谢性酸中毒，然后将前三步判断结果结合 AG 的增高按下列步骤确定最后诊断：

（1）如前三步判断是呼吸性酸中毒 + 代谢性碱中毒或呼吸性碱中毒 + 代谢性碱中毒，而 $AG > 16mmol/L$ 提示存在代谢性酸中毒，则最后判断是呼酸型 TABD 或呼碱型 TABD。

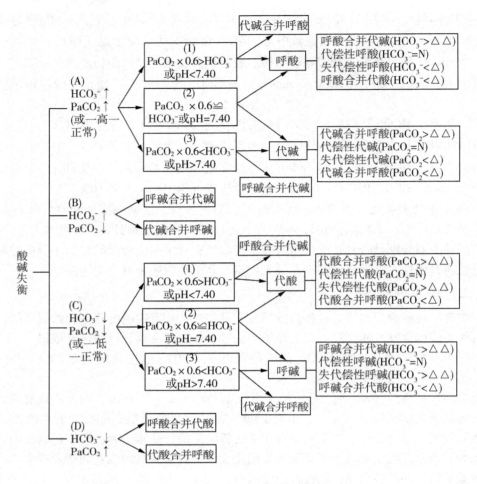

图 7-1　酸碱平衡失调类型筛选判断法

△△表示代偿预计值高限；△表示代偿预计值低限；N 表示代偿预计值范围

（2）如前三步判断是呼吸性酸中毒、呼吸性碱中毒、呼吸性酸中毒 + 代谢性酸中毒或呼吸性碱中毒 + 代谢性酸中毒，由于 AG > 16mmol/L，那么首先均分别判断是呼吸性酸中毒 + 代谢性酸中毒或呼吸性碱中毒 + 代谢性酸中毒，而是否存在代谢性碱中毒，需要进一步判断：

1）计算假定无代谢性酸中毒影响的 $PaCO_2$（NA）=（AG - 12）×1.2 + $PaCO_2$。

2）计算 $PaCO_2$（NA）的 HCO_3^- 代偿预计值 HCO_3^-（PNA）：如 $PaCO_2$（NA）≥40（提示呼吸性酸中毒或正常），HCO_3^-（PNA）= 24 + [$PaCO_2$（NA）- 40]×0.4 + 3；如 $PaCO_2$（NA）< 40（提示呼吸性碱中毒），HCO_3^-（PNA）= 24 - [40 - $PaCO_2$（NA）]×0.5 + 2.5。

3）计算假定无代谢性酸中毒影响的 HCO_3^-（NA）=（AG - 12）+ HCO_3^-。

4）比较 HCO_3^-（NA）与 HCO_3^-（PNA）：如 HCO_3^-（NA）< HCO_3^-（PNA），提示无代谢性碱中毒，则最后判断是呼吸性酸中毒 + 代谢性酸中毒或呼吸性碱中毒 + 代谢性酸中毒；如 HCO_3^-（NA）> HCO_3^-（PNA），提示合并代谢性碱中毒或呼吸性碱中毒失代偿两种可能，应根据病史加以确定，最后判断为呼酸型或呼碱型 TABD，或呼吸性碱中毒 + 代谢性酸中毒。

（3）如前三步判断为代谢性酸中毒，在 AG > 16mmol/L 且血 Cl^- 和（或）血 K^+ 明显减低及（AG − 12）>（24 − HCO_3^-）时，可判断代谢性酸中毒合并代谢性碱中毒。

（4）如前三步判断是代谢性碱中毒或无酸碱平衡失调，而 AG > 16mmol/L，可判断为代谢性酸中毒 + 代谢性碱中毒，不需考虑 TABD。

（刘洪波）

参考文献

1. 翟文生. 新编 ICU 临床应用技术. 北京：军事医学科学出版社，2006.
2. 王一镗. 急诊医学. 第 2 版. 北京：学苑出版社，2003.
3. 邱海波. 主译. 现代重症监护诊断与治疗. 北京：人民卫生出版，2011.

第八章 心肺脑复苏

"死而复生"谓之"苏"。复苏（resuscitation）本义是指人体的细胞、组织、器官等在生理功能极度减低后又恢复正常的生命活动的过程。心肺复苏（cardio – pulmonary resuscitation）是指患者发生心脏骤停后，救护人员为恢复其生命活动和智能所采取的一切抢救措施，即用心脏按压或其他方法形成暂时的人工循环并恢复心脏自主搏动和血液循环，用人工呼吸代替自主呼吸并恢复自主呼吸，主要目的是为脑和其他重要脏器提供含氧血流，最终目的是恢复智能即脑复苏。脑复苏（cerebral resuscitation）是指对脑受缺血、缺氧损伤以后所采取的减轻 CNS 功能障碍的措施。追溯历史，无论成功与失败，人类从未停歇过探索挽救生命措施的脚步，从原始到现代，从无知到有知，每一次变化，每一次革新，都凝结了先辈们的心血与智慧，为肺复苏技术进一步发展铺平了道路。

第一节 心肺脑复苏发展史

一、古代心肺复苏

公元前 3 000 年，玛雅文明和印加文明都推崇用"直肠烟熏法"对患者进行复苏。公元前 896 年，圣经中首次描述了成功复苏的案例。一对夫妇的儿子因为头痛而死亡，先知以利沙"祈祷后俯身向小孩，嘴巴对着小孩的嘴巴，眼睛看着小孩的眼睛，手放在小孩的手上。小孩的身体随后慢慢暖和起来。先知便在房中来回走动，然后再次俯身向小孩。小孩打了七个喷嚏后睁开了双眼"。这是最早的关于心肺复苏的文字记录，似乎有了口对口人工呼吸的雏形。

公元 500—1500 年，各种方法（包括鞭打法、体外加温法、马背颠簸法，以及木桶滚体法）在不同的地域应用。鞭打法即是通过鞭打的方式唤醒患者的意识。体外加温法的出现是由于当时人们意识到人死后体温会降低，因此将生命与温度联系在一起，为患者加温成了当时防止患者死亡的重要方法。加温的方法包括热炭灰、燃烧的排泄物或热水体表加温等。马背颠簸法是将患者置于马背上，然后让马在空旷的地方奔跑，以期通过颠簸使气体进出患者肺内。木桶滚体法是让患者俯卧在大木桶（如红酒桶）上，来回滚动木桶，以帮助挤压患者的胸部，使气体呼出；然后去除胸部压力让胸部扩张，使气体吸入。由于这项技术引入了通过胸部压力变化影响肺内气体呼出、吸入的理念，因而成为现代心肺复苏技术的前身技术之一。

实验性气管插管最初于公元 1000 年左右由穆斯林哲学家和医学家阿维森纳报道："必要时将一根金、银或其他材质的管子插入喉部。"安德雷亚斯·维萨里在其出版的书籍中也提到"向管中吹气使动物复苏"。这是气道管理最早的雏形。

16 世纪初，人们开始使用风箱法对患者进行复苏，延续了近 300 年。由于壁炉风箱携带极不方便，不少制造业人员萌生了球囊面罩复苏器的创意。1829 年，研究者发现用风箱使肺部过度膨胀，可能导致动物死亡，故停止使用风箱法。

18 世纪初，烟草燃烧的烟雾灌入患者直肠———一种新的复苏方法悄然兴起，在北美印第安人中运用得非常广泛。1767 年，被美国殖民者引入英国。1881 年，本杰明·布罗迪的研究发现四盎司烟草可能使狗致死，一盎司烟草可能使猫致死，此法不再被使用。

18 世纪，溺水者的数量呈上升趋势，溺水逐渐成为当时引起猝死的首要原因。为此，人们开始使用"倒挂法"抢救溺水。倒挂法是捆住溺水者的脚部将溺水者倒挂起来，并对其胸部间断加压以帮助溺水者吸气和呼气。18 世纪 40 年代，法国巴黎科学院正式推荐对溺水的患者进行口对口吹气。1767 年，荷兰溺水者复苏协会成立。1774 年，英国皇家溺水者营救会成立。该协会推荐的溺水者救治方法包括：①将溺水者移近燃烧的火堆旁、埋在热沙中、浸入热水中或置入有 1~2 名志愿者供暖的被窝中，为患者保暖。②将溺水者置于头低脚高位，挤压其腹部，并用羽毛挠其咽喉壁催吐，清除患者吞入胃内或吸入肺内的水。③通过直肠内灌入烟草烟雾或其他强刺激性的气体刺激溺水者的双肺、胃和肠。④用风箱帮助患者恢复呼吸。⑤放血。

最早出现的低温治疗始于 19 世纪初，俄国人将患者的身体埋在雪和冰中，以降低机体的代谢。当时人们尚未认识到最重要的需要降低代谢的器官是大脑，只对身体进行降温。

19 世纪 50 年代，人工通气并未得到足够的重视，人们把注意力主要集中在如何保持体温上。100 年前荷兰人提出的保温方法仍在继续沿用，直到马歇尔·霍尔提出长时间转运的患者，如果不进行呼吸支持而仅仅是单纯保暖，对患者有害无益，保暖的方法才受到了挑战。新鲜空气对患者是最重要的，但患者仰卧、舌根后坠可能阻塞气道。由于风箱在当时已经不再使用，马歇尔·霍尔提出将患者从仰卧位到侧卧位来回滚动，每分钟 16 次，并且当患者处于俯卧位时，在患者的背部加压，以便患者呼气。通过这种方法，患者可以获得 300~500ml 的潮气量。该法很快被英国皇家溺水者营救会所采纳。后来，随着麻醉药物的使用，医院内发生呼吸骤停的患者数量增加，口对口人工呼吸的技术逐渐成熟。

19 世纪后期，西尔维斯特复苏法开始出现。让患者仰卧，将双上肢举向头的两侧，再收回并按压胸部，每分钟重复 16 次。1892 年，法国学者还提出了伸拉舌头复苏法，即打开患者口腔，有节奏的将其舌头向外拉，为开放气道奠定了基础。1932 年，霍尔格和尼尔森对西尔维斯特复苏法进行了改进，改进后仍是让患者取仰卧位，其双手置于头后，通过按压胸部让气体呼出，抬高肘部使气体吸入。1954 年，詹姆斯·埃兰首次提出了正常人呼出的气体足够维持患者的氧合的理论。1956 年，与彼得·沙法共同研发了现代口对口人工呼吸技术。1957 年，美国军方开始采用该技术复苏意识丧失的患者。同年，彼得·沙法教授撰写了《心肺复苏的基础》一书，提出口对口人工呼吸是复苏医学领域里一场革命性的进展。1960 年，闭胸心脏按压技术出现，技术的关键在于产生一定的心脏搏出量和血液循环将氧气带到患者的大脑，减轻大脑的缺血缺氧，是复苏医学领域又一个标志性的里程碑。

二、电除颤技术的发展历程

电除颤技术的发展有赖于当代医学对心室纤颤的认识。18 世纪末—19 世纪初，人们逐渐认识到心脏电活动对心脏正常工作的重要性，电治疗也作为一种重要的治疗手段逐渐兴起。

1879 年，一位德国医生研究了感应电和直流电对外科手术中的心脏的影响，提出直接电击心脏或者将直流电施加在胸壁上均可改变心脏的频率和节律。1887 年，马克·威廉首次阐释了"心室肌纤维状收缩"的病理生理特点和临床意义，认为心室肌肉不规则、无节律、不协调的颤动时，不能产生前向血流，心室将充血扩大，动脉血压将显著下降。提出不规则的纤维状收缩是心室内发生了物质变化所导致的，与心脏结构和心外神经的活动无关。首次描述了室颤阈值的概念，同时发现某些物质（如高浓度的溴化钾）注射入血循环后更容易引起室颤。同年，马克·威廉提出对哺乳动物的心脏给予一系列适当强度的电击，可能重新恢复心脏搏动，并且首次提出将直接心脏按摩和人工通气结合起来对心脏骤停的患者进行复苏。

1889 年，马克·威廉将心脏骤停的原因分为心脏停搏和心室纤颤，各种心脏状态下发生的室颤是猝死的重要原因，并提出大部分心源性猝死都是在心肌缺血的基础上发生心室纤颤而引起的。1887 年，奥古斯都·沃勒开始用毛细血管静电计记录人的心脏活动。1897 年，威廉·埃因托芬开始用线性检流计记录人类心脏电活动，从而成为心电图发展的先驱。1911 年，奥古斯都·霍夫曼发表了第一份室颤的心电图。同年，托马斯·刘易斯等人采用该方法记录心电图，发现室颤是氯仿麻醉时发生猝死的常见原因。

随着电力在社会大众中的广泛应用，意外触电身亡的危险明显增加。1882 年，发现250V 的交流电可以致命。1899 年，日内瓦大学的生理学家普雷沃斯特和巴提丽观察发现室颤时可以通过心脏按摩和人工通气来暂时维持血压，同时让比较强的电流经过颤动的心脏，可以使颤动的心肌恢复规则的节律，有助于成功救治触电身亡的患者。遗憾的是复苏所需的最佳电压和电流强度仍为未知数，且在现场和很短的时间内提供符合要求电压下的电流也实为不易。因此，该理论与技术难为临床所用。

20 世纪初，英国、欧洲和美国的解剖学家、病理学家和生理学家开始应用连续的心电监护设备来研究心脏搏动形成和传导的异常。20 世纪 20 年代，贝尔电话试验室开展了对于室颤和除颤非常有价值的研究。1933 年，约翰·霍普金斯大学的威廉等报道狗诱发室颤后进行电除颤的研究结果，首次提出了对实验动物进行闭胸电除颤的可能性。但该研究并没有在霍普金斯大学继续进行下去，有幸的是克利夫兰市的 Western Reserve 大学的研究者们仍继续在进行相关研究，卡尔·维格尔发表了一系列关于采用氯化钾、氯化钙混合溶液血管内注射和心脏按摩结合起来治疗狗室颤的文章，同时提出将人工心脏按压和电除颤相结合，可以增加除颤的成功率。1936 年，在美国生理协会年会上，卡尔·维格尔阐释了这种方法可用于增加心脏手术中突发室颤后复苏成功的可能性。1937 年，弗雷德里克·莫茨报道了在电除颤前静脉使用局麻药物普鲁卡因可以增加电除颤的成功率，首次对室颤时有效使用抗心律失常药物的报道。尽管如此，大家仍然对室颤患者的心脏复苏持怀疑态度。

1941 年，Western Reserve 大学的外科医生克劳德·贝克报道了 2 例术中发生室颤的患者，使用上述药物治疗和电除颤，但未成功。1947 年，贝克医生为一位患有严重先天性漏斗胸的 14 岁小孩进行手术。关胸时，患儿发生心脏骤停，贝克医生再次为他开胸，进行心脏按摩，发现患儿心室肌颤动，立即使用肾上腺素、洋地黄和普鲁卡因等药物。医务人员从贝克医生的实验室推来了一台除颤器，在患儿心脏骤停 45min 时进行了第一次电除颤。几次除颤后，患儿心脏恢复了窦性心律。3h 后患儿神志恢复，能正确回答问题。最后患儿完全康复出院。该病例是人类首次除颤成功的病例，提出除颤器是挽救心脏骤停的有效工具。此后，贝克医生开设了一系列复苏培训课程，指导 3 000 余人参加课程学习和使用除颤器。至此，将人类心室颤动转复为窦性心律的电除颤技术诞生了。但是，贝克医生的除颤器大而笨重，必须使用交流电源和开胸直接电击心脏，极大地降低了临床应用的可行性。

1956 年，保罗·卓尔成功进行了闭胸式电除颤。持续心电监护的出现提高了识别致命性心律失常的高危患者的可能性，经过心肺复苏和电除颤技术培训的急救小组的组建提高了心脏骤停的复苏成功率，这两者都对电除颤技术至关重要。1962 年，有研究者报道了直流电除颤，并发症更少、更为安全，可以用电池为除颤器供电。1969 年，第一台可移动除颤器上市。1979 年，第一台自动体外除颤器（automated external defibrillator，AEDs）投入临床使用。随着社会经济的发展和公众自救意识的提高，AEDs 将逐渐从临床走向社区，从社区走向家庭，进入个人的生活。

三、现代心肺复苏的发展历程

1960 年，口对口人工呼吸和闭胸式心脏按压两种技术结合，开启了心肺复苏的新纪元，标志着现代心肺复苏的诞生及现代心肺复苏体系和学说的建立。同期，口对口人工呼吸、闭胸式心脏按压和闭胸式电除颤共同成为现代心肺复苏的三大里程碑。

1974 年，美国心脏学会（AHA）制定了第一个心肺复苏指南［Standards for Cardiopul - monary Resuscitation（CPR）and Emergency Cardiac Care（ECC）］。1980 年，AHA 对指南进行了第一次更新。1985 年，第四届全美复苏会议对 CPR 标准进行了评价和修改，强调复苏的成功并非仅仅指心脏泵功能和呼吸功能的恢复，还包括神经系统功能的恢复，提出心肺脑复苏的概念。1986 年和 1992 年，AHA 又分别对指南进行了两次更新。1992 年的指南中首次提出"生命链"的概念，指在心脏骤停患者抢救的过程中"早期识别""早期心肺复苏""早期电除颤""早期高级支持"是至关重要的四个环节，环环相扣，紧密相连，成为延续生命的链条，每一个环节的成功实施，有助于降低心脏骤停患者的死亡率。"生命链"的概念很快得到了推广和普及，成为众多急救医疗服务（emergency medical service，EMS）体系抢救院外心脏骤停患者的基石。

2000 年，AHA 和国际复苏联合会（ILCOR）联合推出《2000 心肺复苏和心血管急救指南》，首次采用循证医学方法对世界范围内的复苏医学证据进行系统评价和分级，形成了基于证据的推荐指南。该指南很快成为全球复苏医学的纲领性文件。中国将心肺复苏技术总结成为 A~I 法：A（airway，开放气道）、B（breathing，人工呼吸）、C（circulation，胸部按压）、D（drug，药物治疗）、E（ECG，心电监护）、F（fibrillation，电击除颤/复律）、G（gauge，病情评估）、H（hypothermia，低温保护脑）、I（intensive care unit，重症监护）。此后，AHA 和 ILCOR 采用同样的评价方法每五年对指南进行一次更新。《2005 心肺复苏和心血管急救指南》重在简化心肺复苏的程序，增加每分钟按压次数和减少 CPR 期间对按压的中断。目前，最新的《2010 心肺复苏和心血管急救指南》则在既往四环生命链的基础上增加了"心脏骤停后综合治疗"的环节，将生命链拓展为五环，通过各种技术进一步强调了帮助脑功能恢复在复苏中的重要性。该版指南还对心肺脑复苏的技术细节进行了简化和修订。

四、2000—2010 心肺复苏和心血管急救指南的主要变化

心肺复苏技术从古至今、从原始到现代、从蒙昧到科学,其发展、变迁和革新都与人类的文明和进步密不可分。同时,心肺复苏技术有医学家、生物医学家和生理学家的通力合作,更有电力业、电器业和电话业的技术支撑,才让这项拯救成千上万生命的实践性技术日臻完善。然而,心肺复苏技术还远未达到完美的境地,它并不像其在电视或电影中被神化的那样,有那么高的抢救成功率。时至今日,院外发生的、无目击者的心脏骤停的存活入院率不过6%,而存活出院率则更低。另一方面,即使现在指南中推荐的意见和建议,也有很多是源自专家共识、动物实验或临床观察性实验,并非大规模临床随机对照试验。因此,心肺复苏的未来还有很长的路要走,每一次指南的更新,其实都是人类集跬步至千里的一次实践。也许我们可以从历史的回顾中学习一些经验,加强多学科的合作、交叉和融合,让心肺复苏技术进步的每一步都迈得坚实而有力,让心肺复苏技术的每一个小小进步都转化为千千万万的生命和尊严。

(一)心肺复苏程序的变化

在现代心肺复苏学诞生之初,经典的心肺复苏一直以开放气道为起点,即通常说的"A–B–C",也是2000指南和2005指南推荐的心肺复苏程序。近年来,越来越多的研究证实延误或中断胸外按压会降低存活率。因此,2010年指南将心肺复苏程序从"A–B–C"改为了"C–A–B"(胸部按压–开放气道–人工呼吸),即先开始胸部按压,再开放患者气道和实施人工呼吸。

(二)成人胸部按压推荐意见的主要变化

按压产生的血流灌注能为大脑和心脏等重要脏器输送氧和养供。因此,心脏骤停后胸部按压尤为重要。指南在不断地更新中,对按压的要求越来越高(表8–1)。

表8–1 2000—2010 心肺复苏和心血管急救指南关于成人胸部按压推荐意见的主要变化

指南	按压深度(cm)	按压频率(次/min)	按压通气比	仅胸部按压的 CPR
2000 指南	4~5	100	15:2	未做推荐
2005 指南	4~5	100	30:2	施救者不愿或无法提供通气,则应进行单纯胸外按压
2010 指南	至少5	至少100	30:2	未经 CPR 培训的非专业人员,应进行单纯胸外按压的 CPR

(三)成人人工呼吸推荐意见的主要变化(表8–2)

表8–2 2000—2010 心肺复苏和心血管急救指南关于成人人工呼吸推荐意见的主要变化

指南	检查呼吸方法	吹气时间	吹气前准备	环状软骨加压
2000 指南	看、听、感觉检查呼吸	2s 左右	深吸气	2~3 名施救人员时可采用
2005 指南	看、听、感觉检查呼吸	大于1s	平静呼吸	2~3 名施救人员时可采用
2010 指南	扫视患者呼吸状态,取消看听感觉检查方法	大于1s	平静呼吸	不建议常规采用

（四）电除颤推荐意见的主要变化（表8-3）

表8-3　2000—2010心肺复苏和心血管急救指南关于成人电除颤推荐意见的主要变化

指南	儿童使用AED	连续除颤方法	除颤能量
2000指南	仅推荐8岁以上患儿使用	3次（首次除颤后，检查心律，若不成功，立即进行第二次除颤，再检查心律，若仍不成功，进行第三次电除颤）	单相波： 首次：200J 再次：200~300J 第三次：360J 双相波： 未做推荐
2005指南	1至8岁的儿童，应使用儿科型剂量衰减AED。如果无此机型，可使用普通AED。是否为1岁以下的婴儿使用AED，尚无足够证据。	1次（除颤后立即恢复胸外按压与人工通气，2min后检查心律，若仍需除颤心律，进行再次除颤）	单相波： 每次除颤均推荐360J 双相波： 首次：120~200J 再次：相同或更高的能量
2010指南	1至8岁儿童应使用儿科型剂量衰减AED。如果没有，应使用普通AED。对于1岁以下婴儿，建议使用手动除颤器。如果没有，需使用儿科型剂量衰减AED。如果也没有，可以使用普通AED。	1次（除颤后立即恢复胸外按压与人工通气，2min后检查心律，若仍需除颤心律，进行再次除颤）	单相波： 每次除颤均推荐360J 双相波： 首次：制造商为其对应波形建议的能量剂量（120J至200J） 再次：相同或更高的能量

（五）成人高级生命支持推荐意见的主要变化（表8-4）

表8-4　2000—2010心肺复苏和心血管急救指南关于成人高级生命支持推荐意见的主要变化

指南	二氧化碳波形图	用药方案		
		阿托品	腺苷	有症状的心动过缓用药
2000指南	建议使用呼出二氧化碳检测器确认气管插管位置。监测呼气末二氧化碳（$PETCO_2$）可以用于了解心肺复苏过程中产生的心输出量	PEA或心脏停搏时建议常规使用	用于稳定的、规则的、窄QRS心动过速	在阿托品或起搏无效时，可使用多巴胺和肾上腺素
2005指南	建议使用呼出二氧化碳检测器确认气管插管位置。监测$PETCO_2$可以用于了解心肺复苏过程中产生的心输出量	PEA或心脏停搏时建议常规使用	用于稳定的、规则的、窄QRS心动过速	在阿托品或起搏无效时，可使用多巴胺和肾上腺素
2010指南	使用二氧化碳波形图确认气管插管位置，根据$PETCO_2$值监测心肺复苏质量和检测自主循环是否恢复	不推荐PEA或心脏停搏时常规使用	用于稳定型、规则的、单型性、宽QRS心动过速	在阿托品无效或不适合使用阿托品时，可使用多巴胺、肾上腺素和异丙肾上腺素代替经皮起搏

（六）成人复苏后治疗推荐意见的主要变化（表8-5）

表8-5　2000—2010 心肺复苏和心血管急救指南关于成人复苏后治疗推荐意见的主要变化

指南	重要性	亚低温治疗	经皮冠脉介入治疗	脑电监测
2000 指南	心脏骤停后治疗涵盖在高级生命支持中	心脏骤停后自助循环恢复，血流动力学稳定者，自发产生的轻度低温（>33℃）无需积极复温	对于复苏后的患者未做推荐	对于复苏后的患者未做推荐
2005 指南	心脏骤停后治疗涵盖在高级生命支持中	院外发生的室颤所致心脏骤停，复苏后仍昏迷但血流动力学稳定者，推荐诱导亚低温治疗	对于复苏后的患者未做推荐	对于复苏后的患者未做推荐
2010 指南	形成综合的、多学科的心脏骤停后治疗体系	院外发生的室颤所致的心脏骤停，自主循环恢复后仍昏迷，但血流动力学稳定者，推荐诱导亚低温治疗	对于 STEMI 致心脏骤停的患者，无论复苏后意识如何，都推荐急诊冠脉造影和血管再通治疗	对于 ROSC 后仍昏迷的患者，应频繁或持续监测脑电情况，以诊断癫痫并及时处理

（王培栋）

第二节　心脏骤停

心脏骤停（cardiac arrest，CA）是指各种原因（心脏和非心脏原因）引起的心脏有效泵血功能突然丧失，导致血液循环停止，全身重要脏器严重缺血、缺氧的临床急症状态。发生 CA 的患者不一定有心脏基础疾病或全身其他的基础疾病，可能发生于任何人、任何时间、任何场合。发病后若不立即进行积极心肺复苏，患者可能在极短的时间内死亡。

心脏骤停与心脏性猝死（sudden cardiac death，SCD）的概念不尽相同。SCD 是指由于各种心脏原因引起的短时间内发生的（一般在症状出现后 1h 内）突然死亡。SCD 的患者绝大多数有心脏结构异常，主要包括冠心病、肥厚型心肌病、心脏瓣膜病、心肌炎、非粥样硬化性冠状动脉异常和结构性心电异常等。另外，尚有一些暂时的功能性因素（如心电活动不稳定、冠状动脉痉挛、心肌缺血及缺血后再灌注等），也可能使心脏发生不稳定的情况。其他如自主神经系统不稳定、电解质紊乱、过度劳累、情绪压抑及使用导致室性心律失常的药物等心外因素也可能诱发 SCD。

一、心脏骤停的常见原因

AHA 和 ILCOR 认为诱发心脏骤停最常见的原因归结为 5 "H" 和 5 "T"。5 "H" 是指低血容量（hypovolemia）、低氧血症（hypoxia）、氢离子（酸中毒）[hydrogen ion（acidosis）]、高/低钾血症（hyper-/hypokalemia）、低体温（hypothenma）。5 "T" 是指中毒（toxins）、填塞（心包）[tamponade（pericardiac）]、张力性气胸（tension pneumothorax）、心肌梗死（thrombosis of the coronaryartery）、肺血管栓塞（thrombosis of the pulmonary vasculature）。

（一）低血容量

低血容量是指体内或血管内的体液、血液或血浆大量丢失，引起的有效血容量急剧减少。引起低血容量的常见原因包括：严重腹泻、剧烈呕吐、大量排尿或大面积烧伤时可导致体液、血浆的大量丢失；食管胃底静脉曲张破裂出血、胃肠道溃疡侵蚀血管出血时可导致血液的大量丢失；肌肉挫伤、骨折、肝脾破裂等创伤出血时也可导致血液的大量丢失。

（二）低氧血症

低氧血症是指血液中氧含量过低，主要表现为动脉血氧分压与血氧饱和度下降，是呼吸衰竭的重要临床表现之一。若未及时进行氧疗或呼吸支持，患者可因心、脑等全身重要脏器严重缺氧而发生心脏骤停。引起低氧血症的常见原因：①呼吸系统疾病：严重感染、呼吸道阻塞性病变的急性发作或急性加重、重症哮喘、各种原因引起的急性肺水肿、肺血管疾病和胸部创伤等引起通气和（或）换气功能障碍可导致缺氧的发生。②中枢神经系统疾病：脑卒中、颅内感染、颅内占位、颅脑外伤、高位脊髓病变或创伤、重症肌无力等呼吸中枢抑制或神经 - 肌肉传导系统障碍也可导致缺氧的发生。

（三）酸中毒

酸中毒是指体内血液和组织中的酸性物质堆积，表现为血液中氢离子浓度上升、pH 下降。引起酸中毒的常见原因：

1. 代谢性酸中毒　各种原因引起的休克导致的酸中毒、酮症酸中毒、乳酸酸中毒、肾小管酸中毒、尿毒症性酸中毒、药物或毒物引起的酸中毒。

2. 呼吸性酸中毒　①颅内病变或外伤引起的呼吸中枢活动抑制，使通气减少而二氧化碳蓄积。②催眠镇静药物（如吗啡、巴比妥钠等）引起的呼吸抑制所致通气不足。③各种原因导致的呼吸肌麻痹（如脊髓灰质炎、吉兰 - 巴雷综合征、重症肌无力等）引起的通气不足。④胸廓畸形（如脊柱侧弯、强直性脊柱炎等）引起的通气不足。⑤气道异物、喉头水肿和呕吐物误吸等引起的气道阻塞所致通气不足。⑥严重妨碍肺泡通气的肺部疾病，如阻塞性肺病、支气管哮喘、严重肺间质性病变等。⑦环境气体中二氧化碳浓度过高致过多二氧化碳吸入等。

（四）高/低钾血症

高钾血症可通过影响自律细胞的自律性、心肌细胞静息电位、复极过程，以及通过间接影响动作电位的形成和传导速度，引发包括室速、室颤在内的各种心律失常，也可通过抑制心肌，使心肌收缩力减弱、心脏扩大并于舒张期发生停搏。引起高钾血症的主要原因有：①钾的摄入量过多。②排除减少。③组织破坏，主要见于严重组织损伤，如各种急性溶血反应、大量肌肉损伤等。

低钾血症可导致心肌细胞及其传导组织的功能障碍，引起心脏自律性细胞兴奋性下降，房室交界区的传导减慢，异位节律细胞的兴奋性增强，引发多种心动过缓或心动过速性心律失常，甚至室性心动过速和心室纤颤。严重的低钾血症还可导致的心肌功能和结构改变，直接诱发或加重心功能不全，特别是基础心功能较差的患者。低钾血症时，患者发生洋地黄中毒的可能性更高。引起低钾血症的常见原因：①摄入不足。②丢失增多。③药物使用不当：大量使用排钾利尿药物（如袢利尿剂和噻嗪类利尿剂及甘露醇、高渗葡萄糖等渗透性利尿剂）而补钾不足、使用泻药不当造成患者严重腹泻等。

（五）低体温

低体温是指核心体温降至新陈代谢和生理功能所需温度以下的状态。严重低体温可能导致细胞新陈代谢显著减慢，甚至停止，患者可能出现呼吸显著减慢和致命性快速或缓慢心律失常。引起低体温的常见原因：①环境温度过低。②影响体温调节功能的躯体疾病：甲状腺功能减退、肾上腺功能低下、低血糖等。③药物使用不当：巴比妥类药物和吩噻嗪类药物可能影响患者下丘脑的体温调节功能，乙醇可以使血管扩张和中枢神经系统调节功能抑制，胰岛素、甲状腺药物或类固醇药物的使用也可能导致低体温。

（六）中毒

中毒是指毒物进入体内，发生毒性作用，使组织细胞破坏、生理功能障碍，甚至引起死亡的现象。中毒后由于毒物种类的不同，可能导致损伤的重点脏器也不同，但最终都可能发生多器官功能障碍从而引发心脏骤停。

（七）心包填塞

心包填塞是指外伤后心脏破裂或心包内血管损伤造成心包腔内的血液积存或者心包因炎症或肿瘤导致大量液体渗出造成心包腔内的液体积存。由于心包的弹力有限，急性心包大量积血或积液可限制心脏舒张功能，使回心血量急剧降低，心输出量也显著降低，引起急性循环衰竭，进而导致心脏骤停。

（八）张力性气胸

张力性气胸可能造成：①患侧肺脏被完全压缩萎陷，丧失通气和换气功能。②纵隔被压力推向健侧，使与心脏连接的大血管发生扭曲和受压，影响回心血量进而影响心输出量。③健侧肺脏部分被压迫，影响健侧肺的通气和换气功能。若未立即进行排气减压，可造成严重气体交换障碍，静脉回流受阻，心输出量下降，严重者最终导致心脏骤停。

引起张力性气胸的常见原因：①胸部创伤导致的肺大泡破裂，或较大、较深的肺裂伤，或支气管破裂。②自发性气胸的胸膜破口形成上述单向活瓣。

（九）急性心肌梗死

急性心肌梗死患者未及时进行再灌注治疗，坏死的心肌将会导致心肌收缩力减弱、顺应性减低、心肌收缩不协调或严重心律失常，结果导致射血分数降低，心输出量减少、心源性休克，甚至心脏骤停。

（十）肺栓塞

肺栓塞是指各种栓子阻塞肺动脉系统，阻断血液供应所导致的严重临床状态。肺栓塞的直接机械阻塞作用和栓塞后化学性与反射性机制引起肺动脉收缩，肺动脉压开始升高，右心后负荷增高，进而引起右心功能不全。随着右心压力的增高，室间隔可能左移，使左心功能受损，心输出量降低，低血压休克，冠脉缺血，甚至心脏骤停。

引起肺血管栓塞的常见原因包括：①血栓栓塞。②脂肪栓塞。③羊水栓塞。④空气栓塞。

二、病理生理

（一）缺血缺氧

心脏骤停后短时间内即可出现动脉血氧分压降低，同时由于酸中毒的存在，血红蛋白氧离曲线右移，导致氧饱和度下降。即使立即给予有效的心肺复苏，患者在自主循环恢复（return of spontaneous clrculation，ROSC）前仍然存在动脉血氧合不足和毛细血管内血流速度缓慢的状态，组织器官可发生严重缺氧。

不同器官对缺血缺氧的敏感性和耐受性不同，同一器官的不同部位也不一样。脑是人体中缺血、缺氧最敏感的重要器官，特别是大脑皮质、海马和小脑的神经元细胞最易在缺血、缺氧状态下发生损伤。此外，脑组织对缺血、缺氧的耐受性还受到环境温度、患者身体基础状态和原发疾病等的影响。如果体温正常，心脏骤停约4min后，大脑细胞就开始发生不可逆的缺血、缺氧损害。如果心脏骤停10min内未积极复苏，神经功能可能严重受损，很难恢复到发病前的水平。其次，心脏也是易受缺血、缺氧损伤的器官，可能发生起搏、传导、收缩和舒张等多方面的功能障碍。骨骼、肌肉、胃肠道和肾脏等组织器官对缺血缺氧的耐受能力可能比脑和心脏稍强一些。

（二）酸中毒

循环停止后，组织器官血流灌注受损，氧和养供显著减少，机体很快从有氧代谢向无氧代谢转变。无氧代谢产物——乳酸的堆积和二氧化碳的潴留会导致机体发生酸中毒。有研究检测患者外周静脉血标本发现，室颤发生后10min内，血液pH可以从正常迅速降低至6.8。而组织细胞酸中毒的发展可能更快，影响可能也更严重。循环停止4min后，脑组织的pH会显著降低，直接导致组织细胞不可逆损伤。心肌组织也会在循环停止早期发生酸中毒，引起心肌收缩力减退、窦房结自律性降低、心肌室颤阈值降低，以及对儿茶酚胺产生抵抗。

（三）神经内分泌及代谢改变

心脏骤停后，内源性儿茶酚胺、血管紧张素、精氨酸加压素、内皮素及心房利钠肽等血管活性物质的水平可发生显著的反应性变化。一方面是机体对血流动力学恶化和组织低灌注状态所产生的保护性反射，另一方面高浓度的这些物质也可能带来心肌、血管等器官内的细胞损害，造成组织器官功能的进一步恶化。

由于心脏骤停死亡率高，抢救机会稍纵即逝，抢救时间窗短暂，对施救者的抢救技能熟练程度和快速反应能力提出了极高的要求。因此，认识并掌握心脏骤停发病的病因和病理生理，有助于快速评估患者状况和推进心肺复苏的进程，提高心肺复苏的成功率。

三、引发心脏骤停的常见心律失常

（一）心室纤颤

心室纤颤，又称室颤（ventricular fibrillation，VF），是指心脏电活动的紊乱引起心室肌纤维不规则、不同步的收缩，导致心脏不能正常地将血液泵出的一种致命性临床状态。心肌纤维有机械活动，但不能协调一致的收缩，故不能产生前向血流。临床上，无法扪及患者的颈动脉或者股动脉搏动。根据室颤波幅的大小，可分为粗颤和细颤两种类型。心室纤颤常常发生于有基础性心脏疾病的患者，最多见于缺血性心脏病，也可见于心肌病、心肌炎和其他心脏病理情况及电解质紊乱和心脏毒性药物过量。VF 也可能发生于无确切心脏病理改变或其他明确原因的情况下，即"原发性室颤"，院外心脏骤停患者中约 1% 为原发性室颤。

心室纤颤时心电图表现为心电波形、振幅与频率均极不规则，无法辨认 P 波、QRS 波群、ST 段与 T 波，频率达 150～300 次/min（图 8-1）。

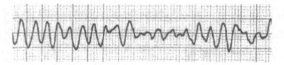

图 8-1 心室纤颤

（二）无脉性室性心动过速

无脉性室性心动过速（pulseless ventricular tachycardia，PVT）是指心室极快速的电活动，心脏不能正常的机械收缩和舒张，心脏充盈极端不良，心输出量为零或接近零的一种致命性临床状态。心脏有活动，但不能有效泵血。临床上，无法扪及患者的颈动脉或者股动脉搏动，血压测不出，故称之为"无脉性室性心动过速"。若不及时救治，患者可在极短的时间内进展为心室纤颤。

心电图表现为连续、宽大畸形的 QRS 波群，节律较规则，频率 150～250 次/min（图 8-2）。因此，当临床上发现心电图显示为宽 QRS 波心动过速时，首先应摸脉搏并监测患者的血流动力学，以便明确患者的心律类型，尽早开始适当的抢救处理。

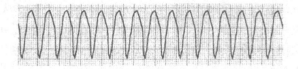

图 8-2 室性心动过速

（三）无脉电活动

无脉电活动（pulseless electric activity，PEA）是指心脏有心电活动，能去极化，但不能同步产生有泵血功能的机械活动。临床上无法扪及颈动脉或股动脉搏动，是一种终末心律表现，死亡率极高。PEA 分为两种类型：①心脏的电活动完全不能引起机械活动，即"电机械分离"。②心脏的电活动可以引起非常微弱的心肌收缩，但无法产生足够的前向血流来形成脉搏和血压，只能在超声下看到心脏的微弱活动。

心电图表现为缓慢性心律（图 8-3），如各类房室传导阻滞、室性自主心律和室性逸搏等。因此，当临床上发现心电图显示为缓慢性心律失常同时患者出现意识障碍时，应首先摸脉搏并监测患者的血流动力学，以明确患者是否为 PEA，以便尽早开始适当的抢救处理。

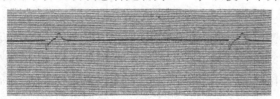

图 8-3 无脉电活动

（四）心脏停搏

心脏停搏（asystole）是指心脏完全无电活动和机械活动的致命性心律，是一种严重的终末心律，复苏成功的可能性极低。心脏停搏在心电图上表现为一条直线（图8-4）。

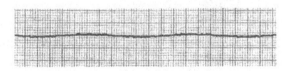

图8-4　心脏停搏

四、临床表现

心脏骤停是临床常见的急危重症，救护人员必须掌握心脏骤停的临床表现，以便快速而准确的对其进行识别，并尽早开始抢救。临床表现：①突然意识丧失或抽搐。②大动脉（股动脉、颈动脉）搏动消失。③突发面色苍白或发绀。④叹气样呼吸，继之呼吸停止。⑤不能闻及心音。⑥不能测出血压。⑦瞳孔散大、固定。⑧肛门括约肌松弛。

（王培栋）

第三节　心肺脑复苏

心脏骤停发生后，尽早开始积极心肺复苏，建立人工循环、气道和人工通气，有利于终止心脏骤停后病理生理上的恶性循环，减轻缺血缺氧、酸中毒及内源性血管活性物质等对重要脏器的损害，真正实现心肺脑的复苏。

一、生命链

"生命链"（chain of survival）是心肺复苏中贯穿始终的重要概念。AHA和ILCOR设计了紧密相扣的五连环来表示针对心脏骤停患者的急救理念。成人"生命链"（图8-5）的五环包括：立即识别心脏骤停并启动急救系统（immediate recognitlon of cardiac arrest and activation of the emergency response system），尽早心肺复苏，着重胸部按压（early CPR that emphasizes chest compressions），快速电除颤（rapid defibrillation），有效的高级生命支持（effective advanced life support），心脏骤停后综合治疗（integrated post - cardiac arrest care）。五个环节相互独立而又紧密关联，仅注重某一个环节或未注意实施某一个环节，都可能导致心肺复苏的存活率降低。因此，心脏骤停后有效的复苏取决于生命链中五个环节紧密地配合。

图8-5　成人生命链

二、成人基本生命支持

基本生命支持（basic life support，BLS）是心脏骤停后挽救生命的基本措施。成人 BLS 的基本内容包括：立即识别心脏骤停并启动急救系统、尽早心肺复苏，快速电除颤，即成人生命链的前三环。

有效的基本生命支持能够产生 25% ~ 33% 的心输出量和 60 ~ 80mmHg 的收缩压，对于心脏和大脑的供血和供氧非常重要。它能延缓室颤转变为 PEA 或心脏停搏的时间，增加电击除颤终止室颤的成功率，使心脏恢复有效节律，产生有效灌注的全身循环。尽早识别和开始 CPR 是提供有效心肺复苏的前提，即刻的 CPR 能够使室颤所致心脏骤停患者的生存概率提高 2 ~ 3 倍，开始 CPR 的时间越晚，心脏的顺应性就越差，复苏成功的可能性就越小，预后也就越差。

（一）立即识别心脏骤停并启动急救系统

当发现成人无反应（无身体活动或对刺激无反应）时或者目击成人突然倒下时，首先需要确认环境安全，然后开始评估患者的情况。

1. 复苏体位　开始基本生命支持之前，尽量将患者置于复苏体位。理想的体位是让患者仰卧在坚硬的平面上（如地面、木板等）。如果患者躺在柔软的平面上（如弹簧床），应将木板或其他面积较大的坚硬平面且厚度较薄的物体放在患者和床之间或将患者小心地移到地面上。如果患者躺在充气床垫上，应该在复苏前将床垫放气。

确定或怀疑患者有头颈部创伤时，只有在环境不安全或患者处于俯卧位时才能移动患者，不恰当的移动可能会加重患者颈部的损伤。需要移动患者时，应采用"滚动"的方式来调整患者的体位。如果现场只有一名救护人员，术者应跪在患者一侧，一手固定患者的头颈部，另一只手固定患者的前胸部，两手协同将患者翻转过来。若现场有两名以上救护人员，可以一人固定患者的头颈部，另一人转动患者躯干，两人密切配合，使头、颈和躯干作为整体翻转，而避免相对转动带来的损伤。

2. 检查意识　检查意识实际上就是检查患者有无反应。检查时应拍患者肩部，并在患者双耳旁大声呼叫："××，你怎么了？"。应注意避免拍打患者头部、面部或颈部，尤其是对于怀疑或确定有颈椎损伤的患者更是如此，以免造成头、颈和躯干的相对移动，加重颈椎的损伤。

3. 呼救　对于非专业的救护人员，当发现患者无反应时，应立即拨打急救电话，启动当地的急救系统。拨打电话时应向派遣人员告知患者的地点、发生的事件、患者的数量和情况，以及已经采取的措施，同时还要做好准备回答派遣人员提出的问题，并接受派遣人员的指示。只有当派遣人员建议挂断电话时才能结束通话。

4. 检查呼吸　非专业的救护人员可以在派遣人员的指导下通过扫视患者检查患者有无呼吸。如果患者无呼吸，或者呼吸不正常（如只有叹气样呼吸），就应该考虑患者发生了心脏骤停，需要立即行心肺复苏。专业的救护人员可在检查意识后立即扫视患者检查呼吸，确认患者无反应、无呼吸或呼吸不正常时再拨打急救电话，启动急救系统。

5. 检查脉搏　非专业人员只要发现患者无反应、无呼吸或呼吸不正常就可以考虑患者发生了心脏骤停，无需检查脉搏。专业人员发现患者无反应、无呼吸或呼吸不正常后可以检查颈动脉搏动。检查脉搏的方法是：救护人员位于患者一侧，将示指和中指放于甲状软骨处，并轻轻向同侧移动至气管与胸锁乳突肌之间的纵沟内，感觉颈动脉搏动。需要注意的是，检查的时间应控制在 10s 以内，若仍不能扪及患者的脉搏，则应立即开始胸部按压。

（二）尽早心肺复苏

1. 胸部按压（circulation） 胸部按压是指有节律的按压胸部（胸骨的上 2/3 与下 1/3 的交接处为按压点）以形成暂时的人工循环的方法。按压产生的血流可为脑和心肌提供至关重要的氧和营养物质，对室颤患者可以增加电击除颤成功的可能性。

（1）胸部按压的机制：目前尚不清楚，主要有"心泵机制"学说和"胸泵机制"学说。"心泵机制"学说认为心脏在胸骨和胸椎之间受到挤压，形成心室和大动脉之间的压力梯度，这种压力梯度驱使血液从心脏流向体循环和肺循环。放松胸部时，胸廓回弹恢复原形，心脏不再受到挤压，左、右心室的压力下降，血液从静脉回流到心脏，左右心室重新充盈。由于主动脉瓣防止血液倒流的作用，主动脉内血液不能逆流，形成一定的主动脉舒张压和冠脉灌注压。近年来，临床观察发现胸部按压建立的人工循环不并单是"心泵机制"发挥作用，还可能与胸腔内压力变化有关，即"胸泵机制"。该学说认为胸部按压时胸腔内压力增高，以致形成胸内压 – 颈动脉压 – 颅内动脉压 – 颈静脉压从高到低的压力梯度。血液会顺着压力梯度从胸内血管流向胸外血管。由于颈静脉瓣具有防止血液逆流的功能，胸部按压时血液难以逆流到脑静脉系统。同时，右心室和肺动脉均在胸腔内，两者间没有压力梯度，按压过程中仅作为血流的通道。

目前认为，胸部按压可能两种机制都在发挥作用。对于不同人群，两种机制发挥作用的比例不同。如儿童、体格瘦小和胸壁塌陷的患者，由于胸壁弹性差，按压时可能以"心泵机制"为主；成人和肥胖患者因为胸壁弹性较好，按压时则可能以"胸泵机制"为主。

（2）胸部按压方法：①救护人员的位置：进行按压的救护人员应位于患者一侧，并根据患者位置的高低分别可采取跪、站、垫踩脚凳等方式来调整救护人员的手臂与患者胸部的位置关系，以保证按压时救护人员的手臂能保持垂直于患者胸部。②按压的技术要点（A ~ I）：A. 按压部位——成人基本生命支持时，按压位置以胸骨的上 2/3 与下 1/3 的交接处为按压点，寻找的方法为剑突上 4 ~ 5cm 或双乳头连线与胸骨相交的中点。B. 按压手法——按压时将一手掌根部置于胸骨上选定的按压部位，另一手重叠其上，两手十指相扣，指尖向上翘，手指不要触及胸壁和肋骨。按压时，救护人员的两臂必须伸直，且与胸壁垂直，让肩关节始终位于患者胸骨的正上方。按压过程中，应避免肘关节屈曲（图 8 – 6）。C. 按压深度——为了保证按压的有效性，按压胸骨的深度应为至少 5cm。足够的按压深度是有效的CPR 的关键因素之一。按压的深度与救护人员的按压力量和疲劳程度有关。D. 按压频率——胸部按压的频率至少应达到 100 次/min。E. 按压与放松的时间比例——目前推荐的胸部按压与放松的时间比为 1：1。F. 放松的要求——放松时要让胸廓充分回弹。胸廓回弹不充分可能引起胸内压明显增高，导致冠脉压降低、心脏指数降低及心肌和脑血流灌注降低。G. 中断的要求——心肺复苏时，救护人员常常因为检查脉搏、分析心律、开放气道或人工呼吸等活动而中断胸部按压。中断胸部按压可能减少重要脏器的灌注，减少中断胸部按压的频次和时长可能改善心脏骤停患者的临床预后。因此，非专业人员和专业人员（< 10秒）均应尽量减少为判断自主循环是否恢复而中断胸部按压。H. 按压人员的更换——救护人员的疲劳可能导致按压频率不够或按压深度不足。心肺复苏 1min 之后，救护人员就可能出现疲劳，导致按压深度变浅。因此，现场有 2 名或 2 名以上的救护人员时，应该每 2min

更换按压人员，以保证按压的质量。更换按压人员可以在使用自动体外除颤仪（AED）除颤等操作的同时进行，以减少对按压的中断。每次更换人员都应该在 5s 内完成。I. 按压过程中的转运——由于在移动患者时很难进行有效的胸部按压，推荐发现患者心脏骤停后，在原地进行心肺复苏。只有在环境不安全时，才考虑转移患者后再行心肺复苏。

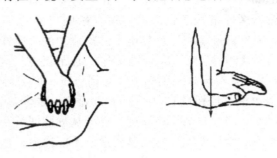

图 8-6 胸部按压的手法

（3）胸部按压有效的标志：①按压时可扪及颈动脉或股动脉搏动，可测得血压（收缩压 >60mmHg）。②患者皮肤、黏膜、甲床等色泽由发绀转红润。③散大的瞳孔变小。④ET-CO_2 升高，是判断复苏效果的可靠指标。⑤可出现自主呼吸。⑥神志逐渐恢复，可有眼球活动，睫毛反射与对光反射出现，甚至手足抽动，肌张力增加。

（4）并发症：胸部按压较常见的并发症是肋骨骨折。按压位置不正确或手指接触胸廓都可能导致胸骨、剑突及肋骨骨折，损伤心脏和（或）腹部脏器，导致内脏穿孔、破裂及出血。尤其是老年人骨质较脆而胸廓有缺乏弹性，更易发生肋骨骨折。

2. 开放气道（airway）　心肺复苏以胸部按压开始，按压 30 次后开放气道。当患者出现神志障碍时，咽部肌肉群松弛可能导致舌根部后坠阻塞气道。舌及会厌均与下颌相连，将下颌向上推可以使舌与会厌抬起而远离咽后壁，从而使气道恢复通畅。

（1）仰头抬颏法：仰头抬颏法是最常用的开放气道的手法。"仰头"是指救护人员位于患者一侧，一手放于患者的前额，用手掌把额头用力向下压，使患者头后仰。"抬颏"是指救护人员另一只手的示指和中指放在下颌骨的一旁，将下颌向上抬，避免舌根后坠阻塞气道。

（2）托下颌法：如果怀疑患者有颈椎损伤，开放气道时为尽量避免头颈部的相对移动，以免加重颈椎损伤，可以使用托下颌法。救护人员位于患者头侧，双手分别托住患者的双侧下颌角，用力向上推下颌。

开放气道后应检查患者口腔内有无异物或呕吐物等，可用示指屈曲掏出法取出固体异物或用布包裹手指清除液体或半液体异物。如果患者有义齿或牙齿松动，应取出义齿或松动牙齿，以免脱落掉入气道内而阻塞气道。

3. 人工通气（breathing）　人工通气方法包括口对口人工呼吸、口对鼻人工呼吸、口对通气防护装置呼吸及球囊面罩通气。开放气道后应立即给予 2 次人工通气，但无论哪种人工通气方式，每次通气时间都应超过 1s，通气量以能引起患者胸廓起伏为准。

（1）口对口人工呼吸：在开放气道的前提下，救护人员用放在患者前额的手的拇指和示指捏闭患者鼻孔，然后平静吸一口气，再用嘴唇密闭患者的口周，避免漏气，接着向患者吹气。吹气时间在 1s 以上，吹气时应注意患者胸部有无起伏。吹气完毕后，应放松患者口鼻，让患者被动呼气。不推荐在每次吹气前深呼吸，因为深呼吸可能导致救护人员因过度换气而出现头晕症状，也可导致吹出的气量过大，以致患者过度通气。

（2）口对鼻人工呼吸：适应证：①无法进行口对口人工通气（如严重口部外伤）或无法打开患者口腔的患者。②患者在水中或救护人员难以用口封闭患者口腔（如救护人员的口小于患者的口）。口对鼻人工呼吸与口对口人工呼吸相似，只是救护人员应以托下颌的手使患者口腔封闭，同时救护人员以口完全封闭患者的鼻孔，然后吹气。每次吹气后应放松患者口鼻以便气体呼出。

（3）口对防护装置人工通气：在心肺复苏过程中，术者被传染疾病的可能性很低，但基于救护人员可能与患者血液或体液（如唾液）接触，都应当采用标准防护措施，包括使用防护装置，如面罩等。口对面罩通气时，救护人员应选择适当大小的面罩，位于患者一侧，以仰头抬颏法开放气道，然后用面罩密闭患者口鼻，分别用两手的示指和拇指压紧面罩。救护人员也可位于患者头侧，以托下颌法开放气道，用双手拇指和示指按住面罩边缘，其余手指托起下颌。平静吸气后向面罩吹气，吹气时间应大于1s，吹气量以能引起胸廓起伏为宜。

（4）球囊面罩人工通气：球囊面罩人工通气可由单人操作或两人共同实施，通气量大小以胸廓起伏为宜。如果有条件使用氧源，应使氧流量达到10~12L/min，保证氧浓度大于40%。

1）单人使用球囊面罩通气的方法：救护人员位于患者头侧，选择适当大小的面罩，采用E-C手法开放气道和固定面罩，即用一只手的拇指和示指形成"C"形放在面罩上，将面罩压紧到患者面部，使面罩密闭患者的口鼻，其余3个手指形成"E"形提起下颌，开放气道。挤压气囊给予人工通气（每次挤压时间1s以上），通气时注意观察胸廓是否有起伏。

2）双人使用球囊面罩通气的方法：双人球囊面罩通气能提供比单人通气更好的通气效果。双人使用球囊面罩时，一名救护人员位于患者头侧，双手采用"E-C"手法开放气道和固定面罩；第二名救护人员位于患者左侧或右侧，缓慢挤压气囊（持续1s以上）直到胸廓起伏。通气时，两名救护人员均应观察胸廓起伏情况。

成人心肺复苏过程中，心输出量只有心功能正常时的25%~33%。因此，需要从肺部摄取的氧和输送到肺泡的二氧化碳都大幅减少，较低的分钟通气量（低潮气量和低呼吸频率）也能维持有效的V/Q比值。潮气量为6~7ml/kg足以引起患者胸廓起伏，即可满足患者通气需要。

过度通气有害无益。在未建立气管插管等人工气道的时候，过度通气可能导致胃胀气、胃内容物反流和误吸等并发症。同时，胃胀气可使膈肌抬高，降低呼吸顺应性。过度通气可增加胸内压，减少静脉回心血量，降低心输出量进而降低存活率。故心肺复苏时救护人员应该避免过度通气，每次人工通气的吹气均应超过1s，避免短时间内给予过大的潮气量和压力。

4. 按压与通气的比例　无论是单人心肺复苏或双人心肺复苏，按压与通气的比例为30：2，如果现场有两名救护人员，建立高级气道后，救护人员不必中断按压来进行人工通气，按压人员可以持续按照至少100次/min的频率来进行按压。通气人员可每6~8s提供一次通气，每分钟通气8~10次。

5. 仅做胸部按压的心肺复苏（Hands-only CPR）　目前，仅20%~30%成人院外心脏骤停患者获得了旁观者的心肺复苏，主要原因是非专业人员在事件现场的恐慌和部分人员不愿意为心脏骤停患者提供口对口人工呼吸。因此，将心肺复苏简化为仅做胸部按压可能有助于非专业人员克服惊慌和犹豫。2010 年心肺复苏指南推荐鼓励非专业人员对怀疑心脏骤停的患者进行心肺复苏，无论是仅做胸部按压的心肺复苏还是传统的按压与通气配合的心肺复苏都是可行的方法。

对于非心脏原因（窒息）导致心脏骤停的儿童患者，传统心肺复苏的存活率优于仅做胸部按压的心肺复苏，因而抢救呼吸是复苏的重要环节。对于窒息所致心脏骤停的成人患者（如溺水、药物过量等）、长时间的心脏骤停患者也是如此。因此，目前推荐所有专业人员对于院内和院外发生的心脏骤停均采用胸部按压和人工通气配合的心肺复苏方法。

（三）快速电除颤

大部分成人心脏骤停患者存在冠状动脉病变和心肌缺血等基础疾病，可能因突然发生的室颤或无脉性室速而导致心脏骤停。电除颤是治疗室颤和无脉性室速的有效方法，尽早除颤可能为患者带来更高的存活率。

对于院外发生室颤所致心脏骤停的患者，如果旁观者能在第一时间提供心肺复苏，并在 3~5min 内除颤，患者的生存率可能非常高。对于院内监护状态下的患者，一旦发生室颤，快速电除颤也将最大限度的增加患者生存的希望。另一方面，未转复的室颤可能在数分钟内转变为 PEA 或心脏停搏，PEA 或心脏停搏属不可除颤心律。研究发现，除颤每延迟一分钟，患者的存活率可降低 10%。

1. 除颤和心肺复苏的顺序　当救护人员在院外目击患者心脏骤停，且智能化的计算机控制除颤装置（AED）就在附近时，应尽快开始心肺复苏及使用 AED。如果医务人员在可立即取到 AED 的医疗机构内发现患者心脏骤停，应立即开始心肺复苏，一旦 AED 或除颤器准备就绪，应立即除颤。

对于院外心脏骤停患者，如果救护人员没有目击其心脏骤停的发生，应立即开始心肺复苏，并且同时检查心电图及准备除颤。若现场有两名或两名以上的救护人员，一人开始心肺复苏，其余的人启动急救系统并准备除颤。对于院内发生心脏骤停者，立即开始心肺复苏并争取 3min 内除颤。

2. 电击除颤与心肺复苏的衔接　电击除颤后，救护人员应继续进行胸部按压，而不是立即检测心律或脉搏。除颤后心脏需要一定时间恢复规则节律，胸部按压有助于保证重要脏器的灌注。心肺复苏 5 个循环（约 2min）后，可再次使用 AED 分析心律，若仍为室颤或无脉性室速，应再次除颤。若为 PEA 或心脏停搏，AED 将提示应该继续以胸部按压开始心肺复苏。

（四）恢复体位

对于意识障碍但有正常呼吸和有效循环的成人或者经积极心肺复苏后自主循环和呼吸恢复的成人患者，应将其置于恢复体位。目前，国际上尚无统一的恢复体位摆放方法。但理想的恢复体位应该是稳定的侧卧位，头部有支撑，且胸部不受压，不影响呼吸，有利于保持患者气道通畅，减少气道梗阻和误吸。

（五）成人基本生命支持流程图

根据 2010 年 AHA&ECC 心肺复苏指南，将成人基本生命支持的方法总结为如下流程图

（图 8 - 7）：

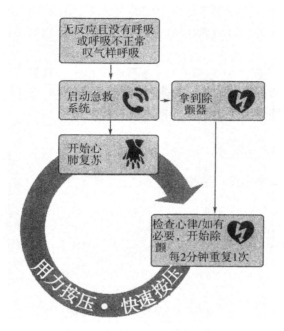

图 8 - 7　成人基本生命支持流程图

三、成人高级生命支持

高级生命支持贯穿生命链的多个环节，包括心脏骤停的预防、治疗和对自主循环恢复者预后的改善等，主要包括气道管理、通气支持、心脏骤停诱因的干预、快速心律失常和缓慢心律失常的药物治疗和其他治疗手段及各项生理学指标监测。

（一）气道管理与通气

在室颤导致心脏骤停的最初几分钟，人工呼吸不如胸部按压重要。因此，现场只有一名救护人员的情况下，应该进行有力、快速的胸部按压，不应因为人工通气、建立高级气道而中断按压或延迟胸部按压和除颤。但是，几分钟后，血液中的氧耗竭，人工通气和氧疗的重要性随之上升。高级气道建立后，按压者以至少 100 次/min 的频率进行胸部按压，每分钟通气 8～10 次，无需因为通气而中断按压。

1. 氧疗　心肺复苏期间的最佳吸入氧浓度尚无定论。长时间吸入 100% 纯氧可能产生毒性，但在心肺复苏期间可短时间经验性使用纯氧。为保障动脉血液氧合及组织氧供需要，应根据动脉血气分析随时调整 FiO_2，维持 $SaO_2 \geqslant 94\%$。

2. 球囊面罩通气　球囊面罩通气可以在心肺复苏期间为患者提供通气和供氧。如果现场只有一名救护人员，应注重胸部按压，不建议使用球囊面罩通气。如果有两名或两名以上的救护人员，可以使用球囊面罩进行通气。

3. 通气辅助措施

（1）口咽通气道：使用口咽通气道可以防止舌后坠阻塞气道，与球囊面罩通气配合使用时，有助于改善通气效果。口咽通气道适用于意识障碍、无咳嗽、无咽反射的患者。

（2）鼻咽通气道：鼻咽通气道适用于有气道阻塞风险的患者，尤其适用于牙关紧闭无法安置口咽通气道的患者。也可用于昏迷程度较浅或清醒的患者。对严重头面部外伤、颅底骨折、凝血功能障碍的患者，慎用鼻咽通气管。

4. 高级气道

（1）食管气管联合导管（图8-8）：与球囊面罩相比，食管气管联合导管通气更有效，且可保护气道，降低误吸的风险。使用食管气管联合导管最关键的是正确识别导管远端的位置，一旦判断错误就可能导致气道阻塞、胃胀气等并发症。

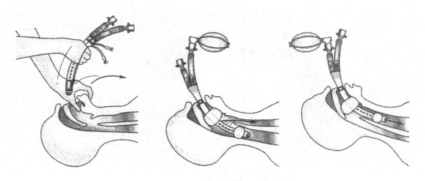

图8-8　食管气管联合导管

（2）喉罩（图8-9）：与球囊面罩相比，使用喉罩通气更安全有效。安置喉罩无需使用喉镜和窥视声带，操作简单。患者并发不稳定颈椎损伤，使用喉罩比气管插管更具安全优势。

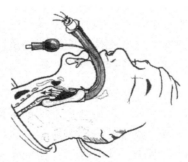

图8-9　喉罩

（3）气管插管（图8-10）：紧急气管插管的适应证：①昏迷患者，使用球囊面罩无法充分通气时。②患者缺乏保护性反射。气管插管可以保证气道通畅，提供正压通气和高浓度的氧，有利于吸痰和防止误吸，也可作为复苏患者的给药通道。术者实施气管插管操作，一旦导管通过声门，立即继续开始胸部按压。

（二）心脏骤停的处理

救治心脏骤停患者有赖于基本生命支持、高级生命支持及心脏骤停后治疗。成功的高级生命支持的基础是高质量的心肺复苏和对 VF 和无脉性室速者的尽早电除颤。持续高质量的心肺复苏是处理心脏骤停的关键，减少对心肺复苏的中断对于保证心肺复苏的质量非常重要。推荐通过评估机械指标（按压频率、深度、胸廓回弹情况和中断按压的时间）或生理指标（呼气末二氧化碳、动脉压、中心静脉氧饱和度）来帮助提高心肺复苏的质量（图8-11）。其他高级生命支持的措施，如药物治疗、高级气道等可以提高自主循环恢复率，但未被证实能提高出院生存率。因此，患者自主循环恢复后应迅速开始心脏骤停后治疗，改善患者预后。

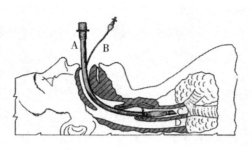

图8-10 气管插管

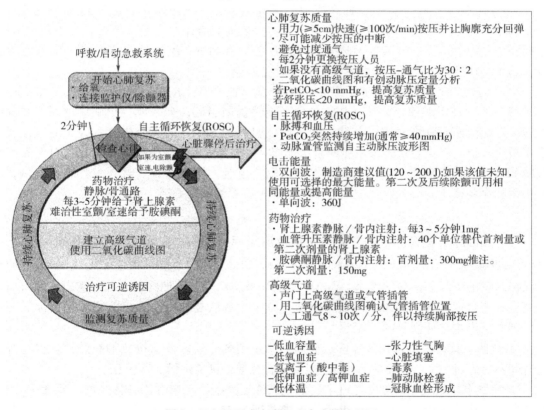

图8-11 环形成人高级生命支持流程图

1. 室颤/无脉性室速

（1）电除颤：除院外高质量的心肺复苏，电除颤是能够改善出院生存率唯一的心律特异性治疗方法。VF和无脉性室速是可除颤心律，治疗后存活出院率可达50%；PEA和心脏停搏属不可除颤心律，患者自主循环恢复的可能性较小，存活率仅为3%左右。因此，心脏骤停发生后，第一救护人员应尽快开始胸部按压，其他救护人员应尽快取得除颤器，检查节律，若为可除颤心律则立即除颤，否则应持续高质量的胸部按压并治疗可逆性病因和伴发因素。复苏过程中，患者心律的可除颤性可能发生变化，治疗方案也应随之而改变，尤其是当心律由不可除颤心律转为可除颤心律时，应及时电除颤。

（2）药物治疗：电除颤和心肺复苏 2min 后，如果室颤/无脉性室速仍无改善，应在不中断胸部按压的情况下使用血管加压药物（肾上腺素或血管加压素），增加心肺复苏期间的心肌血流灌注，为下次除颤做好准备。

胺碘酮是心脏骤停期间抗心律失常的一线药物，可以增加患者自主循环恢复率和院外或急诊科难治性室颤/无脉性室速患者的存活入院率。当室颤/室速对心肺复苏、电除颤和血管加压药物治疗等无反应时，应考虑使用胺碘酮或二线药物利多卡因。对于 QT 间期延长的尖端扭转室速患者，应使用硫酸镁。

（3）可逆诱因的治疗：诊断和治疗室颤/无脉性室速的可逆诱因对于心脏骤停的复苏非常重要。对于难治性室颤/无脉性室速，急性冠脉缺血或心肌梗死是常见的病因，一旦怀疑心脏骤停由以上病因引起时，应及时行冠脉造影，一旦诊断明确应立即进行介入治疗。

2. PEA/心脏停搏　PEA/心脏停搏为不可除颤心律，无需除颤，应进行心肺复苏，每 2min 检查节律。如果除颤器或监护仪显示患者为规则的心律，应检查脉搏。若患者有脉搏，立即开始复苏后治疗；若患者无脉搏，即患者心律为 PEA，应继续心肺复苏，2min 后再检查。如果心律转为 VF 或无脉性室速，应及时电除颤。

（1）药物治疗：使用血管加压药物（肾上腺素或血管加压素）有助于增加心肌和大脑血流。

（2）可逆诱因的治疗：PEA 往往是由可逆性诱因引起，如果能尽快确认诱因，并及时处理，有可能使心脏恢复灌注节律。低氧血症引起的 PEA，应充分供氧和人工通气，及早建立高级气道。严重容量丢失或脓毒症导致的 PEA 应经验性使用晶体液扩容。对于失血导致的 PEA，应考虑输血治疗。若为肺栓塞，则应经验性溶栓治疗。若考虑张力性气胸，应尽快胸腔穿刺减压。心脏停搏往往是 VF 或 PEA 后的终末期心律，预后极差。

（三）CPR 期间的监测

心电图和脉搏是指导心肺复苏的常用监测指标。目前发现呼气末二氧化碳浓度（Et-CO_2）、冠脉灌注压（coronary perfusion pressure，CPP）和中心静脉氧饱和度（$ScvO_2$）能较好反映患者的情况和治疗的效果。$EtCO_2$、CPP、$ScvO_2$ 与复苏期间患者的心输出量和心肌血流灌注有明显相关性，如果指标低于阈值，自主循环恢复的可能性极低，如果指标显著增加，则提示自主循环恢复的可能性大。

1. 脉搏　救护人员常在胸部按压期间扪诊颈动脉搏动以评估按压的有效性。检查脉搏的时间不应超过 10s，如果 10s 之内不能肯定有脉搏，则应继续胸部按压。

2. 呼气末二氧化碳浓度　呼气末二氧化碳浓度是指呼气末呼出气体中的二氧化碳浓度，通常用二氧化碳分压（$PetCO_2$）表示，正常范围为 35～40mmHg，临床常用 $PetCO_2$ 来判断心肺复苏的质量。对于气管插管患者，心肺复苏期间持续低 $PetCO_2$（＜10mmHg）提示自主循环恢复的可能性小，应考虑通过调整按压参数来提高心肺复苏的质量。如果 $PetCO_2$ 突然增加到正常水平（35～40mmHg），提示自主循环恢复。因此，监测 $PetCO_2$ 有助于优化心肺复苏的按压深度、频率和了解按压人员的疲劳。

3. 冠脉灌注压（CPP）和动脉舒张压　在心肺复苏期间，CPP 与心肌血流和自主循环恢复可能性有明显关系，CPP≥15mmHg，患者有恢复自主循环的可能性，增加 CPP 可能提高24h生存率。但是，获得CPP需要主动脉穿刺和放置中心静脉导管，在心肺复苏期间临床上监测CPP比较困难，可以考虑使用动脉舒张压来代替CPP。动脉舒张压小于17mmHg时，患者自主循环恢复的可能性很低。因此，可以使用动脉舒张压来监测心肺复苏的质量，调整按压参数，指导血管加压药物的使用，也可用于判断自主循环是否恢复。

4. 中心静脉氧饱和度（$ScvO_2$）　$ScvO_2$可以通过中心静脉导管尖端的血氧检测仪持续监测，$ScvO_2$的正常范围为60%~80%。监测$ScvO_2$可了解心肺复苏质量，调整胸部按压参数和判断自主循环是否恢复。心脏骤停和心肺复苏期间$ScvO_2$为25%~35%，提示血流量不足，甚至有研究报道$ScvO_2$若低于30%，自主循环恢复的可能性极低。

5. 脉搏氧饱和度和血气分析　心脏骤停期间，脉搏氧饱和度往往不能可靠反映患者情况，但脉搏氧合波形图对于判断自主循环恢复有一定价值。CPR期间，血气分析不能准确反映组织缺血、高碳酸血症或组织酸中毒的严重性，但复苏后的动态监测有助于评估患者的治疗效果和预后。

6. 超声心动图　复苏期间经胸和经食管超声心动图可用于寻找心脏骤停的诱因，例如心包填塞、肺栓塞和主动脉夹层。

（四）肠外用药的通道

1. 静脉通道　在心脏复苏中，最重要的是高质量的心肺复苏和快速除颤，药物的重要性次之。心肺复苏及确认室颤/无脉性室速并电除颤后，可以建立静脉通道，给予药物治疗，但不能中断胸部按压。外周静脉用药时应进行弹丸式注射，继以20ml液体推注或抬高肢体，促进药物从肢体静脉进入中心循环。

中心静脉与外周静脉通道相比，最大的优势是药物峰浓度更高、药物循环时间更短。此外，中心静脉通道直接进入患者的上腔静脉，可用于监测CVP、$ScvO_2$，估算CPP，预测自主循环恢复的可能性。但是，进行中心静脉置管操作时，可能中断胸部按压，故主张若患者在复苏前已建立中心静脉通道则可通过中心静脉用药；否则，不能为了建立中心静脉通道而中断胸部按压。

2. 骨通道　骨通道是不塌陷的静脉丛，用药后的药效与外周静脉用药相同。在外周静脉塌陷，难以建立外周静脉通道的时候可以建立骨通道，有助于安全有效地进行液体复苏、使用药物、采血样等。

3. 气管内用药　某些药物，如肾上腺素、血管加压素、利多卡因、阿托品和纳洛酮都能经过气管黏膜吸收，进入血液循环。与静脉用药相比，同等剂量药物在气管内使用时血药浓度更低，故应按静脉用药剂量的2~2.5倍给药。

（五）药物治疗

心脏骤停期间，药物治疗的主要目的是帮助恢复和维持自主灌注节律。药物治疗可能增加自主循环恢复率和入院率，但不能改善神经系统的预后和长期生存率。

1. 血管加压药物

（1）肾上腺素：盐酸肾上腺素在复苏时的使用有利有弊。其α受体兴奋作用，可以收缩血管，增加血压，增加CPP和大脑灌注压。但其β受体兴奋作用可能增加心脏做功，增加心肌氧耗，减少心内膜下心肌的灌注。使用方法：盐酸肾上腺素1mg静脉推注/骨通道推注，每3~5min一次。若未能建立静脉通道/骨通道，可采用2~2.5mg气管内注射。

（2）血管加压素：血管加压素是非肾上腺素能外周缩血管药物，可能引起冠脉和肾动脉收缩而影响心、肾灌注。使用方法：血管加压素 40U 静脉推注/骨通道推注，代替第一次或第二次肾上腺素。

2. 抗心律失常药物

（1）胺碘酮：胺碘酮通过影响钠、钾、钙离子通道和阻断 α 受体和 β 受体而发挥作用。可用于治疗对除颤和血管加压药物无反应的室颤/无脉性室速。其主要不良反应是导致低血压。使用方法：胺碘酮首次剂量 300mg IV/IO，第二次剂量 150mg IV/IO。

（2）利多卡因：利多卡因的不良反应较小，但有效性不确切，在无法取得胺碘酮时可考虑使用。首次剂量为 $1 \sim 1.5$mg/kg IV，如果室颤/室速持续存在，可使用 $0.5 \sim 0.75$mg/kg IV，每 $5 \sim 10$min 重复一次，总量不超过 3mg/kg。

（3）硫酸镁：硫酸镁可终止尖端扭转型室速，但对于正常 QT 间期的室速效果不佳。使用方法为 $1 \sim 2$g $MgSO_4$ 加入 5% 葡萄糖注射液 10ml 后静脉缓慢推注。

3. 复苏过程中不推荐常规使用的药物

（1）阿托品：阿托品可对抗胆碱能介导的心律降低和房室结传导降低，但尚无前瞻性对照研究显示阿托品对心脏停搏和 PEA 有效。目前认为在心脏停搏和 PEA 时，常规使用阿托品无显著治疗作用，不推荐常规使用。

（2）碳酸氢钠：心脏骤停和心肺复苏期间的组织酸中毒和酸血症是无血流和低血流所致，受心脏骤停时间长短、血流量和动脉血氧含量影响。适当的机械通气、提高心肺复苏质量、增加组织灌注和心输出量、尽快恢复自主循环是恢复酸碱平衡的首要措施。碳酸氢钠可降低全身血管阻力导致 CPP 降低，还可引起细胞外碱中毒，致使氧离曲线左移，抑制氧的释放。同时，碳酸氢钠与血中的酸作用产生较多的二氧化碳，二氧化碳弥散入心肌细胞和脑细胞引起细胞内酸中毒。因此，只有在某些特殊的情况下，如心脏骤停前即存在代谢性酸中毒、高钾血症或三环类抗抑郁药物过量等，才考虑使用碳酸氢钠。

（3）钙剂：不推荐在心脏骤停过程中常规使用钙剂。

4. 静脉补液　由于血容量的大量丢失引起心脏骤停，往往在心脏骤停（通常为 PEA）前即可出现循环休克的征象，需要积极的抗休克治疗。

（六）缓慢心律失常和快速心律失常的处理

在判读心电图和心脏节律时应与患者的全身情况结合起来评估。如果救护人员进行高级生命支持时仅以节律判读为依据，而忽略患者的临床状况（包括通气、氧合、心率、血压、意识状态和器官灌注不足等），往往可能导致诊断和治疗错误。

1. 心动过缓　若患者不稳定（可表现为急性意识状态改变、缺血性胸痛、急性心力衰竭、低血压等），可使用阿托品。如果阿托品效果不佳，可静脉使用 β 受体兴奋剂，如多巴胺、肾上腺素等加快心率。若需要安置临时起搏器，在等待过程中可使用经皮起搏（图 8 - 12）。

2. 心动过速　若患者不稳定（可表现为急性意识状态改变、缺血性胸痛、急性心力衰竭、低血压及其他休克征象等），评估后怀疑是由于快速性心律失常所致，应立即进行电复律。若患者情况稳定，应仔细判读心电图，明确心动过速的类型，判读步骤如下：①QRS 波的宽窄，即患者是窄 QRS 心动过速还是宽 QRS 心动过速。②QRS 波的节律是否整齐。③若为宽 QRS 心动过速，应明确 QRS 波是单形性还是多形性。判读后，根据结果进行处理（图 8 - 13）。

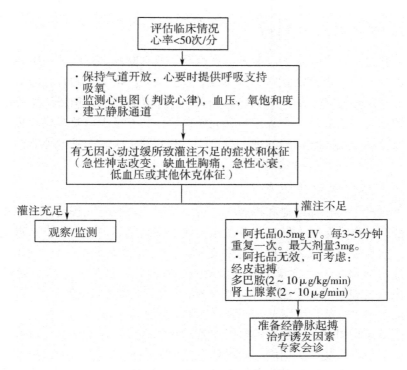

图 8 – 12 成人有症状的心动过缓抢救流程图

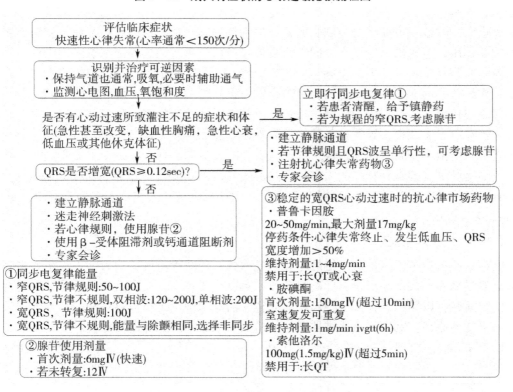

图 8 – 13 成人有脉搏的心动过速抢救流程图

四、心脏骤停后综合治疗

随着现代心肺复苏技术和急诊医务人员技术水平的不断提高，呼吸心脏骤停患者若能得到及时有效的救治，自主循环恢复（ROSC）的成功率可达 40% ~ 60%。但 ROSC 并非治疗的终点，而是复杂的心肺复苏后（postresuscitation）阶段的开始。ROSC 后患者常出现神经系统损害和其他器官功能衰竭，导致相当高的死亡率，只有极少数复苏成功患者存活并重返社会。对心肺复苏后病理生理过程的进一步了解，对心肺、大脑与其他器官的监测和功能维护，有助于降低 MOF 和脑损害导致的死亡。

（一）ROSC 后的病理生理变化

在心肺复苏过程中，机体缺血和再灌注均可引起组织细胞不同程度的功能损害。心脏骤停期间，全身组织发生严重缺血缺氧，并持续存在于整个复苏过程中，直至自主循环恢复才有可能逆转。低氧血症是造成组织损伤的主要原因，无氧酵解途径成为三磷酸腺苷（ATP）的唯一来源，造成细胞内 ATP 含量下降，全身所有脏器均受到损害。脑组织对缺氧的耐受最差，复苏后患者的神经系统功能是否恢复成为心肺脑复苏中的关键。

心肺复苏患者 ROSC 后，组织器官产生再灌流，导致再灌注损伤。各组织器官发生代谢紊乱，功能障碍及结构损伤，严重者可造成多器官功能衰竭。目前认为，再灌注损伤主要与自由基的作用、细胞内钙超载和白细胞的激活三方面因素有关。大量的自由基引起细胞膜脂质过氧化、蛋白功能抑制、核酸及染色体破坏，进而细胞死亡。再灌注期钙离子内流增加，促进氧自由基生成，加重酸中毒，破坏细胞膜，干扰线粒体功能，激活其他酶的活性，加重组织的损伤。缺血－再灌注时白细胞尤其是中性粒细胞聚集、激活，中性粒细胞与血管内皮细胞相互作用，造成微血管损伤，同时释放大量炎性物质，造成周围组织细胞损伤。

国际心肺复苏指南指出，ROSC 后可能出现复苏后的不同变化：①大约 50% 的复苏后患者于发病后 24h 内死亡。主要是因为 ROSC 后，心血管功能处于不稳定状态，12 ~ 24h 后才可逐渐趋向稳定。同时，由于多部位缺氧造成的微循环功能障碍，使有害的酶和自由基快速释放至脑脊液和血液中，导致脑和其他重要脏器功能障碍。②1 ~ 3d 后，心功能和全身情况有所改善，但由于胃肠道的渗透性增加，全身炎症反应的出现，导致多个器官进行性功能不全，特别是肝脏、胰腺和肾脏的损害，可能产生多器官功能障碍综合征（multiorgan dysfunction syndrome，MODS）。③心脏骤停数日后，严重的感染使患者发展为多器官衰竭（multiorgan failure，MOF）。

（二）复苏后管理

复苏后的治疗是高级生命支持的重要组成部分，对减少由血流动力学不稳定、多脏器衰竭引起的早期死亡及由脑损伤引起的晚期死亡具有重要意义。主要治疗目标是重建有效的器官和组织灌注，以期患者存活且神经功能完整。治疗原则：①积极寻找和治疗导致呼吸心脏骤停的可逆性原因。②加强重要脏器功能的监测和维护。③亚低温治疗。

1. 寻找和治疗心脏骤停的可逆性原因　无论在高级生命支持还是在复苏后治疗，5 "H" 和 5 "T" 的搜索和处理必须贯穿复苏始终。急性冠脉血栓事件是非创伤性突发心脏骤停的重要诱发因素，而再灌注治疗对这类心脏骤停患者的预后有重要影响，直接 PCI 治疗使 ST 段抬高性心肌梗死（STEMI）致院外心脏骤停患者的短期和长期生存率均有提高。对

STEMI 致心脏骤停的患者，无论自主循环恢复后意识如何，都应考虑急诊冠脉造影和血管再通治疗，特别是紧急冠脉造影和 PCI 治疗联合亚低温治疗更有助于神经系统功能恢复。

高度怀疑肺栓塞引起的心脏骤停时，可考虑使用溶栓治疗，如组织型纤溶酶原复合物、链激酶或尿激酶等。对心包填塞、张力性气胸的患者应及早明确诊断，积极行穿刺或置管引流。对中毒的患者应尽早明确具体的中毒毒物，有针对性地进行解毒或血液净化治疗。积极发现和纠正各种原因引起的血糖、电解质和酸碱的异常。明确创伤患者的受伤部位和严重程度，必要时尽早安排手术治疗。

2. 加强重要脏器功能的监测和维护

（1）呼吸系统：自主循环恢复后，患者可能仍存在不同程度的呼吸功能障碍，如肺水肿、肺炎或胸廓创伤所致的呼吸功增加等，部分患者尚需要机械通气或高浓度吸氧来维持机体氧合。临床医师应：①在全面体格检查的同时，安排胸部影像学检查确认气管插管的位置和深度，了解有无复苏并发症（如气胸、肋骨骨折等）发生。②检查呼吸频率、呼吸动度及血气分析，进行综合评估，并以此调节呼吸机的通气参数。

调节通气量时，除了要考虑呼吸功能，满足全身组织器官供氧、二氧化碳排出的需要，还要考虑通气对脑部供血的影响。既往有研究者提出高通气可以增加氧供，降低二氧化碳。但目前研究证实高通气不但不能保护脑组织和其他重要组织器官免受缺血的损害，反而还会恶化神经系统功能的预后。一方面，高通气可能使气道压力增加，呼气末胸内压增加，导致脑静脉压增加从而使颅内压增高，脑灌注压降低，脑血流量减少，加重脑缺血。另一方面，持续性低碳酸血症将引起脑血管收缩，减少脑血流量。因此，目前认为自主循环恢复后，机械通气应避免通气量过高，宜将患者的 $PaCO_2$ 维持于正常水平，以免加重脑损伤。一旦患者的自主呼吸增强，就应逐渐降低机械通气辅助程度，直到自主呼吸完全恢复而停机。

对于无肺部原发或继发病变的患者，吸氧浓度宜控制在 60% 以下。如果患者需要持续吸入较高浓度的氧，应判断低氧血症是肺功能障碍或心功能障碍所致。对于既往有呼吸功能受损的患者，复苏成功后可能需要采取增加呼气末正压或提高吸呼比等措施来提高氧合功能。但过高的呼气末正压可能导致心输出量降低和低血压，因此增加呼气末正压时应注意监测患者的心输出量和动脉血压等血流动力学参数。如果并发心功能不全，应同时进行心脏支持治疗。

（2）心血管系统：心脏骤停后的冠脉缺血、心肺复苏过程中电除颤和肾上腺素的使用，及自主循环恢复后的缺血 - 再灌注损伤可导致心肌顿抑和复苏后心功能不全，甚至引起致命性的急性血流动力学紊乱（继发性心脏骤停）或者心源性休克，进一步加重脑和其他器官的缺血性损伤。复苏后最初 24h 的持续低心输出量与多器官功能衰竭所致的早期死亡相关，故自主循环恢复后应尽力支持衰竭的心肌直到心脏恢复有效的泵功能。

1）心功能评估：复苏后对患者心功能的评估应包括重要的病史、体格检查、心电图、血电解质、心肌标志物和超声心动图等。①重要的病史：包括典型和不典型的症状，既往病史和药物使用情况。②体格检查：需要搜寻有无肺血管充血、体循环淤血和心输出量减少的体征。③动态 12 导联心电图检查：应将心电图与心脏骤停前的心电图进行对比，及时发现心电图的变化和心律失常，有助于判断血流动力学不稳定是否与冠脉缺血和心律失常有关。④血清电解质：包括钾离子、钙离子和镁离子等。心脏病患者的血钾水平在一个很窄的范围，因为低钾血症与室颤的发生关系密切，而高钾血症（血钾高于 5.5 ~ 6.0mmol/L）也可增加室颤的发生率，可导致缓慢性心律失常、无脉性电活动或心脏停搏。只有维持血钾浓度在 4.5~5.5mmol/L 之间时，才可降低室颤的发生率。此外，钙镁离子的紊乱对心脏传导系统的影响与钾离子类似，彼此之间还可能存在协同效应。⑤心肌标志物：心肌标志物增高，可能是由于心脏骤停和 CPR 期间的冠状动脉血流减少或停止，导致全心普遍性缺血缺氧、心肌细胞破坏所致，同时也提示心脏骤停可能是急性心肌梗死所致。⑥超声心动图：能评价心脏形态、室壁活动情况、心脏收缩和舒张功能，诊断心功能不全并量化其严重程度，以及识别心包填塞、乳头肌断裂、室壁瘤、胸主动脉破裂和夹层动脉瘤等情况。⑦有创性血流动力学监测：可以帮助制定最合理的补液和药物联合治疗方案，使组织灌注达到最佳状态。

2）液体治疗和正性肌力药物的使用：如果心输出量和肺动脉楔压低，需加强补液。如果充盈压正常，但低血压和低血流灌注持续存在，需给予正性肌力药物，改善心脏泵功能。常用药物：①多巴胺：具有 α 受体、β 受体及多巴胺受体激动作用。复苏过程中，心动过缓和恢复自主循环后造成的低血压状态，常常选用多巴胺治疗。多巴胺的推荐剂量为 5~20μg/（kg·min）。②去甲肾上腺素：是一种强效的 α 肾上腺素能激动剂，同时激动 α_1 和 α_2 受体，对 β_1 受体有一定激动作用。适用于严重低血压（收缩压 <70mmHg）和周围血管阻力低的患者。去甲肾上腺素的起始剂量为 0.5~1.0μg/min，逐渐调节至有效剂量。由于去甲肾上腺素可引起心肌耗氧量增加，在缺血性心脏病患者中使用应慎重。③多巴酚丁胺：主要作用于 β_1 受体、β_2 受体和 α 受体，可以增强心肌收缩力，增加心输出量和心脏指数，降低体循环和肺循环阻力。常用剂量下周围动脉收缩作用较微弱，不显著增加心肌耗氧量。使用多巴酚丁胺可以有效地纠正复苏后心脏收缩和舒张功能不全。④磷酸二酯酶抑制剂（如米力农、氨力农）：选择性抑制心肌磷酸二酯酶而增加心肌细胞内环磷酸腺苷（cAIMP）浓度，促使 Ca^{2+} 调节蛋白磷酸化，从而增加细胞内 Ca^{2+} 循环，具有正性肌力和血管扩张的作用，可以改善复苏后心功能不全。⑤新型的正性肌力药物：左西孟旦是一种 Ca^{2+} 增敏剂，以 Ca^{2+} 依赖性的模式结合到 TnC 的 N 末端的结构域起作用，增强心肌细胞内收缩结构对 Ca^{2+} 的敏感性，在不增加 cAIMP 和细胞内 Ca^{2+} 浓度的前提下达到正性变力作用。具有增加心肌收缩力而不增加心率和心肌耗氧量等优点，被认为是很有临床应用前景的新药。

3）抗心律失常药物和其他治疗：对于各种原因引起的心脏骤停存活者是否预防性使用抗心律失常药物目前尚无定论。对于室颤的患者除颤成功后，可短期给予抗心律失常治疗，如注射胺碘酮、利多卡因或其他抗心律失常药物。β 受体阻滞剂对缺血性心脏病有保护作用，在复苏后阶段，如无禁忌证，可谨慎使用。对复苏后存活且左室射血分数低于 0.35、有室性心律失常病史的患者应考虑使用植入式心脏除颤器（ICD）。

（3）中枢神经系统：大脑的氧合和灌注对于中枢神经系统功能的恢复非常重要。血液循环停止 10s 便可因大脑缺氧而出现意识障碍，2~4min 后大脑储备的葡萄糖和糖原耗尽，4~5min 后 ATP 耗竭，10~15min 后脑组织乳酸含量持续升高。随着低氧血症和（或）高碳酸血症的发展，大脑血流的自动调节能力明显下降。通常情况下，脑血流量由脑灌注压决定。脑灌注压等于平均动脉压与颅内压之差。但在复苏的状态下，情况却有所不同。随着自主循环的恢复，脑组织会出现一过性充血，随后由于微血管功能不良，将出现脑血流的减少。此时，即使脑灌注压正常，脑血流也可能减少。

为维持一定的脑灌注压，复苏后应当将平均动脉压维持在 80~100mmHg，必要时可应用正性肌力药物或血管活性药物。另一方面，控制脑水肿、降低颅内压也是保证脑灌注压的重要措施,方法包括:①避免头颈部过度扭曲,排除低血容量的情况下抬高床头30°。②适当使用脱水药物,目前最常用的是20%甘露醇,静脉快速滴注。并发心、肾功能不全的患者,可考虑使用呋塞米。③有条件情况下给予亚低温治疗。④防治引起颅内压增高的其他因素,如情绪激动、用力、发热、癫痫、呼吸道不通畅和咳嗽等。出现高热的患者予以积极降温的同时,还需搜寻发热原因,进行病因治疗。对于并发抽搐的患者,应立即控制抽搐,适当使用镇静及抗惊厥药物,如地西泮、苯巴比妥等。

除维持脑灌注压以外,保证大脑的氧合非常关键。在高压氧的条件下,血氧含量明显增加,脑和脑脊液氧含量也相应增加,在复苏早期,脑组织仍处于低灌注状态,高压氧治疗效果明显,可收缩脑血管,阻断脑缺氧、脑水肿恶性循环,改善全身缺氧状态,促使脑细胞功能恢复。但高压氧治疗可能引起氧中毒和肺部感染。总之,密切注意复苏后大脑血液灌注和氧合,可以极大地减少继发性脑损伤的发生,最大限度地增加神经系统康复的概率。治疗过程中还应动态观察患者的格拉斯哥评分、瞳孔对光反射、角膜反射及对外界刺激的运动反应等,评估患者的神经功能损伤程度及预后。

(4)肾脏功能:心脏骤停及心肺复苏过程中肾脏的有效灌注不足,甚至在自主循环恢复后,肾脏仍然处于低灌注状态。由于肾脏有良好的自我保护机制,可以耐受短时间的缺血缺氧,多数复苏成功的患者并不出现肾功能受损。但存在高龄、使用肾毒性药物、长时间的心肺复苏、肾上腺素用量过大、既往有肾功能不全、慢性心功能不全及高血压等高危因素时,患者可能出现双肾排泄功能减低,肾小球滤过功能下降,血尿素氮和肌酐升高,伴有水、电解质和酸碱平衡失调及急性肾功能衰竭症状。一般复苏后血肌酐超过 $123.7\mu mol/L$ 或肌酐清除率小于 $70ml/min$,称为复苏后急性肾功能衰竭。

1)监测:对于自主循环恢复的患者,应精确计算出入量。出量包括胃液引流液、腹泻、呕吐物、出汗、呼吸道水分丢失和尿量;入量包括胃肠道及静脉输注液体量。对于复苏后肾功能衰竭的高危患者还应监测中心静脉压、肺动脉楔压、血压、血尿素氮、肌酐、电解质、动脉血气和尿常规等指标。

2)治疗:①尽量避免使用具有明确肾毒性的药物,如氨基苷类抗生素、造影剂和两性霉素 B 等。②积极控制容量负荷,防止电解质紊乱和酸碱失衡。③积极扩容,纠正休克后,若出现尿量减少,及时使用呋塞米等袢利尿剂以增加尿量,减少肾小管阻塞,增加肾小球滤过率。④小剂量多巴胺并不能降低急性肾功能衰竭的患病率和整体死亡率,不推荐在复苏后肾功能衰竭时常规使用。⑤如果患者出现下列情况,可考虑进行肾脏替代治疗:A. 对药物治疗无反应的严重高钾血症。B. 容量过多,肺水肿。C. 严重的代谢性酸中毒(pH < 7.1)。D. 严重氮质血症,并发脑部及心脏等损害。

(5)胃肠道消化功能:对肠鸣音消失和行机械通气并伴有意识障碍的患者,应该留置胃管,有腹胀表现者可考虑行胃肠减压。心肺复苏后机体发生应激反应,易产生应激性溃疡,导致消化道出血。应密切观察患者大便及胃管引流液的颜色和量,适当使用质子泵抑制剂、H_2 受体阻滞剂或铝剂。同时考虑尽早开始胃肠内营养,促进肠道功能恢复,避免肠道菌群移位。

(6)凝血功能:心脏骤停后凝血功能可能发生显著变化,凝血机制异常的严重程度与死亡率相关。对于自主循环恢复的患者,应加强凝血功能的监测,密切观察患者有无栓塞或出血倾向,定期复查 PLT、PT、APTT、FIB、D - 二聚体等指标,发现异常,及时纠正。心脏骤停后几分钟即可发生超过纤溶系统代偿范围的血液凝固反应激活过程，纤维蛋白、凝血酶/抗凝血酶复合物生成增加，血液处于高凝状态。高凝状态常常导致广泛的微血管内血栓形成，从而引起多器官功能衰竭和继发性出血，凝血变化过程类似于弥散性血管内凝血（DIC）。

（7）内分泌及代谢紊乱：心肺复苏后可并发下丘脑–垂体–肾上腺轴的损伤，导致肾上腺组织广泛受损出现肾上腺皮质功能不全，凝血功能异常的患者更为显著。大量的炎性介质可直接抑制肾上腺皮质激素的分泌。肾上腺素和生理应激反应均会导致血糖浓度升高。复苏后高血糖与不良的神经功能预后有密切相关性。用胰岛素严格控制血糖、防止高血糖发生，可降低需要通气支持的危重患者的病死率和感染的发生率。因此，应密切注意监测血糖，根据患者的血糖水平，调整胰岛素剂量，避免高血糖和低血糖的发生。

心脏骤停后常存在酸碱失衡尤其是酸中毒。复苏后机体可能出现严重的酸中毒，乳酸的产生在其中发挥最主要的作用。乳酸的升高间接反映了休克低灌注状态对机体的损伤，往往提示预后不良。足量的肺泡通气和组织血流的恢复是纠正酸中毒的关键，补碱治疗并不能有效改善预后。只有在心脏骤停前即有代谢性酸中毒、高钾血症、三环类或苯巴比妥类药物过量的情况下，应用碳酸氢钠才有效。心脏骤停后也常存在电解质紊乱，应严密监测复苏后血电解质的动态变化并及时加以纠正。

（8）全身炎性反应综合征（systemlc inflammatory response syndrome，SIRS）和脓毒性休克：SIRS 是一个复杂的疾病发展过程，可以启动自身持久的免疫反应，造成局部组织损伤和多脏器功能衰竭。如果 SIRS 为感染所诱发，患者可表现为脓毒血症。脓毒性休克患者发生的多器官功能障碍综合征（MODS）常伴有血管扩张，导致相对的和绝对的血容量不足。

复苏后的最初 12h，有近 40% 的患者出现菌血症。复苏后 48h 内患者常常会出现发热，可能与抢救过程中各项操作的污染（如动、静脉置管）、气道管理中出现误吸、肠系膜缺血后肠道菌群移位及复苏后血清中内毒素和各种细胞因子升高等因素有关。复苏后的感染以肺部感染最为常见，其次是菌血症。严重感染的发生和发展与死亡有直接关系。

临床上怀疑脓毒性休克时，应尽早获取相关标本进行病原学检查，并静脉使用抗生素。最初进行经验性抗感染治疗可选用对抗所有可疑病原微生物（细菌和/或真菌）的强有力的一种或多种药物。在抗生素使用 48～72h 后，应结合临床与病原学检查结果调整抗感染药物，原则是尽量使用非广谱的抗生素，以期达到减少耐药菌产生、降低药物毒性和降低费用的目的。

早期的液体复苏可使用晶体或胶体液补充循环容量。液体复苏的初始治疗目标是使中心静脉压（CVP）至少达到 8mmHg（机械通气患者要求达到 12mmHg），之后通常还需要进一步的液体治疗。补液过程中应密切观察血压、尿量及各器官的容量负荷情况。心脏充盈压（CVP 或肺动脉楔压）增加而血流动力学无改善时，应降低补液速度。纠正低血容量的同时，可考虑使用血管活性药物（去甲肾上腺素或多巴胺）来维持平均动脉压。对大量补液后心输出量仍低的患者，可使用正性肌力药物（如多巴酚丁胺）来增加心输出量，或联合应用正性肌力药物和血管活性药物。充分补液后仍需要血管活性药物来维持血压时可考虑给予糖皮质激素，每日糖皮质激素用量应小于 300mg 氢化可的松。当患者不再需要血管活性药物时，可停用糖皮质激素治疗。

总之，复苏后的监测和处理涉及各个器官系统，复苏后的检查、监测与治疗见表 8–6，

表8－7。

表8－6　复苏后的检查

检查类型	具体检查项目
血液检查	血气分析、血生化检查（肝肾功、电解质、血糖）、血常规、凝血功能（PT、APTT、FIB）、心肌标志物、血清 NSE/S－100*
影像学检查	胸部 X 线/CT、超声心动图、头颅 CT*、脑电图及体感诱发电位*
血流动力学检查	中心静脉压、肺动脉楔压*
其他	心电图、尿常规

注：＊为选择性检查项目。

表8－7　复苏后重症监护与处理

器官系统	监护与处理
呼吸系统	呼吸功能评估（胸部 X 线/CT、动脉血气，呼吸频率及动度）
	调节呼吸机通气参数及吸入氧浓度，以保证正常 $PaCO_2$ 和氧供
	防治肺部感染和肺水肿
	肺栓塞的治疗：溶栓
心血管系统	心功能评估（重要病史、体格检查、心电图、心肌标志物和超声心动图
	必要时监测有创血压和肺动脉楔压）
	维持平均动脉压，必要时应用正性肌力药物和血管活性药物
	抗心律失常治疗（药物治疗、ICD）
	急性冠脉综合征的诊治：紧急冠状动脉造影和 PCI
中枢神经系统	动态评估神经功能、判断预后（GCS 评分、体征、EEG 等）
	头颅影像学检查明确颅内原发或继发性病变
	亚低温治疗
	维持较高的平均动脉压
	控制脑水肿，降低颅内压
肾脏	监测尿量、肾功、血气、电解质等
	避免使用肾毒性药物
	维持充足的肾脏灌注
	肾脏替代治疗
胃肠道	防治消化道出血
	尽早开始胃肠道营养
血液系统	密切观察患者有无栓塞或出血倾向
	定期复查凝血功能
	发现异常，及时纠正
内分泌、代谢	慎用皮质激素
	控制血糖于正常范围
	纠正酸中毒及电解质紊乱

器官系统	监护与处理
脓毒症	监测体温
	病原学检查
	强有力的抗感染治疗
	液体复苏

3. 亚低温治疗　低温治疗对大脑具有多重保护效应，可以同时作用于脑缺血级联损伤反应的多个靶点，其主要保护机制包括保持脂质膜流动性、抑制破坏性酶反应、降低再灌注期间脑低灌注区的氧需、抑制脂质过氧化、减轻脑水肿和细胞内酸中毒、减少脑缺血后神经元细胞凋亡和脑白质损伤、抑制星形胶质细胞增殖等。

对于心脏骤停复苏后自主循环恢复的患者，如血流动力学稳定，自发产生的轻度低体温（>33℃）无需积极复温治疗。因为轻度低体温对患者的神经功能恢复有益，易于耐受，且无严重的并发症。

对于无自发低温而需要主动诱导低温的患者，需要关注的问题包括开始低温治疗的时间、诱导低温的方法、最佳的温度范围、低温维持的时间和复温的方法。

（1）降温时机：对院外发生的室颤所致的心脏骤停，自主循环恢复后仍昏迷的患者，如果血流动力学稳定，主动诱导亚低温将改善患者的生存率和神经系统功能。对院外、院内非室颤引起的心脏骤停患者，自主循环恢复后开始诱导低温，也可能对患者有益。开始亚低温治疗的时间越早越好，但究竟早到何时能使患者受益最大还有待进一步研究。

（2）降温方法：包括使用冰袋、装有循环冷却剂的冰毯、颈动脉冷却液体灌注、一侧颈动脉体外冷却血液灌注、具有化学冷却作用的头盔、含 -30℃溶液的冰帽及冰水鼻腔灌洗等。研究发现，静脉快速输注2L左右4℃生理盐水或乳酸林格氏液能有效降低体温，且不会对生命体征、电解质、凝血功能和呼吸功能等产生显著影响。此法简便、有效、安全，有可能成为院前心脏骤停复苏成功后仍昏迷患者"冷链"治疗的非常重要的第一环。但需要注意的是该技术要求大量快速补液，对于患有肾功能不全或严重肺水肿的患者中使用应慎重。

目前推荐的降温方法为首先使用体表降温和静脉输注低温液体（肾功能不全及肺水肿患者除外）以快速诱导亚低温，随后继续使用体表降温来进一步维持亚低温状态，若患者出现寒战可适当使用镇静剂和肌松剂。

（3）降温范围：亚低温（32～34℃）最为简单有效，推荐低温治疗的降温范围控制在32～34℃。深度低温（28～32℃）可导致包括室颤等的各种心律失常，增加凝血功能障碍和感染的发生率。为避免过度降温导致的严重并发症，降温过程中，医务人员应连续监测体温。

（4）低温维持时间和复温方法：推荐复苏后亚低温治疗12～24h，持续低温24h后，考虑开始复温。复温方法：①自然复温：对热调节机制和内分泌功能已恢复正常的亚低温患者可仅使用自然复温的方法，即停止降温措施，将患者放置在25～26℃房间内，湿化空气，可用毛毯保温，并保护头部和颈部，减少热量的散失。其缺点在于内部温度回升较慢。②主动复温：主动复温包括体外复温和体内复温。体外复温是指直接温暖皮肤，通过已恢复正常的循环系统将体表温暖的血液转运至内部。主要通过加盖被子、温水袋、暖风系统等实现，加温过程中应注意皮肤的保护，小心烫伤。体内复温由于其有创性和潜在的并发症，一般在自然复温和体外复温失败后才使用，可采用40℃的湿暖氧气进行呼吸道升温，静脉快速输注40℃葡萄糖/0.9%氯化钠注射液或将血液体外复温后回输。不管采用何种方式，均要求缓慢复温，温度上升速率不应超过0.25~0.5℃/h。体温高于35℃时，可停用镇静剂及肌松剂。复温后应努力维持患者体温<37.5℃，同时严密监测有无并发症的发生。

（5）低温治疗的并发症：①容量变化：人工降温可引起外周血管收缩，外周血容量明显减少，此时中心静脉压升高，继而多尿；复温时与之相反，外周血管扩张，中心静脉压下降，出现相对低血容量。②电解质异常：降温初期的利尿作用及伴随的细胞内外体液转移，可能导致低钾血症、低磷血症和低镁血症。反之，在随后的复温过程中会出现高钾血症。③凝血功能障碍：低温时血小板黏附聚集，同时外周血小板进入肝、脾增多，导致血小板数量减少，而且低温时血小板的功能减弱，凝血酶活性受抑制，可能出现凝血功能障碍，PT、APTT延长，纤维蛋白原减少，严重时可出现DIC。④心律失常：心律失常的发生多与体温过低（32℃以下）、降温速度过快有关。心电图常常表现为P-R间期延长、QRS波增宽、Q-T间期延长、S-T段抬高和QRS波后出现圆顶状或驼峰状波型，即所谓Osborn波或驼峰波。随着体温的降低，还可能出现窦性心动过缓、房颤、房扑、房室传导阻滞等，严重者可致心室异位心律和室颤。⑤血糖变化：低温时胰岛素分泌减少，组织对胰岛素的敏感性降低，容易发生高血糖。⑥感染：低温期间免疫功能受抑制，容易发生全身感染，尤其是呼吸道感染，严重者可致脓毒症。⑦压疮和冻伤：亚低温治疗时局部抵抗力减弱，压疮和冻伤发生的危险性增加。

（三）预后的判断

循环停止超过2~3min的患者在自主循环和呼吸恢复后可能仍表现为昏迷状态。其中部分患者可逐渐康复，神志恢复。但也有相当多的患者最终不能完全清醒，持续处于植物状态，甚至逐渐发展至死亡。对复苏后患者最终预后的判断已成为目前医护人员和患者家属最关心的问题，相关的研究层出不穷。下列指标可能有助于复苏后最终预后的判断：①如果心脏骤停患者的瞳孔对光反射、角膜反射和对疼痛刺激的回缩反射和伸肌运动反射消失超过24h，往往提示预后差。若运动反射消失超过72h，则高度提示预后极差，死亡可能性大。②如果患者在心脏骤停后24h内出现癫痫持续状态，也往往提示预后不良。③自主循环恢复后每日检查血清神经元特异性烯醇化酶（neuron-specific enolase，NSE）水平，若有1~3次检测结果超过33μg/L，可提示预后不良，动态观察血NSE浓度更具有临床意义。④神经胶质标志蛋白S-100与NSE相似，脑损伤后高水平的S-100也同样提示预后不良。⑤诱发电位可监测脑皮质功能和脑干功能，且不受睡眠、意识和镇静药物的影响。监测复苏后患者的躯体感觉诱发电位有助于对神经功能预后的判断。复苏后1~3d内双侧皮质躯体感觉诱发电位缺失提示预后不良。⑥脑电图检查有助于对原发病损部位、复苏后脑损伤严重程度的判断，以协助预测预后。脑电图全面抑制或癫痫样活动可提示预后不良。⑦脑部影像学检查（如CT、MRI、PET等）有助于明确患者发生意外时是否存在因跌倒引起的颅脑损伤或者心脏骤停本身是否就是由颅内病变所引起。部分拟行抗凝或溶栓治疗的昏迷患者在治疗前也必须行头颅CT排除脑出血。但是脑部影像学检查对复苏后神经功能预后的判定无太大价值。⑧与CPR相关的影响因素，如缺氧时间、CPR持续时间、心脏骤停原因（心源性或非心源性）及心律失常类型等对预测预后有帮助。但治疗过程中使用镇静剂、神经肌肉阻滞剂、低温治疗等因素可能影响上述临床检查与辅助检查的可靠性，判断复苏后预后时应综合考虑各相关因素。

复苏后阶段以血流动力学不稳定、神经系统功能损害和实验室检查异常为突出表现，患者可能发生多器官功能衰竭。复苏后治疗的目的是进一步稳定生命体征，纠正实验室检查指标的异常，支持器官功能，增加神经系统完全恢复的可能性。对于提高患者的远期生存率、改善患者的神经系统功能、提高患者的生活质量非常关键。由于治疗可能涉及全身各个器官系统，需要从整体着眼来实现患者内环境的平稳与稳定。亚低温治疗、冠脉介入治疗等手段可能改善患者的预后，但还有许多细节问题需要进一步研究。

（邵　锋）

第四节　婴儿和儿童生命支持

婴儿的主要死因为先天性畸形、早产并发症和婴儿猝死综合征。一岁以上儿童的主要死因是创伤（如车祸伤），创伤后心脏骤停的存活率低。因此，儿童心肺复苏更强调围骤停期的预防，减少创伤导致的心脏骤停。儿童生命链与成人生命链略有不同（图 8 - 14），儿童生命链的五环分别为预防（Prevention），早期心肺复苏（early CPR），快速启动急救系统（prompt access to the emergency response system），尽快高级生命支持（rapid pediatric advanced life support，PALS），心脏骤停后综合治疗（integrated post - cardiac arrest care）。

图 8 - 14　儿童生命链

（一）婴儿和儿童基本生命支持

与成人基本生命支持相似，儿童基本生命支持也需要判断患儿的反应和呼吸。如果患儿无反应、无呼吸或仅有叹气样呼吸，提示患儿发生心脏骤停。

1. 检查反应和呼吸　救护人员在确认环境安全后，应轻拍患儿并在患儿双侧耳边大声呼叫患儿的名字。患儿如果有回答或有肢体活动或发出声音都提示患儿有反应。如果患儿无反应，应检查患儿呼吸。对于非专业人员而言，如果患儿无呼吸或只有叹气样呼吸，应该立即开始心肺复苏。

2. 检查脉搏　如果专业人员在现场，发现患儿无反应、无呼吸或只有叹气样呼吸时，应检查脉搏。对于一岁以下的婴儿，推荐检查肱动脉搏动，一岁以上的儿童则可以检查颈动脉或股动脉搏动。如果 10s 内不能确认患儿有脉搏，应该立即开始心肺复苏。

检查发现患儿有脉搏，且 >60 次/min，但有明显呼吸障碍，应立即以 12 ~ 20 次/min 的频率进行人工通气，直到自主呼吸恢复。在这一过程中，应每 2min 检查一次患儿的脉搏，每次检查时间不超过 10s。如果患儿有脉搏，但脉搏 <60 次/min，且在吸氧和辅助通气的条件下仍有灌注不良的征象（如苍白、皮肤花斑、发绀等），也应立即开始胸部按压。由于婴

儿和儿童的心输出量在很大程度有赖于心率，显著的心动过缓伴灌注不良提示患儿心输出量极低，即将发生心脏骤停，此时开始心脏按压比等到完全心脏骤停再开始按压患儿的生存率更高。

3. 胸部按压　与成人基本生命支持相同，儿童和婴儿的基本生命支持仍以胸部按压开始。按压要求快速而有力，按压频率至少 100 次/min，按压深度至少为患儿胸廓前后径的 1/3 或 1 岁以下的婴儿按压深度 4cm，1 岁以上的儿童按压深度 5cm。放松时应让患儿胸廓完全回弹。尽量减少对胸部按压的中断。对于婴儿，如果现场只有一名救护人员（无论是专业人员还是非专业人员），应采用两指按压法进行胸部按压（图 8 - 15）。按压的位置在两乳头连线的下方。不要按压剑突或是肋骨。如果现场有两名或两名以上救护人员，其中一人可以采用两拇指环绕法进行胸部按压（图 8 - 16）。使用该法时，救护人员两手环抱患儿胸廓，并将两手的大拇指放在胸骨的三分之一，按压时两拇指将胸骨压下。

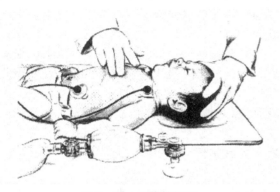

图 8 - 15　两指按压法

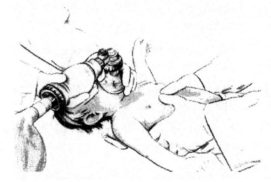

图 8 - 16　两拇指环绕法

对于儿童，非专业人员和专业人员应该根据患儿体型采用单手或者双手的掌根按压在胸骨下半段。无论采用哪种方法，都应该保证足够的按压深度和放松时的胸廓完全回弹。如果现场有两名或两名以上的救护人员，应该每 2min 更换一次按压者。

4. 开放气道和人工通气　如果现场只有一名救护人员，推荐按照 30 : 2 的比例进行按压和通气，按压 30 次之后，以仰头抬颏法开放气道，然后做两次人工通气。如果现场有两名或两名以上的救护人员，可以由一名救护人员进行胸部按压，另一名救护人员开放气道并进行人工通气，按压和通气的比例为 15 : 2。对于一岁以下的婴儿，可以进行口对口鼻人工呼吸。对于一岁以上的儿童，可以采用口对口人工呼吸。每次吹气时间约为 1s，吹气量以能引起胸廓起伏为宜。

5. 电除颤　儿童被目击心脏骤停时（例如在运动过程中发生心脏骤停），很可能是发生室颤或无脉性室性心动过速，需要立即心肺复苏和电除颤。很多 AED 对于识别儿童的可除颤心律具有较高的特异性，部分 AED 还配备了递减型能量的功能，以便适合婴儿和 8 岁以下的儿童使用。对于婴儿，推荐在专业人员确认可除颤心律后使用手动除颤器除颤。除颤能量推荐为 2J/kg。如果首次除颤不成功，可以将能量增加至 4J/kg。如果没有手动除颤器，也可以使用带有儿童衰减能量的 AED 除颤。如果既没有手动除颤器，也没有带有儿童衰减能量的 AED，可以选用普通 AED 除颤。无论选用哪种除颤器，除颤之后都应该立即恢复胸部按压和人工通气，2min 后再重新评估心律。

6. 单纯胸部按压的心肺复苏　对于婴儿和儿童，最佳的心肺复苏方法应该把胸部按压和人工通气结合起来。在婴儿和儿童中，窒息导致的心脏骤停比心源性原因（如室颤或无脉性室速）所致的心脏骤停更为常见，通气对于窒息所致心脏骤停尤为重要。即使是窒息性心脏骤停，也应注意避免过度通气。总的来说，联合按压和通气的心肺复苏对于婴儿和儿童是最佳的复苏方法，但是在无法完成通气的情况下，仅做胸部按压也比不复苏的结果好。

（二）婴儿和儿童高级生命支持

窒息性心脏骤停是婴儿和儿童发生心脏骤停的常见原因，往往以全身低氧血症、高碳酸血症、酸中毒开始，逐渐进展到严重心动过缓和低血压，最终发展为心脏骤停。室颤和无脉性室速在院内外儿童心脏骤停中仅占 5% ~ 15%，随着年龄的增长，室颤和无脉性室速的发生比例逐渐增加。

婴儿和儿童的高级生命支持往往是在医疗机构内完成，故推荐成立复苏小组，多人协作，共同完成包括侵入性监测在内的高级生命支持措施。高级生命支持过程中应注意：①一名救护人员立即开始胸部按压，另一名人员尽快开始球囊面罩通气。②有效的儿童高级生命支持有赖于高质量的基本生命支持，在高级生命支持的同时一定要注意基本生命支持的所有细节。③在两名救护人员进行按压和通气的同时，其他救护人员应该完成心电监护、获得除颤器、建立静脉通道、计算好用药量并准备好药物。

1. 呼吸衰竭的识别　呼吸衰竭表现为通气不足和（或）氧合障碍。出现下列征象时应考虑呼吸衰竭：①呼吸频率增加，出现呼吸窘迫的征象，如鼻翼翕动、反常腹式呼吸等。②呼吸频率过慢，呼吸音减弱，或出现叹气样呼吸，尤其是伴有意识障碍时。③充分给氧后仍发绀。

2. 休克的识别　儿童常见的休克类型是低血容量休克。分布性休克、心源性休克和梗阻性休克都较少见。休克代偿期的典型征象包括：①心动过速。②肢端冰凉、苍白。③环境温暖时，毛细血管充盈时间大于 2s。④外周动脉搏动弱。⑤收缩压正常。如果进入失代偿期，除了上述征象外，还会出现：①意识障碍。②小便量减少。③代谢性酸中毒。④呼吸急促。⑤中心动脉搏动弱。⑥皮肤出现花斑样改变。

3. 气道管理　口咽通气道和鼻咽通气道也可用于儿童，但应注意根据儿童的年龄和体型选择合适的型号。如果球囊面罩通气效果不佳，且无法进行气管插管，儿童也可以使用喉罩来开放气道并支持通气。一旦气管插管或其他高级气道建立，按压人员持续以至少 100 次/min 的频率进行按压，通气人员以 8 ~ 10 次/min 的频率进行人工通气，注意避免过度通气。

4. 氧疗　儿童心肺复苏期间，可使用 100% 纯氧进行通气。一旦循环恢复，应监测氧饱和度，并将吸入氧浓度调至能使氧饱和度维持在 94% 以上的最低值。值得注意的是，要维持足够的氧输送，不单需要足够的氧饱和度，还需要足够的血红蛋白浓度和心输出量。

5. 监测

（1）心电监护：持续心电监护有助于评估心律变化，明确治疗的效果。

（2）超声心动图：超声心动图有助于了解心脏骤停的原因，帮助发现心包填塞、心室充盈不良等。但需注意，应尽量减少因为做超声心动图而中断胸部按压。

（3）呼气末二氧化碳（$PetCO_2$）：$PetCO_2$ 的监测有助于判断心肺复苏的质量和了解自主循环是否恢复。

6. 用药途径

（1）外周静脉通道（IV）：年龄和体型越小的患儿，外周静脉通道的建立就越具有挑战性。对于危重症患者，不要为建立外周静脉通道而耽误太多时间。

（2）骨通道（IO）：对于心脏骤停的患儿，用药途径可以首选骨通道。因为骨通道的建立快速、安全、有效，所有静脉使用药物都可以通过骨通道使用，也可以通过骨通道采血标本。

（3）中心静脉通道：中心静脉通道的建立比较耗时，不推荐作为急救时建立的首选通道。但如果心脏骤停前中心静脉通道和外周静脉通道均已建立，复苏时应优先选择中心静脉通道用药。

（4）气管内给药（ET）：如果复苏时血管通道和骨通道难以建立，脂溶性的复苏药物可以通过气管导管内给药，如利多卡因、肾上腺素、阿托品和纳洛酮等。利多卡因、阿托品、纳洛酮的气管内使用剂量为静脉剂量的 2～3 倍，而肾上腺素的气管内使用剂量则为静脉剂量的 10 倍。碳酸氢钠、钙剂等非脂溶性药物会损伤气道，不推荐气道内使用。

7. 药物使用　婴儿和儿童高级生命支持中的常用药物及剂量见表 8－8。

表 8－8　婴儿和儿童高级生命支持中的常用药物及剂量

药物	剂量	备注
腺苷	首剂：0.1mg/kg（最大剂量6mg）	监测心电图
	第二剂：0.2mg/kg（最大剂量12mg）	IV/IO 快速推注
胺碘酮	5mg/kg；重复使用时剂量可增加至15mg/kg，最大单剂量300mg	监测心电图和血压，根据心律调节给药速度。使用时应结合专科医师意见。
阿托品	0.02mg/kg IV/IO	有机磷中毒时可提高使用剂量
	0.04～0.06mg/kgET	
	可重复使用	
	最小剂量：0.1mg	
	最大单剂量：0.5mg	
肾上腺素	0.01mg/kg IV/IO	每3～5min 重复一次
	0.1mg/kgET	
	最大剂量1mg IV/IO 或 2.5mgET	
葡萄糖注射液	0.5g/kg IV/IO	新生儿：5～10ml/kg（10% GS）
		婴儿和儿童：2～4ml/kg（25% GS）
		青少年：1～2ml/kg（50% GS）
利多卡因	1mg/kg IV/IO	
	20～50μg/kg/min	
硫酸镁	25～50mg/kg IV/IO（推注10～20min，尖端扭转室速时可加快速度）	
	最大剂量2g	
纳洛酮	年龄<5 岁或体重≤20kg：0.1mg/kg IV/IO/ET	对抗阿片类药引起的呼吸抑制时可减小剂量（1～5μg/kg逐渐加量）
	年龄≥5 岁或体重>20kg：2mg/kg IV/IO/ET	

（邵　锋）

第五节 特殊情况下的心肺复苏

在某些特殊的情况下，如过敏、妊娠、中毒、创伤、溺水、电击和自缢等，围心脏骤停期的病理生理可能与常规情况下不同。因此，围骤停期的处理和/或基本生命支持、高级生命支持的方法也随之而有所调整，需要特别关注。

一、过敏

过敏是涉及皮肤、呼吸、消化和循环等多系统的高免疫应答反应，严重过敏可导致气道完全梗阻，并因血管源性休克而引发循环衰竭。如果未及时处理，过敏导致的血管扩张和毛细血管通透性增加可能引起显著的前负荷降低和相对的循环血量不足，进而导致心脏骤停。过敏性休克时出现的心肌缺血、急性心肌梗死、恶性心律失常和心血管抑制也是导致血流动力学恶化和心脏骤停的原因。

过敏患者发生心脏骤停后应按照标准基本生命支持和高级生命支持流程进行心肺复苏。过敏患者重在防止心脏骤停发生，在发现过敏征象时及时进行干预，快速进行气道、呼吸和循环支持是至关重要的。

（一）气道管理

发现患者出现过敏征象时，应尽早评估患者的气道通畅情况，及时进行干预。一旦发现患者有口咽部或喉部水肿的风险，应早期快速建立高级气道。严重过敏时，患者可出现声嘶、舌水肿、喉喘鸣及口咽部水肿等困难气道的表现，此时应立即通过环甲膜切开、气管切开等方法建立高级气道。

（二）循环管理

1. 早期循环支持　一旦发现患者有全身性过敏反应的征象，尤其是低血压、气道水肿或呼吸困难，应尽快肌内注射肾上腺素。肌内注射肾上腺素的推荐剂量为每次 $0.2 \sim 0.5 \text{mg}$，肌内注射的最佳部位为大腿中段前外侧。

2. 液体复苏　过敏所致的血管源性休克往往需要积极的液体复苏，如果血管活性药物不能快速改善患者低血压休克状态，应快速静脉输注 1 000ml 等张晶体液（如生理盐水）。

3. 血管活性药物　过敏性休克时应建立静脉通道，静脉注射肾上腺素缓解休克状态。对于未发生心脏骤停的过敏性休克患者，可静脉推注肾上腺素 $0.05 \sim 0.1 \text{mg}$，也可考虑在输注晶体液的同时静脉输注肾上腺素 $5 \sim 15 \mu\text{g/min}$。由于肾上腺素过量可能致命，在未发生心脏骤停患者静脉使用肾上腺素时，应严密监测患者的生命体征，尤其是血流动力学指标。其他血管活性药物包括血管加压素、去甲肾上腺素和甲氧胺和间羟胺，主要用于对肾上腺素治疗无反应的过敏所致心脏骤停患者。

4. 其他　对于过敏所致心脏骤停患者，还可以考虑使用体外循环等高级技术进行循环支持。抗组胺药（H_1 和 H_2 受体拮抗剂）、吸入性 β 激动剂及激素也可考虑用于过敏所致的心脏骤停。

二、妊娠

妊娠状态下心脏骤停的发生率为 1 ∶ 200 000 尽管发生心脏骤停的孕妇往往比其他心脏

骤停患者更年轻，但存活率却更低。

对孕妇进行心肺复苏时，救护人员会同时面对两个患者即母亲和胎儿。只有母亲存活时，胎儿存活的可能性才较大。

（一）孕妇心脏骤停的预防

对于高危孕妇应使用以下措施预防心脏骤停的发生：

（1）让患者完全左侧卧位以减轻子宫对下腔静脉的压迫，避免因下腔静脉回流减少而导致的低血压。

（2）吸入纯氧。

（3）建立能回流至上腔静脉的静脉通道。

（4）如果孕妇的收缩压低于100mmHg或低于未发病水平的80%就应该进行治疗。可以静脉输注晶体液和胶体液以增加前负荷，避免胎盘灌注不足的发生。

（5）积极寻找和处理原发病。

（二）孕妇心脏骤停后的心肺复苏

1. 患者心肺复苏时的体位　由于妊娠子宫可能压迫下腔静脉，导致静脉回流受阻，引起每搏量和心输出量的减少。左侧倾斜位时可减轻下腔静脉的压迫，进而改善血压、心输出量和搏出量等血流动力学指标，也可改善胎儿氧合、心率等参数。

临产孕妇发生心脏骤停时，可首先在患者仰卧位下将子宫推向左侧。如果不能改善心肺复苏的质量，可以将患者的右侧垫高27°~30°，使患者保持左侧卧位。如果将子宫推向左侧或左侧卧位均不能获得好的胸部按压效果，应考虑进行紧急剖宫产。

2. 气道　妊娠时，气道黏膜会发生一系列变化，包括水肿、脆性增加、分泌物增加及充血等。孕晚期时，上气道的直径可能比未妊娠时或产后的上气道直径更小。因此，妊娠状态下的气道管理比非妊娠状态更困难。左侧卧位时气道管理的难度进一步增加。对于心脏骤停的孕妇，球囊面罩通气应使用100%的纯氧，及时吸痰，同时做好建立高级气道的准备。

3. 呼吸　由于孕妇的膈肌上抬，通气量减少、功能残气量减少，且肺内分流量增加，氧需明显增加，可能在短时间内发生低氧血症。救护人员应积极进行氧疗和通气支持，并严密监测氧饱和度。

4. 循环　由于孕妇的膈肌升高，发生心脏骤停后，胸部按压的部位应略高于常规推荐部位。孕妇的肾小球滤过率和血容量都增加，但心脏骤停后复苏时的药物和使用剂量均与前述成人心肺复苏的药物使用相同。

5. 除颤　孕妇心脏骤停时，可以使用AED进行除颤。使用手动除颤仪除颤时，除颤能量与成人心肺复苏时的除颤能量相同。

（三）可逆性诱因的治疗

除5"H"与5"T"因素外，孕妇还有一些特殊的妊娠相关的疾病或并发症可能引起心脏骤停。

1. 心脏疾病　引起孕妇死亡的最常见心脏疾病是心肌梗死，其次是主动脉夹层、先天性心脏病和肺动脉高压。随着妇女妊娠年龄的增大，动脉粥样硬化性心脏疾病的发生率增加。妊娠妇女发生心肌梗死的风险是非妊娠妇女的3~4倍，且发病率有逐年增加的趋势。妊娠是使用溶栓剂的相对禁忌证，故ST段抬高性心肌梗死应选择PCI进行再灌注治疗。

2. 硫酸镁中毒　轻者表现为心电图 PR 间期延长、QRS 波宽度增加、QT 间期延长，严重者表现为房室结传导阻滞、心动过缓、低血压和心脏骤停。神经系统表现为腱反射消失、肌力显著下降、呼吸抑制等。其他的表现包括恶心呕吐、皮肤潮红和水电解质失衡等。肾功能衰竭和代谢紊乱的患者可能在较低剂量时即发生硫酸镁中毒。医源性的药物过量也是引起硫酸镁中毒的原因。临床上，经验性使用钙剂可能挽救硫酸镁中毒患者的生命。

3. 子痫和先兆子痫　子痫和先兆子痫往往发生在孕 20 周以后，可能引起严重高血压和广泛的器官、系统功能衰竭，如果不及时处理，可能导致孕妇和胎儿的死亡。

4. 致命性肺栓塞　尽管妊娠是使用溶栓剂的相对禁忌证，但文献报道对于怀疑由致命性大面积肺栓塞引起心脏骤停的孕妇，心肺复苏期间使用溶栓治疗可能提高患者的出院生存率和远期神经系统预后。有条件时，也可以考虑进行经皮机械血栓切除术和外科栓子切除术。

5. 羊水栓塞　对于分娩时发生致命性羊水栓塞的患者，可以在有条件的情况下使用体外循环抢救心脏骤停。围骤停期剖宫产也有助于这类孕妇和胎儿的存活。

（四）紧急剖宫产

对于子宫明显增大的孕妇，发生心脏骤停时，如果认为心脏骤停与子宫对主动脉和下腔静脉的压迫造成的血流动力学改变有关，无论胎儿是否成熟，都应考虑紧急行剖宫产术。一旦救护人员做好接生婴儿的准备，就应该启动高级生命支持流程，并积极寻找和治疗可逆性诱因。

三、中毒

中毒是指各种类型毒物进入人体，对机体的组织器官生理功能及结构等产生损伤的过程。其损伤的靶位往往在细胞水平，严重时可以造成细胞受体、离子通道、细胞器和化学途径的功能损伤，最终导致重要脏器衰竭。损伤的程度受毒物的理化性质、接触量、接触时间、毒物进入机体的途径、个体敏感性等多方面因素的综合影响。针对中毒所致心脏骤停或严重心血管功能不稳定（包括呼吸抑制、低血压、致命性心脏传导功能异常等）的患者，围心脏骤停期如何处理值得高度重视。

（一）严重中毒患者的早期处理

严重中毒患者的早期处理往往始于气道保护、呼吸和循环支持，再进行快速评估。患者有可能无法提供毒物暴露的准确病史，救护人员采集病史时应注意询问患者的陪伴人员，关注可能存放毒物的容器，了解患者的用药史及既往的医疗情况。

胃肠道脱毒（洗胃、全肠道灌洗和使用吐根糖浆等）是口服中毒治疗的主要方法之一。对于无特效解毒剂的致命毒物中毒，推荐在中毒 1h 内口服活性炭吸附消化道摄入的毒物。活性炭的使用必须在气道受到保护的前提下进行，避免误吸风险。

（二）中毒综合征

中毒综合征是指由一系列症状、体征和实验室检查结果组成的、能提示特异性毒物中毒的临床综合征。通过临床表现的识别，救护人员可能做出诊断并开始初步治疗。需要注意的是，中毒引起的各种症状和体征并不具有特异性，其他疾病也可能出现同样的表现，在毒物暴露史不明确的情况下应仔细鉴别诊断。

（三）中毒所致心脏骤停的心肺复苏

对于严重中毒患者，保护好气道、进行呼吸和循环支持非常重要。一旦患者发生心脏骤停，基本生命支持和高级生命支持的方法与标准成人心肺复苏一致。

四、创伤

创伤所致心脏骤停患者的基本生命支持和高级生命支持与非创伤心脏骤停患者基本一致，仍然强调气道、呼吸和循环的支持。创伤导致心脏骤停的复苏效果并不好，如果能及时发现可逆性诱因并积极处理和纠正，仍有可能挽救患者生命的可能。常见的诱因包括低氧血症、低血容量、气胸或心包填塞导致的心输出量降低及低体温。

（一）创伤患者围心脏骤停期的处理

对于多发伤或头颈外伤患者，应进行颈椎固定。手法开放气道时，首选方法为托下颌法。患者呼吸状态不佳或面部出血多，在保证颈椎稳定性的前提下使用面罩通气，如果球囊面罩通气不能提供有效的呼吸支持，应积极建立高级气道。如果无法建立高级气道，可考虑进行环甲膜切开。正压通气时单侧呼吸音降低，应考虑气胸、血胸或膈肌破裂的可能性并进行积极处理。

充分保护气道、充分氧合和通气后，应进行循环的评估和支持。对外出血进行积极止血，显著容量不足时应进行液体复苏。心包填塞是创伤后心脏骤停的重要原因之一，快速诊断和超声引导下的心包穿刺引流是缓解心包填塞安全而有效的方法。在现场紧急情况下，即使无法进行超声引导，如考虑心包填塞也应该进行急诊心包穿刺。对创伤引起的心包填塞尤其是心包内大量血凝块形成的患者，开胸手术治疗可能比穿刺引流效果更好。部分创伤患者，尤其是胸部开放性损伤患者可能需要开胸心肺复苏。

创伤时最容易发生的骤停心律是无脉电活动，往往发生于严重低血容量、低体温、心包填塞或张力性气胸等情况。此外，缓慢性心律失常也是创伤时常见的心律失常，主要见于严重低血容量、低氧血症或呼吸循环衰竭。

（二）心脏震荡伤

心脏震荡伤是在心脏复极期对前胸部的钝性打击导致钝性心脏损伤而触发的室颤或猝死事件。心脏震荡伤主要发生于儿童和18岁以下的青少年，多是在娱乐性或竞技性运动过程中发生，发病过程短暂，病死率高。钝性心脏损伤可能导致心肌挫伤，发生心电图改变和心律失常。在心脏复极期，即使是小范围的击打，也可能引发室颤，快速电除颤、及时的基本生命支持和高级生命支持能有效挽救患者生命。

五、溺水

溺水是指人淹没入水中或其他液体中，呼吸道堵塞或喉、气管发生反射性痉挛，引起窒息和缺氧，肺泡失去通气、换气功能，从而导致一系列病理生理改变（缺氧和二氧化碳潴留）。患者溺水后被救而致溺水过程中断，称为"非致命性溺水"，如果患者因于溺水而死，则为"致命性溺水"。

溺水后若能及时救治，极有可能挽救生命。尽管长时间淹溺的患者在长时间心肺复苏后存活率并不高，但仍有长时间淹溺后复苏成功，且无神经系统损伤的成功案例。因此，对所有溺水者除非出现尸僵、尸斑、尸体腐烂、头颅离断伤、躯体横断伤等明确的死亡征象，否则都应进行积极现场复苏，并在适当的时候转运回医院。

（一）心肺复苏的顺序

溺水致死的主要原因低氧血症。在溺水致心脏骤停时，与常规心肺复苏的 C－A－B 顺序不同，心肺复苏应采用 A－B－C 的顺序，就是以开放气道为心肺复苏的开始，接着进行两次人工呼吸，然后再进行胸部按压。

（二）水中救援

溺水患者颈椎损伤的发生率极小，且水中固定颈椎时可能阻碍开放气道和人工呼吸，只有高度怀疑头部和颈椎损伤时才需要在水中固定颈椎。不推荐水中检查脉搏和胸部按压。抢救溺水者最重要的措施就是快速进行人工通气，对于意识丧失的患者，在浅水区或浮出水面时即可开始通气支持。由于救护人员难于在水中同时完成捏闭鼻孔、支撑头部和开放气道等动作，可采用口对鼻人工呼吸代替口对口人工呼吸。

（三）岸上救援

一旦溺水者被救上岸，如果仍无意识和呼吸，就应该进行人工呼吸和胸部按压，并尽快使用 AED 或除颤器，确认可除颤心律后立即除颤。

溺水时，部分患者由于喉痉挛或屏气并没有将水误吸入肺内。另一部分有误吸的患者，吸入的水也会很快在肺泡内被吸收进入循环，无需考虑清除气道内的水。任何清除气道内的水的措施（如腹部冲击法或倒水）都有可能因为延误人工通气的时机和增加呕吐的风险而显著增加死亡率，不推荐使用。

在岸上进行人工呼吸或胸部按压时，患者有可能呕吐。此时应让患者侧卧，用手指、布类或负压吸引将呕吐物清除。如果怀疑有颈椎损伤，翻转患者时应注意将患者的头、颈、躯干作为一个整体来转动，以保护颈椎。

六、电击伤

电击伤分为普通电击伤和闪电击伤，均可通过电流直接作用于心、脑、细胞膜和血管平滑肌而引起致命性后果。电击伤也可以导致多发伤，包括脊柱损伤、肌肉拉伤、电击后坠落所致的内脏损伤、骨骼肌痉挛导致的骨折等。电流经过身体时电能转化为热能还可以导致身体的热烧伤。

（一）普通电击伤

高压电击伤容易产生致命后果。交流电击伤可能导致骨骼肌痉挛性收缩使患者难以与电源分离，导致电流长时间作用于身体。交流电击伤时，电流在心脏的相对不应期经过心脏的可能性更大，电流作用容易诱发室颤，类似于在非同步电复律时产生的 R－on－T 现象。

（二）闪电击伤

闪电击伤致命的首要原因是室颤或心脏停搏所致的心脏骤停。闪电击伤时，强大的直流电瞬间通过心脏，使整个心脏同时除极。大部分情况下，心脏固有的自律性能自发恢复规则的心脏灌注节律。但是，闪电击伤后的呼吸中枢抑制和胸廓肌肉痉挛所致的呼吸骤停可能不会因为自主循环的恢复而恢复呼吸，若不及时进行有效的呼吸支持，恢复自主心脏节律的患者可能由于低氧血症而再次发生心脏骤停。

闪电可能引起大量儿茶酚胺释放或自律性改变，导致患者出现高血压、心动过速，QT间期延长和一过性 T 波倒置等非特异性心电图改变，以及心肌坏死等。闪电也可能导致脑出血、水肿、小血管损伤和神经元损伤等对外周神经系统和中枢神经系统损伤，由此诱发心脏骤停。

（三）心肺复苏时的注意要点

救护人员在现场急救时应注意保护自己免遭电击。急救前应确认现场环境安全，电源已关闭或电源已与患者分离。电击伤致心脏骤停患者的心肺复苏，按照前述标准进行基本生命支持和高级生命支持。

（1）因为闪电击伤后未发生呼吸心脏骤停的患者和发生骤停后得到及时救治的患者存活率较高，即使心脏骤停至开始心肺复苏的时间较长，复苏仍可能有效。所以，如果闪电同时击伤多人，救护人员应首先救治发生心跳呼吸骤停的患者。对于仅发生呼吸骤停的患者，只需进行通气支持和氧疗即可避免继发性低氧性心脏骤停的发生。

（2）无论哪种电击伤，患者均存在头颈部创伤的可能性，抢救时应注意保护脊柱的稳定性。

（3）急救时应去除高温的衣物、鞋袜和皮带等，防止进一步热烧伤。

（4）对于面部、口部、颈前部电烧伤的患者，建立气道可能比较困难。进行性加重的广泛软组织水肿可能进一步加大气道管理的难度。因此，大面积电烧伤的患者，即使其存在自主呼吸，应尽早气管插管。

（5）对于组织破坏严重的电击伤致心脏骤停患者，自主循环恢复后应快速静脉补液，以对抗分布性/低血容量性休克，纠正第三间隙的持续液体丢失，保证患者的尿量，促进肌红蛋白、钾离子和其他组织破坏产物的排出。

七、自缢

自缢是指喉、气管及颈部大血管被绳索等压闭，空气不能入肺，脑供血丧失，引起脑及重要生命脏器急性缺血、缺氧的一系列病理改变，严重者可直接致死。扼死、绞死致死原因与之相似。

（一）自缢致心脏骤停的原因

（1）颈部气管和大血管被压闭，导致机械性窒息和脑及重要生命脏器缺血、缺氧，最后出现呼吸、心跳停止。

（2）绳索压迫颈动脉窦压力感受器，导致反射性心脏骤停。

（3）自缢的着力点急骤作用于颈部，导致颈椎（尤其是寰、枢椎）脱位、骨折、高位脊髓损伤，进而引起呼吸麻痹而致瞬间死亡。

（二）自缢的急救处理

1. 院前急救　立即抱住患者，剪断绳索。可以立即解除绳索对颈部的压迫，又能避免剪断绳索时患者坠地摔伤或加重原有的颈椎和脊髓损伤。救下患者后，将其平卧，检查意识、呼吸、脉搏。如果呼吸、心跳停止应立即开始心肺复苏，复苏的方法与标准基本生命支持和高级生命支持方法相同。由于自缢可能伴有颈椎和颈髓的损伤，在开放气道时要注意保护颈椎的稳定性，必要时进行气管插管或环甲膜切开。转运过程中更应注意对颈部的保护，可使用颈托固定。

2. 院内急救　患者进入急诊科后，首要的处理仍是气道、呼吸和循环的评估和稳定。保持患者颈部稳定，开放气道和控制呼吸循环后应进行如下检查，以便发现问题尽快处理，避免心脏骤停的再次发生。

（1）动脉血气分析，了解呼吸情况。

（2）颈部影像学检查，以了解颈椎、舌骨、喉软骨、颈部软组织的损伤情况。

（3）胸部影像学检查特别是进行气管插管的患者还可以了解插管位置是否正确。

（4）头部 CT 扫描和（或）血管造影，以发现脑组织改变和深部血管血栓形成。

（赵顺成）

第六节　脑死亡

一、概述

传统的死亡概念是以呼吸心跳同时不可逆地停止为金标准。随着医学科学的发展，先进医疗技术、设备的不断推陈出新，如呼吸机、心脏起搏器、器官移植、心肺复苏术等的应用和发展，呼吸心跳停止的患者经抢救可以恢复自主循环，甚至治愈出院。有一部分患者虽然恢复自主循环，但是患者意识、感知、思维、自主活动甚至呼吸均丧失，即脑功能完全丧失，这种情况的出现无疑对传统的死亡概念提出了挑战。

以脑为中心的中枢神经系统是整个机体生命维系的基础，脑神经细胞属于不可再生细胞，坏死后恢复的可能性极小。当脑神经细胞坏死的数量达到或超过一定程度时，人的意识、感知、思维、自主活动和基本生命中枢的功能将永久丧失，全部机体功能的丧失也仅仅是时间问题。1959 年，法国学者 P. Mollaret 和 M. Goulon 在第 23 届国际神经学大会上首次提出了"过度昏迷"（Le Coma Depasse）的概念，报道了 23 例存在这种病理状态的患者，并首先开始使用"脑死亡"一词。1966 年之后，国际上多个国家确定以"脑死亡"作为死亡标志，并根据各国情况提出了"脑死亡"的定义和判断标准。

我国原卫生部脑死亡判定标准起草小组提出的脑死亡（brain death）定义为包括脑干在内的不可逆的全脑功能丧失。昏迷、脑干反射消失和无自主呼吸是脑死亡的三大要素。

二、脑死亡的判定标准和方法

各国诊断脑死亡的标准不尽相同。1968 年，第 22 届世界医学大会上美国哈佛医学院脑死亡定义审查特别委员会提出将"脑功能不可逆丧失"作为新的死亡标准，并制定了世界上第一个脑死亡诊断标准：①不可逆的深度昏迷。②自主呼吸停止。③脑干反射消失。④脑电波消失（平直）。凡符合以上标准，并在 24h 或 72h 内反复测试，多次检查，结果无变化，即可宣告死亡。但需排除体温过低（<32.2℃）或刚服用过巴比妥类及其他中枢神经系统抑制剂两种情况。之后，世界上许多国家医学界相继支持并以此标准为基础制定了相应的脑死亡判定标准及相关法律法规。

20 世纪 80 年代，中国开始了脑死亡判定的理论研讨与临床实践。2009 年，在《中国脑血管病杂志》刊登了原卫生部脑死亡判定标准起草小组起草制定的《脑死亡判定标准（成人）（修订稿）》和《脑死亡判定技术规范（成人）（修订稿）》。

（一）脑死亡的判定标准

1. 判定的先决条件 ①昏迷原因明确；②排除了各种原因的可逆性昏迷。

2. 临床判定 ①深昏迷；②脑干反射消失；③无自主呼吸（靠呼吸机维持呼吸，且自主呼吸激发试验证实无自主呼吸）。以上三项必须全部具备。

3. 确认试验 ①正中神经短潜伏期体感诱发电位（median nerve short latency somatosensory evoked potential，SLSEP）：显示 N_9 和（或）N_{13} 存在，P_{14}、N_{18} 和 N_{20} 消失。②脑电图显示电静息。③经颅多普勒超声（transcranial doppler，TCD）显示颅内前循环和后循环呈振荡波、尖小收缩波或血流信号消失。以上三项中至少应有两项阳性。

4. 判定时间 临床判定和确认试验结果均符合脑死亡判定标准者可首次判定为脑死亡。首次判定 12h 后再次复查，结果仍符合上述脑死亡判定标准的患者，方可最终确认脑亡。

（二）脑死亡的判定方法

1. 先决条件的判定 判定脑死亡前必须确认脑损伤的直接原因及昏迷的不可逆性。造成不可逆性脑功能丧失的原因包括原发性脑损伤和继发性脑损伤。前者主要包括重型颅脑外伤、脑血管疾病等，后者包括心脏骤停、溺水、窒息等原因导致的缺血缺氧性脑病。脑损伤原因不明者不能实施脑死亡判定。

患者的昏迷具有一定程度的可逆性，常见原因如急性中毒（如镇静催眠药中毒、麻醉药物中毒、抗精神病药物中毒、肌肉松弛剂中毒、一氧化碳中毒和酒精中毒等）、低体温（肛温≤32℃）、严重代谢及内分泌紊乱（如肝性脑病、尿毒症性脑病、低血糖或高血糖性脑病等）及严重电解质及酸碱平衡紊乱等，也不能做出脑死亡的判定。

2. 临床判定

（1）深昏迷的判断

1）患者往往表现为自发性动作完全消失，对任何外界刺激无反应，瞳孔对光反射、咳嗽吞咽反射、腱反射等生理反射消失，生命体征不稳定。

2）检查方法及结果判定：用拇指分别强力按压患者两侧眶上切迹或针刺面部，患者无任何面部肌肉活动，格拉斯哥评分为 3 分。

3）注意事项：①任何刺激必须局限于头面部，颈部以下刺激时可引起脊髓反射。脑死亡时枕骨大孔以下的脊髓可能存活，脊髓反射和脊髓自动反射仍然存在。脊髓反射包括各种深反射和病理反射。脊髓自动反射多与刺激部位有关，如刺激颈部可引起头部转动，刺激上肢可引起上肢屈曲、伸直和旋转，刺激腹部可引起腹壁肌肉收缩，刺激下肢可引起下肢屈曲和伸直。②脊髓自动反射与肢体自发运动是不同的，应注意鉴别。自发运动通常发生在无刺激时，多为一侧性，而脊髓自动反射固定出现于特定刺激相关部位时。脑死亡时延髓自动反射可能存在，但不应出现肢体自发运动。③三叉神经或面神经病变时，压眶或面部刺激可能无法诱发面部肌肉活动，此时不应轻率做出深昏迷的判定。④脑死亡时不应有去皮质强直状态、去大脑强直状态或痉挛。去皮质强直状态（decorticate state）是大脑皮质神经元广泛受损所致。患者能无意识地睁眼和闭眼，对光反射、角膜反射存在，喂食可引起无意识的吞咽，对外界刺激无任何反应，无自发活动，大小便失禁，存在觉醒与睡眠周期，四肢肌张力增高，身体呈上肢屈曲、下肢伸直性强直，亦称去皮质综合征（Decorticate syndrome）。去大脑强直状态（decerebrate state）是脑干严重损害但尚未死亡，患者可出现深昏迷伴肢体强直性发作，肌张力增高，上肢、下肢伸直，严重时甚至出现角弓反张。可同时伴有大脑皮质损害。⑤进行自主呼吸激发试验时偶可出现肢体不自主运动，也应与肢体自发运动相鉴别。

（2）脑干反射消失的判断

1）瞳孔对光反射：在普通光线下正常人瞳孔直径 3~4mm，呈圆形，双侧对称，位置居中，直径 <2mm 为瞳孔缩小，>5mm 为瞳孔扩大。强烈光线刺激瞳孔后可引起瞳孔缩小。光线刺激一侧瞳孔后引起该侧瞳孔收缩称为直接光反射，而光刺激后对侧瞳孔收缩称为间接光反射。检查时先观察双侧瞳孔大小、形状、位置及对称性，再使用手电筒照射一侧瞳孔，先后观察同侧及对侧瞳孔是否收缩，收缩是否灵敏，检查一侧后再检查另一侧。双侧瞳孔的直接和间接对光反射均消失才可判定为瞳孔对光反射消失。应当注意脑死亡患者常常伴有双侧瞳孔扩大，但少数情况下存在瞳孔缩小或双侧不等大。因此，不能将瞳孔大小作为脑死亡判定的必要条件。如果患者有眼部疾患或者眼外伤，可能影响对瞳孔对光反射的判定，此时应谨慎对待检查结果。

2）角膜反射：检查时将细棉签的棉絮捻成细束，轻触患者角膜外缘，观察双侧眼睑活动。正常情况下患者双侧眼睑迅速闭合。受试侧眼睑闭合称为直接角膜反射，受试对侧眼睑闭合称为间接角膜反射。双眼均无眼睑闭合动作才可判定为角膜反射消失。应当注意只要刺激角膜后上下眼睑和眼周肌肉有收缩运动，即使没有引起明显的闭眼动作，也不能判定为角膜反射消失。如果患者有眼部疾患、眼外伤、三叉神经或面神经病变，均可能影响角膜反射的判定，因此在判定检查结果时应谨慎。

3）头眼反射：头眼反射又称玩偶头试验，检查时检查者轻扶患者头部向左右、上下转动，观察患者眼球运动。该反射存在时，眼球会向头部运动的相反方向移动，然后眼球逐渐回到中线位置。正常情况下，只有婴儿会出现此反射。随着年龄的增长和大脑的发育，该反射逐渐受到抑制，因此只有在大脑半球弥漫性病变时该反射又会出现并加强，而脑干出现弥漫性病变时该反射消失。脑死亡时头眼反射也应消失，也就是说转动头部时眼球不转动。应当注意患者并发眼外肌瘫痪时，头眼反射的检查可能受到影响，应谨慎判定检查结果。颈椎外伤时禁用该检查，以免带来或加重脊髓损伤。

4）眼前庭反射：进行该检查时，检查者将患者头部抬起 30°，用弯盘贴近外耳道，以50ml 或 20ml 注射器抽吸冰生理盐水或冰水注入患者一侧外耳道，冲洗鼓膜。同时撑开患者两侧眼睑，观察有无眼球震颤，观察时间为 1~3min。每侧耳检查之后应等待 5min 再做另一侧的检查。正常情况下，外耳道注水后应出现快相向对侧的双眼震颤。脑死亡时该反应消失，耳部受到刺激后无眼球震颤。应当注意该检查前必须用检耳镜检查两侧鼓膜有无损伤，有损伤者禁做该项检查。当外耳道被血块或堵塞物阻塞时应先进行外耳道清理然后再检查。注水的温度以 0~4℃ 为宜，不宜使用耳鼻喉科做温度试验时采用 20℃ 的冷水。注水时间以20~30s 为宜。检查眼球时，只要可见眼球运动，即使非常微弱没有引起明显的眼球震颤，也不能判定为眼前庭反射消失。有些药物（如镇静剂、氨基糖苷类药物、三环类抗抑郁药、抗胆碱能药和抗癫痫药）可减弱眼前庭反射，检查前应注意了解患者有无使用这些药物。累及外耳道和岩骨的面部创伤以及眼部的出血、水肿也可影响眼前庭反射的判定，若存在这些情况需谨慎对待检查结果。

5）咳嗽反射：咳嗽反射是常见的重要的防御性反射。检查时可使用长度超过人工气道的吸引管刺激患者的气道黏膜，引起咳嗽反射。若刺激气道黏膜后患者无咳嗽动作，则判定为咳嗽反射消失。刺激气道黏膜时，只要有胸腹部运动，即使没有咳嗽也应认为咳嗽反射是存在的。

上述五项脑干反射检查后，如五项结果均提示反射消失，则可判定为脑干反射消失。若五项脑干反射中有的项目不能判定，需增加确认试验项目来帮助判断。

（3）无自主呼吸的判断：脑死亡患者均无自主呼吸，需要依靠呼吸机维持呼吸。自主呼吸停止的判定包括两个方面：①肉眼判定胸壁腹壁有无起伏运动。②通过自主呼吸激发试验判定。

自主呼吸激发试验的具体操作应严格按照以下步骤和方法进行：

1）进行自主呼吸激发试验前，应确认患者肛温≥36.5℃（若存在低体温应予以适当升温），收缩压≥90mmHg 或平均动脉压≥60mmHg（血压过低时，可使用升压药物），PaO_2≥200mmHg（若 PaO_2 过低，予以吸入 100% 纯氧 10~15min），动脉血二氧化碳分压 $PaCO_2$ 维持在 35~45mmHg（如 $PaCO_2$ 不在该范围内，可考虑通过改变分钟通气量来进行调节）。慢性二氧化碳潴留患者可能 $PaCO_2$≥40mmHg。

2）保持气道通畅，断开呼吸机，将吸氧导管通过气管导管插入气管内至气管隆突水平，以 6L/min 的流量供应 100% 纯氧，同时密切观察胸、腹壁有无起伏，8~10min 后检测 $PaCO_2$。如果 $PaCO_2$≥60mmHg 或慢性二氧化碳潴留患者 $PaCO_2$ 升高≥20mmHg，但患者仍无胸腹壁起伏运动，则可判定无自主呼吸。

3）重新连接呼吸机。

4）注意事项：①进行自主呼吸激发试验的过程中，若患者出现明显的血氧饱和度下降、血压下降、心率加快或减慢、心律失常等情况，应认为本次试验失败，并立即终止试验。②为避免自主呼吸激发试验对可能需要进行的确认试验造成影响，应将该试验放在脑死亡判定的最后一步进行。③自主呼吸激发试验至少需要两名医师和一名护士共同完成。一名医师负责监测心率、心律、血压、呼吸和血氧饱和度，另一名医师负责管理呼吸机，护士负责管理输氧导管和抽取动脉血进行血气分析。

3. 确认试验

（1）正中神经短潜伏期体感诱发电位（SISEP）：正中神经短潜伏期体感诱发电位属于皮质下电位，神经发生源位于脑干。检查前应将环境温度控制在 20~25℃，确保使用独立电源，必要时使用稳压器，暂停使用可能干扰诱发电位记录的其他医疗仪器设备。准备好诱发电位仪后开机输入患者一般资料，进入记录状态。选择腕横纹中点上方 2cm 正中神经走行部位为刺激部位。刺激电流一般控制为 5~15mA，对于并发肢端水肿或周围神经疾病的患者，电流强度可适当增大。刺激强度以能引起拇指屈曲约 1cm 为宜。每次检测过程中强度指标保持一致。刺激频率为 1~5Hz。左右两侧均需进行测试，每侧至少重复测试 2 次。若结果显示 N_9 和/或 N_{13} 存在，P_{14}、N_{18} 和 N_{20} 消失，则符合 SLSEP 脑死亡判定标准。

注意：低体温可使诱发电位潜伏期延长，检查过程中应保持被检侧肢体皮肤温度正常，必要时应进行升温处理。锁骨下静脉置管、正中神经病变、安放电极部位外伤或水肿、周围环境电磁场干扰等因素均可影响结果判定。若存在上述情况，脑死亡判定应以其他确认试验为准。

（2）脑电图（electroencephalogram，EEG）：脑电图是一种脑生物电活动检测技术，通过测定自发的有节律的生物电活动以了解脑功能状态。检查患者前应检查脑电图仪是否工作正常，使用独立电源，必要时使用稳压器，暂停使用可能干扰脑电图记录的其他医疗仪器设备。消毒皮肤后按国际 10～20 系统安放 8 个记录电极（额极 Fp_1、Fp_2，中央 C_3、C_4，枕 O_1、O_2，中颞 T_3、T_4）。参考电极通常置于双耳垂或双乳突。接地电极位于额极中点（FPz）。公共参考电极位于中央中线点（Cz）。描记参考导联 30min，描记过程中应进行脑电图反应性检查，即分别予以双上肢疼痛刺激、耳旁声音呼唤和亮光照射双侧瞳孔的刺激，观察脑电图变化。实时记录描记过程中任何来自外界、仪器和患者的干扰或变化。同时记录心电图。记录时间持续 30min，记录的资料必须完整保存。若结果显示脑电图呈电静息，即未出现 > $2\mu V$ 的脑电波活动，则符合脑电图脑死亡判定标准。值得注意的是，应用镇静麻醉药物或安放电极部位外伤等因素可能影响 EEG 的判定，此时的 EEG 结果仅供参考，脑死亡判定应以其他确认试验为准。

（3）经颅超声多普勒（transcranial Doppler，TCD）：经颅超声多普勒主要借助脉冲多普勒技术，使超声声束能够穿透颅骨较薄的部位，直接描记脑底动脉血流的多普勒信号，以获取颅内动脉的血流动力学参数，从而反映脑血管功能及血流状态。TCD 最常用的检查部位是颞、枕和眼三个窗口。通过位于颧弓上方眼眶外缘和耳屏之间的颞窗可以检测双侧大脑中动脉、颈内动脉终末端、大脑前动脉、大脑后动脉及前交通动脉。通过位于枕骨粗隆下方枕骨大孔或枕骨大孔旁的枕窗可检测椎动脉颅内段、小脑后下动脉和基底动脉。通过闭合的上眼睑（眼窗）可以检测大脑中动脉和大脑前动脉，以及眼动脉和颈内动脉虹吸段。前循环以双侧大脑中动脉为主要判定血管，后循环以基底动脉为主要判定血管。

若颅内前循环和后循环均出现下列血流频谱之一，即认定为符合 TCD 脑死亡判定标准：①振荡波：在一个心动周期内出现收缩期正向（F）和舒张期反向（R）血流信号，脑死亡血流方向指数 DFI（反向与正向血流速度比值 1 − R/F）＜0.8。②尖小收缩波（钉子波）：收缩早期单向性正向血流信号，持续时间小于 200ms，流速低于 50cm/s。③血流信号消失：检查时需要同时完成颞窗和枕窗检测，并根据患者双顶径大小适当调整颞窗血管检测深度。若颞窗图像效果不佳，可选择眼窗检测同侧颈内动脉虹吸部以及对侧大脑中动脉和大脑前动脉。首次经颞窗未检测到清晰的血流信号或完全检测不到血流信号时，必须排除因颞窗穿透性不佳或操作技术造成的假象。脑室引流、开颅减压术或外周动脉收缩压＜90mmHg 等因素可能对结果的判定有影响，此时的 TCD 结果仅供参考，应根据其他确认试验判定脑死亡。

判定脑死亡时，以上三种确认试验宜首选 SLSEP，其次为 EEG，最后为 TCD。确认试验中应至少 2 项符合脑死亡判定标准才能做出脑死亡的判定。

（三）脑死亡的判定流程

脑死亡判定及宣告前应与患者家属充分沟通，获取知情同意，具体分以下步骤进行：

第一步：根据病史体征及相关辅助检查结果确定脑损伤的原因且昏迷为不可逆性。

第二步：进行脑死亡临床判定。①通过呼唤、压眶、肌张力、生理病理反射等检查确认患者是否处于深昏迷状态。②检查脑干反射（瞳孔对光反射、角膜反射、头眼反射、眼前庭反射和咳嗽反射）是否消失。③观察患者胸腹壁有无起伏运动，初步判患者有无自主呼吸。若患者符合深昏迷、脑干反射消失和无自主呼吸的判定标准，进入下一步。不符合则不能判定脑死亡。

第三步：进行脑死亡确认试验。①安排 SLSEP 检查。②安排 EEG 检查。③安排 TCD 检查。若患者符合上述两项或两项以上试验的脑死亡判定标准，进入下一步。不符合则不能判定脑死亡。

第四步：进行自主呼吸激发试验，确认患者自主呼吸消失。

第五步：再次核查脑死亡判定标准，宣告脑死亡。

脑死亡概念的确立及立法是人类文明进步的一个重要标志，反映了医学科学对生命现象认识的深化，也是生命伦理学上的一个突破，可以适时地终止无效的医疗救治，减少无意义的社会医疗资源消耗，让患者的死亡过程更有尊严。另一方面，对于那些生前有意愿捐献器官的患者，其他器官可以捐献出来拯救更多的生命。目前，联合国 189 个成员国中已有近90 个承认了脑死亡的标准。但是，脑死亡标准同样存在弊端，如操作不当将大幅度增加判定死亡的成本；所需依循的操作程序复杂，易于出错；有可能被心怀叵测者做不良利用等。而中国大陆由于社会、经济、文化等诸多原因仍未通过脑死亡的立法，仍以传统的死亡概念来判定死亡。

（任　重）

参考文献

1. 程爱斌，谢宇曦，王瑞刚. 卡巴胆碱对休克延迟复苏大鼠脏器功能的影响. 中国煤炭工业医学杂志，2014，10.

2. 王辰. 重症监护 ABC. 北京：中华医学电子音像出版社，2012.

3. 应明英. 实用危重病监测治疗学. 北京：人民卫生出版社，2008.

4. 曾因明，孙大金. 重症监测治疗与复苏. 上海：上海科学技术出版社，2006.

第九章　休克

第一节　感染性休克

感染性休克（infectious shock）亦称中毒性休克或败血症性休克，是由病原微生物（包括细菌、病毒、立克次体、原虫与真菌等）及其代谢产物（包括内毒素、外毒素、抗原抗体复合物）在机体内引起的一种微循环障碍及细胞与器官代谢、功能损害综合征。

一、病因

感染性休克常见于革兰阴性杆菌感染（败血症、腹膜炎、坏死性胆管炎、绞窄性肠梗阻等）、中毒性菌痢、中毒性肺炎、暴发型流行性脑脊髓膜炎、革兰阳性球菌败血症、暴发型肝炎、流行性出血热、厌氧菌败血症（多发生于免疫功能抑制的慢性病患者，如肝硬化、糖尿病和恶性肿瘤等以及免疫功能缺陷的患者）和感染性流产等。

二、发病机制

感染性休克发病机制尚不十分明确，病原微生物及其毒素等产物作为动因，可激活宿主一系列体液和细胞介导系统，产生各种生物活性物质，后者相互作用，相互影响，引起微循环障碍和（或）细胞与器官代谢、功能损害。

1. 微循环障碍的发生与发展　微生物及其毒素等产物（主要为内毒素）可激活补体、激肽、凝血、纤溶等体液系统，导致血管扩张、循环血容量不足和低血压；后者通过压力感受器激活神经内分泌－交感肾上腺髓质系统（在应激状态下亦可直接被激活），分泌大量儿茶酚胺，使微血管张力发生明显改变，最后导致 DIC 和继发性纤溶，引起出血，心排血量进行性降低、低血压，形成恶性循环，使休克向纵深发展。

感染性休克依血流动力学改变不同可分为两种类型：①暖休克或高动力型（高排低阻型）：其特点是外周血管扩张，四肢末端温暖干燥，心排血量增加或正常，一般发生于早期或轻型患者。此型如不及时纠正，最终发展为冷休克；②冷休克或低动力型（低排高阻型）：最常见，其特点是心排血量降低，外周阻力增高，动脉血压下降，静脉淤血。它的发生与内毒素直接使交感－肾上腺髓质系统兴奋，内毒素使血小板、白细胞等释放生物活性物质，损伤血管内皮，激活凝血因子Ⅻ，从而促进激肽形成与 DIC 形成等有关。

2. 细胞损害和器官功能衰竭　细胞损害可继发于微循环灌注不足所引起的组织细胞缺血缺氧；但亦可为原发性，既可是休克动因如内毒素直接引起细胞损伤，使细胞膜通透性增加，细胞内 K^+ 逸出，而细胞外 Na^+ 和水进入细胞，从而使 $Na^+ - K^+ - ATP$ 酶活性增加，功能增强，大量消耗 ATP 终至耗竭并导致 Na^+、水在细胞内潴留，引起细胞肿胀和线粒体肿胀，ATP 生成减少，更加重钠、水在细胞内潴留，形成恶性循环；又多是由内毒素激活白细胞所产生的活性氧（氧自由基）、单核－巨噬细胞被激活所产生的肿瘤坏死因子（TNF）、白细胞介素 1（IL－1）以及抗原抗体复合物激活补体等诱致 TNF 与 IL－1 二者可相互诱生，也可自身诱生。细胞损害常先累及胞膜，胞膜磷脂在磷脂酶 A_2 的激发下形成花生四烯酸，后者经环氧化酶或脂氧化酶的代谢途径分别产生前列腺素类，包括血栓素（TXA_2）、前列环素（PGI_2）、PGE_2、白三烯（LT）等。上述产物可影响血管张力、微血管通透性，激活血细胞，造成细胞和组织损伤，在休克的发生发展中起重要作用。细胞损伤后释放的溶酶体酶、心肌抑制因子（MDF）等毒性肽与其他介质是使休克恶化的重要原因。

垂体在微生物及其毒素如内毒素激发下分泌 ACTH，同时亦激活内啡肽系统，β－内啡肽释放增加，它能抑制交感神经活动，使血压降低；而脑内的促甲状腺激素释放激素系统则和内啡肽系统起生理性拮抗作用。

在全身微循环障碍的基础上，各器官组织的功能和结构均可发生相似的病理生理改变，但在不同病例可有所侧重，从而导致 ARDS、急性肾功能衰竭、心功能不全、肝功能损害、脑水肿、胃肠道出血与功能紊乱等。

3. 休克时的代谢、电解质和酸碱平衡变化　在休克应激情况下，糖和脂肪分解代谢亢进，初期血糖、脂肪酸、硝酸甘油等均见增加，随休克进展、糖源耗竭而转为血糖降低、胰岛素分泌减少，在缺血缺氧情况下 ATP 生成减少，影响胞膜钠泵功能，致细胞内外离子分布失常，Na^+ 与水进入细胞内，K^+ 则流向细胞外；细胞或胞膜受损时，发生 Ca^{2+} 内流，胞液内钙超载可产生许多有害作用，如活化磷脂酶 A_2，激活花生四烯酸代谢，导致低血糖，参与血小板凝集，触发再灌注损伤，增加心肌耗氧量等，直至造成细胞死亡。休克初期可因细菌毒素对呼吸中枢的直接影响或有效循环血量降低的反射性刺激而引起呼吸增快、换气过度，导致呼吸性碱中毒；继而因脏器氧合血液灌注不足，生物氧化过程发生障碍，三羧酸循环受抑制，ATP 生成减少，乳酸形成增多，导致代谢性酸中毒；休克晚期，常因中枢神经系统或肺功能损害而导致混合性酸中毒。可出现呼吸幅度与节律的改变。

三、临床表现

感染性休克必须具备感染和休克两方面的表现。

1. 休克早期　突然出现寒战、高热，或高热患者体温骤降或不升；继而出现烦躁不安、过度换气伴呼吸性碱中毒和精神状态改变。面色苍白、口唇和四肢轻度发绀、湿冷；可出现胃肠道表现如恶心、呕吐；血压可正常或稍低或稍高，脉压变小；呼吸、脉搏增快；尿量减少。眼底检查可见动脉痉挛现象，此期为低排高阻型休克（冷休克）。少数可表现为皮肤温暖、肢端色泽稍红、浅静脉充盈、心率无明显增快，血压虽偏低但脉压稍大，神志清楚，临床上称之为暖休克。

2. 休克发展期　患者意识不清，出现谵妄、躁动，甚至昏迷，呼吸浅速，心音低钝，脉搏细数，按压稍重即消失，收缩压降至 10.67kPa 以下，甚至测不出，脉压小。皮肤湿冷、发绀，常有花斑纹，尿少甚至无尿。

3. 休克晚期　可出现 DIC 和重要脏器功能衰竭。DIC 表现为顽固性低血压广泛出血（皮肤黏膜和内脏）。急性肾功能衰竭表现为尿量明显减少或无尿，血尿素氮和血钾升高。急性心功能不全者呼吸增快、发绀、心率加速，心音低钝，可有奔马律、心律失常；亦有心率不快或相对缓脉，出现面色灰暗，肢端发绀，中心静脉压和肺动脉楔压升高，分别提示右心和左心功能不全；心电图示心肌损害，心律失常改变。ARDS 表现为进行性呼吸困难和发绀，吸氧不能使之缓解，呼吸频数，肺底可闻及细湿啰音或呼吸音减低。X 线胸片示散在小片状浸润影，逐渐扩展、融合，形成大片实变；血气分析 $PaO_2 < 5.26kPa$。脑功能障碍引起昏迷，一过性抽搐、肢体瘫痪及瞳孔、呼吸改变等。肝衰竭引起肝昏迷、黄疸等。

四、辅助检查

1. 血象　白细胞计数大多增多，伴核右移现象，但白细胞也可正常，甚至减少。可见到中毒性颗粒及中性粒细胞中胞浆空泡形成。血红蛋白和红细胞压积增高，提示血液有浓缩现象。血小板常减少。

2. 病原体检查　为明确病因诊断，尽可能在应用抗生素前常规进行血或其他体液、渗出液及脓液培养（包括厌氧菌培养），并做药敏试验，鲎溶解物试验（LCT）有助于内毒素的检测。

3. 尿常规和肾功能检查　测定尿比重、血尿素氮、肌酐等，以便及时了解肾功能。

4. 血液生化检查　常测者为二氧化碳结合力，有条件时应做血气分析，以及时了解酸碱平衡情况。血乳酸含量测定有预后意义，严重病例多明显升高。可有电解质紊乱，血钠多偏低，血钾高低不一。

5. 血清酶的测定　血清转氨酶、肌酸磷酸激酶、乳酸脱氢酶及其同工酶等，反映脏器、组织损害情况。酶值明显升高，预后不良。

6. 有关 DIC 检查　血小板计数、纤维蛋白原、凝血酶原和凝血酶时间等测定及血浆鱼精蛋白副凝（3P）试验等。

五、治疗

感染性休克必须早期诊断及时治疗，争取在短时间内使微循环得到改善，保证重要器官功能迅速恢复，尽快脱离休克状态。在积极治疗感染的同时，应采取如下综合措施。

1. 使气道通畅和给氧　感染性休克患者，即使无发绀，亦应吸氧，可用鼻导管或面罩加压输入，如分泌物较多、严重缺氧时需气管插管给氧。必要时可考虑气管切开或采用人工呼吸机给氧。

2. 控制感染　感染性休克应积极控制感染，发现脓肿应及时引流。使用抗生素前应进行细胞学检查，在未明确致病菌前，只能从临床经验判断不同脏器感染的常见致病菌。选用抗生素以静脉给药为宜，剂量需较大。为了更好地控制感染，抗生素可以联合应用，但一般二联已足，严重感染亦可三联及四联，并根据致病菌选用抗菌谱较广的药物。待细菌培养得到结果后再进行调整。抗菌药物的应用原则是：正确选择、恰当组合、剂量要大、静脉滴注、集中给药、注意肝肾功能。根据患者的年龄、体重、肝肾功能、药物的抗菌性，适当调整抗菌药物的种类及剂量。抗生素选择情况见表 9 - 1。

感染性休克患者应用抗生素时必须注意肾功能情况，当肾功能减退时经肾排出的抗生素其半衰期明显延长，使其血中浓度增高，不仅加重肾脏负担引起肾功能衰竭，还可损害各脏器和神经系统，故应选用适当的抗生素和调整抗生素的剂量。对轻度肾功能损害者，应用原量的 1/2，中度损害者给 1/2～1/5 量，重度损害者给 1/5～1/10 量。

表 9 – 1 感染性休克时抗生素选用参考表

细菌	革兰染色	首选药物
葡萄球菌	+	青霉素 G
耐青霉素金黄色葡萄球菌	+	新青霉素 Ⅱ、Ⅲ
溶血性链球菌	+	青霉素 G
肠球菌	+	青霉素 G + 链霉素
肺炎双球菌	+	青霉素 G
肺炎杆菌	–	庆大霉素或卡那霉素
产气荚膜杆菌	+	青霉素 G
炭疽杆菌	+	青霉素 G
结核杆菌		链霉素或异烟肼
脑膜炎双球菌	–	磺胺嘧啶或青霉素 G
淋病双球菌	–	青霉素 G
流感杆菌	–	氯霉素
大肠杆菌	–	卡那霉素或庆大霉素或磺苄西林
绿脓杆菌		脱氧卡那霉素
		庆大霉素 + 呋布西林、磺苄西林
肺炎产气杆菌	–	多黏霉素或庆大霉素
痢疾杆菌	–	磺胺药 + TMP、氯霉素
沙门菌	–	氯霉素
奇异变形杆菌	–	卡那霉素
其他变形杆菌	–	卡那霉素

3. 补充血容量 补充血容量是治疗感染性休克的重要措施，只有补足血容量才能保证氧和血液对组织器官的有效灌注，改善微循环及心输出量，纠正休克。补液时应在中心静脉压监测下，于开始 2h 输液 1 000 ~ 2 000ml，应双管滴入，争取在 1 ~ 2h 获效。如血压在 10.6kPa 左右，先输液 1 000ml，严重患者 24h 输液量常需 3 000 ~ 4 000ml 以上，并根据心、肾功能调节输液速度，依据电解质及酸碱平衡情况配合使用液体。

（1）低分子右旋糖酐：是一种合成的胶体溶液，有吸收血管外液的作用，是休克早期扩容的良好溶液。可以第 1h 快速输入 100 ~ 150ml，以后缓慢输液，24h 维持总量在 10 ~ 15ml/kg，最好不超过 1 000ml/d。该药主要通过提高血浆渗透压而达到增加血容量的目的，作用维持 8h，它能降低血液黏稠度、红细胞压积，减少血小板吸附和聚集，改善微循环的淤滞，增加静脉回流。但需注意过敏反应，对有心脏病、肾功能不全、严重失水状态或血小板减少者慎用，以免加重病情。

（2）血浆代用液：以羧甲淀粉（706）临床常用，为支链淀粉衍生物，有较好的扩容效果，使用时有过敏反应，需做过敏试验。

（3）平衡盐液：可使用林格液、碳酸氢钠溶液（林格液与等渗碳酸氢钠 2：1），或生理盐水、碳酸钠溶液，5% 葡萄糖盐水溶液等。

（4）血浆或清蛋白：对于患者体力、抗病力基础较差者适当输血浆或清蛋白，特别是严重贫血及低血容量者，尤应考虑使用。

4. 纠正酸中毒 感染性休克常有明显的酸中毒，纠正酸中毒可改善微循环，防止弥散性血管内凝血的发生和发展，并可增强心肌收缩力，提高血管活性药物的效应。如休克状态持续 2h，血 pH < 7.2，或静脉滴注血管活性药物而升压反应不佳，均应考虑伴有代谢性酸中毒的可能，应立即测定血浆二氧化碳结合力，根据临床表现静脉滴注碱性药物。一般轻度酸中毒在 24h 内需 5% 碳酸氢钠 250 ~ 400ml，重症酸中毒患者需 60 ~ 800ml，不宜 > 1 000ml，可分为 2 ~ 3 次用；儿童患者用 5% 碳酸氢钠 5ml/kg，若用后仍未纠正，在 4 ~ 6h 后再输碱性溶液一次，用量为上述剂量的一半。乳酸钠溶液不宜用于乳酸性酸中毒和感染性休克病例。三羟甲基氨基甲烷（THAM）大量快滴引起呼吸抑制和低血压，亦可导致低血糖和高血钾，所以较少采用。

5. 应用血管活性药物 休克患者血容量补足而血压仍未回升，组织灌注仍无改善甚或恶化者，即需采用血管活性药物。此类药物的正性肌力作用能升高心搏血量，选择性扩张血管，重新分配血液到受损器官内。缩血管药物的作用使血压升高，缺血区灌注改善。常用有价值的药物如下。

（1）α - 受体阻滞剂：通过解除小动脉及小静脉的痉挛，减少外周阻力，增加血管床容量，减少中心静脉血液，减轻肺水肿和肾脏并发症。适用于重症或晚期休克病例。①酚苄明：用量 0.5 ~ 2.0mg/kg，加入 10% 葡萄糖液 250 ~ 500ml 静滴，1 ~ 2h 滴完，作用持续 48h；②苄胺唑啉：它能对抗休克时伴发的血管收缩作用，促使血管扩张及增加组织灌流量，但必须在补充血容量后应用。剂量为 0.2 ~ 1.0mg/min，即 3 ~ 20μg/（kg·min）。

（2）β - 受体兴奋剂：①异丙肾上腺素：具有扩张血管作用，舒张微循环小动脉及小静脉括约肌，使周围血管阻力减低；加强心肌收缩力，使心搏出量增加。用量为 0.2 ~ 1.0mg，加入 500ml 葡萄糖溶液中，2 ~ 4μg/min 静滴。在充分补充血容量及纠正酸中毒的条件下，对低排高阻型休克有较好的疗效；②多巴胺：广泛用于治疗休克，对心脏直接兴奋 β - 受体，对周围血管有轻度收缩作用，对心脏血管及冠状动脉有扩张作用，用药后心肌收缩力增强，心搏出量增多，肾血流量和尿量增加。平均剂量 10 ~ 20μg/（kg·min）；③多巴酚丁胺：作用于心肌 β_1 - 受体，使心输出量增加，且与剂量成正比，外周动脉收缩作用极微弱。用法：一般用量 10μg/（kg·min）。血管活性药物的应用原则是温暖型休克使用血管收缩剂，冷湿型休克使用血管扩张剂，在特定条件下可联合使用。如多巴胺与间羟胺、酚妥拉明与去甲肾上腺素或间羟胺合用。

（3）莨菪类药物：莨菪类药物在国内已广泛应用于感染性休克的急救治疗。该药能阻断 M 和 α - 受体在应激状态下的全部不利效应，减少细胞耗氧量，节约能量，供给 β - 受体更多的 ATP，充分发挥 β - 受体效应使血管平滑肌舒张，有助于改善微循环和内脏功能。常用药物为阿托品及东莨菪碱，剂量应根据病情酌情调整。

6. 纳洛酮的应用 该药是 20 世纪 80 年代推出的试用抗休克的新型药物，主要用于常规综合治疗无效的难治性休克所引起的持久性低血压，可获得显著疗效，特别适用于基层医院。对休克一时不能确定病因又没有更多的治疗措施时，应用纳洛酮可升高患者的血压，增加心肌收缩力，提高患者的生存率。成人初次剂量为 10μg/kg，必要时 2 ~ 3min 重复一次，半衰期 30 ~ 40min，故应重复或持续给药。

7. 肾上腺皮质激素 感染性休克患者应用激素可改善肺、肾功能，对微循环有稳定作用，且能稳定溶酶体膜，保持细胞完整性，亦有抗炎、抗过敏作用，从而提高患者生存率。一般常用氢化可的松 0.2 ~ 0.6g/24h 或地塞米松 20 ~ 40mg/24h。皮质激素可引起电解质紊乱、感染扩散、双重感染和溃疡病等，故疗程不宜超过 3 ~ 5d，休克纠正后应尽早停用。

8. 增加心肌收缩力和心搏量　发现有急性肺水肿或心衰征象时，可选用快速作用的毛花苷 C 0.4mg 置于 20 ~ 40ml 葡萄糖溶液中静注，同时应用呋塞米 20 ~ 40mg 静注，并减慢输液速度。

9. 自由基清除剂　腺苷脱氨酶抑制剂（EHNA）、别嘌呤醇、甘露醇、辅酶 Q_{10}、维生素 C 和维生素 E 等均有一定清除自由基的作用，值得注意的是，在中药丹参、川芎、赤芍、红参、山莨菪碱等中发现有清除自由基、保护细胞代谢的作用。

10. 防治 DIC　除积极治疗原发病和解除微循环障碍，改善毛细血管灌注量外，应及早应用肝素。一般成人首剂 50mg 加于 5% 葡萄糖液 100 ~ 250ml 中静滴，4h 滴完，间隔 2h 再重复应用 1 次，肝素一般在 4 ~ 6h 内排泄完。肝素与双嘧达莫合用可取得协同作用，双嘧达莫剂量成人为 50 ~ 150mg，每 6h 一次，静脉缓注。当有继发性纤溶发生严重出血时，在使用肝素后可静脉滴入 6 - 氨基己酸每次 4 ~ 6g，6 ~ 8h 一次，或用对羧基苄胺每次 100 ~ 200mg 静推。

（贺文静）

第二节　心源性休克

心源性休克（cardiogenic shock）系指由于严重的心脏泵功能衰竭或心功能不全导致心排血量减少，各重要器官和周围组织灌注不足发生的一系列代谢和功能障碍综合征。

一、病因

急性心肌梗死（AMI）为最常见的病因，据报道 AMI 患者中 15% 发生心源性休克。其他少见的原因有严重心律失常、急性心包填塞及肺梗死、心肌炎或心肌病、心房黏液瘤、心脏瓣膜病和恶性高血压等。

二、发病机制

（1）心源性休克中最常见的是心室肌广泛破坏，使心室搏血功能急性衰减，心输出量和血压随之下降，引起：①冠状动脉灌注压下降；②心率加快，心脏舒张期缩短，冠状动脉灌注时间缩短。因此，冠状动脉灌注量相应降低，严重者梗死区缺血加重，整个心脏供血亦减少，心肌代谢全面恶化导致心肌无力，心输出量进一步下降。据病理学研究，左室心肌体积 40% ~ 50% 破坏或广泛心内膜下梗死均可发生心源性休克。

（2）心输出量减少，左室残留血量增多，则左心室舒张期压力和容积均增加，左心室壁张力因而增高，导致冠状动脉灌注阻力增加；心肌耗氧量增多。在二者作用下，心肌缺血加重，心肌收缩力进一步减弱，心输出量更趋减少。

（3）由于心输出量和血压急剧下降，反射兴奋交感 - 肾上腺髓质系统，血中儿茶酚胺水平增高，全身（除脑和心外）小动脉、微动脉、后微动脉和前毛细血管均处于紧缩状态，以维持一定的血压水平，保证心、脑的血供。但随着休克的发展，全身组织毛细血管灌注减少，缺氧代谢产物积聚，以及肥大细胞在缺氧时释出组胺，使前毛细血管及后微动脉转为舒张，但微静脉与小静脉对缺氧及酸中毒的耐受性较强，始终处于紧缩状态，因而出现毛细血管前阻力降低，毛细血管后阻力增高，血液"灌"而不"流"，滞留于真毛细管网内。这样一方面血管容量大大增加，回心血量因而减少；另一方面全身器官组织发生滞留性缺氧，毛细血管内静水压增高，加上缺氧的毛细血管通透性增加，血浆渗出于组织间隙，回心血量更为减少，有效循环血量不足，心输出量乃进一步下降。

（4）肺血管栓塞：当大块栓子堵塞肺动脉主干及其分支，肺血管发生反射性痉挛，使肺动脉阻力和肺循环压力急剧增高，导致右心室无法排出从体循环回流的血液，产生右心室扩张和右心功能不全，继而使心排量急剧下降。由于动脉血氧分压降低，冠状动脉反射性痉挛和右心腔压力增高影响冠脉血流，加重心肌缺血缺氧，进一步加剧心功能不全，导致泵衰竭。一部分伴有左心衰竭的患者，在心输出量下降、左心室舒张末期压力升高后，左心房压力继而升高，肺部淤血，甚至肺水肿，可以严重影响肺部气体交换，导致全身严重缺氧，其结果将加重心肌缺氧、无力，心输出量又将下降。近年来一些学者发现，各类型休克晚期患者，由于缺氧、酸中毒、溶酶体裂解，血浆中出现大量心肌抑制因子和溶酶水解酶。这些物质（尤其是前者）是很强的心肌毒素，各类型休克晚期患者出现心力衰竭，可能与此有关。

（5）在上述一系列的变化中，心肌的缺氧损伤，全身缺氧及因此而引起的酸中毒，心房、心室的扩大和张力增高，血中脂肪酸、儿茶酚胺及其他血管活性物质的增多，水与电解质平衡紊乱等，都可引起心律失常。其中严重的心律失常如果不是迅速致命的话，也往往使输出量进一步下降及心肌耗氧量显著增加，使病情恶化。临床上，一些患者在发病初期一般情况尚好，但是由于上述恶性循环的影响，冠状动脉血供每况愈下，梗死区逐渐扩大，终于导致心源性休克，或者在心源性休克形成后，由于恶性循环，病情不断恶化，终至休克不可逆。

三、临床表现

心源性休克是临床上较为严重的病症，主要表现为动脉血压下降而导致各组织器官血流灌注不足，从而产生相应的症状和体征。临床上，在有原发性心脏病变的基础上，特别是在心肌梗死急性期，出现以下情况，应考虑有心源性休克。

1. 低血压　收缩压 <10.7kPa，或至少比原值低 4.0kPa，原有高血压者，其收缩压要下降 10.7kPa 以上。

2. 组织器官血流量低灌注表现　①尿量减少，<20ml/h；②意识状态改变，如烦躁、淡漠、反应迟钝等；③皮肤湿冷、苍白；④脉搏细数。以上症状，尤其是低血压，应注意排除其他可引起血压降低的情况，如失血、脱水、血管迷走神经反射、药物反应等。这些情况纠正后，血压很快即可恢复正常。

四、辅助检查

如条件许可，对心源性休克患者尽量行血流动力学监护。主要监测肺毛细血管楔压（PCWP）、心脏指数、中心静脉压及周围循环阻力等指标。心源性休克典型的血流动力学表现除动脉血压下降外，尚可有肺毛细管楔压 ≥2.4kPa，心脏指数（CI）<1.8L/min，中心静脉压 >1.2kPa，周围循环阻力 >2 000dyn·s·cm^{-5}。

五、监护措施

心源性休克者，在条件许可时应尽量详细观察病情，进行下列有关检查。

（1）连续观察记录血压：观察血压对心源性休克极为重要，休克时用听诊测血压不可靠，袖套测压比直接测压低 1.3～4.0kPa，当血管痉挛时相差更大，故最好在动脉内插管直接测量血压。

（2）持续心电图监护，可随时发现严重的心律失常并及时进行处理。

（3）严重休克者，应置导尿管记录 24h 尿量。

（4）有条件者应做肺小动脉楔嵌压、中心静脉压监测，同时测定心排血量。依此补充血容量及应用血管活性药物。

（5）病情危重者，应做血液生化检查及血气分析，如发现异常，及时处理。

六、治疗

1. 一般治疗

（1）吸氧与对症治疗：病情严重者，应使气道畅通，一般给予鼻导管或面罩吸氧。适当给予镇静剂，疼痛者可给吗啡或哌替啶止痛。消除恶心、呕吐，保持大便通畅，发热者应予物理或药物降温。尽快建立静脉输液通道。

（2）低血压的治疗：严重低血压可迅速引起脑、心肌的不可逆性损害。治疗首先要恢复灌注压，患者取平卧位，稍抬高下肢，同时用多巴胺或去甲肾上腺素等药物迅速增加全身阻力，加强心肌收缩力，提高中心灌注压。

（3）纠正酸碱平衡失调：休克时组织灌注不足和缺氧、无氧代谢，使乳酸堆积引起酸中毒，严重者（pH<7.2）可抑制心肌收缩力，使血管对升压药物不敏感，易诱发心律失常。此时宜用碳酸氢钠纠正，并反复测定动脉血 pH，如有严重的呼吸性碱中毒可用镇静剂。

（4）心律失常的处理：心律失常是心源性休克的附加因素之一，快速性心律失常可使心功能恶化，加重心肌缺血性损害。当血流动力学急剧恶化时宜电击复律，一般可先用抗心律失常药。显著心动过缓伴低血压及低心排出量大多由迷走神经张力增高引起，可用阿托品 1.5～2.0mg 静注，如无反应或出现高度房室传导阻滞伴起搏点较低时，应安置起搏器。

2. 补充血容量　心源性休克患者因微循环障碍、血流淤滞及血浆渗出等，可继发血容量不足，故应予适量补液。补液种类可酌情选用血浆、全血、低分子右旋糖酐。逐步小量地增加液体输入量，对估价容量疗法的效果极为有益，开始在 5～10min 内输入液体 50～100ml，在持续血流动力学监测下，观察组织灌注的改善情况（一般获得最大心排出量须使其 PCWP 在 1.9～2.4kPa），若有效，又无肺水肿迹象方可继续输液。另外，应同时测定血浆胶体渗透压，对调节输液量极有价值，因为肺水肿的发生不单决定于肺静脉压，且与胶体渗透压有密切关系，故一般 PCWP 达到或超过胶体渗透压即可能发生肺水肿，一般输液后 CVP 保持在 0.78～1.18kPa，则可停止补液。

3. 血管活性药物的应用　应在补足血容量的基础上，使用血管活性药物，以维持动脉收缩压在 12kPa 或平均压在 10.6kPa 左右。

（1）先用血管升压药：首选多巴胺从 1μg/（kg·min）静脉滴注开始，以后每 5～10min 增加 1μg/（kg·min），直至升压满意或达 10μg/（kg·min）。多巴胺具有选择性收缩周围（如皮肤、骨骼肌等）血管和扩张重要内脏（如脑、肾、冠状动脉等）血管的作用。本药小剂量 [5~10μg/（kg·min）] 应用时，主要兴奋 β-肾上腺素能受体，有正性肌力作用，使心排血量增加和心室充盈压降低，平均每分钟可用 300~600μg；大剂量 [>20μg/（kg·min）] 应用时，主要兴奋 α-肾上腺素能受体，可加强血管收缩和提高灌注压。如多巴胺不能维持足够的灌注压，可给予间羟胺 8~15μg/（kg·min）静脉滴注，或多巴胺与间羟胺并用，如仍无效可给小剂量去甲肾上腺素 1~5μg/min 治疗。去甲肾上腺素小剂量应用时能增加心排血量伴以轻度血管收缩，但较大剂量时，外周阻力明显增加，心排血量减少。多巴酚丁胺是一种具有 α 和 β 肾上腺素能作用的拟交感神经药，对心脏的正性肌力作用较多巴胺强。该药 10~40μg/（kg·min）静滴，能增加心排血量和收缩压，降低肺动脉楔嵌压而不伴有室性早搏或心脏损伤，一般用量 5~15μg/（kg·min）。氨力农（氨吡酮）为新型正性肌力药物，具有正性肌力作用及负性扩张血管作用。该药首剂用 0.75~1.5mg/kg，3~5min 后加量 0.75mg/kg。24h 最大量达 18mg/kg，与多巴胺联用对心源性休克有良效。

（2）扩血管药物：临床出现肺水肿及微循环血管痉挛，左室舒张终末压（前负荷）升高及心室后负荷恶化，心肌耗氧剧增时，应用血管扩张药是有效的。常用于治疗心源性休克的扩血管药物有：①硝酸甘油、异山梨酯扩张小静脉，降低前负荷，对急性肺水肿可获速效，以 5~10mg 加入 5% 葡萄糖液 250ml 中静脉缓慢滴注；②酚妥拉明、酚苄明扩张小动脉，降低后负荷，酚妥拉明以 30~50mg 加入 5% 葡萄糖液 100ml 中静滴，滴速为 0.1~1.0mg/min；③硝普钠、哌唑嗪降低心脏的前后负荷，均衡地扩张动静脉。硝普钠：以 5~10mg 加入 5% 葡萄糖液 100ml 中静滴，滴速 20~100μg/min。应注意避光静滴。

血管升压药和扩血管药物的选择及配伍原则可概括如下：

（1）一般病例，收缩压≥10.67kPa 者，首选多巴胺（轻症亦可试用美芬丁胺），视血压反应再考虑加用去甲肾上腺素或间羟胺。

（2）血压急剧下降至 10.67kPa 以下时，应首选去甲肾上腺素或间羟胺，使收缩压提升至 12.0kPa 左右。

（3）有左心衰竭或（及）外周血管阻力明显增高者，应加用苄胺唑啉或硝普钠。扩血管药物亦可与洋地黄及利尿剂同时联用。但必须注意，前述药物特别是硝酸甘油、硝普钠可使血压骤降，需与多巴胺联用。亦有报道单独用酚妥拉明后发生猝死者。使用时，必须在血流动力学严密监测下进行，并在泵衰竭及心源性休克给予一般治疗无效时方予采用，不作首选。

4. 洋地黄类药物的应用　用于心源性休克不仅无益，可能有害。洋地黄静注可使外周血管及冠状动脉发生暂时性收缩，使后负荷增加，冠状动脉供血减少，对急性心肌梗死后头 24h，应用洋地黄导致严重心律失常的潜在危险性较大，可能出现冠状动脉及全身小动脉收缩，血压急剧上升，病情迅速恶化。

有肺水肿而无心律失常者，一般主张用毒毛花苷 K，首剂 0.25mg，加在 50% 葡萄糖液 20~40ml 中缓慢静脉注射，每隔 2~4h 可再用 0.125mg，第一天总剂量不宜超过 0.5mg。合并阵发性室上性心动过速或房性早搏，多主张用毛花苷 C，首剂 0.4mg，每 4~6h 可再用 0.2mg，第一天总量不宜超过 0.8mg。有人认为，要扭转心肌梗死并发的室上性阵速，洋地黄用量往往较大，故主张先用电转复，再用洋地黄维持量控制发作，用洋地黄后再做电转复则属禁忌。

5. 高血糖素的应用 高血糖素具有增强心肌收缩力、加快心率的作用，虽然这种作用不很强，但它不增加心肌应激性，不诱发心律失常，在洋地黄中毒时仍可应用，β－受体阻断剂过量者，高血糖素最适宜。因此，心肌应激性增高及洋地黄中毒时亦可用之。高血糖素对肾小管有直接作用，能利尿及利钠，同时给予氨茶碱可增强强心利尿作用，应补充钾盐以防止低血钾。不良反应为恶心、呕吐。用法：高血糖素 10mg 加 5% 葡萄糖液 100ml 静脉滴注，速度 4mg/h，如效果欠佳，可临时静脉注射 5mg，或增大滴注浓度，最大量为 20mg/h。

6. 肾上腺皮质激素 激素通过稳定溶酶体膜及轻度 α－受体阻滞作用而缩小心肌梗死面积，改善血流动力学异常，并可改善微循环及心脏传导功能，增加心排出量，在严重休克患者可短期大剂量应用。如地塞米松 10～20mg 或氢化可的松 200～300mg 静滴，连用 3d。

7. 心肌保护药 能量合剂和极化液对心肌具有营养支持和防止严重快速心律失常作用，而 1，6－二磷酸果糖（FDP）在心源性休克中具有较好的外源性心肌保护作用。剂量可加大，且无明显不良反应。

8. 辅助循环装置

（1）主动脉内气囊反搏术：在心源性休克应用最多。该方法将一带气囊的导管经股动脉送至降主动脉，气囊与泵相连，用体外控制系统和心电图同步装置控制气囊的启闭，于心脏舒张期向气囊内充气 30～40ml，左室射血前放出气体。气囊充气时提高舒张期灌注压，增加冠状动脉血流量；气囊放气时降低后负荷，增加心排出量。目前认为，该方法可获得暂时的血流动力效应，但对患者的长期存活影响甚微。

（2）体外反搏：最大优点是非侵入性，但一般认为其疗效较主动脉内气囊反搏差，目前国内较少应用。

（3）转流术：全心肺转流用于治疗心源性休克，但细胞破坏和非搏动性血流灌注，限制了该法的应用；部分转流术包括左房－动脉转流和左室－动脉转流。但因技术复杂，并发症多和价格昂贵而未广泛开展。

9. 急症外科手术 外科手术包括心肌血管的重建、左室室壁瘤的切除、二尖瓣置换以及室间隔穿孔的修补。其目的在于纠治心脏的机械性损害，增加缺血心肌的血流量。

（邓 巍）

第三节 低血容量性休克

低血容量性休克（hypovolemic shock）是指体内或血管内大量丢失血液、血浆或细胞外液，引起血容量减少，血流动力学失衡，组织灌注不足而发生的休克。

一、病因

低血容量性休克多为大量出血（内出血或外出血）、失水（如呕吐、腹泻、糖尿病、尿崩症、肾上腺皮质功能不全、肠梗阻、胃肠瘘管）、失血浆（如大面积烧伤、腹膜炎、创伤及炎症）等原因使血容量突然减少所致。此时静脉压降低，回心血量减少，心排血量降低，周围血管呈收缩状态。

二、发病机制

低血容量性休克，由于有大量出血和血浆丢失，使血容量丧失，组织破坏，分解产物释放和吸收，损伤部位出血、水肿和渗出，使有效血循环量大为减少。这种从血管内渗到组织间隙的体液，虽然在体内，并不能参加到有效循环中去，等于血容量的损失。同时，受伤组织逐渐坏死和分解，代谢产物产生，使儿茶酚胺、肾素－血管紧张素、组胺、激肽及各种蛋白酶的释放增多，引起微血管扩张和管壁通透性增加，使有效血容量进一步减少，组织更加缺血、缺氧，从而产生更多代谢性血管抑制物质，如乳酸、丙酮酸等，形成恶性循环，而加重休克的发展。

三、临床表现

按休克的严重程度，一般可分以下三种，但其间无明确分界线。

1. 轻度休克　表现为苍白，皮肤冷湿，先自四肢开始，然后遍及全身，口唇和指甲床略带青紫。患者发冷和口渴，尿少而浓，收缩压偏低，脉压减小。这主要是皮肤、脂肪、骨骼肌等非生命器官和组织灌注减少所致，相当于 10% ~20% 的血容量丢失。

2. 中度休克　上述情况加重，血压下降，收缩压可为 8 ~ 10.6kPa，脉压小，尿量 < 0.5ml/（kg·h），提示患者有显著肾血流量不足。此时肝、肾、胃肠道等生命器官血流灌注减少，相当于 20% ~40% 的血容量丢失。

3. 重度休克　病情更重，血压显著下降，收缩压 <8kPa，无尿，此时由于心、脑灌注减少，出现烦躁不安、易激动，以后可昏迷、呼吸急促、心律失常，以至心脏骤停，相当于 40% ~50% 以上的血容量丢失。

四、病情判断

1. 失血量判断

（1）休克指数 ［脉搏/收缩压（kPa）］：正常值为 0.45，休克指数为 1，失血约 1 000ml；指数为 2，失血约 2 000ml。

（2）收缩压 <10.7kPa，失血相当于 1 500ml 以上。

（3）凡有以下一种情况，失血量约 1 500ml 以上：①苍白、口渴；②颈外静脉塌陷；③快速输平衡液 1 000ml，血压不回升。

2. 血容量不足及已补足的判断

（1）血容量不足的判断：①根据症状判断（表 9 – 2）；②CVP：休克时可允许超常扩容至 1.47kPa（一般 <0.59kPa 表示血容量不足，应输液输血；>0.9kPa 输液量应予控制；1.47 ~1.96kPa 表示超容，可能出现心衰）；③肺毛细血管楔压（PCWP）：正常 1.07 ~ 1.6kPa，休克时可允许超常扩容到 2.4kPa。

（2）血容量已补足的指标：①收缩压 ≥12.0kPa，脉压差 ≥4.0kPa；②尿量 >30ml/h；③CVP 0.49 ~0.98kPa；④PCWP 1.07 ~1.6kPa。

表 9 - 2　根据症状判断血容量

临床症状	血容量不足	血容量已足
口渴	(+)	(−)
收缩压	下降	接近正常
脉压差	小	>4.0kPa
脉搏	细数、无力	有力
尿量	<25ml/h	>30ml/h

五、治疗

低血容量性休克的关键治疗是充分补液，输液的快慢、多少直接影响治疗效果及成败。同时根据输液对象年龄，即青年、成年或老年，是否有潜在性心、肝、肺、肾等疾患，决定补充血液、血浆扩张剂及电解质。

1. 补液

（1）输血：低血容量性休克，以失血性休克最常见，输血前应先估计失血量。可先触摸颈动脉搏动，如能触及，则收缩压不低于 8kPa，股动脉搏动为 9.33kPa，肱动脉为 10.66kPa，动脉压为 12kPa 及脉率 >120 ~ 140 次/min，则提示有较大量出血。血红蛋白 <60g/L 时，要尽可能迅速充分输血，以利止血和纠正休克。大量失血者尽量输全血，常需 1 000ml 或更多。严重失血经输血无效或动脉失血者，可先动脉输血，输血量在 2 500ml 以内，可采用血库贮存的枸橼酸血，每输完 1 000ml，静注 10% 葡萄糖酸钙 10ml 和枸橼酸，超过2 500ml 时，应改用新鲜肝素血。

（2）补晶体溶液：低血容量性休克多数提倡用晶体溶液如生理盐水、复方氯化钠溶液、5% 葡萄糖盐水或盐平衡液。使用晶体液不仅补充血容量，且补充组织间液的缺失。近年来多应用高张盐液作容量复苏或补充急性创伤和术中出血，一般可用 7.5% 盐液或以 6% 右旋糖酐 -70 制备的 7.5% 盐液 3 ~4ml/kg，有良好的效果。

但补液时要根据病情注意以下情况：①高热 >39℃ 持续 24h 无汗者，大量水分从肺呼出，水分丧失达 2 000ml，而无电解质丧失，适当补充葡萄糖液即可；②患者出大汗时，24h 盐类损失约相当于 500ml 生理盐水的盐量，应加 10% 氯化钾 5ml；③患者呕吐时，平均每吐出 1 000ml 呕吐物补充 5% 葡萄糖液、生理盐水各 500ml，另加 10% 氯化钾 20ml；④患者腹泻时，平均每排出 1 000ml，补 10% 氯化钾 20ml。

（3）补多糖类血浆代用品：早期扩容、快速输入、容量补充是治疗低血容量性休克的重要环节。在紧急情况下，如暂无血源，可迅速选用以下液体。

1）低分子右旋糖酐：是休克早期扩容的良好溶液。可第一小时快速输入 100 ~150ml，以后缓慢输注，24h 维持总量在 10 ~15ml/kg，最好不超过 1 000ml/d。

2）血浆代用品：以 706 羧甲淀粉为临床常用，409、403、404 羧甲淀粉及海藻酸钠均有扩容作用，对出血性及创伤性休克疗效均较好。但应用时需做过敏试验。

3）人血胶体物质及水解蛋白：血浆、冻干血浆、人血清蛋白等是生理胶体液，能提高血浆渗透压而起到扩容作用，能有效和相当持久地维持血容量，又能补充蛋白质，故适用于各型休克、血浆蛋白过低及营养不良者。另外，对休克患者禁食已超过 3d，休克基本缓解，用水解蛋白每日从静脉输入 500～1 000ml，可供蛋白代谢，并在体内参与氨基酸代谢，直接产生能量。

2. 补充电解质及纠正酸中毒　由于输液量过大致电解质紊乱时，应根据实验检查输入钾、钠、氯、镁及氯化物等。若测定二氧化碳结合力较低，出现酸中毒时，可同时输入 5% 的碳酸氢钠，其原则是少量多次给予。

3. 血管活性药物的应用　如血容量已补足，血压不回升，特别是出现少尿或无尿时，可选用多巴胺或异丙肾上腺素静脉滴注，以加强心肌收缩力，降低外周阻力，增加心排血量和微循环血流量。但对于低血容量性休克早期不宜使用血管活性药物。

4. 纠治诱发因素　应及时治疗导致低血容量性休克的诱发因素，根据不同的病因，做出相应的处理。

（1）抗休克裤：抗休克裤目前广泛应用于创伤、出血性休克的急救转运。通常认为对头、胸部外伤引起的出血性休克不宜使用，对心包填塞和张力性气胸等则禁忌使用。

（2）氧自由基清除剂：休克时组织缺氧可产生大量氧自由基（OFR），它作用于细胞膜的类脂，使其过氧化而改变细胞膜的功能，并能使中性粒细胞凝聚造成微血管的损害。血管内皮细胞、线粒体膜的损害以及溶酶体膜的溶解都与 OFR 有关。在实验性休克中使用的 OFR 清除剂有：超氧化物歧化酶（SOD）、过氧化氢酶（CAT）、维生素 C 和 E、谷胱甘肽等。

（3）激素：肾上腺上皮质激素可改善微循环，保护亚细胞结构，增强溶酶体膜的稳定性，并有抗心肌抑制因子的作用。对重度休克可静滴氢化可的松 50～100ml/kg 或地塞米松 1～3mg/kg。

（4）ATP – MgC/Z：应用 ATP – MgC/Z 能提高实验动物的生存率。其抗休克作用在于直接为细胞提供能量。两者合用可防止 ATP 被血中二价离子螯合，降低 ATP 降解速率而防止单独应用 ATP 引起的降压反应。

（5）其他：前列环素（PGI$_2$）具有扩张血管和抑制血小板凝集作用，故可用来辅助抗休克。内源性鸦片物质如内啡肽有降血压作用，纳洛酮有拮抗作用，也可用于抗休克，剂量 0.06mg/kg，可增加心排血量 30%。

必须强调指出，上述一些综合治疗的原则，应根据具体情况灵活运用，一些客观检查的结果，需正确地加以解释，做到治疗及时、正确而有效。

（闫丽梅）

第四节　过敏性休克

过敏性休克（anaphylactic shock）是致敏原与机体内相应的抗体相互作用引起的全身性的即刻反应。其致敏原进入体内，作用于敏感的组织细胞，从而产生免疫反应。

一、病因

引起过敏性休克的致敏物质很多，常见的抗原物质有如下几种：①抗生素：青霉素（最多见，包括半合成品或成品）、链霉素、卡那霉素、庆大霉素，偶见于红霉素及四环素族类；②异种血清：破伤风抗毒素、白喉抗毒素、抗蛇毒血清、麻疹及流感疫苗以及丙种球蛋白等；③局麻药：普鲁卡因及利多卡因等；④化学性药物：磺胺类、止痛片、水杨酸盐、细胞色素 C、氨茶碱及右旋糖酐等；⑤毒液：有毒昆虫、刺蜇、海蜇、毒蛇咬伤等；⑥食物类：蛋、硬壳果、海产品、菠萝等；⑦免疫治疗：如在脱敏治疗中发生休克。

二、发病机制

当致敏原进入机体后，刺激机体淋巴细胞产生对致敏原具有特异性的 IgE 抗体，吸附于组织的肥大细胞或血液中的嗜碱性粒细胞表面抗体上。当抗体再次进入同一致敏药物时，则在肥大细胞表面发生抗原抗体反应，使细胞膜的腺苷酸环化酶受到抑制，从而使细胞中的 cAMP 降低，导致肥大细胞的脱颗粒，释放颗粒中的化学物质，如组胺、慢反应物质及嗜酸性细胞趋化因子等，这些物质作用于靶器官，引起局部平滑肌痉挛，血管通透性增高，微血管扩张、充血，血浆外渗、水肿，循环血量减少，致多系统脏器的循环灌注不足而引起休克；平滑肌收缩与腺体分泌增加，导致呼吸道、消化道症状，加重休克。

三、临床表现

有过敏源接触史，包括注射、口服、吸入及体表接触等。发病急骤，立即出现手、口、眼甚至全身瘙痒或发麻，皮肤潮红，大汗，呼吸困难，发绀，胸部紧束感，烦躁不安，面色苍白，脉快而微弱，血压下降，心律失常，以至抽搐、昏迷，大小便失禁，严重者可发生呼吸心搏骤停，还可有恶心、呕吐、腹痛、腹泻、荨麻疹以及血管神经性水肿等。如接触致敏原可在短时间内出现晕厥、呼吸困难、面色苍白、四肢厥冷、血压下降，如得不到及时治疗，患者可进入昏迷、抽搐，甚至死亡。高敏反应者预后较差。

四、辅助检查

血清免疫球蛋白 E（IgE）测定、血液化学及肾功能等检查均可出现异常。

五、治疗

1. 紧急处理

（1）立即停止使用或清除引起过敏反应的物质。如由于皮肤试验引起者，用止血带结扎注射部位的上臂。

（2）平卧或头低足高位，注意保暖，就地抢救，不宜搬运。

（3）立即给予 0.1% 肾上腺素 0.5～1ml 皮下或肌内注射，必要时于 5～10min 后可重复一次。如心搏骤停可静脉或心腔内注射 0.1% 肾上腺素 1ml。

（4）吸气、保持呼吸道通畅：如有喉头水肿、支气管痉挛者，可用氨茶碱 0.25mg 或喘定 250mg 加入 10%～50% 葡萄糖液 20～40ml 缓慢静脉注射。有窒息者，气管内插管进行人工呼吸。

（5）抗过敏药物：异丙嗪 25mg 或氯苯那敏 10mg 肌注，对严重病例及早用地塞米松 10mg 肌注或静注。

（6）钙制剂：可用 10% 葡萄糖酸钙或 5% 溴化钙 10～20ml，缓慢静注；必要时，半小时后重复给药一次。链霉素过敏性休克时首选钙剂。其他过敏性休克，钙剂也有效。

2. 维持治疗　对于血压下降明显的患者，在维持循环及呼吸正常的同时，使用收缩血管药物。药物主要用于休克早期，对提高动脉血压、增加冠脉供血以及维持全身重要器官的血流量均有一定作用。可适当选用间羟胺、多巴胺等。对处于微循环痉挛期或较长时间使用血管扩张剂无效者，则考虑同时或交替使用扩血管药物如阿托品、654-2、苄胺唑啉等药，在应用血管扩张剂的同时，注意补充血容量。

如发生皮肤过敏，可立即于局部应用压脉带（不超过 15min），并给予 0.1% 肾上腺素 0.1~0.2ml 局部皮下注射。亦可局部冰敷或头部冷敷，以减少抗原的吸收。

（闫丽梅）

第五节　神经源性休克

神经源性休克（neurogenic shock）是神经调节功能障碍，使动脉阻力调节功能失调，血管张力丧失，引起血管扩张，导致周围阻力降低，有效血容量减少所致的休克。

一、病因

（1）药物：①麻醉剂，如硫喷妥钠；②神经节阻断剂或其他降压药；③巴比妥类，如快速注射巴比妥类药及格鲁米特、吩噻嗪等。

（2）脊髓麻醉、腰麻、硬膜外麻醉或局部区域麻醉。

（3）脑、腹、心包腔穿刺或直立性低血压。

（4）剧烈疼痛和精神创伤所致的休克均列入神经源性休克。

二、发病机制

单纯由于神经性因素引起的休克少见。在正常情况下，周围血管受血管运动中枢的调节，维持一定的紧张度，以保证全身器官，特别是生命器官的血液供应。严重创伤、剧烈疼痛，如胸腹腔或心包穿刺等剧烈的神经刺激时，可反射性地抑制血管舒缩中枢，导致周围血管扩张，大量血液淤积于扩张的微循环血管内，导致有效血容量突然减少而引起休克。脊髓麻醉或脊髓损伤，可阻断血管运动中枢与周围血管之间的神经联系，致周围血管紧张度突然减弱，也可引起突然血管扩张并导致休克。全身麻醉可减弱心肌的收缩力和周围血管的紧张度，例如过快静脉注入巴比妥类药物（如硫喷妥钠），可引起周围血管紧张度突然减弱，周围血管扩张，血液淤滞于微循环中，回心血量减少，心输出量减少，血压下降，导致休克。

三、临床表现

有诱发休克的因素，患者有烦躁不安、面色苍白、知觉丧失、脉频数、血压下降等表现。

病情判断：神经源性休克的病情判断主要决定于诱发因素，一般胸腹腔穿刺或直立性低血压，预后多较好，而由于药物、麻醉及严重创伤所致者，病情多较凶险，如治疗不及时，可引起患者死亡。

四、治疗

（1）立即吸氧。

（2）立即皮下注射 0.1% 肾上腺素 0.5~1.0mg，必要时可重复注射。

（3）快速静脉滴入扩容剂，维持有效血容量。以血浆最好，右旋糖酐次之，晶体溶液再次之。

（4）可将地塞米松 5~10mg 以葡萄糖液稀释后静脉注射。

（5）必要时用血管活性药物，如小剂量去甲肾上腺素或间羟胺稀释于补液中静脉滴注。

（6）立即停止导致休克的各种操作及精神因素。

（7）镇痛药物：由于剧烈疼痛引起的休克，可用吗啡 10mg 肌注，哌替啶 50~100mg 肌注，或地西泮 10mg 肌注治疗。

（8）及时处理有关并发症。

（闫丽梅）

参考文献

1. 谢宇曦，赵济华，程爱斌. 恶性肿瘤患者血液感染死亡危险因素分析. 中华肿瘤防治杂志，2014，21（18）：1045 – 1047.

2. 程爱斌，谢宇曦，王瑞刚. 卡巴胆碱对休克延迟复苏大鼠脏器功能的影响. 中国煤炭工业医学杂志，2014，10.

3. 翟文生. 新编 ICU 临床应用技术. 北京：军事医学科学出版社，2006.

4. 王一镗. 急诊医学. 第 2 版. 北京：学苑出版社，2003.

5. 邱海波. 主译. 现代重症监护诊断与治疗. 北京：人民卫生出版，2011.

6. 闫丽影，黄景利. 心肺复苏技术与猝死急救成功的相关研究. 吉林医学，2013，34（28）.

第十章 脓毒症与多脏器功能障碍综合征

第一节 脓毒症

一、识别

（一）病因和定义

感染是指致病性或潜在致病性病原微生物浸入正常无菌的组织、组织液或体腔引起的病理过程；脓毒症（Sepsis）是机体对感染的全身性反应，它是指有明确证据的感染或疑似感染伴有炎症反应的症状和体征；严重脓毒症（Severe sepsis）是指脓毒症伴有器官功能障碍；脓毒症休克（Septicshock）是除脓毒症外无法用其他原因解释，指严重脓毒症伴有虽经充分容量管理仍持续动脉血压过低为特征的急性循环衰竭。在美国，严重脓毒症发生率达 240/10 万，每年有约 75 万严重脓毒症病例，ICU 住院患者中约有 35% 合并脓毒症，脓毒症死亡率达 29%。引起脓毒症感染的部位也不断发生变化，1990 年以前，主要是腹腔感染所致，近年来主要感染来自肺部。肺炎相关的脓毒症约占 40%，腹腔感染所致者约 20%，导管相关性和原发感染约 15%，泌尿道感染约 10%。

脓毒症的致病菌也不断变化，以往革兰阴性菌是最常见的致病原因，近年来，革兰阳性菌在严重脓毒症和脓毒症休克患者中不断分离出来，目前引起脓毒症的细菌中，革兰阳性和阴性菌比例相当。真菌或寄生虫感染也会引起脓毒症。1/3 的脓毒症患者无法确认病原体，究其原因，通常要么无法获取标本（如一些社区获得性肺部感染但无咳痰），要么是标本采集前已用抗生素致使培养阴性。

（二）病理生理

脓毒症的病理生理机制是一个极为复杂的过程，它涉及细胞活化导致前炎介质的释放，如细胞因子，活化中性粒细胞、单核细胞、微血管内皮细胞，涉及神经内分泌反射和补体活化、凝集、纤溶系统。开始是由于已知的微生物可溶性分子或受体或细胞结合识别分子或受体，如 CD_{14} 和 Toll–like 受体（TLRs），通过核因子–kB 介导机制，活化诱导炎症和免疫反应基因转录，导致一系列内源性介质释放。有促炎或抗炎特性的细胞信号传导肽家族类细胞因子，是已知了解和研究最多的与脓毒症多器官系统功能障碍相关的内源性介质。活化的 CD_{14} 细胞程序性分泌细胞因子，1 型 Th 辅助细胞（Th$_1$）分泌炎症性细胞因子如 TNFA、γ 干扰素、白介素–2（IL–2），2 型 Th 辅助细胞（Th$_2$）分泌抗炎介质如 IL–4 和 IL–10，这些炎性因子和抗炎因子失衡，促进脓毒症产生，但它们之间如何维持这种平衡尚不完全清楚。

与脓毒症关系最密切的两种细胞因子是肿瘤坏死因子 α（TNF–α）和白介素–1（IL–

1）。TNF－α 于 1975 年得到确认，具有白细胞黏附，参与局部炎症，促进中性粒细胞活化，产生发热，抑制红细胞生成，降低脂肪酸合成和抑制白蛋白合成等效应。最近研究发现循环 TNF－α 水平放大与患者预后有相关性，而动物注射 IL－1 或 TNF－α 会产生严重脓毒症和器官功能衰竭的所有血流动力学变化和生化特性，如此关键性的研究证明这些细胞因子参与严重脓毒症。深入研究表明，严重感染模型注射 TNF 和 IL－1 可有效阻止其发生发展，并能改善其预后。HMGB1（high－mobility group box1）、蛋白、全身炎症反应的后期因子和巨噬细胞移动抑制因子（MIF）等也是与脓毒症有重要关系的细胞因子或促炎介质。革兰阴性细菌释放的内毒素和其他细胞毒素如黏肽或脂磷壁酸也会诱导脓毒症相关性炎症介质的产生。

脓毒症休克对心血管方面主要起 3 方面作用：血管扩张、血流分布不均和心肌抑制。前炎因子和其他代谢产物如前列腺素引起内皮源性一氧化氮（NO）增加，使细胞膜转运机制和细胞内因子发生改变，导致细胞内钙下降，继发血管扩张，且对血管加压药失去反应性。引起血管反应性缺失有 3 个主要机制：低氧使细胞内能量（ATP）产生减少，致使 ATP 敏感性钾通道活化，导致细胞膜超极化，抑制除极和钙离子流入细胞内，促进细胞内 H^+ 和乳酸浓度增加，抑制血管扩张；诱导型 NO 合酶增加，引起 NO 浓度增加，NO 是促进血管扩张和低血压的主要介质，它能直接舒张血管；循环加压素（缩血管剂）水平降低。血流分布不均是由于部分血管阻力降低，血管扩张，而另一些血管（特别是小动脉）乃保持收缩功能所致；炎症介质和内皮素（脂多糖，LPS）引起多形核白细胞失去变形能力，结合在内皮细胞上引起微血管闭塞，导致组织灌注不足，内毒素和前炎因子也刺激内皮细胞损伤，胶原暴露、释放组织因子，引起内、外源性凝血途径活化，微血栓形成，继发出血，即产生 DIC，使微血管阻塞，进一步使血流分布不均，产生组织缺氧。另外，内毒素和 TNF－α 使血栓调节蛋白和内皮细胞蛋白 C 受体减少，影响蛋白 C 活化，增加纤溶酶原活化抑制因子合成，影响抗凝因子如蛋白 C 和蛋白 S、抗凝血酶Ⅲ和组织因子途径抑制剂的合成和分泌，纤溶过程受损，加重血凝过程。内毒素和各种炎症性细胞因子、心肌供氧障碍等，引起心肌抑制，导致心肌舒张功能障碍。后期由于血管反应性降低、淋巴细胞减少、低氧血症和医院内获得性感染等，使宿主免疫反应受到严重抑制，进一步加重脓毒症。致炎因子、活化的 B 细胞和 T 细胞、循环激素水平、TNF－α、LPS 等均启动细胞凋亡过程，诱发肺泡细胞、肠上皮细胞、血管内皮细胞等凋亡，更加加重病情进展。

简言之，脓毒症是病原微生物和宿主免疫反应、炎症和抗炎、凝血和抗凝反应相互作用产生的。宿主反应和感染均影响脓毒症的预后，器官功能障碍主要由于宿主对感染反应不充分所致。

（三）临床表现

1. 脓毒症的表现　往往与基础病和原发感染表现相重叠，不同患者有较大差异，有些患者血流动力学正常，有些为低动力表现，儿童、老年人、尿毒症或酗酒患者常无明显发热等。早期常有通气过度、定向力障碍、意识混乱和其他脑功能障碍表现，特别是老年和有神经系统病变基础病者更为明显，有局灶性神经功能障碍者可能出现加重表现，但新发神经定位性损害多不明显。低血压和 DIC 可诱发手足发绀和外周组织缺血坏死。皮肤或软组织的细菌或真菌感染，如发生血源性播散会引起蜂窝组织炎、脓肿、脓疱或出血性损害。有时一些皮损有助于提示特异性致病菌感染，如脓毒症伴有皮肤瘀点或紫癜，提示脑膜炎双球菌感染（少见流感嗜血杆菌感染）；全身性红斑往往提示金葡菌或化脓性葡萄球菌感染所致的中毒性休克综合征。胃肠道表现常有恶心、呕吐、腹泻和肠梗阻提示急性胃肠炎；应激性溃疡会产生上消化道出血。容量不足或肾功能损伤可表现为少尿、无尿。

2. 血流动力学表现　早期临床研究确定为高动力型和低动力型休克，分别称为暖休克或冷休克，甚至有研究认为这与感染病原体相关，如革兰阳性菌引起暖休克或阴性菌引起冷休克。最近液体复苏研究证明脓毒症休克是高动力型。低动力型者仅发生于充分的液体复苏前，或少数心肌严重抑制的患者如某些脑膜炎菌血症患者。

（四）实验室检查

早期发生白细胞核左移，10%~30% 患者血小板减少，部分患者有白细胞减少，中性粒细胞有中毒颗粒，细胞质空泡现象等，随着病情加重，血小板减少不断明显，常伴凝血酶时间延长，纤维蛋白原降低，及 D-二聚体阳性，有助于 DIC 诊断（血小板 $< 50 \times 10^9/L$），发生 DIC 的患者多有微血管病性血涂片改变。肾脏损害者出现氮质血症、蛋白尿；肝损者 ALT 升高，血清胆红素增高；溶血提示梭状芽孢杆菌感染或疟疾、药物反应或 DIC。早期血气分析可发现呼吸性碱中毒表现（通气过度所致），以后随着乳酸积聚可表现为代谢性酸中毒，氧供障碍发生血氧分压降低等。血糖可升高，有糖尿病基础者易发生酮症酸中毒，低血糖少见。白蛋白可以正常，但随着病情加重、消耗增加或病情延长，白蛋白会不断降低。血培养有助于发现致病菌。

胸片可表现出为正常或发现肺炎改变，容量负荷过度可表现为充血性心衰样肺纹理增粗或片状渗出影响，弥漫性浸润影提示 ARDS。

ECG 可正常，或心动过速，部分病原体感染会出现非特异性 ST-T 波异常。

（五）诊断与鉴别诊断

1. 脓毒症诊断　脓毒症反应无特异性的诊断试验标准，明确感染或疑似感染包括发热或低体温，心动过速、呼吸急促、白细胞减少或增加，急性意识改变，血小板减少，或低血压等有助诊断。脓毒症诊断包括明确感染或疑似感染伴以下部分或全部表现。

（1）一般情况：发热（中心体温 $> 38℃$）；低热（中心体温 $< 36℃$）；心动过速（$>90T/min$）；呼吸急促（$>24T/min$）；意识改变；明显水肿或液体正平衡（24h 正平衡的液量 $>20ml/kg$）；高血糖［非糖尿病者血糖 $\geq 6.67mmol/L$（120mg/dl）］。

（2）炎症变化：白细胞增多症（WBC $> 12 \times 10^9/L$）；白细胞减少症（WBC $< 4 \times 10^9/L$）；白细胞正常，但幼稚细胞计数 $>10\%$。

（3）血流动力学变化：低动脉血压［收缩压（SBP）$< 90mmHg$，平均动脉压（MAP）$<70mmHg$ 或 SBP 下降 $>40mmHg$］；中心静脉血氧饱和度（SvO_2）$<70\%$；心脏指数（CI）$>3.5L/min \cdot m^2$。

（4）器官功能障碍：低氧血症（$PaO_2/FiO_2 <300$）；急性少尿［尿量（UOP）$<0.5ml/kg/h$］；肌酐升高 $>0.5mg/dl$；凝血异常（INR >1.5 或 APTT $>60s$）；肠梗阻（肠鸣音消失）；血小板减少症（$<100 \times 10^9/L$）；高胆红素血症（血浆总胆红素 $>4mg/dl$）。

（5）组织灌注变化：高乳酸血症（$>1mmol/L$）；毛细血管再充盈降低或皮肤出现斑纹。

2. 脓毒症及相关名词定义及简易判断方法

（1）全身炎症反应综合征（systemic inflammatory response syndrome，SIRS）：有感染性与非感染性原因，符合以下 2/4 项者：发热（T > 38℃）或低热（T < 36℃）；呼吸急促（> 24T/min）；心动过速（> 90T/min）；WBC > 12×10^9/L，或 < 4×10^9/L。

（2）脓毒症（sepsis）：IRS + 感染（或疑似感染）。

（3）严重脓毒症（severe sepsis）：严重脓毒症是指感染继发急性器官功能障碍，即 Sepsis + 以下一项或以上。①心血管：BP ≤ 90mmHg 或 MBP ≤ 70mmHg，对静脉补液有效。②肾脏：尿量 < 0.5ml/（kg·h），经静脉输液仍持续至少 1h。③呼吸：PaO_2/FiO_2 ≤ 250mmHg，如肺是唯一的功能障碍器官时，PaO_2/FiO_2 ≤ 200mmHg。④血液：血小板（PLT）< 80×10^9/L 或近 3d 下降 50%。⑤不明原因代酸：pH ≤ 7.30 或 BE ≤ − 5mEq/L，血乳酸 > 1.5 倍正常上限值。⑥充分液体复苏：PAWP ≥ 12mmHg 或 CVP ≥ 8mmHg。

（4）脓毒症休克（Sepsis shock）：脓毒症伴低血压（SBP < 90 mmHg 或比基础血压下降 40mmHg），经液体复苏持续 1h 或以上；或需要缩血管药方能维持 SBP ≥ 90 或 MBP ≥ 70。

（5）难治性脓毒症休克（refractory septic shock）：脓毒症休克持续 > 1h，且对液体复苏或缩血管药无反应。

（6）多器官功能障碍综合征（multiple organ dysfunction syndrome，MODS）：一个以上器官功能障碍，需要干预方能维持内环境平衡。

二、处置

脓毒症的处理流程可参考（图 10 - 1）。

（一）早期目标治疗

脓毒症急症处理的里程碑是早期目标治疗（Early goal - directed therapy），加上肺保护通气策略、广谱抗生素使用和可能的活化蛋白 C 治疗。早期目标治疗流程图（图 10 - 2）。

1. 液体复苏　脓毒症低灌注患者［低血压或乳酸性酸中毒（血清乳酸 > 4mmol/L）］应在识别诊断后立即开始液体复苏治疗，不要因为等待入住 ICU 而延迟治疗，乳酸浓度升高对非低血压患者有低灌注风险。低灌注的脓毒症休克患者前 6h 液体复苏应达到以下 4 个目标。①中心静脉压（CVP）：8 ~ 12mmHg（机械通气或原有心室顺应性降低的患者 CVP 目标值为 12 ~ 15mmHg）。②平均动脉压（MAP）≥ 65mmHg。③尿量 ≥ 0.5ml/（kg·h）。④中心静脉血氧饱和度：上腔静脉血氧饱和度（$ScvO_2$）≥ 70% 或混合静脉氧饱和度 ≥ 60%。急诊早期目标治疗能提高有低血压的脓毒症休克患者存活率，6h 内达到目标可降低 28d 死亡率。虽然多种原因可引起心率加快，但充分液体复苏后，心率下降是容量改善的有效指标。

严重脓毒症或脓毒症休克患者前 6h 液体复苏期间，如 CVP 达到 8 ~ 12mmHg 而 $ScvO_2$ < 70% 者，应继续液体复苏，或输注浓缩红细胞（PRBC），使其红细胞压积（Hct）≥ 30%，和（或）使用多巴酚丁胺［最大可达 20μg/（kg·min）］以达此目标，这种治疗方案与提高存活率有相关性。

液体复苏时所用液体可以是晶体液或胶体液，两者作用相当（考虑价格原因，晶体液可能更为经济和方便）。如果合并低血容量，在最初 30min 应输入 500 ~ 1 000ml 晶体液或 300 ~ 500ml 胶体液（5% 白蛋白），其后液体量和输液速度根据治疗反应和心肺功能确定。

对有静脉扩张和（或）毛细血管渗漏的患者，前 24h 应持续输液，补液量明显多于出量，此时出/入量评估无多大意义。

2. 确认诊断　在开始抗生素治疗前应采集标本送微生物培养。为获取理想的培养结果，至少应送 2 份血培养，一份直接经皮抽血，另一份经静脉置管或相关静脉管道（除非导管置入时间 < 48h）。必要时在用抗生素前还应送其他部位的标本做培养，如尿液、脑脊液（CSF）、创口组织或分泌物、呼吸道分泌物或其他体液。最好是各静脉管道处均送一份血培养。如果两份标本培养结果一致，则这种微生物是致病菌的可能性明显提高。另外，如果静脉装置处所获标本培养阳性结果早于外周静脉（如提前 > 2h），提示此血管装置为感染源。其他有关检查也应及时进行，如影像学检查，但有时患者极为严重，无法转运到 ICU 之外进行检查者，可作床边检查如超声检查。

3. 抗生素治疗　在明确严重脓毒症诊断 1h 内，采集必要的培养标本后，应开始静脉使用广谱抗生素治疗。严重脓毒症或脓毒症休克患者第一优先的是建立静脉通道进行液体复苏，但尽早使用抗生素也是极为重要的策略，往往需建立第 2 条静脉通道输注。开始抗生素使用是经验治疗，应选择针对当地社区获得性或医院感染最常见致病菌的抗生素，包括 1 种以上对可疑致病菌有效的抗生素（抗细菌或真菌）。

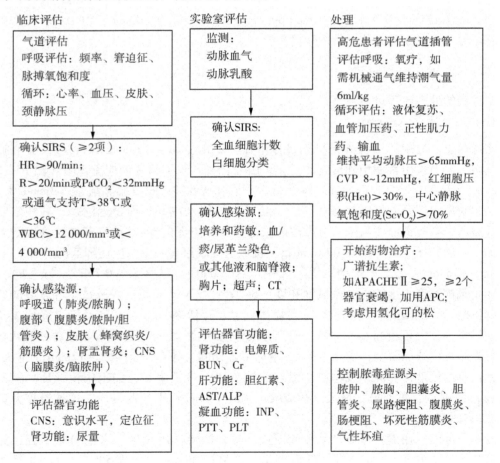

图 10-1　脓毒症简易处理程序图

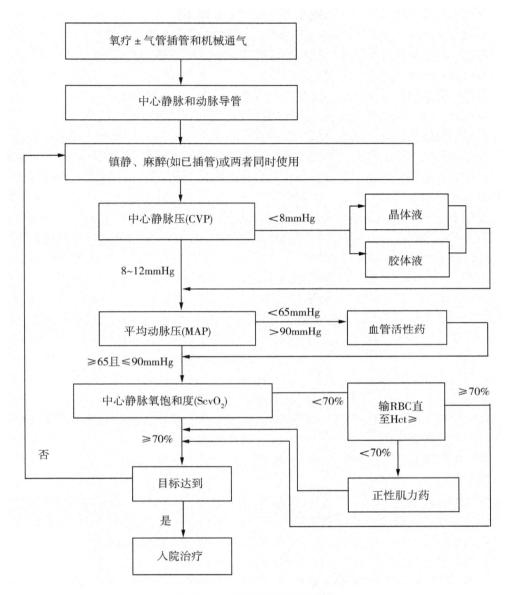

图 10 – 2　早期目标治疗流程图

经验抗生素选择很复杂，至少应考虑病史（包括患者耐药性）、基础病、临床情况和当地致病菌谱等。目前真菌、革兰阳性菌、高耐药性革兰阴性杆菌、耐甲氧西林金葡菌、耐万古霉素肠球菌、耐青霉素肺炎球菌越来越多，应尽量选择足以覆盖可能考虑到的所有致病菌的广谱抗生素。每种抗生素均应足量使用。使用 48 ~ 72h 后，应根据临床情况重新评估抗生素的有效性，如果已有阳性培养结果，按照药物敏感结果调整抗感染方案。有效治疗方案通常应维持 7 ~ 10d，并根据临床状况确定治疗反应，对铜绿假单胞菌多数专家建议联合用药。严重脓毒症或脓毒症休克患者伴中性粒细胞减少症者也主张联合抗感染，而且此类患者中性粒细胞未恢复前均应使用广谱抗生素维持治疗。

如果确定临床综合征并非感染引起的，要及时停止抗感染治疗，以防继发耐药菌或超级感染如念珠菌、难辨梭状芽孢杆菌或耐万古霉素屎肠球菌等。

4. 感染灶处理 任何严重脓毒症患者均应寻找局部感染灶，如脓肿引流、局部坏死组织清除、感染相关装置拔除或清除周围感染源等。选择控制感染源的方法应权衡处置方式的利弊，因为清除感染源可能引起出血、瘘管或引起其他器官损伤，尽可能采用最简便有效的方法。如果严重脓毒症或脓毒症休克感染灶需外科处理，如腹腔内脓肿、胃肠穿孔、化脓性胆管炎或肠缺血等，应在充分液体复苏后即进行处理。如果静脉等装置引起的感染，在建立新的静脉通路后便应拔除。以下是部分处理方法和要求。①适于引流者：如腹腔内脓肿、脓胸、脓毒性关节炎、肾盂肾炎。②适于清创术者：如坏死性筋膜炎、感染坏死性胰腺炎、肠梗阻、纵隔炎。③需要拔除装置者：如血管内导管感染、导尿管、气管内导管感染、宫内节育器感染。④限期处理者：如憩室炎切除术、坏疽性胆囊炎胆囊切除术、气性坏疽截肢术。

5. 血管升压药 充分的液体冲击后，血压和器官灌注仍不恢复者，应开始使用血管加压药或升压药。致命性低血压者，在液体复苏的同时，应暂时加用升压药。脓毒症休克的首选升压药是去甲肾上腺素或多巴胺（尽可能通过中心静脉导管给药），其次考虑苯肾上腺素和肾上腺素。苯肾上腺素很少产生心动过速；多巴胺增加平均动脉压（MAP）和心输出量（主要是心搏出量和心率增加）；去甲肾上腺素产生缩血管作用增加 MAP，很少增加心率，心搏出量增加量不及多巴胺；对脓毒症休克者，去甲肾上腺素升压作用强于多巴胺；对有心脏收缩功能降低者，多巴胺更有效，但易合并心动过速及产生致心律失常作用。低剂量多巴胺（2~4μg）/（kg·min）对严重脓毒症者无肾脏保持作用。如条件许可，所有需要使用升压药者均应考虑放置动脉导管监测。经上述液体复苏和升压药处理后表现为难治性休克的患者，可考虑使用血管加压素（Vasopressin），它能扩张肾脏、肺、脑和冠状动脉，短期（一般数小时）低剂量后叶加压素（0.01~0.04U/min），可升高血压、增加尿量、增强肌酐清除率、减少其他升压药的用量（如无此药，可用垂体后叶素替代）。后叶加压素的不利风险在于能增加肠缺血、降低心输出量、皮肤坏死甚至有心脏骤停风险，尤其大于 0.04U/min时更易发生。

各种升压药常用剂量：多巴胺 5~20μg/（kg·min）；去甲肾上腺素 2~20μg/min 或 0.01~3.0μg/（kg·min）；苯肾上腺素 40~300μg/min；后叶加压素 0.01~0.04U/min（一般不用高剂量如 0.06~0.18U/min），肾上腺素 1~10μg/min 或 0.1~0.8μg/（kg·min），各药均应从低剂量开始，逐渐增量，直至达到目标血压水平。

6. 正性肌力药 经充分液体复苏仍低心输出量时，加用多巴酚丁胺，用法：2.5~5μg/（kg·min）开始，每 20~30min 增加 2.5μg/（kg·min），直至达到目标值。为减少氧耗量，应避免心动过速，一般使心率控制在 <100 次/min。心率过快者，可考虑米力农作为替代。

7. 糖皮质激素 脓毒症休克经充分液体复苏仍需升压药维持者或持续 ARDS 者可加用激素治疗。氢化可的松 200~300mg/d，持续静脉滴注或分 3~4 次使用，连用 7d，氢化可的松较地塞米松对下丘脑 – 垂体 – 肾上腺皮质轴的抑制更小，应作优选激素，如无氢化可的松，可选择口服氟氢可的松（50μg/d）。经治疗临床情况改善后激素减量、提前停药、使用促肾上腺皮质激素（ACTH）或改为口服均无更多益处。但如无须升压药可维持血流动力学稳定者，可考虑停用激素。激素的用量不必 >300mg/d，否则可能会增加不良反应。脓毒症无休克者，不必使用激素，原已使用激素者可给予激素冲击治疗。激素治疗的不良反应包括神经肌病、高血糖、降低淋巴细胞数量、免疫抑制、促进肠上皮细胞凋亡等。

8. 重组人活化蛋白 C（rhAPC） rhAPC 适用于死亡风险极高，如急性生理学和慢性健康评估 Ⅱ（APACHE Ⅱ）≥25、脓毒症诱发多器官衰竭、脓毒症休克、脓毒症诱发 ARDS 者，这些患者可提高存活率，改善器官功能障碍，对低危患者作用不大。用法：24μg/（kg·min）×96h。rhAPC 有增加出血风险（高出血风险是指出血 2d 内需输注浓缩红细胞≥3U 者），其禁忌证包括：活动性出血；近 3 个月出血性中风；近 2 个月颅内或椎管内手术，或严重头部创伤；近 12h 创伤有增加致命性出血风险者；有硬膜外导管者；颅内肿瘤或大面积损伤或小脑疝形成者；PLT <30 ×10^9/L 者。

9. 血制品使用 一旦组织低灌注纠正，CVP 恢复，但 ScvO$_2$ <70%，血红蛋白(Hb) <70g/L，应输注浓缩红细胞使红细胞压积≥30% 或 Hb 达到 70～90g/L，其他特殊情况如心肌缺血、严重低氧血症、急性出血、紫绀型心脏病或乳酸性酸中毒时，应维持 Hb 于更高水平（>90g/L）。脓毒症性贫血可能是由于 TNF－α 和 IL－1β 等介质抑制促红细胞生成素基因和蛋白的表达所致，但此类贫血临床上一般不用促红细胞生成素，因为它需数天至数周方能起效，且未提高存活率，除非合并慢性肾病引起贫血等。对无出血或未做有创操作的凝血异常者，不必常规输注新鲜血浆。脓毒症和脓毒症休克患者一般不用抗纤维蛋白酶，因为它并不降低死亡率，且对使用肝素者还有增加出血风险。对严重脓毒症伴血小板（PLT） <5 ×10^9/L 者，不论有无出血均应考虑输注血小板；PLT（5～30） ×10^9/L 且有严重出血风险者，应考虑输注 PLT；需行外科手术或有创操作者，应保证 PLT≥50×10^9/L。

10. 机械通气治疗 脓毒症诱发急性肺损伤（ALI）/急性呼吸窘迫综合征（ARDS）者应避免高潮气量（V$_T$）通气，否则会加重 ALI/ARDS。ALI/ARDS 患者不必常规行肺动脉导管监测。开始 1～2h 的 V$_T$ 6ml/kg，以后酌情调节，以维持平台压≤30cmH$_2$O，允许适当的高碳酸血症（即容许性高碳酸血症），为防止肺泡萎陷，可以加用呼气末正压（PEEP），也有助于提高氧合能力。有条件的医院，ARDS 患者可考虑作俯卧位通气治疗。通气时应采取半卧位（床头抬高 45°，或维持于 30°～45°），有助于防呼吸机相关性肺炎，除非有禁忌证。少数轻中度低氧性呼吸衰竭的 ALI/ARDS 患者，可考虑给予无创通气治疗，条件是：患者维持血流动力学稳定、处于舒适状态、易唤醒、有气道保护或清洁能力、预期可很快恢复。自主呼吸能力较强的患者，符合以下条件者，可考虑自主呼吸试验（SBT）：①患者易唤醒。②血流动力学稳定而未用升压药。③无新的其他严重并发症。④仅需低水平通气支持（包括低 PEEP）。⑤吸入氧浓度（FiO$_2$）在安全水平（≤35%～40%），可以过渡到面罩或鼻导管吸氧。自主呼吸试验包括低水平的压力支持（PSV），一般在 5～8cmH$_2$O。

（二）其他对症治疗

1. 脓毒症的镇静、止痛和肌松剂使用 机械通气患者为保证充分有效通气的进行，给予适当镇静有时是必不可少的，可以持续静脉镇静或间断给予镇静剂以达到镇静要求。每日间断镇静法，使患者白天处于清醒状态，有利于降低氧耗、减少通气时间和缩短 ICU 住院时间。神经肌肉阻滞剂（肌松剂）应尽量避免使用，但为保证开始几小时通气的有效进行，镇静剂效果欠佳者，可考虑间断或持续静脉输注肌松剂。长时间使用肌松剂不利于患者恢复。

2. 体温控制 脓毒症者体温控制仍有争议。但高热患者显然会增加氧耗量，加快能量代谢和消耗，降低体温有助于减少氧耗。使用冰敷或降温毯等物理降温可起到有效控制发热的作用。但布洛芬等药物治疗虽可改善氧耗，并未改善存活率。且体温控制后热休克蛋白的保护作用减少。

3. 血糖控制　严重脓毒症患者有效控制血糖可降低 ICU 死亡率，尤其是入住 ICU ≥5d 者，还能降低以下发生率：延长通气患者的通气时间，肾脏替代治疗、周围性神经肌肉功能障碍、菌血症。维持血糖 < 8.3mmol/L（150mg/dl），理想的血糖浓度是 4.4 ~ 6.1mmol/L（80 ~ 110mg/dl）。为保证能量供给可在使用葡萄糖时加用胰岛素，初始控制阶段，需每 1 ~ 2h 测血糖 1 次，待血糖稳定于 < 8.3mmol/L 后，每 4h 测定 1 次，以免发生低血糖。控制血糖过程中，应同时考虑营养支持方案，尽可能经胃肠营养。

4. 肾脏替代治疗　急性肾功能衰竭患者，血流动力学稳定者，可作持续静脉－静脉血液滤过或间断血液透析，二者疗效相当，血流动力学不稳定的患者，连续血液滤过有利于维持液体平稳。

5. 碳酸氢钠使用　对低灌注诱发乳酸性酸中毒患者，如 pH ≥7.15，一般不用碳酸氢钠，但对严重酸中毒患者，使用碳酸氢钠有助于维持血流动力学稳定和减少升压药的使用。

6. 深静脉血栓预防　严重脓毒症患者应同时进行深静脉血栓（DVT）预防，如无禁忌，可使用普通肝素或低分子肝素。目标是使 INR 维持在 1.5 ~ 2.5。对有肝素禁忌者（如血小板减少症、严重凝血障碍、活动性出血、近期颅内出血等），可考虑使用机械装置预防 DVT，或使用间断按摩装置（有外周血管病者禁用）；对严重脓毒症有 DVT 史的患者，可联合使用肝素和机械滤过装置。

7. 应激性溃疡预防　所有严重脓毒症者均应预防应激性溃疡。H_2 受体拮抗剂或质子泵抑制剂可有效预防应激性溃疡，硫糖铝不及 H_2 受体拮抗剂。是否使用制酸剂预防上消化道出血，应权衡呼吸机相关性肺炎的发生风险而灵活确定。

（三）有潜在好处的治疗

超级抗原和甘露糖是细菌代谢物，可能有潜在治疗作用。组织因子抑制剂可缓解过多的前凝血剂活性；有免疫抑制者早期使用免疫增强剂可改善预后；γ－干扰素可增强巨噬细胞功能，甚至提高存活率；抗凋亡治疗在实验模型中可提高脓毒症存活率；脂肪乳可结合及中和 LPS（内毒素），可通过抑制 LPS 调节天然免疫作用。

（四）无效治疗

抗内毒素治疗无效，可能是应用较晚或抗体缺乏中和 LPS 的能力；多个阻断致炎性细胞因子的治疗均失败，可能是抗因子谱过窄，而炎症因子作用途径过多，或细胞因子本身有助于宿主防御，阻断后产生过度免疫抑制；布洛芬、血小板活化因子乙酰水解酶、缓激肽拮抗剂和其他治疗并未改善脓毒症的存活率。

（李战强）

第二节　多器官功能障碍综合征

多器官功能障碍综合征（multiple organ dysfunction syndrome，MODS）是指机体受到严重感染、创伤、烧伤等打击后，同时或序贯发生两个或两个以上器官功能障碍以致衰竭的临床综合征。具有高发病率、高死亡率、高耗资和持续增加的特点，是当前重症患者中后期死亡的主要原因。近 20 年来的研究显示，MODS 的死亡率仍高达 70% 左右，而其病情进一步发展为多器官功能障碍（multiple organ failure，MOF）后，死亡率可达 90% 以上，MODS 及 MOF 是当前重症医学所面临的最大挑战。MODS 的发病机制复杂，但失控的炎症反应是其病情发生和发展的根本原因。控制原发病、改善氧代谢是 MODS 的重要治疗手段，针对导致炎症反应的不同环节，制订相应的治疗策略以调控炎症反应则是 MODS 治疗的关键。

一、MODS 的分类

根据 MODS 器官功能障碍发生的主要原因以及 SIRS 在器官功能损伤中的地位，可将 MODS 分为原发性 MODS 和继发性 MODS。

原发性 MODS 是指某种明确的损伤直接引起器官功能障碍，即器官功能障碍由损伤本身引起，在损伤早期出现。如严重创伤后，直接肺挫伤导致急性呼吸衰竭，横纹肌溶解导致肾脏功能衰竭，大量出血补液导致凝血功能异常。在原发性 MODS 的发病和演进过程中，SIRS 在器官功能障碍发生中所占比重较低。

继发性 MODS 并非是损伤的直接后果，而与 SIRS 引起的自身性破坏关系密切。损伤引起 SIRS，而异常的炎症反应继发性造成远距离器官发生功能障碍。所以，继发性 MODS 与原发损伤之间存在一定的间歇期，易合并感染。在继发性 MODS 中，SIRS 是器官功能损害的基础，全身性感染和器官功能损害是 SIRS 的后继过程。SIRS 全身性感染 MODS 就构成一个连续体，继发性 MODS 是该连续体造成的严重后果。

对于原发性 MODS 患者，当机体发生原发性器官功能损害后，如能够存活，则原发性损伤与原发性器官功能损害将刺激机体免疫炎症反应，导致全身性炎症反应，又可进一步加重器官功能障碍或引起新的严重器官功能损伤，实际上，MODS 就从原发性转变为继发性。

二、MODS 的临床特征

MODS 的临床表现复杂，个体差异很大，在很大程度上取决于器官受累的范围及损伤是由一次打击还是由多次打击所致。一般情况下，MODS 病程 14 ~ 21d，并经历四个阶段，包括休克、复苏、高分解代谢状态和器官衰竭阶段（表 10 - 1）。

每个阶段都有其典型的临床特征，且发展速度极快，患者可能死于 MODS 的任一阶段。

MODS 患者处于高应激状态，大量促炎细胞因子具有强烈的促分解作用，导致蛋白质分解、脂肪分解和糖异生明显增加，但糖利用能力和外源性营养底物利用明显降低。机体出现以高分解代谢为特征的代谢紊乱，但同时并存能源利用障碍。高代谢令患者短期内大量蛋白质被消耗而陷入重度低蛋白性营养不良，组织器官和各种酶的结构和功能全面受损；而外源性营养利用障碍则延缓和阻碍器官和组织细胞的功能维护和组织修复，导致 MODS 的进展和病情恶化。

MODS 发生功能障碍的器官往往是直接损伤器官的远隔器官。对于多发性创伤患者，多数患者经早期清创处理后基本稳定，而创伤早期发生的低血压或创伤后继发性感染，均可导致远隔器官发生不同程度的缺血再灌注损伤和炎症反应失控，从而产生远隔器官功能障碍或衰竭。由于原发疾病各异，个体差异明显，MODS 各器官功能障碍的始发时间不一致，一般无固定发病顺序。但首先发生功能衰竭的以呼吸系统较为常见。而对于外科急诊手术后并发感染的患者发生 MODS，器官功能障碍的顺序似乎有规律可循。通常术后首先发生呼吸系统功能障碍，出现全身性感染的时间几乎与此一致，于术后 2.6d 出现。之后依次发生肝脏、胃肠道和肾脏功能障碍或衰竭。认识 MODS 发生器官损伤特点及器官损伤出现的时间有助于临床医师早期认识和预防可能发生的器官功能障碍。

表 10 - 1　多器官功能障碍综合征的临床分期和特征

	第 1 阶段	第 2 阶段	第 3 阶段	第 4 阶段
一般情况	正常或轻度烦躁	急性病容，烦躁	一般情况差	濒死感
循环系统	容量需要增加	高动力状态，容量依赖	休克，心输出量下降，水肿	血管活性药物维持血压，水肿、SvO_2 下降
呼吸系统	轻度呼碱	呼吸急促，呼碱、低氧血症	严重低氧血症，ARDS	高碳酸血症、气压伤
肾脏	少尿，利尿剂反应差	肌酐清除率下降，轻度氮质血症	氮质血症，有血液透析指征	少尿，血透时循环不稳定
胃肠道	胃肠胀气	不能耐受食物	肠梗阻，应激性溃疡	腹泻，缺血性肠炎
肝脏	正常或轻度胆汁淤积	高胆红素血症，PT 延长	临床黄疸	转氨酶升高，严重黄疸
代谢	高血糖，胰岛素需要量增加	高分解代谢	代酸，高血糖	骨骼肌萎缩，乳酸酸中毒
中枢神经系统	意识模糊	嗜睡	昏迷	昏迷
血液系统	正常或轻度异常	血小板降低，白细胞增多或减少	凝血功能异常	不能纠正的凝血障碍

三、MODS 的治疗

所有 MODS 患者均应进入 ICU，但 MODS 患者的监测和治疗应由专科医师和 ICU 专职医师共同完成。尽管 MODS 的病因复杂、涉及的器官和系统多、治疗中往往面临很多矛盾，但 MODS 的治疗中应遵循以下原则。

(一) 控制原发病

控制原发疾病是 MODS 治疗的关键。治疗中应早期去除或控制诱发 MODS 的病因，避免机体遭受再次打击，对于存在严重感染的患者，必须积极的引流感染灶和应用有效抗生素。若为创伤患者，则应积极清创，并预防感染的发生。患者出现腹胀、不能进食或无石性胆囊炎时，应采用积极的措施，保持肠道通畅，恢复肠道屏障功能，避免肠源性感染。而对于休克患者，则应争分夺秒地进行休克复苏，尽可能地缩短休克时间，避免引起进一步的器官功能损害。

严重全身性感染是导致 MODS 的最主要原因之一。积极寻找并处理感染病灶、及时抗生素治疗是控制感染及 MODS 病情进展的根本措施。因此一旦明确诊断为严重全身性感染，应尽快查找感染部位，并在症状出现后 6h 内确认。当感染灶来源明确，如腹腔内脓肿、胃肠穿孔、胆囊炎或小肠缺血已经明确为感染源，应该尽可能在液体复苏治疗开始的同时控制感染源。如果感染来自胰周坏死，应尽可能推迟手术。同时，明确诊断为严重全身性感染后，ICU 应在 1h 内采用广谱抗生素治疗，并积极寻找病原学证据。每天应对抗生素的使用效果进行评估。经验性的抗生素联合治疗应 <3 ~ 5d，然后根据细菌的敏感性行降阶梯治疗，并尽可能使用单一抗生素。抗生素常规治疗为 7 ~ 10d，但如果对治疗反应差、感染源未确定或合并粒细胞减少症，可适当延长用药。

（二）改善氧代谢，纠正组织缺氧

氧代谢障碍是 MODS 的特征之一，纠正组织缺氧是 MODS 重要的治疗目标。改善氧代谢障碍、纠正组织缺氧的主要手段包括增加全身氧输送、降低全身氧需、改善组织细胞利用氧的能力等。

1. 增加氧输送　提高氧输送是目前改善组织缺氧最可行的手段。氧输送是单位时间内心脏泵出的血液所携带的氧量，由心脏泵功能、动脉氧分压/血氧饱和度和血红蛋白浓度决定，因此，提高氧输送也就通过心脏、血液和肺交换功能 3 个方面来实现。

支持动脉氧合：提高动脉血氧分压或动脉血氧饱和度是提高全身氧输送的三个基本手段之一。氧疗、呼吸机辅助通气和控制通气是支持动脉氧合的常用手段。

至于支持动脉氧合的目标，不同类型的患者有不同的要求。对于非急性呼吸窘迫综合征或急性呼衰患者，支持动脉氧合的目标是将动脉血氧分压维持在 80mmHg 以上或动脉血氧饱和度维持在 94% 以上。但对于急性呼吸窘迫综合征和急性呼衰患者，将动脉血氧分压维持在 80mmHg 以上常常是困难的，往往需要提高呼吸机条件、增加呼气末正压水平或提高吸入氧浓度，有可能导致气压伤或引起循环干扰，因此，对于这类患者，支持动脉氧合的目标是将动脉血氧分压维持在高于 55 ~ 60mmHg 水平以上或动脉血氧饱和度高于 90% 以上。之所以将动脉血氧分压维持在 55 ~ 60mmHg 以上，与动脉血氧离曲线的 S 型特征有关，当动脉血氧分压高于 55 ~ 60mmHg 水平时，动脉血氧饱和度达到 90%，进一步提高动脉血氧分压，呼吸和循环的代价很大，但动脉血氧饱和度增加却并不明显，氧输送也就不会明显增加。

大量肺泡塌陷是急性呼吸窘迫综合征患者的病理生理特征，机械通气是促进和维持塌陷肺泡复张的重要手段，为防止呼吸机相关肺损伤，机械通气时应采用小潮气量通气，并限制气道平台压不高于 30cmH$_2$O。如果没有低灌注证据，应对患者采取限制液体输入的补液策略。

支持心输出量：增加心输出量也是提高全身氧输送的基本手段。保证适当的前负荷、应用正性肌力药物和降低心脏后负荷是支持心输出量的主要方法。

调整前负荷是支持心输出量首先需要考虑的问题，也是最容易处理的环节。若前负荷不足，则可导致心输出量明显降低。而前负荷过高，又可能导致肺水肿和心脏功能降低。因此，调整心脏前负荷具有重要的临床意义。当然，对于重症患者，由于血管张力的改变以及毛细血管通透性的明显增加，往往使患者的有效循环血量明显减少，也就是说，前负荷减少更为常见。监测中心静脉压或肺动脉嵌顿压，可指导前负荷的调整。液体负荷试验后或利尿后，观察肺动脉嵌顿压与心输出量的关系（心功能曲线）的动态变化，比单纯监测压力的绝对值更有价值。补充血容量，可选择晶体液和胶体液，考虑到重症患者毛细血管通透性明显增加，晶体液在血管内的保持时间较短，易转移到组织间隙，应适当提高胶体液的补充比例。

支持血液携带氧能力：维持适当的血红蛋白浓度是改善氧输送的重要手段之一。由于血红蛋白是氧气的载体，机体依赖血红蛋白将氧从肺毛细血管携带到组织毛细血管，维持适当的血红蛋白浓度实际上就是支持血液携带氧能力。但是，并非血红蛋白浓度越高，就对机体越有利。当血红蛋白浓度过高时（如高于 140g/L），血液黏滞度明显增加，不但增加心脏负荷，而且影响血液在毛细血管内的流动，最终影响组织氧合。一般认为，血红蛋白浓度的目标水平是 80～100g/L 以上或血细胞比容维持在 30%～35%。

改善组织灌注和氧代谢是 MODS 的重要治疗目标，对于严重全身性感染患者，应遵循早期目标指导治疗（EGDT）：一经临床诊断，应尽快进行积极液体复苏，6h 内达到以下复苏目标：①中心静脉压（CVP）8～12mmHg。②平均动脉压 ≥65mmHg。③每小时尿量 ≥0.5ml/kg。④$ScvO_2$ 或 $SvO_2 ≥ 70\%$。机械通气和腹高压可导致患者胸腔内压增高，使 CVP 升高，因此对于这类患者，可以将 CVP 12～15mmHg 作为复苏目标。若液体复苏后 CVP 达到目标值，而 $ScvO_2$ 或 SvO_2 仍未达到 70%，需输注浓缩红细胞使血细胞比容达到 30% 以上。若 $ScvO_2$ 或 SvO_2 仍未达到 70%，应给予多巴酚丁胺 [最大剂量20μg/（kg·min）] 以达到复苏目标。

2. 降低氧需 降低氧需在 MODS 治疗中常常被忽视。由于组织缺氧是氧供和氧需失衡的结果，氧需增加也是导致组织缺氧和 MODS 的原因之一，降低氧需对 MODS 的防治具有重要意义。

导致重症患者氧需增加的因素很多，针对不同原因进行治疗，就成为防治 MODS 的重要手段。体温每增加 1℃，机体氧需增加 7%，氧耗可能增加 25%。因此，及时降温，对于发热的患者就很必要。可采用解热镇痛药物和物理降温等手段。物理降温时，要特别注意防止患者出现寒战。一旦发生寒战，机体氧需将增加 100%～400%，对机体的危害很大。疼痛和烦躁也是导致机体氧需增加的常见原因。有效的镇痛和镇静，使患者处于较为舒适的安静状态，对防止 MODS 有益。抽搐导致氧需增加也十分明显，及时止痉是必要的。正常情况下，呼吸肌的氧需占全身氧需的 1%～3%，若患者出现呼吸困难或呼吸窘迫，则呼吸肌的氧耗骤增，呼吸肌的氧需可能增加到占全身氧需的 20%～50%。呼吸氧需的明显增加，势必造成其他器官的缺氧。采取积极措施，如机械通气或提高机械通气条件，改善患者的呼吸困难，能明显降低患者呼吸肌氧需。

3. 改善内脏器官血流灌注 MODS 和休克可导致全身血流分布异常，肠道和肾脏等内脏器官常常处于缺血状态，持续的缺血缺氧，将导致急性肾衰竭和肠道功能衰竭，加重 MODS。改善内脏灌注是 MODS 治疗的重要方向。

在传统的血管活性药物应用中，关于药物对内脏器官灌注的影响认识十分模糊，甚至被忽视。我国临床医学中最常应用小剂量多巴胺，以提升血压，改善肾脏和肠道灌注。但多巴胺扩张肾脏血管和改善肠系膜灌注的作用缺乏实验和理论依据。最近十年的研究显示，多巴胺实际上加重肾脏和肠道缺血。而去甲肾上腺素曾被认为可以引起严重的血管痉挛，减少组织和内脏器官灌注，引起组织和内脏器官缺血缺氧。但越来越多研究证实，感染性休克的治疗中，去甲肾上腺素并不引起内脏组织的缺血，与多巴胺相比，反而有助于恢复组织的氧供需平衡。感染性休克患者外周血管阻力降低，应用去甲肾上腺素可明显提高血压，在保证心脏和脑等重要脏器血液灌注的同时，能改善内脏血流灌注。多巴酚丁胺是强烈的 β 受体激动剂，增加心输出量和全身氧输送的同时，同比例改善胃肠道血流灌注。因此，去甲肾上腺素是有效治疗感染性休克的血管活性药物，可提高血压、改善组织灌注。在合并心功能障碍时应联合应用多巴酚丁胺。

（三）代谢支持与调理

MODS 使患者处于高度应激状态，导致机体出现以高分解代谢为特征的代谢紊乱。机体分解代谢明显高于合成代谢，蛋白质分解、脂肪分解和糖异生明显增加，但糖的利用能力明显降低。Cerra 将之称为自噬现象（Autocannibalism）。严重情况下，机体蛋白质分解代谢较正常增加 40%~50%，而骨骼肌的分解可增加 70%~110%，分解产生的氨基酸部分经糖异生作用后供能，部分供肝脏合成急性反应蛋白。器官及组织细胞的功能维护和组织修复有赖于细胞得到适当的营养底物，机体高分解代谢和外源性营养利用障碍，可导致或进一步加重器官功能障碍。因此，在 MODS 早期，代谢支持和调理的目标应当是试图减轻营养底物不足，防止细胞代谢紊乱，支持器官、组织的结构功能，参与调控免疫功能，减少器官功能障碍的产生。而在 MODS 的后期，代谢支持和调理的目标是进一步加速组织修复，促进患者康复。

1. 代谢支持 代谢支持（Metabolic support）是 Cerra 1988 年提出的，指为机体提供适当的营养底物，以维持细胞代谢的需要，而不是供给较多的营养底物以满足机体营养的需要。与营养支持的区别在于，代谢支持既防止因底物供应受限影响器官的代谢和功能，又避免因底物供给量过多而增加器官的负担，影响器官的代谢和功能。其具体实施方法：①非蛋白热卡 <35kcal/（kg·d）（1kcal=4.18kJ）（注：下文同），一般为 25~30kcal/（kg·d），其中 40%~50% 的热卡由脂肪提供，以防止糖代谢紊乱，减少二氧化碳生成，降低肺的负荷。②提高氮的供应量 [0.25~0.35g/（kg·d）]，以减少体内蛋白质的分解和供给急性反应蛋白合成的需要。③非蛋白热卡与氮的比例降低到 100kcal:1g。严格控制血糖是代谢支持的重要组成部分。研究证实，控制严重全身性感染或感染性休克患者血糖水平在 80~110 mg/dl（4.4~6.1mmol/L）之间可改善预后；与较高水平相比，不超过 150mg/dl（8.3mmol/L）也可改善预后。后者可减少低血糖血症的发生。因此，对于严重全身性感染和感染性休克患者，应控制血糖 <150mg/dl，接受胰岛素控制血糖的患者应以葡萄糖作为能源，1~2h 测量 1 次血糖，直到稳定后改为 4h 1 次。

尽管代谢支持的应用，对改善 MODS 的代谢紊乱有一定的疗效，但并不能避免或逆转代谢紊乱。

2. 代谢调理 代谢调理是代谢支持的必要补充。由于 MODS 患者处于高分解代谢状态，虽根据代谢支持的要求给予营养，仍不能达到代谢支持的目的，机体继续处于高分解代谢状态，供给的营养底物不能维持机体代谢的需要。因此，1989 年 Shaw 提出从降低代谢率或促进蛋白质合成的角度着手，应用药物和生物制剂，以调理机体的代谢，称为代谢调理（Metabolic intervention）。

主要方法包括：①应用布洛芬、吲哚美辛等环氧化酶抑制剂，抑制前列腺素合成，降低分解代谢率，减少蛋白质分解。②应用重组的人类生长激素和生长因子，促进蛋白质合成，改善负氮平衡。

代谢调理的应用明显降低了机体分解代谢率，并改善负氮平衡，但代谢调理也不能从根本上逆转高分解代谢和负氮平衡。

根据 MODS 患者代谢特点，利用代谢支持和代谢调理对机体继续调控和治疗，可望进一步提高营养代谢支持的疗效，改善 MODS 患者的预后。

（四）抗凝治疗

MODS 易于合并凝血功能的紊乱，尤其对于严重全身性感染及由此导致 MODS 的患者。病程早期阶段的炎症反应表现为促凝活性，伴随高凝的发展，血小板、各种凝血因子和抗凝物质均被严重消耗。凝血功能紊乱推动 MODS 病情的进一步进展和恶化。因此抗凝治疗十分必要。人体活化蛋白 C（APC）是一种内源性抗凝物质，同时还具有抗炎特性。大规模、多中心、随机对照研究证实，rhAPC 以 $24\mu g/$（$kg \cdot h$）剂量连续静脉泵注，可以明显降低患者 28d 死亡率。亚组分析显示，获益的主要是 APACHE Ⅱ ≥25 的高危患者。但 rhAPC 具有诱发出血的较高风险，该研究显示，与对照组相比，应用 rhAPC 患者严重出血发生率为 2.0% 到 3.5%（P = 0.06）。其后另一项研究也获得与上述研究相似的疗效，但严重出血发生率达到 6.5%。因此，对于 APACHE Ⅱ ≥25 的严重全身性感染导致的 MODS 患者使用 rhAPC，APACHE Ⅱ <20 或单器官衰竭的患者不推荐应用 rhAPC。

（五）免疫调节治疗

基于炎症反应失控是导致 MODS 的本质性原因这一认识，抑制 SIRS 有可能阻断炎症反应发展，最终可能降低 MODS 死亡率。免疫调控治疗实际上是 MODS 病因治疗的重要方面。当前，对机体炎症反应认识的深入，取得了阶段性的成果，但要对 MODS 治疗发挥指导性作用，尚有待时日。

1. 炎症反应失控的评估和 MODS 治疗策略　　正确判断 MODS 患者 SIRS/CARS 失衡方向，是进行临床干预、恢复 SIRS 与 CARS 平衡的前提。虽然目前尚无快速、准确的指标应用于临床，但有关外周血单核细胞表面 HLA – DR 表达量及 T 辅助细胞 TH_1/TH_2 功能的研究，可判断 SIRS/CARS 的失衡方向，从而为指导免疫调控治疗带来曙光。

外周血单核细胞表面 HLA – DR 表达量是反映细胞免疫功能状态的客观指标之一。Bone 提出 HLA – DR 的表达量低于 30% 则可诊断 CARS。Kox 选择 10 例严重感染伴 MODS 的 CARS 患者，给予 IFNγ – 1b，结果在 3d 内全部患者的单核细胞 HLA – DR 的表达量显著增加，而且释放 TNFα 和 IL – 1 的能力也明显恢复，提示 IFNγ 可逆转 CARS。当然，HLA – DR 表达 >30% 时是否反映机体以 SIRS 为主，尚难以确定。因此，HLA – DR 的表达量仅能粗略反映机体免疫功能状态，尚难以用于评价 SIRS/CARS 失衡方向。

TH_1/TH_2 细胞功能改变也能够反映机体的免疫功能状态，TH_1/TH_2 漂移方向则有助于反映 SIRS/CARS 的失衡方向和程度。根据 TH 细胞所分泌的不同淋巴因子及其功能，将 TH 细胞分为 TH_1 和 TH_2 细胞两种类型，TH_1 细胞以产生 IL – 2、IFNγ、TNFβ 等促炎介质为特征，增强炎性细胞细胞毒性作用，介导细胞免疫应答。TH_2 细胞可产生 IL – 4、IL – 5、IL – 10、IL – 13 等细胞因子，以抗炎症反应为主，促进抗体生成，介导体液免疫应答。可见，TH_1 和 TH_2 细胞实际上分别反映促炎和抗炎反应，两者的失衡则反映了 SIRS 和 CARS 是否失衡，是 MODS 免疫失衡的重要环节。

感染、创伤时 TH_1 向 TH_2 漂移，说明机体发生细胞免疫功能低下，CARS 占优势。此时免疫调控的重点应放在通过促进 TH_0 向 TH_1 分化，同时对前列腺素（PGE_2）– TH_2 通道进行下调，重建细胞免疫功能，恢复 SIRS 和 CARS 的平衡。Mannick 对烧伤动物的研究显示，外源性补充 IL – 12 促进 TH_0 向 TH_1 细胞分化，增强动物的抗感染能力，结果动物死亡率显著降低到 15%（对照组为 85%）。Kox 应用 IFNγ – 1b 促进单核细胞分泌 IL – 6 和 TNFα，以对抗 CARS，而且 IFNγ 通过抑制单核细胞释放 IL－10，阻止 PGE$_2$ 的释放，从而对 PGE$_2$－TH$_2$ 通道进行下调。尽管 IFNγ 等能够有效促进 TH$_2$ 向 TH$_1$ 漂移，但是否能够恢复机体免疫功能，降低 MODS 患者的死亡率，尚有待进一步的临床观察。

感染、创伤时也存在 TH$_1$ 未向 TH$_2$ 漂移，以炎症反应占优势，免疫调控治疗的方向就应以抑制 SIRS 为主，如应用 IFNγ 则可能是有害的。动物实验研究显示给予 IL－10 等抗炎介质可能是有益的。

当然，TH$_1$/TH$_2$ 的漂移并不能直接测定，需分别测定 TH$_1$/TH$_2$ 表达或释放的细胞因子，以两者比例改变反映漂移方向。因此，临床上还难以迅速捕捉到 SIRS/CARS 失衡方向。寻找准确、快速的炎症反应失衡判断方法，仍然是当前临床研究的重要方向。

2. 炎症介质基因表达的多态性与 MODS 治疗策略　细胞因子的基因型不同，免疫炎症性反应不同。特别值得注意的是，基因表达的多态性对介质表达、感染易感性和重症患者预后具有明显不同的影响。可见，基因多态性与感染患者炎症反应的差异有关。极富挑战性的是，哪些炎症相关基因具有多态性的特征，目前尚不清楚。炎症相关基因多态性的研究日益受到重视，通过对 MODS 动物和患者炎症相关基因多态性的分析，试图寻找与感染及 MODS 的相关基因，弄清细胞因子基因多态性对炎症反应程度和患者预后的影响，并为进一步的基因调控治疗和个体化的免疫调控治疗奠定基础。

（王　冰）

参考文献

1. 邱海波．主译．现代重症监护诊断与治疗．北京：人民卫生出版，2011.
2. 刘大为．实用重症医学．北京：人民卫生出版社，2010.
3. 王辰．重症监护 ABC．北京：中华医学电子音像出版社，2012.
4. 应明英．实用危重病监测治疗学．北京：人民卫生出版社，2008.

第十一章　急性心力衰竭

第一节　急性心力衰竭的诊断与监测

急性心力衰竭（acute heart failure，AHF）指由于急性发作的心功能异常而导致的以肺水肿、心源性休克为典型表现的临床综合征。发病前可以有或无基础心脏病史，可以是收缩性或舒张性心力衰竭，起病突然或在原有慢性心力衰竭基础上急性加重。AHF 通常危及患者的生命，必须紧急实施抢救和治疗。

一、基础疾病

通过系统的询问病史、症状和体征，有助于了解患者基础疾病的情况。AHF 可突然发作，也可以在原有心血管疾病基础上发生和（或）在慢性心脏衰竭基础上急性失代偿。通常，冠心病、高血压是高龄患者发生 AHF 的主要病因，而年轻人中 AHF 多是由扩张型心肌病、心律失常、先天性心脏病、心脏瓣膜病或心肌炎引起。同时，应特别注意甲状腺疾病、结缔组织疾病、中毒（包括药物、酒精、重金属或生物毒素）等病因。任何原因导致的血流动力学负荷增加（如过多补液、过度劳力等）或心肌缺血、缺氧，导致心肌收缩力急性受损均可引起 AHF。

由于心脏血流动力学短期内快速发生异常，肺毛细血管压短期内急速增高，机体没有足够的时间发挥代偿机制，例如一个既往正常的人突然发生大面积心肌梗死、高度房室传导阻滞、快速心律失常（特别是室性心动过速），严重感染性心内膜炎引起的心脏瓣膜破裂、腱索断裂、大面积肺栓塞等时，可以发生 AHF。部分有基础心脏病的患者，如冠心病患者突发严重的心肌缺血，心脏瓣膜病的患者突然加重劳力后和（或）较严重感染后，左心疾病患者静脉输血、输液过多过快时均可发生 AHF。原有慢性心力衰竭的患者在以上列及的诱因作用下，也可发生急性失代偿。

二、急性心脏衰竭的分类

2005 年欧洲心脏病学会（ESC）《急性心力衰竭诊断和治疗指南》将急性心脏衰竭按其临床特征进行了详细的分类，共分为 6 类。

1. 失代偿性心脏衰竭（新发或慢性心脏衰竭失代偿）　伴有急性心脏衰竭的症状、体征，轻到中等度心脏衰竭，未达到心源性休克，肺水肿或高血压危象的标准。

2. 高血压型急性心脏衰竭　急性心脏衰竭的症状和体征，同时伴有血压升高，左室功能部分失代偿，胸片提示符合急性肺水肿的改变。

3. 肺水肿（X 线证实）　伴有严重的呼吸困难，双肺湿啰音和端坐呼吸，未吸氧时氧饱和度 <90%。

4. 心源性休克　指在纠正前负荷的情况下，由于心脏衰竭导致的组织低灌注。尽管对这一型心脏衰竭的血流动力学指标没有明确的定义，但心源性休克通常表现为血压下降收缩压 < 12.0kPa（90mmHg），或平均动脉压下降 > 4.0kPa（30mmHg）和（或）少尿 < 0.5mU/（kg·h），脉搏 >60 次/min，伴或不伴器官充血的证据。低心排量综合征与心源性休克呈连续性变化，缺乏明确的界线。

5. 高心排量心脏衰竭　指心排量增加，通常伴有心律增快（由心律失常、甲状腺功能亢进、贫血、佩吉特病、医源性或其他机制），外周组织温暖，肺充血，在感染性休克时，有时可出现血压下降。

6. 右心脏衰竭　特点为低心排量，颈静脉压增加，肝脏增大和低血压。

三、急性心脏衰竭的分级

根据心脏衰竭的严重程度可将心脏衰竭分为不同级别，在慢性心脏衰竭通常采用纽约心功能分级法。但急性心衰采用了不同的分级方法，特别是在冠心病监护病房和重症监护病房通常采用其他分级法对急性心衰进行分级：最常用的是 Killip 分级法，它是根据临床体征和胸部 X 线片进行分类；另外一种分类法是 Forrester 分级法，它主要根据临床体征和血流动力学分类。以上两种分类法被 AHA 认可用于急性心肌梗死后的心脏衰竭分级，因此最适用于新发的急性心脏衰竭。第三种分级法是心脏衰竭临床严重度分级，以临床表现为分类依据，主要用于心肌病的心脏衰竭分级，因此也适用于慢性失代偿心脏衰竭分级。

1. Killip 分级　用于 AHF 严重性评价。分 I ～ IV级。

I 级：没有心脏衰竭。没有心脏失代偿的临床表现。

II 级：有心脏衰竭。可闻及啰音，第三心音奔马率和肺充血。啰音局限在双下 1/2 肺野。

III 级：严重心脏衰竭。明显的肺水肿，伴满肺湿啰音。

IV 级：心源性休克。低血压［收缩压 < 12.0kPa（90mmHg）］，外周血管收缩的表现如：少尿、发绀和出汗。

这一分级法在急性心肌梗死患者中常用，对判断心肌受累的面积和患者的预后有帮助。同时对是否选择积极再通治疗有指导价值。心脏衰竭分级越严重，再通治疗效果越明显。

2. Forrester 分级　根据临床表现和血流动力学特征分级。分 4 级。临床表现主要以外周组织低灌注的程度（脉搏细弱、心动过速、神志谵妄、少尿）和肺淤血的程度（啰音与胸片改变），血流动力学改变以心脏指数下降［ < 2.2L/（min·m²）］和肺毛细血管楔压升高［ > 2.4kPa（18mmHg）］为主。这一分类需要有创性监测，不利于广泛推广，但对预后判断和指导治疗有重要价值。

3. 临床严重程度分级　主要是根据周围循环灌注和肺部听诊情况分 4 级。I 级：为肢体温暖和肺部干净；II 级：为肢体温暖和肺部湿啰音；III 级：肢体冷和肺部干净；IV 级：肢体冷和肺部啰音。这一分类主要用于心肌病的预后判断，也适用于所有慢性心脏衰竭严重程度的分类。

四、临床表现

典型的临床表现为严重呼吸困难，如端坐呼吸，甚或站立，平卧后诱发或加重的咳嗽，干咳或有多量白痰、粉红色泡沫痰、咯血，吸气性肋间隙和锁骨上窝凹陷。情绪紧张、焦虑、大汗淋漓，极重的患者面色苍白、口唇青紫、四肢湿冷、末梢充盈不良、皮肤苍白和发绀。

典型体征为初起血压升高、脉搏快而有力，若未及时处理，20~30min 后则血压下降、脉搏细速，进入休克而死亡，部分患者表现为心搏骤停。肺部听诊早期可闻及干性啰音和喘鸣音，吸气和呼气相均有窘迫，肺水肿发生后闻及广泛湿啰音和咕噜音；心率增快、舒张期奔马律、可闻及第三心音和肺动脉瓣第二音亢进。胸部 X 线片显示：早期间质水肿时上肺静脉充盈、肺门血管影模糊、小叶间隔增厚，肺水肿时表现为蝶形肺门或"大白肺"即严重肺泡肺水肿，弥漫满肺的大片阴影。用 Swan - Ganz 导管做血流动力学监测，患者肺动脉压增高、肺毛细血管楔压升高、心脏指数（CI）降低。

五、急性心力衰竭的诊断

急性心力衰竭的诊断主要依据症状和临床表现，同时辅以相应的实验室检查，如心电图、胸片、生化标志物和超声心动图。

1. 临床评估　在急性心脏衰竭的患者，需要系统地评估外周循环、静脉充盈和肢体温度。在心脏衰竭失代偿时，右心室充盈压通常可通过中心静脉压评估。AHF 时中心静脉压应慎重分析，因为在静脉顺应性下降合并右室顺应性下降时，即使右室充盈压很低时也会出现中心静脉压升高。

左室充盈压可通过肺部听诊评估。肺部啰音提示左室充盈压升高。进一步的确诊、严重程度的分级及随后可出现的肺淤血、胸腔积液应进行胸片检查。

另外，在紧急情况下，左室充盈压的临床评估常被迅速变化的临床征象所误导。应进行心脏的触诊和听诊，了解有无室性和房性奔马律（S_3，S_4）。心音的性质、房性或室性奔马律及心脏杂音对于诊断和临床评估都很重要。

2. 心电图检查　急性心脏衰竭时心电图常有改变。心电图检查可显示心脏节律，也有助于了解心脏衰竭的病因和心脏的负荷状态。对急性冠脉综合征患者，心电图检查尤为重要。心电图可提示左右心室心房的负荷、心包炎、心肌炎以及心脏的基础状态如左右心室肥大或扩张性心肌病。

3. 胸片和影像检查　所有急性心脏衰竭患者应尽早进行胸片和其他影像检查以了解胸部和心脏的基础状况（心脏大小和形状）和肺充血和情况。这些检查既可用于明确诊断，也可用于观察治疗的反应和效果。胸片可鉴别左心脏衰竭和和肺部的炎症和感染性疾病。胸部 CT 扫描可明确肺部病变和诊断较大范围的肺栓塞。在怀疑主动脉夹层时，应行 CT 扫描、经食道心脏超声和 MRI 检查。

4. 实验室检查　急性心脏衰竭时，可进行一系列实验室检查。

所有严重心脏衰竭患者应行动脉血气分析，它可了解血氧合程度（PO_2）、通气功能（PCO_2）和酸碱平衡（pH）状态。无创的指脉搏氧饱和度监测可在一定程度上可反映氧分压水平，但在外周低灌注和血管收缩性休克状态下则不宜使用。

血浆脑钠肽（BNP）是心室在室壁张力增高和容量负荷超载时分泌的一种多肽。它可用于排除或确定急诊室呼吸困难患者是否为充血性心力衰竭。目前采用 100pg/ml 作为 NBP 的分割点，300pg/ml 作为 N 末端脑钠肽前体（NT - proBNP）的分割点，但对老年患者的研究资料不多。对于"闪电式"发作的心衰患者 BNP 在早期可能正常，否则，BNP 对排除心脏衰竭有很高的阴性预测价值。关于 BNP 的参考值和治治疗效果的评价方面，各研究结果不尽一致。各种临床合并症，如肾衰竭和败血症可能影响 BNP 的浓度。如果 BNP 浓度高，需要进一步的检查明确急性心脏衰竭的诊断。如果急性心脏衰竭诊断明确，BNP 和 NT – proB-NP 升高对预后有重要意义，BNP 的确切作用仍有待研究。

5. 心脏超声检查　心脏超声检查是评价心脏结构和功能改变的重要手段，对心脏衰竭的病因诊断有重要帮助。应采用多普勒超声心动图评价和监测心脏左右心室局部和全心功能、了解瓣膜结构和功能情况、探测心包病变。同时可以发现急性心脏梗死的机械并发症以及罕见的心脏占位性病变。通过多普勒超声心动图测定主动脉或肺动脉的血流时速曲线可以估测心输出量。多普勒超声心动图还可估计肺动脉压力（根据三尖瓣反流速度）及监测左室前负荷。急性心脏衰竭时，超声心动图和心导管结果不完全一致。

6. 其他检查　与急性冠脉事件有关的心脏衰竭应行冠脉造影，在长时间急性心脏衰竭患者中，常规检查不能发现问题时也应该考虑冠脉造影。肺动脉导管可以协助心脏衰竭的诊断和治疗效果的监测。

六、急性心脏衰竭患者的监测

到达急诊室后，急性心脏衰竭患者应尽快接受监护，同时应进行相关的检查以尽早明确原发病因。监测的内容与严密程度取决于患者的病情、治疗反应和急诊室的条件。

1. 无创监测　所有危重患者常规监测内容包括：体温、呼吸、心跳、血压及心电图。有些实验室检查应反复进行，动态观察，如电解质、肌酐、血糖、感染指标或其他代谢性疾病指标。必须严格控制高血钾或低血钾，这些指标都可通过自动检测仪快速准确的监测。监测的频率应随病情变化而调整。

在心脏衰竭失代偿期间，应进行心电监测（心律和 ST 段），特别是由于缺血和心律失常导致的心脏衰竭加重的患者。

在治疗过程中，血压监测非常重要，需要定时测量（比如每 5min 1 次），直到血管活性药物、利尿剂以及正性肌力药物剂量稳定后。在血管收缩不非常严重及心率不很快时无创血压测量是可靠的。

指脉搏血氧监测是测量动脉氧与血红蛋白结合饱和度的无创装置（SaO_2）。指脉搏血氧计测得的 SaO_2 通常与联合血氧计测量结果相差在 2% 以内，但伴有休克时这一误差增大。在接受吸氧治疗的不稳定患者应连续监测指脉搏氧饱和度。在任何急性失代偿期心脏衰竭接受氧气治疗的患者应间断监测（如每小时一次）氧饱和度。

心输出量和前负荷可用多普勒超声监测。关于选择何种手段监测没有特别证据，但只要认识到每种仪器的缺陷和准确理解监测数据的意义，选择何种仪器并不重要。

2. 有创监测

（1）动脉置管：置入动脉导管的指征是因为血流动力学不稳定需要连续监测动脉血压或需要多次动脉血气分析。置入导管型号为 20 号，5.1cm（2 英寸）长的桡动脉导管时并发症最低。

（2）中心静脉置管：中心静脉置管连通中心静脉循环，所以可用于输注液体和药物，也可监测中心静脉压（CVP）及静脉氧饱和度（SvO_2）（上腔静脉或右心房处），后者可以评估氧的运输情况。

在分析右房压力时应慎重，避免过分强调右房压力，因为在急性心脏衰竭患者右房压力与左房压力几乎没有关系，因而与左室充盈压也无关。CVP 也会受到重度三尖瓣关闭不全及呼吸末正压通气（PEEP）的影响。

（3）肺动脉导管：肺动脉导管（PCA）是一种漂浮导管，用于测量上腔静脉（SVC）、右房、右室、肺动脉压力、肺毛细血管楔压以及心输出量。现在的导管能半连续的监测心输出量、混合静脉氧饱和度、右室舒张末容积和射血分数。根据这些资料可对血流动力学进行综合分析。

尽管肺动脉导管置入对急性左心脏衰竭诊断不是必须的，但对伴有复杂心肺疾病的患者，它可用来鉴别是心源性机制还是非心源性机制。肺动脉导管监测肺毛细血管楔压及心输出量对指导严重弥漫性肺部疾病患者或持续血流动力学障碍患者的治疗有重要价值。但应记住，在二尖瓣狭窄、主动脉关闭不全、高气道压或左室僵硬（左室肥厚、糖尿病、纤维化、使用正性肌力药物、肥胖、缺血）的患者，肺毛细血管楔压并不能准确反映左室舒张末压。通常在严重急性左心脏衰竭的患者合并有严重三尖瓣反流，而三尖瓣反流对热稀释法测定的心输出量有高估或低估的影响。

对于急性心肌梗死的患者，使用肺动脉导管的许多回顾性研究显示使用肺动脉导管能增加死亡率，其实肺动脉导管本身对患者并无伤害，而是由于导管的不当操作（右室采用了不恰当的方式）而对患者不利。

因此，肺动脉导管应主要用于对传统治疗未产生预期疗效的血流动力学不稳定患者，以及合并有淤血和低灌注的患者。在这些情况下，置入肺动脉导管以保证左室最恰当的液体负荷量，并指导血管活性药物和正性肌力作用药物的使用。因为长时间插管增加并发症，只有当需要获得特殊数据时（通常与患者的血容量状态有关），才维持插管，当插管没有更多帮助时（如当利尿剂和血管扩张药达到理想效果时）应立即拔管。

（谢宇曦）

第二节　急性心力衰竭的治疗

AHF 一旦发展为肺水肿甚或心源性休克，会在短期内危及患者的生命，抢救治疗要突出"急"字，其包含"及时、准确、系统"的概念。

传统的急性心脏衰竭的治疗目标单纯，主要是降低肺毛细血管楔压和增加心输出量。但是，最近的指南同时强调其他综合治疗的重要性，包括血压的控制、心肌保护、神经激素异常的纠正以及对其他脏器功能如肾功能的保护。

根据心脏衰竭的发生形式，主要分为慢性心脏衰竭的急性发作和新发的急性心脏衰竭，对于慢性心脏衰竭的急性发作，主要是控制和消除诱发因素，治疗措施与慢性心脏衰竭治疗基本相同，主要区别在于用药途径由口服改为静脉应用。而对于新发的急性心脏衰竭，多数是由急性心肌缺血引起，治疗重点是原发病的处理，同时辅以药物治疗，必要时应用辅助机械装置和外科手术治疗。

2008 年欧洲心脏病学会（ESC）《急慢性心力衰竭诊断和治疗指南》中对急性心脏衰竭的治疗提出了根据收缩压（SBP）分层指导的治疗策略（见图 11-1）。

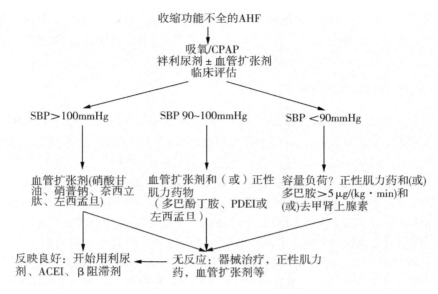

图 11 - 1 AHF 根据收缩压（SBP）分层指导的治疗策略

一、治疗目标

急诊处理目标是改善症状，稳定血流动力学状况。有时单纯的血流动力学指标的改善可能起误导作用，因而要求同时改善患者的临床症状［呼吸困难和（或）乏力等］。这些短期的治疗应该对长期预后有利，这就要求避免或控制心肌的进一步损害。

另一治疗客观目标是减轻心脏衰竭时的临床体征。减轻体重，或（和）加强利尿对于治疗 AHF 患者的淤血和少尿是有利的。同样，改善血氧饱和度、肝肾功能及维持血浆电解质平衡也是治疗目标。血浆 BNP 浓度可以反映血流动力学状态，BNP 浓度下降提示病情改善。

有效的治疗可以改善预后，提示预后改善的指标包括静脉持续扩血管药物应用时间的缩短，住院时间的缩短，再次入院率的下降以及需再次入院治疗的间期延长。治疗的主要目标还包括住院期间和远期死亡率的下降。

二、一般处理

1. 感染　进行性 AHF 患者易并发感染，通常是呼吸道和泌尿道感染、败血症或院内感染。C 反应蛋白（CRP）升高和一般情况下降可能是感染的唯一征象，一般没有发热。必须认真控制感染和保证皮肤的完整性。建议常规进行血培养，一旦结果确定，应迅速使用抗生素。

2. 糖尿病　AHF 伴有代谢异常，常有高血糖。此时应停止常规降糖药的使用，而使用短效胰岛素，根据反复测量血糖结果来控制血糖。正常的血糖水平有助于糖尿病危重患者的存活。

3. 分解代谢状态　AHF 过程中常出现能量缺乏和负氮平衡。这与肠道吸收减少导致热量摄入减少有关。应进行监测保证能量和氮平衡。血浆白蛋白浓度以及氮平衡可能有助于监测代谢状态。

4. 肾衰竭　急性心力衰竭和肾衰竭经常同时相关联。两者可以相互促进、加剧，影响彼此的预后。必须严密地监测肾功能。对于这些患者，在选择合理治疗措施时应主要考虑保存肾功能。

三、氧疗和通气支持

1. 急性心力衰竭氧疗的基本原理　为了保证组织的最大氧供，将 SaO_2 维持在 95% ~ 98% 水平是很重要的，这样可以防止终端脏器功能障碍以及多器官功能衰竭。首先应证实有开放的气道，然后增加 FiO_2。在这些措施无法提高氧供时才使用气管插管。

尽管凭直觉认为采用氧疗对心脏衰竭有效，但很少有证据显示增加氧供量能改善预后。研究显示氧量过高可能导致冠脉血流量减少、心输出量减少、血压增高和收缩性血管阻力增高，而且病死率有增高的趋势。因而对于无证据显示有低氧血症患者，采用高浓度给氧目前还有争议。但是对于 AHF 伴有低氧血症患者，提高给氧浓度无疑是正确的。

2. 氧疗的方法　氧疗目标是尽量保持患者的 SaO_2 在 95% ~ 98%。方法：①鼻导管吸氧；②开放面罩吸氧；③持续气道正压通气（CPAP）和双水平正压通气（BiPAP）。无创通气治疗能更有效的改善肺水肿患者的氧合，降低呼吸做功，减轻症状，减少气管插管的概率；④气管插管机械通气治疗。

3. 无气管插管的通气支持（无创性通气）　通气支持有两种方法：CPAP 或无创性正压机械通气（NIPPV）。NIPPV 是一种无需气管插管的机械通气方法。

使用 CPAP 能够使肺复张，也可增加功能性残气量。提高肺顺应性，降低横膈活动幅度，减少膈肌运动，这样能够减少呼吸做功，由此减少机体代谢需求量。NIPPV 是一种需要呼吸机的更高级的技术。在呼吸支持中加入 PEEP 形成 CPAP 模式（也就是 BiPAP）。这种通气模式其生理益处和 CPAP 一样，而且它还包括通气支持，能进一步减少呼吸做功和全身代谢需求。

急性肺水肿时采用 CPAP 和 NIPPV 能显著减少气管插管机械通气的需要。

4. 急性心力衰竭时气管插管机械通气　有创性机械通气（气管插管）不应该用于能通过给氧、CPAP 或 NIPPV 恢复的低氧血症，而用于由全 AHE 所致的呼吸肌疲劳。后者是使用气管插管机械通气的最常见的原因。呼吸肌疲劳可以通过呼吸频率下降、高碳酸血症以及神志不清来诊断。

有创性机械通气仅用于 AHF 对扩管剂、给氧和（或）CPAP 或 NIPPV 无反应时。另一需要马上使用有创机械通气的情况是继发于 ST 段抬高型急性冠脉综合征所致的肺水肿。

四、急性心脏衰竭时吗啡的使用

吗啡一般用于严重 AHF 的早期阶段，特别是患者不安和呼吸困难时。AHF 时早期应用吗啡对抢救有重要意义。吗啡有强大的镇静作用，能够轻度扩张静脉和动脉，并减慢心率，多数研究表明，一旦建立起静脉通道，则立即静脉注射吗啡 3 ~ 5mg/次，视患者的症状和情绪，必要时可重复。但昏迷、严重呼吸道疾病患者不用。

五、急性心脏衰竭治疗中血管扩张剂的使用

对大多数急性心脏衰竭患者，如果表现有低灌注时仍可维持正常的血压，又有少尿及淤

血体征，血管扩张剂常作为一线药，它可以用来开放外周循环，降低前负荷。

血管扩张剂能有效的扩张血管，增加心脏指数，降低肺动脉楔压，改善患者的症状。然而，静脉使用血管扩张剂时应注意其降低血压的问题，特别是在主动脉瓣狭窄的患者。通常 AHF 的患者的收缩压低于 12.0 ~ 13.3kPa（90 ~ 100mmHg）时，应慎重使用，对已使用者血压下降至此时，则应及时减量，若进一步下降，则需停药。通常来说，患者的用药后平均血压较用药前降低 1.33kPa（10mmHg）比较合适。对于肝肾功能不全、平时长期高血压的患者，更需注意血压不可较平时降低过多。

1. 硝酸盐 急性左心脏衰竭时，硝酸盐在不减少每搏量和增加心肌氧耗的情况下能减少肺淤血，特别适用于急性冠脉综合征的患者。低剂量时，它仅仅扩张静脉，但随着剂量的增加，它也能引起动脉包括冠脉的扩张。在使用合适剂量时，硝酸盐能平衡循环中静脉和动脉的扩张，由此可以降低左室前负荷和后负荷，而不影响周围组织灌注。它对心输出量的影响在于它对前负荷和后负荷的预处理，以及心脏对压力感受器诱导的交感张力升高的反应。

硝酸盐更加适用于有急性冠状动脉综合征的重症心力衰竭患者，它没有硝普钠对于冠状动脉血流的"窃血效应"。

硝酸盐的缺点主要是很快发生耐受性，特别是静脉使用过高剂量时，使它的有效期限制在 16 ~ 24h。硝酸盐的使用剂量应取得最佳的扩管效应，由此增加心脏指数（CI）降低肺动脉楔压。不当的扩管可导致血压显著下降，血流动力学不稳定。

硝酸甘油建议起始剂量为 0.4μg/（kg·min）静脉注射，逐渐滴定上调可达 4μg/（kg·min）。紧急情况下，亦可先舌下含服或喷雾吸入硝酸甘油 400 ~ 500μg/次。静脉给予硝酸盐（硝酸甘油 20μg/min 或硝酸异山梨酯 1 ~ 10mg/h）的量应极为小心，密切监测血压，静脉滴注的剂量应防止血压下降。对于主动脉狭窄的患者，虽然在复杂情况下使用硝酸盐会有所帮助，但应特别谨慎。如果收缩压降至 12.0 ~ 13.3kPa（90 ~ 100mmHg）以下，硝酸盐应减量，如果血压降得更多，则应长时间停止使用。从临床实践观点看，应使平均动脉血压降低 1.33kPa（10mmHg）。

2. 硝普钠 应用于严重心力衰竭，特别是急性肺水肿，有明显后负荷升高的患者。如：高血压性 AHF、急性二尖瓣反流等。建议从小剂量起始静脉注射［0.3μg/（kg·min）］逐渐滴定上调剂量，可达 5μg/（kg·min）或更高。硝普钠应该小心滴注，通常需要动脉血压监测，密切监护。长期使用时其代谢产物硫代氰化物和氰化物会产生毒性反应，特别是在严重肝肾衰竭的患者应避免使用。硝普钠应该缓慢减量以避免反跳反应。在急性冠脉综合征所致的心脏衰竭患者，硝酸甘油的使用要优于硝普钠，因为硝普钠可能引起冠脉窃血综合征。硝普钠应用时做好避光保存（用棕色或黑色管），以免化学分解产生氰酸盐。

3. 奈西立肽（nesiritide） 这是一类新的血管扩张剂肽类，近期被用以治疗 AHF。它是人脑型利钠肽（BNP）的重组体，是一种内源性激素物质，具有扩张血管（扩张静脉、动脉、冠状动脉），利尿利钠，有效降低心脏前后负荷，抑制肾素－血管紧张素－醛固酮和交感神经系统等作用，在无直接正性肌力的情况下增加心输出量，可以有效改善 AHF 患者的急性血流动力学障碍。通常的剂量为 1 ~ 2μg/kg 负荷量静脉注射，然后，0.01 ~ 0.03μg/（kg·min）持续静脉注射。输注奈西立肽和静脉使用硝酸甘油相比，能更有效地促进血流动力学，并且不良反应更少，但这并不说明它有助于改变最终结果。它可能引起低血压，部分患者可能对它无反应。

4. 钙拮抗剂　在 AHF 治疗中不推荐使用钙拮抗剂。地尔硫草、维拉帕米和二氢吡啶类钙拮抗剂应视为禁忌。

六、急性心脏衰竭治疗中利尿剂的使用

强效利尿剂（袢利尿剂）是 AHF 抢救时改善急性血流动力学紊乱的基石。常用的袢利尿剂有呋塞米、布美他尼、托拉塞米，具有强大的利尿利钠作用，可减轻心脏前后负荷，静脉注射还能够扩张血管，降低肺动脉楔压。肺水肿时，及时静脉注射襻利尿剂能够有效地改善患者的症状，剂量的滴定、用药的途径、给药的方法、合并用药则依据患者利尿的效果和症状改善的程度而定。

1. 适应证　AHF 和失代偿心脏衰竭的急性发作，伴有液体潴留的情况是应用利尿剂的指征。

2. 作用效应　静脉使用袢利尿剂也有扩张血管效应，在使用早期（5～30min）它降低肺阻抗的同时也降低右房压和肺动脉楔压。如果快速大剂量（>1mg/kg）静脉注射时，就有反射性血管收缩的可能。它与慢性心脏衰竭时使用利尿剂不同，在严重失代偿性心脏衰竭使用利尿剂能使容量负荷恢复正常，可以在短期内减少神经内分泌系统的激活。特别是在急性冠脉综合征的患者，应使用低剂量的利尿剂，最好在给予扩管治疗后应用。

3. 实际应用　静脉使用袢利尿剂（呋塞米、布美他尼、托拉塞米），它有强效快速的利尿效果，在 AHF 患者优先考虑使用。在入院以前就可安全使用，应根据利尿效果和淤血症状的缓解情况来选择剂量。开始使用负荷剂量，然后继续静脉滴注呋塞米或托拉塞米，静脉滴注比一次性静脉注射更有效。噻嗪类和螺内酯可以联合袢利尿剂使用，低剂量联合使用比高剂量使用一种药更有效，而且继发反应也更少。将袢利尿剂和多巴酚丁胺、多巴胺或硝酸盐联合使用也是一种治疗方法，它比仅仅增加利尿剂更有效，副反应也更少。

4. 利尿剂抵抗　利尿剂抵抗指达到水肿完全消除前，利尿剂作用下降和消失的现象。许多因素可引起利尿剂抵抗。利尿剂效果不佳可能与血容量不足、血压较基础水平下降过多、低钠低氯血症、低氧血症、低蛋白血症等有关，可通过纠正这些诱发因素，改变用药途径等纠正。还要注意过度利尿后引起的电解质紊乱、低血容量综合征。已发现有一些治疗措施可克服利尿剂抵抗，针对个体采取不同的治疗策略可能有效。

5. 不良反应、药物的相互作用　虽然利尿剂可安全地用于大多数患者，但它的不良反应也很常见，甚至可威胁生命。它们包括：神经内分泌系统的激活，特别是肾素 - 血管紧张素 - 醛固酮系统和交感神经系统的激活；低血钾、低血镁和低氯性碱中毒可能导致严重的心律失常；可以产生肾毒性以及加剧肾衰竭。过度利尿可过分降低静脉压、肺动脉楔压以及舒张期灌注，由此导致每搏量和心输出量下降，特别见于严重心脏衰竭和以舒张功能不全为主的心脏衰竭或缺血所致的右室功能障碍。

七、正性肌力药的应用

临床适应证：外周低灌注（低血压、肾功能下降）伴或不伴有淤血或肺水肿，使用最佳剂量的利尿剂和扩管剂无效时，应使用正性肌力药物。

使用正性肌力药有潜在的危害性，因为它能增加耗氧量、钙负荷，所以应谨慎使用。对于失代偿的慢性心脏衰竭（CHF）患者，其症状、临床过程和预后很大程度上取决于血流

动力学。所以，改善血流动力学参数成为治疗的一个目的。在这种情况下，正性肌力药可能有效。但它改善血流动力学参数的益处，部分被它增加心律失常的危险性给抵消了。而且在某些病例，由于过度增加能量消耗引起心肌缺血和心衰的慢性进展。但正性肌力药的利弊比率，不同的药并不相同。对于那些兴奋 β_1 受体的药物，它可以增加心肌细胞内钙的浓度，可能有更高的危险性。

1. 多巴胺 小剂量〔<2μg/（kg·min）〕的多巴胺仅作用于外周多巴胺受体，直接或间接降低外周阻力。在此剂量下，对于肾脏低灌注和肾衰竭的患者，它能增加肾血流量、肾小球滤过率、利尿和增加钠的排泄，并增强对利尿剂的反应。

较大剂量〔>2μg/（kg·min）〕的多巴胺直接或间接刺激 β 受体，增加心肌的收缩力和心输出量。当剂量>5μg/（kg·min）时，它作用于 α 受体，增加外周血管阻力。此时，虽然它对低血压患者很有效，但它对 AHF 患者可能有害，因为它增加左室后负荷，增加肺动脉压和肺血管阻力，从而使心脏衰竭恶化。

多巴胺可以作为正性肌力药〔>2μg/（kg·min）〕用于急性心脏衰竭伴有低血压的患者。当静脉滴注低剂量〔≤2～3μg/（kg·min）〕时，它可以使失代偿性心脏衰竭伴有低血压和尿量减少的患者增加肾血流量，增加尿量。但如果无反应，则应停止使用。

2. 多巴酚丁胺 多巴酚丁胺的主要作用在于：通过刺激 β_1 受体和 β_2 剂量依赖性的正性变时、正性变力作用，并反射性地降低交感张力和血管阻力，其最终结果依个体而不同。小剂量时，多巴酚丁胺能产生轻度的血管扩张反应，通过降低后负荷而增加射血量。大剂量时，它可以引起血管收缩。心率通常呈剂量依赖性增加，但增加的程度弱于其他儿茶酚胺类药物。但在房颤的患者，心率可能增加到难以预料的水平，因为它可以加速房室传导。全身收缩压通常轻度增加，但也可能不变或降低。心衰患者静脉滴注多巴酚丁胺后，观察到尿量增多，这可能是它提高心输出量而增加肾血流量的结果。多巴酚丁胺常用来增加心输出量。它的血流动力学作用和剂量呈正比。

多巴酚丁胺用于外周低灌注（低血压、肾功能下降）伴或不伴有淤血或肺水肿，使用最佳剂量的利尿剂和扩管剂无效时。多巴酚丁胺起始剂量为 2～3μg/（kg·min）持续静脉注射，根据血流动力学监测可逐渐增加至 15～20μg/（kg·min）；患者病情好转后，药物应逐渐减低剂量〔每2d减少2μg/（kg·min）〕而停药，不可骤停。

在接受 β 受体阻滞剂美托洛尔治疗的患者，多巴酚丁胺的剂量必须增加到 15～20μg/（kg·min），才能恢复它的正性肌力作用。

单从血流动力学看，多巴酚丁胺的正性肌力作用增加了磷酸二酯酶抑制剂（PDEI）作用。联合使用 PDEI 和多巴酚丁胺能产生比单一用药更强的正性肌力作用。

长时间的持续静脉滴注多巴酚丁胺（24h 以上）会出现耐药，部分血流动力学效应消失。而突然终止其使用很困难，因为这可能会出现低血压、淤血或肾脏灌注不足。此时，可以通过缓慢减量〔如每隔一天剂量就降低2μg/（kg·min）〕或者优化口服扩管药（如肼苯哒嗪或 ACEI）的使用来试行解决。有时，在此阶段必须耐受肾灌注不足和低血压。

静脉滴注多巴酚丁胺常伴有心律失常发生率的增加，可来源于心室和心房。这种影响呈剂量依赖性，可能比使用 PDEI 时更明显。在使用利尿剂时应及时补钾。心动过速时使用多巴酚丁胺要慎重，多巴酚丁胺静脉滴注可以促发冠心病患者的胸痛。

3. 磷酸二酯酶抑制剂（PDEI） 米力农和依诺昔酮是两种临床上使用的Ⅲ型 PDEI。在

AHF 时，它们能产生明显的正性肌力及外周扩管效应，由此增加心输出量和搏出量，同时伴随有肺动脉压、肺楔压的下降，全身和肺血管阻力下降。它在血流动力学方面，介于纯粹的扩管剂（如硝普钠）和主要的正性肌力药（如多巴酚丁胺）之间。因为它们的作用部位远离 β 受体，所以在使用 β 受体阻滞剂的同时，PDEI 仍能够保留其效应。

Ⅲ 型 PDEI 用于低灌注伴或不伴有淤血，使用最佳剂量的利尿剂和扩管剂无效时，用来维持血压。

当患者在使用 β 受体阻滞剂时，和（或）对多巴酚丁胺没有足够的反应时，Ⅲ 型 PDEI 可能优于多巴酚丁胺。

由其过度的外周扩管效应引起的低血压常在低充盈压的患者中观察到，由此产生不利影响。这可以通过开始时采用静脉滴注而不是静脉推注来解决。血小板功能不全在使用米力农和依诺昔酮时并不常见。PDEI 可增加室性心律失常的发生，且与剂量相关。

4. 左西孟旦（levosimendan）　左西孟旦是钙浓度依赖的钙离子增敏剂，可增加心输出量，降低 PCWP，降低血压。它有两种主要的作用机制：促使收缩蛋白对钙离子的敏感，产生正性肌力作用；促使平滑肌钾离子通道开放，产生外周扩管作用。左西孟旦有一强效的乙酰化代谢产物，也是钙离子浓度依赖性钙离子增敏剂。它的半衰期约 80h，这就可以解释为什么静脉滴注 24h 的左西孟旦可以产生长久的血流动力学效应。

左西孟旦用于因心脏收缩功能障碍所致的有症状的心输出量降低，而不伴有低血压的患者。

使用左西孟旦通常先给一负荷量 12 ~ 24μg/kg，缓慢静脉注射，时间小少于 10min，然后再继续以 0.05 ~ 0.1μg/（kg·min）的速度滴注。它的血流动力学效应呈剂量依赖性，静脉滴注速度最大可以提高到 0.2μg/（kg·min）。

由左室收缩功能下降所致的急性失代偿性心脏衰竭患者，使用左西孟旦静脉滴注，能够剂量依赖性的增加心输出量、每搏量，降低肺楔压和全身及肺血管阻力，轻度升高心率，降低血压。在比较左西孟旦和多巴酚丁胺的随机对照试验中，已显示左西孟旦能改善呼吸困难和疲劳等症状，并产生很好的结果。不同于多巴酚丁胺的是，当联合使用 β 受体阻滞剂时，左西孟旦的血流动力学效应不会减弱，甚至会更强。

在大剂量使用左西孟旦静脉滴注时，可能会出现心动过速、低血压。该药在 AHF 中应用时，应注意其降低血压的作用。对收缩压低于 85mmHg 的患者不推荐使用。

5. 洋地黄　洋地黄主要有正性肌力、降低交感神经活性、负性传导和频率的作用。洋地黄抑制心肌 $Na^+ - K^+ - ATP$ 酶，因此增加 $Ca^{2+} - Na^+$ 交换从而产生正性肌力作用。心脏衰竭时，β 肾上腺素能刺激引起的正性肌力效应下降，并且正性肌力 - 频率的关系受损。与 β 肾上腺素能受体激动剂不同，洋地黄在心脏衰竭时的正性肌力作用不受影响，且肌力 - 频率关系也部分保存。在慢性心力衰竭，洋地黄减轻症状并改善临床状态，因此减少因心脏衰竭而住院的危险，但对心脏衰竭患者生存率没有影响。在急性心力衰竭，洋地黄轻度增加心输出量并降低充盈压。对于那些急性失代偿多次发作的严重心力衰竭患者，洋地黄能有效减少其复发。患者治疗获益的预测因子是急性心脏衰竭发作时发现第三心音、左室明显扩大和颈静脉怒张。

然而，有研究表明洋地黄对急性心肌梗死伴心脏衰竭患者具有不利的作用。而且，急性心肌梗死后接受洋地黄治疗的患者其肌酸激酶的增加更加显著。此外，使用洋地黄类药常预示威胁生命的心律失常事件的发生。因此在伴随急性心肌梗死的急性心力衰竭，不推荐给予具有正性肌力作用的洋地黄。

在急性心力衰竭，对心动过速如心房颤动诱发的心力衰竭，若其他药如 β 受体阻滞剂不能有效地控制房颤的心室率，是使用洋地黄的一个指征。在急性心力衰竭时，严格控制快速心律失常的心室率能缓解心力衰竭的症状。洋地黄的禁忌证包括心动过缓、Ⅱ度或Ⅲ度房室传导阻滞、病态窦房结综合征、颈动脉窦过敏综合征、预激综合征、肥厚梗阻型心肌病、低钾血症和高钙血症等。

AHF 时，若患者心率快、血压偏低，可静脉注射毛花苷 C 每次 0.2～0.4mg，若患者为快速心房颤动，则每次可用 0.4mg，总量不宜超过 1.2mg。口服最常用的是地高辛每日 0.125～0.25mg。

八、β 受体阻滞剂

目前，尚无在 AHF 中应用 β 受体阻滞剂治疗能够迅速改善症状的研究，通常认为是禁忌证。但是，一些研究证明，急性心肌梗死患者没有明显心脏衰竭或低血压，使用 β 受体阻滞剂能够缓解缺血导致的胸痛，限制心脏梗死范围，减少致命性心律失常。当患者出现缺血性胸痛对鸦片制剂无效、反复发生缺血、高血压、心动过速或心律失常时，可考虑静脉使用 β 受体阻滞剂。实际应用中对于严重 AHF，肺底部有啰音的患者应慎重使用 β 受体阻滞剂。对出现进行性心肌缺血和心动过速的患者，可以考虑静脉使用美托洛尔。但是，对急性心肌梗死伴发急性心脏衰竭患者，病情稳定后，应早期使用 β 受体阻滞剂。对于慢性心脏衰竭患者，在急性发作稳定后（通常 4d 后），应早期使用 β 受体阻滞剂。国内北京阜外心血管病医院的初步经验表明，如果患者是缺血导致的 AHF，甚或存在肺水肿，患者的血压较基础血压升高，心率较基础心率增加的患者，常规治疗效果不佳时，在严格监测条件下，可慎重尝试小剂量静脉注射 β 受体阻滞剂，宜从小剂量开始（美托洛尔 1～15mg），根据症状的变化逐渐滴定剂量，对于改善患者的症状有良好的作用，之后改为口服用药维持。目前比较公认的药物有美托洛尔、比索洛尔、卡维地洛。在大规模临床试验中，比索洛尔、卡维地洛或美托洛尔的初始剂量很小，然后逐渐缓慢增加到目标剂量。应个体化增加剂量。β 受体阻滞剂可能过度降低血压，减慢心率。一般原则是，在服用 β 受体阻滞剂的患者由于心脏衰竭加重而住院，除非必须用正性肌力药物维持，应继续服用。但如果疑为剂量过大（如有心动过缓和低血压）时，可减量继续用药。

九、血管紧张素转化酶抑制剂（ACEI）的使用

ACEI 对血流动力学的影响主要在于它能减少血管紧张素 Ⅱ（AT Ⅱ）的形成，增加缓激肽的水平，而缓激肽能降低全身外周血管的阻力，并且增加尿钠的排泄。它的短期效应主要是降低 AT Ⅱ 和醛固酮，增加血管紧张素 Ⅰ 和血浆肾素活性。

ACEI 并不适用于早期稳定的 AHF 患者。然而，因为 AHF 和心脏梗死的患者处于高风险，ACEI 在早期使用也有一定作用。但关于患者的选择及开始用药时间仍有争论。对心脏梗死后心脏衰竭患者使用 ACEI 的研究着重于它的长期影响。

实际应用中应该避免静脉使用 ACEI。ACEI 的最初剂量应较低，发病 48h 内监测血压和肾功能，在早期情况稳定后才可逐渐加量。治疗的期限从开始至少持续 6 周。

在心输出量处于边缘状况时，ACEI 应谨慎使用，因为它可以明显降低肾小球滤过率。当联合使用非甾体抗炎药，以及出现双侧肾动脉狭窄时，不能耐受 ACEI 的风险增加。

对存在心脏重构，或慢性心脏衰竭的患者在出院后应长期使用 ACEI。

十、急性心力衰竭的基础疾病和合并症

1. 冠状动脉疾病　急性冠脉综合征（不稳定心绞痛或心肌梗死）并发 AHF 时，需要进行冠状动脉造影。急性心肌梗死再灌注治疗可明显改善或预防急性心力衰竭。急诊经皮冠状动脉介入（PCI）或必要时手术治疗，应尽早考虑，如有适应证应及时进行。如果既没有 PCI 又无外科条件需要长时间等待，则推荐及早行溶栓治疗。

所有心肌梗死患者有心脏衰竭症状和体征者应当进行超声心动图检查以评定局部和整体心室功能以及瓣膜功能（主要是二尖瓣反流）并排除其他疾病（如心包炎、心肌病和肺栓塞）。

为证实存在可逆的缺血心肌，特殊检查有时是必要的。因急性冠脉综合征引起的心源性休克，冠脉造影和血运重建术应尽早进行。

经适当的补液、主动脉内球囊反搏、正性肌力药物、硝酸酯和机械通气治疗，患者的病情可暂时稳定。应当反复取血监测电解质、血糖、肾功能和动脉血气，尤其是糖尿症患者。不推荐予以高糖、胰岛素和钾能量（代谢）支持治疗（糖尿病除外），除非今后有急性心肌梗死的大规模临床研究证实其疗效。

若血流动力学不稳定达数小时，可以考虑置入肺动脉导管，反复经肺动脉导管测量混合静脉血氧饱和度是有用的。

当所有这些措施不能使循环稳定时，可考虑置入左室机械辅助装置，特别是打算行心脏移植的患者。

左心脏衰竭/肺水肿的急性处理和其他原因引起的肺水肿处理是一样的。正性肌力药物可能使病情恶化，可考虑主动脉内球囊反搏治疗。

长期治疗的措施包括冠状动脉血运重建术和对有左室功能减退者予长期的肾素－血管紧张素－醛固酮系统（RAAS）抑制剂及 β 受体阻滞剂治疗。

急性右心脏衰竭通常与急性冠脉综合征所引起的急性右心室缺血有关，特别是右心室心肌梗死，其心电图或超声心动图有特征性改变。此时推荐早期行右冠及其心室支血运重建术。支持治疗主要是大量补液和应用正性肌力药物。

2. 瓣膜疾病　急性心力衰竭可由和急性冠脉综合征无关的瓣膜病变引起，比如急性二尖瓣或主动脉瓣关闭不全，心内膜炎引起的急性瓣膜关闭不全，主动脉瓣或二尖瓣狭窄、人工瓣血栓形成和主动脉夹层。

对于心内膜炎患者，通常开始应用抗生素和其他治疗急性心力衰竭的药物行保守治疗。心肌炎可能使心功能不全恶化，然而，感染性心内膜炎患者最常见的急性心力衰竭的诱因是急性瓣膜关闭不全。此种心脏衰竭应该迅速治疗。快速的诊断和治疗决策需要专家的会诊，外科会诊是必要的。

严重的主动脉瓣或二尖瓣反流时，应尽早外科干预。心内膜炎伴严重急性主动脉瓣反流是急诊手术的适应证。

3. 人工瓣膜血栓形成所致急性心力衰竭的处理　人工瓣膜血栓形成引起的急性心力衰

竭死亡率极高。所有具备心力衰竭症状并怀疑人工瓣膜血栓形成的患者应当进行胸部透视和超声心动图检查（后者一般经胸途径，若人工瓣图像不清晰则经食管途径）。

急性血栓形成的治疗仍有争议。溶栓通常针对右心人工瓣和手术风险高的患者。对左心人工瓣血栓形成则建议手术。

若患者的血栓巨大或呈活动性，溶栓治疗有相当高的大血管栓塞或卒中的危险。所有这些患者外科干预可作为手段之一。在决定治疗措施之前，应通过经食管超声排除血管翳形成或人工瓣结构缺损。溶栓治疗后所有患者应行超声心动图检查。虽然反复溶栓治疗是手段之一，但如果溶栓不能解决梗阻应当考虑手术干预。

4. 主动脉夹层　急性主动脉夹层（特别是Ⅰ型）可能表现为心力衰竭症状伴或不伴疼痛。疼痛过后，心力衰竭可能成为主要症状。急性心力衰竭通常与高血压危象或急性主动脉关闭不全有关。及时诊断和外科会诊是必须的。经食管超声是评价瓣膜形态和功能最好的方法。手术干预的速度通常是生死攸关的。

5. 急性心力衰竭和高血压　急性心力衰竭是高血压急症的常见并发症。高血压危象相关的急性心力衰竭几乎总表现有肺淤血，其程度可能为轻度至重度的肺水肿不等。由于它发作迅速所以被称作"闪电（flash）肺水肿"。必须给予快速针对性的治疗。

因高血压、肺水肿住院的患者收缩功能相对较好（50%以上患者左室射血分数 > 0.45），常常表现为左室顺应性减退的舒张功能异常。

高血压急性肺水肿治疗的目标是降低左室前后负荷，减轻心肌缺血，保持足够的通气以利肺水肿的消除。

应立即开始治疗并遵循下列顺序：氧疗、CPAP或非侵入性通气，必要时短期使用侵入性机械通气。静脉给予抗高血压药。

抗高血压治疗应致力于一开始迅速（数分钟内）使收缩压或舒张压减低30mmHg，随之更进一步降至高血压危象发生前的血压值，这可能需数小时。不要试图恢复至正常血压值，因为那可能恶化器官灌注。如果高血压持续，单独或联合使用以下药物可迅速降低血压。①静脉注射袢利尿剂，尤其适用于有明确的长期慢性心力衰竭引起的液体负荷过重的患者；②静脉滴注硝酸甘油或硝普钠，从而减轻静脉前负荷和动脉后负荷并增加冠脉血流；③当患者伴有后负荷增加的舒张功能不全时可以考虑钙拮抗剂（如尼卡地平）。

当合并有肺水肿时不建议使用β受体阻滞剂。然而在某些情况下，尤其是嗜铬细胞瘤相关的高血压危象，缓慢静脉注射拉贝洛尔10mg。同时监测心率和血压，随后静脉滴注50~200mg/h可能有效。

6. 肾衰竭　心力衰竭和肾衰竭常合并存在，并且相互影响。心脏衰竭可以直接和通过激活神经内分泌机制引起肾脏低灌注。联合使用利尿剂、ACEI和非甾体类抗炎药治疗可能加重肾功能不全。

尿液分析可由于肾衰竭病因的不同而表现不一。当肾衰竭继发于低灌注时，尿液特征性的表现是尿钠/尿钾 <1。急性肾小管坏死可通过尿钠增加、尿中尿素氮浓度减少和典型的尿沉淀诊断。

轻度至中度的肾功能损害通常是无症状的且耐受良好。然而，电解质失衡（低或高钾血症，低或高镁血症）和代谢性酸中毒应当纠正，因为它们可引起心律失常，降低对治疗的反应并使预后恶化。

肾衰竭也影响患者对心力衰竭治疗（如地高辛、ACEI、血管紧张素受体拮抗剂或螺内酯）的反应和耐受性。应检查是否存在肾前性动脉狭窄和肾后性梗阻。对合并肾衰竭的患者给予 ACEI 治疗可增加肾功能恶化和高钾血症的危险。血清肌酐增加 > 25% ~ 30% 和（或）肌酐水平 > 266μmol/L 是继续使用 ACEI 的相对禁忌证。

中、重度的肾衰竭（如血肌酐 > 190 ~ 226μmol/L）是心力衰竭患者死亡的重要预测因子，并引起利尿剂治疗反应的下降。此时逐渐增加袢利尿剂的剂量和（或）加用另一作用机制的利尿剂（例如 metozalone）是必要的。然而这有可能导致低钾血症和肾小球滤过率（GFR）进一步下降。

对于严重肾衰竭和顽固性体液潴留患者，持续静脉血液滤过（CWH）可能是必要的。联用正性肌力药可增加肾血流，改善肾功能并恢复利尿剂的疗效。这样可增加尿量，减轻症状、减少左、右心室充盈压，减少交感刺激，改善肺功能和实验室结果异常（如低钠血症），以及改善对利尿剂治疗的反应。肾功能丧失可能需透析治疗，特别是存在低钠血症、酸中毒和明显的顽固性体液潴留时。选择腹膜透析、血液透析或超滤通常取决于技术条件和基础血压水平。

在给予造影剂后，心力衰竭患者具有肾损害的高度危险性。广泛使用的预防措施如造影操作前后的水化可能使患者难以耐受且造影剂的渗透压及容量负荷可能加重肺水肿。其他耐受性较好的预防措施包括尽可能使用最小剂量等渗造影剂，避免使用肾毒性药物如非甾体类抗炎药，以及使用 N - 乙酰半胱氨酸和（或）选择性多巴胺受体激动剂非诺多泮（fenoldo-pam）预处理。造影前后予血液透析可有效预防严重肾功能不全患者的肾损害。

7. 肺部疾病和支气管痉挛　急性心力衰竭出现支气管痉挛时应当应用支气管扩张剂。这种情况经常出现于合并肺部疾患如哮喘、慢性阻塞性支气管炎和肺部感染的患者。支气管扩张剂可能改善心功能，但不能取代心力衰竭的针对性治疗。

初始治疗通常包括 2.5mg 沙丁胺醇（0.5% 沙丁胺醇溶液 0.5ml 加入 2.5ml 的生理盐水）喷雾吸入 > 20min。若有必要可在治疗的最初数小时每小时重复 1 次。

8. 心律失常和急性心力衰竭　急性心力衰竭时，心动过缓最常见于急性心肌梗死，特别是右冠状动脉阻塞的患者。心动过缓的治疗通常首先应用阿托品 0.25 ~ 0.5mg 静脉注射，必要时重复使用。在房室阻滞伴心室率低下时，可以考虑应用异丙肾上腺素 2 ~ 20μg/min，但在心肌缺血状态下应当避免使用。房颤时心室率过缓，可通过静脉注射氨茶碱随后静脉滴注维持 [0.2 ~ 0.4mg/（kg·h）] 得以改善。在药物治疗无效时应当置入临时起搏器。在置入起搏器前后应尽可能改善心肌缺血。

室上性快速心律失常可能是急性心力衰竭的原因或并发症。少数情况下持续的房性心动过速可引起心力衰竭失代偿而需住院治疗。同样，心房颤动合并快速心室率可能导致扩张型心肌病发生急性心力衰竭。

急性心力衰竭伴心房颤动时控制心室率是很重要的，特别是患者存在舒张功能不全时。然而，伴舒张限制和心脏压塞时心率的迅速降低可能会使病情突然恶化。应根据需要迅速控制心室率或复律。心房纤颤的治疗取决于房颤持续的时间。

急性心力衰竭伴房颤的患者应该予以抗凝治疗。对于阵发性房颤，在最初的检查和情况稳定后，应考虑药物或电复律。如果房颤超过 48h 应予以抗凝并争取满意的心室率控制，3 周后再行复律。如果患者血流动力学不稳定，必须予以紧急电复律。在复律前应当经食管超声心动图排除有心房血栓。

在急性心力衰竭时应当避免应用维拉帕米和地尔硫䓬，因为它们可能加剧心功能不全和引起Ⅲ度房室传导阻滞。胺碘酮和β受体阻滞剂已成功用于房颤的心室率控制和防止再发。

在轻度心室收缩功能不全患者，可以考虑使用维拉帕米治疗房颤或窄QRS波的室上性心动过速。对于射血分数低的患者，应避免应用Ⅰ类抗心律失常药，特别是宽QRS波的患者。

如果患者能耐受β受体阻滞剂，可以考虑在室上性心动过速中试用。对于宽QRS波的心动过速，静脉给予腺苷可以用来尝试终止心律失常。室上性心动过速引起急性心力衰竭伴低血压时可以考虑镇静后电复律。心肌梗死后急性心力衰竭以及舒张功能不全的患者对于快速室上性心律失常耐受性差。

威胁生命的心律失常的治疗，如心室颤动和室性心动过速需要立即复律，如果必要可使用呼吸机支持。若患者清醒，则使用镇静剂。胺碘酮和β受体阻滞剂能预防这些心律失常的复发。血清钾、镁的水平应纠正至正常，特别是对室性心律失常的患者。

对于室性心律失常反复发作和血流动力学不稳定的患者，应立即进行血管造影和电生理检查。如果存在局灶性的心律失常基质，射频消融可能消除心律失常，但长期的影响难以评定。

十一、急性心力衰竭的外科治疗

急性心力衰竭是许多心脏疾病的严重并发症。对于某些疾病，紧急或及时的外科治疗能改善患者预后。外科治疗手段包括：冠状动脉血运重建术、解剖异常的纠正术、瓣膜置换或修补以及机械辅助装置给予临时循环支持。在所有诊断程序中，超声心动图检查是最重要的。

1. 心室游离壁破裂　急性心肌梗死后游离壁破裂发生率为0.8%~6.2%。由于心脏压塞和电机械分离，患者通常在几分钟内猝死。在患者死亡前很难诊断，然而有些病例游离壁破裂表现是亚急性的（栓塞或破裂处黏合）。如果认识到这种情况的话，则提供治疗干预的机会。大多数患者有心源性休克的征象，突然低血压和（或）意识丧失。而有些患者，破裂前出现胸痛、恶心、呕吐、心肌梗死相关导联ST段重新抬高或T波改变。所有这些患者都应立即行超声心动图检查。上述临床表现和心包积液>1cm和积液中有回声反射可确诊。心包穿刺术、补液和正性肌力药可取得暂时的血流动力学稳定。患者勿需任何进一步的检查应立即送至手术室。

2. 心肌梗死后室间隔破裂　在急性心肌梗死患者中发生率为1%~2%。最近资料表明在"溶栓时代"其发生率降低且在更早期发生。室间隔破裂通常发生于心肌梗死后最初的1~5d。室间隔破裂最早的表现是通常在胸骨左缘下段出现全收缩性杂音，同时患者病情恶化，出现AHF/心源性休克的表现。

超声心动图可以明确诊断并评价心室功能、识别室间隔破裂部位和左向右分流量的大小以及合并存在的二尖瓣关闭不全。肺动脉导管取血测定血氧升高的程度可估计肺-体循环系统血流量比值（通常≥2）。

血流动力学不能达到稳定的患者应给予主动脉内球囊反搏、血管扩张剂、正性肌力药和必要时的辅助通气。通常应进行冠状动脉造影，因为一些小的回顾性研究表明同时行血运重建可改善晚期功能状态和患者生存率。

事实上，所有只行药物治疗的患者均死亡。在大多数患者一旦确立诊断应尽快行手术治疗。行外科修补术的患者住院死亡率是 20% ~ 60% 。在最近的系列研究中，改进手术方法和心肌保护治疗可改善患者预后。

逐渐一致的观点认为，一旦明确诊断应尽早行手术。因为破裂能突然扩大导致心源性休克，这是最不利的后果。如果室间隔破裂血流动力学状态稳定，应尽快手术，若出现心源性休克则立即手术。

近来，有报道在一些心尖前壁心肌梗死患者由于心脏基底部代偿性收缩增强导致左室流出道梗阻，可成为新发收缩期杂音和心源性休克的原因。这种情况可持续存在，直至给予适当治疗减轻左室流出道梗阻。

3. 急性二尖瓣反流 急性心肌梗死伴心源性休克中急性的严重二尖瓣反流大约占 10%。二尖瓣反流发生在心肌梗死后 1 ~ 14d（通常 2 ~ 7d）。由完全的乳头肌断裂而致的急性二尖瓣反流，非手术患者大多数于 24h 内死亡。单个或多个乳头肌的部分断裂较完全断裂更常见，其预后也较好。大多数患者的二尖瓣反流是继发于乳头肌功能不全而不是断裂。心内膜炎也可引起严重二尖瓣反流并需要手术修补。急性的严重二尖瓣反流表现为肺水肿和（或）心源性休克。严重二尖瓣反流患者由于突然、严重的左心房压升高，可缺乏特征性的心尖部收缩期杂音。胸片示肺淤血（可能为单侧）。超声心动图可以明确诊断并评估反流量和左心室功能。左心房通常正常或轻度扩大，某些患者可能需要经食管超声心动图检查以明确诊断。

在行心导管造影前，多数患者需使用主动脉内球囊反搏以稳定循环。当患者出现急性二尖瓣反流，应尽早手术，因为许多患者病情突然恶化或发生其他严重并发症。急性严重二尖瓣反流患者出现肺水肿或心源性休克需急诊手术治疗。

十二、机械辅助装置治疗

临时的机械循环辅助适用于那些对常规治疗无反应且有心肌功能恢复可能的 AHF 患者；或作为心脏移植前一种过渡措施或介入治疗，可有利于心功能的明显改善。

1. 主动脉内球囊反搏（IABP） 反搏已成为心源性休克或严重左心脏衰竭标准治疗的一部分，它适用于：①对补液、扩管和强心治疗短期反应不佳；②并发严重二尖瓣反流或室间隔破裂，为了获得血流动力学稳定以利进一步确定诊断或治疗；③严重心肌缺血，准备行冠状动脉造影术和血运重建术。IABP 可延长收缩压时间，增加动脉舒张压和冠状动脉灌注压，增加冠状动脉血流量 22% ~ 52%，可起到辅助心脏功能的作用。

同步 IABP 是通过经股动脉放置于胸主动脉的 30 ~ 50ml 气囊反复充胀和放气而实现的。舒张期气囊充胀增加主动脉舒张期压力和冠状动脉血流，而在收缩期气囊放气减少后负荷并有利于左心室排空。IABP 能显著改善血流动力学，但它的使用应严格限制在那些基础疾病可以被治疗（如：冠状动脉成形、换瓣或心脏移植）纠正或可能自然恢复（如急性心肌梗死或开心手术后早期心肌顿抑、心肌炎）的患者。严重的周围血管疾病、难以纠正的心力衰竭和多脏器衰竭者不宜使用。

2. 心室辅助装置 心室辅助装置是可部分代替心室肌工作的一种机械泵。它能减轻心室的负荷，因此减轻心肌做功并泵血至动脉系统以增加外周和终端器官的血流灌注。有些装置还包括体外给氧系统。设计用于治疗慢性（不是急性）心脏衰竭的新型装置能够限制心室的不断扩张。近来，已经开发出许多新型心室辅助装置用于急性或急性失代偿心力衰竭的短期循环支持。

如果患者不可能从急性心力衰竭中恢复或不能行心脏移植，则使用心室辅助装置是不可接受的。左心室辅助装置与常规治疗相比，前者能改善终末期心脏衰竭患者的预后，但费用昂贵且常合并频发感染和栓塞并发症。辅助装置的置入和护理需要经验，目前应限制在医学研究机构内使用。血栓形成、出血和感染是使用心室辅助装置最常见的并发症。溶血和装置故障也多见。

3. 体外膜氧合器（extracorporeal membrane oxygenation，ECMO） 是一种临时性的部分心肺辅助系统，通过引流管将静脉血引流到体外膜氧合器内进行氧合，再经过另一根引流管将氧合血泵入体内（静脉或动脉），改善全身组织氧供，可以暂时替代肺的气体交换功能和心脏的泵功能。北京阜外心血管病医院已经对晚期终末期心力衰竭、心源性休克、内科治疗无效的患者，成功应用该技术进行支持治疗，有效地维持了患者的心脏功能和血流动力学稳定，部分患者度过了危险期，成功撤机并逐渐恢复心脏功能，部分患者赢得了心脏移植的时间。

十三、心脏移植

心脏移植在严重急性心力衰竭已知其预后不良时可以考虑心脏移植。然而，除非患者的病情在辅助装置或人工泵帮助下得以稳定，否则心脏移植是不可能进行的。

十四、其他

1. 体位 坐位、双腿下垂有利于减少回心血量，减轻心脏前负荷。
2. 饮食和休息 急性期卧床休息，尽量减少体力活动，缓解后逐渐增加运动量。急性期若血压偏高或正常，则应保持液体出量大于入量，根据胸片肺水肿或淤血改善的情况调整。饮食不宜过多，不能饱餐，控制在6～7成饱便可，必要时可静脉补充营养，意即"质高量少"。缓解期亦应严格控制液体的摄入和出入量的平衡。
3. 预防和控制感染 感染是AHF发生，特别是慢性心力衰竭急性失代偿的重要原因和诱因，应积极预防和控制。
4. 保持水、电解质和酸碱平衡 内环境的稳定对于患者AHF的纠正，防止恶性心律失常的发生具有重要的意义，应特别注意。不仅要重视钾的变化，同时要重视低钠血症，限钠是有条件的，不要一味强调。

（谢宇曦）

参考文献

1. 谢宇曦，刘芳. 硝普钠并多巴胺治疗重症充血性心力衰竭42例临床观察. 现代预防医学，2010，37（15）.

2. 刘大为. 实用重症医学. 北京：人民卫生出版社，2010.

3. 王辰. 重症监护 ABC. 北京：中华医学电子音像出版社，2012.

4. 吴恒义，迟丽庄. 实用危重症抢救技术 20 讲. 北京：人民军医出版社，2012.

5. 翟文生. 新编 ICU 临床应用技术. 北京：军事医学科学出版社，2006.

6. 王一镗. 急诊医学. 第 2 版. 北京：学苑出版社，2003.

7. 邱海波. 主译. 现代重症监护诊断与治疗. 北京：人民卫生出版，2011.

第十二章　急性冠脉综合征

急性冠脉综合征（acute coronary syndrome，ACS）是由于冠状动脉狭窄、引起心肌缺血所致的一类缺血性心脏病，它是 ST 段抬高性心肌梗死（ST - segment elevation myocardial in-farction，STEMI）、非 ST 段抬高性心肌梗死（non - STEMI，NSTEMI）和不稳定性心绞痛（unstable angina，UA）的总称。其共同病理生理表现是动脉粥样斑块破裂或侵蚀。这类综合征的 ECG 表现包括 ST 段抬高性心肌梗死（STEMI）、ST 段压低、非诊断性 ST 段和 T 波异常。在美国，每年约 500 万缺血性胸痛者急诊，每年 ACS 者达 168 万左右，其中 65 万发展为心肌梗死，45 万人发生再次梗死，病死率达 30%。

第一节　概述

缺血是由于灌注减少导致氧供不足，伴代谢产物清除不充分，缺血和低氧血症是相对性的名词，氧供和氧耗失衡即会导致缺血。氧供受血液和冠状动脉血流的氧输送影响，而血液的氧输送能力取决于血红蛋白数量和氧饱和度。冠状动脉血流量取决于心脏舒张松弛时间和周围血管阻力，体液、神经、代谢和血管外压迫以及局部自动调节机制共同决定冠状动脉血管阻力。

心肌缺血及后果通常是固定性粥样硬化病变所致，而 ACS 是冠状动脉痉挛、粥样斑块破裂、粥样硬化病变处血小板聚集或血栓形成导致心肌血流减少所致。非粥样硬化病因引起 ACS 少见。

血管壁的反复损伤导致粥样硬化斑块形成，巨噬细胞和平滑肌细胞是斑块发展的主要细胞成分，而脂质是细胞外基质的主要成分，斑块龟裂和破裂受粥样斑块的内在特性影响，如其组成和形状、局部因素如血流剪切力、冠状动脉张力、冠状动脉灌注压和心肌收缩时动脉的运动度，当斑块发生破裂时，暴露给循环血小板强大的血栓形成物质。

血小板反应包括黏附、活化和聚集。血小板通过微弱的血小板间相互作用发生黏附，并有内皮下黏附分子如胶原、纤维连接素和层粘连蛋白、和糖蛋白 I b 受体与内皮下形成的 von willebrand 因子结合。黏附的血小板有强大的血栓形成能力，因为内皮下胶原是有效的血小板活化诱导物。斑块中心的脂质负载巨噬细胞和血管壁外膜释放的组织因子，共同刺激凝血酶原转变为凝血酶，凝血酶和局部切应力也是有效的血小板活化剂，这些因子共同活化血小板。活化的血小板糖蛋白 II b/III a 受体成为血小板与纤维蛋白原或 von Willebrand 因子交联的最后共同通道，促进血栓形成。氧缺乏范围和 ACS 临床表现依赖于氧输送的受限程度，以及栓子黏附于固定、龟裂或腐蚀的硬化斑块运动。心肌缺血可表现为胸部或上腹痛不适、呼吸困难、特征性或非特异性 ECG 改变，心肌功能降低、中心和外周灌注减少，或同时出现以上表现。稳定性心绞痛，缺血仅在活动诱发氧耗超过部分受阻的冠状血管氧供不足时，相对固定、可预测、变化慢是其特点，粥样硬化斑未破裂，几乎没有血栓形成。ACS

粥样斑破裂并富含血小板血栓形成，导致冠状血流减少或某支血供中断，心肌发生缺血、坏死。这种氧供－耗失调的程度和持续时间决定了患者是否发展为可逆性心肌缺血而无坏死（不稳定心绞痛），还是造成心肌缺血伴坏死（心肌梗死），阻塞越严重、时间越长，心肌梗死可能性越大。

急性心肌梗死（acute myocardial infarction，AMI）可抑制心肌收缩力，因此，影响中心和外周灌注，AMI 的基本变化是心肌功能丧失，当某一块心肌氧供不足时，功能进行性恶化并通过四种异常收缩模式表现出来，即与邻近心肌收缩运动不协调、运动功能减退、运动不能、反常运动。心肌梗死范围扩大，左室泵功能降低，左室舒经末压和左室收缩末容量增加，心输出量、心搏出量和血压会降低。当左房和肺毛细血管压增加，可发生充血性心力衰竭和肺水肿。大脑和肾脏灌注差会产生意识改变和肾功能受损。由急性心肌梗死引起的心力衰竭称为泵衰竭，按 Killip 分级将泵衰竭分为四级，通过分级不仅可以判断病情严重程度，对预后也可作初步预测。详细分级及粗死亡率为：Ⅰ级：无充血性心力衰竭表现，死亡率约5%；Ⅱ级：轻度充血性心力衰竭（两肺啰音和第三心音），死亡率约15%～20%；Ⅲ级：明显的急性肺水肿，死亡率约40%；Ⅳ级：心源性休克，死亡率约80%。

（邓　巍）

第二节　急性冠脉综合征诊断

一、临床表现

1. 症状和病史　ACS 相关的最常见症状是胸部不适，但症状也包括上半身其他地方的不适，气短、出汗、恶心和头晕眼花。AMI 的症状是特征性的，比心绞痛更剧烈，持续时间多于 15min。ACS 的不典型症状或异常表现更多见于老年人、女性和糖尿病患者。

急性冠脉综合征的最主要症状为缺血性胸痛（即心绞痛），可伴有胸闷、心悸、呼吸困难、出汗等表现，典型的缺血性胸痛与其他原因性胸痛性质明显不同，下面介绍缺血性胸痛的特点。

与心肌梗死高度相关的症状包括疼痛放射到上肢，特别是放射到左上肢，胸痛可伴有出汗或恶心和呕吐，此时应对患者进行详细问诊，以排除 MI 早期表现。缺血性胸痛概括起来用 OPQRST 表示。①发病（onset）：典型的缺血性疼痛表现为逐渐发作，其强度可轻可重。②诱因和缓解因素（provocation and palliation）：疼痛常因活动诱发，缺血性胸痛不随呼吸或体位变化而变化，对硝酸甘油可能没有反应。③性质（quality）：常是比疼痛更具特征性的不适感，而且这种不适感可能很难描述清楚。患者可能描述为压榨性、紧缩感、压迫感、绞榨感，挤压感、抑制感、烧灼感、胃灼热感、胸部膨胀感、束带感、胸部堵塞感、咽喉阻塞感、疼痛、胸部重压感等。患者可能会握拳紧压胸口，这种表现常称为 Levine 征。④放射（radiation）：缺血性胸痛常常放射到身体的其他部位，如上腹部、肩膀、上肢（上臂或前臂）、手腕、手指、颈部和咽喉部、下颌和牙齿（不是上颌），背部也不少见（特别是肩胛间区）。疼痛放射到上肢者高度提示为缺血性胸痛。⑤部位（site）：缺血性胸痛不局限在某一特定点上，更可能是弥漫性的，很难具体定位。患者往往提示是整个胸部，或用手掌指定某一区域，而不是用一个手指确定某一特定点上。⑥持续时间（time course）：心绞痛常很短暂（2～5min），且可因休息或使用硝酸甘油缓解。相反，ACS 患者可能休息时也有胸痛，持续时间不一，大多持续超过 30min，典型的心绞痛持续超过 20min 强烈提示是 ACS。⑦相关症状（associated symptoms）：缺血性胸痛往往伴有呼吸短促，表明可能有肺充血。其他症状可能包括嗳气、恶心、呕吐、消化不良、出汗或大汗、眩晕、头晕、皮肤湿冷、疲乏无力。老年妇女和糖尿病患者症状多不典型，很少出现典型的胸痛。⑧严重程度：根据加拿大心脏病学会心绞痛分级（canadian cardiovascular society classification of angina，CCSCA），将心绞痛分为四级：Ⅰ级：心绞痛仅在强烈、快速和长时间劳力后产生，一般体力活动不会引起心绞痛；Ⅱ级：普通活动轻度受限，心绞痛仅在快速登楼梯、爬山、餐后行走、冷、风或情绪应激时发生；Ⅲ级：日常活动明显受限，行走 1～2 个街区或正常步速登楼一层即会发生心绞痛；Ⅳ级：无法完成任何体力活动，静息时便会产生心绞痛症状。

部分缺血性胸痛患者可能表现不典型，与上述典型表现有所不同，可能表现为锐痛或刀割样痛或胸膜炎样疼痛，统计发现，约有 22% 的锐痛或刀割样痛、13% 胸膜炎样疼痛最后诊断为急性心肌缺血。约有 1/3 的 ACS 患者不出现胸痛，而表现为其他不典型症状，最常见的症状包括仅有呼吸困难、恶心和（或）呕吐、心悸、晕厥或心脏骤停，这些症状主要见于老年人、糖尿病患者和妇女。应当注意，下列各种胸、腹部不适或疼痛，绝大多数不是缺血性胸痛的表现：①胸膜炎样痛、锐痛或刀割样痛，与呼吸运动或咳嗽相关。②主要或仅出现于中、下腹部的疼痛。③仅用一个手指可以确定某处的任何不适。④因运动或触诊而再出现的任何不适。⑤疼痛持续数天。⑥瞬间疼痛持续几秒钟或更短。⑦疼痛放射到下肢或上腭以上的部位。⑧如患者描述为尖锐疼痛、短暂痛、刀割样、刺穿样或发麻和针刺样等，往往也不是缺血胸痛。

既往有冠心病史（CHD）的患者，再发胸痛的风险显著增加，与有冠心病史相比，既往有其他血管性疾病者与心脏缺血性事件风险有相关性。冠心病的危险因素如特殊年龄、性别、糖尿病、高血压、高血脂和吸烟，以及最近吸食可卡因等，这些病史均增加了 ACS 的可能性，在收集病史时应注意询问。

2. 体格检查

（1）机体反应性、气道、呼吸和循环情况。

（2）有无全身低灌注的表现如低血压、心动过速、认知障碍，有无皮肤发冷、变湿、苍白或皮肤发灰等表现。

（3）有无心律失常，因为围梗死期的持续性心律失常应立即处理，另外，由于其对心输出量的恶化性效应，可能加重心肌缺血，并可进展为室颤（VF），因此，及时发现心律失常，尤其是室性心律失常，为临床及时给予治疗奠定基础，也将为抢救生命赢得宝贵的时间。

（4）注意检查有无心力衰竭表现，如颈静脉怒张，肺底部湿啰音或哮鸣音，第三心音奔马律，低血压，心动过速等，心功能严重障碍可能出现端坐呼吸、气短、满肺哮鸣音，此即心源性哮喘的典型表现。

（5）除外心肺部的检查，还应做神经系统筛查，以评估有无局灶性损害或认知缺损，因为部分患者可能伴有房颤而继发脑梗死，也有助于确定和评估溶栓治疗的安全性。

（6）如果发现有严重低血压，如收缩压 <80mmHg 和（或）泵衰竭的体征，如新发的或肺部啰音，或啰音显著增多，或新出现的第三心音，或新发二尖瓣杂音或原有二尖瓣杂音

加重等，提示心肌梗死的可能性增加。

二、辅助检查

1. 实验室检查

（1）心脏标志物：急性心肌损害的系列血清标志物（或称心肌酶），如肌钙蛋白（CTn）T 或 I、CK－MB、肌红蛋白等是确立心肌梗死诊断的必要因素。最常使用的是肌钙蛋白 T 或 I 和 CK－MB，这些检查可在床边快速监测。

所有 AMI 患者均有上述一种或多种标志物血清浓度的升高，但其敏感性相对较低，除非在症状发作的 4～6h 以后，因此，这个时间段内的阴性结果并不排除心肌梗死，少部分患者心脏标志物在 12h 内还未升高。但急性 STEMI 患者的再灌注治疗不应等待心肌标志物结果。没有确定性 ST 段抬高的患者，如果初始检测结果不确定，ECG 也不确定，但临床仍高度怀疑的患者，应在 4h 或更长时间后再次检测系列心脏标志物，肌钙蛋白阴性者应在 6～12h 后重新测定。

（2）肌钙蛋白升高也可见于以下非缺血性疾病：①创伤：挫伤、消融、起搏、ICD 启动（如房颤除颤、心脏电复律）心肌活检、心脏外科手术等。②急慢性充血性心力衰竭。③主动脉瓣病变和肥厚梗阻性心肌病伴左室肥厚、主动脉夹层。④高血压。⑤低血压（常伴心律失常）。⑥非心脏手术后看似情况良好者。⑦肾衰竭。⑧危重患者，特别是糖尿病、呼吸衰竭者。⑨甲状腺功能减退症。⑩冠脉痉挛，包括尖端球囊综合征者。

2. ECG 特点　ACS 的早期 ECG 可能是非特异性的，动态观察有助于及时确定诊断。典型的 STEMI 患者 ECG 的动态演变过程表现为：①起病数小时内，可无异常或出现异常高大的两肢不对称 T 波。②数小时后，ST 段明显抬高，弓背向上，与直立的 T 波连接形成单相曲线，数小时至 48h 内出现病理性 Q 波，同时 R 波减低，此即急性期改变。Q 波在 3～4d 内维持稳定不变，以后仍有 70%～80% 永久存在。③在早期如不进行治疗干预，ST 段抬高持续数日至 2 周左右逐渐回到基线水平，T 波则变为平坦或倒置，此为亚急性期改变。④数周至数月后，T 波呈 V 形倒置，两肢对称，波谷尖锐，此为慢性期改变。T 波倒置可永久存在，也可在数月至数年内逐渐恢复。

（1）ST 段确定：①ST 抬高的确定：连续两个解剖部位导联 J 点处 ST 段有新出现的抬高，男性 V_2～V_3 导联抬高 ≥0.2mV，或女性 V_2～V_3 导联抬高 ≥0.15mV，其他导联 ≥0.1mV。②ST 段压低的确定：连续两个解剖部位导联新发的基线或 ST 段下斜形压低 ≥0.05mV。或连续两个以 R 波为主或 R/S＞1 的导联出现 T 波倒置 ≥0.1mV（注：连续两个解剖部位导联是指胸前导联的 V_1～V_6 连续两个；或下壁导联 Ⅱ、Ⅲ、aVF；侧壁或心尖导联 Ⅰ、aVL；V_3R 和 V_4R 反映右室游离壁变化）。

（2）缺血性 T 波的五大特点：无论直立或倒置，T 波有以下特点提示为缺血性 T 波：①T 波振幅增大。②两肢对称，基底部变窄。③波峰变尖。④T 波变化剧烈，几分钟内就可见观察到 T 波的显著变化。⑤T 波改变仅出现于心肌缺血区的导联上，能定位诊断。

胸痛患者出现 ST 段抬高应首先考虑为存在缺血，而后才考虑是否有心包炎或左心室室壁瘤等。对可疑冠脉缺血的患者，建议做活动平板负荷试验。

（3）提示陈旧性心肌梗死的 ECG 变化：①V_2、V_3 导联 Q 波 ≥0.02s，或为 Q－S 波。②Ⅰ、Ⅱ、aVL、aVF 导联，或 V_4～V_6 导联，任何两个连续的解剖部位导联（Ⅰ、aVL、V_6、

$V_4 \sim V_6$，II、III、aVF），其 Q 波时间$\geq 0.3\text{s}$、深度$\geq 0.1\text{mV}$ 或呈 QS 波。③$V_1 \sim V_2$ 导联和 T 波直立且 $R/S \geq 1$ 的无传导障碍导联，R 波时间$\geq 0.04\text{s}$。

再梗死 ECG 变化：连续两个解剖部位导联中，原先 ST 段抬高不足 0.1mV 的患者出现 ST 段抬高$\geq 0.1\text{mV}$，或新发特异性 Q 波，特别是有缺血症状持续$\geq 20\text{min}$ 者；但 ST 段再次抬高也可见于致命性心脏破裂者，出现这种变化时应进一步检查。单纯性 ST 段压低或左束支传导阻滞（LBBB）不是心肌梗死的有效标准。

3. 心脏超声检查　心脏超声检查有助于发现心脏有无结构性病变，同时可明确或排除心包积液，更为关键的是心脏超声检查可了解心脏泵血功能的各项指标，为临床治疗提供重要参考价值。

三、诊断与鉴别

依据典型的临床表现，结合特征性的心电图改变和心肌酶学变化，ACS 能够得到及时诊断，但心电图的动态演变过程对急性心肌梗死的诊断更有意义。由于 ACS 包含 UA、STEMI 和 NSTEMI 三种疾病，且治疗不完全相同，有必要对其做出鉴别，以利临床治疗。不稳定心绞痛患者出现心肌标志物升高，应考虑为 NSTEMI，并应按 NSTEMI 做相应处理。

心肌梗死的血管定位诊断：①左冠状动脉前降支供应左心室前壁、心尖部、下侧壁、前间壁和二尖瓣前乳头肌，这些部位的心肌梗死考虑为左冠状动脉闭塞。②右冠状动脉供应左心室膈面（右冠优势时）、后间隔和右心室，窦房结和房室结，这些部位的心肌梗死考虑右冠状动脉闭塞。③左冠状动脉回旋支供应左心室高侧壁、膈面（左冠优势者）和左心房、房室结，这些部位发生心肌梗死，考虑左冠状动脉闭塞。④左冠状动脉主干发出的分支供应左心室，如果主干闭塞，会产生左心室广泛梗死，即发生左心室广泛梗死时考虑为左冠状动脉主干闭塞。

四、危险分层

1. ACS 危险分层　根据临床表现、ECG 和血清心脏标志物确定 ACS 危险度，见表 12 - 1。

表 12 - 1　确定急性冠脉综合征（ACS）可能性的危险分层

评估	高度 ACS 可能	中度 ACS 可能	低度 ACS 可能
表现	具有以下任何一项即认为是 ACS 高度可能性的表现	缺乏高度可能性的表现	缺乏中或高度可能性的表现
病史	胸痛或左臂痛或有不适主诉；心绞痛再发；有冠心病史（包括 MI）	胸痛或左臂痛或有不适主诉；年龄 >50 岁	可能是缺血症状；最近吸食可卡因
体格检查	新发短暂性二尖瓣反流、低血压、出汗、肺水肿或啰音	心外血管病	心悸引起的胸部不适
ECG	新发或可能新发的暂时性 ST 段抬高（ >0.05mV）或 T 波倒置（ >0.2mV）伴有症状	固定性 Q 波；未证实新发的异常 ST 段或 T 波	正常 ECG
血清心脏标志物	肌钙蛋白 T 或 I 升高或 CK - MB 升高	正常	正常

2. STEMI 危险分层 心肌梗死溶栓试验（thrombolysis in myocardial infarction trial，TIMI）研究者提出 7 个危险因素，作为预测其死亡、再梗死或起病 14d 内紧急血管成形术的工具。这个积分系统主要包括以下几个部分：①年龄≥65 岁（年龄是最有力的 AMI 死亡预测因子，老年人 AMI 易发生心脏并发症，特别是心力衰竭，4/5 的 AMI 死亡是年龄≥65 岁的老年人）。②3 个或以上心脏危险因素（包括高胆固醇血症、糖尿病、高血压、吸烟、冠心病阳性家庭史）。③最近 7d 使用阿司匹林。④最近 24h 内至少出现 2 次心绞痛事件。⑤当前 ECG 发现 ST 段偏移。⑥CK - MB 或心特异性肌钙蛋白等心脏标志物升高。⑦已知有冠状动脉狭窄≥50%。

以上 7 项中每一项评为 1 分，以≤14d 的主要终点事件为界标，主要终点事件包括：死亡、新发或复发性心肌梗死或必须紧急血管成形术。如果患者具备 5 项或更多项 TIMI 危险积分（≥5 分），考虑此患者是高危患者；如评分为 3～4 分，提示为中危患者；如果危险积分≤2 分则是低危患者。

其他与发病 30d 死亡或再梗相关的因素有以下四大项：①心动过缓或心动过速。②低血压。③有心衰征象（新发或渐增的肺部啰音，二尖瓣杂音，第三心音奔马律）。④持续室性心动过速。

五、并发症

心肌梗死的常见并发症包括乳头肌功能失调或断裂、心脏破裂、栓塞、心室壁瘤、心肌梗死后综合征。

（邓　巍）

第三节　急性冠脉综合征治疗

一、监护与初始处理

在初始评估阶段，对有高度 ACS 危险的患者应做以下评估和处理。

（1）气道、呼吸和循环情况：即 ABC 处理，因为任何危险抢救只有在气道通畅、呼吸功能良好和循环稳定的基础上，才可考虑进行其他处理，否则其他治疗无从谈起。

（2）初始 ECG 检查：对所有疑为冠状动脉缺血的患者均应做 12 导联 ECG，它是提供 ACS 初始诊断和治疗的基础。ACS 患者的初始 ECG 可能是非诊断性的，如果初始 ECG 是非确定性的，但患者症状持续并且临床上仍高度怀疑为心肌梗死时，应每 5～10min 复查 ECG 一次。

（3）复苏准备：准备好复苏相关装置如除颤仪和人工气道器械。

（4）心电监护：开始心电监护，并在床边备好紧急复苏装置。

（5）氧疗：应给所有具有肺淤血或动脉血氧饱和度＜90% 的患者吸氧，前 6h 内给所有 ACS 患者吸氧也是合理的（氧流量为 2～3L/min），维持 SPO_2 在 90% 以上，因为氧疗限制了动物缺血性心肌的损伤，氧疗降低了 STEMI 患者 ST 段抬高程度。

（6）建立静脉通道：应建立 1 条通畅的静脉通道，必要时应有 2 条静脉通路，同时应留取血标本送做有关的检查如心脏标志物、血常规等。

（7）阿司匹林：对疑似 ACS 的所有患者均应早期给予 162～325mg 阿司匹林嚼服，除非患者有绝对禁忌证（如过敏史）或此前已服用过此药，其他形式的阿司匹林（可溶性制剂）与咀嚼片一样有效。对于具有严重恶心、呕吐或上消化道功能障碍的患者给予阿司匹林栓剂（300mg）是安全的。

（8）硝酸甘油：缺血性胸痛或胸部不适患者，应每 3～5min 舌下含服硝酸甘油 0.4mg，直到胸痛缓解或低血压限制其使用，一般可连续给 3 次，而后考虑静脉使用硝酸甘油的必要性。服药前，男性患者均应常规询问有无使用"西地那非"（伟哥）、伐他那非等磷酸二酯酶抑制剂类血管扩张剂，如果最近 24h 内用过这类药或 36h 内用过他达那非（tadalafil），应禁用硝酸盐类或需在严密监护下使用，因为硝酸盐类的使用可能导致患者出现严重的低血压。对右心室梗死或下壁心肌梗死可能累及右心室者，也应慎重使用硝酸盐制剂，因为此类患者需要充足的右心室前负荷，否则也可能出现严重的低血压。低血压（SBP < 90mmHg 或低于基线水平 30mmHg）、严重心动过缓（< 50bpm）或心动过速（> 100bpm）患者禁用硝酸盐制剂。

（9）镇静止痛：ACS 患者除外疼痛，可同时伴有紧张、焦虑等，及时给予镇静止痛可消除这类症状。吗啡是最常使用的镇静止痛药物之一，不仅可能止痛，同时可直接扩张血管，降低心脏前后负荷，用法：开始剂量一般为 2～4mg，iv，5～15min 后，如症状不改善者可重复使用，并可适当增加剂量至 2～8mg，直至胸痛或焦虑缓解或出现明显低血压，但应缓慢注射，否则可能继发低血压或呼吸抑制。

二、STEMI 再灌注治疗

最近 10 年治疗心血管病的最重要进展可能是 AMI 的再灌注治疗，许多临床试验已经确立了症状发作 12h 内、没有禁忌证的 AMI 患者，早期溶栓治疗作为标准治疗方法。再灌注降低了病死率，再灌注的时间越短，益处越大，如果症状发作后 1h 内开始溶栓，患者的病死率会降低 47%。因为抢救心肌及影响长期预后的决定因素是：缩短再灌注时间；梗死相关动脉完整和持续的正常（TIMI 3 级）血流灌注；正常微循环灌注。

对有 STEMI 的患者均应考虑做再灌注治疗，常用的再灌注治疗方法是经皮冠状动脉介入（percutaneous coronary intervention，PCI）和溶栓治疗。通常症状发作≤3h 者，可选择溶栓治疗，如能及时开展 PCI，也可选择行 PCI 治疗，孰优孰劣难分伯仲。但下列情况优选溶栓治疗：①症状发作≤3h 并拟延迟有创策略者。②无法进行有创操作者，如导管室被占用、血管穿刺困难或没有熟练的 PCI 实验室者。③延迟有创操作策略者，如需长途转运、入门（指进医院）到球囊时间（door - to - balloon）与入门到穿刺给药时间（door - to - needle）差在 1h 以上者、医生接手到球囊时间（contact - to - balloon）超过 1h 者或入门球囊时间（door - to - balloon）超过 1h 者。

1. 溶栓治疗　溶栓治疗是最常用的 STEMI 再灌注方法之一，但因溶栓药物的作用特点和可能产生的不良反应，溶栓治疗无法满足所有 STEMI 患者，它有其自身的适应证和禁忌证。

（1）适应证：①所有症状发作持续 12h 之内的缺血性胸痛和 ST 段抬高（≥2 个连续胸前解剖导联或相邻 2 个肢体导联 ST 段升高≥1mm 或 0.1mV），年龄 < 75 岁。②所有 STEMI 患者 12h 内出现新发或可能为新发的左束支传导阻滞者。③如无禁忌证，给予缺血性胸痛症

状发作 12h 内的后壁 STEMI 者溶栓治疗。④如无禁忌证，给予缺血性胸痛症状持续 12 ~ 24h 的 STEMI 患者溶栓。

（2）禁忌证：溶栓疗法的禁忌证包括绝对禁忌证和相对禁忌证。绝对禁忌证主要有：①脑卒中或其他脑血管异常（ < 1 年）。②已知颅内肿瘤（原发或转移）或脑血管畸形（如动静脉瘤）。③最近 2 ~ 4 周创伤或 3 个月内严重头面部损伤。④已知凝血功能障碍或国际标准化比率（INR） > 2 ~ 3。⑤疑有主动脉夹层。⑥活动性内出血或出血素质（排除月经）。

相对禁忌证包括：①最近 6 个月内有中风或其他颅内疾病史。②华法林治疗（INR > 1.5）。③妊娠。④非压缩性骨折（ < 15d）。⑤严重未控制的高血压（ > 180/100mmHg）。⑥最近 3 周创伤或延长性复苏（CPR > 10min）或外科大手术史。⑦最近 2 ~ 4 周出血史。⑧最近视网膜激光治疗。⑨活动性消化性溃疡。⑩非压迫部位血管穿刺（如锁骨下静脉穿刺）。⑪链激酶/复合纤溶酶链激酶（阿尼普酶）过敏史或 5 天前使用过此药者。

常用的溶栓药物及使用方法为：①替奈普酶（Tenecteplase）：是一种纤溶酶原活化抑制剂，其产生颅内出血风险低（0.3%），主要根据体重确定静脉给药剂量，体重 60kg 以下者 30mg（6 000U）；体重 60 ~ 70kg 者给 35mg（7 000U）；体重 70 ~ 80kg 者给 40mg（8 000U）；体重 80 ~ 90kg 者给 45mg（9 000U）；体重 90kg 以上者给 50mg（10 000U）。②阿替普酶（t – PA，Alteplase，Activase）：是组织型纤维蛋白溶解剂，给药方法为 15mg iv， > 2min；继之 0.75mg/kg（最大 50mg）iv， > 30min；随后 0.5mg/kg（最大 35mg）， > 30min。③瑞替普酶（Reteplase）：10U，iv， > 2min，×2 次。首剂 30min 后再给 10U。④尿激酶（urokinase）：2.5 万 U/kg 加入 100ml 液体中 30min 滴入。

判断溶栓是否成功的最有效方法或 "金标准" 是冠状动脉造影，但由于造影的有创性，使用受到限制，临床上通过溶栓后表现、ECG 演变和心肌酶的变化，间接判断溶栓是否成功。间接判断溶栓成功的指征包括：①ECG 示抬高的 ST 段于 2h 内回降 50% 以上。②胸痛于 2h 内基本消失。③2h 内出现再灌注性心律失常如短暂加速性室性自主心律、房室或束支传导阻滞突然消失，或下后壁心肌梗死的患者出现一过性窦性心动过缓、窦房传导阻滞，或伴低血压状态。④血清 CK – MB 峰值提前出现在发病 14h 内。同时具备 2 项或以上者应考虑已再通，但②+③项组合不支持再通。

溶栓并发症：溶栓过程中或溶栓治疗后，特别是开始溶栓治疗 24h 内，出现神经功能变化，应考虑脑出血，并停用溶栓、抗血小板和抗凝治疗，直至影像检查排出脑出血。如有脑出血临床表现者，应请神经科或血液科专家会诊。如为脑出血，应考虑给予输注冷沉淀物、新鲜冷冻血浆、鱼精蛋白和血小板等治疗。同时监测血压和血糖变化。

2. 经皮冠状动脉介入治疗（PCI） 虽然 PCI 是有效的再灌注方法之一，但由于其有创性，并受专业技术和设备限制，并非所有 STEMI 患者均能接受 PCI，对有条件做 PCI 的医院，以下情况优选有创策略（PCI）：①如果有经验丰富的专家，并能确保入院到放置球囊（door – to – balloon）的时间 ≤90min 或进行溶栓治疗与用球囊扩张 PCI 时间差 ≤60min，这种情况下，对 STEMI 患者症状持续 >3h 并 ≤12h 者，应首先考虑 PCI 治疗。②高危 STEMI 如心源性休克或 Killip 分级 ≥3 者。③有溶栓禁忌者，包括出血风险高和脑出血者，对心肌梗死合并心源性休克或心力衰竭者也适用。④症状发作超过 3h 者。⑤诊断 STEMI 有疑问者。

3. 外科手术再灌注 由于种种原因，溶栓或 PCI 效果不佳者，可考虑外科手术干预，冠状动脉旁路移植术（CABG）是手术治疗的最常用方法。

三、抗血小板治疗

抗血小板治疗适合于所有 ACS 患者，不管他们是否接受再灌注治疗。除非有绝对禁忌证，一般均应考虑给予抗血小板治疗，常用抗血小板治疗包括：①阿司匹林，是首选的抗血小板治疗药物，对任何 STEMI 患者，只要有可能就应给予 162～325mg 阿司匹林嚼服。STEMI 者在首日使用阿司匹林 162～325mg 后，如无禁忌证，次日开始给予 75～162mg，qd。②氯吡格雷。氯吡格雷可逆性抑制血小板腺苷二磷酸受体，通过不同于阿司匹林的机制，降低血小板凝集度。主要用于所有接受 PCI 和支架治疗的患者，这类患者应给予 600mg 的负荷剂量，并应在服药后的 90min 内进行 PCI。对 75 岁以下接受溶栓治疗者，给予氯吡格雷＋阿司匹林也已证实有益。对年龄超过 75 岁的患者通常给予 75mg，因为此药有增加出血的风险。未接受再灌注治疗的 STEMI 患者，也应给予氯吡格雷（300mg 负荷量，继之75mg/d），这是因为非 ST 段抬高 ACS 者未行血管成形术使用此药可使用患者受益。另外，少数阿司匹林禁忌者如过敏或严重胃肠道不适者，也可给予氯吡格雷。

糖蛋白 Ⅱb/Ⅲa（GPⅡb/Ⅲa）抑制剂：在冠脉血管壁斑块破裂后，其中心处的组织因子暴露，并与活化Ⅶ因子（Ⅶa）因子形成复合物，由此产生血凝的瀑布效应，导致血小板活化，GPⅡb/Ⅲa 受体被认为是血小板凝集的最后共同通路。GPⅡb/Ⅲa 抑制剂介导这种受体的活化，可预防纤维蛋白原粘连，从而阻断血小板凝集。对高危分层的已联合使用阿司匹林、肝素、氯吡格雷和早期 PCI 策略的 UA/NSTEMI 患者，应尽可能使用 GPⅡb/Ⅲa 抑制剂（高危患者包括持续胸痛者、血流动力学或心律不稳定者、糖尿病者、急性或动态 ECG 变化者以及有助判断心脏损伤的肌钙蛋白升高者）。对 STEMI 患者行 PCI，无论放置或未放置支架者，如有条件，均应尽早开始给予 GPⅡb/Ⅲa 抑制剂。常用的有三种制剂：阿昔单抗（Abciximab）是一种单克隆抗体，依替巴肽（Eptifibatide）是一种环状肽，替罗非班（Tiroffban）是一种肽样抑制剂。用法：①阿昔单抗 0.25mg/kg，iv，继之 0.125μg/（kg·min）（最大 10μg/min）持续 12～24h。②依替巴肽 180μg/kg，iv（PCI 后 10min 应再给药一次），继之2.0μg/（kg·min），持续 72～96h。③替罗非班 0.4μg/（kg·min），iv 30min，继之 0.1μg/（kg·min），持续 48～96h；或 2.5μg/kg，iv，继之 0.15μg/（kg·h）持续 18h。

四、抗凝治疗

肝素是一种凝血酶的直接抑制剂，它被广泛地用作 ACS 溶栓治疗的辅助药物，在 UA 和 NSTEMI 患者治疗时，它与阿司匹林和其他血小板抑制剂联合作用。普通肝素（UFH）是不同肽链的硫酸黏多糖的异种混合物。其不足之处在于，对不同患者有不同的抗凝反应，需要静脉用药，需要反复监测部分凝血活酶时间（APTT）。肝素也能刺激血小板活化，导致血小板减少症。由于肝素的局限性，已研究出更新的制剂低分子肝素（LMWH）。LMWH 比 UFH 有更好的抗 Xa：Ⅱa 比，活化血小板作用更小，抗凝作用更为稳定和可靠，无须做凝血功能监测，它还可降低溶栓后再堵塞和再梗死率，减少出血风险，依诺肝素（LMWH）还可减少 von Willebrand 因子的释放。未行再灌注治疗的 STEMI 且无抗凝禁忌证者，可静脉或皮下注射 UFH 或 LMWH 至少 48h，如患者临床必须卧床或限制活动，可持续使用 UFH 或 LMWH 直至患者可活动为止。对活动受限者可使用 UFH 或 LMWH 预防深静脉血栓。对急诊且年龄 75 岁以下溶栓患者的辅助治疗，如果没有明显肾功能损害（血肌酐：男性 >2.5mg/dl，女性 >2.0mg/dl），LMWH 可作为 UFH 的替代药物；对 75 岁以上的溶栓患者的辅助治疗，主张使用 UFH，UFH 也用于任何接受血管成形术的 STEMI 患者。在急诊，对未接受溶栓或血管成形术的 STEMI 患者，可选用 LMWH（特别是依诺肝素）可作为 UFH 的替代药物。给药方法：肝素 60U/kg（最大 4 000U），iv，继之 12U/（kg·h）×48h（最大 1 000U/h）。维持 APTT 50～70s，或 INR 2～3。或依诺肝素 1mg/kg，皮下注射，q12h，首次给药前可静脉推注 30mg。

五、β 受体阻滞剂

院内使用 β 受体阻滞剂降低了未溶栓患者的心肌梗死面积、心脏破裂发生率和病死率，也降低室性异位心律和室颤的发生率。对接受了溶栓治疗的患者，静脉注射 β 受体阻断剂降低梗死后缺血和非致命性心梗。梗死后不久加用 β 受体阻断剂的患者发现，其病死率和非致命性梗死有轻度降低，且差异显著。β 受体阻断剂静脉注射对 NSTEMI 的 ACS 患者也有益处。

对急诊的各种 ACS 患者均应加用口服 β 受体阻滞剂，除非有禁忌证，即便行 PCI 者也应使用。静脉使用 β 受体阻滞剂适于治疗快速型心律失常和高血压患者。没有禁忌证的所有 STEMI 患者应在 24h 内开始给予 β 受体阻滞剂，并持续用药，如 24h 内有禁忌证者，应在禁忌证消除后重新尽早评估给药。早期静脉给予心脏选择性的药物如美托洛尔或阿替洛尔。用法：①静脉给予美托洛尔按 5mg 增量使用，缓慢静脉注射（5mg 超过 1～2min），每 5min 可重复给药，起始时的总剂量为 15mg；能耐受此法的患者应在最后一次静脉给药后 15min 开始口服治疗（25～50mg，q6h×48h），继之 100mg bid 维持。②静脉给予阿替洛尔 5mg，5min 后可重复 5mg；能够耐受此法的患者，应在最后一次静脉用药后的 1～2h 后开始口服给药（50～100mg/d）。③如果需要超短效 β 受体阻滞剂，可给予艾司洛尔 50μg/（kg·min）逐步增加直至最大剂量 200～300μg/（kg·min）。禁忌证包括：中～重度的左心室功能衰竭和肺水肿、心动过缓（<60 次/min）、低血压（SBP <100mmHg）、周围循环灌注不良征象、Ⅱ度或Ⅲ度心脏传导阻滞或气道反应性疾病。有中度或重度心力衰竭的患者，可口吸服 β 受体阻滞剂，在患者稳定后应给予滴注小剂量 β 受体阻断剂。严重 COPD 和支气管哮喘者慎用或禁用。

六、硝酸甘油

如果无禁忌证（如使用抗勃起功能障碍药物或右心室梗死），前 48h 内持续缺血性疼痛、充血性心衰或高血压的 STEMI 患者应给予硝酸甘油静脉治疗，但使用此药并不排除使用其他降低死亡率的药物如 β 阻滞剂或 ACEI。48h 后复发性心绞痛或持续充血性心衰者，可静脉、口含或局部用药。静脉使用硝酸甘油适用于进行性缺血性胸痛或胸部不适者、高血压的治疗、肺淤血的治疗。24～48h 后无持续或复发性心绞痛或充血性心衰患者，使用硝酸盐仍有效。硝酸盐类不宜用于收缩压 ≤90mmHg 或收缩压比基础血压下降 ≥30mmHg 者，也不适于严重心动过缓（HR <50 次/min）或心动过速（HR >100 次/min）或右心室梗死者。硝酸甘油的治疗目标是使血压正常者的收缩压降低 10% 左右，或使高血压者的血压下降约 30%。硝酸甘油片（NTG）0.4mg，舌下给药，q5min×3 次；NTG 气雾剂，1 喷；静脉给药法，NTG10～20μg/min iv，可渐增。注意，如 SBP <90mmHg 减速或停用。

七、钙通道阻滞剂

钙通道阻滞剂可作为 β 阻滞剂有禁忌或 β 阻滞剂达最大剂量时的替代治疗药物或附加药物，但钙通道阻滞剂并未显示能够降低心肌梗死的病死率，有资料表明对某些有心血管病的患者尚存在害处。值得注意的是，这些药物对 AMI 患者使用仍过于频繁，β 阻滞剂用于无禁忌的心肌梗死患者是更为合理地选择。通常，钙通道阻滞剂仅用于有 β 阻滞剂禁忌或 β 阻滞剂达到最大临床剂量无效的患者。

八、血管紧张素转换酶抑制剂（ACEI）或血管紧张素受体抑制剂（ARB）

ACEI 可改善 AMI 患者的存活率，特别是在早期开始治疗时。大量研究表明，无论 AMI 做或不做再灌注治疗，在医院给予口服 ACEI，能持续改善病死率，对前壁心肌梗死、肺淤血或 LV（左室）射血分数（EF）<40%者获益最大。但它并不适于有低血压（SBF < 100mmHg 或低于基础血压 30mmHg 以上）的患者。对有肺淤血、LVEF < 40%、无低血压的症状发作 < 24h 的 STEMI 患者，主张使用口服 ACEI。口服 ACEI 也适用于其他所有 AMI 患者，无论是否做了早期再灌注治疗，但最初 24h 禁止经静脉使用 ACEI，因为有低血压的风险。

所有诊断 STEMI 的患者 24h 内启用口服 ACEI，并应持续使用，但双肾动脉狭窄，既往治疗出现血管性水肿者禁用。无法耐受 ACEI 但有心衰的临床或放射学表现或左心室射血分数（LVEF）<0.40 者可使用 ARB。能耐受 ACEI 者，也可使用 ARB，作为 ACEI 的替代药物，缬沙坦和坎地沙坦均有效。STEMI 后无明显肾功能障碍（Cr < 2.0～2.5mg/dl）或高钾血症（血钾最好 < 5mmol/L）、已接受 ACEI、LVEF < 0.40、有心衰症状或糖尿病者，应长期给予醛固酮阻断剂治疗。

ACEI 类如卡普利 6.25mg，bid，渐增至 100mg/d；或赖诺普利 2.5～5mg，qd，渐增到 20mg，qd，维持 SBF > 100mg；或 ARB 类如缬沙坦 40mg，bid，渐增到 160mg，bid。

九、羟甲戊二酸（HMG）还原酶抑制剂（他汀类）

大量研究表明，在 ACS 症状发作的几天内使用他汀类药，可持续降低炎症因子水平及并发症如再梗死、复发性心绞痛和心律失常。少有证据建议这类药物在急诊时开始使用，但对 ACS 或 AMI 患者早期（就诊 24h 内）使用他汀类药是安全、可行的。如果患者原先就在用他汀类药物，应继续使用。

十、维持水电解质平衡

在进行再灌注、抗凝、改善心功能等治疗的基础上，维持正常的水、电解质和酸碱平衡是 ACS 治疗的基本措施，美国心脏病学会特别推荐维持 STEMI 患者的血清钾最好不低于 4mEq/L 的较高水平，同时维持血清镁水平于 2mEq/L 以上。不过，最近的临床研究发现，葡萄糖－胰岛素－钾溶液（GIK 溶液）对 STEMI 患者没有任何益处。

十一、维持血流动力学平衡

与其他危重病一样，维持 STEMI 患者的血流动力学平衡是最重要的治疗方法之一。有创血压或血流动力学监测是维持血流动力学平衡的可靠保证。以下情况应考虑给予肺动脉导管监测：①进行性低血压，对液体复苏无反应，或不宜进行液体复苏者。②疑为 STEMI 发生结构性并发症未行心脏超声者，如室间隔破裂、乳头肌断裂或游离壁破裂伴心包填塞者。③无肺淤血对液体复苏试验无反应的低血压者。④心源性休克者。⑤严重或进行性充血性心衰或肺水肿，对治疗无反应者。⑥无低血压或肺淤血但有持续低灌注征象者。⑦使用缩血管药或正性肌力药者。但无血流动力学不稳定或呼吸功能障碍者，不必做肺动脉导管监测。

以下情况应考虑给予有创动脉血压监测：①严重低血压（收缩压 <80mmHg）者。②使用缩血管药或正性肌力药者。③心源性休克。④静脉使用硝普钠或其他血管扩张剂者也可作有创动脉血压监测。但无肺淤血且组织灌注充分、又未做循环支持措施者，不必行有创动脉血压监测。

十二、右心室梗死

下壁梗死患者出现 RV 梗死或缺血者超过 50%。对有下壁心梗的患者，临床医生应考虑合并 RV 梗死、低血压的可能性，并拍摄胸片明确肺野情况。下壁 STEMI 且血流动力学受影响者，应做右侧胸前导联的 ECG，特别是 V_4R 导联 ST 段抬高（>1mm）对 RV 梗死很敏感（敏感性 88%，特异性 78%，诊断准确率 83%），这也强烈预示发生院内并发症和病死率增加。对有 RV 功能障碍的患者，院内病死率为 25%～30%，这些患者应常规考虑再灌注治疗，溶栓治疗降低了 RV 功能障碍的发生率。同样对 RV 梗死进行 PCI 治疗是一种选择，对合并休克的患者也是一种选择。对 RV 衰竭引起休克的患者，其病死率与 LV 衰竭伴休克者相当。对 RV 功能障碍及 AMI 患者，有赖于 RV 充盈压（RV 舒张末期压）来维持心输出量。因此，应避免使用硝酸盐制剂、利尿剂和其他血管扩张剂（如 ACEI 抑制剂），因为这会导致严重的低血压，但这种低血压通过静脉输液是很容易治疗的。

右心室缺血/梗死的处理主要是维持右心室前负荷、降低右心室后负荷、使用血正性肌力药支持右心室功能障碍、早期再灌注和维持房室同步。确切地说，STEMI 和右心室梗死和缺血性功能障碍者，应行以下处理：①如有指征应行早期再灌注治疗，包括溶栓和 PCI。②维持房室同步，并应纠正心动过缓。③维持充分的前负荷，通常需要进行液体复苏治疗。④右室后负荷同样须要处理，通常应治疗伴行的左室功能障碍。⑤对液体复苏反应不佳的血流动力学不稳定患者，应给予正性肌力药。⑥梗死导致右心室功能障碍者，必要时应考虑行延期冠状动脉旁路移植术（CABG）。

十三、心律失常

心肌梗死后会出现各种类型的心律失常，冠心病监护单元统计发现，AMI 后心律失常发生率达 72%～100%。有人统计 AMI 后各种心律失常频率分别是缓慢型和快速型心律失常。

（1）缓慢型心律失常：①窦性心动过缓 15%～40%。②Ⅰ度房室传导阻滞（AVB）4%～14%。③Ⅱ度Ⅰ型 AVB 4%～10%。④Ⅱ度Ⅱ型 AVB <1%。⑤Ⅲ度 ABV 5%～8%。⑥心脏停搏 1%～14%。

（2）快速型心律失常：①窦性心动过速 33%。②房性早搏 50%。③室上性心动过速 2%～11%。④心房颤动 10%～15%。⑤心房扑动 1%～3%。⑥室性早搏 >90%。⑦加速性心室自主节律 8%～20%。⑧室性心动过速 10%～40%。⑨心室颤动 4%～18%。

各种心律失常中，最关键的是及时发现并处理严重影响血流动力学的心律失常，如室性心动过速和室颤、Ⅱ度Ⅱ型或Ⅲ度房室传导阻滞。①对 VF 或无脉 VT 患者，应立即行非同步除颤，可用双相波 150～200J，单项波 360J，并行胸外心脏按压等复苏治疗，必要时给予胺碘酮 300mg 或 5mg/kg（用葡萄糖稀释后静脉注射）。②多形性室速者也应行非同步电除颤治疗。③单形性室速与心绞痛、肺水肿或低血压相关者行同步电除颤（100J 开始，无效者增加能量水平）。④单形性室速如不是由于心绞痛、肺水肿或低血压所致者，可给予胺碘酮 150mg，iv，≥10min，必要时 10～15min 重复 150mg；而后持续静脉滴注或泵注，1mg/min 共 6h，再按 0.5mg/min×18h，24h 总量≤2.2g。⑤难治性多形性室速者，应考虑给予 β阻滞剂、主动脉球囊反搏（IABP）、紧急 PCI/CABG，维持血钾 ≥4.0mmol/L 和血镁 ≥2.0mmol/L；如心室率＜60 次/min，或有 Q-T 间期延长者，应考虑临时起搏治疗。⑥Ⅱ度Ⅱ型或Ⅲ度房室传导阻滞者应考虑临时起搏治疗。

十四、STEMI 严重并发症的治疗

图 12-1 为 STEMI 严重并发症处理程序图。

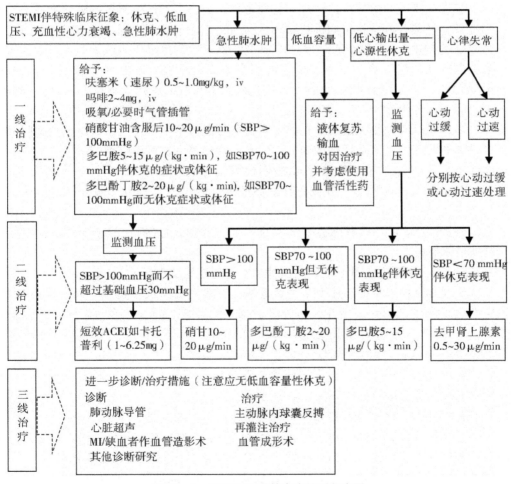

图 12-1　STEMI 严重并发症处理程序图

十五、非 ST 段抬高 ACS（NSTEACS）

有冠脉缺血但 ECG 不表现为 ST 段抬高的患者，应考虑为不稳定性心绞痛（UA）或非 ST 段抬高心肌梗死（NSTEMI）。UA 和 NSTEMI 是 ACS 的组成部分。如果有以下三种中的任何一种情况，考虑为不稳定型心绞痛：①静息性心绞痛，持续超过 20min。②新发心绞痛，体力活动有明显限制，2 个月内至少发作一次相当于加拿大心脏病学会心绞痛分级中的Ⅲ级心绞痛。③心绞痛发作频率越来越高，持续时间越来越长，或用力比以前更容易引起心绞痛发作。

NSTEMI 与 UA 的不同之处在于它有血清标志物的升高。UA 和 NSTEMI 二者均没有 ST 段抬高和 Q 波。UA 与 NSTEMI 在发病初期常很难鉴别，因为在 MI 发病初期的 4～6h 内可能无法检测到血清标志物的升高，有时至少需要 12h 才检测到其升高。

NSTEMI 分层及处理：①高危患者：如果连续两个或以上导联的 ST 段压低［≥0.05mV（0.5mm）］和/或 TIMI 危险评分≥5，这种高危患者有很高的 ACS 风险。要根据其症状持续情况和血流动力学变化情况而定，并应收入 ICU、CCU 或心脏监护单元。持续胸痛或血流动力学变化的患者应进行急诊冠脉造影和血管成形术。另外，对那些患者的症状和血流动力学不稳定的处理，经典的方法是早期进行选择性血管造影术和血管成形术。如果没有 ST 段抬高或压低或新的 LBBB，不管有无 Q 波。确定或可疑 ACS 的患者仍应收入监护单元做进一步评估。有高危表现的患者要么即刻，要么他们在急诊室时便应考虑行早期 PCI。②中危患者：如情况允许，没有 ECG 改变且是 ACS 中危的患者可收入胸痛观察单元，以作进一步评估，因为仍有小部分患者（2%～4%）是 ACS。③低危患者：没有 ECG 改变，TIMI 危险积分低于 3 分，也没有其他相关表现存在的患者，可考虑做早期激发试验或可考虑离院并门诊随访。极低危的没有明确客观证据的非缺血引起的胸痛患者，可离院做门诊随访。

再灌注治疗：UA 或 NSTEMI 患者无需溶栓治疗，除非后来的 ECG 监护资料发现 ST 段持续抬高。对 TIMI 危险积分≥5 分或有其他高危表现的患者，最适合做的积极再灌注措施是 PCI。

非 CS 段抬高 ACS 的治疗其他主要分为四大类，即抗缺血治疗、抗凝治疗、抗血小板治疗和冠脉成形术。

1. 抗缺血治疗（包括 β 阻滞剂、硝酸甘油、钙通道阻滞剂等）

（1）β 阻滞剂：β 阻滞剂治疗 UA 主要是基础于随机临床试验资料、病理生理学效应，以及稳定性心绞痛和 STEMI 的治疗经验外推而来。β 阻滞剂竞争性抑制循环儿茶酚胺对心肌的作用，对 NSTEACS 的主要益处是 β_1 受体的降低心肌氧耗效应。有研究发现它可使 NSTEACS 进展为 STEMI 的风险降低 13%，主要用于无禁忌证、可耐受的 NSTEACS 患者，特别是伴高血压或心动过速者，大多数病例口服即可，目标是控制心率于 50～60 次/min，但房室传导阻滞、哮喘或急性左室功能障碍者禁用。

（2）硝酸盐制剂：硝酸盐制剂用于 UA 主要是基于病理生理学效应和临床经验，其主要益处是扩张静脉降低心肌前负荷和左室舒张容量，引起心肌氧耗量降低，另外，它还会扩张正常和粥样硬化的冠状动脉，增加冠脉的侧支血流量。对无禁忌证且需要住院的 NSTEACS 患者，应考虑使用硝酸盐制剂，它是缓解心绞痛症状的有效药物，应从小剂量开始逐渐增加，如无头痛或低血压等不良反应，可增量至症状心绞痛和（或）呼吸困难缓解。耐受现象限制了其临床持续使用，耐受现象与剂量和持续时间均有关，此时可用有类硝酸盐样作用的非硝酸酯类药如钾通道阻滞剂。磷酸二酯酶抑制剂如西地那非（Sildenafil）、伐他那非（Vardenafil）、他达那非（Tadalafil），因为它们会引起血管扩张产生低血压。

（3）钙通道阻滞剂：是一类血管扩张剂，并有房室传导和心率效应，主要有三大类化学结构和效应不同的钙阻滞剂：二氢吡啶类如硝苯地平、地尔硫䓬（苯并噻氮䓬类）、维拉帕米（苯烷胺类），三类药的扩血管、降低心肌收缩力和延迟房室传导作用不一，非二氢吡啶类可产生房室传导阻滞效应，硝苯地平和氨氯地平产生强大的外周血管扩张作用，地尔硫䓬的扩血管效应最小，但它们均会产生冠状血管扩张效应。仅有少量随机试验治疗NSTEACS，其缓解症状的效应与β阻滞剂相当。钙通道阻滞剂适用于已用硝酸盐类制剂和β阻滞剂者的症状缓解，对β阻滞剂禁忌者和血管痉挛性心绞痛很有效，尤其是二氢吡啶类钙阻滞剂，但通常情况下，硝苯地平或其他二氢吡啶类药应在使用β阻滞剂后才考虑使用。

2. 抗凝治疗（包括肝素、低分子肝素、凝血酶抑制剂、维生素K拮抗剂等）　抗凝药治疗适于所有NSTEACS者，主要是抑制凝血酶的产生和（或）活化，从而降低凝血相关性事件的发生，但应根据缺血和出血风险综合考虑。紧急有创策略者，应立即肝素或依诺肝素或比伐卢定（Bivalirudin，即水蛭素，是一种65个氨基酸残基的肽）。Fondaparinux最为有效和安全；依诺肝素安全性和有效性比Fondaparinux略差，应用于出血风险较低者。PCI操作时应使用抗凝药，无论肝素、依诺肝素还是比伐卢定，使用Fondaparinux时还应另外使用肝素50~100IU/kg，iv。有创操作停止后24h应停用抗凝治疗，也有人主张持续使用低分子肝素直至患者出院。用法：①Fondaparinux 2.5mg，皮下注射（SC）。②依诺肝素1mg/kg，SC，q12h。③达肝素（Dalteparin）120IU/kg，q12h。④那屈肝素（Nadroparin）86IU/kg，q12h。⑤肝素60~70U/kg（最大5 000U），iv，继之12~15U/（k·h）（最大1 000U/h），维持APTT于正常高限的1.5~2.5倍。⑥比伐卢定0.1mg/kg，iv，继之0.25mg/（kg·h），PCI前应用0.5mg/kg，1.75mg/（kg·h）。

3. 抗血小板治疗　血小板活化在NSTEACS患者起着关键的病理生理作用，急性事件发作后即应开始抗血小板治疗，并一直维持用药。阿司匹林可逆性抑制血小板的环氧化酶-1（COX-1），限制血栓素A_2的形成，抑制血小板骤集。噻氯匹啶和氯吡格雷均是ADP受体拮抗剂，通过抑制P_2Y_{12}ADP受体而阻断ADP诱导的血小板活化，噻氯匹啶可降低6个月的死亡和MI风险达46%，但其产生严重的不良反应，特别是胃肠道、中性粒细胞减少症和血小板减少症，近年来已被氯吡格雷替代。

（1）阿司匹林：适于所有无禁忌的NSTEACS患者，起始剂量为160~325mg，而后75~100mg，qd，长期使用；所有患者初始给予氯吡格雷300mg，而后75mg，qd，维持12个月或发生出血风险。如阿司匹林有禁忌，应使用氯吡格雷替代治疗。考虑有创治疗PCI者，应给予氯吡格雷600mg负荷剂量。氯吡格雷可与他汀类合用。

（2）GPⅡb/Ⅲa抑制剂：通过与纤维蛋白原结合阻断血小板活化的最后共同通路，在高切应力情况下，阻断活化血小板的桥接作用，达到抗血小板作用。适应证：①中高危患者，特别是肌钙蛋白升高、ST压低或糖尿病者，在口服抗血小板的同时加用依替巴肽或替罗非班；对缺血风险和出血事件者风险者，联合抗血小板药和抗凝药。②血管成形术前已经使用依替巴肽或替罗非班者，PCI期间和之后仍应维持使用。③未用GPⅡb/Ⅲa抑制剂的高危患者，PCI后立即给予阿昔单抗治疗。④GPⅡb/Ⅲa抑制剂应与抗凝药联合使用，比伐卢定可作为 GPⅡb/Ⅲa 抑制剂和肝素/LMWH 的替代药。⑤对解剖部位明确并计划在 24h 内行 PCI 者，如要选用 GPⅡb/Ⅲa 抑制剂，首选阿昔单抗最为可靠。用法：阿昔单抗 0.25mg/kg，iv，继之 0.12μg/（kg·min）（最大 10μg/min）持续 12~24h；依替巴肽 180μg/kg，iv（PCI 后 10min 应再给药一次），继之 2.0μg/（kg·min），持续 72~96h；替罗非班 0.4μg/（kg·min），iv 30min，继之 0.1μg/（kg·min），持续 48~96h；或 2.5μg/kg，iv，继之 0.15μg/（kg·h）持续 18h。

（3）抗血小板药的停药：初次缺血事件发作后，经 12 个月抗血小板（阿司匹林和氯吡格雷），未再发作者，可暂时停药观察；产生严重或致命性出血或需行外科手术并有引起严重出血后果者（如脑或脊柱外科），应暂停抗血小板药；不宜持续或永久停用阿司匹林、氯吡格雷或两者同时持续或永久停用，除非有临床指征不必再用药者。

4. 冠脉成形术 NSTEACS 者作血管成形术主要是缓解心绞痛和进行性心肌缺血，预防进展为心肌梗死或死亡。有创评估和血管成形术主要适于以下情况：①难治性或复发性心绞痛伴有动态 ST 段变化、心力衰竭、致命性心律失常或血流动力学不稳定者，应紧急冠脉造影。②有中高度危险表现者应早期（<72h）行冠脉造影和血管成形术。③无中度高危险的患者不必常规有创评估，但可行无创的缺血性诱发试验。④无明显损害者不必行 PCI。⑤在严格的风险益处比评估后，依据已知的并发症和可能需要短/中期非心脏手术（如介入），需要暂停两种抗血小板治疗者，应考虑给予支架植入。

5. 长期管理

（1）生活方式：包括戒烟、规律的运动、低盐饮食、减少饱和脂肪摄入、多摄入水果和蔬菜、中度饮酒。

（2）控制体重：理想目标值是控制体重指数（BMI）<25kg/m²，男性腰围 <102cm，女性腰围 <88cm。第一步是使体重降低 10%，而后再考虑第二步目标。

（3）血压控制：非糖尿病者的目标血压是 <140/90mmHg，糖尿病或慢性肾功能障碍者目标血压是 <130/80mmHg。生活方式改变对控制血压极有意义，特别是物理锻炼和减轻体重。

（4）控制血脂：对低密度脂蛋白（LDL）、高密度脂蛋白（HDL）和三酰甘油的调节，是 NSTEACS 的重要长期管理方式。他汀类适于所有 NSTEACS 患者，无论胆固醇水平如何均要使用，而且应在入院后的早期开始（1~4d），目标是使用 LDL <100mg/dl（<2.6mmol/L）；建议入院前 10d 内应严格控制血脂，目标 LDL <70mg/dl（<1.8mmol/L）。

（5）抗血小板和抗凝治疗同前。

（6）β 阻滞剂：β 阻滞剂使用所有左室功能降低的 NSTEACS 患者。

（7）血管紧张素酶抑制剂（ACEI）：所有 EF≤40% 和糖尿病、高血压或慢性肾病患者均应长期使用 ACEI，除非有禁忌证。其他 NSTEACS 患者可考虑使用 ACEI 预防缺血事件复发。

（8）血管紧张素 β 受体拮抗剂（ARB）：ARB 适于所有 ACEI 不耐受者和（或）有心力衰竭或 MI 伴左室 EF <40% 者。

（9）醛固酮受体拮抗剂：应考虑 MI 后已使用 ACEI 和 β 阻滞剂且左室 EF <40%、伴有糖尿病或心力衰竭且无严重肾功能不全或高血钾者。

6. 并发症和处理

（1）出血并发症：NSTEACS治疗后出血并发症是最常见的非缺血性并发症，包括临床出血如局部出血或影响血流动力学的出血，甚至严重出血导致血红蛋白下降需要输血治疗者。根据TIMI和全面应用多种策略以开放阻塞性冠状动脉研究（global use of strategies to open occluded coronary arteries，GUSTO试验）对出血进行危险分层，分为严重、致命性、大出血或轻度出血。

评估出血风险是治疗决策的重要组成，以下情况出血风险增加：过度或大剂量的抗凝剂者、治疗疗程长、联合多种抗凝药、不同抗凝剂快速更换；也与老年、肾功能减退者、低体重者、女性、基础Hb、有创操作等有关。应高度重视出血风险：①高危出血风险者应选择药物、联合用药、非药物操作（血管通路建立）等出血风险不大的措施。②轻度出血可不必停用积极治疗措施。③严重出血需中断抗凝和抗血小板治疗，并给予拮抗剂。④输血对预后是有害措施，因此应按个体化考虑，血流动力学稳定的患者，如红细胞压积 > 25% 或 Hb > 80g/L，可停止输血。

（2）血小板减少症：①如在GPⅡb/Ⅲa抑制剂和（或）肝素（UFH或LMWH）治疗时出现明显血小板减少（较基础血小板降低50%或PLT < 100×10^9/L）者，应立即停用该药。②GPⅡb/Ⅲa抑制剂诱发的严重血小板减少（PLT < 10×10^9/L），应输注血小板，出血者应同时输注新鲜冷冻血浆或冷沉淀物，可同时输纤维蛋白原。③疑似肝素诱导性血小板减少者应停用肝素，如有血栓形成并发症，可选择直接凝血酶抑制剂（比伐卢定）作为抗凝。

（邓　巍）

参考文献

1. 谢宇曦，刘芳. 氯吡格雷联合阿司匹林肠溶片治疗不稳定型心绞痛82例临床疗效观察. 中国老年学杂志，2010，30（14）.
2. 贺永贵，孙玉洁，谢宇曦，等. 糖原合成酶激酶3β在白藜芦醇诱导的大鼠心肌线粒体保护中的作用及其机制. 中华心血管病杂志，2012，40（10）：858-863.
3. 陈国伟. 心血管病诊断治疗学. 安徽：安徽科学技术出版社，2003.
4. 李少波. 实用心脏病并发症学. 北京：中国医药科技出版社，2006.
5. 刘大为. 实用重症医学. 北京：人民卫生出版社，2010.
6. 钱义明，熊旭东. 实用急救医学. 上海：上海科学技术出版社，2013.
7. 左拥军. 临床常见的急危重症救治大全. 吉林：吉林大学出版社，2012.

第十三章 急性心肌梗死

第一节 概述

急性心肌梗死（acute myocardial infarction，AMI）是由于冠状动脉供血急剧减少或中断，使相应心肌严重而持久的急性缺血而致心肌坏死。主要表现为严重而持久的胸骨后疼痛、特征性的心电图动态演变、血清心肌损伤标记物增高并有动态变化，常伴严重心律失常、心力衰竭或心源性休克，是冠心病的严重临床类型。

AMI 是危害人类健康的重要疾病，已成为西方发达国家的主要死亡原因。在美国每年约有 150 万人患心肌梗死，约 1/4 的死亡者是由 AMI 造成的。在我国心肌梗死的发病率低于西方国家，但流行病学资料已显示，随着人们生活水平的不断提高，我国心肌梗死的发病率已呈逐年上升的趋势。

基本病因是冠状动脉粥样硬化，偶为冠状动脉栓塞、炎症、先天性畸形、痉挛，造成 1 支或多支血管腔狭窄和心肌血供不足，而侧支循环未充分建立。在此基础上，一旦血供急剧减少或中断，使心肌严重而持久地急性缺血达 1h 以上，即可发生心肌梗死。绝大多数的心肌梗死是由于不稳定的粥样斑块破溃，继而出血和管腔内血栓形成，而使管腔闭塞。少数情况下粥样斑块内或其下发生出血或血管持续痉挛，也可使冠状动脉完全闭塞。

促使斑块破裂出血及血栓形成的诱因有以下几种。

（1）上午 6～12 时交感神经活动增加，机体应激反应性增强，心肌收缩力、心率、血压增高。冠状动脉张力增高。因此这个时间段被称为心脏病患者的"黑色高危期"。

（2）在饱餐特别是进食多量脂肪后，血脂、血黏稠度增高。

（3）重体力活动、情绪过分激动、血压剧升或用力大便时，致左心室负荷明显加重。

（4）休克、脱水、出血、外科手术或严重心律失常，致心排血量骤降，冠状动脉灌流量减少。

冠状动脉闭塞后 20～30min，受其供血的心肌即有少数坏死，开始了 AMI 的病理过程。1～2h 之间绝大部分心肌呈凝固性坏死，心肌间质则充血、水肿，伴大量炎症细胞浸润。以后坏死的心肌纤维溶解，逐渐有肉芽组织形成。继发性病理变化在心腔内压力的作用下，坏死心壁向外膨出，可产生心脏破裂或逐渐形成心室壁瘤。坏死组织 1～2 周后开始吸收，并逐渐纤维化，在 6～8 周形成瘢痕愈合，称为陈旧性或愈合性心肌梗死。

根据心肌梗死时心电图 ST 段改变，分为 ST 段抬高型心肌梗死（STEMI）和非 ST 段抬高型心肌梗死（NSTEMI）。

（谢宇曦）

第二节　急性心肌梗死的诊断

一、临床表现特点

1. 诱因及先兆　AMI 约有近 1/2 可有诱发因素，其中以情绪因素（精神紧张、情绪激动、过度焦虑不安）及体力活动（过度劳累、骤用大力等）最为常见。其他失血、失液、休克、心律失常、血压突然升高、饱餐、饮酒、寒冷刺激、感染，以及手术后等也可成为诱发因素。在动脉粥样硬化的基础上，这些诱发因素可起到触发作用，使斑块破裂、血栓形成、冠脉痉挛从而导致心肌梗死。

AMI 前 20% ~60% 的患者在发病前几日或几周内可出现某些前驱症状，这些症状主要有突然发生的初发性心绞痛、出现不稳定性心绞痛发作或呼吸困难、疲乏无力等。前驱症状的发生机制可能是冠脉病变发展迅速，已有附壁血栓的形成或冠脉痉挛。如在此期间能积极治疗，有可能防止心肌梗死发生。

2. 主要症状　AMI 的临床症状差异较大，有些患者发病急骤、症状严重。有些患者症状很轻，未引起患者注意，极少数患者可无明显自觉症状，为无症状性心肌梗死。

（1）胸痛：胸痛是 AMI 中最早出现、最为突出的症状，约见于 70% 以上的患者，胸痛的典型部位在胸骨后或心前区，可向左肩、左臂、后背部位放射。少数患者胸痛位于上腹部、剑突处、下颌、颈部或牙齿。胸痛的性质为绞榨性、压迫样疼痛或紧缩感，常伴有出汗、烦躁、濒死感。胸痛持续时间较长，多持续 30min 以上，甚至长达 10 余小时，含服硝酸甘油和休息常不能缓解。有的患者可在几日内有多次胸痛发作，难以确定心肌梗死发作于哪一次。少数患者无明显胸痛症状，尤其见于老年人、糖尿病、服 β 受体阻滞剂、伴 AMI 严重并发症患者。

（2）胃肠道症状：有严重胸痛症状的心梗患者约半数可出现恶心、呕吐等胃肠道症状，尤其多见于下壁心肌梗死，可能的原因是梗死心肌反射性地激惹迷走神经所致。部分患者发生难以控制的呃逆。

（3）全身症状：常伴大量冷汗，为剧烈胸痛、交感神经兴奋引起，如无痛性 AMI 患者大量冷汗，需注意合并泵衰竭或心源性休克；发热于起病后 2 ~3d 开始，多为 38℃ 以下，一般不超过 38.5℃，持续 1 周左右自动退热，使用抗生素无效，为坏死心肌吸收热。

（4）心律失常：70% ~90% 的 AMI 可出现心律失常，是心肌梗死早期死亡的主要原因，多发生于梗死后 1~2 周内，特别是 72h 内。心肌梗死的心律失常可分为快速性和缓慢性两类，前者包括期前收缩、室上速、室速、房扑、房颤和室颤，后者包括窦性心动过缓、多种类型的传导阻滞和窦性停搏等。通常前壁心梗易引起快速性心律失常，下壁心肌梗死易引起缓慢性心律失常。部分患者发病即为室颤，表现为猝死。

（5）急性左心衰竭和心源性休克：部分患者以急性左心衰竭为发病的突出表现，另有部分患者发病时即以休克表现为主。

AMI 引起的心力衰竭称为泵衰竭，按 Killip 分级法分为：Ⅰ 级，尚无明显心力衰竭；Ⅱ 级，有轻度左心衰竭；Ⅲ 级，有急性肺水肿；Ⅳ 级，有心源性休克等不同程度或阶段的血流动力学变化。心源性休克是泵衰竭的严重阶段。但如兼有肺水肿和心源性休克则情况最严重。

心律失常、心力衰竭及心源性休克是 AMI 的重要临床表现，但也可视为 AMI 的最常见最重要的并发症。

3. 体征　AMI 患者的体征根据梗死大小及有无并发症而差异很大，梗死范围小且无并发症者可完全无异常体征；梗死范围大者常出现异常体征。

（1）一般表现：多数患者有焦虑和痛苦状态，合并心衰时呈半坐位或端坐呼吸。有休克时可表现为低血压、皮肤湿冷和常伴烦躁不安。

（2）血压和心率：发病 30min 内，患者呈自主神经功能失调，前壁心肌梗死多表现为交感神经活动亢进，心率增快，血压可升至 160/100mmHg。下壁心肌梗死多表现为副交感神经活动亢进，心动过缓、血压下降。以后的血压和心率变化与梗死范围及有无并发症有关，急性大面积前壁心肌梗死出现血压明显下降，甚至休克。过去有高血压的患者，相当多的一部分未使用降压药物在心肌梗死后血压降至正常，但其中约 2/3 的患者在梗死后 3 ~ 6 个月血压又可再升高。

（3）心脏体征：如梗死范围大、多次梗死并有高血压或心衰者，心脏可向左扩大。在前壁心肌梗死的早期，由于梗死面心肌无收缩功能，因此，触诊可发现该处收缩期有轻微的向外膨击，即反常搏动，可在几日或几周内消失。

心脏听诊可能有以下改变：①心动过速或心动过缓；②心肌梗死早期，较多的患者可出现各种心律失常，其中以期前收缩最常见；③第 1 心音、第 2 心音常减弱，是心肌收缩力减弱或血压下降所致，以发病的最初几日内最明显；④第 4 心音在发病 1 周内可见于绝大多数梗死患者，是左心室顺应性降低所致。随着心肌梗死好转，第 4 心音减弱或消失。如第 4 心音持续存在，可能预后较差；⑤第 3 心音发生较少，提示左心衰竭或可能有室壁瘤形成；⑥心包摩擦音多出现于发病的 2 ~ 5 天内，见于 10% ~ 15% 的患者，多是较广泛的透壁性心肌梗死，梗死处有纤维蛋白性心包炎。如心包摩擦音持续存在或在发病 10d 后出现，应考虑为梗死后综合征的可能；⑦收缩期杂音，伴发乳头肌功能失调致二尖瓣关闭不全时，心尖区可出现收缩期杂音，杂音具有易变的特点，随心功能改变杂音响度和性质略有变化。AMI 发病 2 ~ 3d 内如突然出现响亮的收缩期杂音伴有临床情况恶化，常提示有室间隔穿孔，或严重的乳头肌功能不全或腱索断裂。

二、实验室及其他辅助检查特点

1. 心电图　心电图是诊断 AMI 最重要的检查手段之一，它可以起到定性、定时、定位的作用。一次心电图检查未能做出判断者，应连续监测、定期复查，并作前后对比。少数仅有 T 波改变的小灶性梗死，或合并室性心律、完全性左束支或房室传导阻滞、预激综合征等心律失常者，心电图改变不典型、不明确者均应结合临床及心肌损伤标记物改变做出判断。

目前，临床上根据 ST 段改变将 AMI 分为 ST 段抬高 AMI（STEMI）和 ST 段非抬高 AMI（NSTEMI），这两类 AMI 的处理策略大不相同。

（1）急性 ST 段抬高型心肌梗死的典型心电图改变

1）T 波改变：在冠脉闭塞的极早期，表现为高尖 T 波或原为倒置的 T 波突然变直立。以后抬高的 ST 段的恢复，直立的 T 波逐渐倒置，由浅变深，一般在 3 ~ 6 周 T 波倒置最深，有时形成冠状倒置的 T 波，随后 T 波逐渐变浅，最后可恢复直立，部分患者可持续不恢复。

2）ST 段抬高：ST 段抬高与直立的 T 波形成单向曲线，这种改变常在发病后 30min、数小时以至十几小时出现，是心肌损伤的表现。一般几日内可恢复至等电位线，少数可延迟至 2 周左右。

3）异常 Q 波：它的出现是由于心肌坏死所致，多在心肌梗死数小时到 48h 内出现，一旦出现，大多永久存在，少数患者 Q 波在数周、数月，甚至数年后消失。

（2）心肌梗死分期：根据心电图的变化规律心肌梗死可分为四期。

1）超急性期：约在梗死后 10 多分钟至数小时，表现为高尖 T 波。

2）急性期：梗死后数小时至数天，从 ST 段抬高开始至 ST 段恢复到等电位线。

3）亚急性期：从 ST 段恢复到等电位线开始，直至倒置的 T 波恢复正常或恒定的倒置 T 波。

4）陈旧期：梗死后数月至数年，倒置 T 波恢复或长期无变化，多数留有异常 Q 波。

（3）心肌梗死定位：根据特征性改变的导联可判断梗死部位。心电图导联 V_1、V_2、V_3 有特征性的动态改变表明前间壁心肌梗死；V_5、V_6、V_7 动态改变表明前侧壁心肌梗死；V_1、V_2、V_3、V_4、V_5 动态改变表明广泛前壁心肌梗死；V_8、V_9（V_1、V_2、V_3 导联可见 R 波高）动态改变表明正后壁心肌梗死；Ⅱ、Ⅲ、aVF 动态改变表明下壁心肌梗死；Ⅰ、aVL 动态改变表明高侧壁心肌梗死；V_3R、V_4R、V_5R 导联 ST 段动态抬高表明右心室心肌梗死。

（4）非 ST 段抬高型心肌梗死心电图：QRS 波群不出现异常 Q 波，只在梗死相关导联出现 ST 段明显下移，伴有或随后出现 T 波倒置。ST - T 改变一般持续数日，T 波有演变过程。在心电图上，非 ST 段抬高型心肌梗死不易与严重心肌缺血相鉴别，需结合临床症状及血清酶学改变来考虑诊断。

2. 心肌损伤标记物　AMI 时血清心肌损伤标记物呈动态性升高改变，是 AMI 诊断标准之一。临床上对于胸痛患者，凡是拟诊或排除 AMI 者，均需进行心肌损伤标记物的检查。AMI 诊断时常规采用的血清心肌损伤标记物，以及其检测时间，见表 13 - 1。

表 13 - 1　AMI 的血清心肌损伤标记物及其检测时间

项目	肌红蛋白	心脏肌钙蛋白		CK	CK - MB	AST
		cTnI	cTnT			
出现时间（h）	1 ~ 2	2 ~ 4	2 ~ 4	6	3 ~ 4	6 ~ 12
100% 敏感时间（h）	4 ~ 8	8 ~ 12	8 ~ 12		8 ~ 12	
峰值时间（h）	4 ~ 8	10 ~ 24	10 ~ 24	24	10 ~ 24	24 ~ 48
持续时间（d）	0.5 ~ 1	5 ~ 10	5 ~ 14	3 ~ 4	2 ~ 4	3 ~ 5

天冬氨酸转氨酶（AST）、肌酸激酶（CK）、肌酸激酶同工酶（CK - MB）为传统诊断 AMI 的血清损伤标记物，肌红蛋白是早期心肌损伤标记物，心肌肌钙蛋白 I（cTnI）或肌钙蛋白 T（cTnT）是目前敏感性和特异性最高的心肌损伤标记物。

（1）AST：AMI 时 AST 在起病后 6 ~ 12h 开始出现，24 ~ 48h 达峰值，持续 3 ~ 5d，由此可见，AST 不是 AMI 诊断的早期心肌损伤标记物。测定 AST 时必须同时测定丙氨酸转氨酶（ALT），AST > ALT 时才有意义。此外，AST 心肌特异性差，一些疾病可能导致假阳性，如肝脏疾病（通常 ALT > AST）、心肌炎、心肌病、骨骼肌创伤。

（2）CK、CK-MB：亦为传统诊断 AMI 的血清损伤标记物。血清 CK 三种同工酶组成：MM、MB 和 BB 同工酶。正常人总 CK 绝大部分是由 CK-MM 同工酶组成的，主要来自横纹肌；其次为 CK-MB 同工酶，仅占总 CK 的 3%，主要来源于心肌，小量存在于横纹肌内；第三种同工酶为 CK-BB 同工酶，量极微而不易测出，来源于脑组织等。临床上测定 CK、CK-MB 同工酶及其动态改变诊断 AMI。

血清 CK 值在 AMI 发病后 6h 开始升高，24h 达峰值，然后逐渐下降，持续 3~4d，因此，CK 不是 AMI 的早期心肌损伤标记物。血清 CK 值超过参照值上限即有诊断价值，但临床上 AMI 患者 CK 值常高于正常值两倍以上。同一患者，血清 CK 值恢复正常后又一次显著升高需注意再梗死或心肌梗死延展。

CK 敏感性不高，不能诊断微小 AMI；CK 特异性差，其升高除 AMI 外，还可见于：①非心脏病变，肌内注射及肌肉病变，包括肌溶解、横纹肌损伤、肌营养不良、肌萎缩、甲状腺功能过低；②心脏有关情况：心脏外科手术后、电复律、心肌心包炎、PTCA；③少见原因：血液透析，药物如镇静剂、巴比妥类药物和卡托普利等。

CK-MB 同工酶主要存在于心肌内，仅 1%~2% 存在于横纹肌。CK-MB 同工酶在 AMI 发病 3~4h 开始升高，峰值 10~24h 达到，持续时间 2~4d。CK-MB 比 CK 较早期诊断 AMI，但亦不属 AMI 的早期心肌损伤标记物。

CK-MB 敏感性亦不高，亦不能诊断微小心肌梗死。其特异性高于 CK 值，但特异性亦不高，可出现假阳性，如心肌炎、横纹肌病变、肺动脉栓塞、休克、糖尿病等。

AMI 患者血清 CK 值、CK-MB 同工酶往往同时升高。有时，CK-MB 同工酶升高而 CK 正常，常是小灶梗死，患者的基础 CK 值在正常范围低限，多见于老年人。

反复测定 CK、CK-MB 值，可作为判断 AMI 溶栓治疗效果的无创指标之一。溶栓成功者，CK、CK-MB 峰值前移，原因为闭塞的梗死相关冠状动脉重新开放，大量的 CK、CK-MB 释放入血，其峰值提前出现，又迅速被清除，高峰迅速降低。

（3）肌红蛋白：肌红蛋白主要存在于心肌内，也存在于横纹肌内。当心肌发生损伤后，肌红蛋白很快释放入血，引起血清肌红蛋白浓度升高。

血肌红蛋白 1~2h 开始升高，4~8h 达峰值，持续 0.5~1d。心肌损伤后，肌红蛋白很快释放入血，但又很快被清除［肌红蛋白清除半衰期（8.9±1.5）min］。与 CK-MB 同工酶不同，AMI 患者的肌红蛋白浓度很快升高，又很快降低，呈断续形曲线。因此，肌红蛋白属 AMI 的早期损伤标记物，可作为 AMI 早期排除诊断的重要指标。肌红蛋白阴性，提示基本排除 AMI，但一次血清肌红蛋白阴性决不能排除 AMI，对可疑病例，至少抽血 2 次，每次间隔 2h。

肌红蛋白诊断 AMI 敏感性高，但特异性差，同时检测时间窗较小（<24h）。骨骼肌损伤、创伤、肾衰竭均可使肌红蛋白升高。因为肌红蛋白也来自横纹肌，肾功不全可影响肌红蛋白清除。因此，早期检测肌红蛋白升高后，应再测定更具心肌特异性的心肌损伤标记物，如 CK-MB、cTnI 或 cTnT。

肌红蛋白降至正常后又再升高，须考虑再梗死后梗死延展。

（4）心肌肌钙蛋白 I（cTnI）或肌钙蛋白 T（cTnT）：肌钙蛋白复合物包括 3 个亚单位：cTnT、cTnI 和肌钙蛋白 C（cTnC）。目前已经开发出用于 cTnT 和 cTnI 的单克隆抗体免疫测定方法。cTnI 和 cTnT 是目前敏感性和特异性最高的心肌损伤标记物，均高于其他心肌损伤标记物，其参考值范围必须由每一个实验室通过特异的定量研究和质量控制来确定。

肌钙蛋白对 AMI 的早期诊断价值与 CK－MB 同工酶相似，cTnI 和 cTnT 发病 2～4h 开始出现，峰值时间为 10～24h，cTnI 持续 5～10d，cTnT 持续 5～14d。因此，cTnI 和 cTnT 均不作为 AMI 的早期心肌损伤标记物。若 6h 以内测定结果为阴性，应在症状发作后 8～12h 再次检测。

cTnI 和 cTnT 主要存在于心肌内，特异性高于其他心肌损伤标记物。对于每一位胸痛的患者，当临床拟诊 AMI 而其他心肌损伤标记物阴性时，需检测 cTnI 或 cTnT。但 cTnI 或 cT-nT 亦有假阳性，见于其他原因（充血性心力衰竭、高血压、休克、肺梗死）引起的心内膜微小心肌损伤、心脏创伤、心肌毒性物质（肿瘤化疗药物，如多柔比星）、心脏机械损伤（电复律、射频消融、置入 ICD 放电）、病毒感染等，因此，不能单凭 cTnI 或 cTnT 升高诊断 AMI，需结合其他临床情况全面分析。

cTnI 和 cTnT 亦是目前诊断 AMI 敏感性最高的心肌损伤标记物，可诊断微小心肌梗死。当临床表现高度拟诊 AMI，但其他心肌损伤标记物阴性时，必须检测 cTnI 或 cTnT。有研究认为，在无 ST 段抬高的静息性胸痛中，约有 30% 因无 CK－MB 升高而被诊断为 UA，而当测定心脏特异性的肌钙蛋白时，部分患者可能应该被诊断为 NSTEMI。

cTnI 或 cTnT 增高与不良心脏事件相关，是急性冠状动脉综合征危险度分层的重要指标之一。cTnI 或 cTnT 持续增高，提示该患者为 AMI 高危患者，发生心脏事件的可能性大，需积极干预，同时对低分子肝素和血小板 GPⅡb/Ⅲa 抑制剂干预的获益大。

cTnI 或 cTnT 不能诊断超过 2 周的心肌梗死，这是所有心肌损伤标记物存在的问题。此时，可根据病史、心电图演变、冠状动脉造影术等诊断。

综上所述，肌红蛋白对早期（6h 以内）AMI 最敏感，而 cTnT 和 cTnI 对后期 AMI 最敏感。心脏特异的 cTnT 和 cTnI 能检出微灶梗死，成为早期诊断、快速干预和预后判断的重要工具。

3. 超声心动图 超声心动图可作为早期诊断 AMI 的辅助检查方法。缺血损伤数分钟，超声心动图可发现室壁运动异常，包括心内膜运动振幅和速率降低、室壁增厚率减低、节段性室壁运动消失和反常运动。室壁增厚率异常可作为缺血性功能失调的一项特异指标，收缩期室壁变薄多见于急性心肌缺血或 AMI。急性心肌缺血引起的室壁运动异常可持续 30min 以上。同时可测量左室射血分数，可评价是否合并左心衰竭，并判断预后。因此，对疑为 AMI 病例，进行动态观察是必要的。

但超声心动图不能鉴别心肌缺血或梗死，不能鉴别新发的或旧有的心脏事件；对过度肥胖或糖尿病患者不能满意显像。此外，室壁运动异常并非心肌梗死和缺血所特有，例如，主动脉瓣反流可引起心尖部室壁运动异常；心肌病或浸润性心肌病可引起室壁运动异常，但其室壁增厚率正常，借此可与心肌梗死或缺血相鉴别。

AMI 早期患者不宜搬动，需行床旁超声心动图。

综上所述，超声心动图可作为早期诊断 AMI 的辅助检查方法。急性胸痛病例如果显像满意，发现节段性室壁运动异常特别是收缩期室壁变薄，可肯定为 AMI 或急性心肌缺血，如伴有心肌损伤标记物升高，即使心电图无明显改变，也可做出 AMI 的诊断。

4. 放射性核素心肌显像 放射性核素心肌显像包括^{201}Tl－心肌显像、^{99m}TC－MIBI 心肌显像，均为心肌灌注显像法。正常心肌细胞可摄取显像剂，而坏死的心肌细胞不能摄取显像剂，故出现放射性缺损区。一般以局部心肌放射性比邻近区域至少减少50%判为异常。心肌梗死图像的特点是，即刻显像图和延迟显像图上均出现放射性缺损，形态、部位和范围一样，属于不可逆性缺损区。放射性核素心肌显像对诊断 AMI 敏感性高。同时可测量左室射血分数，可评价是否合并左心衰竭，并判断预后。

当 AMI 合并室性心律、完全性左束支或房室传导阻滞、预激综合征等心律失常者，心电图改变不典型、不明确者，或使用洋地黄、β 受体阻滞剂治疗者，可行放射性核素心肌显像。但放射性核素心肌显像不能鉴别心肌缺血或梗死，不能鉴别新发的或旧有的心脏事件；放射性核素心肌显像不易识别下壁区域的异常，因为肝脏可摄取显像剂；对过度肥胖或糖尿病患者均不能满意显像。此外，其特异性差。AMI 早期患者不宜搬动，行放射性核素心肌显像存在一定危险性。

综上所述，单独采用放射性核素心肌显像仍不能对 AMI 做出早期诊断，仍要结合心电图、心肌损伤标记物检查。但急性胸痛患者放射性核素心肌显像阴性者，可肯定排除急性心肌缺血或 AMI。

5. 白细胞计数及红细胞沉降率　　AMI 时可发现组织坏死和炎症反应的非特异性指标如白细胞计数升高、红细胞沉降率增快。前者可在疼痛发生后12h开始升高，高峰在 2 ~ 4d，可达（10 ~ 20）× 10^9/L，一般 1 周左右恢复正常，中性粒细胞亦有增加，多在 75% ~ 90%。红细胞沉降率增快在发病后 24 ~ 48h 出现，持续 2 ~ 3 周。常为轻度至中度增快。

三、AMI 诊断要点

根据典型的临床表现，特征性的心电图改变及实验室检查，诊断 AMI 并不困难。具备下列三条标准中的两条即可诊断 AMI。

（1）缺血性胸痛的临床病史。

（2）心电图的动态演变。

（3）血清心肌损伤标记物浓度的动态改变。

但部分 AMI 患者临床症状不典型或心电图改变不典型，临床上应十分警惕，防止漏诊。

症状不典型包括：①疼痛部位不典型，少数患者可以上腹部、颈部、咽部、下颌或牙齿等放射部位疼痛为主，因此，若无上述部位局部相应的病症或既往史中有体力活动相关的上述部位疼痛等应警惕 AMI 的可能；②无痛性心肌梗死，部分患者临床上无明显疼痛，特别是老年患者或糖尿病患者，因此，如发生原因不明的胸闷伴恶心、呕吐、出汗；突然出现左心衰竭或严重心律失常；原有高血压病者突然血压显著下降或出现休克；突然出现抽搐、意识障碍等，应想到 AMI 的可能，应及时做心电图、血清心肌损伤标记物检测。

心电图改变不典型包括：①20% ~ 35% 的 AMI 患者心电图无异常 Q 波出现，此时诊断主要依靠系列心肌损伤标记物检查及 ST 段和 T 波动态演变；②如合并左束支传导阻滞、预激综合征或多次梗死的患者，可掩盖或不出现心肌梗死的典型心电图改变，这些患者如疑似 AMI，应行系列心肌损伤标记物检查。

对疑似不能确认的病例，应多次重复心电图检查，以避免漏诊。虽然 AMI 发病最初几小时出现超急期改变，但并非每例患者都能检测到。这些患者常在若干小时后心电图才出现特征性改变，心电图做得太早就会看不到。另一方面，具有特征性的损伤型 ST 段抬高多在第 1 周内完全消失，如不及时记录，ST 段的变化就会遗漏，这时只能靠 T 波的演变来诊断。

这些均说明多次重复心电图检查，对心电图演变动态观察的重要性。不能单凭 1～2 次心电图无典型改变就轻易否定 AMI 的诊断。

四、鉴别诊断

典型患者诊断不难，不典型患者则应全面检查，严密观察，注意进行鉴别诊断。

1. 不稳定性心绞痛　胸痛很少超过 20min，如超过 20min，为高危患者判断指标之一；一般不伴有低血压或休克；心电图如有变化，表现为 ST 段下移，T 波倒置，且常随胸病缓解而恢复，无动态演变规律，变异型心绞痛患者可有 ST 段抬高，但时间短暂，无坏死性 Q 波；血清心肌损伤标记物无升高。

2. 急性肺动脉栓塞　典型病例突然发作剧烈胸痛、呼吸困难或有咯血三联症，常伴有休克和右心室急剧增大，肺动脉瓣区搏动增强，第二心音亢进，三尖瓣区出现收缩期杂音等右心负荷加重的表现。心电图电轴右偏，出现$S_I Q_{III} T_{III}$波形。血清 D－二聚体测定、放射性核素肺通气/灌注显像、肺部增强 CT、肺部 MRI、超声心动图有助于诊断。肺动脉造影是诊断肺动脉栓塞最可靠的方法，有很高的敏感性和特异性。心电图无特征性 AMI 动态改变，血清心肌损伤标记物无升高。

3. 主动脉夹层　胸痛剧烈呈撕裂样，常放射至背、腰部及下肢，临床呈休克样表现但血压多不下降反而上升，两上肢血压有时可出现明显的差别，且常出现主动脉瓣关闭不全等。X 线及超声心动图检查可发现主动脉进行性加宽。CT、MRI 及动脉造影可确诊。心电图无特征性 AMI 动态改变，血清心肌损伤标记物无升高。

4. 急性心包炎　胸痛与发热同时出现，深呼吸及咳嗽时加重，早期即有心包摩擦音，心电图除 aVR 外，其余导联多有 ST 段弓背向下的抬高，无坏死性 Q 波。心电图无特征性 AMI 动态改变，血清心肌损伤标记物无升高。

5. 急腹症　如消化性溃疡穿孔、急性胰腺炎、急性胆囊炎等，患者多可查得相应的病史及客观体征，缺乏 AMI 心电图无特征性动态改变，血清心肌损伤标记物无升高。

（谢宇曦）

第三节　急性心肌梗死的治疗

一、一般治疗

1. 严密监测　持续心电、血压和血氧饱和度监测，建立静脉通道。

2. 卧床休息　可降心肌耗氧量，减少心肌损害。对血流动力学稳定且无并发症的 AMI 患者一般卧床休息 1～3d，对病情不稳定及高危患者卧床时间可适当延长。

3. 吸氧　AMI 患者初起即使无并发症，也应给予鼻导管吸氧，以纠正因肺淤血和肺通气/血流比例失调所致的缺氧。在严重左心衰竭、肺水肿和并有机械并发症的患者，多伴有严重低氧血症，需面罩加压给氧或气管插管并机械通气。

4. 镇痛　AMI 时，剧烈胸痛使患者交感神经过度兴奋，产生心动过速、血压升高和心肌收缩功能增强，从而增加心肌耗氧量，并易诱发快速性室性心律失常。应迅速给予有效镇痛剂。首选吗啡 3mg 静脉注射，必要时每 5min 重复 1 次，总量不宜超过 15mg。吗啡既有强镇痛作用，还有扩张血管从而降低左室前、后负荷和心肌耗氧量的作用，不良反应有恶心、呕吐、低血压和呼吸抑制。

5. 饮食和通便　AMI 患者需禁食至胸痛消失，然后给予流质、半流质饮食，逐步过渡到普通饮食。所有 AMI 患者均应使用缓泻剂，以防止便秘时排便用力导致心脏破裂或引起心律失常心力衰竭。

二、再灌注治疗

早期再灌注治疗是 AMI 首要的治疗措施，开始越早效果越好，它能使急性闭塞的冠状动脉再通，恢复心肌灌注，挽救濒死心肌。缩小梗死面积，从而能保护心功能、防止泵衰竭、减少病死率。再灌注治疗方法包括溶栓治疗、急诊经皮冠状动脉介入（急诊 PCI）和急诊冠状动脉搭桥术（急诊 CABG）。如有条件（包括转运）应尽可能行急诊 PCI，不能行急诊 PCI 时如无溶栓禁忌证应尽早做溶栓治疗。

1. 溶栓治疗　通过静脉注入溶栓剂溶解梗死相关冠状动脉内的新鲜血栓，使梗死相关冠状动脉再通的治疗方法。

（1）溶栓治疗适应证：美国心脏病学会和美国心脏病学院关于溶栓治疗指南的适应证为：①2 个或 2 个以上相邻导联段抬高（胸导联≥0.2mV，肢体导联≥0.1mV），或 AMI 病史伴左束支传导阻滞，起病时间 <12h，年龄 <75 岁（2004 年 ACC/AHA 指南列为 I 类适应证）；②对 ST 段抬高，年龄 >75 岁的患者慎重权衡利弊后仍可考虑溶栓治疗（2004 年 ACC/AHA 指南列为 I 类适应证）；③ST 段抬高，发病时间在 12~24h 的患者如有进行性缺血性胸痛和广泛 ST 段抬高，仍可考虑溶栓治疗（2004 年 ACC/AHA 指南列为 IIa 类适应证）；④虽有 ST 段抬高，但起病时间 >24h，缺血性胸痛已消失者或仅有 ST 段压低者不主张溶栓治疗（ACC/AHA 指南列为 III 类适应证）。

（2）溶栓治疗的绝对禁忌证：①活动性出血；②怀疑主动脉夹层；③2~4 周头部外伤或颅内肿瘤；④<2 周大手术或创伤；⑤任何时间出现出血性脑卒中史；⑥凝血功能障碍。

（3）溶栓治疗的相对禁忌证：①高血压 >180/110mmHg；②活动性消化性溃疡；③正在抗凝治疗，INR 水平越高，出血风险越大；④持续 20min 以上的心肺复苏；⑤糖尿病出血性视网膜病；⑥心源性休克；⑦怀孕；⑧<2 周不能压迫的血管穿刺。

（4）溶栓剂和治疗方案：纤维蛋白是血栓中的主要成分，也是溶栓剂的作用目标。所有的溶栓剂都是纤溶酶原激活剂，进入体内后激活体内的纤溶酶原形成纤溶酶，使纤维蛋白降解，达到溶解血栓的目的。溶栓剂可分为纤维蛋白特异型和非纤维蛋白特异型两大类，前者如组织型纤溶酶原激活剂和单链尿激酶纤溶酶原激活剂，选择血栓部位的纤溶酶原起作用，对血循环中的纤溶酶原无明显影响；后者如链激酶和尿激酶，对血循环中和血栓处的纤溶酶原均有激活作用。溶栓剂又可分为直接作用和间接作用两类，前者如尿激酶、组织型纤溶酶原激活剂，直接裂解纤溶酶原形成纤溶酶，产生溶解血栓的作用；后者如链激酶，先与纤溶酶原结合后形成复合物再间接激活纤溶酶原。

1）尿激酶：为我国应用最广的溶栓剂，根据我国的几项大规模临床试验结果，目前建议剂量为 150 万 U，于 30min 内静脉滴注，配合肝素皮下注射 7 500~10 000U，每 12h 1 次，或低分子量肝素皮下注射，每日 2 次。溶栓后 90min 冠脉再通率 50%~60%。

2）链激酶或重组链激酶：根据国际上进行的几组大规模临床试验及国内的研究，建议

150 万 U 于 1h 内静脉滴注，配合肝素皮下注射 7 500 ~ 10 000U，每 12h1 次，或低分子量肝素皮下注射，每日 2 次。溶栓后 90min 冠脉再通率 50% ~ 60%。

3）重组组织型纤溶酶原激活剂（rt – PA）：根据国际研究，通用的方法为加速给药方案（即 GUSTO 方案），首先静脉注射 15mg，继之在 30min 内静脉滴注 0.75mg/kg（不超过 50mg），再在 60min 内静脉滴注 0.5mg/kg（不超过 35mg）。给溶栓药前静脉注射肝素 5 000U，继之以 1 000U/h 的速率静脉滴注，以 APTT 结果调整肝素给药剂量，使 APTT 延长至正常对照的 1.5 ~ 2.0 倍（50 ~ 70s），或低分子量肝素皮下注射，每日 2 次。溶栓后 90min 冠脉再通率约 80%。我国进行的 TUCC（中国 rt – PA 与尿激酶对比研究）临床试验，应用 rt – PA 50mg 方案（8mg 静脉注射，42mg 在 90min 内静脉滴注，配合肝素静脉应用），也取得较好疗效，其 90min 冠脉通畅率为 79%。

4）TNK – tPA：通过改变 t – PA 分子的 3 个部位而产生的新分子，它有较长的半衰期，是 rt – PA 的 5 倍，无抗原性，可以静脉推注给药，30 ~ 50mg 一次给药方便，易于掌握，适合院前溶栓和基层使用。纤维蛋白的特异性较 rt – PA 高。TNK – tPA 被目前认为是最有前途的溶栓药。

5）葡激酶（SAK）：来源于金黄色葡萄球菌，该复合物具有溶解血块的作用，为特异性溶血栓药物，试验研究发现该药对富含血小板的血栓，凝缩的血块以及机械性挤压的血块也有溶栓作用，此特点是其他溶栓药物所不具备的，为该药的临床应用提供了更广阔的空间；具有抗原性，少数患者可发生过敏反应。用法：20mg，30min 静滴。多中心临床随机试验研究显示 90min 内血管再通率略高于 rt – PA 的血管再通率，但因例数较少尚需进一步研究证实。

（5）溶栓疗效判断标准：溶栓治疗的是使闭塞的梗死相关冠脉再通，判断冠状动脉再通的临床指征。

1）直接指征：冠状动脉造影观察血管再通情况，依据 TIMI 分级，现认为达到 3 级者才表明血管再通。因 GUSTO 试验证明，TIMI 3 级患者的预后明显优于 2 级的患者。

TIMI 分级：TIMI 0 级，完全闭塞，病变远端无造影剂通过；TIMI 1 级，病变远端有造影剂部分通过，但梗死相关血管充盈不完全，无有效的灌注；TIMI 2 级，病变远端有造影剂通过，但造影剂充盈或清除速度明显慢于正常冠状动脉，灌注不充分；TIMI 3 级，梗死相关冠状动脉的造影剂量充盈和清除的速度均正常，有充分的灌注。

2）间接指征：①心电图抬高的 ST 段在输注溶栓剂开始后 2h 内，在抬高最显著的导联 ST 段迅速回降≥50%；②胸痛自输入溶栓剂开始后 2 ~ 3h 内基本消失；③输入溶栓剂后 2 ~ 3h 内，出现加速性室性自主心律，房室或束支阻滞突然改善或消失或者下壁梗死患者出现一过性窦性心动过缓、窦房阻滞伴有或不伴有低血压；④血清 CK – MB 酶峰提前在发病 14h 以内或 CK 16h 以内。具备上述 4 项中 2 项或以上者考虑再通，但②③项组合不能判断为再通。

2. 急诊冠状动脉介入治疗　急诊经皮冠状动脉介入（PCI）因直接对闭塞冠脉进行球囊扩张和支架置入，再通率高，达到 TIMI 2 级、3 级血流的比率 >95%，且再通完全。因其疗效确切，又无溶栓治疗的禁忌证、出血并发症和缺血复发的不足。在有条件的医院，对所有发病在 12h 以内的 ST 段抬高 AMI 患者均应行急诊 PCI 治疗；对溶栓治疗未成功的患者，也应行补救性 PCI；对 AMI 并发心源性休克，应首选在主动脉球囊反搏（IABP）下行急诊

PCI；对无条件行 PCI 的医院，应迅速转诊至有条件的医院行急诊 PCI。

（1）直接 PCI：指 AMI 患者不进行溶栓治疗，而直接对梗死相关冠脉行球囊扩张和支架置入。技术标准：能在入院 90min 内进行球囊扩张；人员标准：独立进行 >75 例/年；导管室标准：例数 >200 例/年，直接 >36 例/年，并有心脏外科支持。

如能在入院 90min 内进行球囊扩张，应尽快对发病在 12h 内的患者行直接 PCI 治疗，有溶栓禁忌证、严重左心衰（包括肺水肿和心源性休克）的患者也应行直接 PCI 治疗。发病 3h 内的患者，如从接诊到球囊扩张的时间减去从接诊到开始溶栓的时间小于 1h，应行直接 PCI 治疗；从接诊到球囊扩张的时间减去从接诊到开始溶栓的时间大于 1h，应行溶栓治疗。对症状发作 12~24h，具有 1 项或 1 项以上下列指征的患者也可行直接治疗：①严重充血性心力衰竭；②有血流动力学紊乱或电不稳定性；③持续心肌缺血症状。由每年行少于 75 例的术者对有溶栓适应证的患者行直接治疗尚有争议。发病超过 12h，无血流动力学紊乱和电不稳定性的患者不宜行直接 PCI 治疗。如无血流动力学紊乱，行直接 PCI 时不宜处理非梗死相关动脉。如无心外科支持或在失败时不能迅速转送至可行急症冠脉搭桥术的医院，不宜行直接 PCI 治疗。

（2）辅助性 PCI（易化 PCI）：辅助性 PCI 指应用药物治疗后（如全量或半量纤溶药物、血小板 Ⅱb/Ⅲa 受体拮抗剂、血小板 Ⅱb/Ⅲa 受体拮抗剂和减量纤溶药物联用）有计划的即刻 PCI 策略。即刻 PCI 不能实施时，辅助性 PCI 对高危患者是一项有价值的策略。对 STEMI 患者行辅助性 PCI 治疗尚有争议。

（3）补救性 PCI：溶栓治疗失败，适合行血管成形术，且具有以下情况的患者应行补救性 PCI 治疗：①梗死后 36h 内发生休克，且能在休克发生 18h 内开始手术；②发病不超过 12h，有严重左心衰（包括肺水肿）；③有持续心肌缺血症状、存在血流动力学紊乱或电不稳定性。

（4）溶栓再通者择期 PCI：溶栓治疗再通的患者，如有缺血复发、再梗死、心源性休克或血流动力学紊乱，应择期（发病 7~10d 后）行 PCI 治疗；有充血性心力衰竭，左室射血分数 <0.40，严重室性心律失常的患者也可行择期 PCI 治疗。对溶栓治疗再通的患者常规行 PCI 治疗尚有争议。

3. 急诊冠状动脉旁路移植术（CABG） 冠脉解剖适合，有以下情况的患者应行急诊 CABG 治疗：①行 PCI 失败且有持续胸痛或血流动力学紊乱；②有持续或难治性复发缺血，累及大量心肌但不适合行 PCI 和溶栓治疗；③心肌梗死后有室间隔缺损或二尖瓣反流者行修补术时；④年龄 <75 岁，有严重的 3 支病变或左主干病变，心肌梗死后 36h 内发生休克，并能在休克发生 18h 内开始手术；⑤左主干狭窄 50% 以上或 3 支病变，且存在危及生命的室性心律失常。

三、药物治疗

1. 硝酸酯类药物 硝酸酯类药可松弛血管平滑肌产生血管扩张的作用，降低心脏前负荷，降低心肌耗氧量，还可直接扩张冠状动脉，增加心肌血流，预防和解除冠状动脉痉挛。常用的硝酸酯类药物包括硝酸甘油、硝酸异山梨酯和 5 - 单硝山梨醇酯。

AMI 早期通常给予硝酸甘油静脉滴注 24~48h。对 AMI 伴再发性心肌缺血、充血性心力衰竭或需处理的高血压患者更为适宜。静脉滴注硝酸甘油应从低剂量开始，即 5~10 μg/min，可酌情逐渐增加剂量，每 5 ~ 10min 增加 5 ~ 10µg，直至症状控制、血压正常者动脉收缩压降低 10mmHg 或高血压患者动脉收缩压降低 30mmHg 为有效治疗剂量。在静脉滴注过程中如果出现明显心率加快或收缩压 <90mmHg，应减慢滴注速度或暂停使用。静脉滴注硝酸甘油的最高剂量以不超过 100µg/min 为宜。硝酸甘油持续静脉滴注的时限为 24 ~ 48h，开始 24h 一般不会产生耐药性，后 24h 若硝酸甘油的疗效减弱或消失可增加滴注剂量。静脉滴注二硝基异山梨酯的剂量范围为 2 ~ 7mg/h，开始剂量 30µg/min，观察 30min 以上，如无不良反应可逐渐加量。静脉用药后可使用口服制剂如硝酸异梨酯或 5 - 单硝山梨醇酯等继续治疗。硝酸异山酯口服常用剂量为 10 ~ 20mg，每日 3 ~ 4 次，5 - 单硝山梨醇酯为 20 ~ 40mg，每日 2 次。硝酸酯类物的不良反应有头痛、反射性心动过速和低血压等。该药的禁忌证为 AMI 合并低血压（收缩压 <90mmHg），下壁伴右室梗死时应慎用。

2. β 受体阻滞剂 通过减慢心率降低体循环血压和减弱心肌收缩力来减少心肌耗氧量，对改善缺血区的氧供需失衡，缩小心肌梗死面积，降低急性期病死率有肯定的疗效。在无该药禁忌证的情况下应及早常规应用。若发病早期因禁忌证未能使用 β 受体阻滞剂，应在随后时间内重新评价使用 β 受体阻滞剂的可能性。常用的 β 受体阻滞剂为美托洛尔、阿替洛尔，前者常用剂量为 25 ~ 50mg，每日 2 次或 3 次，后者为 6.25 ~ 25mg，每日 2 次。用药需严密观察，使用剂量必须个体化。在较急的情况下，如前壁 AMI 伴剧烈胸痛或高血压，β 受体阻滞剂亦可静脉使用，美托洛尔静脉注射剂量为 5mg/次，间隔 5min 后可再给予 1 ~ 2 次，继口服剂量维持。β 受体阻滞剂治疗的禁忌证为：心率 <60 次/min；动脉收缩压 <100mmHg；中度、重度左心衰竭（≥Killip Ⅲ 级）；二度、三度房室传导阻滞；严重慢性阻塞性肺部疾病或哮喘；末梢循环灌注不良。相对禁忌证为哮喘病史，周围血管疾病，胰岛素依赖性糖尿病。

3. 抗血小板治疗 冠状动脉内斑块破裂诱发局部血栓形成是导致 AMI 的主要原因。在急性血栓形成中血小板活化起着十分重要的作用，抗血小板治疗已成为 AMI 的常规治疗，溶栓前即应使用。阿司匹林、氯吡格雷和血小板膜糖蛋白 Ⅱ b/Ⅲ a（GP Ⅱ b/Ⅲ a）受体拮抗剂是目前临床上常用的抗血小板药物。

阿司匹林通过抑制血小板内的环氧化酶使凝血烷 A_2（血栓素 A_2，TXA_2）合成减少，达到抑制血小板聚集的作用。阿司匹林的上述抑制作用是不可逆的。由于每日均有新生的血小板产生，而当新生血小板占到整体的 10% 时，血小板功能即可恢复正常，所以阿司匹林需每日维持服用。若无禁忌证，所有 AMI 患者均应日服阿司匹林，首次服用时应选择水溶性阿司匹林或肠溶阿司匹林嚼服以达到迅速吸收的目的，首剂 162 ~ 325mg，维持量 75 ~ 162mg/d。

氯吡格雷是新型 ADP 受体拮抗剂，主要抑制 ADP 诱导的血小板聚集。首剂 300mg，维持量 75mg/d。接受心导管介入治疗者，在应用阿司匹林基础上加用氯吡格雷，置入裸支架者至少应用 1 个月，置入西罗莫司（sirolimus）涂层支架者应用 3 个月，置入紫杉醇（pacli - taxel）涂层支架者应用 6 个月，有条件者建议尽可能应用 12 个月。

血小板 GP Ⅱ b/Ⅲ a 受体拮抗剂是目前最强的抗血小板聚集的药，能阻断纤维蛋白原与 GP Ⅱ b/Ⅲ a 受体的结合，即阻断血小板聚集的最终环节。目前主要用于急诊 PCI 中，一方面对血栓性病变或支架植入后血栓形成有较好预防作用；另一方面能够减少心肌无再流面积，改善心肌梗死区心肌再灌注。该类药物包括替罗非班（tirofiban）、依替非巴肽（eptifibatide）和阿昔单抗（abciximab）。替罗非班用法为静脉注射 10mg/kg 后滴注 0.15μg/（kg·min），持续 36h。阿昔单抗用法为先给冲击量 0.125ml/kg 静脉注射，后以总量 7.5ml 维持静滴 24h（7.5ml 阿昔单抗溶于 242.5ml 生理盐水中，以 10ml/h 的速度滴注 24h）。目前急诊 PCI 前是否常规应用 GPⅡb/Ⅲa 受体拮抗剂尚有争议。

4. 抗凝治疗　目前主张对所有 AMI 患者只要无禁忌证，均应给予抗凝治疗，它可预防深静脉血栓形成和脑栓塞，还有助于梗死相关冠脉再通并保持其通畅。抗凝剂包括肝素、低分子肝素、水蛭素和华法林。

肝素通过增强抗凝血酶Ⅲ的活性而发挥抗凝作用，是"间接凝血酶抑制剂"，目前主要用于溶栓治疗的辅助用药和急诊 PCI 中常规使用。肝素作为 AMI 溶栓治疗的辅助治疗，随溶栓制剂不同用法亦有不同。rt-PA 为选择性溶栓剂，半衰期短，对全身纤维蛋白原影响较小，血栓溶解后仍有再次血栓形成的可能，故需要与充分抗凝治疗相结合。溶栓前先静脉注射肝素 5 000U 冲击量，继之以 700~1 000U/h 维持静脉滴注 48h，根据 APTT 调整肝素剂量，使 APTT 延长至正常对照的 1.5~2.0 倍（50~70s），一般使用 48~72h，以后可改用皮下注射 7 500U，每 12h 1 次，注射 2~3 天。如果存在体循环血栓形成的倾向，如左心室有附壁血栓形成、心房颤动或有静脉血栓栓塞史的患者，静脉肝素治疗时间可适当延长或改口服抗凝药物。尿激酶和链激酶均为非选择性溶栓剂，对全身凝血系统影响很大，包括消耗因子Ⅴ和Ⅷ，大量降解纤维蛋白原，因此溶栓期间不需要充分抗凝治疗，溶栓后 6h 开始测定 APTT，待 APTT 恢复到对照时间 2 倍以内时（约 70s）开始给予皮下肝素治疗。急诊 PCI 时应根据体重给予肝素冲击量 70~100U/kg。

（1）低分子量肝素：低分子量肝素为普通肝素的一个片段，平均分子量在 4 000~6 500，其抗因子Ⅹa 的作用是普通肝素的 2~4 倍，但抗Ⅱa 的作用弱于后者。由于倍增效应，1 个分子因子Ⅹa 可以激活产生数十个分子的凝血酶，故从预防血栓形成的总效应方面低分子量肝素应优于普通肝素。且低分子肝素应用方便、不需监测凝血时间、出血并发症低等优点，目前除急诊 PCI 术中外，均可替代普通肝素。

（2）华法林：有持续性或阵发性房颤的患者需长期应用华法林抗凝，影像学检查发现左室血栓的患者，给华法林抗凝至少 3 个月，单用华法林抗凝，应维持在 2.5~3.5mg；与阿司匹林合用（75~162mg），应维持在 2.0~3.0。有左室功能不全且存在大面积室壁运动不良的患者也可应用华法林抗凝。

（3）水蛭素（比伐卢定，bivaliru din）：是直接凝血酶抑制剂，是否更优尚需更多临床证据支持。

5. 血管紧张素转换酶抑制剂（ACEI）和血管紧张素受体阻滞剂（ARB）　如无禁忌证、前壁梗死、肺淤血或 LVEF<0.40 的患者，应在发病 24h 内加用口服 ACEI 并长期维持，无上述情况的患者也可使用。如应用 ACEI 有禁忌证应改用 ARB。

ACEI 的禁忌证包括：①收缩压低于 100mmHg 或较基础血压下降 30mmHg 以上；②中度、重度肾衰竭；③双侧肾动脉狭窄；④对 ACEI 过敏。

6. 钙拮抗剂　钙拮抗剂在 AMI 治疗中不作为一线用药。临床试验研究显示，无论是 AMI 早期或晚期是否合用 β 受体阻滞剂，给予速效硝苯地平均不能降低再梗死率和死亡率，对部分患者甚至有害，这可能与该药反射性增加心率，抑制心脏收缩力和降低血压有关。如使用 β 受体阻滞剂有禁忌证或无效，可应用维拉帕米或地尔硫草以缓解持续性缺血或控制房颤、房扑的快速心室率，不宜使用硝苯地平快速释放制剂。有左心室收缩功能不全、房室传导阻滞或充血性心力衰竭时不宜使用地尔硫䓬和维拉帕米。

7. 洋地黄制剂 AMI 24h 之内一般不使用洋地黄制剂，对于 AMI 合并左心衰竭的患者 24h 后常规服用洋地黄制剂是否有益也一直存在争议。目前一般认为，AMI 恢复期在 ACEI 和利尿剂治疗下仍存在充血性心力衰竭的患者，可使用地高辛。对于 AMI 左心衰竭并发快速心房颤动的患者，使用洋地黄制剂较为适合，可首次静脉注射西地兰（毛花苷 C）0.4mg，此后根据情况追加0.2～0.4mg，然后口服地高辛维持。

8. 醛固酮受体拮抗剂 有左心衰竭症状（LVEF < 0.40）或并存糖尿病，无严重肾功能不全［男性血肌酐 ≤ 221μmol/L（2.5mg/dl），女性血肌酐 ≤ 176.8μmol/L（2.0 mg/dl）］，已应用治疗剂量的 ACEI 类药物且无高钾血症［血钾 ≤ 442μmol/L（5.0mmol/L）］的患者应长期使用醛固酮受体拮抗剂。

9. 镁制剂 有以下情况时可行补镁治疗，梗死前使用利尿剂、有低镁血症、出现 QT 间期延长的尖端扭转性室速，可在 5min 内静推镁制剂 1～2g。如无以上临床表现，无论 AMI 临床危险性如何，均不应常规使用镁制剂。

四、非 ST 段抬高的 AMI 的治疗

非 ST 段抬高的 AMI 较 ST 段抬高 AMI 有更宽的临床谱，不同的临床背景与其近、远期预后有密切的关系，对其进行危险性分层的主要目的是为临床医生迅速做出治疗决策提供依据。根据 2001 年国内 AMI 诊断治疗指南，非 ST 段抬高的 AMI 可分为低危组、中危组和高危组，对中高危人群建议早期做冠状动脉造影行 PCI 或 CABG 术（表 13－2）。

表 13－2 非 ST 段抬高的 AMI 的危险性分层症状、体征

级别	临床 、症状、体征
低危险组	无合并症、血流动力学稳定、不伴有反复缺血发作，①不伴有心电图改变或 ST 段压低 ≤ 1mm；②ST段压低 > 1mm
中危险组	伴有持续性胸痛或反复发作心绞痛
高危险组	并发心源性休克，急性肺水肿或持续性低血压

非 ST 段抬高 AMI 的药物治疗除不使用溶栓治疗外，其他治疗与 ST 段抬高的患者相同。包括抗缺血治疗、抗血小板治疗与抗血栓治疗和根据危险度分层进行有创治疗。具有下列高危因素之一者，应早期有创治疗（证据水平 A）：①尽管已采取强化抗缺血治疗，但是仍有静息或低活动量的复发性心绞痛/心肌缺血；②cTnT 或 cTnI 明显升高；③新出现的 ST 段下移；④复发性心绞痛/心肌缺血伴有与缺血有关的心力衰竭症状、S_3 奔马律、肺水肿、肺部啰音增多或恶化的二尖瓣关闭不全；⑤血流动力学不稳定。

五、并发症及其临床处置

1. AMI 并发心力衰竭 心力衰竭是 AMI 的严重并发症之一，常见于大面积 AMI 如广泛前壁 AMI 或 AMI 伴大面积心肌缺血的患者。急性左心衰竭临床上表现为程度不等的呼吸困难，严重者可端坐呼吸，咯粉红色泡沫痰。急性左心衰竭的处理：适量利尿剂，Killip Ⅲ 级（肺水肿）时静脉注射呋塞米 20mg；静脉滴注硝酸甘油，由 10μg/min 开始，逐渐加量，直

到收缩压下降 10%～15%，但不低于 90mmHg；尽早口服 ACEI，急性期以短效 ACEI 为宜，小剂量开始，根据耐受情况逐渐加量；肺水肿合并严重高血压时是静脉滴注硝普钠的最佳适应证。小剂量（10μg/min）开始，根据血压逐渐加量并调整至合适剂量；洋地黄制剂在 AMI 发病 24h 内使用有增加室性心律失常的危险，故不主张使用。在合并快速心房颤动时，可用毛花苷 C 或地高辛减慢心室率。在左室收缩功能不全，每搏量下降时，心率宜维持在 90～110 次/min，以维持适当的心排血量；急性肺水肿伴严重低氧血症者可行人工机械通气治疗。

2. AMI 并发心源性休克　心源性休克是 AMI 后泵衰竭最严重的类型。80% 是由于大面积心肌梗死所致，其余是由于机械并发症如室间隔穿孔，或乳头肌断裂所致。其预后很差，病死率高达 80%。AMI 伴心源性休克时有严重低血压，收缩压 <80mmHg，有组织器官低灌注表现，如四肢凉、少尿或神志模糊等。伴肺淤血时有呼吸困难。心源性休克可突然发生，为 AMI 发病时的主要表现，也可在入院后逐渐发生。迟发的心源性休克发生慢，在血压下降前有心排血量降低和外周阻力增加的临床证据，如窦性心动过速、尿量减少和血压升高、脉压减小等，必须引起注意。

心源性休克的处理方法有以下几种。

（1）升压药：恢复血压在 90/60mmHg 以上是维持心、脑、肾等重要脏器灌注并维持生命的前提。首选多巴胺 5～15μg/（kg·min），一旦血压升至 90mmHg 以上，则可同时静脉滴注多巴酚丁胺 3～10μg/（kg·min），以减少多巴胺用量。如血压不升，应使用大剂量多巴胺≥15μg/（kg·min）。大剂量多巴胺无效时，也可静脉滴注去甲肾上腺素 2～8μg/（kg·min）。轻度低血压时，可用多巴胺或与多巴酚丁胺合用。

（2）血管扩张药：首选硝普钠，用量宜小，5～20μg/（kg·min）静脉维持输注。可扩张小动脉而增加心输出量和组织灌注，同时可降低 PCWP 而减轻肺淤血和肺水肿，从而改善着血流动力学状态。尤其与多巴胺合用效果更好。

（3）主动脉内球囊反搏（IABP）：AMI 合并心源性休克时药物治疗不能改善预后，应使用主动脉内球囊反搏（IABP）。经股动脉插入气囊导管至降主动脉，通过舒张期和收缩期气囊充气和放气，增加心肌灌注并降低心室射血阻力，可使心搏出量增加 10%～20%。一般适用于药物治疗反应差、血流动力学不稳以及为外科手术或 PCI 治疗做准备的心源性休克患者。IABP 的不良反应有穿刺部位出血、穿刺下肢缺血、血栓栓塞和气囊破裂等并发症，在老年、女性和有外周动脉疾患者更多见。IABP 本身不能改善心源性休克患者的预后。

（4）再灌注治疗：包括溶栓、急诊 PCI 或 CABG。迅速使完全闭塞的梗死相关血管开通，恢复血流至关重要，这与住院期间的存活率密切相关。然而，溶栓治疗的血管再通率在休克患者显著低于无休克者，而且住院生存率仅 20%～50%，故 AMI 合并心源性休克提倡急诊 PCI。AMI 合并心源性休克若 PTCA 失败或不适用者（如多支病变或左主干病变），应急诊 CABG。

3. 右室梗死和功能不全　急性下壁心肌梗死中，近一半存在右室梗死，但有明确血流动力学改变的仅 10%～15%，下壁伴右室梗死者死亡率大大增加。右胸导联（尤为 V_4R）ST 段抬高 >0.1mV 是右室梗死最特异的改变。下壁梗死时出现低血压、无肺部音、伴颈静脉充盈或 Kussmaul 征（吸气时颈静脉充盈）是右室梗死的典型三联征。但临床上常因血容量减低而缺乏颈静脉充盈体征，主要表现为低心肌梗死合并低血压时应避免使用硝酸酯和利尿剂，需积极扩容治疗，若补液 1~2L 血压仍不回升，应静脉滴注正性肌力药物多巴胺。在合并高度房室传导阻滞、对阿托品无反应时，应予临时起搏以增加心排血量。右室梗死时也可出现左心功能不全引起的心源性休克，处理同左室梗死时的心源性休克。

4. AMI 并发心律失常　　AMI 由于缺血性心电不稳定可出现室性早搏、室性心动过速、心室颤动或加速性心室自主心律；由于泵衰竭或过度交感兴奋可引起窦性心动过速、房性早搏、心房颤动、心房扑动或室上性心动过速；由于缺血或自主神经反射可引起缓慢性心律失常（如窦性心动过缓、房室传导阻滞）。首先应加强针对 AMI、心肌缺血的治疗。

（1）AMI 并发室上性快速心律失常的治疗

1）房性早搏：与交感兴奋或心功能不全有关，本身不需特殊治疗，但需积极治疗心功能不全。

2）阵发性室上性心动过速：因心率过快可使心肌缺血加重。如合并心力衰竭、低血压者可用直流电复律或心房起搏治疗。如无心力衰竭且血流动力学稳定，可缓慢静脉注射维拉帕米（5~10mg）、地尔硫䓬（15~25mg）或美托洛尔（5~15mg）。洋地黄制剂有效，但起效时间较慢。

3）心房扑动和心房颤动：往往见于合并心衰患者，并提示预后不良，应予积极治疗。①若心室率过快致血流动力学不稳定，如出现血压降低、脑供血不足、心绞痛或心力衰竭者需迅速作同步电复律；②若血流动力学稳定，则减慢心室率即可。无心功能不全、支气管痉挛或房室传导阻滞者，可静脉使用 β 受体阻滞剂如美托洛尔 5mg 在 5min 内静脉注入，必要时可重复，15min 内总量不超过 15mg。也可缓慢静脉注射维拉帕米（5~10mg）或地尔硫䓬（15~25mg）；③合并心衰者首选洋地黄制剂，如西地兰（0.4~0.8mg）分次静脉注入，多能减慢心室率；④胺碘酮对中止心房颤动、减慢心室率及复律后维持窦性心律均有价值，可静脉用药并随后口服治疗；⑤心房颤动反复发作应给予抗凝治疗，以减少脑卒中发生危险。

（2）AMI 并发室性快速心律失常的治疗

1）心室颤动：持续性多形室性心动过速，立即非同步直流电复律，起始电能量 200J，如不成功可给予 300J 重复。

2）持续性单形室性心动过速：伴心绞痛、肺水肿、低血压（<90mmHg），应予同步直流电复律，电能量同上。持续性单形室性心动过速不伴上述情况，可首先给予药物治疗。如胺碘酮 150mg 于 10min 内静脉注入，必要时可重复，然后 1mg/min 静脉滴注 6h，再 0.5mg/min 维持滴注。或利多卡因 50mg 静脉注射，需要时每 15~20min 可重复，最大负荷剂量 150mg，然后 2~4mg/min 维持静脉滴注，时间不宜超过 24h。对无心功能不全者亦可使用 β 受体阻滞剂如美托洛尔静脉注射 5~15mg（速度为每分钟 1mg）。

3）频发室性早搏、成对室性早搏、非持续性室速：可严密观察或利多卡因治疗（使用不超过 24h）。

4）偶发室性早搏、加速的心室自主心律：可严密观察，不作特殊处理。

（3）AMI 并发缓慢性心律失常的治疗：窦性心动过缓见于 30%~40% 的 AMI 患者中，尤其是下壁心肌梗死或右冠状动脉再灌注时。心脏传导阻滞可见于 6%~14% 患者，常与住院死亡率增高相关。处理原则如下。

1）窦性心动过缓：在下、后壁 AMI 早期最常见，若伴有低血压（SBP<90mmHg）时立即处理。可给阿托品 0.5~1.0mg 静脉推注，3~5min 可重复，至心率达 60 次/min 以上。

最大可用至 2mg。

2）房室传导阻滞有（AVB）：多见于下、后壁 AMI。若在 AMI 初起出现，多为低血压所致，治疗应先给予多巴胺升压，AVB 即可消失。若在 AMI 24h 后发生，多为房室结缺血、水肿和损伤所致，可表现为逐渐加重的 AVB。一度和二度Ⅰ型 AVB 极少发展为三度 AVB，只需观察，不必特殊处理。二度Ⅱ型、三度 AVB 伴窄 QRS 波逸搏心律，可先用阿托品静脉注射治疗，无效则立即安装临时起搏器。

3）束支传导阻滞：多见于广泛前壁 AMI 未行再灌注治疗患者，提示预后不良。AMI 新出现的束支传导阻滞如完全性右束支传导阻滞（CRBBB）＋左前分支阻滞（LAB）或左后分支阻滞（LPB）及伴 P－R 间期延长，或 CRBBB 与完全性左束支传导阻滞（CLBBB）交替出现均应立即安装临时起搏器；新发生的单支传导阻滞并 P－R 间期延长或事先存在的双支阻滞伴 P－R 间期正常者，则可先密切观察，待出现高度的 AVB 时再行临时起搏。

5. AMI 机械性并发症　AMI 机械性并发症为心脏破裂，包括左室游离壁破裂、室间隔穿孔、乳头肌和邻近的腱索断裂等。临床上常发生于无高血压病史、首次大面积透壁性 AMI 的老年女性患者。晚期溶栓治疗、抗凝过度和皮质激素或非甾体类抗炎剂增加其发生风险。临床表现为突然或进行性血流动力学恶化伴低心排血量、休克和肺水肿。

（1）游离壁破裂：左室游离壁破裂引起急性心脏压塞时可突然死亡，临床表现为电－机械分离或停搏。亚急性心脏破裂在短时间内破口被血块封住，可发展为亚急性心脏压塞或假性室壁瘤。症状和心电图无特异，心脏超声可明确诊断。对亚急性心脏破裂者应争取冠状动脉造影后行手术修补及血管重建术。

（2）室间隔穿孔：病情恶化的同时，在胸骨左缘第 3、第 4 肋间闻及全收缩期杂音，粗糙、响亮，50% 伴震颤。二维超声心动图一般可显示室间隔破口，彩色多普勒可见经室间隔破口左向右分流的射流束。室间隔穿孔伴血流动力学失代偿者提倡在血管扩张剂和利尿剂治疗及 IABP 支持下，早期或急诊手术治疗。如室间隔穿孔较小，无充血性心力衰竭，血流动力学稳定，可保守治疗，6 周后择期手术。

（3）急性二尖瓣关闭不全：乳头肌功能不全或断裂引起急性二尖瓣关闭不全时在心尖部出现全收缩期反流性杂音，但在心排血量降低时，杂音不一定可靠。二尖瓣反流还可能由于乳头肌功能不全或左室扩大所致相对性二尖瓣关闭不全所引起。超声心动图和彩色多普勒是明确诊断并确定二尖瓣反流机制及程度的最佳方法。急性乳头肌断裂时突然发生左心衰竭和（或）低血压，主张血管扩张剂、利尿剂及 IABP 治疗，在血流动力学稳定的情况下急诊手术。因左室扩大或乳头肌功能不全引起的二尖瓣反流，应积极药物治疗心力衰竭，改善心肌缺血并主张行血管重建术以改善心脏功能和二尖瓣反流。

（谢宇曦）

参考文献

1. 谢宇曦，刘芳. 氯吡格雷联合阿司匹林肠溶片治疗不稳定型心绞痛 82 例临床疗效观察．中国老年学杂志，2010，30（14）．

2. 谢宇曦，刘芳．硝普钠并多巴胺治疗重症充血性心力衰竭 42 例临床观察．现代预防医学，2010，37（15）．

3. 贺永贵，孙玉洁，谢宇曦，等．糖原合成酶激酶 3β 在白藜芦醇诱导的大鼠心肌线粒体保护中的作用及其机制．中华心血管病杂志，2012，40（10）：858－863．

4. 陈国伟．心血管病诊断治疗学．安徽：安徽科学技术出版社，2003．

5. 李少波．实用心脏病并发症学．北京：中国医药科技出版社，2006．

6. 刘大为．实用重症医学．北京：人民卫生出版社，2010．

7. 王辰．重症监护 ABC．北京：中华医学电子音像出版社，2012．

8. 应明英．实用危重病监测治疗学．北京：人民卫生出版社，2008．

第十四章　高血压危象

第一节　概述

在急诊工作中，常常会遇到一些血压突然和显著升高的患者，伴有症状或有心、脑、肾等靶器官的急性损害，如不立即进行降压治疗，将产生严重并发症或危及患者生命，称为高血压危象（hypertensive crisis）。其发病率约占高血压患者的 1%～5% 左右。

有关高血压患者血压急速升高的术语有：高血压急症、高血压危象、高血压脑病、恶性高血压、急进型高血压等。美国高血压预防、检测、评价和治疗的全国联合委员会第七次报告（JNC7）对高血压急症（hypertensive emergencies）和次急症（hypertensive urgencies）的定义简单明了。高血压急症是以伴有即将发生或进展的靶器官功能障碍为特征的血压急剧升高（通常超过 180/120mmHg），为防止或限制靶器官的受损，需要迅速降低血压（可以不达到正常范围）。如果仅有血压显著升高，但不伴靶器官新近或急性功能损害，则定义为高血压次急症。广义的高血压危象包括高血压急症和次急症；狭义的高血压危象等同于高血压急症。

高血压急症主要包括：①急性脑血管病：脑出血、脑动脉血栓形成、脑栓塞、蛛网膜下腔出血等；②主动脉夹层动脉瘤；③急性左心脏衰竭伴肺水肿；④急性冠状动脉综合征（不稳定心绞痛、急性心肌梗死）；⑤子痫前期、子痫；⑥急性肾衰竭；⑦微血管病性溶血性贫血。

高血压次急症主要包括：①高血压病 3 级（极高危）；②嗜铬细胞瘤；③降压药物骤停综合征；④严重烧伤性高血压；⑤神经源性高血压；⑥药物性高血压；⑦围术期高血压。

高血压急症与高血压次急症均可合并慢性器官损害，区别两者的唯一标准是有无新近发生的或急性进行性的严重靶器官损害。高血压水平的绝对值不构成区别两者的标准，因为血压水平的高低与是否伴有急性靶器官损害或损害的程度并非成正比。

高血压急症是一种严重危及生命的临床综合征，特别强调了心、脑、肾等重要靶器官的功能问题。在高血压急症治疗中，"降低血压"只是一种治疗手段，"保护或恢复靶器官的功能"才是"目的"。近年来，随着对自动调节阈的理解，临床上得以能够正确的把握高血压急症的降压幅度。尽管血压有显著的可变性，但血压的自动调节功能可维持流向生命器官（脑、心、肾）的血流在很小的范围内波动。例如，当平均动脉压（MAP）低到 60mmHg 或高达 120mmHg，脑血流量可被调节在正常压力范围内。然而，在慢性高血压患者，其自动调节的下限可以上升到 MAP 的 100～120mmHg，高限可达 150～160mmHg，这个范围称为自动调节阈。达到自动调节阈低限时发生低灌注，达到高限则发生高灌注。与慢性高血压类似，老年患者和伴有脑血管疾病的患者自动调节功能也受到损害，其自动调节阈的平均低限大约比休息时 MAP 低 20%～25%。对高血压急症患者最初的治疗可以将 MAP 谨慎地下降

20%的建议就是由此而来。

一、病因

高血压危象的促发因素很多，最常见的是在长期原发性高血压患者中血压突然升高，约占40%~70%。另外，25%~55%的高血压危象患者有可查明原因的继发性高血压，肾实质病变占其中的80%。高血压危象的继发性原因主要包括：①肾实质病变：原发性肾小球肾炎、慢性肾盂肾炎、间质性肾炎；②涉及肾脏的全身系统疾病：系统性红斑狼疮、系统性硬皮病、血管炎；③肾血管病：结节性多动脉炎、肾动脉粥样硬化；④内分泌疾病：嗜铬细胞瘤、库欣综合征、原发性醛固酮增多症；⑤药品：可卡因、苯异丙胺、环孢素、可乐定撤除、苯环利定；⑥主动脉狭窄；⑦子痫和子痫前期。

二、发病机制

各种高血压危象的发病机制不尽相同，某些机制尚未完全阐明，但与下列因素有关。

1. 交感神经张力亢进和缩血管活性物质增加　在各种应激因素作用下，交感神经张力、血液中血管收缩活性物质（如肾素、血管紧张素Ⅱ等）大量增加，诱发短期内血压急剧升高。

2. 局部或全身小动脉痉挛　①脑及脑细小动脉持久性或强烈痉挛导致脑血管继之发生"强迫性"扩张，结果脑血管过度灌注，毛细血管通透性增加，引起脑水肿和颅内高压，诱发高血压脑病；②冠状动脉持久性或强烈痉挛导致心肌明显缺血、损伤甚至坏死等，诱发急性冠脉综合征；③肾动脉持久性或强烈收缩导致肾脏缺血性改变、肾小球内高压力等，诱发肾衰竭；④视网膜动脉持久性或强烈痉挛导致视网膜内层组织变性坏死和血-视网膜屏障破裂，诱发视网膜出血、渗出和视神经乳头水肿；⑤全身小动脉痉挛导致压力性多尿和循环血容量减少，反射性引起缩血管活性物质进一步增加，形成病理性恶性循环，加剧血管内膜损伤和血小板聚集，最终诱发心、脑、肾等重要脏器缺血和高血压危象。

3. 脑动脉粥样硬化　高血压促成脑动脉粥样硬化后斑块或血栓破碎脱落易形成栓子，微血管瘤形成后易于破裂，斑块和（或）表面血栓形成增大，最终致动脉闭塞。在血压增高、血流改变、颈椎压迫、心律不齐等因素作用下易发生急性脑血管病。

4. 其他　引起高血压危象的其他相关因素尚有神经反射异常（如神经源性高血压危象等）、内分泌激素水平异常（如嗜铬细胞瘤高血压危象等）、心血管受体功能异常（如降压药物骤停综合征等）、细胞膜离子转移功能异常（如烧伤后高血压危象等）、肾素-血管紧张素-醛固酮系统的过度激活（如高血压伴急性肺水肿等）。此外，内源性生物活性肽、血浆敏感因子（如甲状旁腺高血压因子、红细胞高血压因子等）、胰岛素抵抗、一氧化氮合成和释放不足、原癌基因表达增加以及遗传性升压因子等均在引起高血压急症中起一定作用。

（王培栋）

第二节　高血压危象的诊断与治疗

一、诊断

接诊严重的高血压患者后，病史询问和体格检查应简单而有重点，目的是尽快鉴别高血压急症和次急症。应询问高血压病史、用药情况、有无其他心脑血管疾病或肾脏疾病史等。除测量血压外，应仔细检查心血管系统、眼底和神经系统，了解靶器官损害程度，评估有无继发性高血压。如果怀疑继发性高血压，应在治疗开始前留取血和尿液标本。实验室检查至少应包括心电图和尿常规。高血压急症的临床特征见表 14 - 1。

表 14 - 1　高血压急症患者的临床特征

检查项目	结果
血压	通常 > 210 ~ 220/130 ~ 140mmHg
眼底检查	出血、渗出、视盘水肿
神经系统	头痛、视觉丧失、精神错乱、嗜睡、局灶性感觉缺失、昏迷
心脏检查	心尖搏动增强、心脏增大、心力衰竭
肾脏改变	氮质血症、蛋白尿、少尿
胃肠症状	恶心、呕吐

高血压急症患者通常血压很高，收缩压 > 210mmHg 或舒张压 > 140mmHg。但是，鉴别诊断的关键因素通常是靶器官损害，而不是血压水平。妊娠妇女或既往血压正常者血压突然增高、伴有急性靶器官损害时，即使血压测量值没有达到上述水平，仍应视为高血压急症。

单纯血压很高、没有症状也没有靶器官急性或进行性损害证据的慢性高血压患者（其中可能有一部分为假性高血压患者），以及因为疼痛、紧张、焦虑等因素导致血压进一步增高的慢性高血压患者，通常不需要按高血压急症处理。

二、治疗

（一）治疗原则

治疗的选择应根据对患者的综合评价诊断而定，靶器官的损害程度决定血压下降到何种安全水平以限制靶器官的损害。治疗评价依据见表 14 - 2。

表 14 - 2　治疗评价的依据

	常见	少见	高血压急症
血压	>180/100mmHg	>180/110mmHg	>220/140mmHg
症状	头痛、焦虑、通常无症状	严重的头痛、气短、水肿	气短、胸痛、夜尿、构音障碍、虚弱、神志改变
靶器官损害	无靶器官损害，无临床心血管疾病	靶器官损害，临床心血管病史	脑病、肺水肿、肾功能不全、脑卒中、心肌缺血
治疗	观察 1 ~ 3h，开始或者恢复药物治疗，增加药物剂量	观察 3 ~ 6h，用短效口服制剂降低血压，调整治疗	监测血压，静脉用药降低血压
计划	3d 之内随访	24h 内再评价	立即转入重症监护病房，治疗使其达到目标血压

高血压急症应住院治疗，重症收入 CCU（ICU）病房。酌情使用有效的镇静药以消除患者恐惧心理。在严密监测血压、尿量和生命体征的情况下，视临床情况的不同，应用短效静

脉降压药物。定期采血监测内环境情况，注意水、电解质、酸碱平衡情况，肝、肾功能，有无糖尿病，心肌酶是否增高等，计算单位时间的出入量。降压过程中应严密观察靶器官功能状况，如神经系统的症状和体征，胸痛是否加重等。勤测血压（每隔 15~30min），如仍然高于 180/120mmHg，应同时口服降压药物。

降压目标不是使血压正常，而是渐进地将血压调控至不太高的水平，最大程度地防止或减轻心、脑、肾等靶器官损害。在正常情况下，尽管血压经常波动（MAP 60~150mmHg），但心、脑、肾的动脉血流能够保持相对恒定。慢性血压升高时，这种自动调节作用仍然存在。但调节范围上移，血压对血流的曲线右移，以便耐受较高水平的血压，维持各脏器的血流。当血压上升超过自动调节阈值之上时，便发生器官损伤。阈值的调节对治疗非常有用。突然的血压下降，会导致器官灌注不足。在高血压危象中，这种突然的血压下降，在病理上会导致脑水肿以及中小动脉的急慢性炎症甚至坏死。患者会出现急性肾衰、心肌缺血及脑血管事件，对患者有害无益。对正常血压者和无并发症的高血压患者的脑血流的研究显示，脑血流自动调节的下限大约比休息时 MAP 低 20%~25%。因此初始阶段（几分钟到两个小时内）MAP 的降低幅度不应超过治疗前水平的 20%~25%。假如患者能很好耐受，且病情稳定，超过 24h 后再把血压降至正常。无明显靶器官损害患者应在 24~48h 内将血压降至目标值。

上述原则不适用于急性缺血性脑卒中的患者。因为这些患者的颅内压增高、小动脉收缩、脑血流量减少，此时机体需要依靠 MAP 的增高来维持脑的血液灌注。此时若进行降压治疗，特别是降压过度时，可导致脑灌注不足，甚至引起脑梗死。因此一般不主张对急性脑卒中患者采用积极的降压治疗。关于急性出血性脑卒中合并严重高血压的治疗方案目前仍有争论，一般认为 MAP>130mmHg 时应该使用经静脉降压药物。

高血压次急症不伴有严重的靶器官损害，不需要特别的处理，可以口服抗高血压药物而不需要住院治疗。

高血压急症在临床上表现形式不同，治疗的药物和处理方法也有差异。高血压急症伴有心肌缺血、心肌梗死、肺水肿时，如果血压持续升高，可导致左室壁张力增加，左室舒张末容积增加，射血分数降低，同时心肌耗氧量增加。此时宜选用迅速降低血压，血压的目标值是使其收缩压下降 10%~15%。此外，开通病变血管也是非常重要的。

高血压急症伴有神经系统急症是最难处理的。高血压脑病是排除性诊断，需排除出血性和缺血性脑卒中及蛛网膜下腔出血。以上各种情况的处理是不同的。①脑出血：在脑出血急性期，如果收缩压大于 210mmHg，舒张压大于 110mmHg 时方可考虑应用降压药物，但要避免血压下降幅度过大，一般降低幅度为用药前血压 20%~30% 为宜，同时应脱水治疗降低颅内压；②缺血性脑卒中：一般当舒张压大于 130mmHg 时，方可小心将血压降至 110mmHg；③蛛网膜下腔出血：首选降压药物以不影响患者意识和脑血流灌注为原则，蛛网膜下腔出血首期降压目标值在 25% 以内，对于平时血压正常的患者维持收缩压在 130~160mmHg 之间；④高血压脑病：高血压脑病的血压值要比急性缺血性脑卒中要低。高血压脑病 MAP 在 2~3h 内降低 20%~30%。

高血压急症伴肾脏损害是非常常见的。有的患者尽管血压很低，但伴随着血压的升高，肾脏的损害也存在。尿中出现蛋白、红细胞、血尿素氮和肌酐升高，都具有诊断意义。高血压急症伴肾脏损害要在 1~12h 内使 MAP 下降 10%~25%，MAP 在第 1h 下降 10%，紧接

2h 下降 10%～15%。

高血压急症伴主动脉夹层有特殊处理。高血压是急性主动脉夹层形成的重要易患因素，因而降压治疗必须迅速实施，以防止主动脉夹层的进一步扩展。治疗时，在保证脏器足够灌注的前提下，应使血压维持在尽可能低的水平。首选静脉给药的 β 阻滞剂如艾司洛尔或美托洛尔，它可以减少夹层的发展。高血压伴主动脉夹层首期降压目标值将血压降至理想水平，在 30min 内使收缩压低于 120mmHg。药物治疗只是暂时的，最终需要外科手术。

儿茶酚胺诱发的高血压危象，此症的特点是 β 肾上腺素张力突然升高。这类患者通常由于突然撤掉抗高血压药物造成。由于儿茶酚胺升高导致的高血压急症，最好用 α 受体阻滞剂，如酚妥拉明，其次要加用 β 受体阻滞剂。

怀孕期间的高血压急症，处理起来要非常谨慎和小心。硫酸镁、甲基多巴及肼屈嗪是比较好的选择。妊娠高血压综合征伴子痫前期使收缩压低于 90mmHg。

围术期高血压处理的关键是要判断产生血压高的原因并去除诱因，去除诱因后血压仍高者，要降压处理。围术期的高血压的原因，是由于原发性高血压、焦虑和紧张、手术刺激、气管导管拔管、创口的疼痛等造成。手术前，降压药物应维持到手术前 1d 或手术日晨，长效制剂降压药宜改成短效制剂，以便麻醉管理。对于术前血压高的患者，麻醉前含服硝酸甘油、硝苯地平，也可用艾司洛尔 300～500μg/kg 静注，随后 25～100μg/（kg·min）静点，或者用乌拉地尔（压宁定）首剂 12.5～25mg，3～5min，随后 5～40mg/h 静点。拔管前用压宁定或艾司洛尔，剂量同前。

（二）降压药物的选择

1. 急诊用药标准的考量

（1）起效时间：高血压急症急诊用药考虑的第一个因素是起效快。在常用降压药中，硝普钠起效最快，静注后"立即"起效；艾司洛尔和酚妥拉明起效时间为 1～2min；硝酸甘油在 5min 内起效；拉贝洛尔和尼卡地平在 5～10min 起效；乌拉地尔稍慢，15min 起效。从起效时间角度来衡量，除硝普钠起效最快，乌拉地尔起效稍慢外，上述所有药物都应符合高血压急症紧急降压的要求。

（2）持续时间：高血压急症急诊用药考虑的第二个因素是药物持续时间。其中持续时间较短的有：硝普钠（1～2min）、酚妥拉明（3～10min）、硝酸甘油（5～10min）；居中的有：艾司洛尔（10～20min）、尼卡地平（1～4h）；较长的有：乌拉地尔（2～8h）、拉贝洛尔（4～8h）。药物持续时间主要与其半衰期有关。如药物持续时间很短，降压作用的平稳性就会很差，血压容易大起大落，需密切观察，随时调整药物的剂量和用药速度。临床上使用这类药物，比较麻烦，需密切监护，不太适合于急诊科使用。如药物持续时间较长，虽然降压作用的平稳性很好，但是一旦用药剂量过大，血压就会持续在较低水平，药物减量后需较长时间的等待才能逐渐恢复，临床使用也不方便。故药物持续时间居中的降压药物，艾司洛尔和尼卡地平，有一定的优势。

（3）常见且严重的不良反应：药物的常见且严重的不良反应，主要决定于药物本身的特性。如 β 受体阻断药物艾司洛尔和拉贝洛尔，通过阻断心脏 β 受体，具有抑制心肌收缩力和减慢心率的作用。如果 β_1 受体阻断的选择性不强，还会有 β_2 受体阻断作用，使支气管收缩。钙离子拮抗剂中地尔硫䓬，也具有抑制心肌收缩力和减慢心率的作用。这些几乎是必然发生，和可能会很严重的不良反应，是临床医生选择药物时，常常不能容忍的问题，故只适用于高血压急症治疗中的一些特殊情况。

2. 高血压急症静脉降压药物 根据作用机制，经静脉降压药物主要分成以下几类。

（1）血管扩张剂

1）硝普钠（sodium nitroprusside）：是一种起效快、持续时间短的强效静脉用降压药。静脉滴注数秒内起效，作用持续仅 1～2min，血浆半衰期 3～4min，停止注射后血压在 1～10min 内迅速回到治疗前水平。起始剂量 0.25μg/（kg·min），其后每隔 5min 增加一定剂量，直至达到血压目标值。可用剂量 0.25～10μg/（kg·min）。硝普钠应慎用或禁用于下列情况：①高血压脑病、脑出血、蛛网膜下腔出血。因该药可通过血·脑脊液屏障使颅内压进一步增高，影响脑血流灌注，加剧上述病情，故有颅内高压者一般不予应用；②急进型恶性高血压、高血压伴急性肾功能衰竭、肾移植性高血压、高血压急症伴严重肝功能损害等，因该药在体内与巯基结合后分解为氰化物与一氧化氮，氰化物被肝脏代谢为硫氰酸盐，全部需经肾脏排出。一般肾功能正常者硫氰酸盐排泄时间约为 3d。故肝、肾功能不良患者易发生氰化物或硫氰酸盐中毒，产生呼吸困难、肌痉挛、精神变态、癫痫发作、昏迷、甚至呼吸停止等严重反应；③甲状腺功能减退和孕妇：因硫氰酸盐可抑制甲状腺对碘的摄取，加重甲状腺功能减退，且可通过胎盘诱发胎儿硫氰酸盐中毒和酸中毒。

过去认为硝普钠是高血压急症伴急性肺水肿、严重心功能衰竭、主动脉夹层的首选药物之一。其长期大剂量使用或患者存在肝、肾功能不全时，易发生氰化物中毒。故通常在初步控制病情后，应迅速改用其他药物。目前多数学者认为，由于硝普钠的严重不良反应，它只用于无法获取其他降压药物时，和主动脉夹层等特殊情况，且患者的肝、肾功能正常的情况下；疗程尽可能短，输注速度应控制在 2μg/（kg·min）以内，如大于 4～10μg/（kg·min），必须同时给予解毒药物硫代硫酸盐。

2）硝酸甘油（nitroglycerin）：能扩张静脉、动脉和侧支冠状动脉，特别适用于伴有中度血压增高的急性冠状动脉综合征或心肌缺血的患者。硝酸甘油起效快、消失也快，应注意监测静脉滴注的速率。该药小剂量时主要扩张静脉血管、较大剂量才能扩张小动脉，故可能需要每 3～5min 调快滴速，直到取得预期的降压效果。硝酸甘油静脉滴注 2～5min 起效，停止用药作用持续时间 5～10min，可用剂量 5～100μg/min。不良反应有头痛、恶心呕吐、心动过速等。由于硝酸甘油是有效的扩静脉药物，只有在大剂量时才有扩动脉作用，能引起低血压和反射性心动过速，在脑、肾灌注存在损害时，静脉使用硝酸甘油可能有害。

3）肼屈嗪（hydralazine）：通过直接舒张血管平滑肌降低血压。静脉注射每次 10～20mg，10～15min 起效，肌内注射每次 10～50mg，20～30min 起效，血压持续下降可达 12h。虽然肼屈嗪循环半衰期只有 3h，但其效果减半的时间却达到了 100h，可能原因是肼屈嗪与肌性动脉壁长久结合。

由于肼屈嗪降压的效果持续和难于预测，不能控制其降压的强度，同时其会反射性引起每搏输出量和心率的增加，诱发或加重心肌缺血，应尽量避免在高血压急症时使用，仅用于子痫和惊厥患者。

（2）钙拮抗剂

1）尼卡地平（nicardipine）：二氢吡啶类钙拮抗剂，通过抑制钙离子内流而发挥血管扩张作用。盐酸尼卡地平对血管平滑肌的作用比对心肌的作用强 3 万倍，其血管选择性明显高于其他钙拮抗剂。其扩张外周血管作用与硝苯地平相近，对冠脉的扩张比对外周血管更强。

心脏抑制作用是硝苯地平的 1/10，对心肌及传导系统无抑制作用。本品使心脏射血分数及心排血量增多，而左室舒张末压改变不多。能降低心肌耗氧量及总外周阻力，也可增加冠脉侧支循环，使冠状血流增加。5～15mg/h，缓慢静滴，直到出现预期反应。每 5min 可增加剂量 2.5mg/h，最大剂量 15mg/h。健康男性成年人，按 0.01～0.02mg/kg 盐酸尼卡地平静脉给予后，消除半衰期为 50～63min。

尼卡地平与其他多数降压药物不同，在降低血压的同时，能增加重要器官的血流量，这是该药的重要特点之一。研究发现，尼卡地平可引起剂量依赖性的动脉血流量增加，程度为椎动脉 > 冠状动脉 > 股动脉 > 肾动脉。这是由于尼卡地平对椎-基底动脉及冠状动脉的选择性最高，这一特点不同于其他钙离子拮抗剂（如氨氯地平、非洛地平等就主要作用于周围血管），也有别于其他大多数降压药物。尼卡地平在降压的同时，可以改善脑、心、肾等重要器官的血流量，有效保护重要靶器官；故从保护靶器官角度考虑，尼卡地平可能是高血压急症治疗最佳的选择。

2）地尔硫䓬（diltiazem）：非二氢吡啶类钙拮抗剂，通过抑制钙离子向末梢血管、冠脉血管平滑肌细胞及房室结细胞内流，而达到扩张血管及延长房室结传导的作用。犬大剂量静脉注射盐酸地尔硫䓬可出现明显的心动过缓和房室传导改变。在犬和大鼠的亚急性和慢性毒性研究中，大剂量口服盐酸地尔硫䓬可引起肝脏损害。用法：10mg/次，静注或 5～15μg/（kg·min）静滴。禁忌证主要为：①严重低血压或心源性休克患者；②Ⅱ度和Ⅲ度房室传导阻滞或病窦综合征（持续窦性心动过缓、窦性停搏和窦房阻滞等）；③严重充血性心脏衰竭患者；④严重心肌病患者；⑤对药物中任一成分过敏者；⑥妊娠或可能妊娠的妇女；⑦静脉给予盐酸地尔硫䓬和静脉给予 β 阻滞剂应避免在同时或相近的时间内给予（几小时内）；⑧室性心动过速患者，宽 QRS 心动过速患者（QRS≥0.12s）使用钙通道阻滞剂可能会出现血流动力学恶化和室颤。静脉注射地尔硫䓬前，明确宽 QRS 波为室上性或室性是非常重要的。

（3）肾上腺素受体阻滞剂

1）酚妥拉明（phentolamine）：是一种非选择性 α 受体阻滞剂，适用于伴有血液中儿茶酚胺过量的高血压急症，如嗜铬细胞瘤危象。静脉注射后 1～2min 内起效，作用持续 10～30min。用法：每次 5～15mg，静脉注射。但因其引起反射性心动过速，容易诱发心绞痛和心肌梗死，故禁用于急性冠状动脉综合征患者。不良反应有心动过速、直立性低血压、潮红、鼻塞、恶心呕吐等。

2）乌拉地尔（urapidil）：又名压宁定，对外周血管 α$_1$ 受体有阻断作用，对中枢 5-羟色胺受体有激动作用，因而有良好的周围血管扩张作用和降低交感神经张力作用。乌拉地尔扩张静脉的作用大于动脉，并能降低肾血管阻力，对心率无明显影响。其降压平稳，效果显著，有减轻心脏负荷、降低心肌耗氧量、增加心脏搏出量、抗心律失常、降低肺动脉高压和增加肾血流量等优点。目前特别适用于高血压急症伴急性左心脏衰竭、急性冠脉综合征、主动脉夹层、高血压脑病、急进型恶性高血压、妊娠高血压综合征伴子痫前期等患者。肾功能不全可以使用。缓慢静推 10～50mg，监测血压变化，降压效果通常在 5min 内显示；若在 10 分钟内效果不够满意，可重复静推，最大剂量不超过 75mg。静推后可持续静滴 100～400μg/min，或者 2～8μg/（kg·min）持续泵入。

在使用中，应注意：①血压骤然下降可能引起心动过缓甚至心脏停搏，这可能是存在抗高血压药物"首剂效应"的结果;②静脉使用乌拉地尔,治疗期限一般不超过7d,这可能是存在抗高血压药物"继发性耐受"的结果;③过量可致低血压,主要机制可能为静脉扩张,回心血量减少;治疗可抬高下肢及增加血容量,必要时加升压药;④静脉注射乌拉地尔后,在体内分布成二室模型,血浆清除半衰期2.7h,蛋白结合率80%。50%~70%的乌拉地尔通过肾脏排泄,其余由胆汁排出。故老年人及肝功能受损者可增强本品作用,应予注意;⑤乌拉地尔对大鼠具有中度的镇静作用,这一作用亦不受 α_2 受体阻滞剂的影响。故开车或操纵机器者应谨慎,可能影响其驾驶或操纵能力。

3)拉贝洛尔(labetalol):是联合的 α 和 β 肾上腺素能受体拮抗剂,静脉用药 α 和 β 阻滞的比例为1:7,多数在肝脏代谢,代谢产物无活性。与纯粹的 α 受体阻滞剂不同的是,拉贝洛尔不降低心脏排血量,心率多保持不变或轻微下降。拉贝洛尔降低外周血管阻力,不降低外周血管血流量,脑、肾和冠状动脉血流保持不变。已经证明拉贝洛尔在治疗高血压危象和急性心肌梗死方面有效。静脉注射2~5min起效,5~15min达高峰,作用持续2~6h。用法:首次静脉注射20mg,接着每10min 20~80mg静脉注射,或者从2mg/min开始静脉滴注,最大累积剂量24h内300mg,达到血压目标值后改口服。不良反应有恶心、乏力、支气管痉挛、心动过缓、直立性低血压等。可见其不良反应中,还是存在 β 受体阻滞作用。

4)艾司洛尔(esmolol):是心脏选择性的短效 β 受体阻滞剂,起效快,500μg/kg静脉推注,在1~5min可迅速降低血压,单次注射作用持续时间15~30min。25~100μg/(kg·min)持续静脉滴注,最大剂量可达300μg/(kg·min)。不良反应有乏力、低血压、心动过缓、多汗等。故其应用时,必须评价 β 受体阻滞后,患者有可能出现的反应。Ⅰ度房室传导阻滞、充血性心力衰竭和哮喘慎用。

(4)血管紧张素转换酶抑制剂:依那普利拉(enalaprilat)是目前唯一可以注射给药的ACEI类药物。用法:每次1.25mg,5min内静脉注射,每6h 1次;每12~24h增加1.25mg,最大剂量每6h 5mg。静脉注射15min内起效,作用持续12~24h。降压效果与血浆肾素和血管紧张素浓度呈正相关。对于有慢性心力衰竭的高血压急症患者效果较好。不良反应有低血压、肾衰竭(双侧肾动脉狭窄患者)。肾动脉狭窄和孕妇禁用。由于存在"首剂效应",可能会出现严重低血压,尽可能不作高血压急症时的首选。

(5)其他降压药:非诺多泮(fenoldopam)是一种选择性外周多巴胺受体拮抗剂,除扩张血管外,能增加肾血流、作用于肾近曲小管和远曲小管,促进尿钠排泄和改善肌酐清除率,故特别适用于合并肾功能损害的高血压急症患者。一些研究提示,非诺多泮的降压疗效与硝普钠相似,0.1~0.3μg/(kg·min)持续静脉滴注,5min快速起效,最大剂量1.6μg/(kg·min),撤药30min后作用消失。可能出现低血压、面部潮红、反射性心动过速、心电图异常、头痛、头晕、恶心、呕吐、眼内压增高、低钾血症。低起始剂量[0.03~0.1μg/(kg·min)]可能避免反射性心动过速。给药期间需监测电解质。青光眼患者慎用。

3.高血压(次)急症口服降压药物 用于高血压(次)急症的口服降压药物主要有以下几种。

(1)卡托普利(captopril):是口服血管紧张素转换酶抑制剂的代表药物,它也可舌下含服。15min起效,作用持续4~6h。初次使用时极少引起急剧低血压效应,是治疗高血压次急症的最安全口服降压药。同时给予袢利尿剂如呋塞米可增强卡托普利的效果。常用剂量为12.5~50mg/次,每日2~3次。其他常用的口服ACEI还有:依那普利、蒙诺普利、苯那普利、培哚普利。

（2）可乐定（clonidine）：是中枢 α 肾上腺素能激动剂，口服后 30～60min 起效，2～4h 达到最大效应。单一剂量 0.2mg 疗效与 0.1mg/h 相当。可乐定的最常见不良反应是倦睡（发生率高达 45%），可能会影响对患者精神状态的评估。

（3）拉贝洛尔（labetalol）：是联合的 α 和 β 肾上腺素能受体拮抗剂，口服 200～400mg，2h 起效。与其他的 β 受体阻滞剂一样，拉贝洛尔可引起心脏传导阻滞，加重支气管痉挛。房室传导阻滞、心动过缓、慢性充血性心脏衰竭慎用。

（4）哌唑嗪（prazosin）：是 α 肾上腺素能阻滞剂，可用于嗜铬细胞瘤患者的早期处理。不良反应包括晕厥（首剂时易发生）、心悸、心动过速和立位低血压。

（5）呋塞米（furosemide）：是袢利尿剂，每日 40～120mg，分 1～3 次口服，最大剂量每日 160mg。迅速降低心脏前负荷，改善心脏衰竭症状，减轻肺水肿和脑水肿，特别适合于心、肾功能不全和高血压脑病的患者。作用快而强，超量应用时，降压作用不加强，不良反应反而加重。可能出现水、电解质紊乱，以及与此有关的口渴、乏力、肌肉酸痛、心律失常。少尿或无尿患者应用最大剂量后 24h 仍无效时应停药。

（6）硝苯地平（nifedipine）：是短效制剂，可口服、舌下含服或咀嚼，5～10min 起效，持续 3～5h，常用剂量为每次 5～10mg，每日 3 次。但因其可能引起急剧且不可控制的低血压效应，及反射性心动过速，增加心肌氧耗，恶化心肌缺血而可能危及生命。这种严重的不良反应是不可预测的，故目前认为应慎用于高血压危象。

（王培栋）

参考文献

1. 陈国伟. 心血管病诊断治疗学. 安徽：安徽科学技术出版社，2003.
2. 李少波. 实用心脏病并发症学. 北京：中国医药科技出版社，2006.
3. 刘大为. 实用重症医学. 北京：人民卫生出版社，2010.

第十五章　恶性心律失常

恶性心律失常一般指威胁生命的心律失常，其最严重的后果是猝死。随着我国心血管疾病，特别是冠心病发病率的逐渐升高，恶性心律失常是导致心脏性猝死的一个主要原因，因此应当高度重视，早期识别，一经发现必须给予及时而恰当的紧急处理。

一、概述

恶性心律失常，可短时间内发生心脏骤停、心功能衰竭、血压下降等循环衰竭症状，院前及时识别和阻滞病情恶化及其重要。

（一）分类

1. 根据临床表现分类

（1）血流动力学稳定，缺乏心律失常产生的症状或轻微症状：心悸、胸部、咽喉、颈部有波动、跳动或者停搏等感觉。

（2）血流动力学不稳定，晕厥前症状：头晕、轻微头痛、昏晕和面色灰白。晕厥：意识突然丧失，患者可以自动恢复。猝死：在症状发生 1h 内。心跳猝停：能在除颤等治疗后恢复。

2. 根据心电图分类

（1）单型性室性心动过速（见图 15 - 1 上帧）：QRS 波群宽大畸形，时限大于 120ms，ST - T 波与主波方向相反，频率多在 14～200 次/min。连续超过 3 个为阵发性，持续超过 30 秒为持续性。

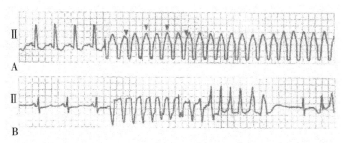

图 15 - 1　单型性室性心动过速和多型性室性心动过速

（2）多型性室性心动过速（见图 15 - 1 下帧）：各个宽大畸形的 QRS 波群不同，配对间期不同。

3. 根据 QT 间期延长与否分类

（1）伴 QT 延长者为扭转性室速又称尖端扭转性室速（见图 15 - 2）：尖端扭转性室性心动过速：QRS 波群的振幅与波峰呈周期性改变，频率在 200～250 次/min，QT 间期通常超过 0.5s，U 波显著。

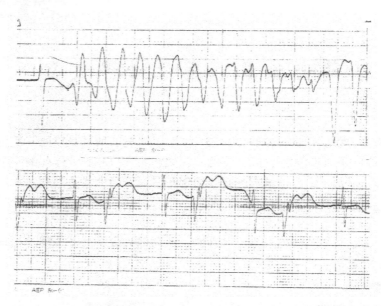

图 15 – 2 尖端扭转性室性心动过速，可见延长的 QT 间期和巨大 U 波

（2）不伴有 QT 延长者为多形性室速：多形性室性心动过速患者的血流动力学一般不稳定，尤其尖端扭转性室性心动过速，可快速蜕变为室颤，应按室颤进行心肺复苏处理。

4. 根据病因分类 冠心病、心衰、先天性心脏病、神经源性疾病、心脏结构正常、婴儿猝死综合征、心肌病（扩张性、肥厚性、心律失常性右心室心肌病）。

5. 心室扑动和心室纤颤（见图 15 – 3） QRS – T 波消失，出现大小不等、形态不一的心电波形，频率在 250 ~ 500 次/min。临床表现：意识丧失、皮肤黏膜苍白或青紫、脉搏消失、心音消失及血压测不到。

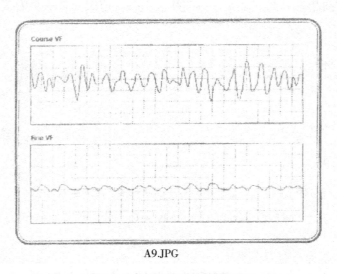

A9.JPG

图 15 – 3 心室扑动和心室纤颤

（二）室性心动过速的救治

1. 室速治疗首先推荐

（1）直流电复律血流动力学不稳定的室速。

（2）缺血性复发者，静脉 β 受体阻滞剂。

（3）静脉负荷量胺碘酮有益于再发缺血性者无 QT 间期延长室性心动过速。

（4）快速送医院紧急血管再通治疗。

2. 室速治疗次要推荐　如无胺碘酮，可静脉用利多卡因，特别是伴有急性心肌缺血或者心肌梗死者。

（三）心室扑动和心室纤颤的救治

1. 电复律　当最大电除颤（360J）后再次发生，最好给静脉注射胺碘酮，提高电复律率、稳定除颤后的心律。

2. 重要提示　血流动力学不稳定的恶性室性心律失常，早除颤是首选，其次是用药。

二、室上性快速心律失常

室上性心动过速、快速心房扑动及心房纤颤常诱发器质性心脏病患者发生血流动力学不稳定。针对院前急救的特点进行室上性快速心律失常分类和救治论述。

（一）室上性快速心律失常分类及判断

1. 窄 QRS 心动过速　心电图示心率大于 100 次/min，QRS 波时限小于 120ms。节律整齐为房型心动过速、房室结折返性心动过速、房室折返性心动过速。节律不整齐者见于多源性房性心动过速和房颤房扑（P 波消失，QRS 绝对不齐）。

2. 宽 QRS 室上性心动过速　室上性心动过速伴差传、预激综合征（见图 15-4，预激综合征并发房颤）、束支阻滞等。

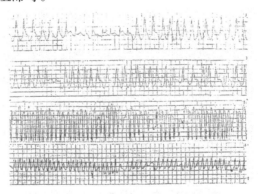

图 15-4　预激综合征并发房颤

（二）室上性快速心律失常救治

临床往往区分宽 QRS 室上性心动过速和窄 QRS 室上性心动过速有困难，特别是宽 QRS 室上性心动过速与室性心动过速的鉴别。如果鉴别困难，不要求精确诊断，以宽 QRS 心律失常治疗。

（1）血流动力学不稳定：电除颤，同步直流电双向波复律，120~200J。

（2）宽 QRS 室上性心动过速：如难与室性心动过速鉴别，同室性心动过速治疗。

（三）室上性心动过速治疗

（1）刺激迷走神经（如按摩颈动脉窦，Valsalva 动作），无效可用腺苷 6mg，静脉注射。或维拉帕米 3 ~ 10mg，静脉注射 2 ~ 3min。或地尔硫䓬 20mg，静脉注射超过 2min。如伴有心力衰竭可用西地兰静脉注射。

（2）急性房颤不伴有预激，院前救治这类患者首选治疗室控制心室率。推荐使用静脉 β 受体阻滞剂艾司洛尔静脉注射、非二氢吡啶类钙拮抗剂维拉帕米或地尔硫䓬减慢心室率，但在低血压和心力衰竭患者中应慎用。在心力衰竭并发房颤的患者（无预激）推荐静脉使用地高辛和胺碘酮控制心室率。

特别提示：房颤超过 48h 者，心房内有血栓形成可能，虽然使用胺碘酮目的是控制心室率而不是转复心律，但是有可能转复心律，从而导致心房内栓子脱落形成栓塞。

欧洲 2006 年 ACC/AHA/ESC 房颤指南关于房颤转复时血栓栓塞的预防指出，房颤超过 48h 或时间不详，应在转复前抗凝治疗 3 周，转复后继续抗凝 4 周使 INR 达标（2.0 ~ 30）。除非患者血流动力学不稳定或食管超声证实没有血栓，不应对这些患者进行电转复或药物转复。房颤超过 48h 但因血流动力学不稳定需要立即转复，同时给予普通肝素（APTT 1.5 ~ 2 倍于正常），然后与择期转复一样华法林抗凝至少 4 周（INR 2.0 ~ 3.0）。低分子量肝素皮下注射的支持资料有限。而房颤发生在 48h 内且有血流动力学不稳定（心绞痛、心肌梗死、休克、肺水肿）的患者，应该立即电复律，不要因抗凝治疗耽误时间。

（3）预激综合征并发房颤血流动力学不稳定者，100J 或 120J 或 200J 电除颤。发病超过 48h 者抗凝同前。血流动力学稳定者，可用普罗帕酮或胺碘酮。禁用 β 受体阻滞剂、西地兰、异搏停及硫氮䓬酮。

三、抗心律失常药物重新评价

（一）利多卡因

利多卡因可以是室颤或无脉室速的治疗选择。尽管少有即刻的不良反应，但是在心脏骤停治疗中却没有短期和长期的有益作用。尽管在 1 个临床试验中改善短期的生存率，但是 3 个临床追踪研究发现，使用后的心脏无收缩。院外研究与胺碘酮比较，胺碘酮改善了生存率，而利多卡因则伴随更多的除颤后的心肌无收缩。

2005 年 AHA 心肺复苏指南指出：利多卡因使用历史较长，医生较为熟悉，不良反应较其他药物相对少见。所以还可以作为一种替代的抗心律失常药使用。但是在心脏骤停中，无论是短期还是长期，利多卡因的疗效都没有证实。利多卡因应该作为胺碘酮的替代治疗。

ACC/AHA 急性 ST 抬高心肌梗死 2004 指南不推荐应用利多卡因；欧洲充血性心力衰竭指南（2005）：因为能诱发致死性室律失常、增加心力衰竭病死率，不主张心力衰竭并发心律失常应用 I 类抗心律失常药。ACC/AHA 慢性心力衰竭治疗指南（2005）：心力衰竭并发室性心律失常猝死预防，不主张应用除了胺碘酮以外的其他抗心律失常药。心肺复苏 2005 指南，中止稳定型室速利多卡因不及胺碘酮和普鲁卡因酰胺有效。抢救心脏骤停，胺碘酮代替了利多卡因。欧洲 2006 心律失常指南：不能用于地高辛中毒所致的室性心律失常。

（二）普罗帕酮

是广谱抗心律失常药。器质性心脏病（如心肌梗死，左心功能不全，高血压性心脏病心肌肥厚大于 14mm）不能应用普罗帕酮。心脏无结构异常者，能用于特发性心房纤颤、孤立性心房纤颤、室上性心律失常及特发性室速等。

（三）β 受体阻滞剂

有心脏病并发或者不并发心力衰竭者，能有效抑制室性早搏和室性心律失常，减少心脏性猝死。是安全的和有效的抗心律失常药物，可以认为是抗心律失常治疗的支柱。特别是急性心肌梗死伴"电风暴"顽固性室性快速心律失常者，可与胺碘酮联合使用，提高电转复率。

（四）胺碘酮

胺碘酮在治疗和预防危及生命的心律失常疗效肯定，列为首选药物。院外心脏骤停抢救中，胺碘酮替代了利多卡因。是缺血性心脏病、高心病的抗心律失常药物，也是原发性心肌病抗心律失常的有效药物。胺碘酮能减少非缺血性扩张性心肌病的心脏性猝死。但不如 ICD。胺碘酮是心脏猝停后二级预防唯一推荐使用的药物。不主张在 HF、MI、心肌病猝死一级预防中应用胺碘酮。总的长期的生存有争议。胺碘酮口服起效慢需 4~5d，因此院前急救多适宜静脉用药。

静脉用法：150mg/10min 静脉注射，1mg/分静脉滴注 6h，以后 0.5mg/min 静脉滴注，总量 24h 不超过 2 000mg。室性心动过速复发者，追加 150mg/次，不超过 6~8 次/24h。急性心肌梗死伴室速者，150mg/10min 静脉注射，10min 后酌情可追加 150mg。浓度大于 2mg/ml 者，宜用大静脉注射避免静脉炎。

四、快速心律失常救治原则

当遇到恶性快速心律失常，可试用以下救治原则：

（1）血流动不稳定者首选电除颤，如有电除颤禁忌证者或血流动力学稳定者，做心电图检查。

（2）根据 QRS 波的宽窄不同，宽 QRS 波选用胺碘酮、心律平广谱抗心律失常药。窄 QRS 波的快速心律失常者可选用相应治疗。

（3）根据是否有器质性心脏病、缺血性心脏病或者瓣膜病等，无器质性心脏病的快速心律失常绝大多数是室上性心动过速，极个别室性心动过速，可任选有适应证的抗心律失常药。伴器质性心脏病（如缺血性心脏病，高血压病）伴快速心律失常，选用胺碘酮等 Ⅲ 类抗心律失常药；瓣膜病伴快速心律失常，如不伴缺血性心脏病可任选适应证的药。

（4）判断心功能情况，有心力衰竭优先选用胺碘酮。

五、缓慢性心律失常

常见有窦性停搏、窦房阻滞、病态窦房结综合征、完全性房室阻滞。院前救治主要涉及血流动力学不稳定者。治疗见图 15-5。

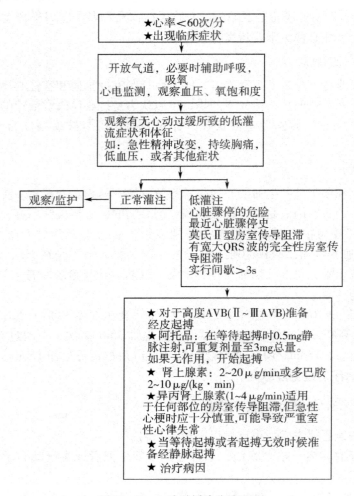

图 15－5　心动过缓诊治流程图

（赵顺成）

参考文献

1. 陈国伟. 心血管病诊断治疗学. 安徽：安徽科学技术出版社，2003.

2. 李少波. 实用心脏病并发症学. 北京：中国医药科技出版社，2006.

3. 刘大为. 实用重症医学. 北京：人民卫生出版社，2010.

第十六章　急性呼吸衰竭

呼吸衰竭（respiratory failure）是由于外呼吸功能严重障碍，机体不能维持足够的气体交换出现缺氧或/和二氧化碳潴留，导致一系列生理功能和代谢紊乱的临床综合征。其诊断依赖于动脉血气分析：在海平面静息状态呼吸空气的条件下，动脉血氧分压（PaO_2）低于60mmHg（8kPa）或伴有动脉血二氧化碳分压（PaO_2）高于50mmHg（6.67kPa），排除心内解剖分流和原发于心排出量降低等致的低氧因素。呼吸为气体交换过程，完整的呼吸功能包括外呼吸、内呼吸和气体运输功能。外呼吸的主要功能是保证氧合和二氧化碳的排出，包括肺通气（肺泡气与外界气体交换）和肺换气（肺泡气与血液之间气体交换）。任何引起肺通气和（或）肺换气功能障碍的因素，均可导致呼吸衰竭。呼吸衰竭系临床常见危重症之一，直接危及生命。必须做出早期诊断，并采取及时有效的抢救措施，为原发病的治疗争取时间和创造条件，才能降低病死率。

急性呼吸衰竭患者既往无呼吸道基础病，因突发因素如溺水、喉水肿、创伤、药物中毒等，在数分钟、数小时甚至数日内发生，病情发展迅速，需及时抢救。

一、病因

正常外呼吸功能的完成依赖于调节灵敏的呼吸中枢和神经传导系统、完整且扩张良好的胸廓、健全的呼吸肌、畅通的气道、正常的肺组织及与之相匹配的肺循环。按照病变的部位，临床常见以下几类。

（一）呼吸中枢驱动受抑制

镇静药中毒、酗酒、脑干受损（颅脑外伤、脑血管意外、脑肿瘤等）、代谢性脑病（缺氧、败血症、低血糖等）、中枢神经系统感染（脑炎、脑膜炎等）、一氧化碳中毒等。

（二）脊髓及神经肌肉疾患

高位颈部脊髓损伤、急性感染性多发性神经炎、重症肌无力、多发性神经病、脊髓灰质炎、破伤风、有机磷中毒、肌营养不良、肌炎、低钾周期性瘫痪等。

（三）呼吸道疾患

呼吸道烧伤、会厌炎、喉水肿、扁桃体脓肿、双侧声带麻痹或痉挛、阻塞性睡眠呼吸暂停综合征、气管异物或狭窄、溺水、支气管哮喘、急性毛细支气管炎、慢性阻塞性肺疾病（COPD）等。

（四）肺脏疾患

各种原因所致的肺炎、肺结核、肺纤维化、矽肺、肺水肿（包括心源性、非心源性如ARDS）等，肺血管疾患如肺栓塞、肺血管炎等。

（五）胸廓疾患

胸廓畸形、胸壁外伤、手术创伤、大量胸腔积液、气胸及胸膜增厚等。

（六）其他

肥胖低通气综合征、影响膈肌功能的腹部病变如肠梗阻、大量腹水等。

二、分类

根据动脉血气分析，若 PaO_2 低于 8kPa，$PaCO_2$ 正常或低于正常时即为 I 型呼吸衰竭；若 PaO_2 低于 8kPa，$PaCO_2$ 大于 6.67kPa 时即为 II 型呼吸衰竭。I 型呼吸衰竭提示呼吸功能的障碍是以氧合功能不全为主，有时称之为急性低氧性呼吸衰竭，以急性呼吸窘迫综合征为主要代表；II 型呼吸衰竭相当于通气功能衰竭或通气与氧合衰竭共存，在短时间发生者称之为急性通气功能衰竭。

按病变所累及的部位不同，又将呼吸衰竭分为泵衰竭和肺衰竭。

通气泵包括呼吸肌、胸廓和呼吸中枢等。泵衰竭主要因呼吸驱动力不足或呼吸运动受限制而引起，其呼吸功能障碍主要为通气量下降，常表现为缺氧和 CO_2 潴留。由脑、脊髓、神经肌肉和胸廓疾患所引起的呼吸衰竭，均属于泵衰竭。

主要因气道、肺脏、肺血管疾患引起的呼吸衰竭属肺衰竭。因上呼吸道阻塞引起的呼吸衰竭与泵衰竭相似，主要表现为通气量下降。因肺疾患本身引起的呼吸衰竭，其呼吸功能变化既有通气量下降，又有氧合功能障碍，通气/血流比值失调是后者的主要原因。因而，低氧血症是肺衰竭的共同表现，只有当通气量明显下降时才伴有 CO_2 潴留。

也有根据呼吸功能的障碍是偏重于氧合功能不全、还是通气功能不全，将呼吸衰竭分为氧合衰竭与通气衰竭。所有的泵衰竭均属于通气衰竭，上呼吸道阻塞引起的呼吸衰竭也属此类。肺疾患引起的呼吸衰竭主要表现为氧合衰竭，或与通气衰竭共存。

三、临床表现

急性呼吸衰竭多有突发的病史，有呼吸困难、发绀等表现。神经精神症状较慢性明显，急性严重缺氧可出现谵妄、抽搐、昏迷。如果患者缺 O_2 或和 CO_2 潴留严重或持续时间长，则可能引起机体心、肝、肾等重要脏器功能的障碍。现简要介绍下列病因所致急性呼吸衰竭的临床表现。

（一）呼吸中枢驱动受抑制引起的呼吸衰竭

多数镇静剂和催眠剂能抑制中枢呼吸驱动。全身麻醉可引起膈肌和肋间肌张力立即丧失，出现膈肌上抬、胸腔容积缩小。术后因麻醉剂的滞留效应、术后疼痛、体质虚弱等使患者不能有效咳嗽，造成呼吸道分泌物阻塞气道，容易发生肺不张，出现相应的肺部体征。麻醉所致的意识障碍、气管插管对咽喉部的刺激、药物及腹部手术对胃肠动力学影响，容易引起患者恶心、呕吐，导致胃内容物的误吸。误吸胃酸早期以化学性炎症为主，随后多数患者继发细菌性感染，严重者出现急性肺损伤。

临床常用的硝西泮和氟西泮容易引起呼吸抑制，COPD 伴轻度高碳酸血症的患者因精神兴奋而失眠，服用常规剂量的该类药物后常表现缺氧和高碳酸血症的进一步加重，出现昏迷甚至死亡。应用重复剂量或大剂量的苯唑西泮类可导致组织中的药物浓度过高，对呼吸的抑制作用可长于镇静作用，部分患者在没有意识障碍的情况下出现中枢性呼吸衰竭。过量的抗精神病药和 H_1 受体拮抗剂也可引起中枢性肺泡低通气。此外，药物性肺水肿：海洛因、水杨酸盐、苯妥英钠、氢氯噻嗪、右旋糖酐、美沙酮、甲氨蝶呤等可引起非心源性肺水肿。也有西咪替丁、可乐定和利多卡因等引起呼吸暂停的报道。

脑血管疾病导致呼吸衰竭与呼吸中枢受到直接损害、颅内压增高、神经源性肺水肿、继发肺部感染等因素有关。病变损害的部位不同，对呼吸功能的影响也各异。间脑和中脑以上的病变，可影响呼吸的频率，常出现潮式呼吸即 Cheyne – Stokes 呼吸。丘脑下部视前核病变可诱发急性肺水肿。脑桥受损时，对延髓呼吸中枢的调节作用减弱，呼吸变浅而慢。脑桥和中脑的下端损害时，出现过度通气，呈喘息样呼吸。延髓受损主要影响呼吸节律，出现间停呼吸即 Biots 呼吸，甚至呼吸暂停。

（二）脊髓及神经肌肉疾患引起的呼吸衰竭

周围神经系统病变包括脑神经核、脊髓、神经根、神经干和神经末梢疾病所致的呼吸衰竭以急性感染性多发性神经根炎为代表；神经肌肉接头部位病变所致的呼吸衰竭以重症肌无力危象和有机磷中毒为代表；肌肉本身所致的呼吸衰竭，急性起病者以周期性瘫痪为代表，慢性起病者以多发性肌炎为代表。

急性感染性多发性神经根炎主要以四肢对称性迟缓性瘫痪为主要表现，重症患者可出现呼吸衰竭。发生机制主要为呼吸肌麻痹和脑神经受累。以膈肌麻痹为主者表现为腹式呼吸减弱或消失，可出现腹式矛盾呼吸；以肋间肌麻痹为主者可表现为胸式矛盾呼吸。脑神经受累者可出现吞咽困难、呛咳、咳痰无力，分泌物在气道蓄积，诱发呼吸衰竭。

（三）呼吸道、肺及胸廓疾患引起的呼吸衰竭

患者常出现呼吸困难，辅助呼吸肌多参与呼吸运动，出现点头或提肩呼吸。有时可见鼻翼扇动、端坐呼吸。上呼吸道疾患常表现为吸气性呼吸困难，可有三凹征。呼气性呼吸困难多见于下呼吸道不完全阻塞如 COPD 等。胸廓疾患、重症肺炎等表现为混合性呼吸困难。呼吸肌疲劳时会出现呼吸浅快、腹式反常呼吸，如吸气时腹壁内陷。

不同的基础疾病常表现有特征性肺部体征，如支气管哮喘急性发作期听诊呼气延长、双肺可闻及以呼气相为主的哮鸣音。

四、诊断

动脉血气分析是反映外呼吸功能的一项重要指标，也是诊断呼吸衰竭的主要手段。由于静脉血液的气体成分随各组织、器官的代谢率、血流灌注量不同而异，通常采用动脉血气分析。血气分析仪仅能直接测定 pH、PaO_2 和 $PaCO_2$，其他指标均通过计算获得。目前仍采用 $PaO_2 < 60mmHg$ 和/或 $PaCO_2 > 50mmHg$ 作为诊断指标。临床上应注意以下几点。

（1）正常情况下，只要呼吸平稳，$PaCO_2$ 比较稳定，而 PaO_2 则随年龄、海拔高度、体位等变化而有较大差异。

（2）对于无血气分析的基层医疗单位，可根据 PaO_2 与 SaO_2 的对应关系，通过 SaO_2 大致推算出 PaO_2。从氧解离曲线的特征，60mmHg 对应于 SaO_2 为 90%；PaO_2 为 50~60mmHg 时，SaO_2 在 85%~90% 之间；在 40~50mmHg 时，SaO_2 在 75%~85%。

（3）一般认为，低氧血症是氧合功能障碍的共同表现，只有当通气量明显下降时才伴有 CO_2 潴留。由于 CO_2 的弥散能力较 O_2 强 20 倍，弥散障碍时常以低氧血症为主。故临床观察到 PaO_2 降低者 $PaCO_2$ 可降低、正常或升高，但 $PaCO_2$ 升高者常有 PaO_2 降低，仅在氧

疗过程中出现：$PaCO_2$ 升高伴 PaO_2 正常。

（4）慢性高碳酸血症因肾脏的代偿，pH 值常趋于正常。通常可根据 pH 值判定 $PaCO_2$ 是否为急性增加，急性呼吸衰竭时，$PaCO_2$ 每升高 10mmHg，pH 下降 0.08，慢性呼吸衰竭时，$PaCO_2$ 每升高 10mmHg，pH 下降 0.03。如无代谢性酸中毒，任何水平的高碳酸血症伴有 pH < 7.30，均应考虑急性呼吸衰竭的诊断。

五、治疗

急性呼吸衰竭的病程因不同的病因而异，从数分钟、数小时至数日不等。危急者如呼吸骤停，需现场复苏抢救。肺内气体交换中断 4～5min，即可造成心、脑、肾等脏器的严重缺氧，出现不可逆性损害。急性呼吸衰竭的治疗原则：首先是保持呼吸道通畅、吸氧并维持适宜的肺泡通气，其次为明确病因、治疗原发病及严密监测病情的发展。

（一）保持呼吸道通畅

1. 治疗方法　通畅的呼吸道是实施各种呼吸急救措施的必要条件。呼吸骤停患者常因体位不当、舌后坠、口咽部肌肉松弛、呼吸道分泌物等导致上呼吸道形成阻塞。呼吸急救的要点是使患者取仰卧位，头后仰、下颌向前，迅速清除呼吸道分泌物或异物。口对口呼吸是一种简便有效的临时急救措施。若患者牙关紧闭，则可改为口对鼻呼吸。当上气道阻塞不能解除时，可行紧急环甲膜切开术开放气道。

若经上述处理，仍难以维持呼吸道通畅，或因病情需要长时间维持肺泡通气者，则需及时建立人工气道。一般有简便人工气道、气管插管、气管切开三种方法。简便人工气道主要有口咽通气道、鼻咽通气道和喉罩。气管插管和气管切开是重建呼吸道最为可靠的方法。紧急情况下多选择经口插管，其操作速度快于经鼻插管。气管插管位置正确时，双肺可闻及呼吸音（一侧肺不张等例外），而胃内无气泡声。可摄胸片证实导管位置。判断气管内导管位置最可靠的方法是监测呼气末 CO_2，若无法探测到 CO_2 则表明误插入食道。

2. 治疗矛盾　建立人工气道的目的是保持患者气道通畅，有助于呼吸道分泌物的清除及进行机械通气。对接受机械通气治疗的患者，选择经鼻气管插管、经口气管插管还是气管切开，尚有一定的争议。经鼻气管舒适性优于经口气管插管，患者较易耐受，但管径较小不利于气道及鼻旁窦分泌物的引流，较容易发生医院获得性鼻窦炎，结果导致呼吸机相关性肺炎的发生增加。而经口气管插管对会厌的影响较明显，患者耐受性也较差，常需要使用镇静药。与气管插管比较，气管切开术所选择的管腔较大，气道阻力及通气无效腔量较小，有助于气道分泌物的清除，减少呼吸机相关性肺炎的发生率。但气管切开可引起皮肤出血和感染等相关并发症。

3. 对策　目前主张机械通气患者建立人工气道可首选经口气管插管，经口气管插管的关键在于声门的暴露，在未窥见声门的情况下，容易失败或出现较多并发症。对不适于经口气管插管的患者，或操作者对经鼻气管插管技术熟练者仍可考虑先行经鼻气管插管。短期内不能撤除人工气道的患者应尽早行气管切开。尽管有研究表明早期选择气管切开术，可减少机械通气天数、ICU 住院天数及呼吸机相关性肺炎的发生率，但目前认为对气管插管超过 10～14 天者可考虑实施气管切开术。

目前使用的气管插管或气管切开内套管的气囊多为低压高容型，对气管黏膜的损伤较小，不再推荐定期气囊放气。一般认为，气囊的压力维持在 25 ~ 30cmH$_2$O 之间既可有效封闭气道，又不高于气管黏膜的毛细血管灌注压，可预防气道黏膜缺血性损伤及气管食管瘘等并发症。应注意气道峰压过高仍可造成气道黏膜缺血性损伤。

建立人工气道后，应注意在无菌条件下行气道内分泌物的吸引和气道的湿化。机械通气时应在管路中常规应用气道湿化装置，但不推荐在吸痰前常规进行气道内生理盐水湿化，后者可导致患者的血氧在吸痰后短期内显著下降，特别多见于肺部感染的患者。临床可参照痰液的性质调整湿化液量。若痰液黏稠结痂，提示湿化不足；痰液稀薄，容易吸出，表明湿化满意。对呼吸机的管路可每周更换一次，若有污染应及时更换，管路中冷凝水应及时清除。

（二）氧气治疗（氧疗）

1. 治疗方法　氧疗是改善机体缺氧的重要手段，临床常用的方法如下。

（1）鼻导管或鼻塞给氧：为常用吸氧工具。鼻导管经鼻孔缓慢插入，直达软腭水平（离鼻孔 8 ~ 10cm）。导管前段应有 4 ~ 6 个小孔，使氧气流分散，减少气流对黏膜的刺激，并可避免分泌物堵塞。鼻塞一端与输氧管连接，另端塞入鼻前庭约 1cm 即可，该法较鼻导管舒服。吸入氧浓度（FiO$_2$）的计算可参照经验公式：FiO$_2$（%）= 21 + 4 × 氧流量（L/min）。该法简便实用，无重复呼吸，无碍咳嗽、咳痰、进食等，患者易接受。其缺点是：①FiO$_2$ 不稳定，随着患者呼吸深度和频率的变化而异；②易于堵塞，需经常检查；③对局部有刺激性，可致鼻黏膜干燥、痰液黏稠。

（2）面罩给氧：适用于 PaO$_2$ 明显降低，对氧流量需求较大的患者。①普通面罩。固定在鼻或口部的面罩有多种规格，一般借管道连接储气囊和氧源（中心供氧或氧气筒）。有部分重复呼吸面罩、无重复呼吸面罩、带 T 型管的面罩几种。一般吸入氧浓度达 40% 以上，适用于缺氧严重且无 CO$_2$ 潴留的患者。②空气稀释面罩（Venturi 面罩）。据 Venturi 原理制成，氧气以喷射状进入面罩，而空气从面罩侧面开口进入面罩。因输送氧的喷嘴有一定的口径，以致从面罩侧孔进入空气与氧混合后可保持固定比例，比例大小决定吸入氧浓度的高低。因高流速气体不断冲洗面罩内部，呼出气中的 CO$_2$ 难以在面罩中滞留，故基本为无重复呼吸。Venturi 面罩适用于 II 型呼吸衰竭患者。该法的缺点为影响患者饮食、咳痰，体位变换时面罩容易移位或脱落。

（3）正压给氧：适用于主要因肺内分流量增加引起的缺氧患者。通过间歇正压通气（IPPV）、呼气末正压通气（PEEP）或持续气道正压通气（CPAP）给氧。此法不仅限于提高吸入氧浓度，而且有维持一定的肺泡通气量及改善肺换气功能的作用。

（4）氧帐：用于儿童或不能合作的患者。患者头部置于氧帐内，氧帐内氧浓度、温度、湿度和气体滤过等可根据需要调整。吸入气为无尘的滤过空气和纯氧混合气。通常氧流量设定为 12 ~ 15L/min，使帐内最大氧浓度维持在 45% ~ 50%。

（5）高压氧治疗：系指在超过 1atm 的高压情况下给氧，利用氧分压与血液氧溶解度呈正比的关系以增加血氧含量，最终达到缓解组织缺氧的目的。通常需将患者送入高压氧舱内，在 1.2 ~ 3.0atm 下吸氧。高压氧适用于急性一氧化碳及其他有毒气体中毒、急性减压病、急性气体栓塞等。

2. 治疗矛盾　人体内氧的储备极少，仅有 1.5L 左右，机体每分钟耗氧量却在 250ml 以上。因此，缺氧可给机体造成严重危害，其程度超过 CO$_2$ 潴留。但长时间吸高浓度氧可致呼吸系统、中枢神经系统、视网膜的毒性作用。研究表明，患者吸纯氧持续 6h 以上或 FiO_2 大于 60% 持续 48h，即可出现呼吸道黏膜及肺损伤。氧中毒也是 ARDS 的诱因之一。早产儿吸入高浓度氧，可发生视网膜病变，严重者甚至出现失明。

3. 对策　吸氧初始阶段，可给高浓度（100%）以迅速纠正严重缺氧，一般认为，FiO_2 越高，纠正缺氧的效果越好。一旦病情缓解，即应及时降低 FiO_2 在 50% 以下，使 SaO_2 在 90% 以上。必要时通过调整呼吸机参数如提高 PEEP、增加平均气道压等维持目标 PaO_2。在常压下 FiO_2 为 25% ~ 40% 的长期氧疗较为安全。由于氧解离曲线的 S 状特点，$PaO_2 > 80mmHg$ 后不会再显著增加血氧含量，故应选择能保持适 PaO_2 的最低 FiO_2。

氧疗对不同原因所致低氧血症的效果有所差异，单纯因通气不足引起的缺氧对氧疗较敏感；其次为轻、中度通气血流比例失调和弥散障碍所致缺氧；效果最差的为重度肺换气功能障碍如肺内分流所致缺氧。氧疗的最终目的是通过提高 PaO_2 改善组织缺氧。若循环功能不全，即使 PaO_2 正常，因氧运输障碍也可能出现组织缺氧。此外，氧的运输主要以氧与血红蛋白结合的方式进行，严重贫血患者也会出现氧运输障碍。故一般要求血红蛋白的水平不低于 100 ~ 120g/L。

（三）机械通气

机械通气不仅用于治疗不同病因所致的呼吸衰竭，而且也用于预防呼吸衰竭的发生或加重。对心胸大手术后和严重胸部创伤患者，利用呼吸机帮助患者度过呼吸负荷加重阶段。关于机械通气治疗适应证选择的标准，目前尚无严格的规定。临床上需要综合考虑疾病的种类、患者的具体情况、对保守治疗的反应等。

1. 无创通气　无创正压通气（NPPV）是通过鼻/面罩等方法连接患者与呼吸机的正压通气。它可减少急性呼吸衰竭的气管插管或气管切开的需要，由于无需建立人工气道，NPPV 可以避免相应的并发症如气道损伤、呼吸机相关性肺炎等，同时减少患者的痛苦和医疗费用，提高生活质量，改善预后。近 20 年来，随着临床应用经验的积累和鼻/面罩制作技术的改进，NPPV 已成为治疗呼吸衰竭的常规手段。

（1）治疗方法：患者经常规氧疗后 SaO_2 仍低于 90% 时，应当考虑使用 NPPV。通常选择可提供较高流量、人－机同步和漏气补偿功能较好、专用于 NPPV 的无创呼吸机。由于 NPPV 的局限性，它不适用于呼吸或心跳停止、自主呼吸微弱、昏迷、无力排痰、严重的脏器功能不全（血流动力学不稳定、上消化道大出血等）、上气道或颌面部损伤/术后/畸形等。

临床常用持续气道正压和双水平正压通气两种通气模式。开始使用较低的压力，待患者耐受后再逐渐上调，尽量达到满意的通气和氧合水平，或调至患者可能耐受的最高水平。在 NPPV 的初始阶段，可首先选用口鼻面罩，患者病情改善后若还需较长时间应用则可换为鼻罩。

（2）治疗矛盾：自 NPPV 应用于临床后，最大的争议是对呼吸衰竭患者首选 NPPV 治疗是否一定优于有创正压通气。实践证明，不同的基础疾病显著影响 NPPV 的疗效。目前仅证实 NPPV 治疗 COPD 急性加重和急性心源性肺水肿并发呼吸衰竭的疗效，大量的证据表明 NPPV 可用于前者的一线治疗，能降低气管插管率，减少住院时间和病死率。对重症哮喘和肺炎并发的呼吸衰竭，有部分报道使用 NPPV 有效，但其有效性和安全性尚缺乏循证医学依据。

（3）对策：于呼吸衰竭患者，若无使用 NPPV 的禁忌证可首先试用 NPPV，但在使用过程中应注意及时、准确地判断 NPPV 的疗效。后者对于是继续应用 NPPV，还是转换为有创通气具有重要意义，既可提高 NPPV 的有效性，又可避免延迟气管插管，从而提高 NPPV 的安全性。如使用 NPPV 后患者经皮血氧饱和度能明显改善，呼吸频率下降，辅助呼吸肌收缩减轻或消失，胸腹矛盾运动消失，血气指标提示氧合改善、二氧化碳潴留减轻，则表明治疗有效。反之，应用 NPPV 1~4h 病情不能改善者，应及时转为有创通气。应用 NPPV 可能失败的相关因素为：基础疾病较重、意识障碍或昏迷、初始治疗反应不明显、呼吸道分泌物多、高龄、营养不良等。

2. 有创通气　传统机械通气强调维持正常的动脉血气，因而常需要较高的通气压力和较大的潮气量，容易出现呼吸机相关性肺损伤。为克服传统机械通气的局限性，近年来提倡应用一些新的机械通气策略，如压力限制通气（pressure - limited ventilation）、容许性高碳酸血症（permissive hyperecapnia）等。前者指呼吸机按照设置的气道压力目标输送气体，其特点一是吸气早期肺泡迅速充盈，有利于气体交换；二是人 - 机协调性好，表现为吸气流速或压力上升时间可根据患者的需要加以调整。

容许性高碳酸血症是指采用小潮气量（5~7ml/kg）通气，容许 $PaCO_2$ 有一定程度升高。一般要求 $PaCO_2$ 上升的速度应小于 10mmHg/h，以便细胞内 pH 得到适当调整，关于 $PaCO_2$ 可以升高到何种水平，目前尚无统一标准，有认为机体可以耐受 $PaCO_2$ 在 80~90mmHg 范围内。文献报道容许性高碳酸血症可应用于 ARDS、支气管哮喘及 COPD 患者，因 CO_2 升高可扩张脑血管、增加交感神经兴奋性，故慎用于颅内压升高及心功能不全患者。应当指出，容许性高碳酸血症并不是机械通气治疗的目的，而是为了减少呼吸机相关性肺损伤采用小潮气量通气后所出现的后果。

对于大多数接受气管插管、机械通气的患者，均主张给予低水平的 PEEP（3~5cmH_2O），以补偿因仰卧体位和经喉插管引起的容量下降。对于氧合不满意的患者，可提高 PEEP 水平。调节 PEEP 的水平应在最合适的吸入氧浓度（小于 0.6）条件下达到较好地动脉血氧合，通常不超过 15cmH_2O。有条件者根据 P - V 曲线选择，PEEP 应高于低拐点 2cmH_2O。

以下介绍对不同基础疾病所致呼吸衰竭实施机械通气治疗的特点。

（1）外科手术后的机械通气治疗：外科手术特别是胸腹部手术后，对此类患者可积极行机械通气治疗，帮助患者顺利度过手术后数日内呼吸功能明显下降这一关键阶段。因胸腹部手术切口对呼吸运动有一定影响，机械通气时，可设置相对较小潮气量及较快通气频率。一般可选用 PSV 或 CPAP 等通气模式，采用 3~5cmH_2O 的 PEEP，有助于防治肺不张和低氧血症。

（2）神经肌肉性疾病的机械通气治疗：神经肌肉疾病导致的呼吸衰竭特点是通气泵衰竭，由呼吸肌无力所致，患者的中枢呼吸驱动及肺换气功能基本正常。由于呼吸肌无力使肺不能充分膨胀，易发生肺不张，机械通气时可采用较大的潮气量（12~15ml/kg），必要时加用呼气末正压（5~10cmH_2O）或叹息（sigh）功能，以防止肺不张。一般根据患者自主呼吸力量的强弱，选择通气模式。若患者尚有部分自主呼吸能力，则选用辅助或支持通气模式；如果患者的呼吸肌已无力触发通气机，则选用控制或辅助 - 控制通气模式。

估计短期内有可能脱离机械通气者，可行气管插管，若机械通气超过 2 周以上者，则应考虑行气管切开。

（3）中枢神经病变的机械通气治疗：临床常见由脑血管意外、颅脑外伤、脑炎等所致的中枢性呼吸衰竭。该类患者接受机械通气时，原则上与神经肌肉性疾病的机械通气治疗类似。当伴有颅内高压时，在纠正缺氧的前提下，可采用控制性过度通气，使 $PaCO_2$ 保持在 $3.3 \sim 4.0kPa$ 范围内，使脑血管处于轻度收缩状态，以利于降低颅内压。颅内高压改善后，应逐渐减低分钟通气量，使 $PaCO_2$ 恢复正常。部分患者的咳嗽反射减弱甚至消失，容易并发下呼吸道感染，应注意人工气道的护理。

（四）病因治疗

急性呼吸衰竭多有突发的病因，通常根据病史、体检、胸片及动脉血气即可做出诊断。针对不同病因，采取相应的措施是治疗急性呼吸衰竭的根本所在。上述各种治疗的目的也在于为原发病的治疗争取时间和创造条件。

（五）一般治疗

呼吸道感染既可诱发或加重呼吸衰竭，同时也是呼吸衰竭的常见并发症。应根据病情选用适宜的抗生素控制感染。使用抗生素的同时应注意及时清除呼吸道的分泌物。

急性呼吸衰竭患者多数有酸碱失衡，应予以及时纠正。还需要注意维护心血管、脑、肾等重要脏器的功能。

（王培栋）

参考文献

1. 俞森洋. 现代呼吸治疗学. 北京：科学技术出版社，2013.
2. 解健，李志强. 急危重病抢救技术. 海口：海南出版公司，2014.
3. 刘大为. 实用重症医学. 北京：人民卫生出版社，2010.

ICU监测与治疗实践

（下）

谢宇曦等◎主编

吉林科学技术出版社

第十七章 急性呼吸窘迫综合征

第一节 概述与发病机制

一、概述

急性呼吸窘迫综合征（acute respiratory distress syndrome，ARDS）是以低氧血症为特征的急性起病的呼吸衰竭。病理基础是各种原因引起的肺泡－毛细血管损伤，肺泡膜通透性增加，肺泡表面活性物质破坏，透明膜形成和肺泡萎陷，肺顺应性降低、通气血流比例失调和肺内分流增加是 ARDS 典型的病理生理改变，进行性低氧血症和呼吸窘迫为 ARDS 特征性的临床表现。

1967 年 Ashbaugh 首先描述并提出 ARDS。4 年以后，"成人呼吸窘迫综合征"被正式推广采用。根据病因和病理特点不同，ARDS 还被称为休克肺、灌注肺、湿肺、白肺、成人肺透明膜病变等。1992 年欧美危重病及呼吸疾病专家召开 ARDS 联席会议，以统一概念和认识，提出了 ARDS 的现代概念和诊断标准。①急性而非成人：ARDS 并非仅发生于成人，儿童亦可发生。成人并不能代表 ARDS 的特征，急性却能反映 ARDS 起病的过程。因此，ARDS 中的"A"由成人（adult）改为急性（acute），称为急性呼吸窘迫综合征。②急性肺损伤与 ARDS 是连续的病理生理过程：急性肺损伤是感染、创伤后出现的以肺部炎症和通透性增加为主要表现的临床综合征，强调包括从轻到重的较宽广的连续病理生理过程，ARDS 是其最严重的极端阶段。这一认识反映了当前 ARDS 概念的转变和认识的深化，对早期认识和处理 ARDS 显然是有益的。③ARDS 是多器官功能障碍综合征的肺部表现：ARDS 是感染、创伤等诱导的全身炎症反应综合征（SIRS）在肺部的表现，是 SIRS 导致的多器官功能障碍综合征（MODS）的一个组成部分，可以肺损伤为主要表现，也可继发于其他器官功能损伤而表现为 MODS。④推荐的诊断标准包括：急性发病；X 线胸片表现为双肺弥漫性渗出性改变；氧合指数（PaO_2/FiO_2）小于 300mmHg；肺动脉嵌顿压（PAWP）≤18mmHg，或无左心房高压的证据，达上述标准为急性肺损伤（ALI），PaO_2/FiO_2 小于 200mmHg 为 ARDS。

创伤是导致 ARDS 的最常见原因之一。根据肺损伤的机制，可将 ARDS 病因分为直接性和间接性损伤。创伤后 ARDS 病因复杂，常有多因素交叉作用。早期主要是直接损伤，包括肺钝挫伤，吸入性损伤和误吸，后期主要为间接性损伤，主要是持续的创伤性休克，挤压综合征和急性肾损伤，积极的液体复苏以及创面的反复感染和菌血症。由于这些因素的长期作用，导致创伤后 ARDS 病程持续时间较长，而且可以出现多次反复，临床上必须高度重视。

时至今日，虽然 ARDS 治疗策略不断改进和更新，但与 1967 最初提出 ARDS 相比，ARDS 的病死率没有显著改善，仍高达 30% ~40%。患者年龄、病变严重程度、导致 ARDS 病因以及是否发展为 MODS 均是影响 ARDS 预后的主要因素。其中，感染导致的 ARDS 患者病死率高于其他原因引起的 ARDS。研究表明，发病早期低氧血症的程度与预后无相关性；而发病后 24 ~ 72 小时之间 OI 的变化趋势可反映患者预后；另外，肺损伤评分（LIS）（表 17 – 1）也有助于判断预后，有研究显示，LIS > 3.5 患者生存率为 18%，2.5 < LIS < 3.5 生存率为 30%，1.1 < LIS < 2.4 生存率为 59%，LIS < 1.1 生存率可达 66%。

表 17 – 1　LIS 评分表

	胸片	低氧血症 （PaO_2/FiO_2） （mmHg）	PEEP 水平 （mmHg）	呼吸系统顺应性 （ml/cmH_2O）
0 分	无肺不张	≥300	≤5	≥80
1 分	肺不张位于 1 个象限	225 ~ 299	6 ~ 8	60 ~ 79
2 分	肺不张位于 2 个象限	175 ~ 224	9 ~ 11	40 ~ 59
3 分	肺不张位于 3 个象限	100 ~ 174	12 ~ 14	20 ~ 39
4 分	肺不张位于 4 个象限	<100	≥15	≤19

注：上述 4 项或 3 项（除肺顺应性）评分的总和除以项目数（分别为 4 或 3），得到肺损伤评分结果。

二、发病机制

虽然 ARDS 病因各异，但发病机制基本相似，不依赖于特定病因。大量研究表明，感染、创伤等各种原因引发的全身炎症反应综合征（SIRS）是 ARDS 的根本原因。其中炎症细胞如多形核白细胞（PMN）的聚集和活化、花生四烯酸（AA）代谢产物以及其他炎症介质为促进 SIRS 和 ARDS 发生发展的主要因素，彼此之间错综存在，互为影响。

（一）炎症细胞的聚集和活化

1. 多形核白细胞　多形核白细胞（PMN）介导的肺损伤在 ARDS 发生发展中起极为重要的作用。研究显示，ARDS 早期，支气管肺泡灌洗液（BALF）中 PMN 数量增加，PMN 蛋白酶浓度升高，两者与 ALI 的程度和患者的预后直接相关。由脓毒血症导致 ARDS 而死亡的患者 BALF 中，PMN 及其蛋白酶浓度持续升高。

正常情况下，PMN 在肺内仅占 1.6%，PMN 包括中性、嗜酸性和嗜碱性粒细胞，其中中性粒细胞所占比例最高，对 ARDS 的发生和发展的作用也最大。机体发生脓毒血症后数小时内，肺泡巨噬细胞产生白介素（ILs）和肿瘤坏死因子 α（TNF – α），同时上调肺毛细血管内皮细胞和中性粒细胞表面黏附分子的表达，均促进 PMN 在肺内积聚和活化，通过释放蛋白酶、氧自由基、花生四烯酸（AA）代谢产物等损伤肺泡毛细血管膜。另外 PMN 还可通过释放上述炎症介质激活补体、凝血和纤溶系统，诱发其他炎症介质的释放，产生瀑布级联反应，形成恶性循环，进一步促进和加重肺损伤。在 ARDS 发生和发展的过程中，PMN 发挥着中心作用。

2. 巨噬细胞　为多功能细胞，主要来自骨髓内多核细胞，在机体的防御中起重要作用。根据所在部位不同，巨噬细胞分为不同亚型，包括肺泡巨噬细胞、肺间质和肺血管内巨噬细胞、胸膜巨噬细胞、血管巨噬细胞和支气管巨噬细胞等。肺泡巨噬细胞主要分布在肺泡膜表面的一层衬液中，是体内唯一能与空气接触的细胞群，组成肺组织的第一道防线。受到毒素等的刺激后产生炎症介质如肿瘤坏死因子（TNF） – α、白细胞介素（IL） – 1 等细胞因子和白三烯等，有助于杀灭病原体；同时在肺泡局部释放大量氧自由基、蛋白溶解酶，强烈趋化 PMN 在肺内聚集，进一步促进炎症介质大量释放，导致肺泡 – 毛细血管损伤。肺间质巨噬细胞与间质内其他细胞及细胞外基质密切接触，具有较强的调节功能，形成肺组织防御的第二道防线。该细胞产生和释放炎症介质的能力明显低于肺泡巨噬细胞，但有较强的分泌 IL – 1 和 IL – 6 的功能。肺血管内巨噬细胞受到毒素等刺激后，也可产生氧自由基、溶酶体酶、前列腺素和白三烯等炎症介质，参与 ALI 的发病。

3. 淋巴细胞　耗竭绵羊的 T 淋巴细胞可缓解内毒素诱导的肺动脉高压，提示 T 淋巴细胞可能释放 TXA_2，参与 ARDS 发生。

4. 上皮细胞和内皮细胞　有害气体吸入后，首先损伤肺泡上皮细胞。而创伤或感染等产生的有害物质首先损伤肺毛细血管内皮细胞，释放氧自由基，并表达黏附分子。黏附分子诱导粒细胞和巨噬细胞黏附于血管内皮，损伤内皮细胞。研究表明，肺毛细血管内皮细胞损伤 2 小时后可出现肺间质水肿，严重肺损伤 12~24 小时后可出现肺泡水肿。

（二）炎症介质合成与释放

1. 花生四烯酸代谢产物　花生四烯酸（AA）存在于所有的细胞膜磷脂中，经磷脂酶 A_2（PLA_2）催化后通过两个途径代谢产生氧化产物。经脂氧酶催化，最终转化为白三烯 A_4（LTA_4）、LTB_4、LTC_4 和 LTD_4 等物质。LTB_4 具有强大的化学激动和驱动作用，PMN 的趋化活性几乎全部来源于 LTB_4。LTC_4 和 LTD_4 具有支气管平滑肌和毛细血管收缩作用，增加血管渗透性。另外经环氧合酶途径代谢为前列腺素 $F_{2\alpha}$（$PGF_{2\alpha}$）、PGE_2、PGD_2、血栓素 A_2（TXA_2）和前列环素（PGI_2）。TXA_2 显著降低细胞内环磷酸腺苷（cAMP）水平，导致血管的强烈收缩和血小板聚集。PGI_2 主要来自血管内皮细胞，可刺激腺苷酸环化酶，使细胞内 cAMP 水平升高，因此具有对抗 TXA_2 的作用。

脓毒血症、休克、弥散性血管内凝血等导致 TXA_2 与 PGI_2 的产生和释放失调，是引起肺损伤的重要因素。ARDS 动物的血浆和肺淋巴液中 TXA_2 水平明显升高，布洛芬、吲哚美辛等环氧化酶抑制剂能部分缓解 ARDS，ARDS 患者及动物血浆中 LT 亦明显升高。AA 代谢产物是导致 ARDS 的重要介质。

2. 氧自由基　氧自由基（OR）是诱导 ARDS 的重要介质。PMN、肺泡巨噬细胞等被激活后，细胞膜上 NADPH 氧化酶活性增强，引起呼吸爆发，释放大量 OR。OR 包括超氧阴离子（O_2^-）、羟自由基（OH^-）、单线态氧（$^1O_2$）和过氧化氢（H_2O_2）。OR 对机体损伤广泛，损伤机制主要包括：①脂过氧化：主要作用于生物膜磷脂的多不饱和脂肪酸，形成脂过氧化物，产生大量丙二醛及新生 OR。该反应一旦开始，则反复发生。细胞膜上的多不饱和脂肪酸的损失及丙二醛的作用可使细胞膜严重损伤，导致细胞功能改变。细胞线粒体膜受损伤后，失去正常氧化磷酸化过程，导致三羧酸循环障碍和细胞呼吸功能异常。溶酶体膜损伤导致溶酶体酶释放和细胞自溶。核膜的破坏可造成 DNA 等物质损伤。②蛋白质的氧化、肽链断裂与交联：OR 可氧化 α_1 – 抗胰蛋白酶等含巯基的氨基酸，使该类酶和蛋白质失活。③OR 可导致 DNA 分子的断裂，从而影响细胞代谢的各个方面。④与血浆成分反应生成大量趋化物质，诱导粒细胞在肺内聚集，使炎症性损伤扩大。

3. 蛋白溶解酶　蛋白溶解酶存在于白细胞的颗粒中，白细胞、巨噬细胞等炎症细胞激活时可释放大量蛋白溶解酶，直接参与 ARDS 的发生发展。主要包括中性粒细胞弹性蛋白酶、胶原酶和组织蛋白酶等，其中中性粒细胞弹性蛋白酶具有特异性水解弹性蛋白的作用，破坏力最强。弹性蛋白是构成气血屏障细胞外基质的主要成分，被分解后上皮细胞之间的紧密连接破坏，大量蛋白和活性物质渗透至肺间质。中性粒细胞弹性蛋白酶还分解胶原蛋白和纤维连接蛋白等结构蛋白；降解血浆蛋白；激活补体；诱导细胞因子表达，分解表面活性蛋白，降低表面活性物质的作用。可见中性粒细胞弹性蛋白酶的多重效应构成一个级联网络而形成恶性循环。正常肺组织有 α_1 - 抗胰蛋白酶（α_1 - AT）等抑制物对抗中性粒细胞弹性蛋白酶的破坏作用。但随着病情的发展，机体 α_1 - AT 保护性作用受到破坏，导致急性肺损伤。

4. 补体及凝血和纤溶系统　补体激活参与 ARDS 发生。ARDS 发病早期，首先补体系统被激活，血浆补体水平下降，而降解产物 C3a 和 C5a 水平明显升高，导致毛细血管通透性增加。脓毒血症导致的细菌毒素或细胞损伤等可直接激活凝血因子XII，引起凝血系统的内源性激活，导致高凝倾向和微血栓形成，是导致 ARDS 的重要原因；XIIa 可使激肽释放酶原转化为激肽释放酶，引起缓激肽的大量释放，诱导肺毛细血管扩张和通透性增高，导致肺损伤。

5. 血小板活化因子　血小板活化因子（PAF）主要来自血小板、白细胞和血管内皮细胞。血小板受到血循环中的致病因子或肺组织炎症的刺激，在肺内滞留、聚集，并释放，TXA_2、LTC_4、LTD_4 和 PAF 等介质。PAF 引起肺 - 毛细血管膜渗透性增加的机制为：①PAF 是很强的趋化因子，可促使 PMN 在肺内聚集，释放炎症介质。②PAF 作用于肺毛细血管内皮细胞膜受体，通过第二信使磷酸肌醇的介导，使内皮细胞中 Ca^{2+} 浓度升高，使微丝中的肌动蛋白等收缩成分收缩，内皮细胞连接部位出现裂隙，通透性增加。

6. 肿瘤坏死因子　肿瘤坏死因子（TNF - α）是肺损伤的启动因子之一。主要由单核 - 巨噬细胞产生。TNF - α 可使 PMN 在肺内聚集、黏附、损伤肺毛细血管内皮细胞膜，并激活 PMN 释放多种炎症介质；刺激 PCEC 合成前凝血质和纤溶酶原抑制物；刺激血小板产生 PAF；导致凝血 - 纤溶平衡失调，促使微血栓形成。TNF - α 还能抑制肺毛细血管内皮细胞膜增生，增加血管的渗透性。

7. 白细胞介素　与 ARDS 关系密切的白细胞介素（IL）包括 IL - 1、IL - 8 等。IL - 1 主要由单核 - 巨噬细胞产生，是急性相反应的主要调节物质，亦为免疫反应的始动因子，具有组织因子样促凝血作用。IL - 1 与 IL - 2 和 γ 干扰素同时存在时可显著增强 PMN 趋化性。IL - 1 还诱导单核 - 巨噬细胞产生 IL - 6、IL - 8、PGE_2 等。IL - 8 是 PMN 的激活和趋化因子，IL - 8 不能被血清灭活，在病灶内积蓄，导致持续炎症反应效应。

（三）肺泡表面活性物质破坏

表面活性物质的异常是 ARDS 不断发展的主要因素之一。表面活性物质由肺泡 II 型上皮细胞合成，为脂质与蛋白质复合物，其作用包括：降低肺泡气液界面的表面张力，防止肺泡萎陷；保持适当的肺顺应性；防止肺微血管内液体渗入肺泡间质和肺泡，减少肺水肿的发生。脓毒血症、创伤等导致 II 型肺泡上皮细胞损伤，表面活性物质合成减少；炎症细胞和介质使表面活性物质消耗过多、活性降低、灭活增快。表面活性物质的缺乏和功能异常，导致大量肺泡陷闭，使血浆易于渗入肺间质与肺泡，出现肺泡水肿和透明膜形成。

（四）神经因素

脓毒血症、休克和颅脑外伤等都通过兴奋交感神经而收缩肺静脉，导致肺毛细血管充血、静水压力升高和通透性增加，导致 ALI。动物实验显示使用 α－肾上腺能阻断剂，可防止颅脑外伤导致的肺水肿，提示交感神经兴奋在 ARDS 发病机制中的作用。颅内压增高常伴随周围性高血压，使肺组织血容量骤增，也是诱发 ALI 的原因。

（五）肝脏和肠道等器官在 ALI 发生中的作用

1. 肝功能　正常人大约 90% 的功能性网状内皮细胞存在于肝脏，主要为 Kupffer 细胞，能够清除循环中的毒素和细菌。肝脏功能损害可能加重 ARDS，主要机制如下：①肝功能不全时，毒素和细菌可越过肝脏进入体循环，诱导或加重肺损伤。②肝脏 Kupffer 细胞受内毒素刺激时，释放大量 TNF－α、IL－1 等炎症介质，进入循环损伤肺等器官。③Kupffer 细胞具有清除循环中的毒性介质的功能，肝功能不全时炎症介质作用时间会延长，可能使 ARDS 恶化。④肝脏是纤维连接蛋白的主要来源，肝功能损害时，纤维连接蛋白释放减少，将导致肺毛细血管通透性增高。α_1－抗胰蛋白酶主要也来源于肝脏，对灭活蛋白酶具有重要作用。

2. 肠道功能　胃肠黏膜的完整性是机体免受细菌和毒素侵袭的天然免疫屏障。胃肠黏膜对缺血、缺氧以及再灌注损伤的反应非常敏感，脓毒血症、创伤、休克等均可导致胃肠黏膜缺血缺氧性损伤，造成肠道黏膜对毒素和细菌的通透性增高，毒素和细菌移位入血，诱导或加重肺损伤。

（六）炎症反应在 ARDS 发病机制中的地位

目前认为，ARDS 是感染、创伤等原因导致机体炎症反应失控的结果。外源性损伤或毒素对炎症细胞的激活是 ARDS 的启动因素，炎症细胞在内皮细胞表面黏附及诱导内皮细胞损伤是导致 ARDS 的根本原因。代偿性炎症反应综合征（CARS）和 SIRS 作为炎症反应对立统一的两个方面，一旦失衡将导致内环境失衡，引起肺内、肺外器官功能损害。

感染、创伤等原因导致器官功能损害的发展过程常表现为两种极端。一种是大量炎症介质释放入循环，刺激炎症介质瀑布样释放，而内源性抗炎介质又不足以抵消其作用，结果导致 SIRS。另一种极端是内源性抗炎介质释放过多，结果导致 CARS。SIRS/CARS 失衡的后果是炎症反应扩散和失控，使其由保护性作用转变为自身破坏性作用，不但损伤局部组织细胞，同时打击远隔器官，导致 ARDS 等器官功能损害。就其本质而言，ARDS 是机体炎症反应失控的结果，也就是说是 SIRS/CARS 失衡的严重后果。

总之，感染、创伤、误吸等直接和间接损伤肺的因素均可导致 ARDS。但 ARDS 并不是细菌、毒素等直接损害的结果，而是机体炎症反应失控导致的自身破坏性反应的结果。ARDS 实际上是 SIRS/CARS 失衡在具体器官水平的表现。

（刘林刚）

第二节　病理和病理生理

一、病理学改变

各种原因所致 ARDS 的病理变化基本相同，分为渗出期、增生期和纤维化期，三个阶段相互关联并部分重叠（图 17－1）。

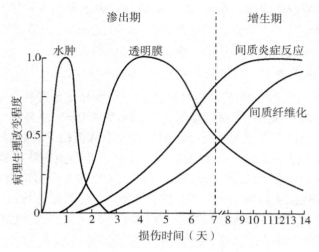

图 17 –1 ARDS 病理分期

1. 病理分期

（1）渗出期（early exudative phase）：发病后 24 ~ 96 小时，主要特点是毛细血管内皮细胞和Ⅰ型肺泡上皮细胞受损。毛细血管内皮细胞肿胀，细胞间隙增宽，胞饮速度增加，基底膜裂解，导致血管内液体漏出，形成肺水肿。由于同时存在修复功能，与肺水肿的程度相比，毛细血管内皮细胞的损伤程度较轻。肺间质顺应性较好，可容纳较多水肿液，只有当血管外肺水超过肺血管容量的 20% 时，才出现肺泡水肿。Ⅰ型肺泡上皮细胞变性肿胀，空泡化，脱离基底膜。Ⅱ型上皮细胞空泡化，板层小体减少或消失。上皮细胞破坏明显处有透明膜形成和肺不张，呼吸性细支气管和肺泡管处尤为明显。肺血管内有中性粒细胞扣留和微血栓形成，有时可见脂肪栓子，肺间质内中性粒细胞浸润。电镜下可见肺泡表面活性物质层出现断裂、聚集或脱落到肺泡腔，腔内充满富蛋白质水肿液，同时可见灶性或大片性肺泡萎陷不张。

（2）增生期（proliferative phase）：发病后 3 ~ 7 天，显著增生出现于发病后 2 ~ 3 周。主要表现为Ⅱ型肺泡上皮细胞大量增生，覆盖脱落的基底膜，肺水肿减轻，肺泡膜因Ⅱ型上皮细胞增生、间质多形核白细胞和成纤维细胞浸润而增厚，毛细血管数目减少。肺泡囊和肺泡管可见纤维化，肌性小动脉内出现纤维细胞性内膜增生，导致管腔狭窄。

（3）纤维化期（fibrotic phase）：肺组织纤维增生出现于发病后 36 小时，7 ~ 10 天后增生显著，若病变迁延不愈超过 3 ~ 4 周，肺泡间隔内纤维组织增生致肺泡隔增厚，Ⅲ型弹性纤维被Ⅰ型僵硬的胶原纤维替代。有研究显示，死亡的 ARDS 患者其肺内该胶原纤维的含量增加至正常的 2 ~ 3 倍。电镜下显示肺组织纤维化的程度与患者死亡率呈正相关。另外可见透明膜弥漫分布于全肺，此后透明膜中成纤维细胞浸润，逐渐转化为纤维组织，导致弥漫性不规则性纤维化。肺血管床发生广泛管壁增厚，动脉变性扭曲，肺毛细血管扩张。肺容积明显缩小。肺泡管的纤维化是晚期 ARDS 患者的典型病理变化。进入纤维化期后，ARDS 患者有 15% ~ 40% 死于难以纠正的呼吸衰竭。

2. 病理学特征　ARDS 肺部病变的不均一性是其特征性、标志的病理变化，这种不均一性导致 ARDS 机械通气治疗策略实施存在困难。不均一性主要包括：病变部位的不均一性、病例过程的不均一和病理改变的不均一。

（1）病变部位的不均一性：ARDS病变可分布于下肺，也可能分布于上肺，呈现不均一分布的特征。另外病变分布有一定的重力依赖性，即下肺区和背侧肺区病变重，上肺区和前侧肺区病变轻微，中间部分介于两者之间。

（2）病理过程的不均一性：不同病变部位可能处于不同的病理阶段，即使同一病变部位的不同部分，可能也处于不同的病理阶段。

（3）病因相关的病理改变呈多样性：不同病因引起的ARDS，肺的病理形态变化有一定差异。全身性感染和急性胰腺炎所致的ARDS，肺内中性粒细胞浸润十分明显。创伤后ARDS肺血管内常有纤维蛋白和血小板微血栓形成。而脂肪栓塞综合征则往往造成严重的肺小血管炎症改变。

二、病理生理改变

1. 肺容积减少　ARDS患者早期就有肺容积减少，表现为肺总量、肺活量、潮气量和功能残气量明显低于正常，其中以功能残气量减少最为明显。严重ARDS患者实际参与通气的肺泡可能仅占正常肺泡的三分之一。因此，ARDS的肺是小肺（small lung）或婴儿肺（baby lung）。

2. 肺顺应性降低　肺顺应性降低是ARDS的特征之一。主要与肺泡表面活性物质减少引起的表面张力增高和肺不张、肺水肿导致的肺容积减少有关。表现为肺泡压力 - 容积（P - V）曲线与正常肺组织相比有显著不同，需要较高气道压力，才能达到所需的潮气量。

以功能残气量（FRC）为基点，肺泡压力变化为横坐标，肺容量变化为纵坐标绘制的关系曲线为肺顺应性曲线（肺P - V曲线）。正常肺P - V曲线呈反抛物线形，分为二段一点，即陡直段和高位平坦段，二段交点为高位转折点（upper inflectionpoint，UIP）。曲线陡直段的压力和容量的变化呈线性关系，较小的压力变化即能引起较大的潮气量变化，提示肺顺应性好；而在高位平坦段，较小的容量变化即可导致压力的显著升高，提示肺顺应性减低，发生肺损伤的机会增加。正常情况下，UIP为肺容量占肺总量85% ~ 90%和跨肺压达35 ~ 50cmH_2O的位置。

ARDS患者由于肺泡大量萎陷，肺顺应性降低，故肺P - V曲线呈现"S"形改变，起始段平坦，出现低位转折点（lower inflection point，LIP），同时FRC和肺总量下降，导致中间陡直段的容积显著减少。低位平坦段显示随着肺泡内压增加，肺泡扩张较少，提示肺顺应性低；随着肺泡内压的进一步升高，陷闭肺泡大量开放，肺容积明显增加，肺P - V曲线出现LIP，代表大量肺泡在非常窄的压力范围内开放；随着肺泡内压的进一步增加，正常肺组织和开放的陷闭肺组织的容积增加，出现陡直段；同正常肺组织相似，肺容积扩张到一定程度，曲线也会出现UIP和高位平坦段，提示肺泡过度膨胀，肺顺应性降低。

在ARDS的纤维化期，肺组织广泛纤维化使肺顺应性进一步降低。

3. 通气/血流比例失调　通气/血流比值失调是导致低氧血症的主要原因。ARDS由于肺部病变的不均一性，通气/血流比值升高和通气/血流比值降低可能同时存在于不同的肺部病变区域中。

（1）通气/血流比值降低及真性分流：间质肺水肿压迫小气道、小气道痉挛收缩和表面活性物质减少均导致肺泡部分萎陷，使相应肺单位通气减少，通气/血流比值降低，产生生理性分流。另外，广泛肺泡不张和肺泡水肿引起局部肺单位只有血流而没有通气，即出现真性分流或解剖样分流。ARDS 早期肺内分流率（Qs/Qt）可达 10%~20%，甚至更高，后期可高达 30% 以上。

（2）通气/血流比值升高：肺微血管痉挛或狭窄、广泛肺栓塞和血栓形成使部分肺单位周围的毛细血管血流量明显减少或中断，导致无效腔样通气。ARDS 后期无效腔率可高达 60%。

4. 对 CO_2 清除的影响　ARDS 早期，由于低氧血症致肺泡通气量增加，且 CO_2 弥散能力为 O_2 的 20 倍，故 CO_2 排出增加，引起低碳酸血症；但到 ARDS 后期，随着肺组织纤维化，毛细血管闭塞，通气/血流比值升高的气体交换单位数量增加，通气/血流比值降低的单位数量减少，无效腔通气增加，有效肺泡通气量减少，导致 CO_2 排出障碍，动脉血 CO_2 分压升高，出现高碳酸血症。

5. 肺循环改变

（1）肺毛细血管通透性明显增加：由于大量炎症介质释放及肺泡内皮细胞、上皮细胞受损，肺毛细血管通透性明显增加。通透性增高性肺水肿是主要的 ARDS 肺循环改变，也是 ARDS 病理生理改变的特征。

（2）肺动脉高压：肺动脉高压，但肺动脉嵌顿压正常是 ARDS 肺循环的另一个特点。ARDS 早期，肺动脉高压是可逆的，与低氧血症和缩血管介质（TXA_2、TNF-α 等）引起肺动脉痉挛以及一氧化氮生成减少有关。ARDS 后期的肺动脉高压为不可逆的，除上述原因外，主要与肺小动脉平滑肌增生和非肌性动脉演变为肌性动脉等结构性改变有关。值得注意的是，尽管肺动脉压力明显增高，但 ARDS 肺动脉嵌顿压一般为正常，这是与心源性肺水肿的重要区别。

（刘林刚）

第三节　临床表现、分期、辅助检查

一、临床表现

ARDS 由于病因复杂，部分患者存在严重创伤，包括截肢、巨大创面及骨折等，同时又具有强烈的精神创伤，故临床表现可以隐匿或不典型，主要表现为呼吸困难不典型，临床表现与 X 线胸片明显不一致，临床医生必须高度警惕。

1. 症状　呼吸频速、呼吸窘迫是口唇及指端发绀 ARDS 的主要临床表现之一。其特点是起病急，呼吸频速、呼吸困难和发绀进行性加重是其临床特点。通常在 ARDS 起病 1~2 天内，发生呼吸频速，呼吸频率大于 20 次/分，并逐渐进行性加快，可达 30~50 次/分。随着呼吸频率增快，呼吸困难也逐渐明显，危重者呼吸频率可达 60 次/分以上，呈现呼吸窘迫症状。

随着呼吸频数和呼吸困难的发展，缺氧症状也日益明显，患者表现烦躁不安、心率增速、唇及指甲发绀。缺氧症状以鼻导管或面罩吸氧的常规氧疗方法无法缓解。此外，在疾病后期，多伴有肺部感染，表现为发热、畏寒、咳嗽和咳痰等症状。

2. 体征　疾病初期除呼吸频数外，可无明显的呼吸系统体征，随着病情进展，出现唇及指甲发绀，吸气时锁骨上窝及胸骨上窝下陷，有的患者两肺听诊可闻及干湿性啰音、哮鸣音，后期可出现肺实变体征，如呼吸音减低或水泡音等。

二、分期

按照 Moore 标准，一般将 ARDS 分为 4 期。

1. 第一期（急性损伤期）　损伤后数小时，原发病为主要临床表现。呼吸频率开始增快，导致过度通气。无典型的呼吸窘迫。可不出现 ARDS 症状，血气分析示低碳酸血症，动脉血氧分压尚属正常或正常低值。X 线胸片无阳性发现。

2. 第二期（相对稳定期）　多在原发病发生 6~48 小时后，表现为呼吸增快、浅速，逐渐出现呼吸困难，肺部可听到湿性啰音或少数干啰音。血气分析示低碳酸血症，动脉血氧分压下降，肺内分流增加。X 线胸片显示细网状浸润阴影，反映肺血管周围液体积聚增多，肺间质液体含量增加。

3. 第三期（急性呼吸衰竭期）　此期病情发展迅速，出现发绀，并进行性加重。呼吸困难加剧，表现为呼吸窘迫。肺部听诊湿性啰音增多，心率增快。动脉血氧分压进一步下降，常规氧疗难以纠正。X 线胸片因间质与肺泡水肿而出现典型的、弥漫性雾状浸润阴影。

4. 第四期（终末期）　呼吸窘迫和发绀持续加重，患者严重缺氧，出现神经精神症状如嗜睡、谵妄、昏迷等。血气分析示严重低氧血症、高碳酸血症，常有混合性酸碱失衡，最终导致心力衰竭或休克。X 线胸片显示融合成大片状阴影，呈"白肺"（磨玻璃状）。

不同原因引起的 ARDS，其临床表现可能会有所差别。通常内科系统疾病引起的 ARDS 起病较缓慢，临床分期不如创伤等原因引起的 ARDS 分期那样明确。但总的来说，ARDS 的病程往往呈急性过程。但也有一部分病例，病程较长。

三、辅助检查

1. X 线胸片　早期胸片常为阴性，进而出现肺纹理增加和斑片状阴影，后期为大片实变阴影，并可见支气管充气征。ARDS 的 X 线改变常较临床症状延迟 4~24 小时，而且受治疗干预的影响很大。为纠正休克而大量液体复苏时，常使肺水肿加重，X 线胸片上斑片状阴影增加，而加强利尿使肺水肿减轻，阴影减少；机械通气，特别是呼气末正压（PEEP）和其他提高平均气道压力的手段，也增加肺充气程度，使胸片上阴影减少，但气体交换异常并不一定缓解。

2. CT 扫描　与正位胸片相比，CT 扫描能更准确地反映病变肺区域的大小。通过病变范围可较准确地判定气体交换和肺顺应性病变的程度。另外，CT 扫描可发现气压伤及小灶性的肺部感染。

3. 肺气体交换障碍的监测　监测肺气体交换对 ARDS 的诊断和治疗具有重要价值。动脉血气分析是评价肺气体交换的主要临床手段。ARDS 早期至急性呼吸衰竭期，常表现为呼吸性碱中毒和不同程度的低氧血症，肺泡 - 动脉氧分压差 [$D(A-a)O_2$] 升高，高于 35~45mmHg。由于肺内分流增加（ >10% ），通过常规氧疗，低氧血症往往难以纠正。对于肺损伤恶化、低氧血症进行性加重而实施机械通气的患者，PaO_2/FiO_2 进行性下降，可反映 ARDS 低氧血症程度，与 ARDS 患者的预后直接相关，该指标也常常用于肺损伤的评分系统。另外，除表现为低氧血症外，ARDS 患者的换气功能障碍还表现为无效腔通气增加，在

ARDS 后期往往表现为动脉二氧化碳分压升高。

4. 肺力学监测　肺力学监测是反映肺机械特征改变的重要手段，可通过床边呼吸功能监测仪监测。主要改变包括顺应性降低和气道阻力增加。

5. 肺功能检测　肺容量和肺活量、功能残气量和残气量均减少；呼吸无效腔增加，无效腔量/潮气量 >0.5；静 - 动脉分流量增加。

6. 血流动力学监测　血流动力学监测对 ARDS 的诊断和治疗具有重要意义。ARDS 的血流动力学常表现为肺动脉嵌顿压正常或降低。监测肺动脉嵌顿压，有助于与心源性肺水肿的鉴别；同时，可直接指导 ARDS 的液体治疗，避免输液过多或容量不足。

7. 支气管灌洗液　支气管灌洗及保护性支气管刷片是诊断肺部感染及细菌学调查的重要手段，ARDS 患者肺泡灌洗液的检查常可发现中性粒细胞明显增高（非特异性改变），可高达 80%（正常小于 5%）。肺泡灌洗液发现大量嗜酸性粒细胞，对诊断和治疗有指导价值。

8. 肺泡毛细血管屏障功能和血管外肺水　肺泡毛细血管屏障功能受损是 ARDS 的重要特征。测定屏障受损情况，对评价肺损伤程度具有重要意义。测定肺泡灌洗液中蛋白浓度或肺泡灌洗液蛋白浓度与血浆蛋白浓度的比值，可反映从肺泡毛细血管中漏入肺泡的蛋白量，是评价肺泡毛细血管屏障损伤的常用方法。

肺泡灌洗液中蛋白含量与血浆蛋白含量之比 >0.7，应考虑 ARDS，而心源性肺水肿的比值 <0.5。血管外肺水增加也是肺泡毛细血管屏障受损的表现。肺血管外含水量测定可用来判断肺水肿的程度、转归和疗效，目前用热燃料双示踪剂稀释法测定。正常人血管外肺水含量不超过 500ml，ARDS 患者的血管外肺水可增加到 3 000 ~4 000ml。

9. 电阻抗断层成像技术　新近，电阻抗断层成像技术（electrical impedance tomography, EIT），由于无辐射、无创伤等优点，被认为是有广泛应用前景的床旁呼吸监测技术。EIT 能较准确反映肺不同区域气体分布状态和容积改变，有研究发现 EIT 可能是实现 ARDS 床旁个体化潮气量选择、实施肺复张和指导 PEEP 选择的重要手段和希望。

（刘林刚）

第四节　诊断和鉴别诊断

一、诊断

1. 诊断依据　具有脓毒血症、休克、重症肺部感染、大量输血、急性胰腺炎等引起 ARDS 的原发病；疾病过程中出现呼吸频速、呼吸窘迫、低氧血症和发绀，常规氧疗难以纠正缺氧；血气分析示肺换气功能进行性下降；胸片示肺纹理增多，边缘模糊的斑片状或片状阴影，排除其他肺部疾病和左心功能衰竭。

2. 诊断标准

（1）Murray 评分法诊断标准：1988 年 Murray 等提出了 ARDS 的评分法诊断标准，对 ARDS 作量化诊断。评分内容包括 3 方面内容：①肺损伤程度的定量评分。②具有 ARDS 患病的危险因素。③合并肺外器官功能不全。

根据 PaO_2/FiO_2、PEEP 水平、X 线胸片中受累象限数及肺顺应性变化的评分评价肺损伤程度。0 分无肺损伤,0.1~2.5 分为轻度~中度肺损伤,评分 >2.5 分为重度肺损伤,即 ARDS。

Murray 评分法 ARDS 诊断标准强调了肺损伤从轻到重的连续发展过程,对肺损伤作量化评价。Owens 等研究显示肺损伤评分与肺脏受累范围呈显著正相关 ($r = 0.75$,$P < 0.01$),而且也与肺血管通透性密切相关 ($r = 0.73$,$P < 0.01$)。可见,该标准可较准确地评价肺损伤程度。

(2)欧美联席会议诊断标准:尽管 Murray 标准有利于临床科研,但应用于临床就显得过于烦琐,难以推广。1992 年欧美 ARDS 联席会议提出新标准(表 17-2),被广泛推广采用。

表 17-2　急性肺损伤与 ARDS 的诊断标准

	起病	氧合障碍程度	X 线胸片	肺动脉嵌顿压
急性肺损伤	急性	$PaO_2/FiO_2 \leq 300mmHg$	双肺有斑片状阴影	肺动脉嵌顿压 ≤18mmHg,或无左心房压力增高的临床证据
ARDS	急性	$PaO_2/FiO_2 \leq 200mmHg$	双肺有斑片状阴影	肺动脉嵌顿压 ≤18mmHg,或无左心房压力增高的临床证据

急性肺损伤:①急性起病。②$PaO_2/FiO_2 \leq 300mmHg$(不管 PEEP 水平)。③正位 X 线胸片显示双肺均有斑片状阴影。④肺动脉嵌顿压 ≤18mmHg,或无左心房压力增高的临床证据。诊断 ARDS 除要满足上述急性肺损伤的诊断标准外,PaO_2/FiO_2 需 ≤200mmHg,反映肺损伤程度更严重。

该标准与以往标准有很大区别:①PEEP 改善氧合的效应具有时间依赖性,而且其水平的提高与氧合改善并不呈正相关,因此不考虑 PEEP 水平。②医师的经验及指征掌握等许多因素均影响机械通气应用,可因未及时采用机械通气,而使患者延误诊断,因此,也不把机械通气作为诊断条件。③肺动脉嵌顿压 ≤18mmHg 作为诊断条件,有助于排除心源性肺水肿。④与以往诊断标准中的 $PaO_2/FiO_2 \leq 100~150mmHg$ 相比,$PaO_2/FiO_2 \leq 200mmHg$ 作为诊断条件能使 ARDS 患者更早的得到诊断和治疗。

Moss 等将欧美 ARDS 标准与 Murray 的评分标准作比较,结果显示对于具有明确 ARDS 危险因素的患者来说,特异性分别为 96% 和 94%,灵敏度分别为 100% 和 81%,诊断准确率分别为 97% 和 90%,显然前者优于后者。对于无明确 ARDS 危险因素患者来说,欧美 ARDS 标准也略优于 Murray 的评分标准。因此,欧美 ARDS 诊断标准对临床更有价值,目前已被广泛采用。

二、鉴别诊断

ARDS 突出的临床征象为肺水肿和呼吸困难。在诊断标准上无特异性,因此需要与其他能够引起和 ARDS 症状类似的疾病相鉴别。

1. 心源性肺水肿　见于冠心病、高血压性心脏病、风湿性心脏病和尿毒症等引起的急性左心功能不全。其主要原因是左心功能衰竭,致肺毛细血管静水压升高,液体从肺毛细血管漏出,至肺水肿和肺弥散功能障碍,水肿液中蛋白含量不高。而 ARDS 的肺部改变主要是由于肺泡毛细血管膜损伤,致通透性增高引起的肺间质和肺泡性水肿,水肿液中蛋白含量增高。根据病史、病理基础和临床表现，结合 X 线胸片和血气分析等，可进行鉴别诊断（表 17 - 3）。

表 17 - 3　ARDS 与心源性肺水肿的鉴别诊断

	ARDS	心源性肺水肿
发病机制	肺实质细胞损害、肺毛细血管通透性增加	肺毛细血管静水压升高
起病	较缓	急
病史	感染、创伤、休克等	心血管疾病
痰的性质	非泡沫状稀血样痰	粉红色泡沫痰
痰内蛋白含量	高	低
痰中蛋白/血浆蛋白	>0.7	<0.5
体位	能平卧	端坐呼吸
胸部听诊	早期可无啰音	湿啰音主要分布于双肺底
	后期湿啰音广泛分布，不局限于下肺	
肺动脉嵌顿压	<18mmHg	>18mmHg
X 线		
心脏大小	正常	常增大
血流分布	正常或对称分布	逆向分布
叶间裂	少见	多见
支气管血管袖	少见	多见
胸膜渗出	少见	多见
支气管气象	多见	少见
水肿液分布	斑片状，周边区多见	肺门周围多见
治疗		
强心利尿	无效	有效
提高吸入氧浓度	难以纠正低氧	低氧血症可改善

2. 其他非心源性肺水肿　ARDS 属于非心源性肺水肿的一种，但其他多种疾病也可导致非心源性肺水肿，如肝硬化和肾病综合征等。另外还可见于胸腔抽液、抽气过多、过快或抽吸负压过大，使胸膜腔负压骤然升高形成的肺复张性肺水肿。其他少见的情况有纵隔肿瘤、肺静脉纤维化等引起的肺静脉受压或闭塞，致肺循环压力升高所致的压力性肺水肿。此类患者的共同特点为有明确的病史，肺水肿的症状、体征及 X 线征象出现较快，治疗后消失也快。低氧血症一般不重，通过吸氧易于纠正。

3. 急性肺栓塞　各种原因导致的急性肺栓塞，患者突然起病，表现为剧烈胸痛、呼吸急促、呼吸困难、烦躁不安、咯血、发绀和休克等症状。动脉血氧分压和二氧化碳分压同时下降，与 ARDS 颇为相似。但急性肺栓塞多有长期卧床、深静脉血栓形成、手术、肿瘤或羊水栓塞等病史，查体可发现气急、心动过速、肺部湿啰音、胸膜摩擦音或胸腔积液、肺动脉第二音亢进伴分裂、右心衰竭和肢体肿胀、疼痛、皮肤色素沉着、深静脉血栓体征。X 线胸片检查可见典型的三角形或圆形阴影，还可见肺动脉段突出。典型的心电图可见 I 导联 S 波加深、Ⅲ 导联 Q 波变深和 T 波倒置（即 $S_I QT_{Ⅲ}$ 改变）、肺性 P 波、电轴右偏、不完全或完全性右束支传导阻滞。D-二聚体（+）。选择性肺动脉造影和胸片结合放射性核素扫描可确诊本病。

4. 特发性肺间质纤维化 此病病因不明，临床表现为刺激性干咳、进行性呼吸困难、发绀和持续性低氧血症，逐渐出现呼吸功能衰竭，可与 ARDS 相混淆。但本病起病隐袭，多属慢性经过，少数呈亚急性；肺部听诊可闻及高调的、爆裂性湿性啰音，声音似乎非常表浅，如同在耳边发生一样，具有特征性；血气分析呈 I 型呼吸衰竭（动脉血氧分压降低，二氧化碳分压降低或不变）；X 线胸片可见网状结节影，有时呈蜂窝样改变；免疫学检查示 IgG 和 IgM 常有异常；病理上以广泛间质性肺炎和肺间质纤维化为特点；肺功能检查可见限制性通气功能障碍和弥散功能降低。

5. 慢性阻塞性肺疾病并发呼吸衰竭 此类患者既往有慢性胸、肺疾患病史，常于感染后发病；临床表现为发热、咳嗽、气促、呼吸困难和发绀；血气分析示动脉血氧分压降低，多合并有二氧化碳分压升高。而 ARDS 患者既往心肺功能正常，血气分析早期以动脉低氧血症为主，二氧化碳分压正常或降低；常规氧疗不能改善低氧血症。可见，根据病史、体征、X 线胸片、肺功能和血气分析等检查不难与 ARDS 鉴别。

（刘林刚）

第五节　治疗

ARDS 是 MODS 的一个重要组成部分，对 ARDS 的治疗是防治 MODS 的一部分。其原因为纠正缺氧，提高全身氧输送，维持组织灌注，防止组织进一步损伤，同时尽可能避免医源性并发症，主要包括液体负荷过高、氧中毒、容积伤和院内感染。在治疗上可分为病因治疗和支持治疗。调控机体炎症反应和以纠正病理生理改变为基础的肺保护性通气策略始终是 ARDS 主要的研究方向。目前对于 ARDS 肺毛细血管通透性增加、肺泡上皮受损以及失衡的炎症反应而言，缺乏特异且有效的治疗手段。主要限于器官功能支持及全身支持治疗，呼吸支持治疗为缓解肺损伤的发展创造时间、为促进肺组织恢复和减轻炎症反应提供可能，肺保护性通气是近十多年来 ARDS 机械通气策略的重大突破，但大量阴性结果的 RCT 使得肺保护性机械通气策略面临前所未有的争议和挑战。

一、病因治疗

病因治疗仍是治疗、控制 ARDS 的关键。

1. 控制致病因素 原发病是影响 ARDS 预后和转归的关键，及时去除或控制致病因素是 ARDS 治疗最关键的环节。主要包括充分引流感染灶、有效的清创和使用合理的抗生素。当然，腹腔、肺部感染的迁延，急性胰腺炎的发展等都使病因治疗相当困难。

2. 调控机体炎症反应 ARDS 作为机体过度炎症反应的后果，SIRS 是其根本原因，调控炎症反应不但是 ARDS 病因治疗的重要手段，而且也可能是控制 ARDS、降低病死率的关键。近年来，国内外学者对 SIRS 的调控治疗进行了大量研究：①糖皮质激素：糖皮质激素是 ARDS 治疗中最富有争议的药物。前瞻性、多中心、安慰剂对照试验显示，ARDS 早期应用大剂量激素，不能降低病死率，同时可能增加感染的发生率。1998 年 Meduri 进行的临床研究显示，糖皮质激素可明显改善 ARDS 肺损伤，降低住院病死率，但该研究样本量较小，需进一步扩大样本量，进行多中心的对照研究。近几年有研究显示 ARDS 晚期应用糖皮质激素有助于阻止肺纤维化的进展，可改善患者生存率。但应用的同时必须监测患者病情，防止并发或加重感染；其作用也有待于进一步大规模临床、前瞻、对照研究进行验证。②环氧化酶抑制剂及前列腺素 E₁；布洛芬、消炎痛等环氧化酶抑制剂对炎症反应有强烈抑制作用，可改善 ARDS 炎症反应，降低体温和心率。前列腺素 E₁ 具有扩张血管、抑制血小板聚集和调节炎症反应、降低肺动脉和体循环压力、提高心排血量、氧合指数和组织供氧量的作用。但有关前列腺素 E₁ 对 ARDS 的治疗作用尚不肯定，需进一步研究明确其作用。③酮康唑：酮康唑是强烈的血栓素合成酶抑制剂，对白三烯的合成也有抑制作用。初步的临床研究显示，对于全身性感染等 ARDS 高危患者，酮康唑治疗组 ARDS 患病率明显降低；而对于 ARDS 患者，酮康唑能明显降低病死率。④己酮可可碱：己酮可可碱是一种磷酸二酯酶抑制剂。在全身性感染和 ARDS 的动物实验研究中，己酮可可碱能明显抑制白细胞趋化和激活，对肿瘤坏死因子等炎症性细胞因子的表达具有明显抑制效应。但己酮可可碱对 ARDS 的临床疗效尚不肯定，需进一步临床研究证实。⑤内毒素及细胞因子单抗：内毒素单克隆抗体、细菌通透性增高蛋白可阻断内毒素对炎性细胞的激活，而 TNF、IL-1 和 IL-8 等细胞因子单克隆抗体或受体拮抗剂（IL-1Ra）可直接中和炎症介质，在动物实验中均能防止肺损伤发生，降低动物病死率，结果令人鼓舞。但针对细胞因子等炎症介质的免疫治疗措施在感染及 ARDS 患者的临床试验均未观察到肯定疗效。

二、呼吸支持治疗

纠正低氧血症是 ARDS 治疗的首要任务，早期有力的呼吸支持是 ARDS 治疗的主要手段，其根本目的是保证全身氧输送，改善组织细胞缺氧。氧疗是最基本的纠正 ARDS 低氧血症、提高全身氧输送的支持治疗措施。

临床上有多种氧疗装置可供选择和应用，在选择氧疗装置时需考虑到患者低氧血症的严重程度，装置给氧浓度的精确性，患者的舒适度及对氧疗的依从性等。Beers 将氧疗装置依据流速的高低分为两大类（表17-4）：低流速系统和高流速系统。低流速系统给氧的流速较低，一般 <6L/min，患者每次吸入的为氧疗装置送出氧与室内空气混合的气体，因此吸入的氧浓度是可变化的，它取决于氧气流速、患者呼吸的频率和潮气量。高流速系统则以高流速给氧，通常超过患者每分钟通气量的 4 倍，患者的呼吸方式对吸入氧浓度没有影响。

表17-4 低流速系统和高流速氧疗系统氧流速与吸入氧浓度关系

氧疗系统	氧疗装置	氧流速（L/min）	吸入氧浓度（%）
低流速氧疗系统	鼻导管或鼻塞	1	25
		2	29
		3	33
		4	37
		5	41
		6	45
	简单面罩	0.5~4	24~40
		5~6	40

氧疗系统	氧疗装置	氧流速（L/min）	吸入氧浓度（%）
		6～7	50
		7～8	60
	附贮袋面罩	6	60
		7	70
		8	80
		9	90
		10	>99
	非重复呼吸面罩	4～10	60～100
高流速氧疗系统	Venturi 面罩	3（80）*	24
		6（68）	28
		9（50）	40
		12（50）	0.40
		15（41）	0.50

注：*括号内数值表示进入面罩的空气流量。

当常规氧疗不能纠正低氧血症和缓解呼吸窘迫时，应早期积极进行气管插管实施机械通气，使患者不致死于早期严重的低氧血症，为治疗赢得时间。近年来，呼吸支持治疗取得长足的进步，并系统地提出机械通气治疗的新策略，主要包括以下内容。

1. 小潮气量　避免高潮气量、限制气道平台压。

小潮气量通气是 ARDS 病理生理改变的要求和结果："小肺"或"婴儿肺"是 ARDS 的特征，ARDS 参与通气的肺容积显著减少，大量研究显示，常规或大潮气量通气易导致肺泡过度膨胀和气道平台压力过高，激活炎症细胞，促进炎症介质释放增加，引起或加重肺泡上皮细胞和肺泡毛细血管内皮细胞损伤，产生肺间质或肺泡水肿，导致呼吸机相关肺损伤以及肺外器官如肠道、肾脏损伤，诱发多器官功能障碍综合征。因此，ARDS 患者应避免高潮气量和高气道平台压，应尽早采用小潮气量（6ml/kg 理想体重，参见表 17－5 公式计算理想体重）通气，并使吸气末气道平台压力不超过 $30cmH_2O$。

目前 5 个多中心、随机、对照试验比较了常规潮气量与小潮气量通气对 ARDS 病死率的影响（表 17－5）。其中 3 项研究显示患者病死率均无显著改变。Amato 和 NIH ARDS Net 的研究则表明，与常规潮气量通气组比较，小潮气量通气组 ARDS 患者病死率显著降低。进一步对比分析各项研究显示，阴性结果的研究中常规潮气量组和小潮气量组的潮气量差别较小，可能是导致阴性结果的主要原因之一。可见，ARDS 患者应采用小潮气量通气。

潮气量个体化的选择和实施：ARDS 患者由于病因、病变类型和病变累及范围不同，塌陷肺泡区域大小、分布不同，导致肺的不均一性，患者正常通气肺泡的数量和容积存在显著差异。尽管 ARDS Net 的研究发现 6ml/kg 的小潮气量可以降低 ARDS 患者的病死率，但随后的研究和临床工作中均发现不是所有 ARDS 患者都适合 6ml/kg 的潮气量，如何实现潮气量的个体化选择呢？

表 17 –5　MH ARDS Net 机械通气模式和参数设置方法

NIH ARDS Net 机械通气模式和参数设置方法
通气模式——容量辅助/控制通气
潮气量 6ml/kg（理想体重*）
保持气道平台压 <30cmH$_2$O
潮气量 6ml/kg 时气道平台压 >30cmH$_2$O，减少潮气量至 4ml/kg（理想体重）
动脉血氧饱和度或经皮血氧饱和度 88% ~95% 之间
不同 FiO$_2$ 对应的预期 PEEP 水平

FiO$_2$	0.3	0.4	0.4	0.5	0.5	0.6	0.7	0.7	0.7	0.8	0.9	0.9	0.9	1.0
PEEP	5	5	8	8	10	10	10	12	14	14	14	16	18	20 ~24

注：*理想体重的计算公式。
男性 = 50 + 2.3 [身高（英尺）－60] 或 50 + 0.91 [身高（cm）－152.4]
女性 = 45.5 + 2.3 [身高（英尺）－60] 或 45.5 + 0.91 [身高（cm）－152.4]。

结合平台压设置潮气量较合理：ARDS 机械通气期间肺泡内压过高是产生呼吸机相关肺损伤的重要原因之一，气道平台压能够客观反映肺泡内压。Amato 对上述 5 项多中心、随机、对照研究进行综合分析，结果显示 4 项研究（NIH ARDS Net 研究除外）中小潮气量通气组气道平台压力低于 30cmH$_2$O，而常规潮气量通气组高于 30cmH$_2$O。然而进一步研究发现随着平台压的降低（>33cmH$_2$O、27 ~33cmH$_2$O、23 ~27cmH$_2$O、<23cmH$_2$O 四组），患者的病死率显著下降，即使平台压已经小于 30cmH$_2$O，仍需考虑是否可进一步降低潮气量，降低平台压，改善患者预后。对于应用 6ml/kg 潮气量，平台压仍在 28 ~30cmH$_2$O 以上的患者，提示肺顺应性差，病情较重，需要逐步降低潮气量，降低平台压。Terragni 等的研究中以控制气道平台压在 25 ~28cmH$_2$O 为目标，减小潮气量至 4ml/kg，减轻肺的炎症反应，减轻肺损伤。因此，结合患者的平台压设置潮气量较合理，限制平台压在 28cmH$_2$O 以下，甚至更低。提示 ARDS 机械通气时应限制气道平台压力，以防止肺泡内压过高，这可能比限制潮气量更为重要。

肺顺应性指导潮气量的设定：顺应性差的患者给予较小的潮气量，控制其平台压，减轻肺损伤。Deans 对 ARDS Net 的研究分析发现，对于基础肺顺应性下降不明显、顺应性较好的患者，若仍给予 6ml/kg 潮气量，病死率是增加的；而肺顺应性差的患者给予 6ml/kg 潮气量预后会改善。Brander 等研究发现：肺顺应性越好，患者所需潮气量越大；肺顺应性越差，所需潮气量越小。但由于患者胸腔肺容积和胸壁顺应性的差异，潮气量与顺应性之间暂无明确的换算关系，限制了临床的实施。

根据肺组织应力和应变选择潮气量更为科学：目前认为引起 VILI 的始动因素是肺组织整体和局部异常的应力和应变（stress/strain）。ARDS 患者可以根据不同的 FRC 设置潮气量，以控制应力和应变在安全范围内（目前认为应力上限为 27cmH$_2$O、应变上限为 2cmH$_2$O）。即低 FRC 患者需要小潮气，而相对较高的 FRC 患者则可能应给予较大潮气量。可见，依据肺组织应力和应变有助于潮气量的个体化设置。与平台压相比，肺组织应力更为直接地反映了肺组织力学改变。由于去除了胸壁顺应性的影响，肺组织应力直接反映了克服肺组织弹性阻力所需要的压力。与平台压相比，依据肺组织应力和应变设置潮气量的方法更为合理。目前 FRC 和跨肺压的床旁监测已成为可能，依据肺组织应力和应变设定潮气量为临床医生提供新的途径。

ARDS 患者机械通气时应采用小潮气量（6ml/kg 以下）通气，同时限制气道平台压力不超过 $30cmH_2O$，以避免呼吸机相关肺损伤和肺外器官损伤，防止多器官功能障碍综合征，最终能够降低 ARDS 病死率。

高碳酸血症不再是限制小潮气量实施的主要原因：高碳酸血症是小潮气量通气最常见的并发症。虽然有研究发现 ARDS 患者可以耐受一定程度的 $PaCO_2$ 升高，但急性二氧化碳升高导致包括脑及外周血管扩张、心率加快、血压升高和心排血量增加等一系列病理生理学改变。颅内压增高是应用允许性高碳酸血症的禁忌证，而某些代谢性酸中毒的患者合并允许性高碳酸血症时，严重的酸血症可能抑制心肌收缩力，降低心脏和血管对儿茶酚胺等药物的反应性。$PaCO_2$ 升高至 80mmHg 以上时，需考虑增加呼吸频率（40 次/分），补充碳酸氢钠（最高剂量 20mEq/h）等方法处理，若 $PaCO_2$ 仍高时可用体外膜肺清除 CO_2，随着科学技术和医疗水平的提高，体外膜肺清除 CO_2 逐渐成为小潮气量通气顺利实施的有力保障。

2. 积极、充分肺复张 ARDS 广泛肺泡塌陷和肺水肿不但导致顽固的低氧血症，而且导致可复张肺泡反复吸气复张与呼气塌陷产生剪切力，导致呼吸机相关肺损伤。大量临床和实验研究均表明，适当水平呼气末正压（PEEP）防止呼气末肺泡塌陷，改善通气/血流比值失调和低氧血症。另一方面消除肺泡反复开放与塌陷产生的剪切力损伤。另外还可减少肺泡毛细血管内液体渗出，减轻肺水肿。因此，ARDS 患者应在充分肺复张的前提下，采用适当水平的 PEEP 进行机械通气。

充分肺复张是应用 PEEP 防止肺泡再次塌陷的前提。PEEP 维持塌陷肺泡复张的功能依赖于吸气期肺泡的充张程度，吸气期肺泡充张越充分，PEEP 维持塌陷肺泡复张的程度越高。

（1）肺复张手法（recruitment maneuver，RM）：是在可接受的气道峰值压范围内，间歇性给予较高的复张压，以期促使塌陷的肺泡复张进而改善氧合。目前常用的 RM 方式主要包括控制性肺膨胀（sustained inflation，SI）、PEEP 递增法（incremental PEEP，IP）及压力控制法（PCV 法）（图 17-2）。

控制性肺膨胀：控制性肺膨胀的实施是在机械通气时采用持续气道正压的方式，一般设置正压水平 $30\sim45cmH_2O$，持续 $30\sim40$ 秒，然后调整到常规通气模式。

PEEP 递增法：PEEP 递增法的实施是将呼吸机调整到压力模式，首先设定气道压上限，一般为 $35\sim40cmH_2O$，然后将 PEEP 每 30 秒递增 $5cmH_2O$，气道高压也随之上升 $5cmH_2O$，为保证气道压不大于 $35cmH_2O$，高压上升到 $35cmH_2O$ 时，可每 30 秒递增 PEEP $5cmH_2O$，直至 PEEP 为 $35cmH_2O$，维持 30 秒。随后每 30 秒递减 PEEP 和气道高压各 $5cmH_2O$，直到实施肺复张前水平。

压力控制法：压力控制法的实施是将呼吸机调整到压力模式，同时提高气道高压和 PEEP 水平，一般高压 $40\sim45cmH_2O$，PEEP $15\sim20cmH_2O$，维持 $1\sim2$ 分钟，然后调整到常规通气模式。

临床上肺复张手法的实施应考虑到患者的耐受性，可予以充分的镇静以保证 RM 的顺利实施。由于 ARDS 患者存在程度不等的肺不张，因此，打开塌陷肺泡所需的跨肺压也不同。实施 RM 时临床医师需结合患者具体情况选择合适的肺复张压力。

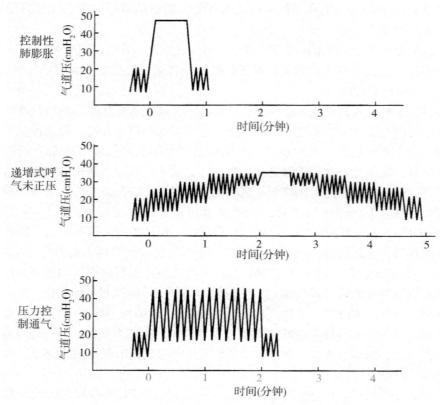

图 17 – 2　肺复张手法实施过程压力 – 时间波型

（2）肺复张效果的评价：如何评价肺泡复张效果，目前还无统一认识。CT 是测定肺复张容积的金标准，但无法在床边实时开展。目前临床上常用肺复张后氧合指数 ≥400mmHg 或反复肺复张后氧合指数变化 <5%，来判断是否达到完全复张。也可用 $PaO_2 + PaCO_2 \geq$ 400mmHg（吸入氧浓度 100%）评价肺复张的效果，Borges 等通过观察复张后氧合和胸部 CT 的关系，发现 $PaO_2 + PaCO_2 \geq$ 400mmHg（吸入氧浓度 100%）时，CT 显示只有 5% 的肺泡塌陷，而且 $PaO_2 + PaCO_2 \geq$ 400mmHg 对塌陷肺泡的预测 ROC 曲线下面积 0.943，说明 $PaO_2 + PaCO_2 \geq$ 400mmHg 是维持肺开放可靠指标。此外，电阻抗法评价肺开放效果尚处于实验阶段。目前临床上还可根据 P – V 曲线和呼吸力学的变化判断肺复张效果。

（3）肺复张的影响因素：肺复张对 ARDS 预后影响的不确定性可能与多种因素有关，以下因素影响患者对肺复张的反应性：导致 ARDS 的病因、肺损伤的严重程度、患者的病程、实施肺复张的压力、时间和频率、不同的肺复张方法、患者的体位、肺的可复张性等。

3. 最佳 PEEP 的滴定　ARDS 最佳 PEEP 的水平目前存在争议。尽管如此，Barbas 等通过荟萃分析比较了不同 PEEP 对 ARDS 患者生存率的影响，结果表明 PEEP > 12cmH$_2$O，尤其是高于 16cmH$_2$O 明显改善患者生存率。通过胸部 CT 观察 PEEP 肺泡复张效应的研究也显示，PEEP 水平为肺静态压力 – 容积曲线低位转折点对应的压力（Pflex）+2cmH$_2$O 通气条件下仍有大量肺泡塌陷。2003 年由 Slutsky 等进行的一项临床研究显示，NIH ARDS Net 研究中小潮气量通气组呼吸频率较快，导致呼气不完全，产生一定水平的内源性 PEEP（5.8 ± 3.0）cmH$_2$O，使得总 PEEP 水平升高，可达（16.3 ± 2.9）cmH$_2$O，而常规潮气量组呼吸频率较慢，内源性 PEEP 仅 (1.4 ± 1.0) cmH_2O，总 PEEP 为 (11.7 ± 0.9) cmH_2O，显著低于小潮气量通气组，故小潮气量通气组患者病死率的降低可能部分源于高水平 PEEP 的维持塌陷肺泡复张效应。提示，ARDS 需要设置较高水平 PEEP 防止呼气末肺泡塌陷。

ARDS 患者 PEEP 的设置方法目前缺乏大规模、前瞻、随机、对照研究，无统一标准，实验和临床研究的设置方法各不相同。目前主要有以下几种方法：①上述 NIH ARDS Net 关于小潮气量的对比研究中，依赖氧合障碍的严重程度以及维持足够氧合所需的吸入氧浓度（FiO_2）来设置 PEEP，从表 17-5 中可见，该方法以维持一定动脉血氧饱和度为目标，所需 FiO_2 越高，设置的 PEEP 水平也越高。故 PEEP 的设置基于患者氧合障碍的严重程度，但 PEEP 维持肺泡复张的效应如何不明确。②一些专家认为依据床边测定的肺顺应性来滴定 PEEP 水平，即设置为获得最大顺应性所需的 PEEP 水平，但最大顺应性并不代表最佳的肺泡复张。③以 Pflex 作为设置 PEEP 的依据（Pflex+2cmH2O），该方法综合考虑 PEEP 对动脉氧合和心排出量的影响，但 Pflex 对应的压力仅代表塌陷肺泡开始复张，随着气道压力的升高，塌陷肺泡的复张仍在继续，故 Pflex+2cmH2O 也不能反映充分的肺泡复张。

上述方法各有利弊，近来有学者提出新的 PEEP 设置方法。①Lahhaman 和 Amato 等学者提出肺泡充分复张后依据 PEEP 变化引起的动脉血氧分压变化来选择 PEEP。即 PEEP 递增法复张塌陷肺泡后逐步降低 PEEP，当动脉氧分压较前一次 PEEP 对应的值降低 5% 以上时提示肺泡重新塌陷，则动脉氧分压显著降低前的 PEEP 为最佳 PEEP。②Slutsky 和 Ranieri 等提出通过测定恒定流速、容量控制通气条件下气道压力，时间曲线吸气支的应激指数（stress index）来确定 ARDS 患者的 PEEP 水平，应激指数位于 0.9 和 1.1 之间时，提示塌陷肺泡充分复张，该指数对应的 PEEP 为最佳 PEEP。可见，上述两种方法从维持塌陷肺泡复张的角度设置 PEEP，更加符合 ARDS 的病理生理改变，可能成为设置 PEEP 的主要方法，但其临床实用和可靠性需要循证医学的证据加以证实。③2010 年 Zhao 等在床边利用 EIT，通过观察塌陷和复张肺组织容积分布的变化及肺组织均一性的改变来滴定最佳 PEEP，EIT 法来滴定 PEEP 不再局限于既往单纯呼吸力学和氧合的变化，而是着眼于使用合适 PEEP 后，ARDS 肺病理生理、组织形态学的改善，并且 EIT 可以在床旁即时反映整体及局部肺的容积变化，从而直观、快速反映肺复张和 PEEP 的效果、指导肺开放策略的实施，具有一定的优势和临床应用前景。④2010 年 Sinderby 等利用单次潮气量和膈肌电活动电位（Edi）比值来滴定最佳 PEEP，为 PEEP 选择提供全新的视角和理念。

4. 调整吸呼比 吸呼比影响肺内气体分布和通气/血流比值。对于 ARDS 患者，采用反比通气，有助于传导气道与肺泡之间气体的均匀分布；延长气体交换时间；升高平均肺泡压力，改善通气/血流比值，纠正低氧血症；降低气道峰值压力，减少气压伤的可能性；形成内源性 PEEP（PEEPi），有助于时间常数长的肺泡保持复张状态，改善通气/血流比值。当然，通过延长吸气时间而产生的 PEEPi 与外源性 PEEP 不同，PEEPi 有助于稳定时间常数长的肺泡，而外源性 PEEP 主要使时间常数短的肺泡趋于稳定；辅助通气时，患者触发吸气需额外做功克服 PEEPi，增加呼吸负荷；PEEPi 难以监测和调节，且 ARDS 肺单位以时间常数短的肺泡为主，因此，临床多采用外源性 PEEP 治疗 ARDS。

5. 保留自主呼吸 采用保留部分自主呼吸的通气模式是 ARDS 呼吸支持的趋势。部分通气支持模式可部分减少对机械通气的依赖，降低气道峰值压，减少对静脉回流和肺循环的影响，从而可能通过提高心排出量而增加全身氧输送；有助于使塌陷肺泡复张，而改善通气/血流比值；可减少镇静剂和肌松剂的使用，保留患者主动运动能力和呼吸道清洁排痰能力，减少对血流动力学和胃肠运动的干扰，同时，有助于早期发现合并症。当然，部分通气支持尚存在一些问题，例如自主呼吸引起胸腔内压降低，可能使肺泡的跨肺压增大，有可能增加气压伤的危险性，需进一步研究观察。

压力预设通气为减速气流，吸气早期的气流高，有助于塌陷肺泡复张，也有助于低顺应性肺泡的充气膨胀，改善肺内气体分布和通气/血流比值；吸气期气道压力恒定，使肺泡内压不会超过预设压力水平，可防止跨肺压过高，同时气道压力恒定，防止气道峰值压力过高，均可降低气压伤发生的可能性；气道平均压力较恒流高，有利于肺泡复张，改善氧合；减速气流与生理条件下的气流类似，患者易耐受，减少人机对抗。由此可见，ARDS 患者采用减速气流的通气模式更为有益。常用的支持自主呼吸的压力预设通气主要包括压力支持通气（PSV）、容量支持通气（VSV）、气道压力释放通气（APRV）及双相气道压力正压通气（BIPAP）等。

双相气道正压通气（BIPAP）是一种定时改变 CPAP 水平的通气模式，可支持患者的自主呼吸。高水平 CPAP 促使肺泡扩张，CPAP 的压力梯度、肺顺应性、气道阻力及转换频率决定肺泡通气量。在无自主呼吸情况下，BIPAP 实际上就是压力控制通气，但有自主呼吸时，自主呼吸可在高、低两个水平 CPAP 上进行。目前认为 BIPAP 是实施低潮气量通气的最佳模式之一。容量支持通气（VSV）是 PSV 的改进模式，通过自动调节 PSV 支持水平，使潮气量保持恒定，具有较好的应用前景。另外，成比例通气（PAV）是一种新型的通气模式，吸气期呼吸机提供与患者吸气气道压力成比例的辅助压力，而不控制患者的呼吸方式。该通气模式需要患者具有正常的呼吸中枢驱动。采用 PAV 时，患者较舒适，可减少人机对抗和对镇静剂的需求量；同时利于恢复和提高患者的呼吸控制能力，适应自身通气的需求。可见，PAV 是根据患者自主呼吸设计的通气模式，更接近于生理需求，或许是治疗 ARDS 的更有前途的通气模式。

6. 俯卧位通气　ARDS 病变分布不均一，重力依赖区更易发生肺泡塌陷和不张，相应地塌陷肺泡的复张较为困难。俯卧位通气降低胸膜腔压力梯度，减少心脏的压迫效应，促进重力依赖区肺泡复张，有利于通气/血流失调和氧合的改善，同时还有助于肺内分泌物的引流，利于肺部感染的控制。俯卧位通气是 ARDS 肺保护性通气策略的必要补充。既往研究显示即使已经采用小潮气量肺保护性通气和积极肺复张，仍有 10% ~ 16% 的重症 ARDS 患者死于严重低氧血症。可见严重、顽固性低氧血症仍是十分棘手的临床难题。俯卧位时通过体位改变改善肺组织压力梯度，改变重力依赖区和非重力依赖区的分布，明显减少背侧肺泡的过度膨胀和肺泡反复塌陷 - 复张，减小肺组织应力、改善肺均一性，改善氧合，并且减少肺复张时的压力和 PEEP 水平，避免或减轻呼吸机相关肺损伤。另外，俯卧位后体位的改变有利于气道分泌物的引流。因此，俯卧位不仅有利于氧合改善，减轻肺损伤，还有助于气道分泌物的引流，有利于肺部炎症的控制。早期的研究发现俯卧位通气虽然能够改善 ARDS 患者氧合，对病死率影响不大。新近的 meta 分析发现对于严重 ARDS 患者（氧合指数低于 100mmHg）俯卧位通气不仅可以改善氧合，还可以明显改善患者预后。

俯卧位的持续时间及病情严重程度影响俯卧位的效果。俯卧位的持续时间长短与患者病情的严重程度及导致 ARDS 原因有关，肺损伤越严重，需要俯卧位时间越长，有研究发现对于重症 ARDS 患者，俯卧位的时间甚至需要长达 20 小时/天；另外，肺内原因的 ARDS 对俯卧位反应慢，需要时间长，肺外原因的 ARDS 患者俯卧位后氧合改善较快，需时间相对较短。一般建议看到氧合不再升高时应该停止俯卧位通气。

俯卧位通气可通过翻身床来实施，实施过程中避免压迫气管插管，注意各导管的位置和连接是否牢靠。没有翻身床的情况下，需在额部、双肩、下腹部和膝部垫入软垫。防止压迫性损伤和胸廓扩张受限。

俯卧位通气伴随危及生命的潜在并发症，包括气管内插管及中心静脉导管的意外脱落。但予以恰当的预防，这些并发症是可以避免的。对于合并有休克、室性或室上性心律失常等的血流动力学不稳定患者，存在颜面部创伤或未处理的不稳定性骨折的患者，为俯卧位通气的禁忌证。

7. 45°半卧位　机械通气患者平卧位易于发生院内获得性肺炎。研究表明，由于气管内插管或气管切开导致声门的关闭功能丧失，机械通气患者胃肠内容物易于反流误吸进入下呼吸道，是发生院内获得性肺炎的主要原因。前瞻性、随机、对照试验观察了机械通气患者仰卧位和半卧位院内获得性肺炎的发生率，结果显示平卧位和半卧位（头部抬高45°以上）可疑院内获得性肺炎的发生率分别为34%和8%（$P = 0.003$），经微生物培养确诊后发生率分别为23%和5%（$P = 0.018$）。可见，半卧位显著降低机械通气患者院内获得性肺炎的发生。进一步相关分析显示，仰卧位和肠内营养是机械通气患者发生院内获得性肺炎的独立危险因素，哥拉斯格评分低于9分则是附加因素，进行肠内营养的患者发生院内感染肺炎的概率最高。因此，机械通气患者尤其对于进行肠内营养或（和）昏迷患者，除颈部术后、进行操作、发作性低血压等情况下保持平卧位外，其余时间均应持续处于半卧位，以减少院内获得性肺炎的发生。

8. 每日唤醒、进行自主呼吸测试　机械通气一方面纠正低氧血症，改善肺泡通气，促进肺泡复张，降低患者呼吸做功，另一方面可产生呼吸机相关肺炎、呼吸机相关肺损伤、呼吸机依赖等并发症。因此，机械通气期间应客观评估患者病情，相应做出合理的临床决策，每日唤醒、适时进行 SBT，尽早脱机拔管，尽可能缩短机械通气时间。

自主呼吸测试（SBT）的目的是评估患者是否可终止机械通气。因此，当患者满足以下条件时，应进行 SBT，以尽早脱机拔管。需要满足的条件包括：①清醒。②血流动力学稳定（未使用升压药）。③无新的潜在严重病变。④需要低的通气条件及 PEEP。⑤面罩或鼻导管吸氧可达到所需的 FiO_2。如果 SBT 成功，则考虑拔管。SBT 可采用 $5cmH_2O$ 持续气道压通气或 T 管进行（图 17-3）。

最近前瞻、随机、多中心、对照研究表明，对达到上述条件的机械通气患者每日进行 SBT，可缩短机械通气时间，提高脱机拔管成功率。SBT 方式包括 T 管、$5cmH_2O$ 持续气道正压通气（CPAP）或低水平（依据气管插管的内径采用 5~10cmHg）的压力支持通气。另外，有研究对比了 SBT 持续 30 分钟与 120 分钟对患者的影响，结果显示两种 SBT 时间对患者成功脱机拔管和再插管率均无显著差异，而 SBT 持续 30 分钟组 ICU 停留时间和总住院时间均显著缩短（表 17-6）。故 SBT 推荐持续 30 分钟。需要指出的是该方法也适用于 ALI/ARDS 以外的机械通气患者。

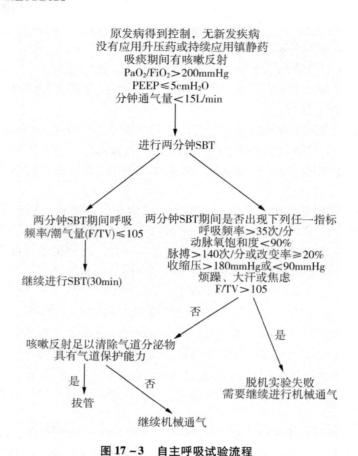

图 17-3　自主呼吸试验流程

表 17-6　SBT 持续时间（30 分钟和 120 分钟）对患者的影响

	SBT 时间（分钟）		P
	30	120	
患者数（例）	270	256	
脱机拔管率（%）	87.8	84.4	0.32
SBT 失败率（%）	12.2	15.6	0.32
48 小时无再插管率（%）	13.5	13.4	0.91
ICU 病死率（%）	13	9	0.18
住院病死率（%）	19	18	0.96
ICU 停留时间（天）	10	12	0.005
总住院时间（天）	22	27	0.02

　　9. 一氧化氮吸入　近年来一氧化氮在 ARDS 中的作用受到重视。其生理学效应主要表现为以下几方面：①调节肺内免疫和炎症反应：主要通过杀灭细菌、真菌及寄生虫等病原体而增强非特异性免疫功能，同时可抑制中性粒细胞的趋化、黏附、聚集和释放活性物质，减少炎性细胞释放 TNF-α、IL-1、IL-6、IL-8 等炎症性细胞因子，减轻肺内炎症反应。②减轻肺水肿：吸入一氧化氮可选择性扩张肺血管、降低肺动脉压力，减轻肺水肿。③减少

肺内分流：一氧化氮吸入后进入通气较好的肺泡，促进肺泡周围毛细血管的扩张，促进血液由通气不良的肺泡向通气较好的肺泡转移，从而改善通气/血流失调，降低肺内分流，改善气体交换，改善氧合。可见，吸入一氧化氮不仅对症纠正低氧，而且还具有病因治疗作用。吸入的一氧化氮很快与血红蛋白结合而失活，可避免扩张体循环血管，对动脉血压和心排出量无不良影响。一般认为，吸入低于 20ppm 的一氧化氮就能明显改善气体交换，而对平均动脉压及心排出量无明显影响。由于一氧化氮吸入改善顽固性低氧血症，能够降低呼吸机条件和吸入氧浓度，对需高通气条件和高吸入氧浓度的重度 ARDS 患者，可能减少医源性肺损伤，并赢得宝贵的治疗时间。

10. 补充外源性肺泡表面活性物质 肺泡表面活性物质有助于降低肺泡表面张力，防止肺泡萎陷和肺容积减少，维持正常气体交换和肺顺应性，阻止肺组织间隙的液体向肺泡内转移。ARDS 时，肺泡 Ⅱ 型上皮细胞损伤，表面活性物质合成减少；肺组织各种非表面活性蛋白如免疫球蛋白、血清蛋白、纤维蛋白、脂肪酸、溶血卵磷脂以及 C 反应蛋白等浓度大大增加，竞争表面活性物质在气液界面的作用，稀释表面活性物质的浓度，并且抑制磷脂和表面活性物质合成和分泌；导致肺泡表面活性物质明显减少和功能异常。补充外源性肺泡表面活性物质在动物试验和小儿患者取得了良好效果，能够降低肺泡表面张力，防止和改善肺泡塌陷，改善通气/血流比例失调、降低气道压力以及防止肺部感染。另外，有研究认为外源性补充肺泡表面活性物质还具有抑制微生物生长和免疫调节的作用。

目前关于表面活性物质对成人 ARDS 治疗的时机、使用方法、剂型（人工合成或来源于动物）、使用剂量、是否需要重复使用以及应用所采取的机械通气模式和参数设置等均需进行进一步的研究和探讨。

11. 液体通气 液体通气，特别是部分液体通气明显改善 ARDS 低氧血症和肺功能，可能成为 ARDS 保护性通气策略的必要补充。目前液体通气多以 Perflubron（有人译为潘氟隆，PFC）为氧气和二氧化碳的载体。其有效性机制包括以下几方面：①促进肺下垂部位和背部肺泡复张；PFC 的比重较高，进入肺内位于下垂部位或背部，使该区域肺内压升高，有效对抗由重力引起的附加静水压，促进肺泡复张。可见，PFC 的作用类似于 PEEP 的作用，但可避免 PEEP 引起的非下垂区域肺泡过度膨胀引起的气压伤以及心排出量下降的副作用。②改善肺组织病变：PFC 可减轻血浆向肺泡内渗出，促进肺泡复张；PFC 比重较大，作为灌洗液将肺泡内渗出物及炎症介质稀释清除。③类表面活性物质效应：PFC 的表面张力低，进入肺泡可作为表面活性物质的有效补充。促进肺泡复张，改善通气/血流失调，纠正低氧血症。

尽管液体通气用于动物 ARDS 模型的研究已经取得相当成功的经验，但用于人类的研究尚处于初级阶段。由于液体通气的作用机制是针对 ARDS 的病理生理过程，故成为 ARDS 治疗的新途径。但液体通气需较强镇静甚至肌松抑制自主呼吸，循环易发生波动；PFC 的高放射密度，可能影响观察肺部病理改变；PFC 剂量和效果维持时间的进一步探讨均是应用液体通气需关注的方面。

12. 体外膜肺氧合 部分重症 ARDS 患者即使已经采用最优化的机械通气策略，仍然难以改善氧合，继而出现严重低氧血症和继发性器官功能障碍。体外膜肺氧合（extracorporeal membrane oxygenation，ECMO）是通过体外氧合器长时间体外心肺支持，也就是通过体外循环代替或部分代替心肺功能的支持治疗手段。重症低氧血症患者通过 ECMO 保证氧合和二氧化碳清除，同时积极治疗原发病，是重症 ARDS 患者的救援措施，可有效纠正患者气体交换障碍，改善低氧血症。2009 年 CESAR 和澳大利亚、新西兰用 ECMO 治疗重症甲型（H_1N_1）流感并发 ARDS 患者的多中心研究显示，若病因可逆的严重 ARDS 患者，通过 EC-MO 保证氧合和二氧化碳清除，同时采用较低机械通气条件，等待肺损伤的修复，能明显降低患者病死率。由此可见，对充分肺复张、俯卧位通气、高频震荡通气和 NO 吸入等措施仍然无效的 ARDS，ECMO 可能是不错的选择。

13. 神经电活动辅助通气　神经电活动辅助通气（neurally adjusted ventilatory assist，NA-VA）是一种新型的机械通气模式。NAVA 通过监测膈肌电活动信号（electrical activity ofdia-phragm，EAdi），感知患者的实际通气需要，并提供相应的通气支持。越来越多的研究显示 NAVA 在肺保护方面有下列突出优势：①改善人机同步性，NAVA 利用 EAdi 信号触发呼吸机通气，不受内源性 PEEP 和通气支持水平的影响，与自身呼吸形式相匹配。②降低呼吸肌肉负荷。由于 NAVA 能保持良好的人机同步性，并且滴定合适的 NAVA 水平，从而提供最佳的压力支持，使得患者呼吸肌肉负荷显著降低。③有利于个体化潮气量选择，避免肺泡过度膨胀。NAVA 采用 EAdi 信号触发呼吸机送气和吸/呼气切换，通过患者自身呼吸回路反馈机制调节 EAdi 强度，从而实现真正意义的个体化潮气量选择。④增加潮气量和呼吸频率变异度，促进塌陷肺泡复张。动物实验证实潮气量的变异度增加能够促进塌陷肺泡复张，改善呼吸系统顺应性，同时降低气道峰压，减少肺内分流及无效腔样通气，改善肺部气体分布不均一性。研究表明 NAVA 潮气量大小的变异度是传统通气模式的两倍，更加接近生理变异状态。⑤有利于指导 PEEP 选择。由于 ARDS 大量肺泡塌陷和肺泡水肿，激活迷走神经反射，使膈肌在呼气末不能完全松弛，以维持呼气末肺容积，防止肺泡塌陷，这种膈肌呼气相的电紧张活动称为 TonicEAdi。若 PEEP 选择合适，即在呼气末维持最佳肺容积、防止肺泡塌陷，Tonic EAdi 也应降至最低。在 ALI 动物实验中发现当 Tonic EAdi 降至最低的 PEEP 水平即为 EAdi 导向的最佳 PEEP，还需进一步临床研究证实 Tonic EAdi 选择 PEEP 的可行性和价值。

14. 变异性通气　变异性通气（variable mechanical ventilation）呼吸频率和潮气量按照一定的变异性（随机变异或生理变异）进行变化的机械通气模式。这种通气模式不是简单通气参数的变化，而是符合一定规律的通气参数的变异，可能更符合患者生理需要。临床及动物研究均发现变异性通气能改善 ARDS 氧合和肺顺应性，促进肺泡复张，减轻肺损伤。Suki 等研究发现，变异性通气可以促进重力依赖区塌陷肺泡的复张，增加相应区域血流分布，有肺保护作用。可能的原因为：变异性通气过程中产生与患者需要相匹配的不同的气道压力和吸气时间，从而使得不同时间常数的肺泡达到最大限度的复张和稳定。Gama 等在动物实验中发现 PSV – 变异性通气可以明显改善 ALI 动物氧合。变异性通气的肺保护作用还需要进一步研究。

15. ARDS 机械通气策略的具体实施步骤　机械通气是 ARDS 重要的治疗手段，经过大量的临床研究和具体实践，小潮气量肺保护性通气、肺开放策略和针对重症 ARDS 的救援措施均逐步应用于临床。面对重症 ARDS，尤其是严重、顽固性低氧血症的患者，临床医生对于机械通气治疗措施的选择和实施需要有正确的判断和清晰的思路。有学者根据文献及实践经验初步拟订 ARDS 机械通气治疗流程图（图 17 – 4），以使 ARDS 机械通气治疗更加规范、有序，为临床医生提供清晰的治疗临床思路。

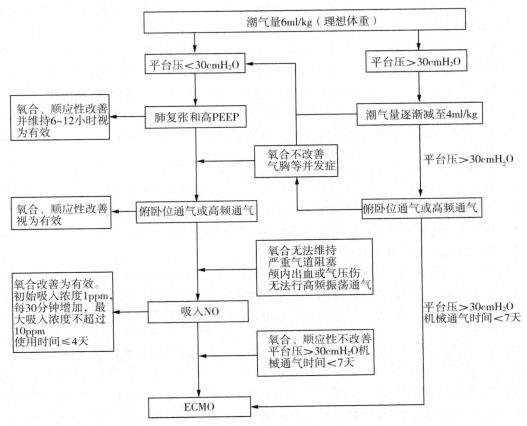

图 17 - 4　ARDS 患者在脱机过程中自主呼吸试验（SBT）的实施程序

三、药物治疗

1. 糖皮质激素　全身和局部炎症反应是 ARDS 发生和发展的重要机制，调控炎症反应是 ARDS 的根本治疗措施。利用糖皮质激素的抗炎作用预防和治疗 ARDS 一直存在争议。大剂量糖皮质激素不能起到预防 ARDS 发生和发展的作用，反而增加感染等并发症已普遍被临床医生接受。小剂量糖皮质激素治疗 ARDS 的起始时间、剂量、疗程与适用人群也一直备受关注。近期 meta 分析显示，应用小剂量糖皮质激素治疗早期 ARDS 患者可改善 ARDS 患者氧合，缩短机械通气时间并降低患者的病死率，提示对于重症 ARDS 患者早期应用小剂量糖皮质激素可能是有利的，但其有益作用仍需要大规模的随机对照研究进一步证实。特别值得注意的是，近期研究显示对继发于流行性感冒的重症 ARDS 患者，早期应用糖皮质激素可能是有害的。

持续的过度炎症反应和肺纤维化是导致 ARDS 晚期病情恶化和治疗困难的重要原因，有学者提出可应用糖皮质激素防治晚期 ARDS 患者肺纤维化。但 ARDS Net 研究显示，ARDS 发病大于 14 天的患者应用小剂量糖皮质激素后病死率显著增加，提示晚期 ARDS 患者也不宜常规应用糖皮质激素治疗。因此，对于早期重症 ARDS 患者，可根据患者个体情况权衡利弊决定小剂量糖皮质激素的应用，而晚期 ARDS 患者不宜应用糖皮质激素治疗。

2. 鱼油　鱼油富含 ω - 3 脂肪酸，是有效的免疫调理营养素，通过多种机制对 ARDS 患者发挥免疫调节作用。mate 分析证实，应用鱼油可以显著改善氧合和肺顺应性，缩短机械通气时间及 ICU 住院时间并降低 ARDS 患者的病死率。尽管应用鱼油治疗 ARDS 取得了较大进展，但其给药途径、时机及剂量等问题仍值得关注。肠内给予 ω－3 脂肪酸虽然能增加肠道黏膜血供，保护肠黏膜屏障功能，但吸收差，尤其是鱼油在脂质代谢过程中会大量丢失。肠外给药避开了脂质代谢的影响，目前常用于重症患者的治疗，但仍有并发感染、胆汁淤积及肝功能损伤的风险。研究显示，鱼油剂量大于 0.05g／（kg·d）时可改善危重症患者生存率并缩短住院时间。目前认为 0.2g／（kg·d）的鱼油可改善危重患者的预后，但该剂量是否适用于 ARDS 患者仍需大规模临床研究验证。

3. 一氧化氮　NO 吸入可选择性扩张肺血管，吸入 NO 后分布于肺内通气良好的区域，可扩张该区域的肺血管，降低肺动脉压，减少肺内分流，改善通气血流比例失调。临床研究及 mate 分析均显示，一氧化氮吸入治疗的 24 小时内可明显改善 ARDS 患者氧合，但并不能降低 ARDS 患者的病死率。因此，吸入 NO 不作为 ARDS 的常规治疗手段。仅在一般治疗无效的严重低氧血症时考虑应用。

4. 神经肌肉阻滞剂　多数 ICU 机械通气患者包括 ARDS 患者使用小潮气量通气和允许性高碳酸血症通气策略在恰当的镇痛、镇静下能够耐受机械通气。然而，有些重症 ARDS 患者即使在深度镇静时仍然存在明显的人机不同步，特别是在应用反比通气、俯卧位通气等非常规机械通气模式时。2002 年美国危重病医学会（SCCM）神经肌肉阻滞剂使用指南指出：ICU 中只有在其他治疗（如镇静、镇痛）均无效后才考虑使用神经肌肉阻滞剂。《新英格兰杂志》发表的多中心、随机、对照研究显示，严重 ARDS 机械通气患者与对照组相比，早期 ARDS 患者短期（48 小时）应用顺式阿曲库铵可明显提高人机同步性，降低呼吸肌氧耗，减少呼吸机相关肺损伤，改善氧合并降低 ARDS 患者病死率，但并不增加肌肉无力的发生。同时发现，对于氧合指数低于 120mmHg 的重症 ARDS 患者病死率的改善更为明显。虽然该研究结果不能推论到其他种类神经肌肉阻滞剂的应用，但仍提示对于镇静、镇痛治疗无效的部分重症早期 ARDS 患者短期应用神经肌肉阻滞剂可能有益。值得注意的是，神经肌肉阻滞剂的种类及疗程均可影响用药后肌肉无力的发生。同时，在使用神经肌肉阻滞剂前，应充分镇静以使患者达到无意识状态。

5. 其他药物治疗　ARDS 患者存在肺泡表面活性物质减少或功能丧失，易引起肺泡塌陷。因此，补充肺泡表面活性物质可能成为 ARDS 的治疗手段。但研究显示，补充表面活性物质并缩短机械通气时间也不降低病死率，而且目前药物来源、用药剂量、具体给药时间、给药间隔等诸多问题仍有待解决，因此，目前表面活性物质还不能作为 ARDS 的常规治疗手段。

鉴于炎症反应在 ARDS 发病过程中的重要作用，细胞因子拮抗剂可能成为 ARDS 治疗的药物之一。但由于炎症反应的复杂性，目前仍无有利临床证据证实任何细胞因子的拮抗剂对于 ARDS 治疗的有效性，因此，细胞因子的拮抗剂不能用于 ARDS 常规治疗。

此外，虽然部分临床或动物实验发现重组人活化蛋白 C、前列腺素 E_1、抗氧化剂等环氧化酶抑制剂可能对于 ARDS 患者具有有益作用，但目前上述药物均不能用于 ARDS 的常规治疗。

四、液体管理

液体管理是 ARDS 治疗的重要环节。ARDS 的肺水肿主要与肺泡毛细血管通透性增加导致血管内液体漏出有关，其次毛细血管静水压升高可加重肺水肿的形成。故对 ARDS 应严格限制液体输入。通过限制输液和利尿而保持较低肺动脉嵌压的 ARDS 患者，有较好的肺功能和转归。而且，早期限制输液和利尿并不增加肾衰竭和休克的危险性。因此，在维持足够心排出量的前提下，通过利尿和适当限制输液量，保持较低前负荷，使肺动脉嵌顿压不超过 12mmHg 是必要的。

1. 保证器官灌注，限制性液体管理 高通透性肺水肿是 ARDS 的病理生理特征，肺水肿程度与 ARDS 预后呈正相关，研究显示，创伤导致的 ARDS 患者，液体正平衡时患者病死率明显增加。积极的液体管理改善 ARDS 患者肺水肿具有重要的临床意义。研究表明应用利尿剂减轻肺水肿可改善氧合、减轻肺损伤，缩短 ICU 住院时间。但减轻肺水肿的同时可能会导致有效循环血量下降，器官灌注不足。因此 ARDS 患者的液体管理必须考虑二者的平衡。在维持循环稳定，保证器官灌注的前提下，限制性液体管理是积极有利的。

2. 增加胶体渗透压 ARDS 患者采用晶体液还是胶体液进行液体复苏一直存在争论。值得注意的是胶体渗透压是决定毛细血管渗出和肺水肿严重程度的重要因素。研究证实，低蛋白血症可导致 ARDS 病情恶化，机械通气时间延长，病死率增加。尽管白蛋白联合呋塞米治疗未能明显降低低蛋白血症（总蛋白 < 50 ~ 60g/L）ARDS 患者病死率，但与单纯应用呋塞米相比氧合明显改善、休克时间缩短。因此，对低蛋白血症的 ARDS 患者，有必要输入白蛋白或人工胶体液，有助于提高胶体渗透压，实现液体负平衡，减少肺水生成，甚至改善预后。

3. 改善肺毛细血管通透性 肺泡上皮细胞和毛细血管内皮细胞受损，导致通透性增加是 ARDS 主要的病理改变，因此改善肺毛细血管通透性是减轻 ARDS 肺水肿的关键。但临床上可行的方法不多，近年来有研究发现，ARDS 患者 β 受体阻滞剂雾化吸入 7 天后血管外肺水明显低于对照组、气道平台压降低，提示 β 受体阻滞剂有改善肺毛细血管通透性的作用。

五、营养和代谢支持

早期营养支持值得重视。危重患者应尽早开始营养代谢支持，根据患者的肠道功能情况，决定营养途径。肠道功能障碍的患者，采用肠外营养，应包括糖、脂肪、氨基酸、微量元素和维生素等营养要素，根据全身情况决定糖脂热量比和热氮比。总热量不应超过患者的基本需要，一般为 25 ~ 30kcal/（kg·d）。如总热量过高，可能导致肝功能不全、容量负荷过高和高血糖等并发症。肠道功能正常或部分恢复的患者，尽早开始肠内营养，有助于恢复肠道功能和保持肠黏膜屏障，防止毒素及细菌移位引起 ARDS 恶化。

六、间充质干细胞可能成为 ARDS 治疗的未来

促进损伤肺毛细血管内皮细胞和肺泡上皮细胞的有效修复可能是 LI/ARDS 治疗的关键和希望。随着干细胞工程学的发展，间充质干细胞（MSC）作为一种理想的组织修复来源，且具有低免疫原性、免疫调节及抗炎作用，在 ALI/ARDS 治疗中受到越来越多关注。MSC 具有减轻肺损伤、抗纤维化和抑制炎症反应的作用。研究发现给予外源性的 MSC 后，能明

显减轻肺的炎症反应和纤维化，减少细胞外基质成分层粘连蛋白和透明质烷的分泌。另外，MSC 可增加肺泡液体清除能力，有助于维持肺泡血管屏障的完整性。MSC 还可作为基因治疗的细胞载体，使基因在肺组织高选择性和持久表达，并针对损伤局部提供治疗蛋白。

（刘林刚）

参考文献

1. 俞森洋. 现代呼吸治疗学. 北京：科学技术出版社，2013.
2. 左拥军. 临床常见的急危重症救治大全. 吉林：吉林大学出版社，2012.
3. 邱海波. 主译. 现代重症监护诊断与治疗. 北京：人民卫生出版社，2011.

第十八章　急性加重期阻塞性肺疾病

COPD急性加重期（AECOPD）是指患者出现超越日常状况的持续恶化，并需改变基础COPD的常规用药者，通常在疾病过程中，患者短期内咳嗽、咳痰、气短和（或）喘息加重，痰量增多，呈脓性或黏液脓性，可伴发热等炎症明显加重的表现。Ⅲ期COPD患者可表现为急性呼吸衰竭（ARF）。AECOPD是COPD患者急诊和住院的主要原因。AECOPD患者入院后的死亡率约为10%，长期治疗效果不佳，1年内死亡率可达到40%，65岁以上的老年患者1年内死亡率更可高达59%。入住ICU的患者短期死亡率更高，为20.5%~72.2%。

一、COPD急性加重的原因

（一）呼吸道感染

目前认为呼吸道感染是COPD急性加重的最常见原因。COPD急性加重患者的80%由呼吸道感染所引起，其中细菌感染占40%~50%，主要病原菌为肺炎链球菌、流感嗜血杆菌和卡他摩拉菌。病毒感染占30%，主要为流感病毒、副流感病毒、鼻病毒和冠状病毒等。非典型致病原感染占5%~10%，主要是肺炎衣原体所致，肺炎支原体很少引起慢性支气管炎急性加重。军团菌似乎并不引起单纯支气管感染，两种以上病原体合并感染者占10%~20%。

20世纪60~70年代，几个纵向研究发现AECOPD及COPD稳定期患者呼吸道细菌培养及细菌抗体滴度测定无差异，对呼吸道感染在AECOPD的作用提出异议。近10年来，随着新方法、新技术的应用，对这一问题又进行了重新检测与评价。例如对慢性支气管炎急性加重期及COPD稳定期的患者进行纤维支气管镜检查，用保护性毛刷刷检标本，或收集支气管肺泡灌洗液进行细菌培养，测定细菌浓度，发现慢性支气管炎急性加重期的患者细菌培养阳性率及细菌浓度均明显升高。对病原菌进行特异性免疫反应，分子流行病学研究以及气道炎症与细菌学关系的研究，结果均支持呼吸道感染是COPD急性加重的主要原因。

肺炎是COPD加重的重要原因，需要住院治疗且常常需要机械通气。引起肺炎的常见致病菌与呼吸道感染相同，但由于COPD患者经常应用抗生素，则易出现革兰阴性杆菌及一些耐药菌株的感染。肺炎的诊断主要依赖于X线所见，但由于COPD患者原已存在肺实质病变，因此在做出诊断时要与原有的X线片进行仔细对比，原有病变增多增浓或出现新的浸润性病变，在排除肺栓塞、肺水肿等病因后，可做出肺炎的诊断，肺部阴影延迟吸收提示有新生物的可能。

（二）大气污染及其他理化刺激

大气污染如工业废气及交通工具排放的尾气（含二氧化硫、二氧化碳、氯等）、粉尘、油烟、吸烟、过敏源等可引起气道水肿，平滑肌收缩，分泌物增多，促使COPD加重。

（三）气胸

气胸是 COPD 加重的诱因之一。对于晚期 COPD 患者，少量气胸即可能引起呼吸力学的改变。及时诊断并进行胸腔引流能很快纠正呼吸力学的变化，防止病情恶化。COPD 患者常伴有肺大疱，阅读胸片时要注意鉴别，呼气相胸片有助于气胸的诊断。

（四）肺栓塞

肺栓塞能促使 COPD 加重，而 COPD 患者更容易发生肺栓塞，尸检资料表明严重 COPD 患者肺栓塞的发生率为 50%。未经治疗的肺栓塞死亡率约为 30%，因此，AECOPD 时肺栓塞的诊断是一个重要问题。AECOPD 的患者，其 $PaCO_2$ 较基础水平下降，应怀疑肺栓塞的可能。血浆 D–二聚体的测定，对急性肺栓塞有较大排除诊断价值，若其含量低于 $500\mu g/$ L，基本可排除肺栓塞。下肢静脉血栓、通气/灌注扫描、增强肺 CT 均有助于肺栓塞的诊断，肺血管造影仍是诊断肺栓塞的金标准。此外，如发现下肢、盆腔静脉血栓形成，也应警惕肺栓塞的可能。

（五）心力衰竭和心律失常

高血压、冠心病和饮酒是 COPD 患者发生左心衰的常见原因。呼吸衰竭本身通过改变心肌收缩力、心脏前后负荷及代谢的异常引起左心功能减退，左房压力升高，造成间质性肺水肿，降低了肺顺应性，而支气管壁水肿加重气道狭窄，增加呼吸功，严重 COPD 患者常有肺心病及右心衰竭。患者可表现为夜间阵发性呼吸困难，端坐呼吸，肺部湿啰音增加，双下肢浮肿等。由于肺部原有的病变，胸片表现可不典型，超声心动图有助于左室功能的评估，用利尿剂试验性治疗有助于诊断，必要时行肺动脉插管术，以了解心功能及液体平衡状况。心律失常可通过改变心脏指数，减少呼吸肌群血流量来促使 COPD 的加重。常见的心律失常为窦性心动过速、心房颤动、心房扑动、多源性房性心动过速、室性期前收缩。低氧血症、电解质异常、肺心病、药物毒性以及合并存在的心肌本身的病变，如心肌缺血等，是引起心律失常的常见病因。

（六）胸部创伤

轻微的胸部创伤就可以损害呼吸功能。疼痛可以引起分泌物潴留、低通气、气体交换不良、肺不张、胸腔积液（血胸）和气胸增加了呼吸的弹性负荷。同样，COPD 患者发生胸部创伤时死亡率较高，且需要长时间机械通气治疗。

（七）外科情况

不论是吸入性麻醉还是静脉麻醉，全身麻醉通过减少功能残气量，肺泡闭合，改变膈肌功能及干扰低氧性血管收缩来损害 COPD 患者的肺功能和气体交换，可以促使 COPD 加重，发生呼吸衰竭。虽然肺功能测定有助于 COPD 严重程度的分级，但 FEV 与术后发生呼吸衰竭需要机械通气缺乏良好的相关性。血气分析是术后是否需要机械通气的良好预测指标，正确应用镇痛剂与麻醉剂以及正确的术后治疗是减少 COPD 患者手术危险性的关键。

（八）药物

镇静安眠药、中枢神经系统抑制剂可以损害呼吸驱动力，促使 COPD 加重，诱发呼吸衰竭。

二、AECOPD 的诊断及严重性评估

（一）AECOPD 的诊断

AECOPD 患者的主要表现是气急——这是 COPD 恶化的主要症状，同时伴有喘鸣和胸部紧迫感，咳嗽、咳痰增多，痰转为脓性或黄绿色，黏稠，不易咳出。还可伴有许多非特异性的表现：如发热、全身不适、疲劳、失眠、嗜睡、运动耐力下降和/或胸部 X 线片出现新的异常。痰量增加和咳脓性痰，说明有细菌感染。

（二）AECOPD 严重程度评估

评估 AECOPD 的严重程度主要根据患者恶化前的病史、症状、体征、肺功能检查、动脉血气分析和其他实验室检查来确定。要特别注意了解本次病情加重或出现新症状的时间，患者气短发作的频率和严重程度，咳痰量及颜色的变化以及日常活动受限的情况，是否曾出现过水肿及持续时间，既往加重时的情况或有无住院治疗，以及目前的治疗方案等。如有可能，将急性发作与稳定期的肺功能检查、血气分析进行比较是非常有帮助的，因为这些检查的急性变化比它们的绝对值更重要。对于严重 COPD 患者，病情严重恶化的最重要征象是患者意识状况的改变，如发生这种情况则需要立即送医院救治，出现以下表现亦是病情严重的征象：应用辅助呼吸肌、胸腹矛盾运动、出现发绀或原有发绀加重、出现周围性水肿、血流动力学不稳定及右心衰征象。

1. 肺功能检查　对于 AECOPD 的患者即使做简单的肺功能检查可能也是困难的。一般来说，除非有慢性严重气流限制，$FEV_1 < 1.0L$ 表示严重恶化。

2. 动脉血气分析　动脉血气分析是评估 AECOPD 严重程度的最基本的检查。静息状态下在海平面呼吸室内空气的条件下，$PaO_2 < 60mmHg$（8.0kPa）和/或 $SaO_2 < 90\%$ 表示发生呼吸衰竭，此外，当 $PaO_2 < 50mmHg$（6.7kPa），$PaCO_2 > 70mmHg$（9.3kPa）和 pH 值 < 7.3 时，表示有生命危险，需要入 ICU 治疗。

3. 胸部 X 线影像及心电图检查　高质量的后前位加侧位胸片有助于确定 AECOPD 的诊断，排除肺部肿瘤、气胸、支气管扩张等肺部疾病。心电图可明确右心室肥厚、心律失常及心肌缺血性发作。由于胸部 X 线和心电图检查不易区分右心室肥厚与扩大的右肺动脉，所以鉴别 COPD 急性加重与肺栓塞非常困难。特别是在严重 COPD 患者。螺旋 CT 扫描、肺血管造影及特异性 D-二聚体测定是诊断肺栓塞的最好方法。而此时肺通气/灌注扫描的价值不大。低血压或给予高流量吸氧，PaO_2 仍不能达到 60mmHg（8.0kPa）以上时，提示肺栓塞。如果有发生肺栓塞的强烈证据，在治疗 COPD 加重的同时治疗肺栓塞。

4. 其他实验室检查　血常规检查可以确定红细胞增多症（红细胞比积 > 55%）或有无出血，白细胞计数增加，特别是中性粒细胞增加则提示有细菌感染，脓性痰是开始经验性抗生素治疗的指征。同时应进行痰培养及细菌药物敏感试验，确定致病菌。生化检查有助于确定 COPD 加重的其他原因，如电解质紊乱（低血钠、低血钾等）、糖尿病危象、低蛋白血症及代谢性酸碱失衡。

三、院外治疗

对于 COPD 加重早期，病情较轻的患者可以在院外治疗，但需注意病情变化，及时决定

送医院治疗的时机。

AECOPD 的院外治疗包括适当增加以往所用支气管舒张剂的剂量及频度。若未曾使用抗胆碱药物，可以用异丙托溴铵或噻托溴铵吸入治疗，直至病情缓解。对更严重的病例，可给予数天较大剂量的雾化治疗。如沙丁胺醇 2 500μg，异丙托溴铵 500μg 或沙丁胺醇 1 000μg 加异丙托溴铵 250～500μg 雾化吸入，每日 2～4 次。

全身使用糖皮质激素对加重期治疗有益，可促进病情缓解和肺功能的恢复。如患者的基础 FEV_1 <50% 预计值，除支气管舒张剂外可考虑口服糖皮质激素，泼尼松龙每日 30～40mg，连用 7～10d。也可糖皮质激素联合长效 β_2 受体激动剂雾化吸入治疗。

COPD 症状加重，特别是咳嗽痰量增多并呈脓性时应积极给予抗生素治疗。抗生素选择应依据患者肺功能及常见的致病菌结合患者所存在地区致病菌及耐药流行情况，选择敏感抗生素。

四、AECOPD 的住院治疗

（一）AECOPD 患者住院治疗的指征

（1）症状显著加剧，如突然出现的静息状况下呼吸困难。
（2）出现新的体征或原有体征加重（如发绀、外周水肿）。
（3）新近发生的心律失常。
（4）有严重的伴随疾病。
（5）初始治疗方案失败。
（6）高龄 COPD 患者的急性加重。
（7）诊断不明确。
（8）院外治疗条件欠佳或治疗不力。

（二）AECOPD 患者收入重症监护治疗病房（ICU）的指征

（1）严重呼吸困难且对初始治疗反应不佳。
（2）精神障碍、嗜睡、昏迷。
（3）经氧疗和无创性正压通气（NIPPV）后，低氧血症（PaO_2 <50mmHg）仍持续或呈进行性恶化和（或）高碳酸血症（$PaCO_2$ >70mmHg）无缓解甚至有恶化和（或）严重呼吸性酸中毒（pH <7.30）无缓解，甚至恶化。

（三）AECOPD 的处理

1. 评估　根据症状、血气、胸部 X 线片等评估病情的严重程度。
2. 吸氧　控制性氧疗治疗严重低氧血症的首要措施之一是吸氧。但在 COPD 患者，尤其是Ⅲ型呼吸衰竭（即低氧血症同时伴高碳酸血症）患者，吸氧可以改善缺氧程度，但是高浓度吸氧会引起或加重 CO_2 潴留和呼吸性酸中毒，并造成意识状态恶化。这种现象的确切发病机制仍不清楚。传统观点认为，有慢性 CO_2 潴留的患者，其呼吸中枢对 CO_2 的呼吸驱动作用不敏感，此时，呼吸的驱动作用主要依靠低氧血症对外周化学感受器的刺激来维持，高浓度吸氧解除了这种刺激，造成通气不足，而使 PCO_2 升高。最近这一观点有所改变，新的研究资料表明吸氧引起的 CO_2 潴留是由多种因素造成的。吸氧改变了低氧性肺血管收缩，调整了 Haldane 效应，引起生理无效腔的改变，V_D/V_T 增加，导致 V/Q 比例失调加重，从而加重高碳酸血症。

AECOPD 患者伴有严重低氧血症（$PO_2 < 49mmHg$）和酸血症（pH 值 < 7.35）时氧疗易引起高碳酸血症加重。而严重的酸血症是造成这种现象的最危险因素。控制性氧疗（氧浓度不超过 30%~35%），可以降低吸氧所致高碳酸血症发生的危险性。因此，COPD 患者必须进行控制性氧疗。具体方法：用鼻塞或鼻导管给氧（氧流量要准确），氧流量由 1~2L/min开始，30min 后根据动脉血气结果逐步调整给氧浓度，为达到更准确地控制给氧浓度，还可用 Venturi 面罩给氧（供氧浓度范围 24%~35%）。合理的氧疗目标是 PaO_2 达到 60mmHg，SaO_2 达到 90%。大多数 COPD 患者经过控制性氧疗可达到上述目标，既纠正了低氧血症，又避免了 CO_2 潴留加重。有些患者 $PaCO_2$ 虽有升高，但意识状态没有变化，也能很好耐受。经吸氧治疗达不到氧疗目标时，应行气管插管，机械通气治疗。

3. 控制呼吸道感染 引起 COPD 急性加重的主要原因是呼吸道感染，感染可使气道黏膜充血、水肿，并可致气道分泌物增多，从而进一步使气道阻塞，气流受限，引起呼吸衰竭。反复的呼吸道感染还能加重肺实质损害，肺功能恶化，因此，能否有效地控制呼吸道感染是治疗 COPD 急性加重的关键。当患者呼吸困难加重，咳嗽伴有痰量增多及脓性痰时，应根据 COPD 严重程度及相应的细菌分层情况，结合本地区常见致病菌类型及耐药流行趋势和药物敏感情况尽早选择敏感抗生素。如对初始治疗方案反应欠佳，应及时根据细菌培养及药敏试验结果调整抗生素。通常 COPD Ⅰ 级轻度或 Ⅱ 级中度患者加重时，主要致病菌多为肺炎链球菌、流感嗜血杆菌及卡他莫拉菌。属于 Ⅲ 级（重度）及 Ⅳ 级（极重度）COPD 急性加重时，除以上常见细菌外，尚可有肠杆菌科细菌、铜绿假单孢菌及耐甲氧西林金黄色葡萄球菌。发生铜绿假单孢菌的危险因素有：近期住院、频繁应用抗菌药物、以往有铜绿假单孢菌分离或寄植的历史等。要根据细菌可能的分布采用适当的抗菌药物治疗。抗菌治疗应尽可能将细菌负荷降低到最低水平，以延长 COPD 急性加重的间隔时间。长期应用广谱抗生素和糖皮质激素易继发深部真菌感染，应密切观察真菌感染的临床征象并采用防治真菌感染措施。

4. 支气管舒张剂的应用 许多 AECOPD 的患者应用支气管舒张剂后，气道阻塞症状有所缓解，因此，支气管舒张剂的应用成为治疗 COPD 急性加重期患者的重要辅助措施。单独应用足够剂量的 β_2 受体激动剂和抗胆碱能药物，其扩张支气管的作用类似，因此首选哪类药物尚无统一意见。目前倾向于在 COPD 急性加重时先用短效 β_2 受体激动剂，且药物剂量要加大。常用的药物有沙丁胺醇：每次 4 喷（0.4mg）；或者酚丙喘宁，2 喷（0.4mg），每 30~60min1 次，直到症状改善或者患者不能耐受。如果患者病情严重，不能使用 MDI，则可应用 CGNs。沙丁胺醇 1ml（5mg）或酚丙喘宁 1ml（5mg）加入生理盐水 4ml，雾化吸入。如果 CGNs 由空气驱动，吸入时可加重患者低氧血症；如果 CGNs 由氧气驱动，需注意避免 FiO_2 过高。如果治疗效果不佳，则用抗胆碱能药物。溴化异丙托品（爱全乐），6~8 喷（0.12~0.16mg）或者 1~2ml（2.5~0.5mg）雾化吸入，每 3~4h 一次，二者合并应用可提高疗效。

氨茶碱作为支气管扩张剂在临床上已广泛应用。但其在 COPD 加重期的治疗作用仍有争论。多数研究表明，氨茶碱有轻度改善肺活量的作用，并能改善通气机功能，但也可以加重比例失调，加重低氧血症。氨茶碱的作用个体差异很大。因此当患者入院时未用氨茶碱类药物者，开始首选 β_2 受体激动剂和抗胆碱能药物吸入治疗。如果经 12~24h 后病情无改善则加用茶碱类药物。如果患者入院时已接受了茶碱治疗则继续使用，并根据茶碱血药浓度调整治疗剂量。氨茶碱通常是静脉使用，负荷剂量为 2.5~5mg/kg，静脉滴注 30min 以上。如果需要，以后以 0.5mg/（kg·h）的给药速度持续静脉滴注。24h 总量不超过 1g。由于氨茶碱的治疗浓度与中毒浓度非常接近，因此应注意监测血药浓度。药物过量可产生严重的心血管、神经毒性，并显著增加死亡率。

5. 糖皮质激素的应用　虽然糖皮质激素最佳用药剂量、使用时间及给药方法仍无明确结论。但目前推荐口服甲基泼尼松龙 30~40mg/d，顿服，连服 7~10d 后逐渐减量停药；或甲基泼尼松龙 40mg，静脉滴注，每天 1 次，3~5d 后改为口服。更高的剂量和更长的使用时间，只能增加药物的副作用，而不能增加治疗效果。对 COPD 稳定期糖皮质激素治疗无效的患者，在 AECOPD 使用糖皮质激素仍可改善患者症状。因此，糖皮质激素作为支气管扩张治疗的一种方法，在 AECOPD 患者入院时即可开始使用。

6. 纠正呼吸性酸中毒　治疗呼吸性酸中毒的主要目的是纠正威胁生命的酸中毒，应采取何种治疗措施，是否需要立即进行，应根据患者的临床情况以及呼吸性酸中毒的严重程度来决定。对于大多数的 COPD 患者来讲，通过应用支气管扩张剂、糖皮质激素及清除呼吸道分泌物，解除了气道阻塞，增强了肺泡通气，促进 CO_2 排出，呼吸性酸中毒可被纠正。此时不必急于应用碳酸氢盐等碱性药物。但当发生严重的呼吸性酸中毒（pH 值 < 7.20）时，则可静脉输注 4%~5% 碳酸氢钠 125~250ml，使 pH 值升至 7.25~7.30 以上。但如果患者出现意识障碍，如反应迟钝或昏迷，即便没有动脉血气分析结果，也应立即进行气管插管和机械通气治疗。

呼吸兴奋剂的应用目前仍有争论，国外学者对 COPD 加重期使用呼吸兴奋剂多持否定态度，而国内则认为其对维持呼吸及苏醒状态有一定效果。目前常用的呼吸兴奋剂有尼可刹米（可拉明）、山梗菜碱（洛贝林）、回苏灵、乙苯吡酮等。一般用尼可刹米 0.75g，静脉注射，1~2h 一次，或 0.75%~1% 溶液静脉滴注。试用 12~24h 无效，则应停用，改用机械通气治疗。应用呼吸兴奋剂时应注意解痉排痰，保持呼吸道通畅，以便取得较好的效果。副作用主要是血压升高，增加全身耗氧量，有时还可以引起惊厥，增加呼吸功，对已有呼吸肌疲劳的患者应慎用呼吸兴奋剂。

7. 机械通气支持治疗　大多数 AECOPD 的患者经过积极保守治疗病情可以缓解，不需要进行机械通气，如进行机械通气容易发生并发症。因此，一般情况下，只要可能，就应尽量避免机械通气。但是，仍有 1%~3% 的 COPD 患者经过加强治疗，效果欠佳，病情继续恶化，确需机械通气治疗才能度过危险期。是否需要机械通气主要根据患者的基础疾病，肺功能状况，诱发 COPD 急性加重因素的可逆性，以及当时患者的症状、体征、动脉血气分析而定，而没有特异的指征、具体的血气分析标准和生理参数作为建立机械通气的绝对标准。

机械通气的方式分为有创和无创，可首选无创机械通气。

（1）无创性机械通气：建立人工气道（气管插管和气管切开）可引起许多气道并发症，增加细菌性鼻窦炎，咽喉和气管损伤以及通气机相关肺炎的危险性，也妨碍了患者的语言交流，正常的经口进食等能力。而无创性间歇正压通气（NIPPV），成功率达到 80%~85%，可以避免建立人工气道，减少了患者感染的机会，增加了 pH，降低了 $PaCO_2$。在治疗的前 4h 即减轻症状，明显缩短患者机械通气时间和住 ICU 时间，因而显著减少了医疗费用。

NIPPV 的适应证：伴有辅助呼吸肌参与的中、重度呼吸困难和腹部矛盾运动；中到重度的酸中毒（pH7.30~7.35）和高碳酸血症（$PaCO_2$ >45~60mmHg）；呼吸频率 >25 次/分。

NIPPV 的禁忌证：呼吸停止；心血管系统不稳定（低血压、心律失常、心肌梗死）；嗜睡、意识障碍；患者不合作；高度误吸的危险；分泌物量大、黏稠；新近行面部或胃食管手术；颌面部创伤，固定的鼻咽部异常；烧伤；极度肥胖；严重的胃肠胀气。

NIPPV 的通气模式及方法：NIPPV 常用的通气模式为压力切换或容量切换型辅助-控制通气（A-CV）、压力支持通气（PSV）或 PSV 加 PEEP（所谓双水平气道正压）。通气方式的选择及 NIPPV 的有效性与操作者的经验和床旁调整密切相关。有学者对容量切换通气与 PSV 进行比较，发现二者治疗效果相同，而 PSV 的并发症少、漏气少，患者耐受性好。开始设置压力水平在 5~20cmH_2O，使潮气量至少达到 7ml/kg，呼吸频率 <25 次/s，患者感到舒适，呼吸困难减轻。如果 NIPPV 有效，$PaCO_2$ 和 pH 很快改善，NIPPV 治疗 2h 后 $PaCO_2$ 减少的程度是判断治疗能否成功的良好预测指标。另外，选择适合的面罩避免漏气也是治疗成功的关键，鼻罩耐受性好，发生误吸的危险性小，但治疗成功率低。

NIPPV 治疗失败的原因：患者不合作，不能耐受面罩或有幽闭恐怖感；面罩不合适，漏气量大；气道内有大量分泌物；鼻塞、眼炎、压力性溃疡。如果应用 NIPPV 后患者临床表现、血流动力学不稳定，意识状况恶化，分泌物不能有效清除，或不能耐受面罩等应及时改用气管插管和常规机械通气。

（2）有创（常规）机械通气治疗：进行有创机械通气首先需要建立密闭的人工气道，其方法包括气管插管和气管切开。目前应用高容低压气囊和组织相容性好的气管插管（多为硅胶管），使气管插管时间不受限制。成人通常选择 7.0~7.5cm 内径的导管经鼻插管。

有创机械通气的适应证：伴有辅助呼吸肌参与的严重呼吸困难和腹部矛盾运动；呼吸频率 >35 次/min；威胁生命的低氧血症（PaO_2 <40mmHg 或 PaO_2/FiO_2 <200mmHg）；严重的酸中毒（pH 值 <7.25）和高碳酸血症（$PaCO_2$ >60mmHg）；呼吸停止；嗜睡、意识障碍；心血管并发症（低血压、休克、心力衰竭）；其他的并发症（代谢异常、脓毒血症、肺炎、肺栓塞、气压伤、大量胸腔积液）；NIPPV 失败者。

机械通气模式的选择：COPD 急性加重期患者常用的通气模式：①辅助-控制模式（A-CV）：通气机参数的设置调整根据每个患者情况而不同，仔细选择吸气流速、潮气量和外加 PEEP（如存在 auto-PEEP），以便减少患者的呼吸功和不适感。②压力支持通气（PSV）：每次呼吸均由患者触发，因此患者必须具备完整的呼吸运动。③同步间歇指令通气（SIMV）+PSV：在开始通气时，应用较高的指令通气频率，以便让患者的呼吸肌得到较好的休息，随着患者呼吸肌疲劳的恢复，逐步减少指令通气频率，减低通气支持水平，让患者的呼吸肌得到适当的锻炼，并逐渐过渡到撤机。为了减少患者通过通气机自主呼吸时的阻力，在 SIMV 基础上再加上低水平（7~8cmH_2O）的压力支持通气。④试用于 COPD 急性加重期的一些新模式：容量支持通气（VSV）、压力调节容量控制通气（PRVC）、压力释放通气（PRV）等。

通气机参数的设置：传统上潮气量设置为 10~15ml/kg，但对 COPD 急性加重期的患者应用此值，易引起过度通气和 auto-PEEP，所以选择较小的潮气量 7~9ml/kg 较为适宜。在容量辅助或控制通气时，通常选用吸气流速 60L/min，但近来有研究显示高吸气流速（100L/min）可增加 V/Q 比值，改善氧合；增加吸气流速也可降低动态过度充气和 auto-

PEEP 的危险。当然，高吸气流速将增加气道峰压，但是增加的气道峰压主要作用于大气道，如果肺泡峰压（平台压）变化不大，则不会增加气压伤的危险。通常吸气流速应该至少是每分通气量的 5~6 倍，如有明显的 auto-PEEP，可将吸气流速增加至 100L/min，吸氧浓度应调整到能维持动脉血氧饱和度（SaO$_2$）≥90% 的水平。

内源性 PEEP（auto-PEEP）：在 COPD 急性加重期，常有严重的气流阻塞和肺弹性回缩力的下降，从而导致呼气流速的下降，患者需要延长呼气时间以完全排出吸入的气体。但 COPD 患者常呼吸急促，呼气时间缩短，在肺泡气完全排出之前即开始吸气，导致气体陷闭，肺过度充气，在呼气相末期，肺泡内压力仍是正压，即产生内源性 PEEP（auto-PEEP）。Auto-PEEP 可引起血流动力学不稳定和气压伤，同时还可降低通气机触发灵敏度，增加辅助通气患者的呼吸功。机械通气时，39% 的患者会出现 auto-PEEP。通过增加吸气流速，给予小潮气量及减慢呼吸频率，以获得充分的呼气时间，使肺内气体排空。这种通气方式可以减少肺过度充气相关的危险性，但它也可以引起不同程度的高碳酸血症（允许性高碳酸血症）。在保证充分氧合的情况下，患者对高水平的 PaCO$_2$ 和呼吸性酸中毒能够很好地耐受。但有颅内病变和心功能受损的患者，应避免严重的高碳酸血症和呼吸性酸中毒。酸中毒时，pH 值应 >7.15~7.20。低于此值时可静脉输注碳酸氢盐或三羟甲基氨基甲烷（THAM）。随后监测血气的变化，了解酸中毒改善的情况。在 AECOPD，通气量过大可使 PaCO$_2$ 迅速排出，导致呼吸性或代谢性碱中毒。因此，对 COPD 患者通气量应适量减少，一般为 7~10L/min，通气频率 12~20 次/min，希望患者 PaCO$_2$ 逐渐减低，2~3d 内降至目标水平，有慢性呼吸性酸中毒者的通气目标主要是纠正异常的 pH 值至正常，PaCO$_2$ 一般维持在 50~60mmHg 或病情恶化前水平即可。

PEEP 的应用：通常应用 PEEP 以改善氧合，但传统观点认为 COPD 患者机械通气时应避免加用 PEEP，因为患者氧合状态通过机械通气容易得到改善，而且，患者已存在过度充气，加用 PEEP 可进一步加重过度充气，导致病情恶化。然而许多严重的 COPD 患者在潮气呼吸时有呼气流量受限，如果加用的 PEEP 于临界闭合压，可避免呼气时小气道的萎陷，并且不影响呼气流量，不增加呼气末肺容量。而且加用 PEEP 可改善通气机触发灵敏度，减少患者的呼吸功。但是，如果加用 PEEP 过高或患者没有流量限制，增加 PEEP 加重肺过度充气。在加用 PEEP 时，监测气道压和呼气末肺容量有助于判断这种治疗的效果。加用 PEEP 后，如果气道峰压和平台压没有改变，说明患者原来存在气道萎陷，加用 PEEP 是有益的。如果峰压和平台压随着所加的 PEEP 平行升高或更明显升高，则提示加用 PEEP 加重肺过度充气，对患者有害。COPD 患者机械通气时加用的 PEEP≤75% 的 auto-PEEP 则不会加重肺过度充气。

COPD 患者机械通气的撤离：COPD 患者撤离机械通气是困难的，通常需要较长时间逐步来完成。Nava 等发现机械通气 21d 以上的 COPD 患者能否成功撤机与 PaCO$_2$、中枢神经系统驱动、最大吸气压、PaO$_2$、浅快呼吸指数、血浆蛋白水平密切相关。他们还提出总静态顺应性也是患者成功撤机的一个指标，以 88.5ml/cmH$_2$O 作为撤机成功与失败的临界值，敏感性为 0.85，特异性为 0.87。黎毅敏等对 58 例机械通气 18d 以上的 COPD 患者撤机指标研究，结果以肺活量/潮气量（Vc/Vt）>1.8，Pmax≤-18cmH$_2$O，f/Vt≤105 次/（min·L）作为临界值预测此类患者脱机成功与否，敏感性分别为 81%、88% 和 90%，特异性分别为 67%、73% 和 80%。若综合上述三项指标，则敏感性为 84%，特异性 90%。提示 f/Vt 是指导 COPD 患者脱机的敏感指标之一。但综合多项指标对撤机具有更好的指导意义。撤机成功患者的 2 年存活率是 68%。

PSV 和 T 型管试验是常规的撤机方法，近年来，无创通气成为 COPD 患者撤机的替代方法，与 PSV 比较，NIPPV 能缩短撤机的时间，缩短住 ICU 时间，减少院内肺炎的发生率，改善 60d 生存率。撤机失败的原因包括动态肺顺应性减低，气流阻力增加和高 auto – PEEP。而后者是产生通气负荷的最主要因素。

（四）其他治疗措施

1. 纠正水电解质酸碱失衡　维持液体平衡按"量出为入"的处理原则，每日入量应等于前一日的尿量加 500ml，如发热、大汗可适量增加。如果 24h 尿量少于 400ml，在适当补液后可给予呋塞米（呋塞米）20 ~ 240mg 静脉注射，积极处理高血钾，低血钠、低血钙，高血磷等；纠正代谢性酸中毒，pH 值 <7.20 时可补碱。

2. 营养支持治疗　在 AECOPD 的治疗期间，应特别注意营养支持治疗。营养不良时，可造成蛋白质合成减少，影响呼吸肌的结构和功能；细胞免疫和体液免疫功能下降，通气机相关肺炎的发生率显著增加；营养不良还影响通气驱动力，降低呼吸中枢对缺氧的反应。营养补充的途径首选经胃肠道营养，特殊情况可选择胃肠外营养。AECOPD 患者每天蛋白质的需要量是 1 ~ 1.5g/kg，热量是 35 ~ 45kcal/kg，碳水化合物与脂肪之比为 50 ：50，但其最佳比例仍有争论。高碳水化合物饮食可增加 CO_2 负荷，因此在热量分配中增加脂肪的比例对 COPD 合并高碳酸血症的患者是有益的。

益菲佳是专门为肺部疾病患者设计的营养液，具有高热量、高脂肪、低碳水化合物的特征，其热量的 55.1% 来自脂肪。给 COPD 合并高碳酸血症的患者应用益菲佳与常规普通饮食相比可降低 CO_2 生成量、降低 $PaCO_2$、呼吸商、氧耗量和分钟通气量，增加 FEV_1 百分比，对低氧血症与 CO_2 潴留的 COPD 患者十分有益。

3. 抗凝治疗　AECOPD 患者不管以往有无血栓性疾病病史，只要是卧床不动、伴有红细胞增多或发生脱水、血液浓缩者均需考虑使用肝素抗凝治疗，以防止发生下肢静脉血栓形成及肺栓塞。低分子肝素疗效优于普通肝素，皮下注射后生物利用率高，血清半衰期长，出血的并发症少。目前常用的有达肝素钠（法安明）和低分子肝素（速碧林），可皮下注射达肝素钠 5 000IU 或低分子肝素 4 100IU，每日一次或两次，通常不必进行实验室监测，安全方便。

4. 排出呼吸道分泌物　大多数 AECOPD 患者气道分泌物量增加、黏稠。咳嗽是清除支气管分泌物最有效的方法，坐位咳嗽、应用支气管扩张剂后立即咳嗽、主动的小潮气量用力咳嗽及吸痰管刺激咽喉部均可增加咳嗽的有效性，拍胸叩背、体位引流及吸引器吸引有利于分泌物的排出。但年老体弱的患者慎用体位引流。化痰药可稀释或溶解分泌物，有利于分泌物的排出，可给予 3% 含铵棕色合剂 10ml，3 次/d。或盐酸氨溴索 30 ~ 60mg，口服，3 次/d，或 30mg 静脉滴注或雾化吸入，2 ~ 3 次/d，效果较好。

五、预后

国外 AECOPD 患者的短期死亡率已从 20 世纪 70 年代的 45% ~ 73%，降至目前的 11%，但需要机械通气的患者医院内死亡率仍较高。有研究表明，AECOPD 首次胸片即已存在浸润性病变的患者多有严重的气道阻塞，生存率较低，因此，AECOPD 患者伴有可治性疾病如肺炎和肺水肿时，应酌情早期进行机械通气治疗，可降低死亡率。同时，AECOPD 的首次胸片可作为判断病情的严重性及预后的一个可靠指标。患者长期生存时间与疾病的严重性、体重指数、年龄、原有的肺功能状态、氧合指数、充血性心力衰竭、血浆白蛋白水平以及肺心病存在独立相关。

（谢宇曦）

参考文献

1. 谢宇曦，等. 替考拉宁、去甲万古霉素对比治疗 ICU 病房 MRSA 肺部感染的临床研究. 中华医院感染学杂志，2015，25（14）.
2. 邱海波. 主译. 现代重症监护诊断与治疗. 北京：人民卫生出版，2011.
3. 刘大为. 实用重症医学. 北京：人民卫生出版社，2010.
4. 王辰. 重症监护 ABC. 北京：中华医学电子音像出版社，2012.
5. 应明英. 实用危重病监测治疗学. 北京：人民卫生出版社，2008.
6. 俞森洋. 现代呼吸治疗学. 北京：科学技术出版社，2013.
7. 解健，李志强. 急危重病抢救技术. 海口：海南出版公司，2014.

第十九章 哮喘急性发作和重症哮喘

支气管哮喘（简称为哮喘）是一种气道慢性炎症性疾病，无地域和种族的局限性，也无年龄和性别的明显差异。在我国支气管哮喘的患病率为 0.5%~5.29%，已经成为严重的社会卫生问题。在北京召开的全国第四届哮喘会议根据世界卫生组织制定的《全球支气管哮喘防治创议》（Global Initiative for Asthama）对支气管哮喘作了如下定义：支气管哮喘是多种细胞（如嗜酸性粒细胞、肥大细胞、淋巴细胞、嗜中性粒细胞和气道上皮细胞等）和细胞组分参与的气道慢性炎症性疾病。这种慢性炎症导致气道高反应性，并引起反复发作性的喘息、气急、胸闷或咳嗽等症状，常在夜间和（或）清晨发作、加剧，通常出现广泛多变的可逆气流受限，多数患者可自行缓解或经治疗后缓解。

几乎所有的支气管哮喘患者都有长期性和周期性、发作性的特点。它以反复性发作的呼吸困难为特点，表现为呼气流速的下降。病情加重可在数小时或数日内出现，但偶尔在数分钟内即可危及生命。故应针对患者病情做出迅速正确的判断，给予及时有效的治疗。大多数患者经积极治疗，预后良好，但哮喘重度发作则属临床急重症，可迅速发展为呼吸衰竭以及发生一系列并发症而危及生命，故需急诊或住院监护治疗。重症哮喘发作约占住院哮喘患者的 10%，病死率高达 9%~38%，是临床医师面临的一个难题。

急性重症哮喘是指发作时危及生命，对常规治疗反应较差，需要住院治疗的哮喘。急性重症哮喘发作时可出现以下临床特点：常有焦虑、烦躁、大汗淋漓，语言断续或不能说话，甚至出现嗜睡或意识障碍；口唇指端发绀，有辅助呼吸肌活动和三凹征、奇脉 [吸气时收缩压较呼气时降低 >25mmHg（3.33kPa）]，心率 >120 次/min、呼吸频率 >30 次/min，呼气流速峰值（PEF）或第 1 秒用力呼气容积（FEV_1）<60% 预测值（或个人最佳值），呼吸空气时动脉血 PaO_2 <60mmHg（8kPa），和（或）动脉血 $PaCO_2$ >45mmHg（6kPa），动脉血氧饱和度 ≤90%。

大部分严重的、危急的、甚至危及生命的哮喘类型都有"难治性"的基础。难治性哮喘的诊断目前是以激素治疗后的临床反应作为主要指标，至今还没有一项特异性的实验室指标可提供临床应用。2000 年美国胸科医师协会对于难治性哮喘的定义为：在除外其他诊断，导致哮喘加重的因素得到治疗，治疗依从性较好，患者仍具有以下 1 或 2 个主要特点，同时具有 2 个次要特点的哮喘。①主要特点：要达到轻~中度哮喘控制水平需要持续应用或接近持续应用（1 年中超过 50% 的时间）口服皮质激素治疗；需要应用大剂量吸入性皮质激素（ICS）治疗。大剂量 ICS 的标准为：二丙酸倍氯米松（BDP）>1 260μg/d；布地奈德（BUD）>1 200μg/d；氟尼缩松（FLU）和曲安奈德（TAA）>2 000μg/d，丙酸氟替卡松（FP）>880μg/d。②次要特点：除每天需要应用激素治疗外，还需要使用长效 β_2 受体激动剂、茶碱或白三烯调节剂治疗；每日或接近每日均需要使用短效 β_2 受体激动剂缓解症状；持续的气流阻塞（FEV_1 <80% 预计值，PEF 日变异率 >20%）；每年因哮喘而急诊就诊的次数超过 1 次；每年需要使用 >3 次口服激素治疗；口服激素或 ICS 减量 ≤25% 即导致哮喘恶化；过去有过濒死的哮喘发作。2006 年 GINA 将经过第四步治疗（缓解药物加两种或更多的控制药物）后仍未达到可控制水平的哮喘考虑为难治性哮喘，这些患者对激素的反应差，需要比一般哮喘患者更多的吸入激素治疗。

难以控制的哮喘，大部分与哮喘病情的严重性相关，但小部分"难以控制的哮喘"与哮喘的严重性无关，实际上这小部分患者首先要考虑"支气管哮喘"的诊断是否正确，由非支气管哮喘引起的喘息原因很多，常见的包括：①声带功能异常（VCD）。②上气道阻塞性疾病。③复发性多软骨炎。④闭塞性细支气管炎。⑤慢性阻塞性肺疾病（COPD）。⑥心源性哮喘。这些疾病误诊为支气管哮喘时常成为其治疗失败的一个主要原因。因此，考虑是否存在引起喘憋的其他疾病在评价支气管哮喘的诊治上至关重要。另一方面，一些伴随性疾病和诱因如具有部分哮喘特征的变态反应性支气管肺曲真菌病、Churg‑Strauss 综合征等常能影响哮喘的治疗；支气管哮喘的特殊类型如激素抵抗性哮喘、α_2 受体抗体或 α_2 受体下调性哮喘等，也可以成为支气管哮喘难以控制的重要因素。因此，在评价这类患者时，应考虑到各种可能诱发甚至加重支气管哮喘的相关诊断或条件。

一、重症哮喘的类型和特征

（一）急性重症哮喘

临床特征：①常伴有高碳酸血症或需要机械通气治疗。②即使接受了"充分的"治疗后，仍可再次出现这种严重发作。③需要接受多个疗程的全身性糖皮质激素治疗。④常见诱因有未及时给予抗炎药物治疗、对阿司匹林等非甾体类抗炎药物过敏、职业性哮喘、心理社会性因素等。

以往通常将急性重症哮喘发作称为"哮喘持续状态"。给"哮喘持续状态"下的定义是"哮喘严重持续发作达 24h 以上，经用常规药物治疗无效"。现在认为这样的定义是不全面的。"哮喘持续状态"是指一次的发作的情况，而不代表患者的基本病情。许多重症哮喘患者的病情发展常在一段时间内逐渐加剧，而在某种因素的激发下随时都有发生严重的致命性急性发作的可能，无特定的时间因素。极小部分患者突然出现的严重急性发作，甚至因得不到及时和有效的治疗而在数分钟到数小时（通常在 2h）内死亡（哮喘猝死）。

大部分急性重症哮喘患者的死亡是由于不能及时得到紧急医疗救治所致，多发生在家中或者在送往医院的途中。实际上，及时实施紧急救治就意味着有更高的生存率。不能正确认识某些未得到适当治疗的致命性哮喘发作的严重性，可能会导致严重后果的发生。需要重点强调的是：重症哮喘患者的临床表现可能与气道阻塞的严重程度无显著的相关性。欧洲的一项研究发现，急性重症哮喘住院死亡率为 16.5%，出院后 1 年的死亡率为 10.1%，2 年死亡率 22.6%，表明急性重症哮喘需要持续的长期监测以预防和控制复发。

（二）脆性哮喘（BA）

"脆性哮喘"最早是被 Turner‑Warwich 用来描述部分哮喘患者在治疗前后或一段时间内 FEV_1 或 PEF 有大幅度波动的哮喘状态的，而目前美国胸科协会（ATS）也用此概念描述那些突发、严重、危及生命的哮喘发作。

（1）Ⅰ型 BA：虽经积极、正规的治疗措施，包括 ICS（如 BDP > 1 500μg/d）或口服相当剂量皮质激素，同时联合吸入支气管扩张剂，连续观察至少 150d，半数以上观察日的

PEF 变异率 >40%。

（2）Ⅱ型：BA 在哮喘控制"良好"的情况下，突然、急性哮喘发作，3h 内哮喘严重发作并伴有高碳酸血症，可危及生命，常需机械通气治疗。

临床特征：①可在没有明显诱发因素的情况下，在数分钟（Ⅰ型）至数小时（Ⅱ型）内出现哮喘急性发作。②长期给予糖皮质激素（口服或吸入）治疗都不能防止哮喘的急性发作。③发作间歇期患者的肺功能可能正常。④PEF 变异率大，多在夜间或凌晨出现肺功能的急性下降。⑤有关的危险因素包括：特应性、突发的食物过敏、心理社会性因素等。

（三）致死性哮喘

重症哮喘患者出现生命危险的临床状态称为"致死性哮喘"。

临床特征：①发作过需要气管插管的呼吸衰竭。②伴有呼吸性酸中毒的哮喘发作。③在长期使用口服糖皮质激素治疗时仍有 2 次以上因哮喘发作需住院治疗。④曾有过 2 次哮喘伴发气胸或纵隔气肿。⑤其他危险因素包括：血中嗜酸性粒细胞明显增加、PEF 变异率明显增大、大量吸烟、高龄、FEV_1 明显下降、严重抑郁症等。值得注意的是，即使病情较轻的哮喘患者也有面临致死性发作的危险。

回顾性研究显示，有下列情况患者死于哮喘的危险性会增加：在过去的一年里曾因哮喘急性发作需入院或急诊就医，需要使用超过 3 类哮喘治疗药物进行救治。虽然尚不清楚"过度使用 β_2 受体激动剂"是标志哮喘病况严重而危及生命，还是其本身就能增加死亡的危险性，但有证据表明，每月使用多于 2 瓶的 β_2 受体激动剂吸入治疗，常常使致死性哮喘的危险性显著上升。

最近的研究提示，"低感知患者"有更高的哮喘死亡风险。患者对气流阻塞的感知能力差异很大，约半数的哮喘患者不能准确感知气道狭窄的严重程度，26% ~34% 的哮喘患者在 FEV_1 明显下降的情况下感知不到症状，这些"低感知患者"由于低估了气道阻塞的严重程度，长期得不到有效治疗，容易发生气道重构和不可逆的气道阻塞；此外在急性加重或病情恶化时，患者低估了病情，不能及时就诊，延误治疗，往往造成致死性发作等严重后果。

二、病因

重症哮喘的发病原因很多，发现和排除患者的致病因素非常重要。目前认为主要的致病因素包括：

1. 呼吸道感染　常见有病毒、支原体、衣原体和细菌感染。感染可使气道上皮损伤，感觉神经末梢暴露，导致气道神经源性的炎症。感染本身可引起支气管黏膜充血肿胀及分泌物增多，甚至形成黏液痰栓而加重气道阻塞。此外，某些病原微生物及其代谢产物还可作为抗原引起或加重哮喘发作。

2. 哮喘触发因素的持续存在　诱发哮喘的吸入性过敏原或其他刺激因素的持续存在，使机体持续地产生各种变态反应，使气道炎症和气道高反应性进行性增加，支气管黏膜充血水肿、黏膜大量分泌黏液并形成黏液栓，加上支气管平滑肌极度痉挛，导致了严重的气道阻塞。

3. 糖皮质激素使用不当　长期吸入或口服大剂量糖皮质激素，常伴有下丘脑－垂体－肾上腺轴功能的抑制，突然停用，可造成体内糖皮质激素水平的突然降低，致使哮喘恶化且对支气管扩张剂反应不佳。

4. 心理社会性因素的急剧变化　精神过度紧张、烦躁不安、恐惧和忧虑等因素均可加重支气管平滑肌收缩，导致哮喘病情的恶化和发作加剧。心理社会性因素也可通过影响神经肽类，如 P 物质（SP），神经激肽 A（NKA）等的分泌而加重哮喘。

5. 水、电解质、酸碱平衡的紊乱　哮喘急性发作时，患者大量出汗和经呼吸道丢失水分增加，吸氧时湿化不足，茶碱类药物的利尿作用均可造成患者不同程度的脱水，从而使痰液更为黏稠，形成难以咳出的黏液痰栓，广泛阻塞中小气道，加重呼吸困难且难以缓解。低氧血症可使无氧糖酵解增加，体内酸性代谢产物积累而合并代谢性酸中毒，此时气道对许多支气管扩张药物的反应性降低，进一步加重哮喘的病情。

6. 严重并发症的出现　哮喘急性发作时，患者肺过度通气可使肺泡过度膨胀，肺脏层胸膜破裂并发气胸和纵隔气肿，使哮喘病情持续加重。气道阻塞引起肺不张、合并呼吸衰竭、心律失常等，都可使哮喘进一步恶化。

三、临床表现

1. 症状　重症哮喘患者多表现为喘息、咳嗽、严重的呼气性呼吸困难，常规应用 β 受体激动剂和茶碱等支气管扩张剂后喘息症状不缓解。患者常有焦虑、烦躁、大汗淋漓，语言断续或不能说话，病情危重者可出现嗜睡、意识障碍，甚至昏迷。

2. 体征　重症哮喘发作时患者常表现为脸色苍白、口唇指端发绀，呈前弓位端坐呼吸，常有辅助呼吸肌参与呼吸运动和明显的"三凹征"，有时呼吸运动呈现为矛盾运动（吸气时下胸部向前而上腹部则向内侧运动）。呼气时间明显延长，呼气期两肺满布哮鸣音。但在危重患者呼吸音或哮鸣音可以明显减弱甚至消失，表现所谓的"静息胸"。呼吸频率 >30 次/min，心率 >120 次/min，常有"肺性奇脉"和血压下降。

四、诊断

（一）实验室及其他辅助检查特点

1. 气流阻塞程度的测定　第 1 秒用力呼气容积（FEV_1）和呼气流速峰值（PEF）的测定可较客观反映气流阻塞的程度。重症哮喘时，FEV_1 和 PEF 小于预计值或患者最佳状态的 30%～50%（通常 FEV_1 <1L 或 PFF <120L/min）。常规应用 $β_2$ 受体激动剂和茶碱等支气管舒张剂后 PEF 仍小于预计值或患者最佳状态 50%。

2. 血气分析　重症哮喘急性发作时大多表现为低氧血症，PaO_2 <60mmHg（8kPa），约 8% 患者 PaO_2 <50mmHg（6.67kPa），2% 患者 PaO_2 <40mmHg（5.33kPa）。出现高碳酸血症是哮喘危重的表现，当 CO_2 潴留时，大部分患者 $PaCO_2$ 比正常值高出 10～15mmHg（1.33kPa），7% 的患者达到 60～70mmHg（8～9.33kPa），0.4% 患者超过 70mmHg（9.33kPa）。极度的气流受限，可出现代谢性酸中毒。如心排出量降低，外周组织的低氧状态可导致乳酸性酸中毒。在重症哮喘的治疗过程中大量使用糖皮质激素或补充碱性药物可促发代谢性碱中毒。

3. X 线胸片　重症哮喘患者必须作胸片检查，以了解有无气胸、纵隔气肿的发生，以及是否存在肺实变、肺不张。

4. 心电图检查　急性重症哮喘患者的心电图常表现为窦性心动过速、电轴右偏、T 波双相、倒置、ST－T改变，可有房性或室性期前收缩、室上性心动过速出现。

（二）诊断要点和鉴别诊断

可参考美国急救中心对成人急性重症哮喘的诊断标准做出判定。

1. 症状/既往史　①严重呼吸困难、咳嗽、胸闷和喘息。②行走3 048 cm（100英尺）以上困难。③呼吸急促引起说话不连续。④晕厥或几乎晕厥。

2. 体检结果　①奇脉。②使用辅助呼吸肌。③出汗，无法平卧。④心率＞120次/min。⑤呼吸频率＞30次/min。

3. 呼气流速　①FEV_1或PEF基础值＜30%～50%预测值或个人最佳值（由临床判断）。②治疗完成后PEF仍无法提高10%。

4. 氧合作用　①PaO_2＜60 mmHg（8 kPa）。②动脉血氧饱和度＜90%。

5. 通气功能　$PaCO_2$≥40 mmHg（5.33 kPa）。需与重度哮喘发作相鉴别的疾病包括：①急性心肌缺血/充血性心力衰竭。②慢性阻塞性肺病的急性加重期。③上气道阻塞性疾病（UAO）/气道异物。④肺栓塞。⑤哮喘合并气压伤。⑥哮喘合并肺炎。

五、治疗

对危重症哮喘患者的抢救治疗应包括：对病情严重程度进行客观评价及给予相应的监护，及时发现和去除诱因，正确采用综合性治疗措施以快速缓解气道阻塞、纠正低氧血症、防止并发症的发生。

（一）患者初步的评估和处理

重症哮喘发作时应当及时进行处理，而对病情的客观评价是抢救成功的重要环节，初步评估应包括以下几种。

（1）重症哮喘急性发作的确定。

（2）简要了解病史，包括症状出现和持续的时间，以及上次加重的病史，分析哮喘加重的原因。

（3）患者的精神状态、意识水平改变和呼吸困难的程度，动态评估其FEV_1和PEF变化，客观了解气流阻塞的程度。

（4）患者气道、呼吸和循环（ABCs）状态的判定。对血流动力学不稳定，有心脏呼吸暂停较大可能者应及时进行气管插管术。

（二）常规治疗方法

1. 氧疗　所有重症哮喘患者都需要辅助供氧，最好能够面罩给氧。吸氧浓度一般为30%～50%。当有严重的呼吸性酸中毒和肺性脑病时，吸氧浓度应＜30%。

2. β_2受体激动剂　β_2受体激动剂的吸入治疗是急性哮喘发作治疗时的一线用药。吸入给药比静脉注射更为有效和安全。可根据病情选用以压缩空气或氧气为动力的雾化溶液吸入、经呼吸机的进气管道的侧管雾化吸入、定量吸入器（MDI）＋贮雾罐不同的方法吸入。急性重症患者雾化吸入沙丁胺醇溶液的标准给药方式为起始剂量2.5 mg，每隔20 min可重复1次，连续给药3次（即连续吸入1 h），以后再根据患者的病情决定给药的时间间隔（一般以小时为间隔时间）。定量吸入器＋贮雾罐吸入沙丁胺醇和雾化吸入同样有效，吸入剂量与患者症状的严重程度有关，开始推荐剂量为每15～20 min吸入4～8次。有研究发现雾化吸入沙丁胺醇溶液的起始剂量 5mg，间隔 40min，再次吸入 5mg 沙丁胺醇。这种给药方式与标准给药方法相比可以更快地改善肺功能。给药过程中要密切注意窦性心动过速、手颤等不良反应。有证据表明沙丁胺醇的 S 异构体可增加细胞内钙离子浓度，增加气道反应性，起效比 R 消旋异构体慢 10 倍，易随着给药频率的增加而出现蓄积。最近，美国 FDA 批准沙丁胺醇的 R 消旋异构体作为哮喘的治疗用药，临床研究表明，levalbuterol 是一种有效的支气管扩张剂，比沙丁胺醇不良反应小。哮喘严重发作时，可能因严重气道阻塞或患者太衰弱而影响吸入治疗效果，故也可采用静脉途径给药，一般每次用量为沙丁胺醇 0.5mg，滴速 $2 \sim 4\mu g/$ min，易引起心悸，只有在其他疗法无效时使用。应用 β_2 受体激动剂时应注意：严重高血压、心律失常、心绞痛的患者禁用；就诊前过量使用 β_2 受体激动剂，心率 >120 次/min 者不宜再使用；静脉注射口受体激动剂可能引起严重的低钾，应及时补充钾盐。

3. 糖皮质激素　是目前最有效的抗炎药物，能有效地抑制哮喘气道的迟发性反应，降低气道高反应性；若及早使用，对哮喘的速发相反应也可起抑制作用；此外，糖皮质激素还能恢复支气管 β 受体对相应激动剂的敏感性。使用原则是早期、足量、静脉给药、短程。大量的研究表明，在急诊室应用吸入糖皮质激素与患者 FEV_1 的迅速改善和低的住院率有关，Rodrigo 证实在急诊室给急性哮喘患者吸入高剂量的糖皮质激素 3h 即可改善患者肺功能，表明吸入糖皮质激素可以导致局部血管收缩而减轻气道黏膜水肿和微血管渗漏。Rowe 等证实口服大剂量糖皮质激素（如口服泼尼松 50mg/d，用 7 ~ 10d）加上持续应用吸入糖皮质激素可以减缓哮喘的急性加重和避免使用辅助通气治疗。而对于危重哮喘发作患者应及早采用琥珀酸氢化可的松或甲泼尼龙静脉注射作为紧急处理。关于哮喘患者在急诊室和住院期间应用糖皮质激素的最佳剂量，一直都有争议。由于没有精确的剂量 – 反应关系，McFad-den 发现 10 ~ 15mg/（kg·24h）氢化可的松，或者等量的其他糖皮质激素（如甲泼尼龙 120 ~ 180mg/d），对于急性重症哮喘患者的治疗是最有效的。这也是美国国家哮喘教育和预防计划（NAEPP）专家会议和加拿大成人哮喘急诊处理指南（CAEP/CTsAsthma Advisory Committee）所推荐剂量。2006 年 GINA 对于急性哮喘发作的推荐剂量是等剂量的泼尼松 40 ~ 60mg 每日 1 次或者分 2 次用。Haskell 等研究表明大剂量甲泼尼龙（125mg/次，每 6h 1 次，连用 3d）比中剂量甲泼尼龙（40mg/次，每 6h 1 次，连用 3d）或小剂量甲泼尼龙（15mg/次，每 6h 1 次，连用 3d）更适用于严重哮喘发作的治疗，这种大剂量短疗程方式给药起效快，不良反应少，大多数患者症状在 3 ~ 5d 逐渐缓解。使用糖皮质激素时应注意原先有溃疡病、高血压、肺结核、糖尿病的患者激素用量不易过大。

4. 茶碱（甲基黄嘌呤）类　除支气管舒张作用外，亦有强心、利尿、扩张冠状动脉和兴奋呼吸中枢和呼吸肌的作用。对急性重症哮喘患者，尤其对 β_2 受体激动剂已不敏感者，常首先用氨茶碱作静脉注射，首剂负荷剂量为 4 ~ 6mg/kg，缓慢静脉注射（20 ~ 30min），继而用 0.5 ~ 0.8mg/（kg·h）作静脉滴注维持治疗 2 ~ 3d。有效而安全的血浓度应保持在 5 ~ 20mg/L，若 >20mg/L 则毒性反应明显增加。茶碱的不良反应有焦虑、恶心、呕吐、心率加快，严重的有呼吸急促、惊厥、心律失常、昏迷乃至死亡。对老年人、幼儿，有心力衰竭、肝功能损害、肾功能障碍及甲亢患者慎用，西咪替丁、口服避孕药、大环内酯类和喹诺酮类药物等能影响茶碱的清除率，联用时应注意茶碱血药浓度的监测。茶碱与糖皮质激素合用有协同作用，但茶碱与 β_2 受体激动剂联合使用时可能增加心律失常的发生和对心肌的损害。

5. 补充足量液体，纠正水、电解质和酸碱平衡失调

（1）纠正失水：①补液量和补液的种类：急性重度哮喘发作时患者失水造成痰液黏稠难咯出，加重呼吸道阻塞，纠正失水后可有利排痰。国外研究发现静脉内补充 250~500ml 生理盐水可使进行机械通气治疗的重症哮喘患者的肺无效腔量减少 4.2%，故对患者有益。轻度脱水患者能口服或鼻饲补液者可经胃肠道补液；中、重度失水时均需静脉补液。急性重度哮喘发作患者不能进水时补液总量 = 累积丢失量 + 继续丢失量 + 生理需要量。累积丢失量可在 48h 左右补完。急性重度哮喘发作患者的失水多为高渗性失水，故以补充 5%~10% 葡萄糖溶液为主；为防止补液后发生稀释性低钠血症，可适当补充生理盐水，一般两者的比例为（3~4）：1。在基本纠正失水的患者，若仍不能经胃肠道进食进水，则仍需进行维持补液，以保证生理需要量和能量供给。

目前研究发现在重度哮喘发作时，患者治疗前的血浆抗利尿激素（ADH）水平常明显增高，其中一部分患者在静脉补液后 ADH 水平倾向于下降，此部分患者治疗前的血浆 ADH 升高是继发于机体对失水的正常反应；另一部分患者补液后 ADH 水平不会下降，即存在抗利尿激素分泌异常综合征（SIADH），此时补液过多易导致水中毒，治疗时需引起注意。②补液速度：应先快后慢，有休克的患者补液的第 1h 内可输入 1 000~2 000ml 生理盐水以尽快纠正休克，但需密切监测患者脉搏、血压、尿量及心功能不全的症状和体征，必要时应行 CVP 测定以监测补液速度，CVP > 12cmH_2O（1cmH_2O = 0.101 33kPa）时，考虑补液量及速度超过循环系统的耐受能力，宜减慢补液速度。

（2）纠正电解质紊乱：补液时需监测电解质的变化情况，同时予以纠正，一般在给予补液和纠正酸碱平衡失调后电解质紊乱可随之好转。若无明显脱水，补液过多，可使低钾血症加重或稀释性低钠血症的出现，应在补液过程中根据电解质检查的情况进行处理。①低钠血症：对轻中度低钠血症患者，一般补等渗氯化钠溶液。若血清钠浓度 < 120mmol/L，补充 3% 氯化钠溶液，每小时血清钠浓度升高 1.0mmol/L 左右。治疗第 1d，血清钠浓度纠正至 125~130mmol/L。②低钾血症：对血清钾浓度为 3.0~3.5mmol/L 的轻度低钾血症患者，口服补钾即可；中重度低钾血症患者应静脉补钾治疗。一般血清钾浓度为 3.5mmol/L 时，体内缺钾量为 300~400mmol/L，若血清钾浓度为 2.0mmol/L 时，缺钾量为 400~800mmol/L。补充 40~60mmol（3~4.5g）氯化钾可使血清钾暂时升高 1.0~1.5mmol/L，补充 135~160mmol（10~12g）氯化钾可使血清钾暂时升高 2.5~3.5mmol/L。由于补充的钾离子中的一部分可进入细胞内，故不久血清钾浓度又可下降，因此应反复测定血清钾浓度，及时调整补充。而患者尿少或无尿时应先限制补钾，待尿量明显增加时则开始补钾。

（3）纠正酸碱平衡失调：①呼吸性酸中毒：对单纯以呼吸性酸中毒为主的酸血症，治疗上应以去除诱因，改善通气为主。给予氧疗、化痰排痰、清除呼吸道分泌物，予糖皮质激素和支气管扩张剂解除支气管平滑肌痉挛，保证呼吸道通畅，则可改善呼吸性酸中毒，一般不需应用碱剂治疗。有研究表明通过对急性重度哮喘并呼吸性酸中毒的患者吸入氦-氧混合气体（60%~70% 氦气，30%~40% 氧气）的方法可有效改善通气功能，pH 回升，临床症状好转。②代谢性酸中毒：在呼吸性酸中毒合并严重代谢性酸中毒（pH ≤ 7.20）时，可给予 5% NaHCO_3 溶液纠正。静脉补液量按下列公式计算：所需碱量（mmol）=［24（mmol/L）- HCO_3^- 测定值（mmol/L）］× 体重（Kg）× 0.6。补充时应先给计算量的 1/3~1/2，然后再根据病情变化及血气分析结果进行补充。

纠正酸中毒可改善 β 肾上腺素能受体对内源性及外源性儿茶酚胺的反应性，有助于改善呼吸功能。治疗时需监测患者的临床表现及动脉血气变化，防止输入碱剂过量所致的循环负荷加重及医源性代谢性碱中毒。一般高乳酸血症在改善通气和组织有效灌注后即可纠正，不需特殊治疗。

6. 促进排痰　痰液阻塞气道，影响通气和换气功能，因此重症哮喘患者促进排痰疏通气道相当重要。尤其痰液黏稠者，应给予氨溴索静脉注射，15～30mg/次，2～3 次/d，稀释痰液促进痰液的排出。其他可选用的药物还有乙酰半胱氨酸、溴己新等。还可根据病情应用超声雾化、机械排痰等方法。

7. 抗胆碱药　吸入抗胆碱药如异丙托溴铵，为胆碱能受体（M 受体）拮抗剂，可以阻断节后迷走神经通路，降低迷走神经兴奋性而起舒张支气管的作用，并有减少痰液分泌的作用。抗胆碱药不是治疗哮喘的一线药物，该类药物达峰效应慢（常需 1～2h），舒张支气管效应不明显。有研究表明，对哮喘发作患者吸入异丙托溴铵对中央气道的疗效与吸入沙丁胺醇相似，但对周围气道的疗效差，而两药联用时无论对中央气道还是周围气道，其疗效均优于各自单用。因此，当重症哮喘患者在用标准一线药物治疗效果差时，可联合异丙托溴铵与沙丁胺醇雾化吸入。雾化吸入异丙托溴铵，每次 1～2ml 溶于生理盐水，3～4 次/d。

8. 抗生素　急性哮喘患者咳出大量脓性痰也许并不是肺、支气管细菌感染的证据，多由于呼吸道分泌过多的嗜酸性粒细胞所形成，痰液中嗜酸性粒细胞的浓度与气道炎症反应的严重程度相关。如果没有肺炎或者其他细菌性感染的证据，对于重症哮喘急性加重的患者并不常规推荐使用抗生素治疗。

（三）机械通气治疗

机械通气治疗是抢救危重症哮喘发作和防治猝死的重要措施。其目的是减少患者的呼吸做功、防止呼吸肌疲劳加剧，减轻氧耗；增加通气，改善 CO_2 排出和氧的吸入，恢复血气正常值；清除分泌物。

1. 无创正压通气（NPPV）　重症哮喘患者其吸气和呼气时的气道阻力和肺动态顺应性显著增加（过度充气），当 FEV_1 下降至 50% 预测值，吸气肌做功增加 7～10 倍。当气道阻塞进一步加重（FEV_1 <25% 预测值），呼吸功的过度增加，可导致吸气肌疲劳和呼吸衰竭。此时，应给予辅助通气治疗。气管插管有较高的合并症发生率，并且会引起气道阻力增加，而无创正压通气（NPPV）为重症哮喘的治疗提供了一个很好的方法。在重症哮喘患者，经面罩持续气道正压（CPAP）或双水平持续气道正压（BiPAP）均可以抵消内源性呼气末正压（PEEPi），扩张支气管，降低气道阻力，减少呼吸功，并能促进分泌物排除，使膈肌和吸气肌得到休息，减少有害的血流动力学异常改变。

NPPV 的优点有：改善患者状况，减少镇静剂用量，避免气管内插管及由其引起的合并症（包括上呼吸道创伤、鼻窦炎、中耳炎、医院获得性肺炎等）。此外，对气道保护机制，语言和吞咽功能没有任何影响，患者一直处于清醒状态有利于医患双方的交流。Meduri 等证实 NPPV 能够安全有效地用于经积极药物治疗无效的重症哮喘合并高碳酸血症患者。对于神清合作的患者，在行气管插管前应该首先用 NPPV 治疗。

NPPV 常用的通气参数：①潮气量：7～15ml/kg。②RR：16～30 次/min。③吸气流量：自动调节性（PSV 等）或递减型，峰值：40～60L/min。④吸气时间：0.8～1.2s。⑤吸气压力：$10 \sim 25cmH_2O$。⑥呼气压力：$4 \sim 6cmH_2O$（$1cmH_2O = 0.101\ 33kPa$）。

重症哮喘患者在以下情况下不宜应用 NPPV：①低血压休克。②心电图显示心肌缺血、严重心律失常。③昏迷、抽搐而难以保护气道。④有危及生命的严重低氧血症。

经 NPPV 治疗 $1 \sim 2h$，若临床指标显示：气促改善、辅助呼吸肌动用减轻和反常呼吸消失、呼吸频率减慢、血氧饱和度增加，心率减慢等。血气指标显示：$PaCO_2$ 下降 $> 16\%$，$pH > 7.30$，$PaO_2 > 40mmHg$（$5.33kPa$）。则判定初始治疗有效，应继续 NPPV 治疗。而出现下列情况则应停用 NPPV：神志恶化或烦躁不安、不能清除分泌物、无法耐受连接方法、血流动力学不稳定、氧合功能恶化、CO_2 潴留加重。

2. 气管插管　重症哮喘急性发作而需急诊的患者中仅有小部分需要气管插管和机械通气治疗。此时气管插管的时机需要综合判定。对急性重症哮喘患者，高碳酸血症本身并不是气管插管的指征。Bondi 等报道了 27 例急性重症哮喘合并高碳酸血症患者，最后有 23 例（85%）证实并不需要气管插管。

气管插管和机械通气的指征为：①心脏和呼吸骤停。②严重的低氧血症，非重复呼吸面罩下吸氧 $PaO_2 > 50mmHg$（$6.67kPa$）。③$PaO_2 > 50mmHg$（$6.67kPa$）且伴有重度呼吸性酸中毒（动脉血 pH 值 > 7.25）。④严重的意识障碍、谵妄或昏迷。⑤呼吸浅快（> 30 次/min），哮鸣音由强变弱或消失，呼吸肌疲劳明显。⑥经 NPPV 治疗不能奏效。

对重症哮喘急性发作患者气管插管十分困难，由经验丰富的医生行经鼻插管比较安全，这种方法可以使患者保持直立位，不用麻醉药，对气道基本不造成影响。但经鼻插管限制了管腔直径，损伤上呼吸道，易导致鼻出血的合并症。此外，经鼻插管可以使同时存在的鼻窦疾病恶化，也有可能引起喉头水肿和支气管痉挛。

经口腔插管，在有效地应用镇静剂后，在一些特定的患者（除了濒死患者）和可以自主控制气道的患者都会成功。为了减少气道阻力，便于吸引，插管的管径要 $\geqslant 8mm$。快速诱导镇静，在紧急状况下推荐使用，因为它可以最大限度地帮助插管成功。

有效的麻醉镇静可使患者很好地耐受气管插管，保证患者与呼吸机协调，降低氧耗及呼吸功耗。常用的麻醉镇静药有以下几种。

（1）地西泮：由于起效慢，而且经常不能达到最佳的肌松效果，所以不推荐使用。

（2）氯胺酮：具有镇静，镇痛，麻醉和支气管扩张特性的一种静脉用全身麻醉药，广泛用于需要气管插管的急诊哮喘患者。常用剂量为 $1 \sim 2mg/kg$，可提供 $10 \sim 15min$ 的全身麻醉，但不会引起明显呼吸抑制。氯胺酮可以增加喉部反射，所以应避免过度刺激上呼吸道，减少喉痉挛的发生。

（3）丙泊酚：是一种短效的静脉全身麻醉药，可以减少需要机械通气的支气管痉挛患者的气道阻力，是气管插管的良好诱导剂，对机械通气患者起镇静作用。推荐诱导剂量为 $2 \sim 2.5mg/kg$，随后应用 $50 \sim 100\mu g/$（$kg \cdot min$）静脉输注以达到维持机械通气的镇静效果。可以导致低血压，尤其是在血容量不足的患者，应引起注意。

（4）依托咪酯：是一种速效催眠性全身麻醉药，对心血管和呼吸系统影响小，不会引起组织胺释放。对于血流动力学不稳定的患者，它是丙泊酚的替代药品。推荐诱导剂量为 $0.2 \sim 0.6mg/kg$。

（5）罗库溴铵：是一种短效的非去极化型神经肌肉阻滞药，无显著的血流动力学效应，是氯化琥珀胆碱的替代用药。单次静脉注射 $0.6 \sim 0.9mg/kg$。

3. 机械通气　重症哮喘患者由于广泛的支气管痉挛，气道反应性明显增高，气道阻力显著增加，因此使用呼吸机控制呼吸时较为困难。机械通气治疗的模式也应根据哮喘患者特定的病况、对治疗的反应和血气分析的跟踪监测及时调整。

哮喘发作时，严重的气流阻塞导致呼气时间延长，即使在较低的通气频率下也会呼气不完全，从而导致了肺泡渐进性的充气过度，促使 PEEPi 形成，如果患者以"常规"潮气量（12ml/kg）和频率（12～16 次/min）进行通气，肺泡过度充气的加重就会产生更高水平的 PEEPi。而 PEEPi 可使静脉回心血量减少，导致严重的血流动力学异常。此外，PEEFi 还起到了吸气阈值负荷（需要负压增加到一定程度才能触发通气）的作用，显著增加呼吸功。

因此目前临床上提出"允许性高碳酸血症"通气策略（PHV），即用相对小的潮气量（6～8ml/kg）、较小的分钟通气量（8～10L/min），使血 CO_2 控制在"可接受的水平"，以降低肺部气压伤的危险。虽然高碳酸血症可引起脑血管扩张、脑水肿、心肌收缩力减弱、体循环阻力下降及肺血管收缩，但目前认为 $PaCO_2$ 不超过 90mmHg（12kPa），对患者仍是安全的。

目前对于急性哮喘患者是否应用 PEEP 模式仍有争议。由于小气道的气流受限，低水平的压力不会导致肺泡内压力的升高。设置低于 PEEP 的 PEEP 水平，也许会使狭窄或者塌陷的气道扩张，使相应的肺泡单元能够复张，使呼气末肺泡压力和中央气道的压力梯度减小，从而使通气的触发阈值降低。但是，过高的 PEEP 可以导致肺容积增大、肺泡压进一步增高而出现气胸等气压伤；同时正压通气可使静脉回心血量减少，血压下降，组织灌注不足。判断哪些患者可能适合应用 PEEP 的一个实用的方法就是：观察呼吸机周期性压力对 PEEP 轻度增加的反应。如果增加 PEEP 后，呼吸机动态和静态峰压基本不改变，说明没有广泛的气道塌陷，此时应用 PEFP 效果较好，PEEP 水平设置不应该高于 PEEPi 水平。另一方面，如果呼吸机循环压力随着 PEEP 水平而改变，则可能发生了肺泡的过度充气。

对于吸气流速的设置目前依然有争议，更多的证据支持高的吸气流速（100L/min），但对于有严重气道阻塞的患者，需要延长吸气时间，高的吸气流速会导致吸气压力过高。通常应用较低的吸呼比（呼气时间较长）。在插管后依然有严重气道阻塞的患者允许通气不足，但动脉血的 pH 值应该保持在 7.20 以上，尽量避免应用碳酸氢盐纠正呼吸性酸中毒，因其可以提高细胞内 CO_2 含量，引起细胞内酸中毒。

机械通气的初始可选用容量控制通气模式（VC），参数设置可选用：①高吸氧浓度，FiO_2 为 80%～100%。②呼吸频率 8～14 次/min。③峰流速 80～100L/min。④潮气量（V_T）6～8ml/kg。⑤吸呼比为 1：3。以后可根据患者病情选用同步间歇性指令通气（SIMV）模式加用或不加用较低压力支持，一般应减少使用控制通气模式，因为这易使患者产生过高的分钟通气量和 PEEPi。机械通气治疗的目标为：保持气道峰压 $<50cmH_2O$；保持动脉血 pH >7.2；限制 PEEPi 在 5～10cmH_2O（1cmH_2O = 0.101 33kPa）。

4. 机械通气的撤离　重症哮喘急性发作控制的指标是气道峰压值降低，每分通气量减少，血气分析恢复正常，结合全身情况可考虑机械通气的撤离。撤离时要求：①患者神志清醒，合作。②吸入氧浓度（FiO_2）$<50\%$。③静息自发通气量 $<10L/min$。④患者可自主增加每分通气量达到静息时的 2 倍。⑤最大吸气压 $>-25cmH_2O$。当撤机的条件具备后，停呼吸机，用"T"字管供氧 10～20min，如能耐受，动脉血气没有变化，则可拔管。拔管前气管周围需局部麻醉，避免拔管过程中诱发哮喘再次发作。

（四）其他治疗方法

1. 白三烯调节剂　包括白三烯受体拮抗剂和白三烯合成酶抑制剂，通过调节白三烯的生物活性而发挥抗炎作用，同时也具有舒张支气管平滑肌的作用。目前，5-脂氧化酶抑制剂（齐留通）和白三烯受体拮抗剂（扎鲁司特和孟鲁司特），已经被美国批准用作慢性哮喘的治疗。一项针对因哮喘急性发作而入急诊的患者的多中心、随机、安慰剂对照试验发现，加用大剂量扎鲁斯特可以使哮喘患者的住院率降低34%，随访发现，哮喘复发率也减少18%。表明白三烯调节剂对于急性哮喘也有一定疗效。因此，对于常规治疗反应差的哮喘患者，在治疗方案中加用白三烯调节剂是合理的选择。

2. 硫酸镁　临床研究表明硫酸镁的药理作用包括：①可与钙离子竞争，使细胞内钙离子浓度下降，导致气道平滑肌松弛。②减少乙酰胆碱对终板去极化作用，减低肌纤维的兴奋性而使气道平滑肌松弛。③抑制肥大细胞内组胺释放的生物学效应。④镇静作用。因此静脉输注硫酸镁有助于扩张支气管。可用25% $MgSO_4$ 5ml加入40ml葡萄糖液中缓慢静脉注射，或25% $MgSO_4$ 10ml加入葡萄糖液250~500ml内静脉滴注，每分钟30~40滴。但目前还缺乏大规模的随机对照研究证实硫酸镁对重症哮喘的治疗作用。当静注硫酸镁速度过快时，可引起心跳缓慢、颜面潮红、血压降低和嗜睡加重的不良反应。

3. 异氟醚　为新型吸入型麻醉剂，具有松弛呼吸肌和支气管平滑肌，降低胸肺弹性阻力及气道阻力，降低迷走神经张力的作用，而对心血管系统影响小，对肝、肾功能无损害，适合于顽固性重症哮喘患者的救治。可予浓度为1.5%~2%的异氟醚与氧气一起吸入，用于各种药物治疗无效的重症哮喘患者。

4. 氦-氧混合气体　氦气（He）具有低质量的特性，其质量是空气的0.14倍，是氧气的0.12倍，在气道中主要呈层流，因此吸入氦-氧混合气体（氧浓度为30%~40%）能使哮喘发作时气道狭窄和分泌物潴留引起的涡流减轻，使气道阻力下降、呼吸做功减少，减少氧耗和 CO_2 生成，增加 CO_2 的弥散和捧出，改善肺泡通气，有利于气体交换。使用时，通过呼吸面罩吸入氦-氧混合气体，流速为12L/min，根据低氧血症的严重程度，使混合气体内氧浓度调节在30%~40%之间。目前用氦-氧混合气体治疗重症哮喘还存在争议，但吸入氦-氧混合气体能降低机械通气患者的吸气峰压和 $PaCO_2$，改善氧合，可用于常规机械通气治疗效果不佳者。

5. 体外膜氧合　用于机械通气治疗不能取得适当氧合的严重顽固性哮喘患者，以争取有足够的时间让药物发挥治疗作用，帮助度过危险期可能是有益的。

6. 抗IgE单克隆抗体　Omalizumah（商品名xolair）作为一种抗IgE单克隆抗体，在2003年6月通过美国FDA认证并在美国上市后，已积聚了对难治性哮喘治疗的成功经验。近年的研究证实足量Omalizumab治疗可使哮喘患者血清游离IgE水平降低95%以上，显著减少重症哮喘患者的住院率。2006年GINA将Omalizumab作为哮喘规范化治疗的第5步用药，用于大剂量ICS和联合治疗不能控制的重症和难治性哮喘。

六、预后

据报道重症哮喘合并呼吸衰竭时病死率为38%，而及时合理应用机械通气治疗后病死率只有0~17%。对一组145例因重症哮喘发作的住院患者长期的追踪观察发现，在住院时经机械通气治疗后，病死率为16.5%，出院后1年为10.1%，3年病死率为14.6%，6年病死率为 22.6%，与预后有关的危险因素包括：年龄、吸烟史、缺乏定期门诊随访、缺乏家庭监护、未能遵照医嘱吸入糖皮质激素治疗等。因此，对那些常反复严重发作而需急诊或住院治疗的高危哮喘患者，必须密切地进行随访，鼓励患者通过使用峰流速仪自行规律监测病情变化，避免和控制各种诱发因素，与医务人员共同制定哮喘的长期用药计划及急性发作的处理方案，由此减少哮喘的复发和避免因重症哮喘而死亡。

（谢宇曦）

参考文献

1. 谢宇曦，等. 纤维支气管镜肺泡灌洗吸痰术治疗 ICU 病房肺部感染临床效果分析. 中华医院感染学杂志，2015，25（13）.
2. 谢宇曦，等. 替考拉宁、去甲万古霉素对比治疗 ICU 病房 MRSA 肺部感染的临床研究. 中华医院感染学杂志，2015，25（14）.
3. 刘大为. 实用重症医学. 北京：人民卫生出版社，2010.
4. 王辰. 重症监护 ABC. 北京：中华医学电子音像出版社，2012.
5. 应明英. 实用危重病监测治疗学. 北京：人民卫生出版社，2008.
6. 俞森洋. 现代呼吸治疗学. 北京：科学技术出版社，2013.
7. 曾因明，孙大金. 重症监测治疗与复苏. 上海：上海科学技术出版社，2006.

第二十章　急性消化道出血

急性消化道出血是危及生命的常见临床急症之一，其中又以来源于 Treitz 韧带以上部位的上消化道出血（upper gastrointestinal bleeding，UGIB）更为常见，而来源于 Treitz 韧带以远部位的出血被称为下消化道出血（lower gastrointestinal bleeding，LGIB），其发病率远低于 UGIB，但诊断和治疗也更为复杂。

消化道出血患者的处理原则是迅速对患者的血流动力学状态进行评估，并尽快启动必要的循环复苏，在保证血流动力学稳定的条件下再开始后续的诊治步骤，包括判定出血来源、选择适当的止血措施和预防再出血。

本章将着重阐述急性消化道出血的诊断和处理的流程及不同病因的主要治疗方法。

在美国，急性上消化道大出血的发生率每年为 40~150/100 000，每年因急性 UGIB 住院的患者约为 100/100 000，其中男性患者是女性的两倍，患病率随年龄增加而呈上升趋势。尽管过去半个多世纪有关 UGIB 的药物、介入和内镜治疗有了很大发展，重症患者的监护治疗水平得到大大提高，与 UGIB 相关的死亡率仍保持在 5%~14%。另一方面，临床很少见到由大量消化道出血直接导致死亡的病例，患者通常死于大量失血继发的心脑血管疾病或失血性休克继发的多脏器损伤，在这一过程中，患者的年龄和共患疾病对预后有重要的决定作用。由于其他疾病住院的患者如发生 UGIB，死亡率增加 4 倍，而 <60 岁且无恶性肿瘤或脏器功能衰竭患者发生 UGIB 的死亡率仅为 0.6%。近年，UGIB 的发病年龄逐渐增大，患者伴随的其他脏器疾病也越来越多，这也许是 UGIB 的死亡率一直居高不下的重要原因。

与 UGIB 相比，LGIB 的发病率相对较低，约占所有消化道出血的 24%。美国急性下消化道大出血的发生率每年为 20~27/100 000，住院率每年为 22/100 000，死亡率约为 4%~10%。由于下消化道占据了胃肠道的大部分，结肠内有较多粪便残留，而小肠的检查相对困难，与 UGIB 相比，LGIB 的诊断需时较长，需应用多种诊断方法。

第一节　急性消化道出血病因

引起 UGIB 的病因众多，其发病率随研究人群的不同存在一定的差异（表 20 - 1）。

在我国，按照发病率高低，常见引起急性 UGIB 的病因依次为：消化性溃疡、食管胃底静脉曲张破裂、应激性胃黏膜病变（如糜烂性出血性胃炎）和胃肿瘤，其中，消化性溃疡大约占所有急性 UGIB 的 50%。

不同年龄患者群中 LGIB 的病因有很大差别（表 20 - 2），LGIB 在老年和男性患者中相对多见，80 岁以上老人发病率为 20~30 岁年轻人的 200 倍。LGIB 中小肠出血的发生率相对较低，但诊断更为困难，隐源性消化道出血患者中的多数出血来源于小肠。常见的小肠出血原因为血管病变（占大多数）、肿瘤，其他原因包括克罗恩病、位于小肠的异位静脉曲张、憩室（梅克尔憩室是儿童和少年 LGIB 的最常见病因）和药物引起的局部溃疡（如非甾体抗炎药）。结肠出血在急性 LGIB 更为多见，其常见病因在国内外有所不同，国内以恶性肿瘤、结肠息肉、炎症性肠病多见，其次为痔疮、肛裂、血管畸形、缺血性肠炎、血管栓塞、憩室、肠套叠、肠白塞病、肠道寄生虫、肠气囊肿和某些全身出血性疾病的肠道表现等；国外则以结肠憩室和血管畸形最为多见，其次为痔疮和恶性肿瘤。

表 20 - 1　引起上消化道出血的病因

常见病因（发生率超过 1%）	少见病因（发生率不到 1%）
消化性溃疡（十二指肠、胃）	胃/十二指肠的易位静脉曲张
食管胃底静脉曲张	胆管出血
糜烂性胃炎	Dieulafoy 病
良性肿瘤（平滑肌瘤、腺癌、脂肪瘤、纤维瘤、血管瘤、神经纤维瘤等）	主动脉小肠瘘
	充血性胃病
恶性肿瘤（食管癌、胃癌、平滑肌肉瘤、Kaposi 肉瘤、淋巴瘤、类癌等）	缺血性疾病
	感染（真菌、单纯疱疹、CMV、结核、梅毒）
转移性肿瘤（黑色素瘤、乳腺、胰腺、肺、肾脏肿瘤的转移等）	结节病
Mallory - Weiss 综合征	憩室
糜烂性食管炎	肠扭转/肠套叠
吻合口溃疡	放射性胃炎/肠炎
血管畸形	结缔组织病（进行性系统性硬化、系统性红斑狼疮、结节性多动脉炎、Ehlers - Danlos 综合征等）
	淀粉样变
	多发性骨髓瘤
	血液病（DIC、血友病、Ⅸ因子缺乏、白血病、血小板减少、vonVillebrand 病）
	创伤（异物、粪石、内镜损伤）
	腹腔出血性疾病
	非特异性的小肠溃疡
	子宫内膜异位症
	胃/胰腺组织的异位
	克罗恩病

表 20 - 2　不同年龄患者下消化道出血的常见病因及主要临床症状

临床表现	年龄组			
	儿童	青年	中年	老年
腹痛	IBD	IBD	IBD	缺血
	肠套叠			
无腹痛	梅克尔憩室	梅克尔憩室	憩室	血管发育不良

临床表现	年龄组			
	儿童	青年	中年	老年
			恶性肿瘤	息肉
	幼年性息肉	息肉	息肉	憩室
				恶性肿瘤
腹泻	IBD	IBD	IBD	缺血
	感染	感染	感染	感染
便秘/排便困难	肛裂	痔疮	痔疮	恶性肿瘤
		肛裂	肛裂	痔疮
		盲肠溃疡		肛裂

注：IBD：inflammatory bowel disease，炎症性肠病。

（王培栋）

第二节　急性消化道出血的临床表现

消化道出血的临床表现通常有以下几种：

1. 呕血　指呕吐物中有血性成分，颜色可为鲜红色或咖啡色。

2. 黑便　血液中的血红蛋白在肠道内被细菌降解为正铁血红素和其他血色素后形成的黑色柏油样大便。

3. 血便　指由肛门排出的鲜红色或暗红色大便，血液可与大便混合，或血液包裹在成形大便外周，或排出不含大便的血性液体。

4. 粪便潜血阳性　大便性状正常但通过特定的实验室检查证实其中含有血液成分，常常为消化道慢性少量出血的特点。

5. 血容量不足　为血容量不足引起的全身症状，包括乏力、头晕、昏厥、气短、心悸、心绞痛乃至休克表现。在慢性消化道出血或部分急性出血患者早期，血液还未排出体外时。

急性 UGIB 常以呕血和黑便为主要表现，然而，粪便颜色是由出血速度、出血量和血液在肠道内停留时间共同决定的，UGIB 患者出血量过大或出血速度快有时也可出现鲜血便，而急性 LGIB 的患者在出血量不大或血液在肠道内停留时间较长的情况下，也可以黑便为首发症状。出现血容量不足的临床症状通常提示失血量较多或失血速度过快。

（王培栋）

第三节　急性消化道出血的诊断方法

一、病史和体格检查

虽然仅根据病史和体检结果判定出血部位和病因的准确性并不高，但一旦患者血流动力学恢复稳定，还是应该尽快进行完整的病史询问和体格检查。包括有无慢性腹痛、出血诱因

（饮酒、服药、粗糙食物摄入、剧烈呕吐等）、排便习惯及其性状变化、体重改变、既往出血史、基础病史（肝炎、溃疡病、出凝血障碍、肿瘤等）、手术史、药物服用史（尤其阿司匹林、激素、抗凝药及非甾体抗炎药）、饮酒史、家族史等在内的病史采集对明确病因还是有较大帮助。

体格检查中对诊断最有帮助的莫过于皮肤、黏膜的变化，如肝硬化的皮肤改变（肝病面容、蜘蛛痣、肝掌和腹壁静脉曲张）、肿瘤伴发的皮肤表现（胃腺癌的黑棘皮病、类癌综合征、黑色素瘤、Peutz – Jeghers 综合征）、自身免疫病的皮肤表现（神经纤维瘤病的咖啡色斑点、系统性硬化性皮肤变薄、钙化和毛细血管扩张、皮肌炎的向阳疹和 Gotren 结节、过敏性紫癜和荨麻疹、弹性假黄瘤的丘疹和斑块等）以及血管性疾病的皮肤改变（毛细血管扩张、血管瘤和橡皮样蓝痣等）。其他可能有意义的阳性体征包括淋巴结肿大和腹部包块（肿瘤）、腹部压痛（消化性溃疡、胰腺炎、溃疡型结肠炎）、肝脏表面结节感和脾大以及痔疮（肝硬化、门脉高压症等）。直肠指检对炎症性肠病、痔疮、肛周疾病和直肠肿瘤的诊断都有一定价值。

二、内镜检查

随着内镜本身和附件设备的不断更新，内镜诊断和治疗技术有了很大发展。目前，内镜检查已成为诊断出血来源最为有力的手段，检查同时可对出血病灶进行相应的内镜下治疗，内镜提供的资料还能协助评估患者预后，这一点对消化性溃疡尤其重要。根据内镜下溃疡的表现，出血性溃疡内镜表现可以分为活动性出血（可为喷血或渗血）、基底部有血管显露、底部附着凝血块、底部有平坦的出血点（可为红色、黑色、紫色或褐色）、基底部干净伴有或无近期出血性血痂（stigmata of recent hemorrhage，SRH），如基底部干净且无 SRH 的溃疡，再出血的机会 <5%，实际死亡率为零，一般不需行积极的内镜下止血治疗。

对急性消化道出血患者，内镜检查的时机非常重要。一方面，内镜检查必须在患者生命体征平稳、血流动力学稳定的条件下进行，同时需配备急救设备及人员；另一方面，内镜检查拖延时间过久，可能会降低诊断的准确率。

对 UGIB，应尽可能在出血后 48h 内行胃镜检查。48h 后消化性溃疡出血患者内镜下发现 SRH 的可能性将由 75% 降至 50% 以下，胃炎和 Mallory – Weiss 综合征导致的出血的诊断率也有下降。急性 UGIB 的胃镜检查应从上段食管开始逐渐深入寻找出血病灶，如胃内存血过多，常规检查体位下（左侧卧位）大弯侧可能会被血淹没而影响观察，可先观察小弯侧，然后让患者改变体位暴露大弯侧，再继续观察。另一选择是在胃镜检查前给患者插入鼻胃管，用冰盐水反复洗胃，等出血停止、胃管抽吸液体颜色变清亮后再行胃镜检查，但反复的抽吸也可能损伤胃黏膜，造成胃炎出血的假象。

大部分 LGIB 患者经支持治疗后便血都可自行停止，传统观点认为 LGIB 患者应在出血基本停止后再行结肠镜检查。然而，随着急诊结肠镜开展越来越多，现在认为清洁肠道后的急诊结肠镜检查诊断急性 LGIB 的阳性率能够达到 72% ~86%，显著高于血管造影等放射学检查方法，并发症也比血管造影更低（仅为 0.1% ~0.3%），而且对其中很多患者可以同时进行内镜下止血治疗，需要注意的是出血量过大患者肠腔内的血迹可能会影响内镜的观察。清洁的肠道是提高结肠镜检查诊断准确率的前提，消化道出血患者的肠道准备应该在血流动力学稳定以后开始。目前认为口服灌肠液经口灌肠（常用的是聚乙二醇电解质溶液）是肠道准备的最佳方法，可以让患者口服或通过鼻胃管灌注，在3~5h内用5~8L灌肠液充分清洁肠道，同时定期静脉给予甲氧氯普胺等促动力药物能够加快胃排空。研究证实，口服灌肠一般不会影响附壁血栓的形成或诱发出血，但对于严重LGIB患者，还是建议收入ICU，在严格的监护下进行肠道清洁，同时静脉补充血容量。鲜血便患者在结肠镜检查之前应该先进行肛镜检查，以除外痔疮出血。出血量不大的LGIB患者也可以在出血停止以后择期进行结肠镜检查。

如果胃镜和结肠镜都未能发现出血病灶，考虑出血来源于小肠，则可以进行小肠出血的相关特殊检查，包括双气囊小肠镜和胶囊内镜检查。目前研究报道双气囊小肠镜对小肠出血的诊断率能够达到70%以上，在发现出血病灶的同时还可以取活检。胶囊内镜对隐源性消化道出血的诊断率高达92%，诊断小肠病变方面优于CT和小肠造影，最近有研究报道其诊断小肠病变的敏感性和特异性甚至超过小肠镜。

急性消化道出血患者，如果各种定位方法都未能明确出血部位，药物治疗又不能有效止血，可以进行急诊手术结合术中内镜检查以判定出血部位及原因，并进行针对性手术治疗。术中内镜可以使用胃镜或者结肠镜，经口或者经手术的肠切口插入，由手术者用手控制内镜插入深度，内镜医师调节镜头方向、操控送气送水和吸引按钮，并进行观察。然而，术中内镜检查出现肠黏膜溃疡、穿孔和迟发性小肠出血等并发症的概率较高，患者术后肠梗阻的发生率也有所增加。对于消化道出血患者，还是应尽可能利用各种诊断方法在术前明确出血部位。

三、消化道造影

由于急诊内镜检查的普及，目前不提倡在消化道出血活动期进行消化道造影检查，这是由以下原因决定的：①内镜检查可以发现几乎所有消化道造影能够提供的信息；②内镜检查可以观察到黏膜病变、溃疡基底部状况并发现血管畸形，优于消化道造影；③对于怀疑恶性病变患者，内镜检查同时能够取标本进行活检；④老年LGIB患者即便消化道造影发现憩室存在，并不能据此断定出血源于憩室，还需要进一步内镜或血管造影检查证实；⑤消化道造影会导致钡剂在胃肠道残留，影响后面可能需要进行的内镜或血管造影检查。

四、血管造影

选择性插管血管造影操作迅速、定位准确，对消化道大出血有一定的诊断价值，部分患者还可能通过介入治疗止血，因而有一定治疗意义。根据出血血管不同，消化道出血可以分为动脉性出血、毛细血管性出血和静脉性出血。动脉性出血可以通过腹腔动脉、肠系膜上动脉和肠系膜下动脉分别插管造影发现出血部位，表现为增粗的供血动脉分支有造影剂外溢并滞留于消化道内；毛细血管性出血表现为动脉造影的实质期胃肠道黏膜染色加深并且消散延迟；静脉性出血相对较难发现。需要注意的是，动物研究证实血管造影只能发现出血速度在0.5ml/min以上的活动性出血，因而血管造影之前应尽可能补充血容量，并停止垂体后叶素和生长抑素类药物的使用，以提高检查的阳性率。

对于UGIB，尽管胃镜检查能够直接观察食管、胃和部分十二指肠，发现并处理绝大部分病变，当出血迅猛、患者血流动力学状态不允许进行胃镜检查或者视野暴露不满意时，血管造影是另一种选择，可以协助定位出血，并能够向血管内泵入血管紧张素或进行出血血管栓塞治疗，达到止血目的，为进一步处理赢得宝贵的时间。不同研究报道的血管造影检查的诊断阳性率不同，基本在40%~78%之间。

相对而言，血管造影在 LGIB 定位中的应用更加广泛。一方面，血管造影可以准确定位出血部位；另一方面，血管造影还能发现有异常血管结构的病变，如血管畸形和肿瘤。血管造影发现的最常见 LGIB 病因为憩室和血管畸形，其他可能诊断的疾病包括肿瘤和血管肠漏等。

血管造影是一种相对安全的检查方法，经股动脉插管血管造影的并发症总发生率约为1.73%，主要并发症包括：穿刺点血肿、血管损伤、栓塞和造影剂反应。

五、核素显像

静脉注射^{99m}Tc 标记的红细胞，然后进行核素扫描显像（^{99m}Tc – RBC 显像）简便、无创，是目前最常用于定位消化道出血来源的方法，在 LGIB 诊断方面应用更多。与内镜和血管造影相比，其敏感性更高，但对检查的设备、技术和结果分析的要求也更为严格。

^{99m}Tc – RBC 显像能够发现出血速度在 0.1~0.2ml/mm 以上的活动性消化道出血，其诊断的阳性预测值约为60%，出血速度过慢者可能会出现假阴性结果。另外，少量间歇出血患者，当肠道内累积到一定放射性强度时，肠内容物可能已经随肠道蠕动移向出血部位远端，也会使得定位失准，但这一点可以通过缩短照相间隔时间进行弥补。血管造影和核素显像联合应用，可以将消化道出血诊断的阳性率提高到61%~72%。

另外，胃黏膜的柱状上皮有摄取并浓聚放射性核素^{99m}Tc 标记的高锝酸盐（^{99m}TcO$_4$）的功能，通过静脉注射^{99m}TcO$_4$后显像并摄片，如果发现位于回肠的异常放射性浓聚区，可以诊断梅克尔憩室，对于年轻的 LGIB 患者，如果怀疑为梅克尔憩室出血，早期进行^{99m}TcO$_4$显像可以帮助确诊。

（王培栋）

第四节　急性消化道出血治疗

一、诊治流程

随着内镜设备和技术的发展，内镜检查不但可以明确消化道出血的部位及其原因，而且能够通过内镜下治疗控制多数活动性出血。另一方面，内镜检查结果对于评估患者预后，决定下一步治疗也有重要意义。因而，对于急性消化道出血患者，在初步评估并恢复血流动力学稳定后，应该尽快进行内镜检查，持续出血不止、住院期间再出血或伴有肝硬化患者更应如此。只有出血过于迅猛，血流动力学不稳定或内镜检查观察效果不佳时才考虑血管造影等其他检查。急性 UGIB 和 LGIB 的诊断流程见图 20－1 和图 20－2。

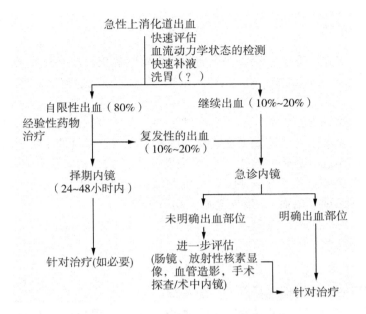

图 20-1 急性上消化道出血的诊断流程

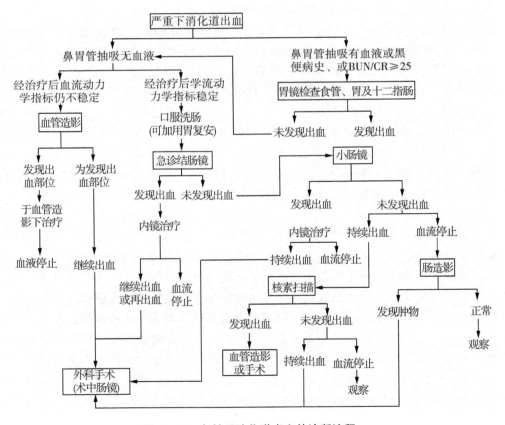

图 20-2 急性下消化道出血的诊断流程

二、紧急处理

对疑诊消化道出血的患者，应尽快完成简明扼要的病史采取和重要的体格检查，尽可能判断患者是急性还是慢性出血，如为急性出血，失血的严重程度如何，血流动力学是否稳定？

观察粪便的性状和胃管引流物的颜色有助于判定有无消化道出血和大致出血部位，但更重要的是通过监测患者的生命体征、观察皮肤和黏膜的颜色以迅速了解患者的血流动力学状态，并尽早取得血样进行实验室检查（包括全血细胞计数、常规生化功能检查和凝血功能检查，同时检查血型并进行交叉配血），正确判断出血的严重程度，同时尽快建立静脉通路、补充血容量（必要时输血），以恢复血流动力学稳定。

务必尽早对急性消化道出血患者进行初始临床评估和处理，其目的是判断失血的严重程度，尽快开始循环复苏。

（一）临床评估

判断失血程度的临床指标包括以下几个方面：

1. 出血症状　根据症状可以大致估计失血量，上消化道快速出血超过 300ml 的患者可出现呕血，出血量超过 50～100ml 可出现黑便，而短时间内 UGIB 超过 1 000ml 的患者也会出现血便，同时常会伴有血容量不足的临床表现。

2. 血压和心率的变化　在出血早期，患者的生命体征是判定血流动力学状态和评估失血程度的最佳指标，比临床症状和血细胞比容检查能够更早、更为准确地反映血容量的变化。失血的速度和程度决定了血压和心率的变化，后者同时也会受到心血管代偿能力的影响。出血初期，最早出现的体征可能是体位性低血压，当患者由卧位转为直立位后收缩压下降 15～20mmHg，或心率增加超过 20 次/分，提示失血量超过血容量的 20%。随着失血量增加，心率进一步加快，血管收缩以代偿性维持卧位血压稳定，但持续的失血最终将出现卧位低血压，此时患者的血管塌陷，最终出现苍白、出汗和晕厥等休克表现。需注意的是，血压和心率的变化可受年龄、服用药物（如 β 受体阻滞剂）、血管弹性和自主神经功能的影响，同等失血量的老年、服用 β 受体阻滞剂或糖尿病患者较健康年轻人更易出现血压和心率的变化。

3. 血细胞比容　由于患者等比例丢失血浆和红细胞，因而急性消化道出血早期不会出现明显的血细胞比容变化。为补充丢失的血容量，血管外的液体逐渐代偿性进入血液循环，血细胞比容随之下降，这一过程在出血停止后还将持续，一般需 24～72h 才能完全补足失去的血容量，血细胞比容会达到最低点。如出血持续存在，血细胞比容还将进一步下降。由于血细胞比容的变化滞后于出血状态，因而不能完全依赖其判定出血的程度，需结合患者的临床症状、体征，尤其是生命体征全面考虑。另外，失血前患者血容量的异常和治疗过程中液体和血制品的补充也将影响血细胞比容的数值，因而，面对急性消化道出血的患者，如其出现与失血量不一致的血细胞比容变化，不能简单将其归于消化道失血这个单一原因，要注意缺铁性贫血、营养性贫血、溶血和消化道外失血等其他因素的存在。

（二）循环复苏

一般而言，80% 以上的急性消化道出血患者经积极的支持治疗后出血都能自行停止，因而急性消化道出血治疗成功的关键在于保证重要脏器的血流灌注和氧供需求。

对血流动力学不稳定的患者，其循环复苏步骤应从接诊即开始，包括建立至少两条大静脉的通路（必要进行深静脉插管）、快速补充生理盐水和林格液体（在患者心肺功能允许的条件下）、对氧合不佳的患者保证氧气供给（鼻导管吸氧或面罩给氧）。同时密切监测生命体征和尿量，尤其是卧立位血压的变化，但对有休克症状的患者应避免变换体位测量血压。既往心肺功能不全的患者可通过监测中央静脉压或肺毛细血管楔压，以避免过度、过快补液或补液不足。由于血压降低的原因主要是外周血容量不足，出血早期不需使用血管活性药物维持血压，但对补充血容量后治疗反应不好的休克患者，可选择性地使用升压药物。血流动力学不稳定或合并其他脏器功能不全的患者要收入 ICU 进行严密监测与治疗。

补充血容量可选择的液体有：晶体溶液（生理盐水和林格液）、胶体溶液（羟乙基淀粉等）和血液制品。循环复苏时一般先采用晶体液，如低血压改善不满意或患者存在低蛋白血症可补充胶体溶液，患者可能存在出血倾向或重要脏器氧供不足时则应考虑输注血液制品。由于全血制品的输入会增加液体超负荷和免疫反应的发生率，目前更倾向于成分输血。一般每输注 1 个单位的浓缩红细胞可使血红蛋白平均提高 10g/L，对无活动性出血的年轻患者，维持血红蛋白在 70~80g/L 就能保证重要脏器的血供和氧供需求，而老年、有明确心脑血管疾病或再出血危险性很大的患者，则需将血红蛋白提高至 10g/L 以上。凝血功能障碍患者需补充血浆或凝血因子，维持凝血酶原时间在接近正常范围内。明显血小板减少（$<60 \times 10^9$/L）或有血小板功能障碍的患者需补充血小板，对近期服用阿司匹林的消化道出血患者，由于药物会影响血小板的功能，即便血小板计数正常，如存在活动性出血或再出血的风险很高，也应考虑输注血小板。休克或持续大量活动性出血患者常会发生凝血因子和血小板的缺乏，需输全血，或根据血红蛋白、凝血酶原时间和血小板计数及时补充多种不同血液制品。肝硬化患者通常合并凝血因子缺乏和凝血功能障碍，每输注 4 个单位的浓缩红细胞应补充 1 个单位的新鲜冰冻血浆，但门静脉高压症患者过度补充血容量会增加再出血的风险，因而需控制补液速度及总量，维持基本的脏器灌注水平即可。

（三）区分上消化道出血还是下消化道出血

通过初始评估和处理，在大致掌握患者的失血程度、其血流动力学也得以稳定后，接着应分析出血发生于上消化道还是下消化道，由此展开进一步检查，明确出血部位和病因，制订针对性治疗方案。

如前所述，患者的出血症状对于区分出血部位有一定帮助。呕血常提示为 UGIB；黑便说明血液在肠道内停留时间超过 14h，出血部位距离肛门越远，黑便发生的概率越大，通常以 UGIB 多见，但也可见于小肠或近端结肠出血患者；血便通常意味着出血来源于下消化道，但如 UGIB 过多过快，血液来不及在肠道内停留降解，也可表现为血便。小肠出血既可表现为黑便，也可表现为血便，由出血的具体部位、出血量及出血速度决定。

如对出血部位的判断有疑问，可给患者插入鼻胃管抽取胃内容物并观察其颜色，如为血性液体说明出血来源于上消化道，如为非血性液体出血则不太可能源于食管和胃。有 16% 的 UGIB 患者胃管引流出非血性液体，这类患者的出血部位大多位于十二指肠，但也有部分源于食管和胃，病因以食管炎和胃炎多见。非血性胃内容物内如含有胆汁，出血源于上消化道的可能性就很小，但有时单凭肉眼分辨是否含有胆汁很困难，可通过测定胆红素水平确定。需注意的是，与粪便潜血阳性的意义不同，非血性胃管引流液潜血阳性对判定出血来源无任何临床价值，不值得提倡。

此外，患者体征和实验室检查对区分出血部位也有一定帮助，活跃的肠鸣音和血尿素氮（blood urea nitrogen，BUN）水平升高通常提示出血来源于上消化道，后者与血容量不足和血液内蛋白成分在小肠内吸收有关。

三、急性上消化道出血的治疗

（一）无并发症的治疗方案

常见急性 UGIB 的病因包括消化性溃疡、食管静脉曲张破裂、Mallory‑Weiss 综合征和胃癌。除胃癌之外，前三种大多都可以通过药物和（或）内镜治疗使出血停止并预防再次出血发生，在患者没有并发症或其他严重共患病的情况下推荐的治疗方案如图 20‑3。

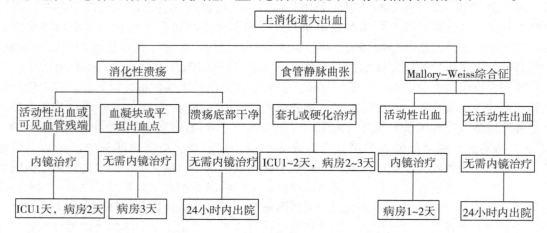

图 20‑3　上消化道大出血常见病因的治疗方案

（二）曲张静脉破裂出血

消化道出血是门脉高压症的主要并发症，导致出血的原因包括：曲张静脉破裂（可以发生在食管、胃底、小肠或者大肠）、消化性溃疡、门脉高压性胃黏膜病变和门脉高压性肠病。其中食管曲张静脉破裂出血最为常见，也是门脉高压症最危重的并发症。慢性肝病患者食管静脉曲张的发生率为 24% ~81%，肝硬化患者每年有 10% ~15% 出现静脉曲张；曲张静脉破裂出血患者急性期死亡率高达 15% ~40%，占肝硬化所有死亡原因的 1/3，出血后 1 年生存率仅为 37%。

曲张静脉破裂出血的特点是容易反复出血，再次出血率约为 70%，首次出血后 1 周之内再出血的风险最高，以后逐渐下降，50% 发生于 6 周之内，但在 2 ~3 个月内仍保持较高水平，6 周之内的死亡率为 15% ~30%。与早期再出血相关的危险因子包括：肝功能失代偿程度、年龄（>60 岁）、出血的严重程度、肾功能不全程度、静脉曲张程度、门脉压力水平等。

1. 早期处理　曲张静脉破裂出血的早期处理和所有急性消化道出血相同，包括初步评估出血的严重程度、监测生命体征、尽快建立静脉通路、补充血容量，需要强调的是要早期插入胃管进行胃灌洗、尽快进行内镜检查和防止过度补充血容量。早期胃灌洗可以证实 UGIB 部位、监测出血速度和失血量，还能清除胃内积血，降低内镜检查中误吸的风险，提高内镜检查的准确性。研究证实血容量是维持门脉压力的重要因素，也是导致消化道出血的重要危险因素之一，肝硬化患者由于存在全身高动力循环和慢性贫血，基础动脉血压较低，曲张静脉出血患者应慎重选择胶体溶液和血液制品扩容，维持血细胞比容在 25%～30% 之间，不必强求完全恢复正常。

2. 药物治疗

（1）垂体后叶素和硝酸甘油：垂体后叶素直接作用于血管平滑肌受体，导致全身和内脏血管的收缩，从而减少门静脉血流、降低门脉和曲张静脉的压力；另外，它还可以促进食管平滑肌的收缩，减少食管血管的血流，并压迫黏膜下血管，有助于止血。然而，由于它非选择性地作用于全身和内脏的血管，会引起一系列与缺血相关的并发症，如心脏缺血引起心绞痛、心律失常和心功能不全，肠系膜血管收缩导致腹痛、肠缺血，还有脑缺血、高血压和血管炎等，有 20%～30% 的患者由于严重的并发症被迫停止治疗。垂体后叶素与硝酸甘油合用可以增加其降低门脉压力的作用，并减少由于全身血管收缩产生的不良反应。

垂体后叶素需要通过中心静脉或外周静脉持续泵入，初始剂量为 0.2U～0.4U/min，止血效果不佳者可以逐渐加大剂量，但最大剂量不能超过 1U/min。待血压平稳后可以加用硝酸甘油，后者的静脉泵入速度由 40μg/min 开始，逐渐加量，最大量为 400μg/min，保证患者收缩压在 100mmHg 左右。判断消化道出血停止后即可停止垂体后叶素的使用，一般不需要逐渐减量。

（2）14 肽生长抑素和 8 肽生长抑素：14 肽的天然生长抑素（somatostatin，ST）和人工合成的 8 肽生长抑素奥曲肽（octreotide，OT）都可以持续有效地减少门静脉及其侧支循环血管内的血流，达到止血目的。另外，它还能够抑制胃酸分泌，有利于血小板和凝血因子发挥作用止血。生长抑素早期止血率可以达到 64%～84%，但与内镜治疗组相比，停药后再出血的风险较高，因而有人推荐短期应用作为内镜治疗前的过渡治疗，已经证实联合应用生长抑素和内镜治疗治学效果优于单独内镜治疗。与垂体后叶素相比，生长抑素对全身血流动力学影响较小，不会引起严重的并发症。

两种生长抑素都需要在静脉给予负荷剂量后持续静脉泵入，ST 的用法是给予 250μg 的负荷剂量后，继之以 250μg/min 维持，OT 的负荷用量为 50μg，继之以 50μg/mm 静脉泵入，如果出血迅猛或控制不满意，可以在开始治疗后的第 1h 和第 2h 各追加一次负荷剂量。出血停止后维持用药时间为 48h 至 5d，停药时不需要逐渐减量。

（3）降低门脉压力预防再出血药物：曲张静脉破裂出血控制后再出血的发生率高达 70%，而再出血会显著增加患者的死亡率，因此预防再次出血对于改善预后十分重要。单用非选择性 β - 受体阻滞剂或合用硝酸酯类、钙拮抗剂是目前首选的预防再出血的药物治疗方法，在患者出血停止，血压稳定以后即开始服用，β - 受体阻滞剂须由小量开始，逐渐加量，最大剂量为 80mg/d，维持静息状态下心率为 60 次/分，收缩压在 100mmHg 左右。

3. 三腔二囊管压迫止血　随着医疗技术的发展，药物和内镜治疗都能够有效地控制静脉曲张破裂出血，因而三腔二囊管压迫（balloon tamponade，BT）止血在临床的应用越来越少。然而，在出血迅猛，药物和内镜治疗失败的情况下，BT 却可以迅速控制出血，为进一步的处理赢得宝贵的时间。

不同生产厂家的三腔二囊管略有不同，但都包含食管囊和胃囊两个囊，充气后可以分别针对胃底和食管加压，另有三个腔，其中两个分别通向胃囊和食管囊，用以充气和放气，另外一个腔直接通向胃内，可以用来灌洗或引流。

放置 BT 管的绝对禁忌证包括出血停止和近期胃食管连接部手术史，相对禁忌证有：充血性心力衰竭、心律失常、呼吸衰竭、不能肯定曲张静脉出血的部位（肝硬化患者上消化道大出血例外）。

BT 管应由有经验的医师放置，可以经口或经鼻插入，插管方法类似鼻胃管插管法。插入深度约为距门齿 45cm，判断头端位于胃内后，给胃囊缓慢充气 250～300ml，轻轻牵拉感觉有阻力并且患者没有胸痛或呼吸困难，说明胃囊位置正确，也可以用 X 线帮助确定位置。胃囊充气后用约 1 000g 的物体牵拉压迫止血，同时患者床头抬高 15～20cm，定期观察引流腔引流出的液体量及其性状，必要时抽吸胃内容物以判断止血效果。胃囊压迫一段时间后如果出血仍然持续，则开始充气食管囊，充气过程中用压力计监测，保持囊内压力在 25～45mmHg，继续观察出血情况。应每隔 6～8h 给食管囊放气 1 次，观察 20min，如有持续出血则再次充气加压，总放置时间不超过 24h，胃囊一般每 12h 放气 1 次，保持时间不超过 48～72h。一旦临床判断出血停止，先将食管囊放气，观察无出血后再松弛胃囊，之后保留三腔二囊管 24h，无活动性出血可以拔管。

BT 的止血率在 30%～94% 之间，止血成功率的差别与患者病情、插管时机选择和操作者的经验有关。常见并发症为食管和胃黏膜坏死乃至溃疡，严重并发症包括胃囊移位导致呼吸窘迫、食管破裂。患者床头应常备剪刀，一旦出现呼吸窘迫考虑到胃囊移位可能，立即剪断并拔除三腔二囊管。食管破裂为致死性并发症，发生率约为 3%，食管裂孔疝患者相当容易发生，需要格外警惕，近期接受硬化剂治疗的患者食管穿孔破裂的危险性很高，不宜采用 BT 压迫止血。

4. 内镜治疗　目前常用于曲张静脉出血的内镜止血方法包括硬化剂注射、曲张静脉结扎和组织胶注射闭塞血管。

（1）硬化剂治疗：Crafoord 和 Freckner 在 1939 年首次将硬化剂注射治疗（endoscopic injection sclerotherapy，EIS）用于控制曲张静脉出血，20 世纪 70 年代以后内镜下 EIS 逐渐受到重视，并被证实为曲张静脉破裂急性出血有效止血手段。EIS 止血的机制为黏膜下注射硬化剂以后引起局部组织炎症和纤维化，最终形成静脉血栓堵塞血管腔，反复多次 EIS 能够闭塞曲张静脉并造成食管壁内层的纤维化，预防再次出血。EIS 价格便宜，使用方便，急诊止血的有效率可达 90% 以上，但在曲张静脉消失前再出血的发生率约为 30%～50%，多次硬化治疗会增加并发症的发生率。另外，现有资料表明 EIS 治疗并不能降低肝硬化患者的死亡率。

常用的硬化剂有十四烷酸钠、5% 鱼肝油酸钠、5% 油酸氨基乙醇、无水乙醇和 1% 乙氧硬化醇等。注射方法包括静脉内注射、静脉旁注射和联合注射，不同内镜中心采用的硬化剂、注射方法和随诊流程可能会有所差异。然而，由于所有的食管静脉曲张都发生于胃食管连接部上方 4～5cm 之内，硬化剂注射也都集中针对这个部位进行。

一般首次内镜检查发现曲张静脉就开始 EIS，没有活动性出血情况下从胃食管连接部上方左侧壁开始，环周依次对每根曲张静脉注射硬化剂，如发现活动性出血，则应先在出血部位远端和近端相邻部位分别注射，待出血控制后再注射其他静脉。每个注射点硬化剂用量一般为 1～2ml，每次治疗的注射总量随硬化剂种类及曲张静脉数量大小而不同。两次 EIS 间隔时间由 4d 至 3 周不等，间隔时间越长，静脉硬化所需时间越长，但食管溃疡发生率随之降低，目前一般认为间隔 7~10d 疗效较好。

不同研究报道 EIS 的并发症发生率大不相同，分布在 10%~33% 之间，这种差异可能与不同的患者入选标准和操作者经验有关。术后即时并发症为胸骨后疼痛、吞咽困难和低热等症状，多在 2~3d 内消失，其余并发症包括出血（注射后针孔渗血和后期溃疡出血）、溃疡（发生率 22%~78%）、穿孔（发生率 1%~2%）和继发食管狭窄（发生率 3%）。EIS 术后应定期监测生命体征和出血症状，禁食 8h 后可以予以流食，同时给予抑酸药和黏膜保护剂口服，适量使用抗生素 2~3d。近来也有报道在 EIS 前后应用非选择性 β - 受体阻滞剂可以增加其疗效及安全性。

（2）曲张静脉结扎治疗：1986 年由美国的 Stiegmann 医师首先开始应用内镜下曲张静脉结扎（endosopicvariceal ligation，EVL）治疗，它能够使曲张静脉内形成血栓，继发无菌性炎症、坏死，最终导致血管固缩或消失、局部食管壁内层纤维化，但对固有肌层没有影响。与 EIS 相比，EVL 消除曲张静脉速度更快，急诊控制出血成功率达到 90% 以上，并发症和死亡率较低，尤其产生食管深溃疡乃至穿孔的风险很低。但费用较高，术后曲张静脉复发率仍然高达 35%~47%，而且对食管壁深层静脉曲张及有交通支形成的患者，单纯 EVL 疗效欠佳，需要联合 EIS。

EVL 需要特殊的设备——结扎器，可以分为单环结扎器和多环连发结扎器两类，临床应用以后者更为方便。多环连发结扎器由透明帽（外套多个橡胶圈）、牵拉线和旋转手柄组成，每个结扎器上备有橡胶圈 4~8 个不等，常用为 5 环或 6 环结扎器。

操作时将安装好结扎器的内镜送入曲张静脉附近，确定结扎部位以后，持续负压吸引将曲张静脉吸引至透明帽内，然后通过旋转手柄牵拉橡胶圈使其释放，脱落的橡胶圈将套扎在成球状的曲张静脉根部，然后选择下一个部位重复上述操作。

一般每条静脉需要套扎 1~2 个部位，从齿状线附近曲张静脉远端开始，环周逐条静脉结扎，结扎区域为齿状线上方 4~7cm 以内，一般每位患者需要 5~8 个橡胶圈。活动性出血静脉则应直接套扎出血部位或与之紧邻的远端。

EVL 的应用也有其局限性：①由于透明帽的存在，影响内镜视野；②轻度曲张静脉或细小静脉很难充分吸入透明帽内，不易结扎；③食管壁深层曲张静脉和有交通支形成患者疗效不佳；④伴有重度胃底静脉曲张破裂出血者，EVL 之后会诱发胃底静脉破裂出血，不宜进行单纯 EVL。

与 EVL 相关的并发症包括出血、食管溃疡、术后菌血症等，但发生率较 EIS 为低。应用单环结扎器时需要在食管内插入外套管，而外套管放置不当，可以引起食管损伤，严重者可能出现食管穿孔、大出血乃至食管撕裂等，操作时应格外小心。

（3）组织胶注射闭塞血管：N - 丁基 2 - 氰丙烯酸酯（N - butyl - 2 - cyanoacrylate），又称为组织胶，是一种液体黏合剂，它在遇到血液等生物介质后能够在 20 秒内迅速凝固，因而将之注射入曲张静脉以后可以机械性阻塞血管。1984 年 Gotlib 首先将组织胶注射用于食管静脉曲张的治疗，至今已达 20 余年，临床证实其控制出血的有效率可以达到 93%~100%，尤其对胃底静脉曲张出血疗效更为显著，另外还可以用于治疗十二指肠和结肠的易位曲张静脉出血。

组织胶也是通过硬化剂注射针直接进行曲张静脉内注射，注射到血管外会引起组织坏死，有继发穿孔的危险。为避免组织胶在注射导管内过早凝固，须用碘化油稀释，比例为

0.5：0.8，加入碘化油还可以保证在 X 线下监测组织胶注射情况。推荐每点注射量为0.5 ~ 1ml，每次治疗总注射量取决于曲张静脉的大小和分布情况。

组织胶注射引起的并发症相对较少，包括疼痛、一过性发热、菌血症和栓塞等。其中静脉内注射继发的血管栓塞是最严重的并发症，目前陆续有一些相关病例的个案报道，栓塞部位包括肺、脾、脑和盆腔脏器。还有个别医师报道由于血管旁注射引起食管瘘发生，但是非常罕见。严格控制组织胶每点的注射量可以减少栓塞的发生，目前建议对于食管曲张静脉每点最大注射量为 0.5ml，而胃底较大的曲张静脉注射量不超过 1ml。

组织胶与内镜外层接触或被吸引入工作孔道会损伤内镜，因而需要有经验的内镜医师和护士配合操作，在注射后 20 秒内医师不能按压吸引按钮。

5. 经颈静脉肝内门腔分流术　经颈静脉肝内门腔分流术（transjugular intrahepatic porto-systemic shunt，TIPS）由 Richter 首先用于门脉高压患者治疗，主要操作包括局部麻醉下经右颈静脉穿刺，通过上腔静脉和下腔静脉置管于肝静脉，用穿刺针经肝静脉通过肝实质穿刺入门静脉，球囊导管扩张肝静脉和门静脉之间的肝实质，并置入一个膨胀性金属支架，最终沟通肝静脉和门静脉，达到降低门静脉压力的目的，并且还可以经过这个通道插管到门静脉，对曲张的胃冠状静脉进行栓塞治疗。

TIPS 并不是曲张静脉出血的首选治疗手段，然而，对于药物和内镜治疗失败的患者，TIPS 可以有效止血并挽救患者生命，为进一步治疗争取时间。有经验的放射科医师操作止血成功率为 95% ~ 100%，然而，TIPS 术后 6 ~ 12 个月之内有 15% ~ 60% 患者会出现支架狭窄或堵塞，再出血的发生率将近 20%。另外，TIPS 还可以用于改善门脉高压的其他症状，包括难治性腹水、门脉高压性胃病、肝硬化导致的胸腔积液等。

TIPS 的并发症包括肝功能恶化、肝性脑病（25%）、支架堵塞、充血性心衰或肺水肿、肾衰竭、弥散性血管内凝血、溶血性贫血（10%）、感染、胆道出血、腹腔积血和心脏刺伤等，其中危及生命的严重并发症为急性肝缺血、肺水肿、败血症、胆道出血、腹腔积血和心脏刺伤，总发生率为 1% ~ 2%。TIPS 急性期死亡率为 1% ~ 2%，急诊手术的死亡率远远高于择期手术者（升高 10 倍）。术后患者的预后与其肝功能水平显著相关，一年存活率大约在 50% ~ 85% 之间。

6. 外科治疗　治疗曲张静脉出血的手术包括门腔分流术和食管横断加血管断流术。分流术在 20 世纪 70 年代以前被广泛用于曲张静脉出血的治疗，可以有效地控制急性出血和预防再出血，根据术式不同又分为非选择性、选择性和部分分流术，适用于肝功能相对较好的患者（Child A 级和 B 级），术后主要的并发症包括分流导致的肝缺血损害和肝性脑病，手术的效果和死亡率与患者的肝功能有一定关系。而断流术的优点在于保存了门静脉血流，不会导致肝缺血，肝性脑病的发生率相对较低，控制急性出血的效果很好，但手术并发症和再出血率较高。

对于药物、内镜和普通外科手术治疗失败的进展期肝病患者，在没有禁忌证情况下，可以考虑进行肝移植。

（三）消化性溃疡

消化性溃疡是最常见的引起急性 UGIB 的病因，约占所有 UGIB 的 50%，冬天比夏天更为常见，十二指肠球溃疡出血的发生率是胃溃疡出血的两倍以上。在美国，每年有约 150 000 人次由于溃疡出血而住院，总的死亡率在 6% ~ 12% 之间；30 年来，溃疡病出血的住院率、手术率和死亡率都没有显著下降。

目前公认与溃疡发生相关的三种致病因素包括：高胃酸分泌、幽门螺杆菌（helicobacter pylori，Hp）感染和非甾体抗炎药的使用，其中非甾体抗炎药同时也是溃疡出血的重要危险因子，已有多个流行病学研究证实它与溃疡的出血率、穿孔率、住院率和死亡率直接相关，其导致出血的相对危险度为 $4.0 \sim 4.5$。另外，口服抗凝治疗也会增加溃疡出血的风险（相对危险度为 3.3）。

大多数溃疡出血都能够自行停止，很少危及患者生命，也无需特殊干预治疗。但也存在少数情况，如果没有及时控制出血，患者会出现生命危险。与预后相关的临床因素包括：严重出血（血红蛋白小于 8g/dl）、持续出血、反复出血（初次出血和再出血死亡率分别为 28% 和 53%）、血流动力学不稳定、需要大量输血、呕吐物与大便中有鲜血、年龄（<60 岁死亡率仅为 0.4%，>80 岁为 11.2%）、共患病、凝血功能障碍和因其他疾病住院期间发生消化道出血（死亡率增加 $6 \sim 10$ 倍）。

溃疡的内镜下表现能够为预后提供最准确的信息，直径大于 1cm 的溃疡再出血和死亡率都有所增加，而直径大于 2cm 的溃疡与小溃疡相比，内镜治疗止血的成功率更低。内镜下溃疡的特点对于评估预后也有很大帮助，活动性出血者的再出血率高达 55%，死亡率为 11%，有可见血管者再出血率 43%，死亡率为 11%，黏附凝血块者再出血率 22%，死亡率为 7%，只有平坦出血点者再出血率为 10%，死亡率为 3%，而基底部干净者再出血率仅为 $2\% \sim 5\%$，死亡率为 2%，因此对于前面三种溃疡患者需要积极的内镜干预治疗。

1. 早期处理　溃疡出血的早期处理和所有急性消化道出血相同，包括初步评估出血的严重程度、监测生命体征、尽快建立静脉通路、补充血容量。血流动力学不稳定患者应尽可能收入 ICU 观察，酌情早期插入胃管进行胃灌洗，在血流动力学恢复稳定后尽快进行内镜检查。十二指肠球溃疡基底部干净患者（<60 岁，没有严重共患病）在血流动力学稳定，血红蛋白达到 10g/dl 以上，收缩压在 100mmHg 以上后可以在 24h 内出院。由于再出血通常发生在首次出血后 3d 之内，溃疡底部有平坦出血点或凝血块的患者需要住院观察至少 3d，度过再出血危险期，但血流动力学稳定者无需收入 ICU，在普通病房观察即可。溃疡正在活动性出血或有可见血管者需要内镜治疗，治疗后在 ICU 观察 1d，病情稳定者转入普通病房继续观察 2d（图 20-3）。

2. 药物治疗　目前为止，已经有很多药物被用于溃疡出血的治疗，也有很多临床研究观察这些药物的疗效，所研究的药物包括垂体后叶素、抑酸药物、抗纤溶药物氨甲环酸、前列腺素、生长抑素及其类似物等。尽管有不同研究的结果表明某个药物对于控制消化道出血有一定帮助，但大多数研究结果证实这些药物在控制出血和预防再出血方面的疗效并不肯定。

（1）抑酸药物：抑酸药物在消化性溃疡的治疗中占有重要的地位，也被广泛用于溃疡出血的治疗。一方面，胃酸是导致溃疡产生的重要因素，抑制胃酸分泌可以加快溃疡愈合，降低溃疡复发率；另一方面，酸性环境能够延缓凝血过程并促进凝血块被蛋白溶解酶分解，不利于止血，抑酸可能有助于凝血过程顺利进行。对 H_2 受体阻滞剂疗效的荟萃分析证实它可以轻微降低胃溃疡再出血率，但对十二指肠球溃疡再出血没有显著效果，也不能降低溃疡出血患者的手术率和死亡率。近来的研究发现，给予负荷剂量后持续静脉泵入大剂量质子泵抑制剂（奥美拉唑 80mg 负荷剂量后继续 8mg/h 静脉持续泵入）可以将胃内 pH 值提高到 6

以上，能够降低再出血的风险，和内镜治疗联合使用效果更加显著，患者的再出血率、手术率、总输血量和平均住院时间及花费都有所减低，但死亡率却没有明显减少。另外，质子泵抑制剂对于预防非甾体抗炎药相关的胃黏膜病变乃至溃疡出血也有一定作用。

（2）氨甲环酸：纤维素凝血块的溶解也是导致持续出血和再出血的重要原因，氨甲环酸是一种纤溶酶原抑制剂，不仅可以抑制纤溶酶的作用，还能够降低胃蛋白酶的纤维素溶解活性。部分用氨甲环酸治疗急性 UGIB 的研究表明，它能够减少患者的输血量、再出血率和手术率，但对于死亡率的影响各个研究报道并不一致。由于目前缺乏大规模高质量研究论证氨甲环酸止血的作用机制和肯定疗效，它又有引起血栓栓塞的副作用（包括脑梗死、心肌梗死、肺栓塞、深静脉血栓和浅表性血栓性静脉炎等），因而在急性消化道出血止血方面的应用受到限制。

（3）生长抑素：生长抑素能够抑制胃酸和胃蛋白酶的分泌，并减少内脏血流量，也被用于非曲张静脉破裂的 UGIB 的治疗。然而，有关的研究结果并不一致，部分结果表明它能够降低出血患者的持续出血率、输血量和手术率，但大规模的研究结果发现与安慰剂对比，生长抑素并没有显著优势。因而，目前尚不能肯定它在非曲张静脉破裂出血方面的疗效。

（4）垂体后叶素：垂体后叶素通过作用于血管平滑肌受体引起全身和内脏血管的收缩，可以减少内脏血管和门静脉的血流量，在曲张静脉破裂出血治疗中有一定地位，但非曲张静脉破裂出血的对照临床研究并未能证实它有肯定疗效。另一方面，由于静脉滴注引起全身血管收缩带来的副作用发生率较高，目前不推荐将它用于溃疡出血的治疗。

（5）前列腺素：前列腺素有抑制胃酸分泌、增加胃黏膜血流、促进黏液和碳酸氢根分泌等作用，因而也被用于消化性溃疡的治疗。现在已经证实它在预防非甾体抗炎药和应激引起的胃黏膜损伤及出血方面有肯定作用，但对于急性消化道出血患者止血和预防再出血的疗效，尚有待更大规模的临床研究结果。

（6）黏膜保护剂：现有的多种黏膜保护剂都具有中和胃酸、改善胃黏膜血流、促进前列腺素合成的作用，能够帮助溃疡愈合并提高溃疡愈合质量，减少溃疡复发，对于预防应激性胃黏膜损伤导致的出血也有一定疗效。但由于溃疡活动性出血时通常需要禁食，而且服用这类药物后有可能会影响其他药物吸收，其临床使用受到一定限制。有研究表明在出血停止后早期应用可以预防再出血，但这一点还需要大规模随机双盲对照的临床研究证实。

（7）幽门螺杆菌根除治疗：现在已经证实，Hp 感染与包括胃炎、溃疡病、胃癌和胃淋巴瘤等在内的多种胃肠道疾患有关。消化性溃疡往往与 Hp 感染伴行，十二指肠球溃疡患者 Hp 阳性率可以达到 90%～100%，胃溃疡患者 Hp 阳性率也在 65%～70%，而 Hp 阳性人群溃疡病的发病率为阴性人群的 6～10 倍，因而，目前认为，对于伴有 Hp 感染的溃疡病患者首要治疗是根除 Hp 的治疗，在出血急性期对患者进行根除 Hp 的治疗，尽管对于控制出血和预防近期再出血可能没有太多意义，但却可以显著降低消化性溃疡尤其是十二指肠球部溃疡的复发率，从而减少远期出血风险。

3. 内镜治疗　从 20 世纪中期开始，内镜下注射、电凝和激光等治疗手段逐渐被用于消化道出血的紧急止血治疗，并取得了肯定的疗效。最近 30 多年来，有越来越多的临床试验比较不同内镜治疗手段的止血效果，荟萃分析结果表明内镜治疗能够显著降低非曲张静脉出血的再出血率、手术率和死亡率，溃疡底部有活动性出血或可见血管的患者接受内镜治疗后获益最为明显。常用于溃疡出血的内镜下治疗方法包括以下几类：

（1）注射治疗：内镜下可以通过注射针向溃疡出血部位或溃疡底部注射各种药物止血，这种方法简便易行，费用低廉，止血效果明确，目前应用最为广泛。可能的止血机制包括机械压迫止血、促进血管收缩、诱发无菌性血管炎和血管闭塞、促进凝血过程等。用于注射的药物包括生理盐水、无菌水、肾上腺素和去甲肾上腺素稀释液，硬化剂（包括无水乙醇、十四烷酸钠、鱼肝油酸钠、油酸氨基乙醇和乙氧硬化醇等）和纤维素胶以及凝血酶。注射方法包括出血点周围注射（距离 1~3mm）和出血点部位直接注射，每点注射量随药物不同而不同。

生理盐水和无菌水注射在出血血管旁可以通过压迫作用止血，1：10 000 或 1：20 000 的去甲肾上腺素或肾上腺素盐水出血点旁注射则通过压迫和促进血管收缩双重作用止血，目前应用最为广泛，研究证实它的疗效和热凝固治疗和激光治疗相当，能够显著降低出血患者的手术率和死亡率。但也有部分患者治疗后出现再出血，发生率约为 24%。另外，研究发现肾上腺素局部注射后吸收入血将会使血浆中肾上腺素浓度升高 4~5 倍，但大部分能够被肝脏的首过效应清除，约 20min 后可以恢复正常水平。尽管如此，仍然建议对合并心脑血管疾病患者密切监测相关副作用。

由于硬化剂在曲张静脉出血治疗方面应用广泛，疗效显著，也被用于溃疡出血的治疗。已有的研究结果并不一致，目前认为它对治疗动脉性出血有肯定疗效，其作用机制为压迫止血、促进小血管收缩、诱发血管壁痉挛和无菌性炎症和闭塞血管。然而，硬化剂注射可以导致胃壁或肠壁坏死乃至穿孔，坏死的发生率与药物种类和注射量都有关系，比较研究发现坏死发生率由高至低依次为油酸氨基乙醇、无水乙醇、乙氧硬化醇，肾上腺素引起坏死的发生率最低。联合应用肾上腺素和凝血酶注射，与单纯注射肾上腺素组相比，患者的再出血率和死亡率显著降低，但手术率和输血量却没有明显下降。纤维素胶是纤维素和凝血酶的结合物，尽管有小样本研究报道纤维素胶注射组比肾上腺素组再出血率有所减低，更大规模的研究却发现联合注射肾上腺素和纤维素胶对于降低出血患者死亡率的疗效，与单纯肾上腺素注射相比没有显著差异。目前认为，纤维素和凝血酶无论是单纯注射还是和肾上腺素联合注射对于溃疡止血没有肯定疗效，但也没有局部注射上述药物引起全身高凝状态，产生相关并发症的报道。

（2）热凝治疗：热凝治疗也是目前应用很广泛的内镜止血方法，其机制为通过加热导致局部组织水肿、蛋白凝固和血管收缩，从而减慢血流，最终促使血液凝固。并发症为过度凝固导致的胃肠壁坏死和穿孔。热凝固常用的产生热凝效应的装置包括热探针、电凝、微波、激光和 APC。

热探针是一根顶端外面包有四氟乙烯（Teflon）的金属管，内含电热源和温度调节器，可以在几秒钟内将温度升高到 160℃，金属管能够从顶端和侧面将热量传递到接触的组织产生凝固效应，热探针可以封闭直径在 2.5mm 以内的胃肠血管（大部分消化性溃疡底部血管都在这个范围内）。治疗时需要将探针与组织直接接触以传递能量，探针接触的压力与凝固的能量直接相关（接合凝固），同时还能够压迫血管阻止血液流动避免热量逸散。所有的热凝探针都有冲洗装置，可以在治疗过程中随时冲洗血液和凝血块。热探针被广泛用于非曲张静脉破裂出血的治疗，已经有很多研究证实它能够显著降低患者的再出血率、手术率和输血量，止血有效率达 95% 以上，与双极电凝的疗效相当，但并发症更低。最严重并发症为穿孔，与探针接触压力过大、加热次数多和短时间内重复多次热凝有关，但发生率极低。

电凝是指通过高频电流产生热能使组织凝固，能够切除组织，是术中常用的止血方法，在内镜治疗消化道出血方面应用也非常广泛，可以通过直接压迫和热凝作用达到止血目的。单极电凝简便易行，能够有效止血，但由于电流由探针通过患者身体再输出至地极，烧伤的程度难以控制，容易继发血管损伤出血和消化道穿孔，目前很少被用于溃疡止血治疗。双极或多极电凝在探头表面排列着多个电极（6～8个），高频低压电流通过相邻的电极传到接触的组织再输出到达地极，从而使组织凝固止血，它的优点是治疗过程中无需加热探针，没有直接热量传递，同一位置可以进行短时（1～2秒）多次（7～10次）或单次较长时间（10～20秒）热凝，由于组织粘连发生出血的危险性相对较低。现有研究证实，双极或多级电凝用于溃疡出血可以显著降低患者的再出血率、急诊手术率、输血量和住院时间，对于止血有肯定疗效，但不能降低出血患者的死亡率。

微波电凝目前也被某些内镜医师用于治疗急性消化道出血，它的探针通过分子振动产生热量促使组织凝固，不需要热量直接传导，凝固的深度取决于探针插入的深度。相关研究的报道目前并不多，但结果证实能够减少患者的再出血率、急诊手术率和输血量，常见的并发症同样为穿孔。

激光很容易集中照射到面积很小的一个点，使组织迅速升温，从而达到血液凝固和组织坏死的目的，对溃疡出血有很好的疗效。其止血成功率可以达到80%～100%，常见的并发症为穿孔，但发生率很低。另一方面，由于激光发射装置笨重、不便携带，治疗费用较高，需要特殊的保护措施和技术人员以预防激光辐射，它的临床应用受到很大限制。

氩离子血浆凝固术（argon plasma coagulation，APC）又称为氩离子束凝固术（argon beam coagulation，ABC），也属于非接触性电凝固术，由德国Grund等人于1991年首次用于内镜治疗。它能通过特殊设备将氩气离子化，并将能量传递给组织产生凝固效应。操作时将氩离子束凝固导管通过内镜活检孔道插入并伸出内镜前端，内镜直视下到达病灶上方约3～5mm处后开始凝固治疗，每次持续1～3秒，表面热凝深度大约在2～3mm。APC对于溃疡出血的止血成功率可以达到95%，其止血率、再出血率和急诊手术率与热探头治疗效果相当。APC的优点在于凝固时间短，组织坏死和穿孔发生率较低。另外，由于导管头和组织没有直接接触，不会产生组织粘连。除溃疡出血之外，APC还可以用于治疗血管畸形、放射性肠炎、憩室、急性胃黏膜病变、肿瘤溃烂等原因导致的消化道出血。

（3）机械止血：尽管注射止血和热凝止血的成功率都能够达到90%以上，如果患者存在可见血管或动脉出血，则再出血的可能性达到55%以上，对于这类患者，机械止血（包括金属止血夹或橡皮圈套扎出血血管）的止血效果与前两者相当，但可以显著降低再出血的风险。

金属止血夹由钛合金制成，金属臂长度和张口角度有不同的大小和规格，释放夹子的释放器有一次性和可以循环使用的两种。操作时将释放器经内镜的活检孔道伸入到出血部位附近，放置数量不等的止血夹夹闭出血部位/血管以取得止血效果。这种方法在1975年首先用于消化道出血治疗，1993年开始大规模用于临床，与注射止血相比，能够降低患者的出血率、再出血率和急诊手术率，尤其对于动脉出血（喷射性出血）患者有很好的疗效，综合评价其止血有效率在95%以上，再出血率小于10%。另外，止血夹止血不会损害组织，几乎没有穿孔的危险，可以用于多次重复止血，操作简便，费用不高，在溃疡出血治疗方面，有很好的应用价值，也可以用于其他原因引起的小血管出血。

橡皮圈套扎广泛用于曲张静脉破裂出血，疗效显著，对于非曲张静脉破裂出血止血的研究表明，其止血效果与注射和热凝相当，但再出血率和急诊手术率更低。

4. 介入治疗　用于消化道出血止血的介入治疗方法包括经导管灌注血管收缩药物（垂体后叶素等）和选择性动脉栓塞两种。

经导管局部持续灌注血管收缩药物可以刺激收缩小动脉和毛细血管，对于黏膜糜烂、小血管渗血都有很好的疗效，被用于多种消化道出血，包括应激性胃黏膜损伤、消化性溃疡等的止血治疗，止血成功率可达40%～80%。血管造影明确出血部位后，将导管头尽量接近出血血管，用0.1～0.2U/min速度持续灌注垂体后叶素，15～30分钟后重复血管造影，如出血停止，则维持灌注12～24小时拔管，停药前可将药物浓度逐步减少，一般停药后30min血管收缩的效应完全消失。主要的并发症为血管缺血所致疼痛、心动过缓等，多由灌注速度过快所致，调整速度很快能够缓解。灌注治疗过程中应对患者进行心电监护，并严密观察病情，以便早期发现各种并发症。

选择性动脉栓塞主要用于导管局部持续灌注血管收缩药物无效或明确为小动脉出血的患者，有经验操作者的止血成功率可以达到80%～90%。除溃疡出血之外，还可以用于整个消化道范围内由于肿瘤、动脉瘤、动静脉瘘等各种原因所致的血管出血。操作步骤为血管造影明确出血部位后将导管超选插入出血血管，将剪成2mm直径大小的吸收性明胶海绵碎块与造影剂混合后经导管缓慢注入出血血管内，有时还可以用弹簧栓子辅助栓塞，止血成功时重复造影可以见到出血血管闭塞，出血停止。主要的并发症为动脉缺血所致的组织坏死，尽可能缩小栓塞范围能够避免大面积栓塞引起组织坏死。

5. 外科治疗　UGIB患者大多数死于失血继发的心脑血管疾病或休克导致的多脏器损伤，及时有效的止血和预防高危患者再出血是降低这类患者死亡率的关键，外科手术治疗在其中也占有一定地位，手术目的为控制出血和防止再次出血。其适应证包括：药物和内镜治疗失败的活动性出血，药物治疗无效且内镜不能明确出血部位，再次出血内镜止血失败，主动脉肠瘘等。对于有失血性休克、年老及合并多种内科疾病、罕见血型配血困难和反复消化性溃疡（尤其胃溃疡）患者，手术指征应相应放宽。罕见血型和老年、合并多种疾病者主张早期手术，以降低死亡率。

6. 预防再出血　消化性溃疡具有慢性反复发作的特点。如前所述，与消化性溃疡发生的相关因素包括：幽门螺杆菌感染，高胃酸分泌，非甾体抗炎药的使用。要达到预防溃疡再出血的目的，一方面需要避免相关危险因素，进行幽门螺杆菌根除治疗、抑制胃酸分泌并降低非甾体抗炎药的损害（包括停止或减少剂量，选择损害较小的药物，合用抑酸药物和前列腺素等）；另一方面需要提高溃疡的愈合质量，强调合理用药，包括使用足够抑酸强度的药物（质子泵抑制剂优于H_2受体阻滞剂），足够疗程的抑酸治疗（胃溃疡6～8周，十二指肠溃疡4～6周），另外，在治疗早期合用黏膜保护剂对于提高溃疡愈合质量，预防溃疡复发也有一定的作用。经正规用药治疗后仍反复溃疡发作患者，需要寻找导致溃疡反复发作的原因（胃泌素瘤等），还可以进行手术治疗。

（四）Mallory－Weiss综合征

Mallory－Weiss综合征指由呕吐、呃逆或剧烈咳嗽等因素引起的胃食管连接部位黏膜撕裂，约占所有UGIB病因的5%～15%。典型临床表现为呕吐、呃逆或剧烈咳嗽后出现呕血症状，常呕吐鲜血，多见于醉酒后剧烈呕吐患者，也可以发生于妊娠呕吐或剧烈咳嗽患者。

撕裂部位常位于胃食管连接部的胃侧，但有 10% ~ 20% 患者可累及食管侧，有 10% ~ 20% 的患者可能同时存在两处以上的黏膜撕裂。

Mallory – Weiss 综合征患者约有 80% ~ 90% 出血可以自动停止，自行止血患者再出血的可能性也很低（小于 5%），因而在内镜检查中如果未发现活动性出血，无需进一步内镜治疗，经过支持治疗后如果患者血流动力学非常稳定，可以在 24h 内出院，出院后继续口服抑酸药物和黏膜保护剂治疗。如果内镜检查发现活动性出血，可以对出血的血管进行黏膜下注射肾上腺素盐水或进行双极电凝、热探针热凝止血治疗，也可以放置止血夹，止血夹一方面可以夹住出血的血管断端达到止血目的，另一方面还能够防止患者呕吐引起进一步黏膜撕裂。内镜止血失败患者可以进行血管造影，在明确出血部位后给予药物灌注止血或者栓塞止血，一般不推荐进行手术治疗。

（五）糜烂性出血性胃炎

UGIB 患者中有 15% ~ 25% 的病因是糜烂性出血性胃炎，内镜下可以见到胃黏膜散在不同程度的糜烂、浅溃疡和上皮下出血。引起糜烂性出血性胃炎的原因很多，临床常见为药物损伤、应激和乙醇中毒等。阿司匹林等非甾体抗炎药是最常见导致胃黏膜损害的药物，调查显示长期服用此类药物的患者中，40% ~ 60% 都有至少一次糜烂性出血性胃炎病史，其中 15% ~ 30% 出现溃疡病变。随着对危重患者重症监护技术的发展和预防用药的普及，应激性胃黏膜病变出血的发生率从 20 世纪 80 年代开始逐渐下降。然而，有学者对严重应激患者进行内镜检查发现，75% 以上存在程度不同的胃黏膜损伤，5% ~ 20% 合并有 UGIB 出血。乙醇是导致胃黏膜损害的另外一个重要原因，对饮酒后 UGIB 者进行内镜检查发现，大多数患者的胃黏膜存在广泛上皮下出血和（或）糜烂，并且出血比糜烂更多见。

由于糜烂性出血性胃炎患者胃黏膜的病变表浅而弥漫，除非内镜检查发现了明确的活动性出血病灶，否则内镜治疗并非首选止血方法。一般认为，经过严格的抑酸（质子泵抑制剂）和胃黏膜保护剂治疗，大部分患者出血可以停止，而 H_2 受体阻滞剂和制酸剂对控制出血没有显著疗效。少部分持续出血者可以通过静脉滴注或插管动脉灌注垂体后叶素，止血成功率可以达到 80% 以上。持续出血患者还可以考虑手术治疗，但研究发现应激性胃黏膜病变出血患者手术止血治疗后有将近 40% 术后可能再次出血，全胃或次全胃切除手术能够降低术后出血的发生率，然而危重患者接受此类手术后围术期死亡率高达 40% ~ 55%。

对于由药物、乙醇和应激等原因导致的急性胃黏膜病变出血，预防比治疗更为重要。研究结果表明，使用抑酸药物（使胃内 pH 值保持在 3.5 ~ 4.0 以上）和胃黏膜保护剂对于预防糜烂性出血性胃炎有肯定价值。

四、急性下消化道出血（LGIB）

LGIB 发生率相对较低，因 LGIB 住院患者仅占所有住院患者的 0.5%。LGIB 以结肠出血更为多见，在我国出血原因常见为肿瘤性疾病、炎症性肠病、痔疮、血管畸形，国外则以结肠憩室和血管畸形最为多见。小肠出血的发生率更低，常见的原因为血管病变和肿瘤。

和所有消化道出血一样，急性 LGIB 的处理原则是在严密监护、积极支持治疗基础上尽快明确出血部位及其病因，并进行针对性治疗，详细的诊断流程见图 20 – 2。

（一）肿瘤

消化道的息肉、原发和转移性肿瘤都可以发生出血，大多为肿瘤表面糜烂或溃疡渗血，如果糜烂和溃疡累及小动脉，也会发生大出血，但这种情况非常少见。相对而言，左半结肠病变，尤其是直肠病变容易发生大出血。转移性肿瘤引起的 LGIB 以肺癌、乳腺癌和肾癌更为常见。消化道肿瘤性疾病可以通过血管造影和内镜检查明确诊断，良性病变出血者内镜下息肉切除术（圈套器电切除或者热切除）可以有效控制出血，切除的残端可以放置止血夹以预防再出血。内镜止血失败或者怀疑为恶性病变者需要手术治疗。小肠间质瘤通常体积较大才会出现症状，包括梗阻症状和中央坏死溃疡出血，血管造影、小肠镜或术中肠镜能够帮助诊断，治疗方法包括血管栓塞及手术切除。

（二）血管畸形

血管畸形是导致 LGIB 的常见病因，约占6%，在引起血流动力学改变的严重消化道出血中所占比例更高。其中以结肠血管畸形更为多见，常为多发性，多分布于右半结肠和盲肠，可能与右半结肠肠壁张力较高有关，老年人更多见。临床表现可以为大量血便、黑便、便潜血阳性和缺铁性贫血。血管畸形出血常反复发作，可以自行停止，但同一患者每次出血表现和严重程度可以不同。

血管造影和内镜检查都可以帮助明确诊断。血管畸形的血管造影表现包括：静脉引流延缓、静脉提前显影、异常的小动脉丛显影等。内镜下表现为大小不等的平坦或轻微隆起红色病变，有的呈蜘蛛痣样改变。内镜诊断的敏感性约为80%，但严重贫血患者内镜表现可以不明显，内镜吸引或镜头碰触引起的创伤有时可能会导致误诊。除非内镜下见到活动性出血或血管畸形处附有凝血块，否则内镜发现血管畸形并不能证实就是出血的肯定原因，需要除外其他病因。

垂体后叶素和生长抑素静脉持续滴注对于控制血管畸形出血有一定疗效，但停药后再出血率高达50%。血管造影发现出血部位后，超选择性动脉插管并灌注血管收缩剂和栓塞治疗，止血成功率可以达到70%~90%，但停止灌注后再出血率为22%~71%，还是需要进一步内镜或者手术治疗。

内镜治疗血管畸形出血的方法多种多样，最常用的是热探针热凝去除畸形血管，成功率接近90%，主要并发症为肠穿孔，治疗后再出血的发生率为14%~50%。对于活动性出血灶，还可以用氩离子血浆凝固术（Argon plasma coagulation，APC）、硬化剂注射和止血夹止血，有报道其止血成功率与热探针热凝治疗接近，但缺乏大规模临床研究证实。

（三）憩室

西方国家结肠镜检查憩室的阳性率为37%~45%，一项涉及9 086名患者的大规模调查显示憩室发现率为27%。憩室的发生随年龄而增加，国外60岁以上老人的发病率高达50%以上。憩室出血是国外 LGIB 的最常见原因，据报道有17%的憩室患者会发生出血，出现大出血占3%~5%。

结肠黏膜通过肌层薄弱部位向外膨出形成憩室，穿过结肠黏膜的直小动脉随之暴露于憩室颈部，这类血管由于不同原因破裂导致憩室出血。结肠憩室多见于乙状结肠，但憩室出血却以右半结肠更为多见，可能与右半结肠肠壁张力高有关。

憩室出血通常表现为无痛性便血，可以为血便或者黑便，一般无明显诱因，76%患者出血会自行停止，因而有突发突止的特点。另外，憩室的再出血率很高，保守治疗止血后再出血率 1 年内为 9%，2 年内为 10%，3 年内为 19%，4 年内为 25%，二次出血后发生第三次出血的可能性超过 50%。

由于憩室出血突发突止，部分急性出血患者经过循环复苏后出血可能已经停止，因而核素和血管造影检查的阳性率不足 50%。急性出血期行急诊结肠镜检查如果发现憩室内或周围有活动性出血或近期出血特征（发现附有血块或有可见血管的溃疡），可以肯定为憩室出血。然而，只有 20% 的 LGIB 患者结肠镜检查能够发现活动性出现或近期出血血痂，如果只见到憩室而没有活动性出血证据，只能在排除其他引起消化道出血病因以后才能考虑为憩室出血。

血管造影如果发现憩室出血，可以进行超选择性动脉插管并灌注血管收缩剂和栓塞治疗，有经验者止血成功率可以达到 90% 以上。内镜下止血方法和溃疡出血类似，包括注射、热凝和止血夹治疗，但由于憩室壁较为薄弱，穿孔的风险相对较高。对于介入和内镜止血失败的持续出血者或反复出血患者，建议进行手术治疗，术前应通过核素扫描、血管造影和结肠镜检查尽量准确定位。

（四）痔疮

美国痔疮的发病率高达 50% 以上，内痔出血是西方国家 LGIB 的最常见病因之一。内痔出血表现为鲜血便，多在大便后出现，有时有便后滴血，出血量多少不等，合并凝血功能障碍患者可以发生影响血流动力学稳定的大出血。出血时行肛镜检查可以迅速确诊，因而对于这类便血患者首先应进行肛镜检查。由于痔疮是常见病，在发现内痔以后还应该除外其他可能导致出血的疾病，尤其是肿瘤。

痔疮急性出血期可以用药物治疗，包括垂体后叶素和生长抑素等药物，但其疗效缺乏可靠的大规模对照临床研究证实。局部填塞压迫也有一定的止血效果。内镜止血是常用的治疗方法，包括橡皮圈结扎、硬化剂注射、电凝治疗等，可以在肛镜或者结肠镜/乙状结肠镜下进行，止血效果可以达到 90% 以上。对于内镜治疗效果不佳持续出血或者反复大出血患者，可以考虑手术切除治疗。痔疮的再出血率高达 50%，急性出血期过后需要预防再出血发生，方法包括保持大便通畅、软化大便和局部应用消炎药物，反复出血者需要内镜或者手术切除治疗。

（王培栋）

第五节　急性消化道出血的预后

与急性消化道出血患者预后相关的重要因素包括：初次出血的严重程度，患者的年龄，共患病，是否发生再出血等。一般而言，UGIB 的死亡率大约为 5% ~ 14%，LGIB 的死亡率为 4% ~ 10%。

初次出血量对预后有很大影响，输血超过 2 个单位的 LGIB 患者死亡率升高到 15%。相对而言，LGIB 比 UGIB 患者手术率要高，如果在出血开始的 24h 内输血超过 4 个单位，LGIB 患者的手术率接近 50%。另外，出血初期血红蛋白水平在 80g/L 以下、血细胞比容小于 35%、积极支持治疗 1h 后血流动力学不能恢复稳定和鲜血便等提示大量失血的指标都属于预后不良因素。年龄和共患病都会影响到患者的预后，60 岁以下没有严重共患病

UGIB 患者的死亡率只有 0.6%，而住院患者如发生 UGIB 死亡率会上升三倍；同样地，非住院 LGIB 患者的死亡率仅为 5%，住院患者可以升高到 23%。再出血是影响预后的最重要的危险因子，老年而且有严重共患病患者如果发生再出血死亡率将由原先的 28% 升至 53%。由于高龄和共患病等都属于不可逆转的危险因素，因而，预防再出血对于改善 GIB 患者的预后具有重要意义。再出血率和初始止血率一样，都属于评价各种治疗方法疗效的重要指标。

（王培栋）

参考文献

1. 刘大为．实用重症医学．北京：人民卫生出版社，2010.
2. 王辰．重症监护 ABC．北京：中华医学电子音像出版社，2012.
3. 应明英．实用危重病监测治疗学．北京：人民卫生出版社，2008.

第二十一章 重症急性胰腺炎

第一节 概述

急性胰腺炎（acute pancreatitis，AP）是指多种病因引起的胰酶激活，继以胰腺局部炎症反应为主要特征，伴或不伴有其他器官功能改变的疾病。临床表现轻重不一，轻者有胰腺水肿，表现为腹痛、恶心、呕吐等。重者胰腺发生坏死或出血，可出现休克和腹膜炎，病情凶险，死亡率高。重症急性胰腺炎（severe acute pancreatitis，SAP）是急性胰腺炎中的一种危重临床类型。

本病确切病因至今尚未完全阐明，常与胆道疾病、酗酒、暴饮、暴食、胰管阻塞、感染、外伤和手术，以及药物、内分泌及代谢紊乱、血管性疾病等诸因素有关。这些原因可以导致胰腺腺泡细胞受损，消化酶如胰蛋白酶、弹力蛋白酶、磷脂酶 A、脂肪酶、血管活性胰激肽等被激活，并大量外溢至腺体组织中，引起胰腺间质，进而累及周围组织产生自我消化作用。另胰酶通过血行或淋巴途径进入全身，引起心血管、肺、肾、肝、脑等重要脏器的损害。临床上，SAP 常可并发多脏器功能衰竭。

本病好发年龄为 20 ~ 50 岁，女性较男性多见。临床上，大多数患者的病程呈自限性，20% ~ 30% 患者临床经过凶险。总体病死率为 5% ~ 10%。

2003 年我国制订的《急性胰腺炎诊治指南（草案）》 ［中华消化杂志，2004，24（3）：190 – 192］规定了有关急性胰腺炎的临床使用术语和定义，主要如下。

（1）急性胰腺炎：临床上表现为急性、持续性腹痛（偶无腹痛），血清淀粉酶活性增高≥正常值上限 3 倍，影像学提示胰腺有或无形态改变，排除其他疾病者。可有或无其他器官功能障碍。少数病例血清淀粉酶活性正常或轻度增高。

（2）轻症急性胰腺炎（MAP）：具备急性胰腺炎的临床表现和生化改变，而无器官功能障碍或局部并发症，对液体补充治疗反应良好。Ranson 评分 <3，或急性生理学和慢性健康评估系统（APACHE）Ⅱ评分 <8，或 CT 分级为 A、B、C 级。

（3）重症急性胰腺炎（SAP）：具备急性胰腺炎的临床表现和生化改变，且具下列之一者：局部并发症（胰腺坏死，假性囊肿，胰腺脓肿）；器官衰竭；Ranson 评分 ≥ 3；APACHE Ⅱ评分≥8；CT 分级为 D、E 级。

同时提出了下列建议：

（1）对临床上 SAP 患者中病情极其凶险者冠名为：暴发性胰腺炎（fullnillate pancreafitis），或早期重症急性胰腺炎。其定义为：SAP 患者发病后 72h 内出现下列之一者：肾衰竭（血清肌酐 > 176. 8μmol/L）、呼吸衰竭［PaO_2 ≤8. 0kPa（60mmHg）］、休克［收缩压 ≤ 10. 7kPa（80mmHg），持续 15min］、凝血功能障碍［凝血酶原时间 < 70%（或）部分凝血活酶时间 > 45s］、败血症（体温 > 38. 5℃、白细胞 > 16. 0 × 10^9/L、剩余碱 ≤ 4mmol/L，持续48h，血/抽取物细菌培养阳性）、全身炎症反应综合征（体温 >38.5℃、白细胞 >12.0 × 10^9/L、剩余碱≤2.5mmol/L，持续48h，血/抽取物细菌培养阴性）。

（2）临床上不使用病理性诊断名词"急性水肿性胰腺炎"或"急性坏死性胰腺炎"，除非有病理检查结果。临床上废弃"急性出血坏死性胰腺炎"、"急性出血性胰腺炎"，"急性胰腺蜂窝炎"等名称。

（3）临床上急性胰腺炎诊断应包括病因诊断、分级诊断、并发症诊断，例如：AP（胆源性、重型、急性呼吸窘迫综合征），AP（胆源性、轻型）。

（4）急性胰腺炎临床分级诊断如仅临床用，可应用 Ranson 标准或 CT 分级，临床科研用，须同时满足 APACHE Ⅱ 评分和 CT 分级。

一、病因

急性胰腺炎以胆源性最常见，其次是酒精中毒，两者共约占80%。

1. 局部梗阻

（1）胆道疾患：约有80%以上的人主胰管与胆总管汇合而形成共同通道，胆总管下段胆石阻塞或壶腹部结石嵌顿，尤其是合并胆道感染时，Oddi 括约肌发生水肿和反应性痉挛，胆汁排出不畅，感染的胆汁逆流到胰管，促使胰酶活化。胆总管下段或主胰管被蛔虫或华支睾吸虫阻塞，或虫卵沉积于胰管内形成慢性肉芽肿，使胰液排出受阻，激活胰酶而导致胰腺的自身消化。以胆道疾患为病因者占50%，占急性胰腺炎病因的首位。

（2）先天性胰、胆管异常：儿童的急性胰腺炎有10% ~16% 是由这种原因引起。这类先天性疾病包括胰腺发育不全，环胰、腹胰、背胰等胰腺腺体没有汇合或汇合不完全。

（3）十二指肠疾病：由于十二指肠疾患致 Vater 壶腹部及乳头部狭窄或梗阻，胆汁和胰液排泄不畅而引起胰腺自身消化。

2. 酒精中毒　因大量饮酒而引起的急性胰腺炎约占30%左右，大多属水肿型胰腺炎，但有少数可发展成为坏死型胰腺炎，而且常是在慢性胰腺炎的基础上引起的急性发作。

3. 感染因素　腹部或全身性的炎性疾患，如胆道感染、肠炎、急性阑尾炎、败血症、猩红热、伤寒等，细菌或病毒经血液或淋巴道进入胰腺组织而致病。

4. 代谢性疾病

（1）高脂血症：据报道，急性胰腺炎患者中有12% ~38% 存在高脂血症。其发生急性胰腺炎的机制为：胰腺血管被凝聚的血清脂质颗粒栓塞，腺泡细胞发生急性脂肪浸润，以及高浓度的胰脂肪酶分解血清三酯甘油，释放大量游离脂肪酶，引起血管微血栓或损害微血管壁所致。此外，高脂饮食可促发酒精中毒患者产生酒精性胰腺炎。

（2）高钙血症：可能与下列几个因素有关：①钙盐沉积形成胰管内钙化，阻塞胰管，进而引起胰实质损害；②使胰蛋白酶原变为胰蛋白酶；③促进胰液分泌。

（3）甲状旁腺功能亢进：这类患者中有7% ~19% 可伴发胰腺炎，其机制可能与高钙血症有关。

5. 外伤和手术　胰腺外伤胰管破裂，胰液外溢，加之血供不足，有感染等可导致 SAP。手术后胰腺炎大部分由胰腺邻近器官或远离胰腺部位的手术所引起。其机理为：①Oddi 括约肌水肿、胰液引流不畅；②各种因素刺激迷走神经，使胰液分泌过多；③局部损伤胰腺；④损伤胰腺血运。

6. 药物

（1）药物过敏，如巯唑嘌呤，在局限性肠炎患者中接受此药治疗者有 4.4% 发展为胰腺炎。

（2）药物对胰腺的毒性作用，如戊脘咪、西咪替丁等。

（3）药物影响胰腺的正常分泌、排泄功能，而致胰导管堵塞，常见的这类药物有皮质激素，农用杀虫药等。

7. ERCP 所致的胰腺炎　经内镜逆行胆胰管造影后，诱发的急性胰腺炎约占行 ERCP 检查者的 10% 左右。临床表现多在接受检查后的 1 ~ 4h 出现，其原因常为注射造影剂速度过快和压力过高所致。

8. 血管疾病　胰腺的血供极为丰富，单一血管因素极少引起胰腺炎，但当伴有其他致病因素时，则具有重要的发病意义。

9. 特发性胰腺炎　临床上有极少数胰腺炎患者找不到明确的病因，称之为特发性胰腺炎。James 认为可能与下列因素有关：①壶腹部的隐性结石，直径小于 3mm；②Oddi 括约肌功能障碍；③壶腹部肿瘤，尤其是 40 岁以上的患者。

二、发病机制

1. 自身消化　胰腺腺泡细胞分泌的酶主要有：胰蛋白酶、糜蛋白酶、羧肽酶、弹力纤维酶、硬蛋白酶、磷脂酶 A_2、脂肪酶、淀粉酶及核蛋白酶等。正常时，这些酶除脂肪酶、淀粉酶及核蛋白酶是以活性型存在外，其余都是以无活性状态在胰内存在。

（1）胰酶的胰管内活化：在各种致病因素的作用下，使胆管及十二指肠内容物反流入胰管，使各种胰酶的酶原或前酶活化，导致对胰腺组织的自身消化。

（2）胰酶的细胞内活化：正常时，胰腺腺泡细胞内的酶原颗粒，由于其中存在有胰腺自身分泌的蛋白酶抑制因子（PSTI）而防止了细胞内酶的活化。细胞还存在有另一种酶——溶酶体酶，正常时这种酶与酶颗粒是分离的，但在各种致病因素的刺激下，可使其融合，以致酶原在细胞内被活化，从而损害细胞本身。

（3）胰腺的血循障碍：胰腺组织对血流量的变化极敏感。胰腺与其他组织不同，当发生炎症时，血流量不但不增加反而减少，从而可促使水肿型胰腺炎发展成 SAP。

（4）胰腺血管壁通透性增加：经实验证实，胰腺炎时胰腺组织的血管壁通透性明显增加，而其血流量则急剧减少。其确切机理还不清楚，大多认为与氧自由基的损伤有密切关系。

2. 氧自由基在胰腺炎发病学中的意义　Sanfey 等用狗离体胰腺灌注方法，于 1984 年首次研究了氧自由基与胰腺炎的关系，结果表明各种不同原因引起的胰腺炎均与氧自由基的作用有关。从而认为氧自由基引起的损伤是各种病因导致胰腺炎的共同发病环节。机体内的氧自由基清除系统有：①超氧化物歧化酶（SOD）；②过氧化氢酶（CAT）；③谷胱甘肽过氧化物酶。

3. 内毒素在胰腺炎发病学中的意义　近年来的研究表明，急性胰腺炎时内毒素血症的发生率甚高，而且还是胰腺炎发生 MOF 以及致死的主要原因。内毒素在胰腺炎发病中的作用涉及以下几个方面：①非特异性与细胞膜结合，干扰细胞膜的正常功能；②直接破坏单核巨噬细胞系统细胞内的溶酶体膜，造成细胞损伤；③损害线粒体结构，影响 ATP 酶和氧化磷酸化的偶联过程，使能量代谢发生障碍；④改变机体的免疫功能；⑤引起机体一系列病理或病理生理变化，影响血管的舒缩功能，激活血管活性物质，使血小板和白细胞减少，以及降低血压，乃至发生 DIC、MOSF 等。

4. 腹腔内高压　多数 SAP 患者合并腹腔内压力升高，达到 1.96～2.45kPa（20～25cmH_2O）时；称腹内高压症（imtraabdominal hyertension，IAH）。当腹内压 > 1.96kPa（20cmH_2O）以上，并伴发多器官功能障碍时，称为腹腔间隔室综合征（abdominal compartment syndrome，ACS）。其发病机制为：①SAP 早期：由于严重的全身炎性反应综合征（SIRS）导致毛细血管通透性增加，胰、胰周、腹腔后组织水肿，大量坏死组织形成，腹腔内血性渗出液增多引起腹内压升高；②SAP 中晚期：由于蛋白丢失等原因致使腹壁水肿，弹性下降，腹壁顺应性下降，腹腔内实质性脏器病理性肿大，使腹内压力急剧升高；③SAP 治疗和抢救过程中：由于大量补液、输血、细胞外液容量增加，加上 SAP 时消化道功能不全、肠麻痹、肠腔积液等，使腹腔内压力升高；④SAP 合并大出血时：使用纱布填塞止血或手术后勉强关闭腹腔使腹内压升高。以及近年来提倡早期非手术治疗，使腹腔间隔室综合征发生率有所上升。

5. 酒精性胰腺炎　其发病机制十分复杂，有资料表明与下列因素有关：①刺激产生大量高度碱性液，使腺体细胞碱化，酶原膜变为不稳定；②刺激胃黏膜胃泌素分泌增加，促使胃酸分泌增加，从而直接或间接地作用于十二指肠黏膜，使促胰泌素（secretin）、缩胆囊素和促酶素（CCK - PZ）增加释放，从而促进胰酶分泌增加；③酒精可刺激十二指肠乳头，引起 Oddi 括约肌痉挛，Vater 壶腹区充血、水肿，而使胰液排泄不畅；④乙醇对胰腺还有直接毒性作用。

三、病理分期

1. 急性反应期　2 周左右，有休克、呼吸衰竭、肾衰竭及脑病变等。
2. 全身感染期　2 周至 2 个月，细菌感染，深部真菌感染（后期以双重感染为主）。
3. 残余感染期　2～3 个月，营养不良，腹腔内残腔窦道形成，消化道瘘等。

（邓　巍）

第二节　重症急性胰腺炎的诊断

一、病史

一般有胆系统疾病，包括胆石症、胆系感染或胆道蛔虫症等，或有暴饮暴食；腹部手术及外伤史；酗酒史；少数患者可能有服用某些对胰腺有损害的药物，或有血管、代谢、内分泌等疾病史。

二、临床表现

急性胰腺炎临床上无特异性的表现，常在暴食后数小时或暴饮（酒）24h 后突发上腹剧痛、恶心、呕吐、腹张并伴腹膜刺激征。疼痛可偏左或偏右，牵涉至背部或两侧腰部，随着病情发展，疼痛可扩散至全腹。早期疼痛剧烈而体征不明显是本病的特点。严重者很快出现休克表现，腹胀加剧，肠鸣音消失，出现弥漫性腹膜炎体征，少数患者脐周或两侧腰部可见特征性的瘀斑（Cullen 或 Grey Turner 征）。一般认为，SAP 发病早期以"酶性消化"症状为主，即症状重而体征相对较轻；当征合并感染后则腹部体征也尤为突出。

（一）症状

1. 腹痛　突发性剧烈的持续性上腹部剧痛，可呈绞痛、钻痛或刀割痛等。束带状向左侧或两侧腰背部放射，弯腰或坐起前倾略可减轻。用解痉剂不缓解。

2. 发热　因并发腹膜炎、胰腺蜂窝组织炎、胰腺脓肿及败血症等，可引起持续发热39℃以上。

3. 恶心、呕吐　有明显腹胀或持久性恶心、呕吐。呕吐物多为胃内容物及胆汁。呕吐后上腹痛不缓解。

4. 黄疸　除胰头部水肿压迫总胆管引起黄疸外，亦可因胰酶经胆道逆流入胆囊与肝脏，胰源性胆囊坏死及肝坏死引起。

（二）体征

急性胰腺炎患者中，左上腹部或全腹可出现肌紧张、压痛、反跳痛等急性腹膜炎体征。伴有麻痹性肠梗阻时，肠鸣音减弱或消失。腹壁常呈弹性紧张如橡皮腹。有时触诊可触及假性囊肿或炎性包块。叩诊有移动性浊音。少数患者腰部两侧可出现蓝 – 绿 – 棕色皮肤斑（Grey – Turner 征）或脐周皮肤蓝 – 棕色斑（Cullen 征）。偶见皮下脂肪组织、骨髓、关节、纵隔、胸膜及神经系统脂肪坏死及远处皮肤结节红斑。

（三）多脏器损害的表现

SAP 如出现多脏器衰竭或侵及其他系统，则可出现休克、呼吸衰竭、肾功能衰竭、播散性血管内凝血（DIC）、胰性脑病、消化道出血、肝脏损害、内分泌代谢紊乱，以及水、电解质和酸碱平衡失调等表现。

三、辅助检查

1. 白细胞计数及红细胞比容　中性白细胞显著增多，达 $20 \times 10^9/L$ 以上，伴有核左移。红细胞比容减少 >10%。

2. 尿常规　白尿、血尿、管型尿，尿比重固定在 1.010～1.014。

3. 淀粉酶测定　①血清淀粉酶起病后 6～12h 开始升高，48h 后下降。持续 3～5d。Somogyi 法测定 >500U 可以确诊，然 SAP 时可以正常或低于正常；②尿淀粉酶在发病 12～24h 开始增高，持续 1～2 周。Somogyi 法正常值为 80～130U/h，Winshow 法正常值为 32～25U。较正常可高出两三倍以上；③SAP 时诊断性腹穿抽出深紫红色腹水有助于本病的诊断。胸水、腹水中淀粉酶值显著高于血中值，>1 500U 有诊断意义。

4. 血液其他检查　①血清正铁白蛋白（methemalbumin，MHA）阳性，提示 SAP 有腹腔内出血；②血钙 <2mmol/L，提示病变严重，预后差；③空腹血糖 >10mmol/L，出现高三酰甘油血症；④血清胰蛋白酶用放免法测定，胰蛋白酶 >4 000ng/ml，提示 SAP，其价值与淀粉酶相似；⑤血清脂肪酶于起病后 48～72h 开始上升，>1.5U 有诊断意义；⑥血清胆红素、乳酸脱氢酶、转氨酶、尿素氮、肌酐、钾、钠、氯、镁等均可有异常改变；⑦血小板 ≤ $100 \times 10^9/L$、纤维蛋白原 <10g/L、纤维蛋白降解产物 >80mg/L，提示 SAP 产生凝血机制异常，发生 DIC；⑧动脉血气分析有明显低氧血症 $PaO_2 < 8.0kPa$（60mmHg）及代谢性酸中毒。

5. 心电图　见 T 波低平、倒置，S–T 段下降，传导阻滞，期外收缩，心房或心室纤颤，甚至出现后壁心肌梗死。

6. 影像学检查

（1）X 线检查：腹部平片可能见到"哨兵襻"（sentinel loop）、"结肠横断征"（colon cutoff sign），弥漫性模糊影，腰大肌边缘不清，胰腺区影增大。钡餐检查见胃肠移位，假性囊肿。胸部平片可见肺炎、双侧横膈抬高或胸腔积液、盘状肺不张及肺间质绒毛状浸润性肺水肿等。

（2）B 型超声波检查：可动态观察胰腺弥漫性肿大，胰管扩张，胰周病变。

（3）CT 检查：由于螺旋 CT 扫描速度快，一次屏气可获得整个胰腺薄层扫描，明显缩短了扫描时间，避免了呼吸运动伪影和胃肠道气体影响等，其图像清晰，影像层次丰富，是判断 SAP 及其并发症十分有价值的工具。特别是动态增强 CT，不仅有利于发现胰实质内坏死灶、水肿区，而且还有利于判断胰周血管受累情况。增强扫描对坏死区的大小、形态和范围的显示是其他诊断方法无法比拟的。Balthlazar 等根据胰腺实质坏死程度和胰周侵犯的 CT 征象提出了预测 SAP 的 CT 分级方法（CTSI），以 CTSI > 4 分为重症。其方法为将 AP 分为 5 级：A ~ E 级。A 级：胰腺及胰周脂肪显示正常；B 级：胰腺局限或弥漫肿大，但没有胰周脂肪炎性改变；C 级：有胰腺本身异常伴胰周脂肪炎性改变，无积液征象；D 级：除胰腺病变外，胰周有一个间隙积液；E 级：胰周有 2 个或多个间隙积液，或在胰内或在胰周有气泡。A ~ E 级分别记 0 ~ 4 分，胰腺坏死 < 30% 加 2 分，30% ~ 50% 加 4 分，> 50% 加 6 分。按照分值分为 3 个组别：Ⅰ 级 0 ~ 3 分，Ⅱ 级 4 ~ 6 分，Ⅲ 级 7 ~ 10 分，可以准确地反映 CT 影像的早期预后价值，3 级之间的死亡率、发病率依次增加，且其差别具有统计学意义。

（4）血管造影：可见血管粗细不匀，并有血管造影剂漏至血管外的征象。

（5）腹部核磁共振（MRI）：仅适用于肾衰竭及对静脉造影过敏者。

四、穿刺检查

1. 腹腔诊断性穿刺或灌洗　腹腔穿刺是一种最为简便、实用的诊断方法，可选择不同穿刺点反复施行，但腹腔积液少的情况下阳性率不高。此时可采用腹腔灌洗，先自腹腔穿刺针注入生理盐水或平衡液 1 000ml，适当转动患者体位，待 3 ~ 5min 后再抽液。上述两法若能从腹腔抽出 10ml 以上棕褐色或杨梅汁样的血性腹水即可确定 SAP 的诊断。腹穿液还可进行淀粉酶测定，若高于 1 500 苏氏单位，则大致可肯定是急性胰腺炎。

2. 胰周间隙穿刺　此法是由杨兆升等于 1989 年首次报道。其操作方法是：患者左侧卧位，双手抱膝，常规皮肤消毒，铺巾。用 7 ~ 8 号腰椎穿刺针或 9 号注射针均可，于第 10 ~ 11 肋间、脊椎左旁 2.5 ~ 3 横指进针，刺入 5 ~ 6cm，边退针边抽吸，若抽不到渗液可更换一个邻近肋间或在邻近部位再行穿刺。据报道，他们施行了 20 例，14 例阳性，若抽得深棕红色血性液，即可确诊为 SAP。急性胰腺炎的渗液首先积聚于胰周，早期穿刺亦可获得满意的结果。此法还可与其他急腹症如溃疡穿孔、胆囊炎、胆石病、绞窄性肠梗阻及急性肠系膜血栓形成等疾病相鉴别。

五、诊断标准

1992 年阿特兰大国际胰腺炎专题会议上推荐 Ranson 标准和 APCHE II 记分法，作为临床医师早期判别重症胰腺炎的标准。

Ranson 标准包括 11 项指标，经过多年的临床实践证实有很好的实用价值（表 21 - 1）。采用 Ranson 标准进行评分有助于病情临床分级，通常认为 Ranson 评分 <3 时临床上为 MAP；Ranson 评分 ≥3 时临床上为 SAP。

表 21 - 1　Ranson 评分标准（每项 1 分）

预后指标	AP 病因	
	酒精性及其他	胆石性
入院时年龄（岁）	>55	>70
白细胞	$>16 \times 10^9/L$	$>18 \times 10^9/L$
血糖（mmol/L）	>10	>11
LDH（U/L）	>350	>400
ASH（U/L）	>250	>250
入院后 48h		
红细胞比容下降	>0.10	>0.10
BUN 升高（mmol/L）	>1.7	>0.7
血钙（mmol/L）	<2	<2
PaO_2	<8.0kPa（60mmHg）	<8.0kPa（60mmHg）
碱缺失（mmol/L）	>4	>5
体液移位或丧失（L）	>6	>4

注：体液移位或丧失计算公式 =48h 入水量 - （48h 胃肠减压量 +48h 尿量 +48h 其他引流量）。

Ranson 评分 <3 时为 MAP；Ranson 评分 ≥3 时为 SAP。

死亡率：0~2 分，<1%；3~4 分，15%；5~6 分，40%；6 分以上，100%。

APCHE II 记分法包括有年龄和数项生理异常指标，伴同慢性病记分。此记分法需从入院时开始，每天评估 1 次，若入院时 ≤7 项阳性则可能为轻型，若超过 7 项阳性指标则常考虑为重型。

2000 年中华医学会外科分会胰腺外科学组制订《重症急性胰腺炎诊治草案》。2004 年第二次全国胰腺学术会议将其更名为《重症急性胰腺炎诊治指南》，其中 SAP 诊断定义为：急性胰腺炎伴有脏器功能障碍或出现坏死、脓肿、假性囊肿等局部并发症，或两者兼有。有腹膜炎体征、腹部包块、腰肋下瘀斑征（Grey - Turner 征），脐周瘀斑征（Callen 征）可并发一个或多脏器功能障碍，伴严重代谢紊乱，低钙 <1.87mmol/L，B 超、CT、腹腔穿刺对诊断有一定帮助。SAP 的 APACHE II 评分 ≥8 分，Balthazar CT 分级在 II 或 III 级。Balthazar CT 分级表 21 - 2。暴发性急性胰腺炎（FAP）：SAP 在起病 72h 内经充分液体复苏，仍出现脏器功能障碍。

表 21 – 2　Balthazar CT 分级系统

A 级	胰腺正常	0 分
B 级	胰腺局限性或弥漫性肿大（包括轮廓不规则、密度不均、胰管扩张、局限性积液）	1 分
C 级	除 B 级病变以外，还有胰周脂肪结缔组织的炎性改变	2 分
D 级	除胰腺病变外，胰腺有单发性积液区	3 分
E 级	胰周有 2 个或多个积液气区	4 分
胰腺坏死范围加分：		
坏死范围为 30%		加 2 分
坏死范围为 50%		加 4 分
坏死范围大于 50%		加 6 分

注：严重度分为三级：Ⅰ级，0~3分；Ⅱ级，4~6分；Ⅲ级，7~10分。

六、SAP 严重度分级

1. Ⅰ级　SAP 无脏器功能障碍。
2. Ⅱ级　SAP 有脏器功能障碍。
3. FPA　72h 内经充分液体复苏仍出现脏器功能障碍（Ⅱ级）。

七、SAP 合并腹腔间隔室综合征的诊断

SAP 合并腹腔间隔室综合征（abdominal compartment syndrome，ACS）的诊断要点为：①有急性重症性胰腺炎表现；②APACHE Ⅱ积分在 14 分以上；③有严重的进行性腹胀、腹痛及弥漫性腹膜炎体征；④体温升高 >38℃ 以上，呼吸加快；⑤腹内压 >2.45kPa；⑥进行性少尿，部分患者出现精神异常，甚至昏迷等；⑦B 超示腹腔内、肠腔内大量积液；⑧CT 示后腹膜张力性浸润，严重腹胀呈球腹征（腹前后径/横径 >0.8）；⑨部分患者出现下腔静脉受压、肾受压或移位、肠壁增厚、肠腔扩张等影像学表现。

腹内压测定方法如下：
1. 直接法　置管于腹腔内，然后连接压力传感器和气压计进行测试。
2. 间接法　通过测定内脏压力，间接反映腹内压力。
（1）膀胱测压法：在膀胱内置 Foley 导尿管，排空尿液。注入 50~100ml 盐水，用"T"形或三通接头连接测压器。患者平卧以趾骨联合为"0"点，水柱高度即为腹内压。
（2）胃内测压法：通过胃管注入 50~100ml 盐水，将胃管与测压器连接。胃内压的"0"点位于腋中线。但当腹内压 >2.67kPa 时，胃内压与膀胱压力有明显的差异。
（3）下腔静脉测压法：通过股静脉插管测量下腔静脉压。下腔静脉压与膀胱压相符性好，能比较准确地反应腹腔内压力，但本法为有创操作，临床应用少（注：膀胱测压法操作简便，可在床边进行，是间接测腹腔内压最佳的方法），但如果结肠上区水肿严重者，上腹压力高，而下腹张力基本正常或炎性渗出局限于后腹膜者，膀胱压力不高，不能排除腹腔间隔室综合征的存在。

八、鉴别诊断

本病须与消化性溃疡穿孔、急性胆道疾病、肠梗阻、心肌梗死、左侧肺炎及胸膜炎、肠

系膜动脉栓塞、腹主动脉瘤破裂、宫外孕破裂等鉴别。

（邓　巍）

第三节　重症急性胰腺炎的治疗

SAP 是以胰腺弥漫性出血和组织坏死为特征的急性胰腺炎。近年国内外对炎性介质，细胞因子等的深入研究，已证明 SAP 早期由于肌体受到各种物理、化学、感染等损害，引起机体的应急反应，表现出超强的全身炎症反应综合征，产生心血管休克，内环境失衡，细胞凋亡，免疫抑制和器官功能衰竭。稍后期则由于急性的黏膜损害、肠道细菌移位等导致肌体继发全身感染及局部坏死组织感染，因而将 SAP 的临床病理过程分为急性反应期、全身感染期及残余感染期三个阶段。

针对上述病理演变过程，在治疗上已逐步认识到急性反应期患者都伴有全身中毒症状及内环境失衡，表现为不同程度的休克和器官功能损害，此时手术不但不能阻止病情的发展，反而可能由于手术的创伤和应急反应而加重局部和全身的炎症反应。另外，早期手术易诱发继发感染，而 SAP 一旦感染将加剧胰腺病变的进程，进一步激化全身感染，导致心肺肾等重要器官的功能衰竭，形成 SAP 的第二个死亡高峰期。而采用积极有效非手术治疗，包括：积极的体液复苏、抑制胰酶分泌、改善胰腺的微循环、肠道细菌移位的防治、多器官功能障碍的防治，多数患者的病情将得到改善，并发症减少、病死率降低。到后期的残余感染期，由于全身反应已纠正，病情稳定、感染局限、则只需要局部引流即可治愈。对某些早期胰腺即已广泛坏死，甚至继发严重感染的患者在积极非手术治疗后病情仍不断加重方采取早期手术干预的方法治疗。

此外，SAP 多合并不同程度的腹腔内压力升高，当伴多器官功能不全时则导致腹腔间隔室综合征，治疗时应引起足够重视。

一、非手术治疗和围手术期处理

SAP 一旦明确，应立即给予重症监护、供氧、抗休克、补充血容量、置胃肠减压及应用解痉止痛剂和抑制胰酶分泌药，包括生长抑素、抗胆碱药物、H_2 受体拮抗剂、抗酸制剂等。同时给以抗生素和全胃肠外营养支持直到病情稳定、胃肠功能恢复能经口摄取食物为止。通过以上处理 SAP 的早期并发症发生率和死亡率都将明显降低。

1. 禁食和胃肠减压　使胰液的分泌减少，降低消化酶及胰腺的"自溶"作用。此外，胃肠减压还可防治患者的恶心、呕吐、胃潴留及腹胀等，是促使胰腺充分休息的重要措施。SAP 一般禁食 2 周，可以防止食物和酸性胃液进入十二指肠，减少对胰腺分泌的刺激。

2. 镇痛　SP 患者有剧烈的内脏疼痛，与胰蛋白酶的激活和组织坏死后炎性介质释放在局部发挥作用有关，炎性介质加重炎症反应，能直接刺激腹腔神经丛（$T_5 \sim T_9$），引起内脏疼痛。剧烈腹痛可引起或加重休克，还可导致胰 - 心反射，发生猝死。因此，迅速而有效地缓解腹痛具有重要意义。在严密观察病情下可注射哌替啶（度冷丁）50 ~ 100mg，每 4 ~ 6h 肌内注射 1 次。不推荐应用吗啡或胆碱能受体拮抗剂（如阿托品、654 - 2 等），因前者会收缩奥狄括约肌，后者则会诱发或加重肠麻痹。麻醉镇痛法是目前认为有效的止痛方法，采用硬膜外麻醉来对 AP 患者镇痛。其优点为：①迅速缓解疼痛；②减少对阿片制剂的依赖性；

③减少不良反应的发生；④预防肠梗阻特别是低位肠梗阻的发生。但需要娴熟的技术，并不适于凝血功能障碍的患者。麻醉镇痛有着很广阔的应用前景。

3. 抑制胰腺分泌

（1）生长抑素及其类似物：生长抑素及其类似物（奥曲肽）可以通过直接抑制胰腺外分泌而发挥作用，是治疗的常用治疗药物。其主要作用机制为：①抑制生长激素、甲状腺刺激激素、胰岛素和胰高血糖素的分泌；②抑制胃泌素和胃酸及胃蛋白酶的分泌而具有镇痛作用；③减少胰腺内分泌和外分泌，减低胰管内压力；④清除坏死性毒物，保护胰腺细胞；⑤明显减少内脏器官的血流量，而又不引起体循环动脉血压的显著变化。用法：8 肽生长抑素奥曲肽（octretoide）：首次 100μg 静脉注射，继以 25~50μg/h 持续静脉滴注 5~7d。14 肽生长抑素施他宁（stilamin）：首次 250μg 静脉注射，继以 250μg/h 的速度维持静滴 5~7d。停药的指征：临床症状改善、腹痛消失和（或）血清淀粉酶活性降至正常。奥曲肽的结构和生物效应与天然生长抑素相同，但作用时间更强、更持久。奥曲肽能有效降低 AP 的病死率，大剂量可有效减轻疼痛等临床症状，降低脓肿和 ARDS 的发生率，缩短住院时间。严重肾功能损害患者血清奥曲肽清除率可下降 50%，应慎用。

（2）抑制胃酸分泌：H_2 受体拮抗剂和质子泵抑制剂可通过抑制胃酸分泌而间接抑制胰腺分泌，除此之外，还可以预防应激性溃疡的发生，主张在 SAP 时使用。可用 H_2 受体拮抗剂西咪替丁、雷尼替丁、法莫替丁等或质子泵抑制剂奥美拉唑、泮托拉唑等。临床常用奥美拉唑 40mg，静脉注射，每天 2 次；西咪替丁 300mg 静脉注射，每天 2~3 次；雷尼替丁 200mg 加入 5% 葡萄糖液 250ml 静脉滴注，每天 2 次，用 3~5d。可减少胰腺外分泌，对预防上消化道出血及胃酸高的胰腺炎有效。

4. 抑制胰酶活性

（1）5 - 氟尿嘧啶（5 - FU）：通过干扰正常 DNA、RNA 和蛋白质的合成，从而阻断胰腺外分泌细胞合成和分泌胰酶。用法：500mg，静脉滴注，每日 1 次，持续 5~7d。

（2）加贝酯（gabexate mesilate）：加贝酯是一种非肽类蛋白酶抑制剂，可抑制胰蛋白酶、激肽释放酶、蛋白溶解酶、凝血酶等从而抑制胰酶对胰腺的自身消化，减轻胰腺损伤，从而有效减轻临床症状、减少器官衰竭发生率、降低 SAP 发生率及病死率。用法：100mg 加入 5% 葡萄糖盐水或林格溶液 250~500ml 中静脉滴注，速度控制在每小时 1mg/kg 左右，最快不超过每小时 2.5mg/kg。开始用量为每日 300mg，症状缓解后改为每日 100mg。

（3）乌司他丁（ulinastatin）：是一种存在于人尿中的胰蛋白酶抑制剂，有抑制胰蛋白酶、弹性蛋白酶、纤溶酶等蛋白水解酶、透明质酸酶、淀粉酶、脂肪酶等糖类和脂类水解酶的作用，有稳定溶酶体膜、抑制溶酶体酶的释放，抑制心肌抑制因子，改善微循环，调节心、肾、肺功能；保护器官功能免遭破坏；有清除自由基及抑制炎症介质释放的作用，减少并发症的发生，从而达到治疗的目的。用法：10 万~20 万 U，静脉注射，连续 7~14d。

（4）抑肽酶（trasylol）：抑肽酶是从一种可抑制多种蛋白酶的多肽类化合物，属广谱胰蛋白酶抑制剂，对多种激肽释放酶、糜蛋白酶、纤维蛋白溶解酶、胰蛋白酶和凝血酶等都有抑制作用。该药口服不吸收，需静脉给药或腹腔灌洗给药。多数临床研究表明该药不能减少急性胰腺炎的并发症和死亡率。一项荟萃分析发现抑肽酶对 MAP 的死亡率没有影响，但可减少 SAP 的死亡率，但由于频繁给药易产生抗体，有导致过敏性休克及出现心脏骤停的报道，目前在临床应用较少。用法：抑肽酶 1 万~2 万 U/（kg·d），静脉滴注，持续 5~7d。

5. 抗生素的应用　在 SAP 发病早期，体内各种炎症细胞被激活，释放各种细胞因子和炎症介质，引发机体的全身炎症反应综合征。如果病情未能控制，出现细菌增殖，内源性细菌和毒素及外源性细菌可进一步激活体内各种炎症细胞，引起坏死组织感染、胰腺囊肿感染和胰腺脓肿等继发性感染性疾病，同时可导致全身继发性严重感染，使 SAP 处于第二个高峰死亡期。尽管 SAP 的早期均为无菌性化学性炎症，但由于病情重，患者免疫力受到抑制，目前认为尽早使用抗生素是合理的，常用有效的抗生素应是对胰腺组织穿透力强、对多数致胰腺感染的微生物有效、价效比好而不良反应小。

（1）SAP 继发感染的主要致病菌：在急性胰腺炎的早期和（或）发生全身性并发症而幸存下来的患者中，继发胰腺坏死感染是最严重的后期并发症。30% ~40% 的胰腺坏死患者可发生感染，这是导致 AP 后期死亡的最多见的原因。胰腺感染的致病菌主要为革兰阴性菌和厌氧菌等肠道常驻菌。病原菌按出现率依次是大肠埃希菌、肺炎克雷白杆菌、肠球菌、金黄色葡萄球菌、铜绿假单胞菌、链球菌、产气杆菌和脆弱杆菌，其中以革兰阴性杆菌为主。

（2）SAP 抗生素的使用原则：2003 年中华医学会消化病学分会胰腺疾病学组制订的《急性胰腺炎诊治指南（草案）》指出，对于 SAP 应常规使用抗生素，抗生素的应用应遵循抗菌谱为革兰阴性菌和厌氧菌为主、脂溶性强、有效通过血－胰屏障等三大原则：①抗菌谱应以革兰阴性菌和厌氧菌为主，能有效抑制胰腺感染的常见致病菌；②脂溶性强，能充分穿透胰腺组织；③能够通过血－胰屏障，在局部达到有效浓度。碳青霉烯类、喹诺酮类、第三代头孢菌素、甲硝唑等，能较好地透过血－胰屏障，有理想的杀菌指数。作为腹部感染首选的氨基苷类和氨苄西林均不能很好地透过血胰屏障，不适宜用作胰腺感染的防治。

（3）SAP 抗生素治疗时机：对 SAP 患者在抗生素的使用时机上，多主张早期应用，理由如下：①重症患者常伴有白蛋白及免疫功能低下；②40% ~70% 的重症患者存在继发感染；③临床研究发现应用抗生素能降低感染的发生率和病死率。

（4）SAP 推荐抗生素治疗方案：①首选方案：单独使用亚胺培南或喹诺酮类加甲硝唑（或替硝唑）；②次选方案：第三代头孢菌素 + 甲硝唑（或替硝唑）。经验认为对于没有肝肾功能损害的 SAP 首选喹喏酮类加替硝唑合并肝肾功能损害者选用第三代头孢菌素加替硝唑，对于暴发性 SAP 需要重症监护治疗者、对上述抗生素治疗方案疗效不佳者及细菌培养和药敏试验结果对亚胺培南敏感者选用亚胺培南治疗。

（5）抗生素的使用策略和时限：降阶梯治疗是 SAP 感染较适宜的抗生素治疗策略。所谓降阶梯治疗，即初始治疗选用的抗生素要有足够的抗菌覆盖面，并根据细菌培养及药敏结果，尽快降低抗菌谱的覆盖面，转入目标性治疗。根据这一治疗策略，对于 SAP 并发感染的初始经验治疗的抗菌谱应包括革兰阴性和革兰阳性的需氧菌和厌氧菌。通常抗生素的经验治疗一般疗程为 1 周，进一步抗感染治疗应根据细菌培养结果选择抗生素，同时注意过长时间的广谱抗菌治疗会促使真菌感染。多数学者认为抗生素应用在 2 周内是安全的，一旦超过 2 周则极可能出现菌群失调和真菌感染，建议使用抗生素最长时限为 14d。

（6）SAP 合并真菌感染：SAP 患者发生真菌感染的高危因素：①长期应用大剂量广谱抗生素或多种抗生素；②中心静脉插管；③血糖过高；④机械损伤如置入胃管、导尿管、气管插管时间长；⑤全肠外营养（TPN）。目前尚不主张预防性应用抗真菌药物。

真菌感染诊断的确立包括临床症状和细菌学证据两方面。临床症状包括：①意识改变，如过度兴奋或淡漠，甚至昏迷，神经系统检查无定位征象，并排除水、电解质紊乱；②与胰腺病变不相关的出血，如胆道出血、气管内出血，并排除凝血系统功能障碍；③广谱抗生素治疗无效的高热，排除耐药条件致病菌感染。细菌学证据包括：血真菌培养，咽喉液、痰、尿、胆汁、创口脓液等多处标本涂片找真菌或真菌培养，凡有两个系统以上为同一菌株感染即可作为真菌感染的证据。真菌感染的菌株以肠源性条件致病菌为主，其中绝大多数是念珠菌（依次为白色念珠菌、热带念珠菌和光滑念珠菌），其次为毛霉菌。

目前尚不主张对 SAP 预防性应用抗真菌药物，但对疑为真菌感染、可能并发真菌感染及已确诊有真菌感染的病例应采取抗真菌治疗。氟康唑由于其良好的治疗效果和低毒性而成为经验性抗真菌治疗的首选药物，如氟康唑治疗无效再改用两性霉素 B，如为毛霉菌感染则直接选用两性霉素 B。

6. 维持水、电解质平衡、保持血容量 SAP 多有血容量的严重减低，常发生低血容量休克，此时应快速补充晶体溶液外；还应积极输入胶体液，如血浆、白蛋白或血浆代用品，必要时输全血；同时注意纠正电解质紊乱和酸碱失衡。若低钾难以纠正，要考虑合并低镁血症，给予 25% 硫酸镁 10~20ml，连续静脉滴注 2~5d。若血钙 < 1.7mmol/L，应持续静脉滴注 10% 葡萄糖酸钙 1 周，10~30ml/d。

7. 血管活性物质的应用 由于微循环障碍在急性胰腺炎，尤其 SAP 发病中起重要作用，推荐应用改善胰腺和其他器官微循环的药物，如前列腺素 E_1（PGE_1）、血小板活化因子拮抗剂、丹参制剂等。

（1）前列腺素 E_1：药理作用为改善微循环，抑制血小板聚集和血小板合成血栓素 A_2，而后者是加重胰缺血的重要因素；强烈地抑制胰腺外分泌；保护细胞膜和细胞器的稳定性，可有效地防止胰腺溶酶体内各种消化酶的释放，阻止胰腺细胞的溶解破坏。在对轻症患者，使用后腹痛缓解、消失、淀粉酶恢复正常、治愈时间等方面，均优于对照组。用法：20μg/d 加入 5% 葡萄糖 250ml，静脉滴注，7~10d。

（2）血小板活化因子拮抗剂：来昔帕泛（lexipafant）为一种有效的血小板活化因子拮抗剂，在急性胰腺炎的早期治疗过程中，来昔帕泛对急性胰腺炎患者有减少炎症过程及器官衰竭发生率的良好作用。用法：100mg/d，静脉滴注，共 7d。它可使重症患者器官衰竭较快恢复，阻止轻症患者产生新的器官衰竭。可能是治疗 AP 有前景的药物。

（3）钙拮抗剂：钙拮抗药可以显著阻止胰腺细胞内钙离子超负荷，稳定细胞内钙离子的微环境，减轻细胞损伤、减轻胰腺水肿，对胰腺细胞有保护作用，并有抑制平滑肌收缩、缓解因胆道及胰腺管阻塞引起的疼痛以及减少胰腺分泌等作用。

8. 肾上腺糖皮质激素的应用 急性胰腺炎时多种炎症介质释放失控，触发瀑布性连锁反应，机体发生全身炎症反应综合征（SIRS），在胰腺组织大量坏死同时，并发全身多个脏器功能障碍，最终导致死亡。地塞米松作为一种非特异性炎症介质拮抗剂，可能通过抑制多种炎症介质的产生或（和）抑制炎症介质的作用，阻断炎症介质的反应。因此，中期使用地塞米松，有可能在急性胰腺炎的急性反应期阻断 SIRS 产生的连锁反应，对机体更加有利。当大量的炎症介质产生并发生作用，组织脏器的炎症损害已经发生，此时应用地塞米松所起到的对机体的保护作用不及 SIRS 早期就将其阻断的效果，尽管延期应用地塞米松的治疗效果不及早期治疗，但晚用比不用要好。由于地塞米松的不良反应，应用于临床需要短疗程。对 MAP 一般不主张应用，对 SAP 可短期大剂量应用。具体指征：①有肾上腺功能减退表现者；②严重呼吸道困难或已发生急性呼吸窘迫综合征（ARDS）、心脏明显损害；③病情突然恶化，休克难以纠正；④全身中毒症状明显时可使用。肾上腺糖皮质激素能抑制多种炎性介质；显著减弱机体对细菌内毒素刺激的反应，提高耐受性，从而减轻内毒素所致的损害；可通过激活超氧化物歧化酶和抑制黄嘌呤氧化酶，清除氧自由基；可明显改善的微循环灌注，对保护和维持重要脏器的功能有利；能防止血小板凝聚、微血栓形成，防治 DIC 的发生和发展。用法：地塞米松每日 20 ~ 40mg，使用 2 ~ 3d。

9. 氧自由基消除剂的应用　近年来，一些学者重视氧自由基对胰腺的损伤作用。丹参或 654 - 2 具有细胞保护作用，改善微循环，同时丹参还能阻止白细胞过度游出和聚集，防止溶酶体酶氧化代谢产物的过多释放，减轻组织释放氧自由基，在 SAP 导致机体损伤中有一定保护作用。其他如别嘌呤醇、超氧化物歧化酶等，亦可作为氧自由基清除剂应用于 SAP。

10. 营养支持　急性重症性胰腺炎患者的营养支持是一个有争议的问题，涉及全肠外营养和全肠内营养。最近，有关急性胰腺炎营养研究集中在全肠外营养和全肠内营养的应用比较。最新研究表明，全肠外营养的平均花费是全肠内营养的 4 倍，病程中全肠内营养容易耐受且无不良反应，并发症发生率较全肠外营养少，能明显改善患者的预后。因此在营养支持有指征时，在患者肠功能恢复后全肠内营养应替代全肠外营养作为急性胰腺炎的常规营养方法。

SAP 病程长，病情重，机体消耗大，长期处于高分解代谢、负氮平衡和低蛋白血症，分解代谢高、负氮平衡、胰岛素水平下降和胰腺需要功能上的休息等状态。因此，SAP 早期应进行必要的肠外营养，肠道功能恢复后尽早进行肠道营养支持。营养物质的配置应根据疾病发展的不同阶段进行相应的调整。合理的营养支持治疗对于保护肠道功能，促进组织和器官功能恢复、缩短病程、减少治疗费用具有重要意义。

（1）营养支持治疗的原则：是个体化阶段性营养支持：①在肠道具有功能或部分功能的情况下，应优先考虑肠内营养途径；②对于肠内营养起始阶段营养供给不足的部分，可通过肠外营养补充；③在肠内营养不耐受的情况下，应选择肠外营养途径。

（2）营养支持的途径：主要包括肠外营养和肠内营养两种。一般认为，由于发作致使全身炎症反应以及全身应激反应，导致胃肠道缺血缺氧反应，此时给予肠内营养会加重肠道负荷以及性症状，因此临床上常采用禁食和肠外营养的治疗方法。动物实验发现，全肠外营养不仅不能减轻炎症反应，反而会引起高血糖和转氨酶升高等不良反应以及加重肠黏膜屏障的损伤，从而增加肠道内细菌和内毒素的移位，加重胰腺感染。大量研究表明，肠内营养不但不会刺激胰腺分泌，而且还有以下优点：①改善营养条件；②保护肠黏膜屏障的功能；③减少肠道内细菌和内毒素移位；④减轻炎症反应；⑤减少治疗费用。

（3）营养支持治疗的阶段：①第 1 阶段（急性期）：抗休克、保护重要脏器功能和内环境稳定，此期为高分解代谢，营养供给量以减少机体消耗，维护肠黏膜屏障为主。热量在 20kcal/（kg·d），氮量：0.2g/（kg·d），应采用静脉营养；②第 2 阶段（感染期）：肠道功能已恢复，尽力设法应用肠内营养，肠外营养补充不足的部分，早期以保护肠黏膜屏障，防治细菌易位而引起。热量：25 ~ 30kcal/（kg·d），氮量：0.2 ~ 0.25g/（kg·d）；③第 3 阶段（康复期）：营养的供给是在维持量的基础上增加补充量以促进组织的愈合与机体的康复营养主要从肠道给予。热量：30 ~ 35kcal/（kg·d），氮量：0.2 ~ 0.5g/（kg·d）。

（4）肠内营养的配方和时机：肠内营养的配方有要素、半要素、多聚或特殊配方饮食，可依据 AP 患者的个体情况选择适宜产品要素饮食。要素饮食无乳果糖，基本不含脂肪，只有 2% ~3% 的热量来自长链脂肪酸，蛋白质几乎均以氨基酸形式存在，对胰腺刺激小于标准配方，可减少胰腺分泌。商品化制剂有能全力、能全素、百普素等，一般长链脂肪成分要低。近年来，一种免疫增强型营养制剂，即将谷氨酰胺、精氨酸、ω-3 多不饱和脂肪酸和核苷酸等特殊营养物质联合应用。

病程第 3d 或第 2d，肠道功能恢复可经内镜或在 X 线引导下给患者置入鼻空肠管，并给予半量要素饮食，浓度大于 4.184J/ml，可借助输液泵缓慢匀速输入，以 40~60ml/h 为宜，如能耐受，逐渐增至全量营养配方。进行肠内营养时，应注意患者的腹痛、肠麻痹、腹部压痛等症状和体征是否加重，并定期复查电解质、血脂、血糖、总胆红素、人血白蛋白水平、血常规及肾功能等，以评价机体代谢状况，调整肠内营养的剂量。肠内营养不耐受指标：①在排除其他因素的情况下出现病情加重或反复（临床表现、实验室检查和评分）；②在规范使用和适当处理后仍出现：腹胀、胃潴留（>200ml）；腹泻（3 次以上大便/24h）。

11. 肠道去污及黏膜的保护　由于从 SAP 患者中培养出的细菌基本与肠道的细菌种类相一致，因此认为进入胰腺及胰周积液中的细菌来源于肠道，故常规的肠道去污和保护肠黏膜屏障的完整性已成为近年来治疗 SAP 的重要环节。SAP 时机体免疫功能下降，肠道细菌易发生移位，导致脏器感染，再次激活细胞因子，引起循环中第 2 次细胞因子高峰，趋化更多的中性粒细胞，造成多器官功能障碍综合征。肠道益生菌具有促进肠道运动和抑制小肠细菌的过度生长；提高肠黏膜屏障功能；提高机体免疫功能的作用。合理使用肠道益生菌可减少肠道细菌移位，积极预防和治疗肠道衰竭对 SAP 的预后有重要意义。方法包括改善肠道微生态，如添加谷氨酰胺及纤维素，使用选择性肠道脱污剂等；使用微生态制剂，如活菌制剂：双歧杆菌活菌。研究表明，谷氨酰胺具有维持肠道屏障结构、功能，增强机体免疫，改善机体代谢，提高机体抗氧化能力的作用；而食物中的纤维素能维持肠道内正常生态平衡，具有加强肠道黏膜屏障，抗内毒素血症，提高免疫力等作用。

12. 降血脂　血三酰甘油 >11.3mmol/L 的患者易发生 SAP，治疗此类患者宜在短时间内将血三酰甘油降至 5.65~6.8mmol/L 以下。常用药物：小剂量低分子肝素和胰岛素以增加脂蛋白酶活性，达到降脂的目的。血脂吸附和血浆置换可快速降脂。

13. 中医中药医治疗　中药可改善微循环障碍，降低炎性介质的释放，防治肠源性细菌移位，减轻内毒素血症及参与调节细胞的凋亡，在急性胰腺炎的病理条件下有利于阻抗其向出血、坏死、感染方向发展。在个体化综合治疗的前提下，采用中药治疗有助于提高 SAP 非手术治疗成功率。以通腑法为主，佐以清湿热、理气和活血化瘀。通腑主要药物为大黄。主要方药：①辨证处方，大承气汤或大柴胡汤加减，以大黄为主要药物；②泻热汤，生大黄 30g，芒硝 10g，元参 15g，甘草 6g，煎成 250ml，每次服 100ml，每日 1~4 剂不等；③生大黄，单味 30g，水煎成 200ml，每次 50ml 口服，5~10 次/d，保持大便 2~3 次/d。

二、连续血液滤过的应用

连续血液滤过（continuous blood purification，CBP）可以有效清除循环中的 TNF-α、IL-6、IL-8 等细胞因子，具有免疫调节效应，而且还能下调组织 NF-κB 的表达，使 TNF-α 等细胞因子的表达下降。所以连续血液滤过既能在翻译水平清除过度释放的细胞因子，又能在转录水平或翻译水平调控细胞因子释放。此外，连续血液滤过在维持 SAP 患者内环境稳定方面起着十分重要的作用，表现在：①清除体内过多的液体，促进组织水肿；②可以及时补充钙离子，纠正 SAP 患者合并的低钙血症；③排出因胃肠外营养而输入体内过多的水分，在患者出现高血糖时，可以在置换液内加用胰岛素，维持血糖在满意水平；④通过清除炎症介质、降低患者体温，使患者的高分解代谢得以控制；⑤清除代谢产物更彻底。一般主张在疾病的早期加用短时血液滤过（72h 内），越早越好。

三、腹腔灌洗

适用于出血坏死性伴腹腔内大量渗液或伴急性肾衰竭患者。通过腹腔灌洗可将腹腔内大量含有毒性作用的酶、肽类和其他废物连同渗液一同排除体外。SAP 因胰腺及其邻近组织遭受严重破坏后所释放的如蛋白水解酶、血管活性肽、溶酶体酶、组胺、前列腺素及心肌抑制因子都具强大的毒性作用，进行腹腔灌洗可去除这些有毒物质，从而通过非手术途径挽救患者生命。灌洗方法：局麻于脐与剑突连线中点置进水管，沿腹壁向上达小网膜区前，于脐与耻骨连线中点置出水管，沿腹壁向下达陶氏腔。先夹住出水管，15min 内滴入生理盐水 1 000ml，然后开放出水管 30min，如此循环持续灌注，每 1h 为 1 周期。

四、持续区域动脉灌注（CRAI）

采用持续区域（胰腺）灌注药物进行治疗，可使药物避免通过肝脏而活性降低；使药物法在胰腺坏死组织浓度增高，达到抑制 SIRS，阻止胰腺及周围组织坏死，预防和治疗坏死组织感染的作用。适用于 SAP，特别是 CT 检查胰腺有缺血和坏死的患者。方法：在 X 线监测下采用 Seldinger 法经股动脉穿刺，将 SF 导管或 Cobra 导管按 AP 病变的主要部位分别置于腹腔动脉、脾动脉或胃十二指肠动脉，根据介入治疗前 CT 检查的提示，如坏死病变位于胰头部，则将导管尖端置于胃十二指肠动脉，或经肠系膜或将导管尖端置于脾动脉或腹腔动脉，如全胰呈散在性病变以置管于腹腔动脉灌注为主。连接输液泵 24h 持续药物灌注。选用药物：①抑制胰酶分泌的药物，如奥曲肽、施他宁；②第 3 代头孢菌素、喹诺酮类、甲硝唑等抗菌药；③改善微循环的药物，如纳洛酮、低分子右旋糖酐等；④稳定细胞膜，抑制炎症反应的药物，如肾上腺糖皮质激素等。一般用药 7～14d。在用药过程中注意及时复查 CT，了解病灶动态变化，药物剂量同常规用量。

五、急性胆源性胰腺炎的内镜治疗

急性胆源性胰腺炎（acute biliary pancreatitis，ABP）占急性胰腺炎年发患者数的 15%～50%。近年来，急性胆源性胰腺炎的内镜治疗取得了很大的进步，内镜逆行胰胆管造影（ERCP）及内镜下括约肌切开术（endoscopic sphincterotomy，EST）作为非手术疗法用于胆管减压、引流和去除胆石梗阻，减少胆管炎和胰腺坏死的发生，大大降低了 SAP 的病死率和并发症率。中华医学会消化病学分会胰腺疾病学组公布的《中国急性胰腺炎诊治指南》推荐在有条件的单位，对于怀疑或已经证实的急性胰腺炎（胆源型），如果符合重症指标和（或）有胆管炎、黄疸、胆总管扩张，或最初判断是 MAP 但在治疗中病情恶化者，应行内镜下鼻胆管引流或括约肌切开术。2002 年 2 月美国国立卫生研究所（National Institutes of Health，NIH）发布的急性胰腺炎诊治规范推荐对疑有或确诊的胆源性胰腺炎应在腹痛发生后早期行急诊 ERCP - EST。内镜治疗应在 24～48h 内进行，超过 72h 者并发症大大增加。

六、手术治疗

SAP 系由多种原因引起，在采取非手术治疗的过程中除个别发生外科并发症需要及时手术、胆源性胰腺炎和某些感染后遗症需要晚期手术外，其余大部分患者经非手术治疗治愈后不需要手术。手术治疗目的是消除病因，清除胰腺及周围坏死感染组织和积聚在腹腔内的炎性渗出物，阻止大量的炎症介质进入血循环而引发的级联瀑布反应。

1. 手术治疗 SAP 的主要临床依据

（1）失活的胰腺组织和胰源性腹水可以向血液循环中释放大量的有害毒性物质。早期阻断正在进行的炎症反应和自我损害过程可以阻止大量的扩血管物质和毒性物质进入血液循环所导致的远隔器官损害；后期可以阻断由于坏死胰腺组织感染所致的多器官功能衰竭。为达到目的，对胰腺感染灶进行彻底清除是必要的，可避免局部和全身的感染扩散。

（2）仍旧存活的胰腺组织需尽量保留，因为它们将长期影响到胰腺的内、外分泌功能。

2. SAP 手术原则

（1）尽量保留有活力的胰腺组织。

（2）既要尽量清除胰腺和胰腺外坏死组织，又要尽量减少手术中和术后出血。

（3）保证术后腹膜后坏死组织和渗出物最大限度的引流排出。

3. SAP 的手术指征

（1）早期手术指征有两点：①凡证实有胰腺坏死感染者且经正规的非手术治疗已超过 24h 病情仍无好转，则应立即手术治疗；②若患者过去过多的非手术治疗不够合理和全面，经加强治疗 24h 病情继续恶化者应行手术治疗。

（2）后期手术指征：后期主要的手术指征是胰腺坏死感染，但无论坏死组织是否感染，如果加强监护治疗期间病情持续恶化也是手术指征。一般认为发病后 3～4 周是坏死组织清除术的最佳时机，这时坏死范围小，利于清创，而且能使切除范围尽量缩小，避免组织切除过多导致术后胰腺内外分泌功能障碍。

值得注意的是：有少数患者可在 2 周内出现胰周感染，甚至出现感染性休克，对这类患者不必拘泥于 3～4 周后手术，以免延误手术时机。SAP 患者早期往往有腹内高压，甚至出现腹腔室隔综合征，早期手术引流有利于阻断其病理生理的恶性循环。一般来说 SAP 出现下列情况要考虑手术治疗：①持续性的急腹症；②坏死感染；③胰腺周围脓肿；④持续加剧的全身和局部并发症；⑤大面积的腹腔内出血；⑥持续性的肠梗阻；⑦肠穿孔；⑧门静脉血栓；⑨急性反应期过后，如果在缓解的过程中出现脓毒综合征，CT 扫描证实有胰腺坏死感染；⑩少数患者病程急性反应期、全身感染期的表现相互重叠，这是由于坏死感染过早发生所致，也是手术指征；⑪胰腺坏死感染包裹；⑫在非手术治疗过程中，如病情发展快（腹胀或腹膜刺激症状严重、生命体征不稳定），在 24h 左右很快出现多器官功能不全者。如果胰腺坏死诊断有困难，可进行 B 超或 CT 引导下的细针穿刺细胞学检查，还可借助 PCR（聚合酶链反应）的方法进行快速判断。

4. 手术方式　手术目的是清除胰腺内外坏死和感染病灶及有害的酶性液体，降低胰腺组织张力，改善血循，防止和减少并发症的发生。手术方式众多，常用的有灌洗引流、坏死组织清除术等，有作者主张对胰腺进行冷冻治疗。

（1）灌洗引流术：是在胰包膜切开、胰腺游离、胰床及小网膜引流的基础上，加上术后持续灌洗,其优点有:稀释含酶腹腔液的浓度,减少酶性复合物对局部或全身的作用;洗出游离的坏死组织;预防和减少感染。方法:经术中预置的灌洗管持续滴入平衡盐液(或腹膜透析液)加肝素(5mg/L),加抗生素(如庆大霉素 1 万 U/L),定时排空,每日灌洗量 6~10L。

(2)坏死组织清除术:采用刮匙、刀柄、手指将胰内外的坏死组织一律清除。但因胰腺病变可在胰实质的浅层、深层同时存在,或表浅处外观正常而深部却有坏死,故要明确分清坏死组织和正常组织的界限极不容易,此时应充分游离胰腺、运用肉眼观察、手指触摸、胰实质穿刺及术中 B 超等综合措施来提高判断的准确率。

(3)胰腺的冷冻治疗:这种方法能显著减少胰酶生成和降低酶活性,缩短胰酶血症病程,抑制胰腺炎的发展,相对降低血糖水平,能有效代替胰腺切除术和坏死组织清除术。方法:开腹后在胰腺的坏死组织范围内施行冷冻,若为弥漫性的胰腺坏死,冷冻范围应尽可能不超过胰腺总面积的 80%。一般采用 -160~ -190℃的探头温度,每个冷冻点不超过 3min。

(4)胆源性胰腺炎术式选择:应尽早解除胆道梗阻,早期首选经十二指肠镜 Oddi 括约肌切开鼻胆管引流。后期选择开腹根治性手术,包括胆囊切除术,胆总管探查、取石等。

(5)腹腔镜微创手术:包括腹腔镜下腹腔穿刺灌洗引流术,腹腔镜下坏死组织清除加腹腔置管引流术、腹腔镜胰腺囊肿或脓肿引流术。这类手术有切口小、创伤小、对机体内环境干扰小、术后相对稳定及预后较好等优点。SAP 早期腹腔内渗液较多,脏器粘连轻,解剖结构尚清楚,适于腹腔镜操作;随着腹腔内炎症的加重,脏器粘连将会越来越重,腹腔镜操作也会很困难,导致手术效果不佳。因此,与常规开腹手术治疗 SAP 相比,应用腹腔镜治疗 SAP 的手术时机应尽可能提前。具体方法是:一般在进入网膜囊腔后,先吸净渗出液,对明显发黑、腐肉状、易脱落的胰腺坏死组织,用吸引器吸出即可。不需过多地分离胰腺被膜、松动胰床,更不要用超声刀对胰腺进行规则或不规则地切除。对 SAP 腹腔镜手术后出现腹膜后残余脓肿的患者的治疗,可采用腹腔镜从腰部后腹腔入路行脓肿引流。此外,术后亦可以进行腹腔灌洗引流,以促使局部坏死组织排出、稀释腹腔渗液中的胰酶和炎症介质、抑制肠道细菌异位、降低全身炎症反应和腹腔脓肿的形成。

(6)经皮穿刺置管引流术:在 CT 或 B 超引导下,向胰周织液明显部位穿刺,并置管冲洗和引流,常能取得良好效果,部分患者可替代开腹手术。随着 CT 和超声技术的普遍应用,使胰腺感染引起的渗出、假性囊肿和脓肿的穿刺引流成为可能。研究也发现,应用经皮穿刺引流的方法能有效控制感染、避免手术、减少并发症的发生和降低病死率。

(7)其他:Alexander 报道了用改良 Mikuliez 氏囊袋治疗 SAP 效果好(26 例中仅 1 例死亡),其方法是将整个胰腺从胰床游离,用 Mikuliez 囊将胰腺兜起,并在囊袋内置入多条烟卷式引流管和多孔的硅胶管,最后将囊袋开口部从上腹区横切口引出体外,使胰腺与腹腔隔离,利于引流和术后灌洗。

选择上述几种不同的手术方式时,需按胰腺的病变范围、深浅和部位等决定,可单独应用,也可联合应用,以使胰腺的坏死病灶得到最彻底的治疗为目的。胰外侵犯的处理:胰腺出血坏死后的炎性酶性渗液和坏死组织向腹膜后间隙,如小网膜囊、肠系膜根部、结肠后等部位渗透,导致严重并发症,如出血、感染、脓肿、肠瘘等,因此应常规敞开大部分腹膜后间隙,彻底清除已坏死和可疑坏死的组织。

5. 辅助性手术　发现有广泛而严重的腹膜后侵犯,则应常规敞开大部分腹膜后间隙,清除坏死组织，充分地做腹膜后引流。方法可采用张肇达等提出的经后上腰腹膜后引流术。常规置"三造瘘"，即减压性胆道 T 管引流、减压性胃造瘘、营养性空肠造瘘，以及腹腔、小网膜腔、腹膜后置管引流等。

6. 术后处理　保持各管道通畅，实施腹腔灌洗，继续进行有效的围手术期治疗，并监测患者生命体征变化。此外，因 SAP 患者一次手术很难将坏死组织彻底清除，而且由于胰酶的自家消化，加上胰腺感染未被完全控制，故而术后还会产生新的坏死灶，也必然会导致感染、脓肿及胰瘘等并发症。部分患者可经灌洗引流得到控制，但也有部分患者难免进行再次手术。为此，第一次手术时可有计划地敞开部分伤口，可有利坏死组织排出，也可观察胰床区的坏死发展情况，以便再次手术清除。还有作者主张应用"拉链"置于腹壁，以便随时敞开腹腔再次手术处理。若切口关闭者可采用 B 超和 CT 进行监测，根据坏死的情况来决定再次清创术。

七、并发症的处理

1. 多器官功能障碍综合征（MODS）　MODS 是 SAP 常见的严重并发症，也是主要的死亡原因之一。MODS 表现为急性呼吸窘迫综合征（ARDS）、急性肾衰竭（ARF），应激性溃疡、肝功能障碍等。

（1）ARDS：SAP 出现低氧血症早期常表现为胸闷、呼吸急促，继之表现为进行性呼吸困难、发绀，最终发展为 ARDS。SAP 产生低氧血后，5% ~ 10% 的 SAP 患者发生 ARDS，亦有报道高达 66% 者。治疗上可行高浓度鼻导管给氧或面罩加压给氧。ARDS 用面罩加压给氧已不能改善低氧血症，须送入 ICU 行机械通气，纠正气体交换障碍。并大剂量、短程肾上腺糖皮质激素的应用，如甲泼尼龙，减轻肺间质水肿。必要时行气管镜下肺泡灌洗术。根据氧饱和度调整氧浓度（FiO_2）及呼气末正压通气（PEEP）。在保证氧饱和度 > 95% 的条件下，逐渐降低 FiO_2 及 PEEP 值，直到撤机。近来研究表明，ARDS 是 SAP 引起的过度全身炎症反应综合征（SIRS）在肺部的表现，并可引发序贯性多器官功能障碍（MOD），应用血小板活化因子拮抗剂和小肠细胞黏附分子 - 1（ICAM - 1）的单克隆抗体可减轻 SAP 后的肺损伤。在使用机械通气维持呼吸 1 ~ 2 周后，要特别注意防止继发腹腔感染，以免 ARDS 加重而诱发多器官功能衰竭（MOF）。

（2）急性肾衰竭：常在发病初期，主要是因为大量体液渗入组织间隙、游离腹腔、肠腔及肠壁，造成低血容量休克，从而诱发急性肾衰竭。另外，炎性介质和胰源性毒素，急性腹腔间隔室综合征等能诱发或加重急性肾衰竭的发生。对于肾前性急性肾衰竭，确诊后应立即充分补液，同时检测 CVP，补液充分后适当给予利尿剂，多巴胺等。对于进行性肾衰竭，则是透析的指征。

（3）肝功能障碍：几乎所有急性胰腺炎患者，均伴有糖、脂肪、蛋白质代谢异常以及对毒性代谢产物具有清除和解毒作用的肝细胞功能异常，重症者可导致肝功能障碍。其机制为：SAP 时从炎症组织内释放的各种损伤因子，如胰蛋白酶、弹性蛋白酶、脂肪酶和血管活性肠肽等通过门静脉进入肝脏，造成肝细胞变性、坏死。当水肿坏死的胰腺组织压迫门静脉则可加剧门脉系统的压力，若肝动脉也受压，加之有呼吸窘迫的存在，常使肝细胞发生缺血缺氧。而经由枯否细胞（Kupeffrcell）调控的活化的细胞因子产物发挥了举足轻重的作用，可产生 TNF - α、IL - 1、IL - 6、IL - 8 等炎性介质，进一步加重肝脏的损害。对于重症并发的肝功能障碍目前尚缺乏统一的治疗方法，主要在早期预防及通过血液净化（人工肝）治疗。

（4）应激性溃疡：SAP 并发应激性溃疡的发生率与病情严重程度有关。在急性胰腺炎的发生发展过程中可产生大量的组胺、溶血卵磷脂、胰蛋白酶等物质，其中组胺、溶血卵磷脂可直接损伤胃黏膜，破坏胃黏膜屏障；高浓度胰蛋白酶引起的血液高凝状态，导致胃黏膜组织缺血缺氧，从而降低了胃黏膜的抵抗力；急性胰腺炎患者血清胃泌素明显升高，可通过胃泌素进一步刺激胃酸的高分泌，从而导致溃疡、出血。同时，急性胰腺炎发作时，其毒素等分泌物流入腹腔可刺激横结肠中部使之发生痉挛。分泌物亦可刺激其他部分的大肠，甚至小肠。在 SAP 时，炎症可扩散到肠管及其周围而造成肠缺血、坏死，甚至穿孔。受累肠段亦可发生狭窄，但罕有梗阻，最严重的并发症是发生结肠瘘，常见于结肠脾曲。治疗应激溃疡主要应用 H_2 受体阻滞剂或质子泵抑制剂，胃管内注入去甲肾上腺素溶液、凝血酶、云南白药等，全身给予止血药物。

2. 弥散性血管内凝血（DIC）　早期小剂量应用肝素。

3. 胰性脑病　胰性脑病为急性胰腺炎病程中出现的一系列神经精神障碍症候群，其症状多出现在急性反应期，极少数亦发生于恢复期。有复发性病史者更易并发胰性脑病。其症状可持续 24h 或数周，以烦躁、谵妄、精神异常和定向力障碍最为常见，可有弥漫性头痛及脑膜刺激症状，或出现反应迟钝、兴奋、抽搐、浅昏迷甚至昏迷等，其中以兴奋、烦躁、谵妄、精神异常等最常见（占 100%），定向力障碍次之（占 87%），约有半数病出现视物模糊、眼球震颤、听力减退、脑膜刺激症状、抽搐及脑脊髓病症候群。

治疗急性胰腺炎是预防胰性脑病的基础。抑制胰腺分泌和阻断其活性，保持各种引流管道畅通，去除腹水中强烈毒性的胰酶、激肽等有害物质，改善患者的营养状态，纠正贫血、低蛋白血症和水电解质紊乱，全胃肠外支持治疗（TPN），预防腹腔和胰腺感染等是治疗的关键步骤。另外，磷脂酶 A 抑制剂如加贝脂等的应用，对于消除胰性脑病的病因、缩短病程、缓解精神症状有一定作用。随着急性胰腺炎病情的控制，胰性脑病的神经精神症状可逐渐消失，无特殊治疗。部分患者症状明显，可进行对症治疗，躁动和伴躁狂性精神症状者可予地西泮或冬眠治疗。病程早期应用肾上腺糖皮质激素对阻断 SA 的全身炎症反应和保护细胞膜稳固有一定作用。

4. 局部并发症

（1）急性液体积聚：①无菌性液体积聚：一般会自行吸收，不需要特殊治疗，经皮穿刺引流或手术引流都没有必要，反而有可能导致感染，可使用中药芒硝外敷；②感染性液体积聚：可行经皮穿刺引流和（或）抗生素治疗，无效者可行腹腔灌洗引流。

（2）胰腺坏死：胰腺坏死分无菌性坏死和感染性坏死。①无菌性胰腺坏死：多不主张手术治疗，应严密观察，不要急于穿刺或手术；②感染性胰腺坏死：传统的干预方式包括：有计划地清除坏死组织，坏死组织清除后可以是开放式的，也可以是封闭式的；坏死组织清除及持续的灌洗。非传统的干预方式包括：单纯的抗生素治疗；经皮穿刺引流加抗生素治疗，抗生素治疗加外科引流，但不清创，而清除坏死样组织；抗生素治疗加微创外科治疗。

（3）假性囊肿：常发生于起病 4 周之后。在恢复期囊肿小于 6cm 且无症状者随访观察，若出现症状或体积增大，可先行在超声或 CT 的引导下经皮穿刺引流术，若继发感染则行外引流术；囊肿大于 6cm，经超声、CT、MRI 检查证实确实无感染、坏死组织者，可做经皮穿刺引流术。囊肿已过 3 个月仍不吸收者，做内引流术，术前可行 ERCP 检查，明确假性囊肿与主胰管的关系。

（4）胰腺脓肿：发生于起病后 4~6 周。常先有全身性炎症反应，为肠源性感染，先在 CT 引导下行胰腺穿刺做细菌涂片与培养及药敏。如抗生素能控制，则手术可望避免；如不能控制，可在超声或 CT 的引导下穿刺置管引流，引流不畅或伴有大部分坏死组织应行手术引流，及时剖腹手术扩创，清除坏死感染灶。

（5）胰腺腹腔积液和胰性胸膜瘘：当胰液通过破裂的假性囊肿或者破裂的胰管进入到腹腔时，就可产生胰性腹腔积液，腹水淀粉酶升高一般即可诊断，50%~60% 的患者通过禁食、胃肠减压、抑制胰腺分泌等非手术治疗可在 2~3 周内治愈，持续或复发性的腹腔积液可通过内镜或手术治疗。

（6）胃肠道瘘：由胰腺囊肿与小肠、十二指肠、胃、胆道、结肠脾区等形成的胃肠道瘘，偶尔可随囊肿吸收自行愈合。其他原因引起的胃肠道瘘多需手术治疗。对十二指肠或空肠瘘可采用持续双腔管低负压引流，有自愈可能的结肠瘘者宜行近端造口以减轻胰局部病灶的感染，后期行结肠造口还纳术。

5. 腹腔间隔室综合征

（1）SAP 合并腹腔间隔室综合征早期（Ⅰ级）者不宜开腹减压，应行非手术治疗，主要是治疗 SAP。Decker 等发现，早期开腹减压效果不理想，同时增加了腹腔感染的机会，而且由于肠管的大量长时间暴露，可增加肠壁水肿，使腹压进一步升高。非手术治疗除针对 SAP 的治疗外，应加强对心脏功能的监测。合理使用有效的抗生素，积极营养支持治疗。在此基础上，积极输注胶体复苏溶液（羟乙基淀粉、血浆、蛋白质等）。使血浆蛋白质控制在 45g/L 以上，有利于清除组织间隙水肿。

（2）当腹内压 > 26cmH$_2$O（Ⅲ级以上时）应及时进行开腹减压治疗。手术目的是：①解除内脏高压；②清除腹腔内酶性毒物、细胞因子及渗液；③松动胰床，改善胰腺微循环；④安置腹腔多管引流。

（3）为防止腹腔减压术后大量无氧代谢产物进入血循环引起再灌注损害，可预防性应用少量碳酸氢钠。在减压过程中，可使用血管收缩药物，以防止血压突然下降。Kopecmecn 等报道，腹腔减压术后平均生存率为 53%（17%~75%）。

（4）腹腔间室综合征患者以开腹减压后，往往由于内脏及腹膜后水肿，腹内压力高，很难在无张力情况下关腹，如果强行关腹，可加重或发生急性腹腔间室综合征。因此，多采用暂时性关腹的方法：①筋膜开放法：即只缝皮肤，而不缝主筋膜层；②布巾钳关闭法：即将治疗巾用布巾钳固定于伤口周围皮肤，并覆盖自黏性碘化敷料薄膜。当张力过高时，可移动布巾钳即可降低腹内压；③3L 袋法：将硅橡胶"Bogota"袋（3L 的 Foley 冲洗袋）根据切口大小整形后，缝合固定于腹壁切口两侧的筋膜或皮肤上而暂时关腹。此法简便易行，经济实惠，目前被广泛使用；④一般在术后 3~4d（最长不超过 2 周），腹压降至正常，血流动力学稳定，尿量增多，水肿开始消退后，行二次关腹，重建腹壁的完整性。

（5）腹腔镜减压，效果更理想，具有简便易行，无关腹困难的缺陷。

（6）也有学者建议以监测膀胱内压来指导外科手术后关腹，并根据对腹内压的客观估计和发生腹腔间隔室综合征的可能性，来选择手术切口的关闭方法，对临床有一定的实用性。

（邓　巍）

参考文献

1. 刘大为. 实用重症医学. 北京：人民卫生出版社，2010.
2. 王辰. 重症监护 ABC. 北京：中华医学电子音像出版社，2012.
3. 应明英. 实用危重病监测治疗学. 北京：人民卫生出版社，2008.

第二十二章 肝功能衰竭

肝功能衰竭（liver failure）是临床常见的严重肝病状态，病死率极高。多年来，各国学者对肝功能衰竭的定义、分类、诊断和治疗进行不断的探索，但迄今尚无一致意见。目前国内较为广泛接受的定义是：肝功能衰竭是多种因素引起的严重肝脏损害，导致其合成、解毒、排泄和生物转化等功能发生严重障碍或失代偿，出现以凝血机制障碍和黄疸、肝性脑病、腹水等为主要表现的一组临床综合征，常可发生多器官功能衰竭、脑水肿、继发感染、出血、肾衰竭、血流动力学以及各种代谢紊乱等并发症。其预后不良，病死率甚高（可达50%~90%），严重威胁人类健康，也是临床医师最具挑战的疾病之一。本章主要讨论重症医学中常见的急性肝功能衰竭（acute liver failure，ALF）。

第一节　急性肝功能衰竭（ALF）定义

ALF 一般是指原来肝病者肝脏受损后短时间内发生的严重临床综合征。1946 年 Lucke 和 Mallory 首次将重型肝炎列入急性肝炎的 2 类，将其分为暴发型（fulminant form）和亚急性型（subacute form）。早在 1970 年，Trey 等提出暴发性肝功能衰竭（fulminant hepatic failure，FHF）这一名称，是指严重肝损害后发生一种有潜在可逆性的综合征。患者在首发症状 8 周内发生肝性脑病，既往无肝脏病史。其后有人提出迟发性或亚暴发性肝功能衰竭（late onset or subfulminant hepatic failure）的概念，是指症状开始后 8~12 周内发生肝性脑病。1986 年英国 Gimson 等提出，以急性肝功能衰竭取代 FHF 命名，并填补了起病 8~24 周内发生肝性脑病者，称之为迟发性肝功能衰竭（LO-HF）。同年法国学者 Bernuau 和 Benhamou 建议把黄疸出现后 2 周发生肝性脑病的急性肝功能衰竭称为暴发性肝功能衰竭，而把黄疸出现后 2~12 周内出现肝性脑病者称为亚暴发性肝功能衰竭。1993 年，O Gradv 等主张 ALF 分为三个亚型：①超急性肝功能衰竭型：是指出现黄疸 7 日内发生急性肝功能衰竭。尽管脑水肿发生率高（69%），但存活率高（36%），多数（78.3%）是对乙酰氨基酚过量所致；②急性肝功能衰竭型：是指出现黄疸 8~28d 内发生肝性脑病，脑水肿发生率也高（56%），但存活率低（7%），病因不尽相同，但以病毒感染为主；③亚急性肝功能衰竭型：是指出现黄疸 29~72d 内发生肝性脑病。尽管脑水肿发生率低（14%），但存活率低（14%），83% 由非 A 非 B 型肝炎所致。2005 年美国肝病学会发布的急性肝功能衰竭处理建议中采用了被最大范围所采纳的 AHF 定义：指原来没有肝硬化的患者，在发病 26 周内出现凝血障碍（INR≥1.5）和不同程度神志障碍（肝性脑病）。肝豆状核变性、垂直获得性 HBV 或自身免疫性肝炎患者可能已存在肝硬化，如发病 <26 周，仍可纳入 ALF 的范畴。2006 年 9 月《肝衰竭诊疗指南》正式采纳了分类二，即将肝功能衰竭分为 4 类：急性、亚急性、慢加急性（亚急性）和慢性肝功能衰竭，其中将在慢性肝病基础上出现的急性肝功能失代偿归为慢加急性（亚急性）肝功能衰竭（ACLF）。因此，急性肝功能衰竭的定义和

分类尚在不断完善之中。

（刘洪波）

第二节　病因、病理及发病机制

一、病因

所有亲肝病毒都能引起 ALF。急性病毒性肝炎是 ALF 最常见的病因，占所有病例的72%。但急性病毒性肝炎发生 ALF 者少于 1%。在我国引起肝功能衰竭的主要病因是肝炎病毒（主要是乙型肝炎病毒），其次是药物及肝毒性物质（如乙醇、化学制剂等）。在欧美国家，药物是引起急性、亚急性肝功能衰竭的主要原因；乙醇性肝损害常导致慢性肝功能衰竭。儿童肝功能衰竭还可见于遗传代谢性疾病（表 22 - 1）。

表 22 - 1　肝功能衰竭原因

常见或较常见原因	少见或罕见原因
肝炎病毒	代谢异常
甲型、乙型、丙型、丁型（同时或重叠乙型）、戊型	肝豆状核变性、遗传性糖代谢障碍等
其他病毒	缺血缺氧
巨细胞病毒（CMV）、EB 病毒（EBV）、肠道病毒、疱疹病毒	休克、心力衰竭
药物及肝毒性物质	肝移植、部分肝切除、肝脏肿瘤
异烟肼、利福平、对乙酰氨基酚	先天性胆道闭锁
抗代谢药物、化疗药物	其他
急性中毒	创伤、辐射等
乙醇、毒蕈、黄曲霉素、磷	
细菌及寄生虫等病原体感染	
妊娠急性脂肪肝	
自身免疫性肝病	

二、病理

由肝炎病毒、药物中毒、毒蕈中毒所致 ALF，其肝病理特点为广泛肝细胞变性坏死，肝细胞大块或弥漫性坏死，肝细胞消失，肝脏体积缩小。一般无肝细胞再生，多有网状支架塌陷，残留肝细胞肿胀、气球样变性、胞质嗜酸性小体形成，汇管区炎性细胞浸润。极少数可表现为多发局灶性肝细胞坏死。

妊娠急性脂肪肝、Reye 综合征等肝病理特点为肝细胞内微泡状脂肪浸润，线粒体严重损害，而致代谢功能失常，肝小叶至中带细胞增大，胞质中充满脂肪空泡，呈蜂窝状，无大块肝细胞坏死。肝缩小不如急性重型肝炎显著。

三、发病机制

不同病因引起的 ALF 的机制不同。缺血缺氧可以引起肝细胞的广泛坏死。在病毒引起的 ALF 中，病毒固然可以引起肝细胞的损伤，但免疫机制的参与可能更加重要。既往认为

ALF 的发病主要是原发性免疫损伤，并继发肝微循环功能障碍，随着细胞因子（cytokine）对血管内皮细胞作用研究的深入和对肝微循环功能障碍在发病中作用的研究，认为 Schwartz 反应与 FHF 发病有关。细胞因子是一组具有生物活性的蛋白质介质，是继淋巴因子研究而衍生出来的，如肿瘤坏死因子（TNF）、白细胞介素 1（IL-1）及淋巴毒素（LT）等。其中 TNF 是内毒素刺激单核巨噬细胞的产物，并能作用于血管内皮细胞及肝细胞，可导致 Schwartz 反应，因而认为 TNF 是 ALF 的主要发病机制之一。此外，内毒素血症可加重肝细胞坏死和导致内脏损伤（如肾衰竭），也是一个重要致病因素。脂质过氧化在肝细胞的损伤中亦起着重要的作用。

药物对肝细胞的损害机制很复杂。主要分为三种类型：代谢产物导致肝细胞损害、胆汁淤积导致肝细胞损害和免疫介导的肝细胞损害。①代谢产物导致肝细胞损害：肝脏对某些药物具有代谢作用，形成的代谢物。药物在肝内经细胞色素 P450 氧化或还原后，产生一些毒性代谢产物，如亲电子基，自由基和氧基，与大分子物质共价结合或造成脂质过氧化，破坏细胞膜的完整性和膜的 Ca^{2+} - ATP 酶系，使细胞内外环境 Ca^{2+} 的稳态破坏，最终造成肝细胞死亡。此外，其代谢产物也可与肝细胞的蛋白质结合，形成新抗原，可诱导免疫反应，如对乙酰氨基酚、氟烷、呋喃妥因。②胆汁淤积导致肝细胞损害：肝细胞对胆汁的排泄包括胆盐依赖和钠离子依赖，某些药物或某些代谢产物可导致这两个机制的一系列步骤发生障碍，包括胞膜转运胆盐的受体，细胞内转运过程，Na^+ - K^+ - ATP 酶，离子交换，细胞骨架和细胞膜脂膜结构完整性的改变，如氯丙嗪、环类抗抑郁药、甲基同化激素等。③免疫介导的肝细胞损害：某些药物或其代谢产物与肝特异蛋白质结合成为抗原，经巨噬细胞加工后，被免疫活性细胞识别，导致变态反应，肝细胞的损害可能由于 T 杀伤细胞或抗体依赖 K 细胞（ADCC 反应）攻击所致，如有多量免疫复合物沉着可能造成重型肝炎。如氟烷类麻醉剂和排尿酸利尿剂替尼酸。

（刘洪波）

第三节　临床表现

在急性肝功能衰竭发展过程中，机体有多系统受累，临床表现复杂，但以神经精神症状最为突出。

一、肝性脑病

这是 ALF 最突出并具有诊断意义的早期临床表现，通常于起病 10d 内迅速出现精神神经症状。特点为进行性精神神经变化。最早出现为多性格的改变，如情绪激动、精神错乱、嗜睡等，以后可有扑翼样震颤、阵发性抽搐、逐渐进入昏迷，最后各种反射消失。癫痫发作，肌痉挛在急性肝功能衰竭脑病中多于慢性肝性脑病。肝性脑病的发病机制很复杂，多年来提出了若干学说，且各有据，但均不能全面解释临床和实验研究中的问题。但其中蛋白质代谢障碍可能是核心因素。已知氨中毒是氨性或外源性肝性脑病的重要原因，对血氨不增高的肝性脑病患者，经研究证实多数有红细胞内氨量增高，所以氨在导致脑病中作用值得重视。近年对血中氨基酸检测研究，发现色氨酸增高可致脑病，同时有蛋氨酸、苯丙氨酸和酪氨酸增高。检测色氨酸不仅有助于肝性脑病的诊断，还可作为急性肝炎向重症转化及判断预后的指标。支链氨基酸（BCAA）却表现正常或减低。FHF 时支/芳比值可由正常的 3 ~ 3.5 下降至 1.0 以下。近年有人认为氨基酸的变化可能与血氨增高有关，提出血氨与氨基酸的统一学说。假性神经递质（酰胺）致肝性脑病，经重复试验未能证实，只有同时合并有氨基酸代谢失平衡时，芳香族氨基酸通过血脑屏障，使 5 - 羟色胺等抑制性神经递质增加并致去甲肾上腺素和多巴胺减少，而抑制大脑，出现意识障碍。经实验表明在脑内递质浓度无变化时，通过神经递质受体的变化也可致脑病，因而又提出神经递质受体功能紊乱学说。总之，肝性脑病的发生，是由多种毒性物质联合协同作用，多种致病因素致神经传导结构及功能失常，是多因素连锁反应综合作用的结果，引起临床上的综合征。

二、黄疸

绝大多数患者有黄疸，并呈进行性加重，极少数患者黄疸较轻甚至完全缺失，后者往往见于Ⅱ型暴发性肝功能衰竭。其黄疸具有 3 个特点：①黄疸出现后在短期内迅速加深，如总胆红素 >171μmol/L，同时具有肝功能严重损害的其他表现，如出血倾向、凝血酶原时间延长、ALT 升高等。若只有较深黄疸，无其他严重肝功能异常，示为肝内瘀胆。②黄疸持续时间长，一般黄疸消长规律为加深、持续、消退 3 个阶段，若经 2 ~ 3 周黄疸仍不退，提示病情严重。③黄疸出现后病情无好转，一般急性黄疸型肝炎，当黄疸出现后，食欲逐渐好转，恶心呕吐减轻。如黄疸出现后 1 周症状无好转，需警惕为重型肝炎。

三、凝血功能障碍和出血

50% ~ 80% 暴发性肝功能衰竭会发生出血，出血部位以皮肤、齿龈、鼻黏膜、球结膜及胃黏膜等常见，颅内出血也可以发生，往往后果严重。引起出血的原因是多方面的，主要有：

1. 凝血因子合成障碍　血浆内所有凝血因子均降低，而Ⅶ因子在肝外合成，反而增高，凝血酶原时间明显延长。

2. 血小板质与量异常　ALF 时血小板较正常小，电镜可见空泡、伪足、浆膜模糊。无肝性脑病时血小板正常。因骨髓抑制、脾功能亢进、被血管内凝血所消耗，可致血小板减少。

3. DIC 伴局部继发性纤溶　血浆内血浆素和其激活物质均降低，而纤维蛋白/纤维蛋白原降解产物增加。

4. 弥散性血管内凝血等　胃肠道黏膜糜烂可加重出血。

四、肾功能不全

暴发性肝功能衰竭时，肾功能异常者达 50% ~ 80%，其中肾功能不全占 40%，半数为功能性肾衰竭，半数为急性肾小管坏死。有高尿钠、等渗尿及肾小管坏死。急性肾小管坏死与肝细胞坏死、内毒素血症、利尿剂应用不当、胃肠出血致低血容量及低血压等因素有关。功能性肾衰竭多与血管紧张素水平升高及前列腺素减少，引起肾血管收缩，肾小球滤过率降低有关。有报告肾衰竭在 ALF 死因中占首位，值得注意。暴发性肝功能衰竭因尿素氮合成降低，血尿素氮常不高，因此唯有血清肌酐水平高低才能反映肾衰竭的严重程度。

五、感染

暴发性肝功能衰竭患者常伴有各种感染，常见感染部位为呼吸道、泌尿道、胆管及腹腔。

这主要是由于患者细胞免疫及体液免疫功能下降，也与患者昏迷及肠管屏障功能下降有关。

六、其他

急性肝功能衰竭的患者易发生电解质及酸碱平衡紊乱，以呼吸性酸中毒和低钾血症最常见。另外，低血压、低血糖、心肺并发症等也较为常见。

（刘洪波）

第四节 实验室检查

1. 血清胆红素测定　常呈进行性增高。
2. 血清转氨酶　谷丙转氨酶和谷草转氨酶常明显升高，尤以后者升高明显。谷草转氨酶/谷丙转氨酶比值对估计预后有意义，存活者比值位于 0.31～2.26 之间，平均为 1.73。当血清胆红素明显上升而转氨酶下降，这就是所谓的胆酶分离现象，对暴发性肝功能衰竭的诊断及预后有重要意义。
3. 血清胆固醇与胆固醇脂　胆固醇与胆固醇脂主要在肝细胞内合成，合成过程需多次酶促反应。正常血清胆固醇浓度为 2.83～6.00mmol/L，如低于 2.6mmol/L 则提示预后不良，暴发性肝功能衰竭时胆固醇脂也常明显下降。
4. 血清胆碱酯酶活力　胆碱酯酶有两种：乙酰胆碱酯酶和丁酰胆碱酯酶。后者在肝细胞内合成，暴发性肝功能衰竭时此酶活力常明显下降。
5. 血清白蛋白　最初可在正常范围内，如白蛋白逐渐下降则预后不良。
6. 凝血酶原时间及凝血酶原活动度　暴发性肝功能衰竭时，发病数天内即可凝血酶原时间延长及凝血酶原活动度降低。凝血酶原时间测定是目前最常见的估价肝细胞功能指标之一，但需排除因维生素 K 缺乏所致的凝血酶原时间延长。
7. 凝血因子测定　Ⅱ、Ⅴ、Ⅶ、Ⅸ、Ⅹ等因子明显减少。
8. 其他检查　肝炎病毒标志物包括甲、乙、丙、戊及其他病毒抗体的检查有助于病因的诊断。血氨、血浆氨基酸测定有助于肝性脑诊断及处理。细菌学检查及鲎试验有利于确定感染的存在。电解质检查对监测患者病情极为重要。

（刘洪波）

第五节 分类及诊断

一、分类

根据中华医学会感染病学分会和中华医学会肝病学分会组织国内有关专家，2006 年制订的我国第一部《肝衰竭诊疗指南》，按照肝功能衰竭病理组织学特征和病情发展速度，肝功能衰竭可被分为四类：急性肝功能衰竭（acute liver failure，ALF）、亚急性肝功能衰竭（subacuteliver failure，SALF）、慢性肝功能衰竭急性发作（acute‑on‑chronic liver failure，ACLF）和慢性肝功能衰竭（chronicliver failure，CLF）。

急性肝功能衰竭的特征是起病急，发病 2 周内出现以Ⅱ度以上肝性脑病为特征的肝功能衰竭综合征。

亚急性肝功能衰竭起病较急，发病 15d 至 26 周内出现肝功能衰竭综合征。

慢性肝功能衰竭急性发作是在慢性肝病基础上出现的急性肝功能失代偿；慢性肝功能衰竭是在肝硬化基础上，肝功能进行性减退导致的以腹水或门静脉高压、凝血功能障碍和肝性脑病等为主要表现的慢性肝功能失代偿。

二、分期

根据临床表现的严重程度，肝功能衰竭可分为早期、中期和晚期。

1. 早期

（1）极度乏力，并有明显畏食、呕吐和腹胀等严重消化道症状。

（2）黄疸进行性加深（血清总胆红素≥171μmol/L 或每日上升≥17.1μmol/L）。

（3）有出血倾向，凝血酶原活动度（prothrombin activity，PTA）为 30%～40%。

（4）未出现肝性脑病或明显腹水。

2. 中期　在肝功能衰竭早期表现基础上，病情进一步发展，出现以下两条之一者：

（1）出现Ⅱ度以下肝性脑病和（或）明显腹水。

（2）出血倾向明显（瘀点或瘀斑），且 PTA 为 20%～30%。

3. 晚期　在肝功能衰竭中期表现基础上，病情进一步加重，出现以下三条之一者：

（1）有难治性并发症，例如肝肾综合征、上消化道大出血、严重感染和难以纠正的电解质紊乱等。

（2）出现Ⅲ度以上肝性脑病。

（3）有严重出血倾向（注射部位瘀斑等），PTA≤20%。

三、诊断

1. 临床诊断　肝功能衰竭的临床诊断需要依据病史、临床表现和辅助检查等综合分析而确定。

（1）急性肝功能衰竭：急性起病，2 周内出现Ⅱ度及以上肝性脑病并有以下表现者：①极度乏力，并有明显畏食、腹胀、恶心、呕吐等严重消化道症状；②短期内黄疸进行性加深；③出血倾向明显，PTA≤40%，且排除其他原因；④肝脏进行性缩小。

（2）亚急性肝功能衰竭：起病较急，15d 至 26 周出现以下表现者：①极度乏力，有明显的消化道症状；②黄疸迅速加深，血清总胆红素大于正常值上限 10 倍或每日上升≥17.1μmol/L；③凝血酶原时间明显延长，PTA≤40%并排除其他原因者。

（3）慢性肝功能衰竭急性发作：在慢性肝病基础上，短期内发生急性肝功能失代偿的主要临床表现。

（4）慢性肝功能衰竭：在肝硬化基础上，肝功能进行性减退和失代偿。诊断要点为：①有腹水或其他门静脉高压表现；②可有肝性脑病；③血清总胆红素升高，白蛋白明显降低；④有凝血功能障碍，PTA≤40%。

2. 组织病理学表现　组织病理学检查在肝功能衰竭的诊断、分类及预后判定上具有重要价值，但由于肝功能衰竭患者的凝血功能严重降低，实施肝穿刺具有一定的风险，在临床工作中应特别注意。肝功能衰竭时（慢性肝功能衰竭除外），肝脏组织学可观察到广泛的肝细胞坏死，坏死的部位和范围因病因和病程不同而不同。按照坏死的范围及程度，可分为大块坏死（坏死范围超过肝实质的2/3），亚大块坏死（约占肝实质的1/2 ~ 2/3），融合性坏死（相邻成片的肝细胞坏死）及桥接坏死（较广泛的融合性坏死并破坏肝实质结构）。在不同病程肝功能衰竭肝组织中，可观察到一次性或多次性的新旧不一肝细胞坏死的病变情况。目前，肝功能衰竭的病因、分类和分期与肝组织学改变的关联性尚未取得共识。鉴于在我国以乙型肝炎病毒（HBV）感染所致的肝功能衰竭最为多见，因此该《指南》是以 HBV 感染所致的肝功能衰竭为例，介绍各类肝功能衰竭的典型病理表现。

（1）急性肝功能衰竭：肝细胞呈一次性坏死，坏死面积≥肝实质的2/3；或亚大块坏死，或桥接坏死，伴存活肝细胞严重变性，肝窦网状支架不塌陷或非完全性塌陷。

（2）亚急性肝功能衰竭：肝组织呈新旧不等的亚大块坏死或桥接坏死；较陈旧的坏死区网状纤维塌陷，或有胶原纤维沉积；残留肝细胞有程度不等的再生，并可见细、小胆管增生和胆汁淤积。

（3）慢加急性（亚急性）肝功能衰竭：在慢性肝病病理损害的基础上，发生新的程度不等的肝细胞坏死性病变。

（4）慢性肝功能衰竭：主要为弥漫性肝脏纤维化以及异常结节形成，可伴有分布不均的肝细胞坏死。

3. 肝功能衰竭诊断格式 肝功能衰竭不是一个独立的临床诊断，而是一种功能判断。在临床实际应用中，完整的诊断应包括病因、临床类型及分期，建议按照以下格式书写，例如：

（1）药物性肝炎
急性肝功能衰竭
（2）病毒性肝炎，急性，戊型
亚急性肝功能衰竭（中期）
（3）病毒性肝炎，慢性，乙型
病毒性肝炎，急性，戊型
慢加急性（亚急性）肝功能衰竭（早期）
（4）肝硬化，血吸虫性
慢性肝功能衰竭
（5）亚急性肝功能衰竭（早期）
原因待查（入院诊断）
原因未明（出院诊断）（对可疑原因写出并打问号）

（刘洪波）

第六节　肝功能衰竭的治疗

一、综合治疗

目前肝功能衰竭的内科治疗尚缺乏特效药物和手段。原则上强调早期诊断、早期治疗，针对不同病因采取相应的综合治疗措施，并积极防治各种并发症。

1. 一般支持治疗 安静休息，减少体力消耗，减轻肝脏负担，避免外界刺激，积极寻找病因。测定血糖、血对乙酰氨基酚浓度、血浆铜蓝蛋白（50 岁以下）、PT。行血清肝炎病毒标志物检查和毒物筛选实验。加强病情监护，密切观察患者精神状态、血压、尿量。常规给予 H_2 受体拮抗剂预防应激性溃疡。通常需要停留尿管以测定每小时尿量，静脉导管插管监测中心静脉压，动脉插管连续检测血压和采集血标本。病情进一步恶化需要通气者常需要更进一步的血流动力学监测，并进行颅内压检测和颈静脉插管。高碳水化合物、低脂、适量蛋白质饮食；进食不足者，每日静脉补给足够的液体和维生素，保证每日 1 500kcal 以上总热量。积极纠正低蛋白血症，补充白蛋白或新鲜血浆，并酌情补充凝血因子。注意纠正水电解质及酸碱平衡紊乱，特别要注意纠正低钠、低氯、低钾血症和碱中毒。糖皮质激素、肝素、胰岛素、胰高血糖素治疗无效。注意消毒隔离，加强口腔护理，预防医院内感染发生。抗病毒药未被用于治疗 ALF。

2. 针对病因和发病机制的治疗

（1）针对病因治疗或特异性治疗：针对不同病因采取不同措施。在对病毒性肝炎相关肝功能衰竭患者是否应用抗病毒药物治疗争议颇多。对于甲型、丙型、丁型和戊型肝炎所致肝功能衰竭，目前多不推荐抗病毒治疗。对于 HBV 复制活跃的病毒性肝炎肝功能衰竭患者，目前多主张在早期采用有效的抗病毒治疗，以阻止 HBV 复制，继而阻止免疫病理损伤。干扰素在肝功能衰竭时一般不宜使用；拉米夫定、阿德福韦、恩替卡韦等核苷类似物的应用近年有增多趋势。但此类药物是否能真正改善乙型病毒性肝炎肝功能衰竭患者的预后，有待多中心、前瞻性、大样本的临床研究。中华医学会感染病学分会和中华医学会肝病学分会《肝衰竭诊疗指南》（2006 年版）推荐：①对 HBV DNA 阳性的肝功能衰竭患者，在知情同意的基础上可尽早酌情使用核苷类似物如拉米夫定、阿德福韦酯、恩替卡韦等，但应注意后续治疗中病毒变异和停药后病情加重的可能。②对于药物性肝功能衰竭，应首先停用可能导致肝损害的药物；对乙酰氨基酚中毒所致者，给予 N – 乙酰半胱氨酸（NAC）治疗，最好在肝功能衰竭出现前即用口服活性炭加 NAC 静脉滴注。③毒蕈中毒根据欧美的临床经验可应用水飞蓟素或青霉素。

（2）免疫调节治疗：目前对于肾上腺皮质激素在肝功能衰竭治疗中的应用尚存在不同意见。非病毒感染性肝功能衰竭，如自身免疫性肝病及急性乙醇中毒（严重乙醇性肝炎）等是其适应证。其他原因所致的肝功能衰竭早期，若病情发展迅速且无严重感染、出血等并发症者，可酌情使用。为调节肝功能衰竭患者机体的免疫功能、减少感染等并发症，可酌情使用胸腺素 α_1 等免疫调节剂，它对 T 淋巴细胞功能可能有双向调整作用，同时可增强抑制肝炎病毒的复制。静脉用免疫球蛋白，具有免疫替代和免疫调节的双重治疗作用，对于预防和控制肝功能衰竭患者发生各类感染及减少炎症反应具有重要作用，目前多推荐使用。近来有人采用环孢素和 FK 506 治疗急性肝功能衰竭，通过强烈抑制机体免疫反应减轻肝细胞坏死，但剂量、疗效均有待进一步确定。

（3）促肝细胞生长治疗：为减少肝细胞坏死，促进肝细胞再生，可酌情使用促肝细胞生长素和前列腺素 E_1 脂质体等药物，但疗效尚需进一步确认。

（4）其他治疗：可应用肠管微生态调节剂、乳果糖或拉克替醇，以减少肠道细菌易位或内毒素血症；酌情选用改善微循环药物及抗氧化剂，如 NAC 和还原型谷胱甘肽等治疗。抗内毒素治疗，目前尚缺乏疗效满意的药物。可间歇应用广谱抗生素、口服乳果糖或拉克替醇、抗内毒素单克隆抗体和抗 TNF – α 单克隆抗体等。

3. 防治并发症

（1）肝性脑病：ALF 肝性脑病常急骤起病，偶有发生在黄疸之前。常有激动、妄想、运动过度，迅速转为昏迷。有报道苯二氮䓬、受体拮抗剂氟马西尼（flumazenil）至少暂时减轻昏迷程度。治疗上应：①去除诱因，如严重感染、出血及电解质紊乱等；②限制蛋白质饮食；③应用乳果糖或拉克替醇，口服或高位灌肠，可酸化肠道，促进氨的排出，减少肠源性毒素吸收；④视患者的电解质和酸碱平衡情况酌情选择精氨酸、鸟氨酸 – 门冬氨酸等降氨药物；⑤酌情使用支链氨基酸或支链氨基酸、精氨酸混合制剂以纠正氨基酸失衡；⑥人工肝支持治疗。

（2）脑水肿：75%～80% 4 型肝性脑病的 ALF 患者发生脑水肿，是 ALF 的主要死因。提示颅内压增高的临床征兆有：①收缩期高血压（持续性或阵发性）；②心动过缓；③肌张力增高，角弓反张；④去脑样姿势瞳孔异常（对光反射迟钝或消失）；⑤脑干型呼吸，呼吸暂停。治疗上：①应用甘露醇是治疗脑水肿的主要方法，但肝肾综合征患者慎用；②袢利尿剂，一般选用呋塞米，可与渗透性脱水剂交替使用；③全身适度降温疗法（32～34℃）；④N – 乙酰半胱氨酸（NAC）：最近英国对 12 例有 4 级肝性脑病暴发性肝功能衰竭用 NAC治疗，发现治疗组颅内压明显降低，脑血流增加，并且脑细胞缺氧缓解；⑤益生物制剂包括益生元和益生物，其在肝性脑病中的作用目前颇受重视，但有待进一步的实验和临床研究；⑥人工肝支持治疗。

（3）肝肾综合征：①肝肾综合征重在预防。②药物治疗：药物主要包括内脏血管收缩药和扩张肾动脉的药物，但扩张肾动脉的药物如多巴胺及前列腺素类似物等效果不佳，已不再推荐使用。内脏血管收缩药主要包括 3 类：垂体后叶素类似物（鸟氨酸加压素、特利加压素）；生长抑素类似物（奥曲肽）；α 肾上腺素受体激动药物（米多君，去甲肾上腺素）。目前应用最多的是特利加压素，与白蛋白联合应用可明显改善 I 型肝肾综合征患者的肾小球滤过率，增加肌酐清除率。但急性肝功能衰竭患者应慎用特利加压素，以免因脑血流量增加而加重脑水肿。③人工肝支持治疗，如血液透析和 MARS 治疗。目前认为血浆滤过疗效优于传统的透析疗法。④经颈静脉肝内门体分流术（TIPS），有研究显示，TIPS 可以改善肾功能和肾小球滤过率，但与内脏血管收缩药比较，疗效较差。2005 年美国肝病学会的诊疗指南不推荐使用。⑤肝移植。⑥人工肝支持治疗。

（4）感染：肝功能衰竭患者容易合并感染，常见原因是机体免疫功能低下、肠道微生态失衡、肠黏膜屏障作用降低及侵袭性操作较多等。肝功能衰竭患者常见感染包括自发性腹膜炎、肺部感染和败血症等。感染常见病原体为大肠埃希菌等革兰阴性杆菌、葡萄球菌、肺炎链球菌、厌氧菌、肠球菌等细菌以及假丝酵母菌等真菌。一旦出现感染，应首先根据经验用药，选用强效抗生素或联合应用抗生素，同时可加服微生态调节剂。尽可能在应用抗生素前进行病原体分离及药敏试验，并根据药敏实验结果调整用药。同时注意防治二重感染。

（5）出血：对门静脉高压性出血患者，为降低门静脉压力，首选生长抑素类似物，也可使用垂体后叶素（或联合应用硝酸酯类药物）；可用三腔管压迫止血；或行内镜下硬化剂注射或套扎治疗止血。内科保守治疗无效时，可急诊手术治疗。

对弥散性血管内凝血患者，可给予新鲜血浆、凝血因子复合物和纤维蛋白原等补充凝血因子，血小板显著减少者可输注血小板，应维持血小板 $50 \times 10^9/L$ 以上，并可酌情给予小剂量低分子量肝素或普通肝素，对有纤溶亢进证据者可应用氨甲环酸或氨甲苯酸（止血芳酸）

等抗纤溶药物。

二、人工肝支持治疗

人工肝是指通过体外的机械、物理、化学或生物装置，清除各种有害物质，补充必需物质，改善内环境，暂时替代衰竭肝脏部分功能的治疗方法，能为肝细胞再生及肝功能恢复创造条件或等待机会进行肝移植。人工肝支持系统分为非生物型、生物型和组合型三种。非生物型人工肝已在临床广泛应用并被证明确有一定疗效。目前应用的非生物型人工肝方法包括血浆置换（plasma exchange，PE）、血液灌流（hemoperfusion，HP）、血浆胆红素吸附（plasma bilirubin absorption，PBA）、血液滤过（hemofiltration，HF）、血液透析（hemodialysis，HD）、白蛋白透析（albumin dialysis，AD）、血浆滤过透析（plasma diafiltration，PDF）和持续性血液净化疗法（continuous blood purification，CBP）等。由于各种人工肝的原理不同，因此应根据患者的具体情况选择不同方法单独或联合使用：伴有脑水肿或肾衰竭时，可选用 PE 联合 CBP、HF 或 PDF；伴有高胆红素血症时，可选用 PBA 或 PE；伴有水电解质紊乱时，可选用 HD 或 AD。应注意人工肝治疗操作的规范化。

生物型及组合生物型人工肝不仅具有解毒功能，而且还具备部分合成和代谢功能，是人工肝发展的方向，现正处于临床研究阶段。

三、肝移植

肝移植是目前已成为治疗肝功能衰竭切实有效的手段。主要适用于各种原因所致的中晚期肝功能衰竭，经积极内科和人工肝治疗疗效欠佳者及各种类型的终末期肝硬化。

（刘洪波）

参考文献

1. Hao L, Xie Y, Wu G, " Protective Effect of Hericium erinaceum on Alcohol Induced Hepatotoxicity in Mice," Evidence – Based Complementary and Alternative Medicine, 2015：418023, 2015（IF2.175）.
2. 刘大为. 实用重症医学. 北京：人民卫生出版社，2010.
3. 王辰. 重症监护 ABC. 北京：中华医学电子音像出版社，2012.
4. 应明英. 实用危重病监测治疗学. 北京：人民卫生出版社，2008.

第二十三章 肝性脑病

第一节 概述

肝性脑病（hepatic encephalopathy，HE）是由严重肝病引起的以代谢紊乱为基础的、意识障碍、行为失常和昏迷为主要表现的中枢神经系统功能失调综合征。既往曾称肝昏迷（hepatic coma），目前认为肝昏迷是 HE 程度相当严重的第四期，并不代表 HE 的全部。其发生是多种因素综合作用的结果，发病机制涉及氨中毒、假性神经递质、血浆氨基酸失衡、γ-氨基丁酸（GABA）、硫醇增多、短链脂肪酸代谢紊乱和星形细胞功能异常等学说，但主要原因是因肝细胞功能衰竭（肝细胞弥漫病变）和来自胃肠道未被肝细胞代谢去毒的物质经体循环（肝内外分流）至脑部而引起。

既往认为，重症肝炎或药物中毒所致者，起病急剧并进行性加重，称为急性肝性脑病；其中呈暴发性过程，短期内出现意识障碍者，又称为暴发性肝衰竭（fulminant hepatic failure，FHF）。它系由于肝脏大块或广泛坏死，残存肝细胞不能代偿生物代谢作用，代谢失衡或代谢毒物不能有效的被清除，导致中枢神经系统的功能紊乱，故亦称为内源性 HE，或非氨性 HE。此型 HE，由于肝细胞广泛坏死所致，故预后极差。慢性肝性脑病是指严重慢性肝病（如肝硬化、原发性肝癌）及（或）门-体分流术后，从肠道中吸收入门脉系统的毒性物质，通过分流未经肝脏的首次通过作用（frst pass effect）进入体循环，引起中枢神经系统的功能紊乱，因而亦称为外源性 HE，或氨性脑病，或称为门-体分流性脑病（porto-systemic encephalopathy，PSE）。本型 HE 约 50% 有诱因，消除诱因后，可使病情逆转，预后较好。急性肝性脑病（内源性 HE）与慢性肝性脑病（外源性 HE），无论在临床上或发病机制上，有时均难以截然区别。以前将无明显临床表现和生化异常，仅能用精细的智力实验和（或）电生理检测才能做出诊断的 HE，称为亚临床 HE（subclinical HE，SHE）或隐性 HE（latent HE，LHE）。由于概念不清易被理解为发病机制不同的另外一种病症，故目前主张用轻微 HE（mild HE，MHE）较为合适。

一、分型

最近（2002 年）国际消化病学大会（world congress of gastroenterology，WCOG）工作小组将 HE 分为 A、B 和 C 三型，实际上也恰好取了分别代表急性（acute）、分流（bypass）和肝硬化（cirrhosis）的英文首字母以便记忆。

1. A 型肝性脑病　即急性肝衰竭相关的 HE（acuteliver failure associated-HE，ALFA-HE），用来代替原来代表一种急性 HE 的 FHF 的术语，因为 FHF 实际的意义远不仅指急性 HE。采用 ALFA-HE 能够避免将急性肝衰竭伴发的 HE 与慢性肝病伴发的急性 HE 的概念进一步混淆。

2. B 型肝性脑病　是存在明显门体分流但无内在肝病的脑病。很少见，分流的原因可以包括先天性血管畸形和在肝内或肝外水平门静脉血管的部分阻塞以及各种压迫产生的门静脉高压，而造成门体旁路。此时肝活组织检查提示肝组织学正常，但临床表现与肝硬化伴 HE 的患者相同。因此，只有在肝活检显示为正常的肝组织学特征，才能诊断这种类型的脑病。此外，特异性的确认此类型有助于医生诊断不明确的疾病。

3. C 型肝性脑病　指在慢性肝病或肝硬化基础上发生的 HE，不论其临床表现是否急性。包括了绝大多数的 HE，即通常意义上的 HE。认为肝功能不全是 C 型发生的主要因素，而循环分流居于次要地位，但两者可协同作用。沿用的"门体分流性脑病"基本都是此型。根据 HE 的不同表现、持续时间和特点，C 型又可以分成发作性、持续性和轻微 HE 3 个亚型。

（1）发作性 HE：是在慢性肝病的基础上在短期内出现意识障碍或认知改变，不能用先前存在的有关精神异常来解释，并可在短期内自行缓解或在药物治疗后缓解。发作性 HE 根据有无诱因又可分为：①诱因型：有明确的可追踪的诱发因素；②自发型：无明确的诱发因素；③复发型：指 1 年内有 2 次或 2 次以上 HE 发作。

（2）持续性 HE：是在慢性肝病的基础上出现持续性的神经精神异常，包括认知力下降，意识障碍，昏迷甚至死亡。根据患者自制力和自律性受损的严重程度可进一步分为：①轻型：即 HE Ⅰ 级；②重型：即 HE Ⅱ ~ Ⅳ 级；③治疗依赖型：经药物治疗可迅速缓解，若间断治疗，症状又会加重。

（3）轻微（minimal）HE：是指某些慢性肝病的患者无明显症状性 HE（发作性或持续性 HE 的临床表现和生化异常），但用精细的智力实验和（或）神经电生理检测可见智力、神经、精神的异常而诊断的 HE。轻微 HE 在肝硬化患者中的患病率约为 30% ~ 80%。此型越来越受到重视，因为患者虽形似正常，但操作能力和应急反应能力减低，在从事高空作业、机械或驾驶等工作时容易发生意外。以往所用的"亚临床 HE"或"隐性 HE"这个词有一定的误导性，易被误认为其发病机制独立于 HE 之外或临床意义不大，故近年已接受改称为轻微 HE，以强调其作为 HE 发展过程中的一个特殊阶段。

二、病因与诱因

1. 病因　各种严重的急性和慢性肝病（病毒性肝炎肝硬化最多见）均可伴发肝性脑病。急性肝病时肝性脑病的病因是由于大量的肝细胞坏死，常为病毒性肝炎、药物或毒素引起的肝炎；也可由于大量肝细胞变性，如妊娠期脂肪肝、Reye 综合征等。慢性肝病，如肝硬化和重症慢性活动性肝炎的肝性脑病是由于有功能的肝细胞总数减少和肝血流改变；慢性肝性脑病的发病与广泛的门 - 体静脉分流有关。肝脏被恶性肿瘤细胞广泛浸润时，也可导致肝性脑病。

2. 诱因　许多因素可促发或加剧肝性脑病，此种情况在慢性肝病时尤为明显。常见诱因有：①上消化道出血：尤其是食管静脉及胃底冠状静脉曲张破裂出血，是慢性肝性脑病最常见的诱因；急性胃黏膜病变出血则是急、慢性 HE 共有的常见诱因；②利尿剂使用不当或大量放腹水；③高蛋白饮食；④应用镇静安眠药（巴比妥类、氯丙嗪等）以及麻醉剂等；⑤给予含氨药物（氯化铵）、含硫药物（蛋氨酸、甲硫氨基酸、胱氨酸等）、输注库血、富含芳香族氨基酸的复合氨基酸注射液以及水解蛋白等；⑥感染：如自发性细菌性腹膜炎、脓毒症、肺炎以及泌尿系感染等；⑦电解质紊乱与酸碱平衡失调：常见者为低钠、低钾、低氯、碱中毒；⑧功能性肾衰竭；⑨其他：手术创伤、便秘或腹泻。无诱因的自发性肝性脑病往往是肝硬化的终末期表现，患者肝脏大多缩小，肝功能严重损伤，黄疸深，腹水多，预后恶劣。

三、发病机制

肝性脑病的发病机制迄今尚未彻底阐明。一般认为产生 HE 的病理生理基础是肝细胞功能衰竭和门腔静脉之间有自然形成或手术造成的侧支分流。主要来自肠道的许多可影响神经活性的毒性产物，未被肝脏解毒和清除，经侧支进入体循环，透过血脑屏障而至脑部，引起大脑功能紊乱。虽然氨中毒学说在 HE 的发病机制中一直占有支配地位，但目前尚没有一种学说能完备的解释 HE 发病机制的全貌。由于肝脏是机体代谢的中枢，它所引起的代谢紊乱涉及多种环节和途径，因此 HE 的发病机制也是多因素综合作用的结果。

（一）氨中毒学说

氨中毒学说（ammonia intoxication hypothesis）在肝性脑病的发病机制中仍占最主要的地位。PET 显示肝性脑病患者血氨水平增高，血脑屏障对氨的通透表面积增大及大脑氨的代谢增高（$^{13}NH_3 - PET$）。严重肝脏疾病时，血氨增加的原因是由于氨的生成与吸收增加及（或）清除不足所致。

1. 氨的生成与吸收增加　①外源性产氨增加：指氨的来源为肠道含氮物质的分解代谢与吸收增加。肠道蛋白质的分解产物氨基酸，部分经肠道细菌的氨基酸氧化酶分解产生氨；另外，血液中的尿素约有 25% 经胃肠黏膜血管弥散到肠腔内，经细菌尿素酶的作用而形成氨，后者再经门静脉重新吸收，是为尿素的肠肝循环。肝衰竭时，肠道菌丛紊乱且繁殖旺盛，分泌的氨基酸氧化酶及尿素酶增加；同时由于胃肠蠕动和分泌减少，消化和吸收功能低下，使肠内未经消化的蛋白质等成分增多，特别是在高蛋白饮食或上消化道出血后更是如此，以致结肠、小肠内产氨均相应增加；此外慢性肝病晚期，常伴有肾功能下降，血液中的尿素等非蛋白氮含量高于正常，因而弥散到肠腔内的尿素也大大增加，也使产氨增加。肠内氨的吸收决定于肠内容物的 pH，pH >6 时，生成的 NH_3 大量吸收，血氨增加；pH <6 时，以 NH_4^+ 形式随粪便排出体外，血氨降低。可见，氨的来源主要取决于肠腔蛋白质及尿素肠肝循环的量，氨的生成取决于细菌酶的作用，氨的吸收则取决于肠腔内的 pH；②内源性产氨增加：即体内蛋白质的分解代谢产氨增加。肝衰竭时，蛋白质分解代谢占优势，加之焦虑、烦躁等情况，肌肉及脑活动均增加，产氨量相应增加。

2. 氨的清除不足　氨在体内主要经肝脏内鸟氨酸循环合成尿素而被清除；其次在外周组织（如脑、肌肉）先后与 α-酮戊二酸、谷氨酸结合生成谷氨酰胺，再经肾脏作用重新释放出氨，由尿排出。肝衰竭时，主要是肝脏消除氨的作用减退，其次为肌肉代谢氨减少，另外肾脏排出的氨亦减少。此外，门体分流存在时，肠道的氨未经肝脏解毒而直接进入体循环，亦可使血氨增高。

3. 血氨增加引起脑病的机制　氨对脑的毒性作用包括：①直接抑制神经细胞膜的电位活动：氨能干扰神经细胞膜上的 $Na^+ - K^+ - ATP$ 酶的活性，即破坏血脑屏障的完整性，又损害膜的复极化作用，从而引起 HE；②干扰脑的能量代谢：血氨增高使大量 α-酮戊二酸转变为谷氨酸，而后者又能转变为谷氨酰胺，故致三羧酸循环中 α-酮戊二酸耗竭，循环速度下降，高能磷酸盐和氧耗减低；同时在此过程中消耗大量的 ATP 和还原型辅酶Ⅰ（NADH），后者减少致呼吸链中的递氢过程受到阻碍，使 ATP 的生成亦减少；此外，氨还可通过促进磷酸果糖激酶的活性增加，使脑组织内糖酵解过程增强，并直接抑制丙酮酸脱羧酶与有氧代谢，从而增加乳酸的生成，减少 ATP 的产生。上述生化反应使脑组织中的 ATP 生成减少，脑组织生理活动受到影响并出现脑病；③增加了脑对中性氨基酸如酪氨酸、苯丙氨酸、色氨酸的摄取，这些物质对脑功能具有抑制作用；④脑星形胶质细胞功能受损：脑星形胶质细胞是氨神经毒性的主要靶细胞。脑星形胶质细胞含有谷氨酰胺合成酶，可促进氨与谷氨酸合成为谷氨酰胺，当脑内氨浓度增加，星形胶质细胞合成的谷氨酰胺增加。谷氨酰胺是一种很强的细胞内渗透剂，其增加不仅导致星形胶质细胞肿胀、功能受损，而且也使神经元细胞肿胀，这是 HE 时脑水肿发生的重要原因。星形胶质细胞为神经元提供乳酸、α-酮戊二酸、谷氨酰胺及丙氨酸等营养物质，其功能受损可以直接影响神经元的功能及代谢，并参与 HE 的发生发展过程；⑤通过 PET 研究发现 PSE 患者脑氨代谢率升高，氨从血中极易转移到脑中，因此即使血氨正常也会发生脑功能障碍，这可以部分解释血氨不高情况下发生 HE 以及降氨治疗不一定能完全达到预期目的原因。此外，血氨及其代谢的异常与其他发病机制有协同作用。

（二）脑星形胶质细胞功能异常学说

正常情况下突触前神经末梢释放的谷氨酸迅速被周围的星形胶质细胞摄取，并在谷氨酰胺合成酶的作用下与氨合成为谷氨酰胺，谷氨酰胺再循环至神经元内释放具有活性的谷氨酸，此谓脑中的谷氨酰胺循环。由于脑内缺乏鸟氨酸循环的酶，故脑内清除氨的主要途径依靠谷氨酰胺合成，故谷氨酸氨基化生成谷氨酰胺的"解氨毒"作用完成于星形胶质细胞。另外，谷氨酸是脑内重要的兴奋性神经递质，储存于突触小泡内，一旦释放即呈现神经递质的活性，能与其受体结合产生神经传导活性。而谷氨酰胺是一种很强的细胞内渗透剂，其增加可导致星形胶质细胞肿胀、功能受损。HE 时，超量的氨经谷氨酰胺合成酶的作用，不仅使具有活性的谷氨酸形成减少，导致谷氨酸能突触异常，还耗费了大量能量，并可导致谷氨酰胺的蓄积使胞内渗透压增加使细胞肿胀，肿胀的星形胶质细胞的功能受损进一步影响氨的代谢和谷氨酸活性，出现 HE 的表现。

（三）假性神经递质学说

神经冲动的传导是通过递质来完成的。正常时兴奋与抑制两类递质保持生理平衡。兴奋性神经递质有儿茶酚胺中的多巴胺和去甲肾上腺素、乙酰胆碱、谷氨酸和门冬氨酸等；抑制性神经递质 β-羟酪胺、苯乙醇胺等只在脑内形成。

食物中的芳香族氨基酸如苯丙氨酸及酪氨酸，经肠菌脱羧酶的作用生成苯乙胺及酪胺，该两种胺类正常在肝内被分解清除。严重肝病时，该两种物质在肝内清除发生障碍，经门-体侧支循环进入体循环，并透过血脑屏障进入脑组织，经 β-羟化酶的作用，分别生成苯乙醇胺和 β-羟酪胺。这两种胺的化学结构与正常神经递质去甲肾上腺素极为相似，但不具有正常递质传递神经冲动的作用或作用很弱，因此称其为假性神经递质（false neurotransmitters）。当假递质被脑细胞摄取并在神经突触堆积至一定程度时，则排挤或取代正常的真递质，使神经传导发生障碍，特别是影响脑干网状结构上行激活系统和大脑边缘系统的神经传递，从而造成精神障碍和昏迷。

但近年来研究结果并不支持假性神经递质学说，如给实验动物静脉注射 β-羟酪胺或脑室内注入大量假性神经递质导致脑内 β-羟酪胺浓度非常高，脑内去甲肾上腺素和多巴胺明显耗尽，并未引起昏迷；尸检研究发现死于肝性脑病的肝硬化患者脑内去甲肾上腺素和多巴胺水平增加，而 β-羟酪胺浓度降低。因此，该学说已逐渐被氨基酸失衡学说（amino acid imbalance hypothesis）所替代。

（四）氨基酸失衡学说

血浆氨基酸测定发现，某些晚期慢性肝病与 HE 患者，血浆芳香族氨基酸（AAA）包括酪氨酸、苯丙氨酸、游离色氨酸增高，支链氨基酸（BCAA）包括亮氨酸、异亮氨酸、缬氨酸减少，致血浆氨基酸比值异常。正常人血浆 BCAA/AAA 的比值为 3.5 ± 1.0（s），肝性脑病时比值下降至 $1.0 \sim 1.5$ 左右，甚至低于 1.0，其下降值与脑病程度有一定的相关性。

血浆氨基酸比值的变化是由于严重肝病所继发的高胰岛素和高胰高血糖素血症所致。在严重肝病时，肝脏对许多激素包括胰岛素、胰高血糖素的灭活作用减弱，使两者血中浓度均增高，但以胰高血糖素的增多更显著，使血中胰岛素/胰高血糖素比值降低，使体内的分解代谢增强。其中胰高血糖素的增多，使组织的蛋白分解代谢增强，致使大量 AAA 由肝和肌肉释放入血。AAA 主要在肝脏降解，肝功能严重障碍，一方面致 AAA 的降解能力降低，另一方面肝脏的糖异生作用障碍致使 AAA 转为糖的能力降低，这些均可使血中 AAA 含量增高。正常时支链氨基酸不被肝脏代谢，主要被肌肉摄取利用，胰岛素有增加肌肉组织摄取和分解利用支链氨基酸的作用，所以当血中的胰岛素水平增高时，促使 BCAA 大量进入肌肉组织，故血中 BCAA 浓度减少。AAA 和 BCAA 彼此竞争血脑屏障的同一载体而转运至脑组织内（竞争性抑制）。正常时，血中 BCAA 的浓度高，竞争力强，从而抑制 AAA 进入脑内的速度；肝衰竭时，由于血浆 BCAA 减少，高浓度的 AAA 不受抑制地迅速通过血脑屏障进入脑组织，故脑组织细胞内的 AAA 含量明显增加。

正常时，脑神经细胞内的苯丙氨酸在苯丙氨酸羟化酶作用下，生成酪氨酸；酪氨酸在酪氨酸羟化酶作用下生成多巴；多巴在多巴脱羧酶作用下生成多巴胺；多巴胺在多巴胺 β-羟化酶作用下生成去甲肾上腺素，这是正常神经递质的生成过程。

当进入脑内的苯丙氨酸和酪氨酸增多时，增多的苯丙氨酸可抑制酪氨酸羟化酶的活性，使正常神经递质生成减少。增多的苯丙氨酸可在 AAA 脱羧酶作用下生成苯乙胺，进一步在 β-羟化酶作用下生成苯乙醇胺。而增多的酪氨酸也可在 AAA 脱羧酶作用下生成酪胺，进一步在 β-羟化酶作用下生成 β-羟酪胺。因而，苯丙氨酸和酪氨酸进入脑内增多的结果可使脑内产生大量假性神经递质，而产生的假性神经递质又可进一步抑制正常神经递质的产生过程。

氨基酸失衡学说实际上是假性神经递质学说的补充和发展。但下列观察不支持该假说，如临床上发现血浆 BCAA/AAA 变化和肝性脑病程度并不一定有平行关系；临床上采用静脉或口服 BCAA 治疗对改善与逆转肝性脑病不一定有效。因此该假说也不能完整地阐明 HE 的发病机制。

（五）GABA/Bz 复合受体学说

γ-氨基丁酸（γ-aminobutyric acid，GABA）是哺乳动物大脑主要的抑制性神经递质。

脑内的 GABA 在突触前神经元内由谷氨酸经脱羧酶（GAD）催化下脱羧生成，并贮存在突触前神经元的囊泡内，此时无生物活性。只有被释放到突触间隙，并结合到突触后神经元膜面特异性的 GABA 受体上，引起氯离子（Cl^-）转运通道开放，使 Cl^- 经神经元细胞膜裂隙进入细胞质，原先静止的细胞膜电位即处于高极化状态，从而导致 GABA 神经递质起明显的突触后抑制作用。突触后神经元膜面的 GABA 受体不仅能与 GABA 结合，在受体表面的不同部位也能与巴比妥类（BARB）和苯二氮䓬类（benzodiazepines，Bz，即弱安定类）物质结合，故称为 GABA/Bz 复合受体或超级受体复合物。该复合受体包括三种配体，即 GABA、Bz 及 BARB 配体，彼此有协同性非竞争性结合位点，已证明 GABA 可引起 Bz 及 BARB 的催眠作用，反之亦然，故巴比妥类药能增加 GABA 的效应。Bz、BARB 及 GABA 受体复合物的连接，通过增加 GABA 引起的 Cl^- 通道开放而加强受体复合物对 GABA 的反应。

大脑抑制性神经递质 GABA/Bz 的增加可能是导致 HE 的重要原因。其机制可能有：①血浆内的 GABA 主要来源于肠道，系谷氨酸经肠道细菌酶作用催化而成。正常时肝脏能大量摄取来自门静脉的 GABA，并迅速分解。在肝功能不全时，肝脏对 GABA 的清除明显减低，血浆内浓度因而明显增高。如果此时血脑屏障对血浆 GABA 透过性增加，而 GABA 又不能被神经元分解或摄取，则 GABA 可抵达 GABA 受体，使 GABA 能性神经传递增强；②肝功能不全时中枢神经系统 GABA 能活性增强尚可以是超级受体复合物上 GABA 受体密度和（或）亲和力增加的后果。无论 GABA、Bz 及 BARB 中任何一种与复合受体结合后，都能促进氯离子由神经元胞膜的离子通道进入突触后神经元的细胞质，使膜超极化，引起神经传导抑制。如有学者研究了动物和人体肝性脑病脑内 GABA 和 Bz 受体的数量和亲和性，在一些急性肝性脑病模型中，这些受体的数量成倍增加，而在其他模型中没有变化，这可能提示此时大脑对 GABA 能神经抑制性调节比 Bz 或 BARB 药物更为敏感；PET 扫描揭示，脑病患者 Bz 复合物连接部位增加 2～3 倍，这可能是肝硬化时脑对镇静药敏感性增加的机制。但近年的研究表明，脑内 GABA/Bz 的浓度在 HE 时并没有改变，但在氨的作用下，脑星形胶质细胞 Bz 受体表达上调。临床上，肝衰竭患者对苯二氮䓬类镇静药及巴比妥类安眠药极为敏感，而 Bz 拮抗剂如氟马西尼对部分 HE 患者具有苏醒作用，支持该学说。

（六）其他

1. 锰的毒性学说　MRI 显示 80% 以上的肝硬化患者大脑苍白球密度增高，组织学证实是锰沉积而造成的。肝脏是锰排泄的重要器官，当其功能受到影响或存在门体分流时均可使血锰浓度升高，并在苍白球沉积。锰沉积除直接对脑组织造成损伤外，还影响 5 - 羟色胺、去甲肾上腺素和 GABA 等神经递质的功能。锰还影响多巴胺受体的结合，导致多巴胺氧化使多巴胺减少，使患者产生锥体外系的症状和体征。

2. 硫醇与短链脂肪酸学说　①硫醇类：蛋氨酸在结肠内受细菌作用形成硫醇、甲基硫醇和二甲硫化物等，由于肝脏解毒功能减退，进入体循环和脑内，在肝性脑病时血浆浓度增高。硫醇类化合物可抑制神经细胞膜的 $Na^+ - K^+ - ATP$ 酶，干扰线粒体的电子传递，以及抑制脑内氨的解毒。血中硫醇类浓度增加，从呼吸道呼出增多，医者可嗅到一种特征性气味，是为肝臭；②短链脂肪酸：肝性脑病患者血浆内 $C_4 \sim C_8$ 短链脂肪酸增多。它可抑制氧化磷酸化，使脑干网状结构激活系统的 ATP 和磷酸肌酸贮存减少，改变神经细胞膜的离子流通，从而抑制神经冲动的传递，诱发肝性脑病。

3. 褪黑素（melatonin，MT）　MT 是由松果腺分泌的一种激素，具有镇静、催眠、神经内分泌免疫调节等多种生理功能。松果腺细胞从血液中吸收色氨酸，经过一系列酶促反应合成 MT。肝硬化时血液中色氨酸浓度升高，松果腺合成 MT 也增多。MT 通过较多的途径增强 GABA 的中枢抑制，如 MT 可增加脑内 GABA 含量，2－吲哚 MT 可协同 GABA 神经元放电等。

4. 其他　内源性阿片类物质、脑中肌醇和磷酸酯浓度减少等变化对 HE 的发生有一定作用。

肝性脑病的发生与发展，是多种物质生化代谢紊乱的综合作用。Ziere 等观察到氨、硫醇与脂肪酸三者间能互相增强毒物的作用，引起脑病。氨与 GABA 的协同作用，表现为氨对 GABA 转氨酶有抑制作用，使 GABA 不能转变成琥珀酸半醛并进而变为琥珀酸进入三羧酸循环，致脑组织中 GABA 蓄积并导致神经中枢抑制加深。在高氨血症时，可促进血浆中 AAA 增高，BCAA/AAA 比值降低，血脑屏障对 AAA 转运增强，致使大量 AAA 进入脑内引起脑病。多种毒物的协同作用，可解释临床上血氨水平与肝性脑病之间不一定平行这一现象，也说明了为什么单纯消除氨毒性不一定能逆转肝性脑病。

（贺文静）

第二节　肝性脑病的诊断

一、病史

有前述的病因与诱因存在。

二、临床表现特点

肝性脑病的临床表现往往由于肝病的病因、病程缓急、肝功能损害的程度及诱因等不同而表现不一。A 型 HE 与急性肝衰竭相关，可无明显诱因，患者在起病数日内即进入昏迷直至死亡，昏迷前可无前驱症状。C 型 HE 多见于肝硬化患者和（或）门腔分流手术后，以慢性反复发作性木僵与昏迷为突出表现，常有诱因，如上消化道出血等。在肝硬化终末期所见的 HE 起病缓慢，昏迷逐渐加深，最后死亡。最常见的 C 型 HE，除了患者有性格、行为改变（见下述）外，还常有肝功能严重受损的表现，如明显黄疸、出血倾向等，随着疾病的进展，有些患者可并发各种感染、肝肾综合征、脑水肿和心、肾、肺等主要脏器损害，导致低血压、少尿、呼吸衰竭、DIC、昏迷等相应的复杂表现。B 型 HE 少见，其临床症状的产生源自门体分流，故类似 C 型，但无肝病的表现，或由其导致门体分流的本身疾病的特征。

典型 HE 较早出现的症状包括性格改变、精神欣快、智力减退、睡眠习惯改变、说话缓慢而含糊、发音单调而低弱，以及不适当的行为等。个性方面的变化最为显著，原属活泼开朗者，则表现为抑郁，原属内向孤僻者，则可表现为欣快。自发性运动的减少、不动地凝视、表情淡漠、答语迟缓而简短，均系早期表现。早期的行为改变只限于有一些"不拘小节"的行为，如乱扔纸屑，随地便溺，寻衣摸床等毫无意思的动作；这些细微的行为改变只有经常接触患者并留心病情变化的医务人员才能觉察。睡眠过久较早出现，并进展至睡眠节律的倒置，白天昏沉嗜睡，夜间兴奋难眠，这提示患者中枢神经系统的兴奋与抑制处于紊乱状态，预示 HE 的来临，有人称此种现象为迫近昏迷（impending coma）。智力衰退，可从

· 435 ·

轻度的器质性精神功能障碍直至明显的精神错乱，并可观察到这些情况逐日发生变化。局灶性障碍多出现于意识清醒者，常系空间性视觉障碍。其在运动方面的障碍最易识别，如构思性运用不能，患者不能用火柴梗或积木构造简单的图案。典型病例可有书写不整齐而出格的情况，每日的书写记录是观察病程演变的良好准绳。患者的运算能力和逻辑思维明显减退，不能区别相似体积、形态、作用及位置的物体，这是患者常在不适宜场所便溺的原因。进一步发展下去，患者出现骚动、不安、躁狂、幻听，有时表现为进行性精神萎靡和完全无力状。嗜睡和兴奋相互交替为特征之一。患者有谵妄和运动性不安，跃起，叫喊，或哭或笑，但对外界刺激仍有反应，再进一步只对强烈而有害的刺激才起反应。当骚动和谵妄加重，嗜睡期延长，逐渐由木僵状态而进入昏迷。

最具有特征性的神经系体征为"扑翼样震颤（flappingtremor）"，但不是所有患者都出现此种现象，如在一个严重肝病患者出现这种体征，就具有早期诊断意义。但是扑翼样震颤在早期、中期直至完全昏迷前均可出现。所以应在其他症状出现前经常检查有无此种体征才具有早期诊断意义。扑翼样震颤须在一定的体位时才能显露或引出。嘱患者将上肢伸直，手指分开，或腕部过度伸展而前臂固定不动时可出现掌 - 指及腕关节呈快速的屈曲及伸展运动，每秒钟常达 5~9 次，且常伴有手指的侧位动作。有时上肢、颈部、面颌、伸出的舌头、紧缩的口以及紧闭的眼睑均被累及，而患者的步态变为共济失调。患者通常呈现双侧性震颤，虽然双侧的动作不一定完全同时发生，一侧的动作可较另侧明显。震颤在昏迷时消失，但偶尔将患者的一肢轻轻举起或移动时，震颤可重新出现。扑翼样震颤也可在尿毒症、呼吸衰竭及严重心力衰竭中见到。患者可取两腿交叉而贴于腹壁的姿势，四肢有交替性的肌肉强直和松弛。早期有肌腱反射亢进和踝阵挛，锥体束征常阳性，握持反应可阳性。局部或全身性抽搐常见于疾病末期。少数病例，尤其是儿童有舞蹈状动作或手足徐动等。肝性脑病时还可出现一种特征性的气味——肝臭，这种气味很难用语言、文字来形容，有人把其描述为鱼腥味、烂苹果味、变质鸡蛋或大蒜样味等。

三、辅助检查

1. 肝病的实验室检查　因各类型肝病而异，急性 HE 患者常以血清胆红素、凝血酶原时间异常为主；慢性 HE 多伴有低白蛋白血症、高 γ - 球蛋白血症；各型严重肝病的 HE 大多有一种或数种电解质异常；血清尿素氮、肌酐在伴有肝肾综合征时升高。

2. 血氨测定　慢性 HE 患者多有血氨升高，急性 HE 患者血氨可正常。

3. 血浆氨基酸测定　芳香氨基酸尤其色氨酸常呈明显增加，支链氨基酸浓度降低，两者比值常倒置。在慢性肝性脑病更明显。目前已少用。

4. 脑脊液检查　常规检查和压力均正常，谷氨酰胺、谷氨酸、色氨酸和氨浓度可增高。目前已少用。

5. 脑电图（EEG）检查　早在生化异常或精神异常出现前，脑电图即已有异常，其变化对诊断与预后均有一定意义。正常人的 EEG 呈 α 波，每秒 8~13 次。HE 患者的 EEG 表现为节律变慢。Ⅱ~Ⅲ期患者表现为 σ 波或三相波，每秒 4~7 次；昏迷时表现为高波幅的 δ 波，每秒少于 4 次。

6. 神经生理测试　主要是各种诱发电位（EP）的测定，包括视觉诱发电位（VEP）、脑干听觉诱发电位（BAEP）、躯体感觉诱发电位（SSEP）和事件相关电位（ERPs）P300，被认为对 MHE 的筛选、诊断、疗效观察等方面优于常规 EEG 检查。最近研究认为，VEP 在不同人、不同时期变化太大，缺乏特异性和敏感性，不如简短的心理或智力测试有效。

7. 心理智能测验　一般将木块图试验（block design）、数字连接试验（number connection test，NCT A 和 B）及数字符号试验（digit symbol test，DST）联合应用。对诊断早期 HE 最有价值，对 Ⅱ 级以上 HE 不适用。分析结果时应考虑年龄、教育程度等影响因素。

8. 影像学检查　头部 CT 或 MRI 检查时，急性 HE 患者可发现脑水肿，慢性 HE 患者则可发现有不同程度的脑萎缩。单光子发射计算机断层摄影（SPECT）可显示区域性的脑血流异常，如额颞部及基底节区的局部血流量降低。MRI 还可显示基底神经节（苍白球等）T_1 加权信号增强（可能与锰的积聚有关）。磁共振波谱学（magneticresonance spectroscopy，MRS）是一种在高磁场（1.5T）磁共振扫描机上测定活体某些区域代谢物含量的方法。可用于 HE 的动态监测和评估各种治疗方案的疗效。正电子发射断层摄影术（PET）可以以影像学形式反映脑的特殊生化或生理学过程，其影像主要取决于所用示踪剂。以 $^{15}O - H_2O$ 可测脑血流；^{13}N 可测氨代谢；^{18}F – 氟脱氧葡萄糖（^{18}F – fluorodeoxyglucose）可测葡萄糖代谢。然而，这些检查费用昂贵，限制了应用。

9. 临界视觉闪烁频率（critical fricker – fusion frequency，CFF）检测　机制为：轻度星形细胞肿胀是 HE 的病理改变，而星形细胞肿胀（Alzheimer Ⅱ 型）会改变胶质 . 神经元的信号传导，视网膜胶质细胞在 HE 时形态学变化与 Alzheimer Ⅱ 型星形细胞相似，故视网膜胶质细胞病变可作为 HE 时大脑胶质星形细胞病变的标志，通过测定临界视觉闪烁频率可定量诊断 HE。该方法可用于发现及检测轻微 HE。

四、肝性脑病的临床分期

为了观察 HE 的动态变化，根据意识障碍程度、神经系统表现和脑电图改变，采用 West Haven 分法，将 HE 自轻度的精神改变到深昏迷分为四期（表 23 - 1）。分期有助于早期诊断、预后估计及疗效判断。

表 23 - 1　肝性脑病的分期

	精神（意识）	神经症征	脑电图
Ⅰ 期（前驱期）	性格改变：抑郁或欣快 行为改变：无意识动作 睡眠节律：昼夜颠倒	震颤或抖动（+） 正常反射存在 病理反射（-）	对称性 θ 慢波（每秒 4～7 次）
Ⅱ 期（昏迷前期）	定向障碍 定时障碍 简单计数错误 书写潦乱 语言断续不清 人物概念模糊	震颤或抖动（+） 正常反射存在 病理反射（+） 肌张力可增强	同上
Ⅲ 期（昏睡期）	昏睡状态 反应存在 （包括能叫醒） 狂躁扰动	震颤或抖动（+） 正常反射存在 病理反射（+） 肌张力明显增高	同上

	精神（意识）	神经症征	脑电图
Ⅳ期（昏迷期）	完全昏迷 反应消失 阵发性抽搐	震颤或抖动（-） 正常反射消失 病理反射（±）	极慢δ波（每秒1.5~3次）

但各期之间并无极其明确的界限，故相邻两期症状协同出现的机会比单独出现的为多。

五、诊断注意事项

Ⅰ~Ⅳ期 HE 的诊断可依据下列异常而建立：①有严重肝病和（或）广泛门体侧支循环形成的基础；②出现精神紊乱、昏睡或昏迷，可引起扑翼样震颤；③有肝性脑病的诱因；④反映肝功能的血生化指标明显异常和（或）血氨增高；⑤脑电图异常。

轻微 HE 的诊断依据可有：①有严重肝病和（或）广泛门体侧支循环形成的基础；②心理智能测验、诱发电位、头部 CT 或 MRI 检查及临界视觉闪烁频率异常。

HE 应与下列疾病鉴别：①出现精神症状时应与精神病鉴别：肝病患者常先表现精神症状，极易误诊为精神病，尤多见于急性重型肝炎时。因此，凡有精神症状等应注意检查有无肝病体征（如黄疸、腹水）和作肝功能检测，以免漏误诊；②有扑翼样震颤时，应除外尿毒症、呼吸衰竭、严重心力衰竭和低钾性昏迷。这四种情况下均可引出扑翼样震颤；③已陷入昏迷的 HE，应与引起昏迷的其他常见疾病，如脑卒中、颅内感染、尿毒症、糖尿病昏迷、低血糖昏迷及镇静剂中毒等鉴别；④有锥体束征或截瘫时，还应与脑或脊髓肿瘤、脊髓炎鉴别。

（贺文静）

第三节　肝性脑病的治疗

一、及早识别及消除 HE 诱因

1. 慎用或禁用镇静药和损伤肝功能的药物　禁用麻醉剂、巴比妥类、氯丙嗪及大剂量地西泮等。有躁狂、抽搐时，宜首选东莨菪碱（每次 0.3~0.6mg 肌内注射），其次为抗组织胺药（如异丙嗪 12.5~25mg/次肌内注射，或苯海拉明 10~20mg 肌内注射），或小剂量地西泮（5~10mg/次）。

2. 止血和清除肠道积血　上消化道出血是 HE 的重要诱因之一。清洁肠道可口服轻泻剂，以每日排出软便 2~3 次为宜，乳果糖、乳梨醇、大黄等均可酌情使用，剂量因人耐受性而异。对于胃肠道积血须立即排出者，可从胃管抽吸或清洁灌肠。灌肠液可用生理盐水500~700ml 加适量的食醋，禁用碱性溶液（如肥皂水）灌肠。亦可口服或鼻饲25% 硫酸镁30~60ml 导泻。右半结肠是产氨最多的地方，灌肠液应进抵右半结肠，才能有效地清除该处的内容物，并降低该处的 pH，减少毒物在该处的生成和吸收。为此，灌肠时患者先采取臀部高位，使灌肠液进抵结肠脾曲，然后向右侧卧，这样才能使药液进入右半结肠。对急性门体分流性脑病昏迷者用乳果糖500ml 加入 500ml 水或生理盐水中保留灌肠 30~60min，每

4~6h 一次，效果好，应作为首选治疗。

3. 纠正电解质及酸碱平衡紊乱　　低钾性碱中毒是肝硬化患者在进食量减少、利尿过度及大量排放腹水后的内环境紊乱，是诱发或加重 HE 常见原因。因此，应重视患者的营养支持，慎用利尿剂或剂量不宜过大，大量排放腹水时应静脉输入足量的白蛋白以维持有效血容量和防止电解质紊乱。缺钾者补充氯化钾。若每日尿量超过 500ml，即使无低钾血症，在输注高渗葡萄糖液或应用大量排钾性利尿剂时，也应于静脉输液中常规补钾，每日氯化钾补充 3~6g。如出现明显低钾血症，应每日分次补充氯化钾共 6~9g。稀释性低钠血症，以限制入水量为主，酌情静脉滴注 28.75% 谷氨酸钠 40ml（相当于生理盐水 450ml）以补充钠盐，或酌情应用渗透性利尿剂如 20% 甘露醇 250ml，使排水多于排钠。长期营养不良、吸收不良、低蛋白血症和利尿剂应用可造成低镁血症，临床上可致肌肉兴奋性升高、手足徐动、谵妄和昏迷。如出现这些症状而给予钙剂（如 10% 葡萄糖酸钙等）后无改善或反而加重，应考虑低镁血症。可用 25% 硫酸镁 5~10ml 加入液体中静滴，或每次 3~5ml 深部肌内注射，每日 1~2 次。若有门冬氨酸钾镁针剂宜首选，常用 20~40ml 加入液体中静滴。若患者有代谢性碱中毒，除补充氯化钾外，还可补充盐酸精氨酸。

4. 控制感染　　应选用对肝损害小的广谱抗生素静脉给药。

二、减少肠内氮源性毒物的生成与吸收

1. 控制与调整饮食中的蛋白质　　通常认为，在慢性肝细胞性疾病患者，应予高蛋白饮食，以维持正氮平衡。一旦发生肝性脑病，蛋白质的摄入即应限制并保证热量供给。Ⅲ~Ⅳ期 HE 患者应禁止从胃肠道补充蛋白质，可鼻饲或静脉注射 25% 的葡萄糖溶液。Ⅰ~Ⅱ期患者开始数日应限制蛋白质在 20g/d 以内，如病情好转，每 3~5d 可增加 10g 蛋白质，以逐渐增加对蛋白质的耐受性。待患者完全恢复后每日可摄入 0.8~1.0g/kg 蛋白质，以维持基本的氮平衡。以植物蛋白为首选，动物蛋白质以乳制品如牛乳或乳酪为佳，如病情稳定可适量摄入。肉类蛋白质应尽量少摄入。少食多餐和睡前加餐可改善机体氮平衡，而不使 HE 恶化。

但最近的研究显示，与限制蛋白质的摄入相比，正常摄入蛋白 1.2g/（kg·d）是安全的，对血氨和 HE 的恢复无负面影响。在摄入蛋白质的问题上应把握以下原则：①急性期首日患者禁蛋白饮食，给以葡萄糖保证供应能量，昏迷不能进食者可经鼻胃管供食，但短期（4d）禁食不必要；②慢性 HE 患者无禁食必要；③蛋白质摄入量为 1~1.5g/（kg·d）；④口服或静脉使用支链氨基酸制剂，可调整 AAA/BCAA 比值；⑤蛋白质加双糖饮食可增强机体对蛋白质的耐受；⑥植物和奶制品蛋白优于动物蛋白，前者含甲硫氨酸、芳香族氨基酸较少，含支链氨基酸较多，还可提供纤维素，有利于维护结肠的正常菌群及酸化肠道。

2. 清洁肠道　　特别适用于上消化道出血或便秘患者，方法如前述。

3. 抑制肠道菌丛　　肠道中的毒性代谢产物主要是肠道细菌酶作用于基质的结果，控制肠道菌丛，能有效地减少毒性代谢产物的生成。传统方法是给予广谱不吸收性抗生素口服，以减少肠内需氧菌和厌氧菌，使细菌分解蛋白质和尿素减少，从而减少氨的产生，使血氨降低，改善肝性脑病的症状。最常使用的是新霉素，本品从胃肠道吸收很小，仅 3% 的口服量随尿排出，在大便中含量高，同时未破坏，故可作为胃肠道抗菌药。口服或鼻饲 1.0~1.5g，每日 3 次。若不能口服时，亦可作保留灌肠，剂量相同，同时每日需做清洁灌肠 1~

2 次。应用新霉素后，多数患者可有神经精神改善，部分患者昏迷清醒，伴有肝臭减轻或消失，动脉血氨下降和脑电图改善。对慢性肝性脑病效果较好。其不良反应有：①影响肠黏膜对某些营养物质的吸收（如糖、氨基酸、长链脂肪酸、维生素 A、维生素 K 等），对肠黏膜有一定刺激性并引起其损害；②虽然吸收很少，但仍有约 3% 的被吸收，可引起肾及前庭脑神经的损害，血肌酐 > 177μmol/L（2mg/dl）时不宜使用；③可引起肠内菌群失调。为此，长期应用宜以小剂量为宜。其他抗菌药物如甲硝唑（灭滴灵，0.8g/d）、氨苄西林、利福昔明（rifaximin）和氟喹诺酮类药物均可选用，可取得相似的效果，但亦应注意其不良反应。其中，利福昔明是一种口服后肠道吸收极少的广谱抗生素（利福平的衍生物），具有起效快、疗效好、耐受性好等优点，可作为 Ⅰ ~ Ⅲ 期 HE 的辅助治疗。抗生素使用期不宜超过 1 个月，其中急性 HE 以 1 ~ 2 周为宜，以免引起二重感染等不良反应。此外，含有双歧杆菌、乳酸杆菌等的微生态制剂，可起到维持肠道正常菌群，抑制有害菌群，减少毒素吸收的作用。

4. 改变肠道 pH　常用乳果糖（lactulose）。它是人工合成的含酮双糖，在小肠内不被双糖酶水解，其吸收与排泄均在 0.4% 以下，绝大部分进入结肠，主要在右侧结肠内被乳酸杆菌、厌氧杆菌、大肠埃希菌等分解形成乳酸、醋酸和少量甲酸，在结肠内增加发酵，减少腐败，有利于乳酸杆菌的生长。其对肝性脑病的治疗作用主要有：①能有效地降低下段肠内容物之 pH。正常情况下，该处 pH 与血液近似，无梯度存在。应用本品后，由于 1 分子乳果糖可生成 4 分子酸，可使该处 pH 降至 5.5 以下，右半结肠内 pH 更低，这样有利于血液中的氨转移至肠腔，并在肠腔内与酸结合而沉淀；②渗透性腹泻作用。由乳果糖分解产生的小分子酸可使渗透压增高，减少结肠内水分吸收，小分子酸又能促进肠蠕动，从而引起腹泻，使粪便在肠腔内停留时间缩短，不利于氨及其他有毒物质的生成与吸收，增加从血液转移至粪便中的氨排出；③改变肠道菌群。肠道乳酸杆菌大量生长，大肠埃希菌和厌氧菌等受到抑制，使氨生成减少；④本品亦可使体内尿素、尿内尿素含量降低，粪内氮质排出增加。每日从胃肠道内尿素释放的氨，相当于 25 ~ 100g 食物蛋白质所释放者，故在降低血氨的情况下，能同时减少体内尿素的含量；⑤本品具有细菌的碳水化合物的底物的作用，能增加细菌对氮的利用，使氨进入细菌的蛋白质中，从而使氨降低；⑥在降低血氨时，可允许患者摄取较多的蛋白质，维持全身营养。乳果糖是目前公认有效的治疗急、慢性肝性脑病的药物，可使临床症状和脑电图均得以改善，对慢性肝性脑病的有效率达 90%，与新霉素合用可提高疗效。新霉素虽能杀灭细菌，但不影响乳果糖所致的肠内 pH 下降，这是因为新霉素对类杆菌属无作用，而这种细菌分解乳果糖，因而两者合用具有协同作用。

乳果糖有糖浆剂（60%）和粉剂，可口服或鼻饲，日剂量 30 ~ 100ml，分 3 次服用。从小剂量开始，视病情增减，以调整至每日排 2 ~ 3 次软便或糊状便，或使新鲜粪便的 pH 降至 6.0 以下。一般在用药后 1 ~ 7d 开始起作用。对不能口服或鼻饲者可予乳果糖灌肠。本品无毒性，很安全，主要的不良反应是腹泻、腹胀、纳差，少数可有呕吐、腹部痉挛性疼痛，可减量或停药后消失。尚有部分患者对其不耐受，因过甜而不喜欢服用。

乳梨醇（lactitol）是另一种双糖（β - 半乳糖 - 山梨醇），系由乳糖还原而制备。作用与疗效和乳果糖类同。价格较乳果糖便宜，甜味也较轻，易于入口，可溶入果汁或水内饮服，易为患者接受。其剂量为每日 30 ~ 40g，分 3 次口服。不良反应与乳果糖相同。

对于乳糖酶缺乏者亦可试用乳糖，由于有的人小肠内缺乏乳糖酶，口服乳糖后在小肠不被分解与吸收，进入结肠后被细菌分解而酸化肠道，并产生气体，使肠蠕动增加而促进排便。其剂量为每日 100g。

三、促进体内氨的代谢

1. L－鸟氨酸－L－门冬氨酸（omithine－aspartate，OA）　为一种鸟氨酸和门冬氨酸的混合制剂，能促进体内的尿素循环（鸟氨酸循环）而显著降低 HE 患者血氨。鸟氨酸能增加氨基甲酰磷酸合成酶和鸟氨酸甲酰转移酶活性，其本身也是鸟氨酸循环的重要物质，促进尿素合成。门冬氨酸可促进谷氨酰胺合成酶的活性，促进脑、肝肾的利用和消耗氨以合成谷氨酸和谷氨酰胺而降低血氨。用法：每次口服 5g，每天 2~3 次；静脉滴注 10~20g/d，最多不超过 80g/d，用量过大易致消化道反应。严重肾衰竭者禁用。

2. 鸟氨酸－α－酮戊二酸　鸟氨酸的作用机制如上所述。α－酮戊二酸可增加谷氨酰胺合成酶活性，其本身还是三羧酸循环上的重要物质，能与氨结合形成谷氨酸。其疗效不如 OA。

3. 苯甲酸钠和苯乙酸钠　苯甲酸钠可与甘氨酸作用产生马尿酸盐，苯乙酸钠可与谷氨酰胺作用形成苯乙酰谷氨酰胺，从尿中排出。排泄一分子的苯甲酸盐，肾脏即可排泄一分子的氮。苯甲酸钠每次口服 5g，每日 2 次，其治疗 HE 的效果与乳果糖相当，但价格便宜，费用仅为乳果糖的 1/30。苯乙酸钠的效果不如苯甲酸钠，但两者之间有协同作用。

4. 谷氨酸钠（钾）　在理论上，谷氨酸可与氨结合生成谷氨酰胺而降低血氨。临床上常用 28.75% 谷氨酸钠（每支 5.75g/20ml，含钠 34mmol）40~100ml 和（或）31.5% 谷氨酸钾（每支 6.3g/20ml，含钾 34mmol）20~40ml 加入 5%~10% 葡萄糖液中静滴。一般认为钠盐与钾盐混合或交替应用较单纯用钠盐或钾盐为好。谷氨酸钠与钾两者合用比例一般为（2~3）：1，低钾时为 1：1。静滴过快可引起流涎、面色潮红、恶心等反应。由于谷氨酸与氨结合生成谷氨酰胺是在 ATP 与镁离子的参与下进行的，故应同时给予 ATP 和硫酸镁（或门冬氨酸钾镁）。但谷氨酸不易透过血脑屏障；各种肝病时血浆谷氨酸浓度增高而非降低；谷氨酸盐为碱性（可同时加入 5~10g 维生素 C 滴注），可使血 pH 升高；钠离子可加重腹水和脑水肿，临床上尚无对照研究证明其有肯定疗效。因此，目前倾向于认为此类药物应用价值可疑。

5. 盐酸精氨酸　此药偏酸性，有碱血症时可选用。常用量为 25% 盐酸精氨酸 40~80ml 加入液体中静滴。

6. L－卡尼汀（L－carnitine）　是广泛存在于机体内的一种特殊氨基酸，是人体长链脂肪酸代谢产生能量必需的一种物质。临床试验证实本品有降低血氨和改善 HE 的作用。

7. 硫酸锌　氨通过尿素循环转化为尿素的过程需要 5 种酶，其中 2 种酶是锌依赖性的。由于锌在尿中丢失增加，锌缺乏在肝硬化患者中常见。锌缺乏可诱发复发性 HE 的发作，加重病情，补充锌后病情缓解，同时锌在 DNA 和蛋白质合成、含金属酶的功能中具有广泛的重要作用。因此，对锌缺乏的肝硬化患者应予以适当补锌治疗。

四、调节神经递质、改善神经传导

1. 支链氨基酸（BCAA）　BCAA 制剂是一种以亮氨酸、异亮氨酸、缬氨酸等 BCAA 为主的复合氨基酸。其机制为竞争性抑制芳香族氨基酸进入大脑，减少假神经递质的形成，其疗效尚有争议。现倾向于认为 BCAA 不宜作为肝性脑病的常规用药，但对治疗某些类型（门-体）脑病可能是有益的；在不能耐受蛋白食物或限制蛋白摄入的患者，为了维持正氮平衡，改善营养，BCAA 的应用不仅有指征，也是安全的（BCAA 比一般食用蛋白质的致昏迷作用小）。

2. 氟马西尼（flumazenil）　为 GABA/Bz 复合受体拮抗剂，对部分 III、IV 期 HE 患者有促醒作用。用法为：0.5mg 加入 0.9% 氯化钠注射液 10ml 于 5min 内静脉推注完毕，继以 1.0mg 加入 0.9% 氯化钠注射液 250ml 中静滴（约 30min）。

3. 阿片受体拮抗剂　纳洛酮能使 HE 患者提前清醒，总有效率达 90%，可减少长期昏迷所导致的并发症，并且不良反应少，是治疗 HE 的有效药物。其机制是：①纳洛酮能消除大量内源性阿片肽释放对心血管功能和呼吸的抑制，改善脑组织微循环；②大剂量的纳洛酮直接作用于脑细胞，保护 Na^+-K^+-ATP 酶，抑制 Ca^{2+} 内流、自由基释放及脂质过氧化，从而保护脑细胞，减轻脑水肿；③对抗中枢性神经递质 GABA，激活脑干网状结构上行激活系统，有中枢催醒作用；④抑制 HE 时巨噬细胞的趋化活性，减少炎症反应；⑤改善缺血时神经细胞内 Ca^{2+}、Mg^{2+} 的紊乱，恢复线粒体氧化磷酸化和能量供给。

4. 左旋多巴　本品为多巴胺的前体。能透过血脑屏障进入脑内，经多巴脱羧酶作用生成多巴胺，进而形成去甲肾上腺素，以排挤假性神经递质，恢复中枢神经系统的正常兴奋性递质，从而恢复神志；它还有提高大脑对氨的耐受性以及增加肝血流量，改善心肾功能使肾排泄氨增加，间接地降低血氨及脑脊液中的氨。用法：0.2~0.4g 加入 5% 葡萄糖液 250ml 中静滴，每日 1~2 次。亦可用 2~4g/d，分 4~6 次口服或鼻饲。通常用药后 24~30h 神志改善。由于维生素 B_6 是多巴脱羧酶的辅酶，在周围神经促使左旋多巴更多地变成多巴胺，以致中枢神经系统不能得到神经递质的补充，故在用左旋多巴时，不宜并用维生素 B_6。既往对本品评价较高，认为其至少对部分患者有效，曾被作为治疗急性肝性脑病的首选药物之一。但随机对照研究显示，无论是口服抑或静脉注射，该药均不能促进昏迷患者苏醒。因此，目前对其疗效的评价持否定态度者居多，已少用。此外，左旋多巴的不良反应较多，如：①食欲减退、恶心、呕吐，并使溃疡加重，甚至消化道出血；②烦躁不安、失眠及幻觉；③舌、口唇、面颊、下颌可发生不随意运动；④有拟肾上腺素作用，引起心悸、血压升高和期前收缩等。对有器质性心脏病患者应慎用或禁用。

5. 溴隐亭（bromocriptine）　为多巴胺受体激动剂，具有增强神经传导、增加脑血流和代谢的作用。开始剂量为 2.5mg/d，与饮食同服，每 3 天增加 2.5mg/d，最大剂量为 15mg/d，8~12 周 1 疗程，可用于慢性 HE 对其他治疗无反应者。其不良反应有恶心、呕吐、腹绞痛、便秘或腹泻、疲倦、头痛、眩晕等。与左旋多巴一样，其疗效未得肯定，目前少用。

五、肝硬化腹水的治疗

肝硬化腹水形成是门静脉高压和肝功能减退共同作用的结果，为肝硬化肝功能失代偿时最突出的临床表现。肝硬化腹水形成机制主要涉及门静脉压力升高、血浆胶体渗透压下降及有效血容量不足等。

治疗腹水不但可减轻症状，且可防止在腹水基础上发展的一系列并发症如 SBP、HRS 等。腹水治疗措施如下：

1. 限制钠和水的摄入　限钠饮食和卧床休息是腹水的基础治疗。钠摄入量限制在 60~

90mmol/L（相当于食盐 1.5~2.0g/d），应用利尿剂时，可适当放宽钠摄入量。有稀释性低钠血症（血钠低于 125mmol/L）者，应同时限制水摄入，摄入水量在 500~1 000ml/d。

2. 利尿剂　对上述基础治疗无效或腹水较大量者应使用利尿剂。常用螺内酯和呋塞米合用：先用螺内酯 40~80mg/d，4~5d 后视利尿效果加用呋塞米 20~40mg/d，以后再视利尿效果分别逐步加大两药剂量（最大剂量螺内酯 400mg/d，呋塞米 160mg/d）。理想的利尿效果为每天体重减轻 0.3~0.5kg（无水肿者）或 0.8~1.0kg（有下肢水肿者）。应监测体重变化及血生化。

3. 提高血浆胶体渗透压　对低蛋白血症者，每周定期输注白蛋白或血浆，可通过提高血浆胶体渗透压促进腹水消退。

4. 难治性腹水的治疗　难治性腹水（refractory ascites）定义为使用最大剂量利尿剂（螺内酯 400mg/d 加上呋塞米 160mg/d）而腹水仍无减退。对于利尿剂使用虽未达最大剂量，腹水无减退且反复诱发 HE、低钠血症、高钾血症或高氮质血症者亦被视为难治性腹水。其治疗可选择下列方法：①大量排放腹水加输注白蛋白：在 1~2h 内放腹水 4~6L，同时输注白蛋白 8~10g/L 腹水，继续使用适量利尿剂，可重复进行。此法对大量腹水患者，疗效比单纯加大利尿剂剂量效果要好，对部分难治性腹水患者有效。但应注意不宜用于有严重凝血障碍、HE、上消化道出血等情况的患者；②经颈静脉肝内门体分流术（transjugular-intrahepatic portosystemic shunt，TIPS）：该法能有效降低门静脉压，但仅用于上述治疗无效的难治性腹水、肝性胸水及伴肾功能不全者；③肝移植：难治性腹水是肝移植优先考虑的适应证。

六、病因治疗

对 A 型 HE 患者，采取综合治疗措施（如抗病毒治疗、促进肝细胞再生等）治疗急性肝衰竭；对 B 型 HE 患者或 C 型某些与门体分流相关的自发型 HE 患者，临床上可用介入治疗技术或手术阻断门-体侧支循环，以降低 HE 的复发率；C 型 HE 患者，病因治疗的重点是肝移植，包括原位肝移植和肝细胞移植。

七、其他治疗

包括人工肝支持治疗、驱锰治疗、肝移植、放射介入或直接手术的方法阻断门，体侧支循环、积极防治并发症等。

八、预后

HE 的预后主要取决于肝细胞衰竭的程度和诱因是否可被去除。诱因明确且容易消除者（例如出血、缺钾等）的预后较好。肝功能较好，分流手术后由于进食高蛋白而引起 PSE 者预后较好。有腹水、黄疸、出血倾向的患者提示肝功能很差，其预后也差。暴发性肝衰竭所致的 HE 预后最差。

（贺文静）

参考文献

1. Hao L, Xie Y, Wu G, " Protective Effect of Hericium erinaceum on Alcohol Induced Hepatotoxicity in Mice," Evidence – Based Complementary and Alternative Medicine, 2015: 418023, 2015 (IF2. 175).
2. 王一镗. 急诊医学. 第 2 版. 北京: 学苑出版社, 2003.
3. 邱海波. 主译. 现代重症监护诊断与治疗. 北京: 人民卫生出版, 2011.
4. 王维治. 神经病学. 北京: 人民卫生出版社, 2013.

第二十四章　重型急性颅脑创伤

一、概述

头部受伤后，按格拉斯哥昏迷分级计分在 3~8 分，伤后昏迷超过 6h 以上或在伤后 24h 内再次昏迷者 6h 以上，排除因醉酒、服大量镇静剂或癫痫发作后所致昏迷，称重型急性颅脑损伤。包括严重脑挫裂伤、脑干损伤、下丘脑损伤及颅内血肿。本节主要叙述重症原发性脑损伤。这类伤员有明显的阳性神经体征和显著的生命体征改变，病情危重，变化快，预后差，轻则留下后遗症，重则危及生命，死亡率达 30%~50%，甚至 70%~80%，需要及时处理或实施急救手术，以挽救患者生命，减轻脑损伤后遗症，恢复神经功能。

急性重症颅脑损伤患者，格拉斯哥昏迷计分在 7 分以上者，90% 预后良好；在 7 分以下者，90% 预后不良；脑干及下丘脑损伤，预后较差；并发多器官功能衰竭者，预后更差。

（一）发病机制

作用于头部的暴力，由于其加速、减速和挤压等作用方式不同，作用在头部的部位不同，导致脑、脑血管或颅神经等颅内结构损伤的部位、性质和程度也不同。了解颅脑损伤的发生机制，对准确的判断伤情和正确实施急救手术均很重要。

1. 直接暴力造成的颅脑损伤

（1）直接暴力致伤方式及损伤特点

1）加速性损伤：头部静止时，被飞来的物体突然击中，头部由静止状态转变为快速向前运动所造成的脑损伤，称加速性脑损伤。在这种受力的方式下，脑损伤主要发生在暴力打击点下面，这种脑损伤叫做冲击点伤。由于头部处于静止状态，损伤发生时脑的运动范围较小，故冲击点发生的脑损伤多较严重，而对冲击部位脑损伤较少或较轻，这是加速性脑损伤的特点。

2）减速性损伤：头部运动中突然触撞物体而停止造成的脑损伤，见于跌倒或坠落，称减速性损伤。由于头部在运动中突然停止，因惯性作用脑冲撞颅骨内板，所以减速性损伤的特点是冲击点伤和对冲伤均较严重，甚至对冲伤更为严重。

3）挤压性损伤：见于头部被门枢挤压、产钳夹伤及车轮轧过等，两个相对方向的暴力同时作用于头部而致伤。暴力从两个相对的方向向颅脑中心集中时，除两着力部位外，脑的中线结构损伤亦较严重，脑干受到两侧暴力作用的挤压向下移位，中脑嵌于小脑幕裂孔和延髓嵌于枕骨大孔而致伤。此外，当两颞部受挤压时，暴力可以从两颞向颅底中部集中，造成颅底多发性骨折，可以产生多条颅神经、交感神经和颅内动脉等结构损伤，引起多发性颅神经Ⅰ、Ⅴ、Ⅶ、Ⅷ损伤，Horner 综合征和偏瘫、四肢瘫。

4）旋转性损伤：暴力作用的方向不通过头部的中心，常使头部产生前屈、后伸、向左或向右倾斜的旋转运动，除包括脑表面与颅骨内面因运动启动的先后不同产生摩擦致伤外，脑组织深层与浅层之间运动速度快慢不同，大脑半球的上部与下部，前部与后部，左侧与右侧的运动方向不同，致使脑内结构产生扭曲和剪力性裂伤。

（2）直接暴力的致伤机制：主要的致伤机制有以下几方面。

1）颅骨变形（包括有骨折或无骨折）冲击下方的脑组织，或骨折片陷入造成局部脑裂伤。

2）脑直线运动所产生的对冲性脑损伤。

3）脑旋转运动所产生的对冲性脑损伤和脑内部结构之间的扭曲和剪力性损伤。这三类损伤往往不是独立存在，常常是两种或三种同时发生在同一患者。

（3）不同的着力部位与脑损伤的关系

1）枕部着力：在颅脑损伤中，枕部着力伤最常见，而且由于患者向后倾倒时缺乏自身的保护性动作，脑损伤常较有保护动作的前额部着力或头侧方着力更为严重，死亡率也较高。枕部着力伤的特点是对冲伤多见，且常较冲击伤重。对冲伤多发生在对侧与颅前窝或颅中窝底凹凸不平的骨嵴相摩擦的额叶和颞叶底面。当着力部位靠近枕部中线时容易发生两侧对冲性损伤，钻颅探查应在两侧进行。

2）前额部着力：前额部着力，脑部伤多发生在冲击点部位，很少见于对冲侧，因枕叶底面在光滑、柔软的小脑幕上滑动不易产生脑损伤。

3）头侧方着力：头侧方着力时，冲击点伤多见对侧额叶、颞叶底面及颞极与骨嵴摩擦可发生脑挫裂伤。

4）顶部正中着力：冲击点脑损伤仍发生在两侧顶叶近中线部位，对冲部位是枕骨大孔及其颈椎连接处，可产生原发性脑干或上段颈髓损伤。

5）面部着力：着力部位愈近颅腔，颅内结构损伤愈重。眶上缘以上部着力常造成严重脑损伤。枢上缘枢上额的中面部着力损伤多较轻，下额水平以下面部着力脑损伤更轻。不管头部着力部位和方式如何，脑表面损伤的分布是以额叶底面、颞叶底面和外侧面为最多，其次见于额叶和顶叶的上面以及大脑下面，其他部位均少见。

2. 间接暴力造成的颅脑损伤　暴力作用于头部以外的其他部位，再传递到颅底和其邻近神经结构面所造成的脑损伤。属于间接暴力致伤，常见的有以下情况。

（1）颅骨和脊柱连接处的损伤：高处坠落患者的两足或臀部着地，暴力通过脊柱传递到枕骨基底部，造成枕骨大孔和邻近颅底部线形或环形骨折，导致延髓小脑和颈髓上段的损伤。

（2）挥鞭样损伤：行车中突然停车或行跑时突然被一快速运行的物体从后方冲撞人体，患者头部首先是过度伸展，继而又向前过度屈曲，头颈部类似挥鞭样运动，造成脑干和颈髓交界处的损伤。这两类损伤可发生呼吸和循环衰竭，患者迅速死亡，致死率也较高。

3. 开放性颅脑损伤

（1）火器伤枪弹伤：以贯通伤多见，脑损伤不仅限于伤道局部，还产生膨胀性空腔，对周围脑组织产生压力波，可作用到脑干造成生命中枢的迅速衰竭，伤者多立即死亡；而弹片伤多为开放伤，巨大的弹片可造成弥散性脑损伤。小弹片的不规则平面，虽可造成伤道脑组织的挫灭伤，失活的脑组织较多，但对周围脑组织产生的压力波较少，弹片多停留在脑组织内，脑损伤较枪弹伤为轻，伤后生存率较高。

（2）非火器开放性颅脑损伤：损伤主要限于脑伤道的局部。损伤机理类似于加速性损伤。损伤的严重性主要取决于脑和脑血管等结构的重要性。

（二）病理生理

重型颅脑损伤形成的病理，可分为原发性和继发性两种，前者形成于受伤的当时，引起的病变为脑挫裂伤，脑挫裂伤常发生在脑皮质表面，也可发生在脑的深部，可见点片状出血，呈紫红色。在显微镜下，新鲜伤灶中央为血块，四周是碎烂的皮层组织，其中有星芒状出血，在其周边区域可见有脑组织各种成分坏死。如脑皮质和软脑膜仍保持完整，即为脑挫伤，如脑实质破损、断裂，软脑膜亦撕裂，即为脑裂伤。由于脑挫伤和脑裂伤常同时出现，不易区别，所以临床上合称为脑挫裂伤。脑挫裂伤的继发性改变，早期为脑水肿、出血和血肿形成。脑挫裂伤灶常伴有邻近局限性脑水肿的弥漫性脑肿胀。由于血脑屏障在脑损伤的早期即出现损害，在结构和功能方面发生改变，血管通透性增加，细胞外液增多，导致脑水肿及缺血和缺氧等一系列继发性病理生理改变。脑损伤后脑水肿包括细胞毒性脑水肿和血管源性脑水肿，前者神经无胞体肿大，主要发生在灰质，伤后多立即出现；血管源性脑水肿主要发生在白质，伤后 3～7d 内发展到高峰，涉及的范围最初只限于伤灶，尔后向四周扩展，严重者迅速遍及全脑。由于脑水肿使脑体积增大，导致颅内压增高，可造成脑疝。脑水肿较轻者水肿逐渐消退。此外，脑挫裂伤常伴发弥漫性脑肿胀，小儿和青年重型颅脑损伤中多见，一般多在伤后 24h 内发生两侧大脑半球广泛肿胀，脑血管扩展充血，脑血流量增加，脑体积增大，脑室和脑池缩小；成年人发生率较低，多为一侧大脑半球肿胀，脑中线移位，脑室系统受压缩小，其发病机制尚未明确。脑肿胀轻者，经治疗后恢复良好；严重者迅速产生脑疝而死亡，一部分病员恢复缓慢，且遗有脑功能障碍。

脑挫裂伤被损坏的脑组织最终由小胶质细胞清除，并由星形胶质细胞增生所修复。伤灶小的留下单纯的瘢痕；巨大者则成为含有脑脊液的囊肿，可与脑膜或直接与头皮粘连，成为癫痫的原因之一。如蛛网膜与软脑膜粘连，则可因脑脊液吸收障碍，形成外伤性脑积水。严重的脑挫裂伤，伤后数周多有普遍性脑萎缩出现，脑室相应扩大。

二、诊断

根据受伤史及临床表现可做出重型原发性脑损伤初步诊断。CT 扫描能迅速、直接和全面地反映脑损伤的情况与发展规律，明确诊断。MRI 扫描无骨伤迹，对散在小量出血及对颅底和脑干等部位的显示比 CT 清楚，但不如 CT 迅速，对急性期尤其有烦躁不安者多不采用。腰椎穿刺及脑血管造影对明确诊断可提供帮助。颅骨 X 线片可了解有无颅骨骨折和骨折碎片、凹陷骨折等。

（一）分类

1. 普重型　格拉斯哥昏迷分级计分在 6～8 分；呼吸增快或减慢，但节律正常；循环明显紊乱；瞳孔不等大，光反射正常或减弱。

2. 特重型　格拉斯哥昏迷分级计分在 4～5 分；呼吸呈周期性改变；循环显著紊乱；瞳孔不等大，光反射减弱或消失。

3. 濒死型　格拉斯哥昏迷分级计分在 3 分；呼吸不规则或停止；循环严重紊乱；瞳孔散大、固定，光反射消失。

（二）临床表现

1. 原发性重型脑损伤　此类患者头部受伤后立即出现昏迷，且持续 6h 以上；神经系统阳性体征亦伤后即刻出现；血压、脉搏、呼吸和体温有明显变化，常合并颅骨骨折和蛛网膜下腔出血。而重型开放性脑损伤，可见伤口、脑组织碎屑外溢或脑脊液外漏。

（1）意识障碍：伤后昏迷时间持续 6h 以上，长者数周、数月，有的持续昏迷或植物生存；亦有患者原发昏迷清醒后，因脑水肿或弥漫性脑肿胀而再次昏迷，出现中间清醒或好转期，易误诊为合并颅内血肿。脑损伤越重，昏迷程度越深。

（2）生命体征改变：生命体征有明显改变，体温多在 38℃ 左右，呼吸加快或减慢，严重时呼吸不规则；脉搏加快或缓慢，血压偏高或不稳定。

（3）神经系统体征：可有颅神经损害体征，运动、感觉障碍，深浅反射改变和出现病理反射，自主神经功能紊乱及脑膜刺激症状。局灶体征有偏瘫、失语、偏侧感觉障碍、同侧偏盲和局灶性癫痫等。昏迷程度深者，无自动动作，肌张力减轻，深浅反射消失，亦不能引出病理反射，眼球固定不动，吞咽、咳嗽及角膜反射均消失，瞳孔不等大或散大，光反应消失。

（4）一般症状：患者清醒后可有头痛、头昏、恶心、呕吐、记忆力减退或定向力障碍，严重时智力迟钝。

2. 原发脑干损伤　暴力直接作用于头部造成的原发性脑干损伤占颅脑损伤的 2%～5%，在重型颅脑损伤中占 10%～20%。由于脑干内有颅神经核、躯体感觉和运动传导束，以及网状结构、呼吸和循环等生命中枢，即使是轻微、小部分的损伤，也可发生严重的临床表现，故其致残率和死亡率均很高。

（1）意识障碍：伤后常立即昏迷，持续时间较长，很少有中间清醒期，昏迷程度较深，恢复较缓慢，意识恢复后常有智力迟钝和精神症状。如网状结构受损严重时，患者可长期呈植物生存状态，没有明显的意识活动，仅存在一些咳嗽、吞咽、瞬目等原始动作。

（2）瞳孔和眼球运动的改变：脑干的动眼、滑车和外展神经核损伤，可出现瞳孔改变及眼球运动异常。中脑损伤时，初期双侧瞳孔不等大，伤侧瞳孔散大，光反射消失，眼球外斜；两侧损伤时双瞳散大，眼球固定。桥脑损伤时，可出现一侧或两侧瞳孔极度缩小，光反射消失，双眼同向凝视。

（3）去大脑强直：是中脑损伤的表现。伸肌中枢失去控制，患者的典型表现是四肢伸直，肌张力增高，颈项后仰，躯体呈角弓反张状态。

（4）生命体征变化：脑干损伤时常有明显的呼吸、循环机能紊乱。延髓呼吸中枢损伤时，可导致呼吸突然骤停；损伤高位的呼吸调节中枢则出现呼吸节律紊乱；脑桥下段呼吸中枢损伤时则出现喘息样呼吸。在呼吸机能紊乱的同时，患者出现脉搏速弱或慢而弱，血压低，这种征象称为脑性休克或延髓休克。

（5）锥体束征脑干损伤：多出现锥体束征，但两侧可不对称。脑干一侧损伤的典型表现是交叉性瘫痪。中脑一侧损伤时出现同侧动眼神经瘫和对侧上下肢瘫；脑桥一侧损伤时出现同侧外展和面神经瘫、对侧上下肢瘫痪。

（6）合并伤：脑干损伤多合并丘脑下部损伤，而单纯丘脑下部损伤少见。丘脑下部损伤可引起意识障碍，体温调节障碍（体温过高或过低）、尿崩症、糖尿病、内分泌机能紊乱及自主神经功能紊乱。

（三）鉴别诊断

1. 脑出血　脑出血常突然发病，可有跌倒病史而误诊为颅脑损伤。脑出血患者有脑血管病史，伤较轻而脑症状重，两方面不相一致。

2. 脑瘤　发病一般呈慢性经过，但并发梗阻性脑积水或出血时，颅内压急剧增高，症状可突然加重，出现脑疝而昏迷。这类患者跌倒或头部受伤时也易误诊为脑损伤。脑瘤患者伤前有颅内压增高的症状或神经系统体征，要分清前因后果。

3. 损伤性休克　脑损伤常有合并伤，出现休克时要鉴别是由哪一种伤所引起的。重型闭合性脑损伤很少引起休克，但有严重合并伤时经常并发损伤性休克，不要误诊为"脑性休克"。

4. 原因不明的昏迷　对原因不明的昏迷患者，应仔细追问有无头部外伤史及检查头部有无头皮损伤和头皮血肿，颅骨平片检查有无骨折，B超了解脑中线有无移位及CT脑扫描明确脑部情况。

5. 颅内血肿　颅内血肿患者多有中间清醒期，而脑挫裂伤常发生持续性昏迷；颅内血肿者阳性神经体征在伤后逐渐出现，而脑挫裂伤患者伤后即刻出现这些症状。对脑挫裂伤继发颅内血肿者，CT脑扫描能清楚显示。

三、治疗

（一）急救和复苏

颅脑损伤的急救是否正确和及时，是抢救颅脑损伤患者能否取得效果的关键。急救人员先对受伤时间、受伤原因及过程作重点了解，随即对头部及全身情况认真检查，掌握患者的意识、瞳孔、血压、呼吸、脉搏情况及有无严重合并伤。但检查是为了急救，不可因检查过久耽误急救处理；也不可粗心大意漏诊重要损伤，凡是危及生命的征象必先注意，可以边检查边处理。

1. 创伤性休克　如诊断肯定，当按抗休克原则处理，但对重症颅脑损伤者大量补液必须严格掌握，除监测血压、脉率、尿量外，有条件时还需测定动脉血乳酸含量，进行血气分析和测量中心静脉压，测量红细胞比容并使之维持在 30% ~ 35%。血红蛋白不低于 100g/L，有利于微循环灌注和组织氧供，如休克好转，应控制输液；如休克恶化，则加强抗休克处理。

2. 呼吸道阻塞和心肺复苏呼吸道阻塞　是脑损伤患者死亡的原因之一。重症颅脑损伤患者由于将血块、呕吐物和分泌物误吸入气管，引起呼吸道梗阻而出现窒息。急救时先将患者头部偏向一侧，清理口、鼻腔分泌物；由舌后坠引起的呼吸不畅，应立即用舌钳将舌置于口腔外；对气管内阻塞物，应立即气管插管予以清理，并考虑尽早做气管切开。对并发病引起的呼吸困难，如颈椎骨折压迫颈髓、多根肋骨骨折、血气胸等，必须深入检查，准确诊断，及时与有关科室会诊，进行紧急手术处理，才能恢复正常呼吸。如出现呼吸停止、心搏停止，应紧急进行心肺复苏，以保障脑的血、氧供应。

3. 脑复苏　呼吸和循环的维持是脑恢复功能的条件，而脑复苏是复苏的最终目的。为了减轻神经功能障碍而采取的急救措施简写为 ABCDEFG。A——畅通气道；B——建立呼吸；C——建立有效的循环；D——初步诊断；E——手术减压；F——控制输液量，降低颅内压（脱水疗法）；G——颅内压监护及其他监护。ABC 是脑复苏的基础，必须迅速进行。心搏停止后立即开始心脏按压者，脑血流量只能达到正常的 20%；在 3min 后开始按压，只能达到正常的 10%，脑复苏几乎是徒劳无功的；而 5min 后才按压者，脑血流量几乎为零。

对严重缺血、缺氧所致弥漫性脑损伤昏迷患者，急救处理措施包括以下方面：①稳定颅外环境：控制平均动脉压为 12kPa（90mmHg）；呼吸管制以保持 $PaCO_2$ 3.32～4.65kPa（25～35mmHg）、PaO_2 13.3kPa（100mmHg）；纠正电解质、酸碱平衡紊乱；保持正常体温及处理高温；给予肾上腺皮质激素（地塞米松 1mg/kg）；②稳定颅内环境：控制颅内压≤2kPa，措施包括脱水疗法、脑室外引流、低温疗法（30～32℃，短时维持）及巴比妥类药物疗法。巴比妥类药物疗法对急性脑功能衰竭者可降低脑代谢及颅内压、降低体温、镇静止痉、清除氧游离基。在颅内压达到不可控制的 5.3kPa 时，可应用硫喷妥钠，开始时剂量为 3～5mg/kg，颅内压下降后用维持量 2.5～3.5mg/kg，临床上使用必须慎重，必须保证稳定而充足的氧供应。

（二）一般治疗

1. 一般处理　重症颅脑损伤患者除休克者外均取头高位，头部抬高 15°～30°，保持呼吸道通畅；昏迷患者禁食 2～3h 后鼻饲喂食；密切观察病情变化和及时检查，有条件时应在重症监护病房（ICU），观察和护理；入院后 24h 内，按需要每 15min、30min 或 1h 测体温、呼吸、脉搏、血压 1 次，并检查意识、瞳孔变化，注意有无新出现的症状、体征，做好记录；以后根据病情选择进行。对高热患者应采用物理降温、冬眠低温疗法控制，癫痫发作时及时止痉。贫血者予以输血。注意防治感染和预防应激性溃疡。

2. 维持水、电解质及酸碱平衡　重症颅脑损伤患者每 24h 的输液量约为 1 500～2 000ml，早期可保持轻度脱水状态（体重减轻 2%），应保持 24h 尿量在 600ml 以上。早期输入 10% 葡萄糖液，并按每 10g 糖加入 1U 胰岛素，以便组织充分利用葡萄糖，2～3d 后根据血电解质浓度予以适当补充，纠正失衡；进食或鼻饲后可适当减少输液量，输液速度也应控制，以每分钟 4ml 为准。据报道，如每分钟以 6ml 速度输入 5% 葡萄糖液 1 200ml，足可引起颅内压增高。对丘脑下部损伤引起的尿崩症，可用垂体后叶粉对抗。

3. 脱水疗法　急性重症颅脑损伤的抢救及非手术疗法中，脱水疗法极其重要，可减少脑组织中的水分，降低颅内压，改善脑的血、氧供应，防止和阻断恶性循环的形成和发展。

（1）适应证

1）重型颅脑损伤，经临床及 CT 检查排除了颅内血肿，但存在严重的脑水肿而出现颅内压增高者，特别是出现脑疝前或脑疝征象者，需做紧急脱水治疗以缓解颅内压力。

2）严重颅脑损伤合并颅内血肿已出现严重颅内压增高或出现脑疝征象，在积极准备手术的同时应用强力脱水治疗以争取抢救时机。

3）对需行开颅术的颅脑损伤患者估计术中将出现明显颅内压增高者，为了防止手术中脑膨出，最好在手术前即应用脱水药物，以利手术操作。

4）手术后预计可能出现脑水肿及颅内压增高者，术后继续脱水治疗。

（2）常用脱水药物的特点及使用方法

1）20% 甘露醇：是高渗性脱水药，效果强，不良反应少，是脱水疗法的首选药物。静脉快速输入（10～15min 内滴完效果较好）后即起作用，持续 5～8h。甘露醇用药剂量 1～3g/kg，每 4～6h 1 次，与其他脱水药物交替使用或同时使用可加强其效果。对出现脑疝者，可立即快速滴入 20% 甘露醇 250ml 加入呋塞米 40mg、地塞米松 10mg。对严重脑水肿患者，可应用 20% 甘露醇 125ml 加入呋塞米 20mg、地塞米松 5mg，每 4～6h 1 次。对休克患者或肾功能不良者，不宜使用此药。

2）25%山梨醇溶液：其作用机制及渗透压与甘露醇相似，剂量和用法也和甘露醇相同，但降压效果差且不持久（维持3～4h），故急救时常不作为首选药物；一般与其他脱水药物交替或合并使用。

3）50%葡萄糖溶液：也是一种高渗性脱水药物，但在体内可迅速氧化而失去其降压效果，故降压效果较差且不持久。由于葡萄糖可以进入细胞内，有"反跳现象"，但葡萄糖在氧化后可产生能量，可促进脑细胞的代谢和功能恢复。用量为60～100ml，每4～6h1次静脉推注；一般与其他脱水药物交替或合并使用。

4）50%甘油溶液：渗透性脱水药，作用缓慢，不能作为急救之用。常用50%硝酸甘油溶液250ml快速静脉滴注，每4～6h进行1次。

5）25%浓缩人血白蛋白：可提高血浆的胶体渗透压，但其降压效果较差，故不作为主要的脱水药物；可与甘露醇联合应用，每次静脉推注20ml，每天2次，或50ml静脉推注，每天1次。

6）呋塞米：为目前较普遍使用的利尿性脱水药，对高血压及急性肾衰竭患者尤其适用，对休克及低钾者慎用，成人剂量为每次20～40mg，每天1～2次，但要注意纠正水及电解质失衡。

（3）脱水疗法的注意事项

1）有严重休克、肾功能不全或心功能不全者不宜行脱水疗法。

2）颅脑损伤而不能排除颅内出血者。

3）已有严重脱水或水、电解质紊乱者。

4）为了提高脱水疗效，应考虑几种脱水药物联合应用，最好不单独应用一种药物。

5）脱水期间注意补充水分及纠正电解质平衡紊乱。

6）强力脱水后有因脑组织缩小而引起桥静脉断裂的可能性，应警惕颅内出血。

4. 激素治疗　重症颅脑损伤应用激素的目的，一是应用糖皮质激素以防治脑水肿，二是利用性激素以促进蛋白质合成。

（1）肾上腺糖皮质激素：可改善伤后受损的血脑屏障通透功能，增加损伤区的血流量，稳定细胞膜的离子通道。激素的应用在伤后愈早愈好，因伤后6h神经细胞和轴索即可发生明显的缺血、水肿和变性，12～24h后药物即难以逆转变性。以大剂量的疗效较理想。至于糖皮质激素应用后发生的免疫抑制、消化道溃疡及出血、糖和氮的代谢紊乱等，与剂量大小关系较小，主要是使用时间较长，一般超过7～10d后才易发生。使用激素时应注意避免因脑水肿症状减轻而掩盖颅内血肿的诊断；由于可能影响蛋白质合成，所以要注意切口愈合情况；可抑制免疫反应，应加抗菌药物的应用，避免和防止消化道出血而应用抗酸药物或H_2受体拮抗剂。

（2）性激素：可促进蛋白质的合成，纠正负氮平衡，可用以对抗糖皮质激素的蛋白质分解作用。睾酮是强有力的促蛋白合成药物，常用丙酸睾酮25～50mg，肌内注射，每周2～3次；或用苯丙酸诺龙25～50mg，肌内注射，每周1～2次。同时给予高蛋白饮食，以利蛋白合成。女性患者应与雌激素联合使用，每25mg睾酮加用己烯雌酚1mg。长期使用睾酮的男性患者也应每25mg睾酮加用0.5mg己烯雌酚，以抵消肾上腺皮质功能可能受抑的现象。

5. 冬眠低温治疗　人工冬眠与低温合用称为冬眠低温疗法。可降低脑和全身的基础代谢率及降低机体的兴奋性，使机体对内外环境刺激的反应明显下降，从而保护了机体由颅脑损伤所引起的一系列损害。

（1）给药方法：采用肌内注射、静脉滴注均可，首次剂量用合剂的半量，以后每 4~6h 用 1/2 量或 1/4 量维持。总之，应根据病情调整用量，以保证患者安静、无寒战和血压不低于 9.3kPa（70mmHg）为度。降温：一般在用药后半小时开始降温，降温方法可采用冰帽、冰袋、冷风或低温室等方法，温度每下降 1℃，耗氧量与血流量均降低 6%~7%，故降温深度应根据病情而定，最适合的温度为肛温 32~34℃。30℃ 以下易发生心室颤动或其他脏器并发症，35℃ 以上则不能达到降温效果。复温：人工冬眠一般持续 3~5d，复温时应缓慢进行，先停止物理降温，继之停止用药，让患者自动复温；如复温困难，可加棉被、热水袋或电热毯，亦可使用少量的阿托品、肾上腺素和激素。

（2）适应证：①原发性脑干、丘脑下部损伤，尤其是去脑强直伴有高温等严重表现者；②广泛性脑挫裂伤，并已排除了颅内血肿者；③中枢性高热伴躁动不安者；④预防术后脑水肿的发生和发展；⑤伤后有明显精神症状或谵妄、躁动者；⑥伤后顽固性呕吐（并非为颅内血肿所引起）；⑦伤后因蛛网膜下腔出血所致剧烈头痛、烦躁不安和明显的脑膜刺激症状者。

（3）注意事项：①凡合并有原因不明的休克、疑有颅内血肿正在观察中、伤员已进入全身衰竭、心血管功能有明显障碍的老年人不得使用；②根据病情和体质情况调整药量，对幼儿和呼吸机能不良者则禁用哌替啶；③根据病情可加用其他镇静剂交替使用，以增强效果。但不宜使用兴奋剂，以免产生拮抗降低效能；禁用洋地黄类强心剂，以免发生房室传导阻滞；④应补充应用激素类药物，因低温下机体内激素类的分泌受到抑制；⑤对深昏迷患者可只降温而不用冬眠药物，特别避免应用氯丙嗪，因其抑制三磷腺苷酶系的作用，不利于脑水肿的恢复；⑥冬眠过程中应加强护理，患者宜平卧，避免剧烈的体位变动，以防体位性休克；注意保持呼吸道通畅（可做气管切开）及防止肺炎、褥疮和冻疮的发生。

6. 高压氧治疗　临床上常发现重型颅脑损伤深昏迷的患者在高压氧治疗后出现清醒早且后遗症少的现象。高压氧治疗可增加血氧含量、血氧弥散及有效弥散距离，提高脑组织氧分压和增加脑氧利用，减轻脑水肿，降低颅内压；高压氧还可增加椎动脉的血流量，使网状激活系统和脑干处氧分压相对增加，具有促进昏迷觉醒和改善生命机能活动的作用。

适应证：原则上凡颅脑外伤无活动性颅内出血或血肿形成者，均可尽早实施高压氧治疗。重型颅脑损伤进行脑复苏者，早期高压氧治疗可挽救生命；对病情稳定者，高压氧治疗可阻断脑缺氧－脑水肿的恶性循环，避免脑组织遭受第二次打击而危及生命；对复苏后期者，高压氧治疗有可能逆转部分细胞缺氧性损害，并可减轻或消除后遗症。

注意事项：①严格掌握入舱治疗指征，对重型颅脑损伤且昏迷者，入舱前必须全面体检，排除气胸、休克、颅内血肿等，并应保证呼吸道通畅，以免发生意外；②严格掌握治疗压力－吸氧时限，以免发生氧中毒；③强调综合治疗，以期达到协同作用。

7. 抗菌药物的应用　开放性脑挫裂伤患者应根据对血脑屏障的通透性来选择抗生素；重型脑外伤昏迷患者应注意防治肺部及泌尿系等发生感染；一旦出现感染，则应根据细菌培养、药物敏感试验的结果及对血脑屏障的通透性来选择药物。

8. 颅脑损伤的营养支持　重症颅脑损伤患者在应激状态下机体代谢发生一系列改变，呈负氮平衡状态，对糖的利用障碍和对能量的需要增加，电解质失衡，造成患者营养不良，将影响伤口愈合，对感染的抵抗力下降等。正确的营养支持能减轻机体的负氮平衡，增加免疫机能，减少并发症的发生。营养支持治疗方式有两种，全胃肠外营养（TPN）与全胃肠内营养（TEN）。前者适应于颅脑损伤急性期，后者适应于康复期。全胃肠外营养采用静脉导管输注高浓度、高渗透压的营养液；而在胃肠道结构与功能完整的条件下，可选用经胃肠道灌注要素饮食。要素饮食化学成分明确，营养成分全面，由最简单的营养物质单体成分组成，包括单糖、脂肪、蛋白质、无机盐类、多种维生素、微量元素，不需经胃肠道消化或稍经消化即能被机体吸收，是一种理想的营养途径。

9. 促进神经细胞恢复药物的应用 促进神经细胞恢复的药物系指能选择性地兴奋中枢神经系统，提高其机能活动和促进大脑功能恢复作用的药物，临床上可酌情使用。常用的有吡硫醇、吡拉西坦、脑活素、三磷腺苷、辅酶 A、γ - 氨酪酸、胞磷胆碱、乙胺硫脲等。一种比较多用的能量合剂是：细胞色素 C 5～20mg，辅酶 A50U，三磷腺苷 20～40mg，胰岛素 6～10U，维生素 $B_6$50～100mg，维生素 C 1～2g 和氯化钾 1g，加入 10% 葡萄糖溶液 500ml 中，静脉滴注，每日 1～2 次，10～15d 为 1 疗程。

10. 颅脑损伤的康复治疗 由于急性重症颅脑损伤的并发症、后遗症较多，康复治疗十分重要，贯穿于治疗的全过程。早期进行预防性康复治疗，以促进创伤的修复和愈合，出血和渗出物的吸收，防止感染、瘢痕形成和褥疮的发生；尔后针对并发症进行康复治疗；后期是康复治疗的中心阶段，主要是对瘢痕形成、昏迷、瘫痪、自主神经功能障碍、颅神经损伤、失语、脑循环障碍、智能和心理障碍、外伤性癫痫等后遗症的治疗。康复治疗的方法和内容很多，如物理疗法、体育疗法、工娱疗法、针刺、气功、矫形和矫形支具等，应根据病情有计划有目的地进行。

11. 重症颅脑损伤并发多器官功能衰竭的治疗 重症颅脑损伤患者常并发内脏器官受损而出现多器官功能衰竭，受损伤器官越多病死率越高，所以早期预防和处理多器官功能衰竭对颅脑损伤患者抢救成功具有重要意义。

（1）肺部感染：重症颅脑损伤昏迷患者，咳嗽和吞咽功能减弱，呼吸道分泌物不能主动排出，以及呕吐物误吸，导致肺部感染，引起高热和呼吸困难，加重脑缺氧。治疗：①保持呼吸道通畅：尽早行气管切开，吸痰；②促进排痰：翻身拍背；α - 糜蛋白酶雾化吸入稀释痰液；气管内给予抗生素吸入；③根据痰培养选择抗生素，控制感染；④处理高热：冰帽及将冰块置于颈动脉、腋动脉及股动脉处，可取得良好效果。

（2）胃肠道出血：发生率占重型颅脑损伤的 4%～6%，以脑干、下丘脑损伤者多见，可在伤后数小时发生，但多在伤后 1～2 周发生。所以对重型颅脑损伤患者普遍早期使用 H_2 受体阻抗剂进行预防。治疗：①立即停用肾上腺皮质激素；②静脉滴注西咪替丁或雷尼替丁，肌内注射或胃管内注入奥美拉唑，抑制胃酸；③灌注疗法：云南白药、氢氧化铝凝胶及去甲肾上腺素冷盐水交替自胃管内注入，每 2～4h 进行 1 次；④血色素低时可输血。其他类型多器官功能衰竭，进行相应处理。

（三）手术治疗

一般脑挫裂伤均采取非手术治疗，但如脑挫裂伤较局限而脑组织碎裂严重，局部脑水肿、脑坏死、脑液化；或合并脑疝征象，可考虑开颅，清除糜烂脑组织，并做去骨瓣减压术。对大片颅骨凹陷压迫脑组织及并发颅内血肿者应手术治疗。开放性脑挫裂伤应力争尽早手术清创。

（刘林刚）

参考文献

1. Wang Z, Xie Y, Zhang J, "Carnosol protects against spinal cord injury through Nrf – 2 up-regulation," Journal of Receptors and Signal Transduction, 2015. 1049358, 2015.
2. 王忠诚. 神经外科学. 武汉：湖北科学技术出版社，2013.
3. 邱海波. 主译. 现代重症监护诊断与治疗. 北京：人民卫生出版，2011.
4. 王维治. 神经病学. 北京：人民卫生出版社，2013.

第二十五章　急性脑功能衰竭

第一节　概述

急性脑功能衰竭（ABF）系指颅内外多种疾病引起脑组织功能严重损害、临床上以意识障碍和生命体征紊乱为主要表现的综合征。它是临床各科中常见的、病死率最高的脏器功能衰竭之一。

脑功能衰竭常为许多全身疾病和颅内疾病的严重后果，其病因很多。

一、颅内疾病

（1）感染性疾病：乙型脑炎、散发性病毒性脑炎、流行性脑脊髓膜炎、结核性脑膜炎、化脓性脑膜炎、脑膜炎型脊髓灰质炎、脑型疟疾、淋巴细胞性脉络丛脑膜炎、森林脑炎。

（2）脑血管病：脑出血、蛛网膜下腔出血、脑梗死、其他脑血管病。

（3）颅内占位性病变：脑肿瘤、脑寄生虫病、脑内肉芽肿。

（4）颅脑损伤：脑挫伤、外伤性颅内血肿、硬膜外血肿、腹膜下血肿、脑内血肿。

（5）颅内压增高综合征。

（6）癫痫。

二、全身性疾病

1. 感染性疾病　病毒感染（病毒性肝炎、流行性出血热、传染性脑炎）、立克次体感染、细菌性感染、螺旋体感染、寄生虫感染、感染中毒性脑病。

2. 内分泌与代谢性疾病　尿毒症性脑病、肝性脑病、垂体危象、甲状腺危象、黏液水肿性昏迷、糖尿病危象、低血糖危象、肾上腺危象、肺性脑病。

3. 外因性中毒　农药类中毒、药物类中毒、植物类中毒、动物类中毒。

4. 物理性与缺氧性损害　临床上可依病因作用机制的不同分为直接损害和间接损害，前者指致病因素直接作用于脑组织（如锐器伤、火器伤及急性中枢性中毒等）立即引起脑功能衰竭者；后者指某种致病因素首先引起脑水肿及颅内压增高，再由颅内高压引起脑功能衰竭者。

5. 其他　水、电解质平衡紊乱。

人脑仅占体重的2%，含有500亿以上的神经元和2 500万亿以上的突触。脑细胞虽然不执行机械功或外分泌活动，但需要能量以合成细胞成分（据估计，每个细胞一天要生成2 000个线粒体）和神经递质，经轴浆流运转细胞质，释放和摄取神经递质，逆电化学梯度或浓度梯度经细胞膜转运离子等。即使在"静止"状态，脑的代谢率也是非常高的。脑代谢的主要能量来源是葡萄糖。每100g脑组织1min约消耗5mg葡萄糖，成人脑每天要消耗

120～130g 葡萄糖作为能源。1mol 葡萄糖酵解可提供 2mol ATP（三磷酸腺苷）的能量，而其经过三羧酸循环氧化后可产生 36mol ATP 的能量。即：葡萄糖完全氧化后提供的能量为其乏氧代谢所产生能量的 18 倍。因此，葡萄糖的有氧氧化是供应脑能量的主要途径。静息状态下人脑的氧耗量占全身的 20%（5 岁以下儿童占 50%）。脑组织内几乎没有氧的储存，产能底物——葡萄糖的含量也极少，远低于全身其他组织。脑组织完全依赖血液循环不断地供应产能底物和氧才得以维持其正常的结构和功能。人脑的血液供应相当于心排出量的 15%～20%。脑循环具有自动调节的能力，脑内不同区域的血液随各区域代谢的变化而变化。在人体内，脑是对缺血缺氧最为敏感和最易受损的器官。在全脑缺血后 1min 内，脑内 ATP 含量降低 90%，以海马、大脑皮质、小脑 Purkinje 细胞和基底节为最敏感。正常静止状态下的平均脑血流量（CBF）每分钟为 55ml/100g 脑组织（灰质 CBF 约 75ml/100g 脑组织，白质 CBF 约 30ml/100g 脑组织）。当 CBF 降低至正常的 35% 以下时（约每分钟 15～20ml/100g 脑组织）脑 ATP 储存耗竭，患者昏迷，脑电活动消失，但脑细胞仍保持存活。这是产生神经元电衰竭的血流阈值或称为功能损伤性缺血阈值。CBF 降至正常的 20% 或更低，则达（神经元）膜衰竭的血流阈值或称为形态损害性缺血阈值。在脑全面性缺血和局部缺血时，总是有些神经细胞死亡而有的神经细胞比较不易受损而仍保留功能。介于这两类细胞之间的所谓"缺血半影区"（ischemic penumbra），其神经细胞的功能丧失却依然存活。治疗的方向是使这些神经细胞的功能恢复而不发展至不可逆的阶段。

心脏骤停发生后大约 5s 内随氧耗竭而意识丧失，紧接着葡萄糖和 ATP 也在 4～5min 内耗尽，脑干功能在 1min 后终止，呈临终呼吸，瞳孔散大、固定。一般认为，心脏骤停 4～6min 后发生不可逆的脑损害。随着心脏骤停后脑的再灌注，脑组织出现进一步的损害。脑首先因缺血而受损，继而又因复苏而受损，复苏后先发生短暂的充血，血流超过心脏骤停前的水平，但分布不均匀。充血 15～30min 后，随着红细胞和血小板聚集开始出现细胞水肿，发生血管痉挛，CBF 显著恶化，整个脑出现严量程度不等的灌流不足。这种无再流现象（no-reflow phenomenon）可持续 18～24h。此后，局部 CBF 或改善而脑功能恢复，或继续恶化而细胞死亡。

三、脑水肿

导致脑结构损害的机制有以下学说：①细胞内游离钙超载；②自由基的生成与毒性反应；③兴奋性氨基酸（EAAS）的神经毒性作用；④膜磷脂代谢障碍；⑤乳酸性酸中毒；⑥其他机制：包括激肽释放酶-激肽原-激肽系统的致脑水肿作用、溶酶体膜破坏和内源性阿片样物质（β 内啡肽、强啡肽）的有害作用等。

上述各种脑细胞损害的机制，均可引起脑水肿。脑水肿是脑组织对各种致病因素的一种反应，主要变化为脑实质内液体成分的增加，引起脑体积的增大。一般把脑水肿分为以下三种类型：

1. 细胞毒性脑水肿　多见于脑缺血缺氧早期以及脑膜炎等疾病。主要表现是脑细胞（神经元、胶质细胞）因细胞内液增多而肿胀，即细胞水肿。无血管损伤，血脑屏障相对完整，血管通透性无损害。引起水肿的机制可能是因缺血、缺氧或在某些毒性物质的作用下，细胞 Na^+ 泵功能受损，致细胞内 Na^+ 潴留，细胞内水亦增多。此型脑水肿意识障碍较常见，轻者嗜睡，重者昏迷。脑电图检查多为弥漫性高波幅慢波。

2. 血管源性脑水肿　多见于脑缺血缺氧严重时，以及脑肿瘤、脑外伤等疾病时，主要表现是灰质胶质细胞肿胀、水肿，而白质中除胶质细胞水肿外，细胞外间隙有液体积聚，其水肿液含较多蛋白质。其机制是由于毛细血管通透性增高，血脑屏障破坏，引起血浆中水与其他分子外渗的结果。此型脑水肿严重时常有明显的颅内压增高，并出现意识障碍。

3. 间质性肺水肿　见于肿瘤以及炎症性疾病。其主要表现是脑室周围间质中出现水肿：因炎症等可使脑脊液生成增加，或是因肿瘤等压迫、阻塞脑脊液循环通路，故可影响脑脊液正常循环而出现脑室扩张，形成脑积水。脑积水时，脑脊液压力增高，同时还可因炎症等的影响，室管膜的通透性增高。故脑脊液可渗入脑室周围的白质细胞间隙中，呈间质性水肿。此型脑水肿大脑功能改变较缓慢，一般无意识障碍，脑电图常为正常。

脑水肿的病理形态，可分为局灶性脑水肿和弥漫性脑水肿两类。如脑水肿较局限或程度较轻时，临床上可不出现，或仅出现轻微的脑功能异常，亦可不出现意识障碍；只有局灶性大脑占位病变引起严重脑水肿发生脑疝时，才可出现意识障碍。另一种弥漫性脑水肿，常为严重颅脑外伤、颅内感染、中毒及缺氧等病因引起。常见有局限性神经功能障碍及颅内压增高征，重者脑疝形成，多有意识障碍。

引起脑功能衰竭的各种病因，它们或是直接致颅内容物体积增加，或是致脑脊液循环障碍，或是引起脑水肿，导致颅内压增高及意识障碍，而脑水肿则是致颅内压增高的主要原因。从临床病理生理学角度，可将颅内压增高的发生发展分为代偿期、早期、高峰期和晚期等四个不同阶段。当颅内压升高到颅内无法缓冲时，某些脑组织受挤压，并向邻近阻力最小的空间疝出（脑疝形成）。不仅疝出的脑组织发生淤血、水肿和软化，受脑组织挤压的四邻结构也将发生一系列神经功能障碍；同时疝组织阻塞脑脊液循环通路，导致颅内压更为增高。周而复始和恶性循环，最后致急性脑功能衰竭和一系列危急临床症状。

（任　重）

第二节　急性脑功能衰竭的诊断

急性脑功能衰竭常是许多颅内疾病和全身性疾病的严重后果，如何在各种疾病的发生发展中确定已发生脑功能衰竭，是一个十分紧迫的问题，因其对早期防治脑功能衰竭，改善预后有重要意义。在脑功能衰竭的诊断上，必须包括临床诊断、脑损害部位和病因诊断以及脑死亡的确定。

一、临床诊断

脑功能衰竭时，脑内发生一系列生理生化改变，临床上出现许多症状和体征，而实验室检查所见则是非特异性的，主要是与原发病有关的变化。因此，脑功能衰竭的诊断主要是依据脑部受损的临床征象。不论病因如何，临床诊断主要包括意识障碍和颅内压增高的分析和判断。

（一）意识障碍

意识障碍是急性脑功能衰竭的主要临床表现之一。意识正常即意识清醒，表现为对自身与周围环境有正确理解，对内外环境的刺激有正确反应，对问话的注意力、理解程度以及定向力和计算能力都是正常的。意识障碍通常可分为觉醒障碍和意识内容障碍，依据检查时刺激的强度和患者的反应，可将觉醒障碍区分为嗜睡、昏睡、浅昏迷和深昏迷；意识内容障碍常见的有意识混浊、精神错乱、谵妄状态。

（二）脑水肿、脑疝

脑功能衰竭的重要病理改变是脑水肿及颅内压增高。典型表现为头痛、恶心呕吐与视神经乳头水肿，常伴有血压增高、脉搏缓慢、呼吸慢而深、瞳孔缩小、烦躁不安或意识障碍、抽搐等生命体征的变化。随着颅内压增高，终致脑疝形成，急性发作者常表现为突然和急剧进展的意识障碍、瞳孔变化、呼吸与循环功能异常、肌张力障碍等。如未及时解除，可在短时间内致死。脑疝的出现是急性脑功能衰竭发生发展的严重后果，早期识别与防治它的形成与发展有极其重要的意义。临床上常见而危害大的脑疝有小脑幕裂孔下疝、枕骨大孔疝和小脑幕裂孔上疝，它们可单独存在或合并发生。

1. 小脑幕裂孔下疝　为部分额叶和（或）脑中线结构经小脑幕裂孔往下疝出的一种脑疝，脑疝形成以后使脑池闭塞。颅内压增高，脑干被迫下移，位于中脑大脑脚与小脑幕切迹缘间的动眼神经，常因早期受压麻痹而出现同侧上脸下垂、瞳孔散大与眼球外展，继而大脑脚受压，对侧肢体瘫痪；随着移位的增加，对侧大脑脚被压于小脑幕的游离缘上引起病侧肢体瘫痪，对侧的动眼神经亦可受牵拉或压迫而形成双侧瞳孔散大，且散大较病变侧明显，眼球运动麻痹。因此，临床上如怀疑有外伤性急性颅内血肿存在，而按瞳孔散大侧施行颅钻孔探查时，如为阴性，尚需作对侧钻孔探查，以免遗漏血肿，当中脑网状结构上行激活系统受损时，可出现不同程度的意识障碍或昏迷，并逐渐加深。脑疝的继续发展，使脑干受压损害逐渐加重，出现四肢肌张力增高、瘫痪，并有强直样发作，称为去大脑强直。生命指征的改变随脑疝的发生发展而变化：①脑疝前期：脑疝时引起脑干缺氧，而脑干对缺氧耐受性较强；早期缺氧对脑干生命中枢起兴奋作用，从而出现呼吸深快，脉搏加快，血压升高；当颅内压继续升高时脉搏变慢；②脑疝代偿期：当脑干受压、脑缺氧与脑水肿更为严重时，生命中枢还可以暂时通过生理调节来维持生命活动，于是呼吸、循环中枢兴奋加强，克服缺氧，因而血压更趋升高，脉搏缓慢（50 次/min），呼吸深而节律不整；③脑疝晚期：呼吸与循环中枢处于衰竭状态，出现呼吸变浅而不规则，甚至呼吸停止、血压下降、心律失常、心跳停止。

2. 枕骨大孔疝　枕骨大孔为颅后窝与椎管间交通孔道，孔之前半部有延髓，后半部有小脑延髓池（亦称枕大池），小脑扁桃体居小脑半球后下部，紧邻枕骨大孔上缘。当颅内压增高时，小脑受挤促使小脑扁桃体向下移动和嵌入上颈段椎管内（称枕骨大孔疝或小脑扁桃体疝），使小脑延髓池闭塞。脑脊液循环受阻，颅内压进一步增高，小脑扁桃体进一步下移和紧紧地嵌入枕骨大孔和颈椎椎管上端，损及延髓及其邻近的第 9 ~ 12 对脑神经和第 1 ~ 2 对脊神经根、小脑后下动脉等重要结构，颅内压更加增高，如此恶性循环，最后像小脑幕裂孔下疝一样的结局都可发生。不同的是，枕骨大孔疝的呼吸、循环中枢功能障碍出现较早，瞳孔和意识障碍出现较晚，而小脑幕裂孔下疝恰好相反。

枕骨大孔疝多见于颅后窝占位性病变，亦见于引起严重脑水肿的颅内弥漫性病变。幕上占位性病变先形成小脑幕裂孔下疝，最后常合并有不同程度的枕骨大孔疝。可分为急性和慢性两种，后者常由慢性颅内压增高或颅后窝占位病变引起，临床上除有枕后部疼痛（因颈神经根受激惹）、颈项强直与压痛，第 9 ~ 12 对脑神经受损（如轻度吞咽困难、饮食呛咳与听力减退）外，偶有四肢强直，角弓反张甚或呼吸抑制，但意识常清楚，可能与机体已具有一定代偿功能有关，然晚期仍无例外地出现意识障碍。急性型多系突然发生，或在慢性型的基础上，因剧烈呕吐、咳嗽、挣扎、排便用力、腰穿或做压颈试验等促使颅内压增高的因素突然加剧，常可突然发生呼吸停止、昏迷而死亡。

3. 小脑幕裂孔上疝　是由于幕下颅内压增高使脑组织经小脑幕裂孔向上疝出所致。疝内容物主要是小脑上蚓部与小脑前叶，故又称小脑蚓部疝。多为颅后窝病变引起，常与枕骨大孔疝合并发生。颅后窝占位性病变病例作侧脑室快速引流时可诱发或加重此疝。当上述疝组织疝入四叠体池和压迫中脑后部的四叠体及背盖部时，可早期出现上睑下垂、双眼上视困难、瞳孔散大、对光反射消失和听力障碍等四叠体受损症状，以及背盖部内网状结构上行激活系统受损所致的意识障碍；晚期有去大脑强直与呼吸骤停。

二、脑功能障碍解剖部位判断

急性脑功能衰竭时，脑内发生一系列的病理过程，可损害不同部位的结构及功能，呈现各种临床征象。临床上分析脑受损的部位及其功能障碍水平是非常重要的，对指导治疗、判断预后有较大价值。通常可根据意识状态、颅内压增高征、脑损害的症状和体征，结合必要的辅助检查，来推断脑部损害的范围及功能障碍水平。一般分为以下三种情况：

（一）幕上局限性病变

大多先有大脑半球损害的征象，常有定位表现，如癫痫、轻偏瘫、偏盲、失语等，迟早可出现颅内压增高的征象。当病变位于"静区"，如额叶或硬脑膜下间隙，可无局灶征，仅呈弥散性脑功能障碍和颅内高压症。随着病程进展，当病变累及间脑中央部，则发生意识障碍，继而进一步发展为小脑幕裂孔下疝，出现自上而下的脑干受损征象。因此，幕上病变的病程规律，一般是大脑半球损害的对侧定位征和颅内压增高征，其后依次出现意识障碍和脑干受损的表现。

（二）幕下局限性病变

主要特点是脑干功能障碍，一般在发生意识障碍的同时，常已伴随同水平脑干受损征象。因此，患者在昏迷前无大脑半球的偏侧定位体征。而常有枕区疼痛、恶心、呕吐、眩晕发作、复视、眼球震颤、共济失调、一侧脑干局限体征（如交叉性瘫痪）、后组颅神经麻痹等。若尚未影响脑脊液循环，则无颅内压增高的征象或较晚出现，但颅后窝占位性病变可较早发生颅内高压征，且较易引起枕骨大孔疝，通常不发生幕上病变那种自大脑皮质、间脑至脑干的病程规律。

（三）弥散性脑损害

急性的大脑弥散性损害，由于大脑皮质及皮质下结构受损，临床上常先有精神症状，意识内容减少，一般呈现对外界的注意力降低，计算与判断力辨别差，记忆障碍和定向力障碍、错觉、幻觉、谵语。很快出现较明显的觉醒障碍，呈现嗜睡或昏睡，直至昏迷，其程度常同病变的范围和严重程度相应。也常发生去大脑皮质状态。大多缺乏明确的脑局灶性定位征，而呈弥散性或多处性损害的体征，常伴颅内高压征和脑膜刺激征；晚期可呈现继发性脑干功能障碍的征象。

三、病因诊断

脑功能衰竭的病因诊断极为重要。通常必须依据病史、体格和神经系统检查，以及有关的实验室资料，经过综合分析，能查出导致脑功能障碍的原发病因。由于脑功能衰竭的病因众多，而且某些病例的病程进展甚快，病情危重或因条件所限，无法进行详细或特殊的实验室检查，使病因诊断受到影响。从临床实际需要出发，区分原发病变位于颅内或颅外，具有较大价值。

（一）颅内疾病

原发病变在颅内，随着病程进展，最终导致脑功能衰竭。临床上通常先有大脑或脑干受损的定位症状和体征，较早出现意识障碍和精神症状，大多伴明显的颅内压增高，有关颅内病变的实验室检查多有阳性发现。常见的有急性脑血管病、颅内占位性病变（肿瘤、脓肿）、颅脑损伤、颅内感染以及癫痫持续状态等。

（二）全身性疾病

全身性（包括许多内脏器官）疾病可影响脑代谢而引起弥散性损害，又称继发性代谢性脑病。同原发性颅内病变相比，其临床特点是：先有颅外器官原发病的症状和体征，以及相应的实验室检查的阳性发现，后才出现脑部受损的征象。由于脑部损害为非特异性或仅是弥散性功能抑制，临床上一般无持久和明显的局限性神经体征及脑膜刺激征，主要是多灶性神经功能缺失的症状和体征，且大都较对称。通常先有精神异常、意识内容减少。一般是注意力减退、记忆和定向障碍，计算和判断力降低，尚有错觉、幻觉，随病情进展，意识障碍加深。此后有的可出现不同层次结构损害的神经体征，如昏迷较深和代谢性抑制很严重，而眼球运动和瞳孔受累却相对较轻。常见病因有外源性中毒、内分泌与代谢性疾病、感染性疾病、物理性与缺氧性损害等。

四、脑功能监测

脑功能监测是为了解中枢神经功能损害的程度及抢救治疗的效果。

（一）必要的神经系统检查

1. 角膜反射　是衡量意识障碍程度的重要标志。长时间的角膜反射消失，预后不良。

2. 其他反射　瞳孔对光反射、咳嗽及吞咽反射、脊髓反射等的存在或消失，提示脑干功能恢复或消失。

3. 瞳孔　瞳孔大小的变化。

（二）电生理监测

1. 脑电图　须连续监测，对脑功能状态、病变部位、治疗及预后判断都有一定价值。脑电图正常，预后良好，可以完全恢复脑功能；脑电图极度异常，提示中枢神经功能严重受损。

2. 脑干诱发电位　为测定脑干功能状态的客观方法。常用的为脑干听觉诱发电位，因其一般不受麻醉药物的影响。

3. 颅内压监测　采用各种小型颅内压计，埋藏在颅内，连续记录颅内压，能较好地反映脑水肿的情况。

五、脑死亡的确定

脑功能衰竭的最严重后果是脑功能的永远不能恢复，称为脑死亡或过度昏迷或不可逆性昏迷。脑死亡是颅内结构的最严重损伤，一旦发生，即意味着生命的终止。许多国家制订出脑死亡的诊断标准，归纳起来如下：①自主呼吸停止；②深度昏迷：患者的意识完全丧失，对一切刺激全无知觉，也不引起运动反应；③脑干反射消失即头眼反射、眼前庭反射、瞳孔对光反射、角膜和吞咽反射、瞬目和呕吐动作等均消失；④脑生物电活动消失，脑电图呈电静止、诱发电位的各波消失。如有脑生物电活动可否定脑死亡诊断，如中毒性等疾患时脑电图可以呈直线而不一定是脑死亡。上述条件经 6～22h 观察和近复检波仍无变化，即可确立诊断。

（任　重）

第三节　急性脑功能衰竭的治疗

急性脑功能衰竭是多种病因和不同性质病变所致的一种临床病理状态，并常引起许多严重并发症，因此必须根据不同的病因与病理阶段，采取最佳的综合治疗方案，以控制或逆转脑功能衰竭的发展，解除或最大限度地减轻脑损害，争取恢复正常的功能。

一、一般处理

原则上应将患者安置在有抢救设备的重症监护室内，以便于严密观察、抢救治疗、给氧、加强护理，一般常取侧卧位或仰卧位（头偏向一侧），利于口鼻分泌物的引流，保持床褥平整、清洁，一般每 2～4h 翻身 1 次，骨突易受压处加用气圈或海绵垫。并适当按摩，防止舌后坠，定期吸痰。保持呼吸道通畅，注意口腔清洁。留置尿管者，定期冲洗膀胱及更换尿管。急性期有昏迷者先短时禁食，靠静脉补液。在生命体征稳定后，依病情给予易消化、高蛋白、高维生素、有一定热量的流质（可行鼻饲）。

二、病因治疗

针对病因采取及时果断措施是抢救脑功能衰竭的关键。对病因已明确者，则迅速给予有效的病因处理，如颅脑外伤与颅内占位性病变，应尽可能早期手术处理；出血性脑血管病有手术指征时尽早行手术清除血肿，或行脑室穿刺引流术；急性中毒者应及时争取有效清除毒物和特殊解毒措施的应用；各种病原体引起的全身性感染和（或）颅内感染，应选用足量敏感的抗生素等药物。

三、对症处理

1. 控制脑水肿，降低颅内压　除采取保持呼吸道通畅、合理的维持血压、适量的补液及防止高碳酸血症等措施外，尚需用脱水剂，如 20% 甘露醇或 25% 山梨醇液 250ml 静脉快速滴注（25～30min 内），依病情每 4～12h1 次；呋塞米（速尿）20～40mg 或依他尼酸（利尿酸钠）50～100mg 静注，50% 葡萄糖液 40～100ml 静注，每 4～12h 1 次；地塞米松10～40mg/d 静滴；常用上述药物联合或交替使用。

2. 维持水、电解质和酸碱平衡　一般每日静脉补液量 1 500～2 000ml，其中 5% 葡萄糖盐水 500ml 左右；同时应注意纠正电解质紊乱如低钾或高钾血症，以及酸碱平衡失调。

3. 镇静止痉　对有抽搐、兴奋躁动等表现者，可选用地西泮（安定）、苯巴比妥、苯妥英钠等镇静、抗惊厥药物，亦可用东莨菪碱 0.3～0.6mg 肌注，或异丙嗪（非那根）25～50mg 肌注，对高热伴抽搐者可用人工冬眠疗法。

4. 控制感染　有感染者，应根据细菌培养与药敏结果选择有效的抗生素。

5. 防治脏器功能衰竭　包括防治心、呼吸和肾衰竭以及消化道出血等并发症。

四、脑保护剂的应用

某些药物能减少或抑制自由基的过氧化作用，降低脑代谢，从而阻止细胞发生不可逆性改变，形成对脑组织的保护作用，称为脑保护剂。如巴比妥类、苯妥英钠、甘露醇、肾上腺皮质激素、依托咪酯、纳洛酮、富马酸尼唑苯酮等。近年来神经节苷脂、腺苷及其类似物、兴奋性氨基酸受体拮抗剂、钙拮抗剂、缓激肽受体拮抗剂、热休克蛋白、镁离子等对脑损伤的治疗保护作用亦受到临床重视。

1. 巴比妥类药物　可能系通过以下几方面对脑起保护作用：①降低脑氧代谢率；②清除自由基、膜稳定作用；③改善脑血流分布；④降低颅内压和减轻脑水肿；⑤改善缺血后脑能量状态，预防和控制抽搐。

2. 苯妥英钠　本品作为脑保护剂的机制为：①可降低脑耗氧量，减少乳酸产生，增加脑内葡萄糖、糖原和磷酸肌酸水平，提高对脑缺血、缺氧的耐受性；②能稳定细胞膜，改善离子通透性，增加钾离子的摄入，防止细胞内钠离子增高，促进 $Na^+ - K^+ - ATP$ 酶活性，减轻脑缺氧性损害的生化或形态方面的变化；③有扩张脑血管、增加脑血流之作用。

3. 甘露醇　除具有脱水降颅压作用外，尚有清除自由基的作用。已成为一种常用的脑细胞保护剂。

4. 纳洛酮　是吗啡受体拮抗剂，能有效地拮抗 β－内啡肽对机体产生的不利影响；还具有抗氧化的作用，并能阻止钙内流、增加脑血液量。

5. 依托咪酯　是一种非巴比妥类静脉全麻药，作用强度分别为戊巴比妥的 4 倍和硫喷妥钠的 12 倍。对脑缺氧后由于自由基过氧化反应引起的脑损害有保护作用，并可制止脑缺氧引起的抽搐，还可减少脑血流量，从而降低颅内压。

6. 富马酸尼唑苯酮　有显著的脑保护作用，其主要机制有：①能使脑代谢率降低 20%～30%，增加脑对缺氧的耐受性；②消除自由基、抗过氧化作用；③稳定生物膜；④抗 TXA 作用；⑤促进前列环素生成。

7. 肾上腺皮质激素　近来研究较多的是甲泼尼龙和 21－氨基类固醇。

（1）甲泼尼龙（甲基强的松龙）：本品是一种较早合成的糖皮质激素，除具有抗炎作用外，近年来研究发现其有较强的抗脂质过氧化作用，对中枢神经损伤具有明显的保护作用。Hall 等的研究发现，糖皮质激素对脑损伤的保护效能与它们抑制脂质过氧化反应呈平行关系，甲泼尼龙的抗脂质过氧化反应的效能比琥珀酸盐泼尼松龙（强的松龙）强 1 倍，而氢化可的松则无任何抗脂质过氧化作用。研究表明静脉注射大剂量甲泼尼龙（30mg/kg），能明显提高重度颅脑损伤患者生存率，改善伤后神经功能预后；而小剂量则无效。但有关大剂量糖皮质激素治疗重度脑损伤患者的临床疗效目前存在较大争议。

（2）21-氨基类固醇：鉴于甲泼尼龙的脑保护作用并非糖皮质激素受体介导，而是通过抑制氧自由基介导的脂质过氧化反应发挥其效能，故有学者试图合成某种药物既具有类似甲基强的松龙的抗氧自由基的效能，又不作用于糖皮质激素受体，这样可以防止或减轻药物介导糖皮质激素受体后所产生的不良反应，如糖尿病、免疫功能抑制、消化道溃疡、负氮平衡以及延迟伤口愈合等。研究发现21-氨基类固醇 U-74006F 具有很强的抑制氧自由基脂质过氧化反应，且不作用于糖皮质激素受体。21-氨基类固醇抑制氧自由基介导的脂质过氧化反应的主要依据包括：具有与维生素 E 相同的清除过氧化自由基、阻断脂质过氧化反应过程；具有清除羟氧自由基功能；稳定细胞膜结构，抑制各种氧自由基循环反应。此外，最近还发现21-氨基类固醇 U-74006F 还有保护血脑屏障功能、改善脑能量代谢、降低脑组织乳酸含量、减轻脑酸中毒等作用。

8. 神经节苷脂 神经节苷脂类物质是含亲水性和疏水性两种不同特性阴离子的涎酸，位于脊椎动物细胞膜的外脂层。它和磷酸胆碱鞘脂类似物——鞘磷脂是构成神经细胞膜双脂层的最主要脂质成分。所有神经节苷脂分子均由疏水性酰基鞘氨醇部分和亲水性涎基低聚糖类基团所组成，各种不同类型神经节苷脂具有不同类型的低聚糖核心基团和涎酸部分，且涎酸数量和位置也不相同。神经节苷脂类物质根据低聚糖的特性可分为神经节系列神经节苷脂、球系列神经节苷脂和乳系列神经节苷脂等，其中神经节系列神经节苷脂又可分为中涎神经节苷脂 GM_1、双涎神经节苷脂（GD_{1a}、GD_{1b}、GD_2、GD_3）、三涎神经节苷脂（GT_{1a}、GT_{1b}）和四涎神经节苷脂（GQ_{1a}、GQ_{1b}）。目前研究结果表明，神经节苷脂类物质具有调节细胞膜内蛋白质的功能。给予外源性神经节苷脂对脑细胞有明显的治疗保护作用。其作用机制有：

（1）神经节苷脂能阻断兴奋性氨基酸对神经元的毒性作用。

（2）神经节苷脂对缺血性脑损伤有保护作用。

（3）神经节苷脂能促进轴索的生长，激活神经经营养因子（如神经生长因子），促进受损神经元的结构和功能恢复等。

五、脑代谢活化剂的应用

不论是全身性疾病或是颅内病变都可引起脑代谢障碍，并有相应的病理生理和生化的改变，在脑功能衰竭中起重要作用。故只有积极改善脑代谢紊乱，才能促进脑功能的恢复，防止或减少脑损害的后遗症。临床上主要用促进脑细胞代谢、改善脑功能的药物，即脑代谢活化剂（cerebral metabolic activator）。较常用的有：①脑活素（cerebolysin）；②胞磷胆碱；③细胞色素 C；④三磷腺苷（ATP）；⑤辅酶 A（CoA）；⑥克脑迷；⑦甲氯芬脂；⑧具有苏醒作用的中成药：醒脑静注射液、牛黄清心丸、至宝丹；⑨促甲状腺激素释放激素（TRH）；⑩其他药物如左旋多巴、乙酰谷酰胺、谷氨酸盐（钾、钠）、氨醋酸（γ-氨基丁酸）、肌苷、脑复新、脑复康、维生素 B_6、贝美倍、纳洛酮、舒脑宁、脑通等。

六、改善微循环、增加脑灌注量

对无出血倾向，由于脑缺氧或缺血性脑血管病引起的脑功能衰竭，可用降低血液黏稠度和扩张脑血管的药物，以改善微循环和增加脑灌注量，帮助脑功能的恢复。这类药物有：低分子右旋糖酐、维脑路通、复方丹参、脉络宁等。

七、高压氧疗法

高压氧治疗在脑功能衰竭的复苏中具有重要意义，它能提高血液、脑组织、脑脊液的氧含量和储氧量；增加血氧弥散最初有效弥散距离；改善血脑屏障、减轻肺水肿，降低颅内压；促进脑电活动、脑干生命功能和觉醒状态，促使昏迷者苏醒；减轻无氧代谢和低氧代谢，促进高能磷酸键（AIP）的形成，调节生物合成和解毒反应，纠正酸中毒，维持有效循环，改善其他重要脏器的功能。通过上述高压氧的综合作用，可打断脑缺氧、脑水肿的恶性循环，促进脑功能恢复和复苏。因此，有条件、有适应证者应尽早使用。

（任　重）

参考文献

1. 邱海波．主译．现代重症监护诊断与治疗．北京：人民卫生出版，2011.
2. 王维治．神经病学．北京：人民卫生出版社，2013.
3. 左拥军．临床常见的急危重症救治大全．吉林：吉林大学出版社，2012.

第二十六章　癫痫持续状态

第一节　概述

一、癫痫持续状态的定义

癫痫持续状态（status epilepticus，SE）是发作的一种特殊情况，而并非是特殊的发作类型，是一种以持续癫痫发作为特征的病理状况，其发生反映了终止发作的内源性机制发生了障碍。随着人们对其认识的不断深入，SE 定义标准也是变化着。

在早期，按照 Gastaut 观点，持续状态被定义为："一次发作持续了足够长的时间，或由于发作反复出现，而产生的一种持久性癫痫发作状态"。但是，由于该定义本身的不明确性，很难在临床工作中采用。

后被临床普遍采用的定义为：一次癫痫发作持续 >30min，或出现两次以上的癫痫发作，而在发作间期意识未完全恢复。可看出，该定义试图量化发作持续的时间。在此定义中，最初人为选择了 30min 作为时限。不过，随后的研究显示，以 30min 作为时限是有依据的，是基于在该时间点上神经元开始受损的病理学证据以及流行病学所显示的发作持续时间 > 30min 会导致病残率和病死率增加的资料。例如，人们推测，如发作仅仅持续 <30min，大脑功能仍可自我代偿；也有研究显示，与持续时间 >30min 的发作相比，发作持续时间为 10~29min 的患者预后要明显好。

不过，临床实践提示，我们可能需一更短发作时限的定义。根据以往大量的临床观察及随着长时间录像——脑电图在临床中的应用，对患者发作的详细分析成为可能。发现成人孤立性一次癫痫发作持续时间很少超过 2min；另外，动物实验研究显示，在反复发作后的 15~30min，就会形成自我维持发作的能力和出现对药物的抗药性，且同时会导致神经细胞的损伤。因而，定义 SE 的时间界限也越来越短：美国癫痫基金会的指南中确定为 30min，某些学者认为 20min，美国 SE 合作试验研究中确定为 10min。这些变化反映了在临床工作中，迫切需要一个有关 SE 切实可行的定义。例如，对有发作的患者，应何时开始按持续状态处理。因而，近年一些学者试图扩展 SE 的定义为：一次发作持续 >5min，或出现两次以上的癫痫发作而在发作间期意识未完全恢复。尽管新的定义尚未被广泛接受，但从 SE 的治疗应当尽早进行以避免潜在的神经细胞受损这一共识考虑，该定义在临床上更有可行性。

考虑到 SE 的持续时间及持续状态时的病理生理改变，有可能存在不同甚至更为复杂的发作演变过程，因而，从临床治疗实际出发，近来有人将 SE 分成三个阶段：早期的 SE、确定的 SE 和轻微的 SE；且提出，当患者进入"确定的 SE"阶段时，神经细胞已受损且抗药性已形成，所以在临床工作中，不可能等到患者进入"确定的 SE（established SE）"阶段才开始治疗。

以下分别将上述三个阶段的概念进一步阐述。

（一）早期的 SE（early or impending SE）

定义为："历时 >5min 的连续发作，或反复发作 >5min，且发作间期意识未能完全恢复"。早期的 SE 并非真正意义上的 SE。但该定义的提出，反映了人们已认识到，早期就应通过静脉应用大剂量的抗惊厥药物，否则很易发展成 SE。当然，并不是所有患者都发展成SE。有研究显示，在发作持续时间达 10~29min 的患者中，有 40% 患者的发作会在未治疗情况下自行停止，总的死亡率为 2.6%，而持续时间 >30min 的患者死亡率为 19%（P < 0.001）。

以 5min 作为定义早期 SE 的时间标准是有一定道理的。在成人全面惊厥性发作中，临床发作的平均持续时间为 52.9~62.2s（标准差为 14s），脑电发作平均持续时间为 59.9s（标准差为 12s），均不超过 2min。所以，采用早期 SE 发作的时间标准（5min），这要比孤立性一次发作持续时间要长 18~20 个标准差，就可足以表明早期 SE 与孤立一次发作是明显不同两种情况，很可能提示发作在加重。这一定义也与临床实际情况一致，多数急诊室一般对 >5min 的发作都会像对待 SE 一样进行治疗。定义早期 SE 的一个好处是，可提醒人们，发作已出现不寻常的迹象，危险即将到来。

另外，就时间上而言，早期 SE 可能与 SE 动物试验中的药物敏感阶段相对应，而确定的 SE 则可能与药物抵抗阶段有部分对应。当然，将动物试验的结果直接移至患者并非可行，因而需更多的临床研究来阐明定义早期 SE 的必要性。

（二）确定的 SE（established SE）

定义为："临床或脑电图的发作持续 >30min，或出现两次以上的癫痫发作，而在发作间期意识未完全恢复"。可以看出，该定义与我们既往普遍采用的 SE 相一致。实际上，早期 SE 与确定的 SE 是一个连续过程。以 30min 作为时间标准也有其临床和动物试验结果的支持：在动物中，这是形成自我维持发作能力所需时间，也是抗药性的形成时间，同时也是发作能够引起明显脑损伤的所需时间；根据一项研究结果，在发作后 30min 这一时间点，有60% 的发作仍未自行停止而进入持续发作状态。另外，将 30min 定义为 SE 的时间标准，也早已被临床工作实际及动物研究试验所接受和采用。应注意，该标准以往仅仅用于成人或 >5 岁儿童的全面惊厥性发作。

（三）轻微的 SE（subtle SE）

轻微的 SE 由 Treiman 首先提出，其表现为昏迷与发作性脑电图异常放电，伴有或不伴有轻微的运动性发作，如表现为面、手、足的节律性小幅度颤搐或眼球震颤、强直性眼球偏斜等。由于惊厥表现不突出，实际上代表了一种非惊厥性 SE。有研究提示，在接受 SE 治疗的患者中，>10% 患者的临床发作已停止或仅有一些轻微症状，但脑电异常活动仍持续存在。目前尚不清楚，这种持续脑电活动对人是否有害。但动物试验提示，持续的放电可损伤神经细胞，提示可能有必要对持续的脑电活动进行控制。这一状态所蕴含的预后及治疗方面的意义可能与惊厥性持续状态是一样的。

二、癫痫持续状态的流行病学

总的看来，SE 的发病率为 10~41/10 万。目前有三个较有影响的、在人群中进行的有关 SE 流行病学的前瞻性研究。其中一项美国研究显示，SE 的年发病率为 41/10 万，在年轻人中的年发病率为 27/10 万，而在老年人中为 86/10 万。另外，老年人（≥60 岁）SE 的死亡率也要高于年轻人，分别为 38% 和 14%，这也反映了目前控制 SE 的方法还不是很有效，我们仍面临着很大挑战。在欧洲进行的两项前瞻性研究结果显示，年发病率分别为 7.1/10 万（德国）和 10.3/10 万（瑞士），这些结果与早年在美国进行的一项回顾性研究结果（18.1/10 万）接近。但要注意的是，在上述所有的研究中，发病率有可能被低估了。

有研究显示，SE 的发病率在不同人种各异。例如，在黑人人群中进行的一项研究显示，其发病率是高加索人群的 3 倍。也有研究显示，SE 的发病率在男性更高，并与年龄相关，在儿童和老年人中最高，因而呈"哑铃型"分布。可以预见的是，在已步入老年社会的我国，SE 的发病率在将来会进一步升高。

在美国，每年出现约 10 万 ~16 万例的 SE 患者，其中大多数为癫痫患者。约 5% 的成人癫痫患者及 10% ~25% 的儿童癫痫患者至少会发生一次 SE。在出现 SE 的所有患者中，有 13% 的患者会再发。

总的来讲，SE 的死亡率为 10% ~20%，但根据患者发生时年龄、病因、对药物反应及发作持续时间不同而差别很大。老年人的死亡率和病残率要比年轻人更高。长时间的 SE 和对药物抵抗的 SE 患者的预后较差。同时有多种疾患患者的死亡率更高。低氧血症、急性脑卒中、中枢神经系统感染及代谢性疾病等造成的 SE，通常有较高的病死率（80%）；而由于抗癫痫药物浓度过低、肿瘤、既往脑卒中史或癫痫史、乙醇相关性及创伤相关性等病因引起的 SE 者，则死亡率相对较低些，提示 SE 的预后主要与病因相关。

有研究显示，SE 的常见病因有癫痫患者的抗癫痫药物浓度过低（34%），既往脑部损伤史（24%）、脑血管意外（22%）、缺氧（10%）、代谢因素（10%）、乙醇和毒品的戒断（10%）。

三、癫痫持续状态的基本机制

SE 反映了一种能够阻止持续发作的内在细胞机制的失调。这些机制的失调，被认为是由于细胞水平的病灶持续兴奋，或因发作持续的抑制功能发生了障碍所致。大脑切片的实验结果显示，持续性发作需在内嗅区和海马结构间形成一个反射环路，且似乎存在"全或无"现象，发作在刺激 15 ~30min 后就可独立持续存在。

这些发现提示，SE 包括激活期和维持期。激活期可能是由于过度兴奋刺激始动的。这一概念得到了临床观察的支持，即当患者误服软骨藻酸（一种兴奋性氨基酸的类似物）后易出现 SE。γ - 氨基丁酸（GABA）介导的对兴奋灶抑制作用的丧失可能使发作得以持续存在。该抑制机制的障碍伴随着由发作诱发的 $GABA_A$ 型受体各种不同异形体在海马区的出现而发生。这些不同异形体有着各异的药理学特性，使其在 SE 时对药物有着不同的敏感性。另一方面，SE 的维持也可能是由 N - 甲基 - D 天冬氨酸（NMDA）介导对神经细胞持续性刺激引起的。在动物 SE 模型中发现，随着 $GABA_A$ 抵抗性的逐渐出现，对 NMDA 拮抗剂的敏感性也会同时产生。支持该假说的证据还包括，SE 初始阶段出现抑制性神经元减少及能维持发作的芽生纤维形成。

上述细胞水平的改变与临床上生理、躯体及电生理的变化相平行。有学者动态地观察了 SE 中神经生理变化，大脑自我调节功能随着发作的进行会逐渐失调，最终达到电机械分离的极限点，通过持续脑电监测也观察到了相似的电生理改变。

（一）具有自我维持发作能力的 SE

人们很早就意识到 SE 具有保持持续进行的倾向。在大多数 SE 动物（处于清醒且可自由活动状态）模型中，发作很快就会形成自我维持、持续进行的能力，且在停止化学性或电致痫刺激后，仍可持续很长时间。只有在麻醉状态下或发育很不成熟的大脑中诱发的发作，才会在停止刺激后也终止。尽管尚无证据表明，人类（SE）发作也具有保持持续进行的特性，但超过半小时的发作将使得药物很难控制，这一事实提示人类的（SE）发作可能也有上述能力。掌握从单一发作阶段是通过何种机制进入具有自我维持、持续进行能力的 SE 阶段具有重大意义，可以帮助我们预防难治性 SE 的发生，减少 SE 严重后果及日后的致痫倾向。

目前已建立具自我维持发作能力的 SE 动物模型。Lothman 等发现，刺激海马区可产生持续很长时间的边缘系统相关发作，进而引起脑损伤和日后的慢性癫痫发作。Vicedomini 等研究显示，一组 10 次的放电刺激后足以产生具有自我维持发作特性的 SE。

动物试验显示，在具有自我维持发作能力的 SE 形成初期，是很容易地被许多抗癫痫药物所终止的。不过，具有自我维持发作能力的 SE 的一旦形成，发作就靠着自我内在的机制而持续进行，这时仅有少数药物可终止其发作，且这些药物都是直接或间接抑制谷氨酸能神经递质的。巴比妥类和其他的 GABA 能药物也可能有效，但是效度常会降低并且需要大剂量应用，因而容易出现不良反应，如心血管系统的抑制，这又会限制了它们的应用。

具有自我维持发作能力的 SE 另一个特点是，会逐渐形成与时间相关的药物抵抗性。有研究显示，SE 进行 30min 时，苯二氮䓬类的效度会降低 20 倍。其他抗癫痫药物（如苯妥英）的效力也会降低，但速度相对慢些。相对比的是，NMDA 阻滞剂效果较好，即使在发作的后期应用也如此。

（二）具有自我维持发作能力的 SE 的病生机制

发作可导致脑内一系列生理及生化方面的改变。有关机制目前仍不太清楚。在不同时期，据推测其大致的变化机制包括：

1. 最初数秒内　主要是出现蛋白质磷酸化后的一系列反应，可出现离子通道开放及关闭、神经递质及调质释放、受体脱敏化等等。

2. 数秒钟至数分钟　受体传递/运输引起的适应性。在基因表达发生变化之前就可能很早地出现功能改变，已存在的受体可从突触膜转移到核内体中，或从存储位点被转移到突触膜上，这一过程通过改变突触间隙中抑制性和兴奋性受体的数量而极大地影响神经元的兴奋性。

3. 数分钟至数小时　神经肽调质的可塑性变化。这些变化常常具有不适应性，可促进惊厥发作的神经肽表达增加，而抑制性神经肽则过分损耗，这样就产生兴奋性增高的状态。

4. 数小时至数周　基因表达发生了长期变化。许多变化是由于发作导致神经细胞死亡而引起，也可是神经细胞重组的结果。有些变化则是可塑性适应发作活动的结果，但由于 SE 很大程度上抑制大脑内蛋白质合成，急性期出现的许多基因表达方面的变化并没有完全表现出来。

（三）单一发作转化为 SE 的机制

以锂－匹罗卡品诱发 SE 的大鼠模型为例，在发作持续 1h 后的海马切片中，每个齿状粒细胞突触内的 GABA$_A$ 受体数量为 18，而对照组为 36。对 GABA$_A$ 受体 γ_2 及 β_{2-3} 亚单位进行细胞免疫组化研究或共焦显微分析显示，亚单位的数量在突触膜上是减少的，而在细胞内则增加。GABA$_A$ 受体的细胞内吞作用可部分解释 GABA$_A$ 抑制作用丧失的原因，也可解释随着发作持续而逐渐形成对苯二氮䓬类药物的抵抗性。导致 GABA$_A$ 抑制作用丧失的机制也可能包括细胞内氯化物聚集和碳酸氢盐（HCO$_3^-$）透性增加。令人感兴趣的是，突触外的 GABA$_A$ 受体并不出现细胞内吞作用，这可能暗示刺激这些突触外 GABA$_A$ 受体有可能起到控制 SE 的作用。同时，α－氨基羟甲基唑唑丙酸（AMPA）和 NMDA 受体亚单位转移到突触膜并在此形成另外的兴奋性受体。这种变化对未能控制发作会进一步增加兴奋性。细胞免疫组化研究显示，NMDA 受体的 NR1 亚单位从突触后膜内的位点转移到突触表面；另外，每个齿状粒细胞突触的功能性 NMDA 受体数量会从对照期的 5.2 增加到发作后 1h 的 7.8。并非所有受体变化都是不利的，如速激肽受体的转移可减少受体数量，这种变化被认为能够稳定内环境及减少兴奋性。突触酶的功能也会出现不利变化，例如，钙调蛋白激酶 II 的自我磷酸化使得该酶不再依赖钙离子就可增加突触前的谷氨酸释放。

（四）SE 中神经肽表达所致的不利变化

细胞免疫组化研究显示，在具有自我维持发作能力的 SE 中，海马区中主要起抑制作用的肽类，包括强啡肽、促生长激素神经肽、生长抑素及神经肽 Y 等，会出现耗损；而促进发作的速激肽 P 物质及神经激肽 B 的表达则增加。这些变化在 SE 中可发挥数小时作用，同时也随着 SE 的好转而减弱。

（五）发作相关的神经元损伤及死亡

Meldrum 等研究认为，即使没有出现惊厥样动作，脑电发作也能引起神经元死亡。Sloviter 研究显示，神经细胞死亡是神经元过度放电的结果，是通过兴奋性中毒机制完成的。目前认为在 GCSE 时引起神经元损伤的最重要原因为兴奋性神经元活动过度。谷氨酸是最常见的兴奋性神经递质，对 NMDA 受体有高度的特异性，可调控神经元的损伤，而 NMDA 受体通道的激活可通过以下机制调控神经元损伤：①导致细胞除极时间延长，使更多的 NMDA 受体通道开放，并激活其他类型的电压依赖性受体通道，从而导致 SE；②导致细胞内钙离子的聚积，激活许多细胞内的病理过程；③细胞内钙离子的聚积还可通过渗透压或其他一些机制调控急性神经元损伤；④细胞内钙离子也可通过激活立早基因等途径激活一些级联放大反应，从而导致细胞凋亡。通常代谢最活跃的脑组织最先发生上述这种神经元的损伤，其损伤的顺序依次为海马、小脑普肯耶细胞、丘脑、纹状体和大脑皮质。在具有自我维持发作能力的 SE 动物模型中，可导致广泛神经元死亡，这在成年动物中主要表现为坏死性改变和线粒体功能异常，有些动物研究还显示在某些部位出现了细胞凋亡。

但对于人类，目前尚缺乏发作诱发神经元损伤的对照研究证据：在死于持续状态的患者中，常见到大脑受到损伤的证据；DeGiorgio 等观察到，与没有持续状态的癫痫患者组及对照组相比，在 5 例死于持续状态的患者中，海马区神经元密度有减少；另有研究显示，在持续状态后，神经元特异的烯醇化酶（一种神经细胞死亡的标记物），在血中的浓度会升高。一些影像学研究显示，SE 后会出现脑水肿和慢性脑萎缩改变；也有个案报道，与 SE 之前正常脑部 MRI 相比,患者在持续状态后 MRI 显示有脑萎缩改变,且随后尸检显示有神经细胞的丢失。由软骨藻酸中毒引起的 SE 患者,尸检显示有神经元的丢失;也有人观察到,在发作活动较明显的部位,可看到局灶性萎缩表现,提示在发作与细胞丢失可能存在因果关系。

（六）SE 引起的致病性

多种类型的 SE 动物模型的研究显示,在 SE 后,常常能够引起日后致痫倾向。有报道一次 SE 后,有 20% ~40% 的患者会发生癫痫;此外,在急性症状性 SE 后,患者日后发生非诱发性癫痫发作的风险要比在孤立一次发作高 3.3 倍;另外,在 SE 发生后,患者可存在将来热惊厥发作的风险,并要比单纯性热惊厥发作后的复发明显提高。当然,上述差异的产生也可能仅仅反映了 SE 患者的病情更重些,而并不是 SE 本身日后具有致痫性。

在一次 SE 后出现癫痫的确切机制不清楚。发生 GABA 能中间神经元丢失或兴奋性纤维芽生现象与致痫性的关系仍有争议,在人类中更缺少这方面的有力证据。但有证据显示,持续发作可导致颞叶内侧硬化改变;尸检结果显示,无论是定性还是定量分析,神经元丢失的形式都与颞叶内侧硬化时所见相同。影像学的系列研究也显示,一次长时间 SE 后,海马会逐渐出现萎缩和硬化,这可能为日后癫痫反复发作产生了隐患。

（七）时间依赖的抗药性形成

有证据显示,SE 的动物模型中,随着发作的进行会逐渐形成对抗惊厥药物的抵抗性。所以,对 SE 患者而言,早期进行治疗要比晚期治疗更有效。

四、癫痫持续状态的生理变化（以 GCSE 为例）

有学者将 SE 的生理变化分成两期:代偿期和失代偿期。在初始的代偿期,脑细胞的异常放电活动使脑的代谢率增高,血流量、耗氧量和葡萄糖摄取量大大增加。要满足这种应激状态下脑部高代谢的需要,必然会出现心率加快、心搏出量增加、血压升高等代偿性改变以增加脑的血流灌注,机体会极力维持内环境稳定,避免脑组织由于受缺氧或代谢障碍的影响而引起脑损伤,并同时供给肌肉抽动所需能量。但在长时间的惊厥发作（发作持续 30min）后,机体已不能维持内环境的稳定,脑供氧和葡萄糖耗竭,如得不到必要的支持,将进入失代偿期。这时由于大量增高的脑代谢需求不能完全得到满足,导致缺氧和脑及全身代谢发生异常改变、持续性自主神经改变和心功能进行性下降,从而导致内环境稳定的破坏,临床表现为高热、酸中毒、低血糖、电解质紊乱、横纹肌溶解、肺水肿及心律失常等。而伴发的高热、脑水肿、颅内压增高会使得代谢紊乱进一步加重,导致脑神经元坏死,尤以海马、大脑皮质等部位最为敏感。

（任　重）

第二节　癫痫持续状态的诊断

一、癫痫持续状态的分类

目前普遍接受的观点是,有几种癫痫发作类型,就有几种持续状态的类型。SE 的分类方法较多也较混乱。1981 年国际抗癫痫联盟推荐的癫痫发作分类中,将 SE 分成部分性 SE

（如 Jacksoruan 型）和全面性 SE（如失神或持续状态或强直 – 阵挛持续状态）。表 26 – 1 为 2001 年国际抗癫痫联盟推荐的 SE 分类。

　　我们至少应能分辨出如表 26 – 1 中所列的 SE 类型，因为这些类型有着不同的病因和预后，且治疗策略也不一样。例如，Lennox – Gastaut 综合征患者可能由于使用苯二氮䓬类药物而出现强直性 SE；即使持续时间很长，失神 SE 一般不引起中枢神经系统的损害，因而，必须避免出现因治疗而引起的并发症，使用低剂量的苯二氮䓬类药物通常就有效；缺血缺氧性脑病引起的肌阵挛性 SE 预后通常不佳，应用抗惊厥药物也常无效；简单部分性 SE（如部分阵挛性 SE、持续性先兆）常为自限性，但持续性部分性癫痫发作（epilepsia partialis continua，EPC），如 Kojevnikow 型发作以及阵挛发作，则通常很难用药物控制。因此对于这种情况，必须充分把握好药物控制发作带来的益处与药物性不良反应间的平衡。对持续部分性癫痫发作（EPC），不推荐使用麻醉方法来控制发作。另一方面，全面性强直阵挛 SE 则是急症，须尽快加以控制，以避免出现较高的死亡率和病残率。

表 26 – 1　2001 年国际抗癫痫联盟推荐的 SE 分类

（一）全面性 SE
全面性强直 – 阵挛 SE
阵挛性 SE
失神性 SE
肌阵挛性 SE
（二）部分性 SE
Kojevnikov 型持续部分性发作
先兆性 SE
边缘系统性 SE（精神运动性 SE）
伴轻偏瘫的半侧抽搐持续状态

　　传统上，根据是否存在惊厥发作而产生的 SE 分类法已在临床广泛采用。该方法大体将 SE 分为两类：惊厥性 SE（convulsive status epilepticus，CSE）和非惊厥性 SE（non – convulsive status epilepticus，NCSE）。惊厥性 SE 又称为全身惊厥性 SE（generalized convulsive status epilepticus，GCSE）；非惊厥性 SE 又称为失神 SE；而目前又将"非惊厥性 SE"进一步分为"失神 SE"和"复杂部分性 SE"，各自代表着一种迥然不同的 SE 类型。临床上最易辨认，因而也是最常见的 SE 为 GCSE，本章重点关注 GCSE。

二、癫痫持续状态的临床表现

　　目前尚无通过录像监测对 SE 症状学进行系统性研究的报道。现将临床上常见 SE 的表现介绍如下：

　　（一）全身惊厥性 SE（GCSE）

　　是临床上最易辨认、最常见的 SE。常表现为持续的肢体强直性或阵挛性抽搐，伴有意识完全丧失，可出现尿失禁和舌咬伤，常伴有瞳孔散大、对光反射消失、角膜反射消失，可出现病理反射。可产生体温调节、心血管及代谢等多系统的功能紊乱，严重时可致死，死因常为呼吸循环衰竭、脑水肿或高热等。临床症状常会随着发作的持续时间而变得不明显。有学者通过对脑电图和临床观察，动态分析了 GCSE 的演变，发现神经系统的表现越来越轻微，例如，仅表现眼球偏斜、细小眼震或下颌、唇、手指、眼睑等的轻微抽动，最后发展为无临床症状而只表现为脑电的异常。

（二）Kojewnikow 型持续部分性发作

是一种持续性部分性癫痫发作（EPC），表现为某一组肌群的持续阵挛或肌阵挛性抽动，常见部位为一侧口角、眼睑、面部、拇指（趾）、手、脚或前臂、下肢等，可持续数小时、数天甚至数月。常见于 Rasmussen 脑炎患者。

（三）非惊厥性 SE（NCSE）

是指持续至少 30min 的连续或基本连续的全面性脑电图发作活动，但不伴有临床惊厥发作表现的一种 SE。由于临床表现不特异，而使诊断较困难。例如，患者可能仅表现为躁动不安、意识蒙眬、眼震或某些异常行为，如咂嘴动作等。

根据发作期脑电图表现，NCSE 大体上可再分为失神性和复杂部分性两类。

1. 失神性 SE　多见于 10 岁以上儿童，文献报道最小年龄的患儿为 10 岁，尤其是既往有癫痫病史者。发作时呈不同程度的持续性朦胧状态或仅有思维和反应变慢，严重意识混浊时则缄默不语、少动、定向力丧失，感觉、思维、记忆、认知等均有障碍，但很少有意识完全丧失；可伴有各种自动症表现，发作后不能回忆，可持续数小时、数日、数月不等，多数在 24h 内缓解；可在一次全身大发作后出现，约 50% 患者恒定地在一次全身强直—阵挛发作后而结束失神性 SE。按发作时脑电图表现，又可分为典型失神持续状态和不典型失神持续状态。典型失神持续状态表现为双侧同步对称的 3Hz 棘慢波，在长时间发作后频率可能变慢或不规则；常见于特发性癫痫综合征（儿童失神癫痫、青少年失神癫痫等），较易控制，预后较好。不典型失神持续状态则表现为持续弥漫性高波幅 1~4Hz 不规则棘慢波、多棘慢波或慢波。Lennox-Gastaut 综合征常有不典型失神持续状态，预后差，常难以控制。典型失神持续状态似乎是一种良性情况，不会造成严重脑损害。应注意的是，有一种晚发型的失神性 SE（de novo，late onset absenceSE），多发生在既往无癫痫病史的老年患者，常合并其他疾患（代谢紊乱、中毒等）、苯二氮䓬类等药物减/停药、行血管造影等情况。

2. 复杂部分性 SE　又称精神运动性发作持续状态，临床表现为不同程度的意识障碍、愣神、少语、自动症（如咂嘴、吮唇、行走、反复揉搓衣角等刻板动作）及精神错乱。事后常对发作难以回忆。可伴有面部阵挛或抽动。既可在一次全身大发作后出现，亦可以一次全身性惊厥发作而结束。可持续数小时、数日甚至数月，期间症状可有波动。脑电图异常电活动常见于颞额区，多呈限局性。复杂部分性 SE 最初也被认为是良性的，但最近证据显示，其可能引起神经细胞受损和病残率及病死率的增加。

有时非惊厥性 SE 的临床诊断较困难，脑电图检查对明确诊断必不可少。当癫痫患者出现长时间不可解释的意识障碍或行为异常时，应进行脑电图检查以排除非惊厥性 SE。非惊厥性持续状态应与精神或心理障碍性疾病鉴别，如精神分裂症、缄默症、抑郁症、癔病等。详细的病史、神经系统检查及脑电图检查可帮助鉴别。

（四）肌阵挛性 SE

是指由于严重神经系统损伤（缺氧、中毒、代谢性病因）而导致的多部位或局限性持续肌阵挛性发作（肌阵挛性发作是一种短暂的突发电击样肌肉收缩）。多无意识障碍，少数可伴意识障碍。发作可持续数小时或数日，也可出现在进行性神经系统性疾病过程中。目前尚不清楚肌阵挛性 SE 是否代表了一种真正意义上的 SE，抑或仅仅是病损脑的一种终末期反应。治疗效果一般不好，预后通常不佳。

（五）新生儿惊厥性持续状态

临床表现多样而大多不典型，多为"轻微"抽动、怪异的肢体强直动作、呼吸暂停等。发作形式多变，常左右交替出现，或为半身抽搐发作。发作时常常意识不清。脑电图常呈现单个棘波发放、多棘波发放、周期性异常（阵发性、高幅、不同步的各种波形周期性暴发出现），表现为"暴发抑制"波形者多提示预后不良，常提示有严重或弥漫性脑病变。某些重症新生儿在 ICU 抢救期间，可能因使用呼吸机等原因而应用肌松剂，此时惊厥的临床表现不明显，甚至缺乏，需经脑电图监测方能诊断。新生儿惊厥性持续状态的病因多种多样，死亡率较高，存活者后遗症也较多。

（六）假性 SE

是指心源性因素所致的持续性癫痫发作样表现，并非真正的 SE。典型特点包括肢体出现不协调的怪异动作而意识可能不受损。为避免不必要的治疗，确定是否为假性 SE 有重要意义。在难以辨别的情况下，需借助脑电图监测来帮助鉴别。

现将临床上常见 SE 临床特点总结如下（表 26 - 2）：

表 26 - 2　常见 SE 类型的临床特点

类型	临床特点	注解
全面性		
全面强直阵挛	先强直发作，然后阵挛发作	可以是继发性全面化
失神	意识混浊，眨眼，动作笨拙	脑电图为 3Hz 癫痫样放电
肌阵挛	持续性肌阵挛发作，病因为缺氧时常引起昏迷，在特发性全身性癫痫时意识常保留	如病因为缺氧，则预后极差
强直	伸肌呈持续紧张状态	常见于儿童，尤其是 Lennox - Gastaut 综合征患者
阵挛	一侧/双侧肢体节律性抽动，可以不同步	
部分性		
简单部分		
运动性	肢体（尤其是上肢）节律性抽动	为持续部分性癫痫发作（EPC）
体感性	局限性体感症状	可能无临床体征
视觉性	皮质盲或刺激性视觉症状	
听觉性	皮质聋	
失语性	运动性/感觉性失语，或全面性失语意识障碍、愣神、自动症、异常行为	发作性失语
复杂部分		常难以与失神持续状态相鉴别，有时被误诊为精神疾病

（任　重）

第三节　癫痫持续状态的处理流程

一、建立处理流程的必要性

目前状况是，各医院治疗 SE 的方法各异，大多数急诊室和重症医学科病房尚无一套易于施行的治疗流程方案，这可能是目前对 SE 的治疗普遍存在的"过少、过慢"的原因之一，因而临床上出现了各种情况，包括延误早期治疗、后续药物应用不及时、因过于谨慎未应用足够药物剂量而导致预后较差。因此，应根据各医院的实际情况，建立一套切实可行的治疗流程方案，以避免上述情况的发生。

已有规范的方案来保证以合适剂量使用合适的药物。不过，许多试图找到最佳治疗方案的临床研究显示，建立一个治疗流程的本身要比如何选择药物更重要。合理的流程能保证缩短控制发作所需时间，包括按顺序使用苯二氮䓬类、（磷）苯妥英、苯巴比妥，最后对难治性发作患者使用麻醉剂量的药物诱发成为昏迷状态。这些流程包括历时约 90min 的药物治疗，但在实际应用中，由于时间所限（建立静脉通路、获得药物、进行监测及插管、评价已用药物是否有效等），按照整个流程顺序进行可能有困难。尽管如此，如前所述，我们在实际工作中只要情况允许，还是应该尽量遵循。

二、合理的处理流程方案

治疗 SE 的目标在于立即终止发作和防止发作再发，同时要避免出现与治疗相关的严重并发症，能够达到上述目标的任何流程方案都可被认为是合理的。由于目前尚缺乏足够的循证医学证据来指导 SE 的治疗；另外，我国不同级别医院在医疗条件、可获得的抗惊厥药物等均存在差异；同时各患者具体情况不一样（发作前应用过抗惊厥药物与否、病因不同、年龄因素、伴发疾病等），均造成了在实际工作中，医院间甚至医师间所采用的方案都可能各异。

（一）一线用药：劳拉西泮或地西泮

一线药物的选择得到了目前仅有的几个前瞻性对照研究结果的支持。例如，有一项为期 5 年的多中心研究试图评估控制 SE 的最有效方法，该研究对比了 4 种静脉治疗方案控制发作方面的效果：地西泮（0.15mg/kg）＋苯妥英（18mg/kg）、苯巴比妥（15mg/kg）、劳拉西泮（0.1mg/kg）及单用苯妥英（18mg/kg）。当所有的脑电异常活动和临床抽搐都在用药后 20min 内终止，并可保持至少 40min 不再发，就符合发作终止的标准。结果显示，劳拉西泮组、苯巴比妥组、地西泮和苯妥英组及单独使用苯妥英组发作终止比例分别为 64.9％、58.2％、55.8％及 43.6％。组间比较显示，唯一有显著差异的是劳拉西泮与单用苯妥英（P＜0.001）。该研究的结论是，劳拉西泮要比单用苯妥英有效且使用方便，可作为治疗 SE 的一线用药。

另有一些研究也显示，苯二氮䓬类药物能使大多数患者的发作终止。在这些研究中，由于起效迅速且作用时间长，也推荐使用劳拉西泮，总剂量为 0.1mg/kg。

另一方面，应用劳拉西泮的缺点在于可出现长时间的镇静作用。对于临床发作已停止但意识仍未恢复的患者而言，可能很难区分患者是仍处于脑电异常发作活动状态还是处于药物引起的镇静状态。因此，在不可能进行及时脑电监测的情况下，应用短效苯二氮䓬类药物（如地西泮）后再用苯妥英，可能是较好的选择。

（二）二线用药：苯妥英和磷苯妥英

如劳拉西泮或地西泮在 5~7min 内仍不能控制发作，就应考虑加用其他药物。苯妥英和磷苯妥英通常被认为是二线用药，其优于苯巴比妥之处在于较少影响心血管系统和意识水平。作为二线用药，苯妥英或磷苯妥英的剂量为 30mg/kg：先应用 20mg/kg，如使用后仍未能控制发作，再追加 10mg/kg。如患者发病前用过苯妥英，上述剂量就应减半。

也有人主张，如一线药物无效，就应按难治性 SE 处理。其依据是，以往研究有显示，二线和三线药物很少能够控制发作。不过，这也可能是由于没有及时应用二线和三线药物引起的。有一项难治性 SE 治疗的回顾性研究显示，如早期就及时应用，二线药物仍可控制发作。

（三）三线用药：苯巴比妥

有关应用苯妥英失败后，下一步如何治疗的循证资料还很少。有些学者认为，在使用苯妥英/磷苯妥英失败后，可再试用与苯妥英或磷苯妥英相同剂量的苯巴比妥。不过，目前越来越多的学者倾向于在苯妥英或磷苯妥英无效情况下直接使用可控制难治性 SE 的药物，以避免因应用苯巴比妥药物而出现的并发症。

（四）难治性 SE 的用药：异丙酚、咪哒唑仑、戊巴比妥或戊硫巴比妥

考虑到 RSE 常威胁生命，有着较高病死率和预后极差，因而在应用一线药物无效（少数学者）或一线和二线药物都无效时（多数学者），就应考虑直接使用麻醉剂量的异丙酚、咪哒唑仑、戊巴比妥或戊硫巴比妥。这种情况常需行气管内插管、辅助呼吸及可能要使用血管收缩药，并应持续进行脑电图监测，以观察发作情况及麻醉程度，这种情况的处理应在加强监护病房进行。

三、全身麻醉

如使用亚麻醉剂量药物后发作仍未控制，则最后方法应该是全身麻醉，以控制惊厥样发作，并减少脑电异常活动和降低脑部代谢。如前所述，咪哒唑仑、异丙酚、巴比妥类药物及氯胺酮等常被用于麻醉。在控制惊厥发作后，仍应以一定的剂量维持使用药物，以保证能有效控制临床发作，同时能保持脑电图的暴发抑制状态，或至少能抑制脑电图异常放电活动。通常做法是，在麻醉一天后停止用药，如再发作，则可再持续麻醉 24h。脑电图监测对判断发作是否完全停止有帮助，还能诊断那些临床发作已停止但意识未恢复的轻微 SE 患者。长时间麻醉有药物蓄积和心血管系统意外风险，所以应进行药物浓度和生命体征的监测。戊硫巴比妥的局部毒性反应较重，应严格使用一个大号注射器静脉输注或经中心静脉通路给药。

需注意的是，如患者进入全身麻醉阶段，不管应用何种治疗，预后都很差，且所有治疗选择均冒着较大风险。

（任　重）

第四节　癫痫持续状态的处理

SE（以 GCSE 为例）是一种有着较高死亡率和病残率的医疗急症。早期治疗至关重要，发作持续时间越长，控制越难，并发症越多，预后越差，病死率也越高。根据 SE 的病因、类型及开始治疗时间的不同，目前应用一线抗惊厥药物对 SE 的控制率也仅为 20% ~ 80%。因此，须尽快得到控制。只要患者出现持续发作，不管身在何处，均应开始治疗，而不要等到进入 ICU 后才进行。

总的看来，目前尚缺乏足够的循证医学证据来指导治疗，仍迫切需要临床对照试验以确定最佳治疗 SE 的方法。尽管如此，人们已确定一些重要的治疗原则。早期静脉应用抗惊厥药物是成功治疗的关键。临床资料显示，发作持续时间越长则预后越差；实验资料显示，随着持续发作的进行，突触内 GABAA 受体数量将减少，这将很快导致对苯二氮䓬类药物的抵抗。抗惊厥药物的有效治疗窗较窄，如果一种药物治疗失败，留给使用第二种药物的时间就不多。另外，目前许多治疗流程方案在时间安排上较紧凑，尽管在实际工作中很难坚持，但只要情况允许，还是应尽量遵循。

一、处理原则

所有医护人员必须认识到处理 SE 的紧迫性。SE 的处理最好应在急诊室或重症医学科病房进行。在开始应用抗惊厥药物治疗之前，首要任务是保持呼吸道通畅和血压稳定。然后，在进行一些诊断方面的检查之前，就应先行抗惊厥药物治疗。在控制发作的同时，进行仔细的病因诊断以及积极处理并发症很必要。

目前人们普遍认可的处理原则如下：

（一）尽快中止发作

早期经静脉应用抗惊厥药物是成功治疗的关键，一般临床上惊厥持续 5min 以上，就要考虑经静脉给予有效抗惊厥药物。经静脉给药为最适途径，对静脉注射困难者，可考虑直肠灌注药物的途径。肌内注射吸收慢而不可靠，故不推荐。选用的药物应为起效迅速、应用方便。

（二）维持生命功能，预防和控制并发症

保证呼吸道畅通、维持生命功能、吸氧等。纠正各种代谢紊乱，特别注意纠正脑水肿、严重酸中毒、高热、低血糖、呼吸循环衰竭等。

（三）针对发作病因及诱因的处理

在控制发作的同时，进行仔细的病因诊断很必要，可判断预后，且针对病因的治疗可能更为有效。

（四）防止复发

发作控制后继续密切观察随访，根据病史、病因、脑电图、体格检查及实验室资料等综合评估，确定是否给予长期的抗癫痫药物治疗。

二、一般处理方法

初期处理包括维持生命体征。最重要的是保证气道通畅，及时清除口咽分泌物。患者头部应转向一侧，以防窒息。解开衣服，以利于呼吸道通畅。通过鼻导管或面罩给氧的方式，通常可保证患者的氧需求，可避免低氧血症的出现。但长时间的发作则会引起咽部张力降低，因而会增加出现误吸的风险。经口或鼻-气管插管的时机因人而异，但大多数接受大剂量苯二氮䓬类或其他镇静药物患者需行机械通气支持。对于多数患者而言，出现低氧血症和呼吸性酸中毒是进行插管的指征。对 GCSE 患者进行插管较困难，可能需应用神经肌肉阻滞剂（肌松剂）。如果使用神经肌肉阻滞剂，最好使用非去极化型肌松药，如罗库溴铵。如果有发生横纹肌溶解可能，应避免应用氯化琥珀胆碱，因可能会出现高钾血症诱发的心律失常。建立通畅的静脉通路是必要的，以确保抢救时药物及液体输入，尚可有利于抽血化验。

对所有患者均应进行持续的血氧及心电监测。患者可能发生心律失常及猝死。低氧血症较常见，其原因可能包括呼吸暂停、气道梗阻、误吸、神经源性肺水肿。应经常监测血压及尿量，因患者在应用抗惊厥药物后常会发生低血压反应。对血流动力学不稳定的患者，可能需采用侵入性监测手段。由于脑血流量是血压依赖性的，且发作时脑代谢仍处于较高水平，而在发作后期动脉压常常会降低，因而全身收缩血压应尽可能维持在 > 120mmHg，至少不应 < 90mmHg，如需要，可应用升压药物。一般而言，在抗惊厥治疗之前，并不需行脑电图检查。即使正在进行脑电图检查，也不应因此延误治疗。但对于下列情况还应尽早进行持续的脑电监测：长时间应用肌松药物、发作后的状态持续过长、难控制的 SE 或怀疑有假性发作时。

保持内环境稳定是防止神经细胞损伤的前提。常规实验室检查包括血电解质、葡萄糖、镁、钙、肝肾功能、全血细胞计数、肌酸激酶、毒物筛查及抗癫痫药物水平。应根据上述检查结果进行相应处理。应尽快在床旁进行血糖测定，如存在低血糖，应用 100mg 维生素 B_1 和 50ml 50% 葡萄糖。较常见的情况是，儿茶酚胺或其他因子的释放可引起高血糖，多数情况下可能不需纠正。有 1/3 的持续状态患者，动脉血 pH 值可降至 7 以下，这主要是由于骨骼肌活动导致的乳酸酸中毒，多在充分供氧及控制惊厥发作后就能纠正。有人提出，如患者出现低血压及由于代谢性酸中毒而致动脉血 pH 值 < 7 时，就应应用碳酸氢盐治疗。动脉血气分析可发现低氧血症或呼吸性酸中毒，如果存在这些情况，则可能需行通气支持。体温过高则会进一步加重因持续发作而致的神经损伤，需积极降温处理。

应防止患者受伤，特别是防止舌咬伤，应避免受到附近锐物等的伤害。尽可能从口中移除义齿托及其他阻塞物。患者抽搐时不要试图将物品放至患者口中，也不可按压患者肢体以免发生骨折。

另外，在开始应用抗惊厥药物之前，应回答如下问题：患者是否为长期慢性饮酒者？是否有低血糖？是否为假性发作？病因是什么？可能的预后如何？因此，在患者到达急诊室后，就应开始进行诊断学方面的全面评估。需了解的相关病史，包括近期用药变化情况、乙醇或毒品使用情况、以往癫痫史或神经系统的损伤状况。如有目击者，对发作的起始情况及其特点进行描述则会有帮助。对既往没有发作的患者，在病情稳定及发作得到控制后，应进行头部影像（CT/MRI 检查；如有必要，可进行脑脊液检查；如有或怀疑有乙醇滥用史，则应该给予维生素 B_1（100mg），因某些敏感患者经静脉补充葡萄糖后可诱发 Wernicke 脑病；

如是假性发作，则应避免过度治疗。对两岁以内的患儿，在开始治疗时及在应用长效抗惊厥药物之前，由于有些患儿可能存在维生素 B_6 依赖的可能，应用维生素 B_6（100 ~ 200mg）。应注意的是，对 SE 患者进行诊断检查是必要的，但绝不能延误治疗。有经验的临床医师应根据临床情况就能做出早期 SE 和确定 SE 的诊断，并应开始治疗。

三、药物治疗

（一）概述

药物治疗的目的是通过选用有效、安全的抗癫痫药物快速控制发作。最好经静脉给予药物。治疗 SE 的理想抗惊厥药物应具如下特点：可静脉用药；不良反应少；较高的中枢神经系统渗透性；起效迅速；较好的药代动力学特性。应掌握常用抗惊厥药物的主要特点，根据患者具体情况灵活运用。

对 GCSE 的传统治疗是，首先应用速效苯二氮䓬类药物。然后，必要时应用苯妥英（15 ~ 20mg/kg），并维持苯妥英的治疗（50mg/min）。随后，对难治性 SE，通常使用苯巴比妥，然后是麻醉剂及巴比妥类药物（戊巴比妥和戊硫巴比妥）。对新生儿和婴儿，通常使用苯巴比妥。近年，随着可静脉应用的劳拉西泮、丙戊酸、磷苯妥英、咪达唑仑及异丙酚的出现及前瞻性对照研究结果的发布，对 SE 的处理方法已发生改变。

目前，有关 SE 治疗的前瞻性随机对照研究还很少。有两项前瞻性随机研究显示，应尽快地经静脉应用苯二氮䓬类药物来控制 SE，甚至在院外就应开始。劳拉西泮可能是首选的最佳药物。然而，就治疗效果而言，劳拉西泮与地西泮间、地西泮与苯妥英或苯巴比妥间并无明显差异。在应用劳拉西泮失败后，目前尚无 I 类证据来指导我们应选择哪种药物来控制 SE。以往临床处理方法是，将苯妥英作为二线药物。近些年苯妥英有逐渐被磷苯妥英取代的趋势，尽管目前尚无有关磷苯妥英在 GCSE 中耐受性方面正规的对比研究。从 20 世纪 80 年代开始，静脉应用丙戊酸的非对照病例研究报道越来越多。大多数研究显示，静脉应用丙戊酸相对较方便、耐受性好、疗效较好。最后，有关应用苯二氮䓬类和苯妥英失败后，下一步该如何治疗 SE 的资料很少。尽管如此，在这种情况下，大多数医疗中心常选用咪达唑仑或异丙酚，而不是苯巴比妥或戊巴比妥，理由是其半衰期短，因而易控制使用。

由于目前缺乏 I 类证据，临床实际中采用的治疗方案常常各异，英国一项调查结果也显示了实际应用中方法不一致的情况。

（二）抗惊厥药物的应用原则

由于缺乏临床对照研究的结果，使得我们在现阶段的许多临床治疗中，不得不根据以往对持续状态病理生理机制和药物代谢动力学的认识而采用传统的治疗方法。目前治疗效果普遍不佳，其中一个原因是抗惊厥药物应用得"剂量太低、时间太迟"。目前多主张快速、按照顺序应用清除半衰期较短的抗惊厥药物。在美国进行的一项研究中，在第一种药物失败后，只有 7.3% 的患者对第二种药物有效，且仅有 2% 的患者对第三种药物有效。但据推测，造成上述情况的原因之一是，许多患者应用第三种药物的剂量可能不够。当应用清除半衰期较长药物（如地西泮、劳拉西泮或苯巴比妥）后，再应用足量的第三种药物同时不出现明显的血压降低，这在临床实际中可能很难做到。对半衰期短的药物，当治疗失败后，该药物会被快速清除，这样就可应用足量的第二种药物，同时也不会出现明显的心血管系统抑制。

另一方面，也有学者主张，可同时应用两种不同作用机制的药物开始治疗，其理由有：①动物实验已显示，随着发作进行，苯二氮䓬类药物会逐渐失去效果，这提示当发作持续时间已 >30min 时，就不应单用苯二氮䓬类药物，因 30min 的发作已足以导致对苯二氮䓬类药物抵抗；妥因类药物丧失效果的速度明显慢于苯二氮䓬类药物，如早期应用则可提高治疗效果；②SE 的病因常各异，如应用不同作用机制的药物，则可增加获得较好治疗效果的概率；③Ⅰ类证据显示，合用苯妥英和地西泮的效果与单用劳拉西泮或苯巴比妥无差异，均可作为治疗 SE 的初始用药。

（三）全面惊厥性癫痫持续状态（GCSE）的药物治疗

1. 一线治疗　如前所述，惊厥性持续状态治疗的重要目标之一是及时中止发作。对 GCSE 的传统治疗是，首先应用速效的苯二氮䓬类药物。一项前瞻性随机安慰剂对照研究显示，即使在院外情况下，也应由医疗辅助人员尽早地对 GCSE 进行治疗。该研究对于来院时仍在惊厥发作患者进行了分析，这些患者在院外已应用苯二氮䓬类药物或者安慰剂。初始治疗包括劳拉西泮（2mg）、地西泮（5mg）或安慰剂。如惊厥发作在用药后 4min 仍持续，则可再一次应用药物。在到达医院时，劳拉西泮、地西泮及安慰剂组的 SE 终止率分别为 59.9%、42.6% 及 21.1%。结果显示，苯二氮䓬类药物均比安慰剂有效，而两者间则无明显差异。与安慰剂组（22.5%）相比，劳拉西泮组（10.6%）和地西泮组（10.3%）院外出现的并发症（低血压、心律失常、呼吸衰竭）则更低些。另外，与安慰剂组（15.7%）相比，苯二氮䓬类药物组短期死亡率也更低（劳拉西泮组为 7.7%；地西泮组为 4.5%）。该研究小组以前一项研究显示，开始治疗的时间越晚则控制 GCSE 的可能性越小。如在 1h 内进行治疗，则控制率约为 80%；如在发作后 2h 或更迟进行治疗，则控制率降为 40% ~50%。

在另一项对照研究中，作者将 GCSE 分成两组："明显的 SE（明显的惊厥发作）"和"轻微的 SE（通常出现于 GCSE 后期的轻微动作）"。他们对比了应用如下 4 种不同治疗方案后 20min 的 SE 控制比例：地西泮（0.15mg/kg）+ 苯妥英（18mg/kg）、苯巴比妥（15mg/kg）、劳拉西泮（0.1mg/kg）、及单用苯妥英（18mg/kg），结果显示，对"明显的 SE"患者组而言，劳拉西泮组、苯巴比妥组、地西泮 + 苯妥英组及单用苯妥英组发作终止比例分别为 64.9%、58.2%、55.8% 及 43.6%。两组间比较显示，唯一有显著差异的是劳拉西泮与单用苯妥英（P <0.001）。有趣的是，对"轻微的 SE"患者组，4 组方案的控制率均较低，而其中以苯巴比妥效果相对最好，分别为苯巴比妥组（24.2%）、劳拉西泮组（17.9%）、地西泮 + 苯妥英组（8.3%）和苯妥英组（7.7%）。低血压和呼吸抑制的发生率在各组间相似。但就实验设计而言，本研究也存在着一些缺陷。例如，如以允许的最快给药速度（50mg/min）计算的话，则需约超过 25min 的时间才能给一个体重为 70kg 患者完成用药。因而，在以 20min 作为终点时，应用苯妥英的那两组均尚未完成给药。另外，本实验中的地西泮剂量也偏低。通常情况下认为，2.5mg（或更多的）地西泮等同于 1mg 的劳拉西泮。

Leppik 等在 79 例患者共 81 次不同类型的 SE 发作中，对比分析了劳拉西泮和地西泮的效果，结果显示，劳拉西泮的有效率为 89%，地西泮为 76%，两者的疗效无显著差异，且两组在起效时间及不良反应发生率方面也相似。

综上所述，对 GCSE，应尽快首先使用苯二氮䓬类药物，并在初始时就应使用推荐的足够剂量。如发作仍持续，随后的治疗将会变得困难，且时间越长，疗效越差。所以，早期治疗至关重要。选用的药物应起效迅速、应用方便，通常经静脉或直肠给药（如地西泮）。以往对比研究中显示，劳拉西泮较有优势，似乎可作为首选药物。另外，与地西泮（15～30min）相比，劳拉西泮亲脂性差，在脑内有着更长半衰期（12h），因而潜在的抗惊厥作用时间也更长。劳拉西泮制剂需在低温下保存，临床使用不太方便，为其缺点。

2. 二线治疗　在最初应用苯二氮䓬类药物失败后，下一步应选择何种药物，目前尚无Ⅰ类证据来指导我们，不过，以往临床经验提示，苯妥英和苯巴比妥可能有效。常首选苯妥英，因其镇静作用弱。通常静脉给药剂量为 15～18mg/kg，给药速度不应超过 50mg/min（老年人不应超过 20mg/min）。在儿童，总剂量为 20mg/kg，给药速度不超过 25mg/min。如果在使用苯二氮䓬类药物后应用苯妥英，则可使 50%～80% 的 SE 得以控制。苯妥英不太容易溶于水，其静脉制剂含有氢氧化钠、丙二醇和乙醇，pH 值为 12。与生理盐水或葡萄糖混合后会产生沉淀，除非加入诸如氨基丁三醇（THAM）等缓冲剂。为减少局部毒性反应和避免沉淀，推荐通过一个单独的注射器直接静脉推注或经中心静脉通路给药，然后再使用生理盐水。严重的局部毒性反应及心血管系统不良反应，如低血压、房室传导阻滞、心室颤动等均有报道。但总的来讲，严重并发症相对少见。

近年，苯妥英有逐渐被磷苯妥英取代的趋势。如前所述，静脉使用苯妥英可能导致严重局部组织损伤。由于 pH 值为 12，明显偏碱性，即使静脉应用也可能导致 1.5% 的患者出现静脉炎或所谓的"紫手套综合征"，也有更高比例患者受累的报道。磷苯妥英是苯妥英的前体药物，可快速完全代谢转化为苯妥英，转化半衰期为 8～15min。磷苯妥英溶液 pH 值为 8.6～9，可经静脉或肌注给药。但对 SE 患者，不推荐肌注给药，理由是吸收不完全且起效慢。与苯妥英相比，局部组织损伤的发生较少。因此，磷苯妥英静脉用药速度可为 100～150mg/min，而苯妥英的速度为仅 50mg/min。不过，磷苯妥英的最大血浆浓度要比苯妥英低约 15%；且动物实验也显示，应用同等剂量磷苯妥英和苯妥英，前者在脑组织中所能达到的浓度要比后者低。一项针对 5～18 岁儿童人群进行的静脉应用磷苯妥英和苯妥英的对比研究显示，两者在疗效、不良反应及药代动力学方面无显著差异。对于新生儿 SE 的应用尚缺乏相应的研究。一项对患儿（4 例婴儿、1 例 3 岁）应用的研究显示，静脉应用磷苯妥英后达不到有效治疗的浓度，提示理论上推测的磷苯妥英生物等效性在人类的 SE 患者中并不能产生相同的治疗效果。在动物（狗）实验中，快速静脉滴注苯妥英或磷苯妥英都可致收缩压及心脏收缩能力下降，且在苯妥英达最高血浓度时上述效应最明显。全身性不良反应似乎有赖于游离苯妥英的浓度，且苯妥英与磷苯妥英并无明显差别。

另外，有些医师倾向于在苯二氮䓬类药物无效后早期就使用苯巴比妥，而不是应用（磷）苯妥英。对于惊厥性 SE，苯巴比妥是一有效药物，即使在初始期就使用，苯巴比妥的疗效也与劳拉西泮或地西泮 + 苯妥英的疗效相当。有研究显示，对 SE 患者，苯巴比妥的分布半衰期少于 5min，接受治疗的患者在用药数分钟内就停止发作，血清峰浓度低于 15μg/ml。使用苯巴比妥的主要缺点在于明显且长时间的镇静作用。呼吸抑制和低血压也是潜在危险。当应用大剂量苯巴比妥时，可能要气管插管和人工辅助呼吸。使用苯巴比妥对缺氧性脑病患者可能有帮助，因其能降低脑代谢率。目前推荐的苯巴比妥使用剂量还不很明确。在临床工作中，对于成年患者，可先以 100mg/min 的速度给一个负荷剂量（10mg/kg，总量通常为 600～800mg），随后每天维持剂量为 1～4mg/kg。对儿童和新生儿，静脉应用的负荷剂量为 15～20mg/kg，随后的维持剂量为 3～4mg/（kg·d）。

如对苯二氮䓬类药物和（磷）苯妥英治疗均无效，则通常考虑是"难治性癫痫持续状态"。

（任　重）

第五节　难治性癫痫持续状态

普遍认为，SE 持续时间越长则预后越差，尽管有时很难区分出较差的预后是由长时间发作引起的还是由潜在的病因引起的。但大量实验数据显示，长时间发作可引起神经元损伤，且临床经验也提示我们应尽快终止发作。另外，有证据显示，随着时间延长，SE 将变得越来越难控制。早期就进行治疗的许多研究显示，无论在预后还是在减少药物相关不良反应方面，尽早治疗均至关重要。如前所述，最常用的 SE 治疗方案包括：首先静脉应用苯二氮䓬类药物（劳拉西泮或地西泮），随后应用苯妥英或磷苯妥英。如发作仍持续，则再使用苯巴比妥。大多数表现为明显惊厥发作的 SE 患者，在应用第一种或第二种抗惊厥药物后就能得到控制。但当患者在使用第一种和第二种药物治疗失败后，应考虑为难治性癫痫持续状态（refractorystatus epilepticus，RSE），这需更为积极的治疗。鉴于 RSE 是一种严重急症，有着较高的病死率和极差的预后，本节予以专门阐述。

一、RSE 的定义及流行病学

尚无被广泛接受的统一定义。以往文献所采用的定义，或规定应用最少数量（如两种或三种）的一线抗癫痫药物后，仍不能控制发作，或规定尽管已用抗癫痫药物，但发作仍持续进行的最短时间来定义（如至少 1h 或至少 2h）。据估计，RSE 的发生率约为 10% ~ 40%，由于选择偏倚及方法学限制，变异范围较大。一项研究显示，在 384 例有"明显"惊厥发作的 GCSE 患者中，38% 对最初的两种药物无效。另外，在 134 例"轻微"惊厥发作的 SE 患者中，82% 在使用两种抗癫痫药物后发作仍持续。

Claassen 等对 RSE 的一些重要流行病学特征进行了系统性总结分析，共分析了 193 例 RSE 患者（RSE 定义：至少对两种标准的一线抗癫痫药物无效）。患者平均年龄 48 岁，60% 为女性，34% 既往有癫痫病史，82% 为全身性惊厥发作，18% 为非惊厥性 SE。主要病因有脑卒中或中枢神经系统肿瘤（20%）、癫痫相关（20%）、中毒及代谢性脑病（19Y6）、中枢神经系统感染（19%）、缺血缺氧（12%）、脑外伤（5%）和其他（5%）。

二、RSE 的病程及预后

RSE 的患者通常一般情况差，相当部分患者具有引起 SE 的多种病因，因而在院的时间较长、预后较差。Mayer 等发现，非惊厥性 SE 及起病时表现为局灶运动性发作的患者更易出现 RSE。与非 RSE 患者相比，住院期间 RSE 患者更易出现严重并发症，包括呼吸衰竭（88%）、发热（81%）、肺炎（65%）、低血压（65%）、菌血症（46%）、输血需要（50%）。相类似的是，RSE 预后也较差：RSE 的病死率为 23%，而非 RSE 组为 14%；Glasgow 预后评分的降低在 RSE 组为 54%，非 RSE 组为 28%。另外，RSE 组在 ICU 治疗时间及总的住院时间均较长。高龄及急性症状性发作患者的病死率较高和住院时间较长，日后功能恢复也较差。

最近，Holtkamp 等分析了 1993—2002 年同一个 NICU 的 SE 及 RSE 患者的情况。他们发现，病因为脑炎的患者更易出现 RSE，而既往有癫痫病史患者，因抗癫痫药物血药浓度较低引起的则常是非 RSE。对住院期间的病死率，RSE 组高于非 RSE 组（17% 比 9%）。与 Mayer 等发现相似，RSE 患者在医院及 NICU 的时间更长。另外，在存活的患者中，RSE 组（88%）日后要比非 RSE 组（22%）更易形成症状性癫痫。但上述结果并未排除一些诸如不同年龄及病因等潜在影响因素。

三、目前的治疗方法

最近分别在美国和欧洲进行的两项研究调查了专科医师在处理 SE 时所采用的治疗方法。Claassen 等于 2001 年随机调查了 400 名相关专业医师。关注的问题是，对 SE 患者，如何选择一线至四线的药物。结果显示，大多数医师将苯二氮䓬类作为首选药物，随后使用磷苯妥英或苯妥英（二线用药）。当然，有些医师倾向于在劳拉西泮无效后，早期就使用苯巴比妥，而不是应用苯妥英。三线用药的选择则明显缺乏一致性，43% 的回复者使用苯巴比妥，16% 的回复者倾向于使用静脉丙戊酸。然而，在应用一线及二线药物后，许多医师倾向于持续的静脉输注戊巴比妥、异丙酚或咪达唑仑，这与以往文献所推荐的方法一致。Holtkamp 等在奥地利、德国及瑞士的重症监护医学或癫痫病学领域的神经科医师中进行了调查。关注的问题是，在使用一线药物（指的是苯二氮䓬类和苯妥英）失败后，如何选择下一步治疗。约 2/3 医师选择非麻醉性抗癫痫药物（主要是苯巴比妥）作为全身惊厥性 SE 的二线药物，其他医师则倾向于进行全身麻醉（主要使用戊硫巴比妥、异丙酚或咪达唑仑）。需注意的是，如发作在应用第二种药物后 30 分钟仍在继续，则不应再使用苯妥英或苯巴比妥，而应考虑直接行全身麻醉。

以上调查结果显示，对 RSE 最常用药物或是戊巴比妥（欧洲为戊硫巴比妥）及异丙酚，或是咪达唑仑。3 种治疗方法在病死率方面无明显差异。根据荟萃分析结果，总的看来，戊巴比妥在有效控制 RSE 方面（表现为终止发作和避免发作再发两方面）可能要优于异丙酚和咪达唑仑。然而，与异丙酚和咪达唑仑相比，戊巴比妥明显地更易导致低血压（收缩压 <100mmHg 或需使用升压药物），并且戊巴比妥和戊硫巴比妥在体内很快再分布到脂肪组织中，使得清除半衰期明显变长，这些特点使得一些研究者只有在咪达唑仑及异丙酚无效时才考虑应用巴比妥类药物。

异丙酚是用来诱导全身麻醉的短效非巴比妥类催眠药物，在治疗 RSE 中日益受到关注。与苯二氮䓬类及巴比妥类相似，异丙酚是一种 $GABA_A$ 激动剂，其负荷剂量为 $3 \sim 5mg/kg$，随后经静脉以 $1 \sim 15mg/(kg \cdot h)$ 的剂量维持。异丙酚的优点在于快速起效及被清除，临床应用较方便、实用。有报道，在快速控制发作方面，异丙酚要优于咪达唑仑和短效巴比妥类药物。最近两项研究探讨了异丙酚在成人及儿童 RSE 患者中的应用。Rossetti 等回顾性研究了成人患者的 31 次 RSE 发作，发现异丙酚可使 67% 病例的 RSE 得到控制，异丙酚与戊硫巴比妥联合使用可使另 10% 的患者受益。平均治疗时间为 3（1~9）d，在 ICU 的时间为 7（2~42）d。总的存活率为 78%，在 24 例存活患者中，治疗后的并发症包括震颤（10 例）、轻微神经精神损伤（5 例）、一过性肌张力障碍（1 例）及一过性高脂血症（1 例）。作者指出无一例患者死于异丙酚的应用。关于儿童 RSE，van Gestel 等回顾了 1993—2004 年他们治疗 33 例 RSE 儿童（年龄 4 个月至 15 岁）的情况，1999 年前应用的主要是戊硫巴比妥，而异丙酚于1999年后使用。他们发现，应用戊硫巴比妥控制患者发作的可能性偏低，且有许多并发症。例如，所有患者需使用血管收缩药物和额外补液，20例患者中有11例出现了胸腔积液。另外，戊硫巴比妥还可能与两例患者的死亡有关。形成对比的是，大多数应用异丙酚的患者总的效果及预后较好。他们的结论是，对儿童RSE，异丙酚要优于戊硫巴比妥。然而，需指出的是，上述结果不同可能是由潜在病因不同及其他未控制因素造成的。

有学者指出，在治疗RSE时有关异丙酚安全性方面的考虑因素还很多。有人提出，应避免在儿童患者中应用异丙酚，理由是在有代谢酶缺陷的患儿中可出现严重的代谢性酸中毒。另外，异丙酚可引起的明显低血压反应，脂血症及代谢性酸中毒，被称为"异丙酚输注综合征"，这在成人患者中已有描述。另有报道，患者应用异丙酚治疗RSE时，要比咪达唑仑有着更高的死亡率。在异丙酚诱导期和撤药时，均可能出现惊厥发作，其临床意义尚不清楚。异丙酚应该在有持续脑电监测情况下缓慢减量。

对于RSE，也可持续使用咪达唑仑。咪达唑仑是快速起效的苯二氮䓬类药物，特别适用于SE的早期治疗。近年咪达唑仑也被用于治疗RSE。在临床实际中，成人RSE患者使用咪达唑仑的剂量为0.15～0.2mg/kg，先在1min内静脉推注4mg，然后以0.1～0.4mg/（kg·h）的速度静脉输注维持。咪达唑仑是短效的苯二氮䓬类药物，患者通常在撤药后1h内恢复意识，不过在长时间用药后，意识的恢复时间可能会变长。与异丙酚或巴比妥类相比，较少出现低血压反应，且如出现，其程度也较轻。有时会出现耐受性差。限制其应用的主要原因是会出现快速抗药反应，因而常需持续增加剂量。咪达唑仑也可用于儿童患者，但使用剂量目前尚未确定。一项开放、随机对照研究对比分析了持续使用咪达唑仑和地西泮在治疗40例RSE儿童患者（年龄2～12岁）的疗效，RSE在上述两组中的控制率分别为86%及89%，控制发作所需的平均时间两组间也相似（16min）。不过，在咪达唑仑治疗组发作再发率要明显高于地西泮组，分别为57%及16%。咪达唑仑对出生<6个月患儿的推荐剂量为0.1～0.4mg/kg，对6～12个月儿童为0.15～0.3mg/kg。这样，<6个月患儿的初始使用剂量为0.5～2mg，而对6～12个月儿童为1～4mg。对1～5岁患儿，根据体重不同，使用剂量范围为1.5～10mg。对年龄更大患儿，剂量则可用到15～20mg。

四、新治疗方法

（一）静脉用丙戊酸

一些研究报道了使用静脉用丙戊酸成功治疗SE。有人推荐将静脉丙戊酸作为失神持续状态的一线用药，全身及部分惊厥性SE的二线用药。这些研究包括SE早期就使用静脉丙戊酸的患者，也包括RSE患者。结果显示，有些患者在使用第一线和第二线药物失败后，使用静脉丙戊酸确实很有效，且绝大多数患者没有严重的不良反应。

在反复出现全身性强直-阵挛的动物实验中，有研究对比了静脉用丙戊酸、苯妥英及地西泮的抗惊厥效果。丙戊酸和地西泮在应用后的30min内可显现抗惊厥效果，而苯妥英的起效时间偏晚些。不过，在持续30min研究时段中，能够控制50%发作所需的有效剂量（ED50）都较高，且只有苯妥英的剂量是在临床实际使用剂量的范围内。目前为止，静脉用丙戊酸治疗SE的临床研究很少，最初应用剂量偏低。这些研究显示，静脉用丙戊酸可使42%～80%患者的SE得到控制。有人静脉用丙戊酸治疗41例儿童和青少年RSE患者（已使用地西泮和苯妥英，但无效），负荷剂量为20～40mg/kg，随后以5mg/（kg·h）维持。

结果发现，应用较大剂量（30～40mg/kg）而获得较高血药浓度时，发作控制率就越高；并发现，静脉用丙戊酸对持续性部分性癫痫发作（EPC）无效，但90%的GCSE在滴注中或滴注结束后停止；没有发现由于静脉用丙戊酸引起的不良反应。即使大剂量使用，静脉用丙戊酸也很少出现全身性不良反应。因此，对治疗SE患者，通常使用偏大剂量以使血药浓度达到治疗范围的上限或更高（如100～150mg/L）。考虑到约为0.15mg/L的容积分布，15～22.5mg/kg的剂量从理论上讲就可达到上述浓度。不过，15mg/kg的剂量通常只能达到（69±34）mg/L的血药浓度水平；然而，该研究也显示，即使应用这一剂量也可使80%患者的全身性或部分性惊厥发作在20min内得到控制。最近，有研究显示为了达到100～150mg/L的浓度，负荷剂量应该为25mg/kg。静脉用丙戊酸半衰期在未诱导的患者中为12.8h，在被诱导的癫痫患者中为9h。因此，为保持一定血药浓度，应该每隔8～12h就给一次半量的负荷剂量。例如，对体重为60kg的患者，负荷剂量应为1 500mg，然后以1～1.5mg/（kg·h）的剂量维持滴注。

动物实验显示，通过外周静脉注射丙戊酸的耐受性很好。不过，肌注以及动脉注射有可能导致包括坏死在内的严重组织反应。所以应特别注意，以确保严格的经静脉使用丙戊酸。一项由12名正常志愿者参与的研究显示，在15～20min内滴注650mg的丙戊酸并未出现任何不良反应。另一项研究显示，在使用12mg/kg或15mg/kg的负荷剂量后，23例SE患者无一出现局部不良反应。总的看来，心率和血压的下降分别为8次/分和10mmHg。一项接受缓慢滴注丙戊酸治疗的研究（51例患者）显示，系统性不良反应在丙戊酸组和安慰剂组间无显著差异。不过，也有学者指出，在1h内接受平均375mg剂量的235例患者中，17%出现了不良反应。最常见的不良反应有头痛、局部反应和恶心（各占2.2%）、嗜睡（1.9%）、呕吐（1.6%）及头晕和味觉倒错（各占1.3%）。最近一项研究使用负荷剂量为15～44mg/kg，在1h内将上述剂量应用到25例慢性癫痫患者中。在滴注10min后丙戊酸的浓度范围为71～277mg/L。在3例浓度>200mg/L的患者中，一例表现出嗜睡，未发现其他的不良反应。在另一项研究中，21例癫痫患者（2～54岁）在9min内接受丙戊酸剂量为21～28mg/kg。未发现血压的变化，仅有5例患者在局部出现烧灼感。12例老年SE患者在接受25mg/kg的丙戊酸并以36mg/min的速度静脉推注后，未发现血压出现明显的变化。然而，也有研究报道，在20例病重患者接受20mg/kg丙戊酸并以不同速度（33～555mg/min）输注后，有5例出现低血压并需行血管升压治疗。另有报道一例11岁女性SE患儿在1h内接受30mg/kg剂量的丙戊酸后发作得到控制，但出现了需使用正性收缩药物的严重低血压反应。有学者指出，SE患者常出现肝功能异常，且常需多药治疗，这两个因素均能增加丙戊酸相关的肝毒性反应，但与静脉使用丙戊酸相关的肝毒性反应报道极少。另外，患有全身代谢性疾病和线粒体疾病的患者，尤其是新生儿，其本身就易出现SE和肝功能受损，在使用丙戊酸后更可能出现肝毒性。对这些患者应尽量避免静脉使用丙戊酸，尽管在急诊情况下有时很难确定这些患者。有报道3例SE患者在使用静脉丙戊酸后出现了胰腺炎。

总的看来，上述小样本、非对照临床研究的结果显示，静脉使用丙戊酸的耐受性可能较好，在治疗SE中可作为一种合适的候选药物。目前尚需前瞻性随机双盲研究来明确静脉丙戊酸在治疗SE中的功效及安全性。

（二）托吡酯

最近，有人主张对RSE患者可使用具潜力的药物——托吡酯。Towne等报道了6例成人

RSE 患者，这些患者对传统治疗无效（其中两例对戊巴比妥也无效），但经鼻胃管持续应用托吡酯后，所有患者的发作都得以控制，且均未出现不良反应，均存活并最后出院。Bensalem 和 Fakhoury 也有类似报道，3 例 RSE 患者（2 例为全面性 SE，一例为部分性 SE）经鼻胃管应用托吡酯后显示了很好的效果且没有不良反应，其中 2 例对戊巴比妥或异丙酚均无效。由于托吡酯具多重作用机制和良好药代动力学，RSE 患者较少出现不良反应等，其有可能成为治疗 RSE 的有效药物。

（三）吸入性麻醉药物和氯胺酮

这两种治疗方法值得关注。在戊巴比妥、异丙酚及咪达唑仑被广泛使用之前，使用吸入性麻醉药物治疗 RSE 很普遍。目前，吸入性麻醉药物在其他治疗无效时仍可能有用武之处。Mirsattari 等报道了使用异氟烷（isoflurane）和地氟烷（desflurane）治疗 7 例不同类型 RSE 患者（17～71 岁）的经验，其中 6 例在联合应用咪达唑仑、异丙酚或戊巴比妥（一例仅应用了咪达唑仑）后仍无效。他们发现，不管是何种发作类型，异氟烷和地氟烷均可快速持久地抑制脑电发作活动，且可诱导出持续性的"暴发 – 抑制"脑电表现。不过，也应注意其潜在的不良反应。7 例患者都出现了低血压和肺不张，有些还出现了感染（5 例）、麻痹性肠梗阻（3 例）及深静脉血栓形成（2 例）。

另一种治疗是高效麻醉剂——氯胺酮（ketamine）。氯胺酮是种可直接发挥作用的兴奋性氨基酸拮抗剂，动物试验显示其控制难治性发作有效，近年在临床中已开始应用，并显示有效。氯胺酮被认为是"可以使用的最后一个药物"。有证据显示除对控制难治性持续状态有效之外，还有神经细胞保护功效（阻滞甘氨酸活化的 NMDA 受体），并且其拟交感神经特性尚可以升高血压。这些特点使得氯胺酮可以作为辅助治疗 RSE 的候选药物，但目前有关其临床使用的资料还很少。Bleck 等报道了他们应用氯胺酮治疗 7 例重症 RSE 患者的体会，超过半数患者的脑电发作得到控制，且未出现血流动力学方面的波动。个案报道也提示氯胺酮对极难控制的 SE 患者可能有效。不过，也有在长时间使用氯胺酮后出现小脑中毒反应的报道。另外，由于氯胺酮可增高颅内压，使用前应确保颅内无占位性病变。

总之，RSE 是一种严重的临床急症，大多数患者预后差。RSE 的治疗方法仍在发展中，目前没有证据显示，在当前使用的方法中某种治疗方法要比其他方法更有优势。通常需应用麻醉剂量的苯二氮䓬类、短效巴比妥类或异丙酚。动物实验和临床经验都提示，早期快速干预治疗是终止发作的关键，所以治疗 RSE 的最大希望还是在 SE 的早期就使用有效药物，以防止 RSE 的发生。

（任　重）

参考文献

1. 邱海波．主译．现代重症监护诊断与治疗．北京：人民卫生出版，2011.
2. 王维治．神经病学．北京：人民卫生出版社，2013.
3. 左拥军．临床常见的急危重症救治大全．吉林：吉林大学出版社，2012.

第二十七章　急性肾衰竭

第一节　概述

急性肾衰竭（acute renal failure，ARF）是由各种原因引起的肾功能在短时间内（数小时或数周）突然下降而出现的氮质废物潴留和尿量减少综合征。ARF 可发生在原来无肾脏病的患者，也可发生在慢性肾脏病（chronic kidneydisease，CKD）患者。ARF 主要表现为氮质废物血肌酐（Scr）和血尿素氮（BUN）升高，水电解质和酸碱平衡紊乱，及全身各系统并发症。临床常见少尿（尿量＜400ml/d），偶见无尿（尿量＜50ml/d），亦可见非少尿（尿量＞400ml/d，甚至可超过 1 000ml/d）者。依据尿量多少分别称之为少尿型（oliguriatype）和非少尿型（non－oliguria type）ARF。少数 ARF 患者可无症状，仅在常规生化检查中才发现 BUN 和 Scr 升高，非少尿型病例早期易漏诊。

尽管 ARF 的概念得到广泛认可，但一直缺乏公认的诊断标准。相关研究表明，住院患者轻微的血肌酐改变与不良预后相关，因此，必须对肾功能的改变尽早做出诊断。近年提出急性肾损伤（acute kidney injury，AKI）的概念，AKI 指发生急性肾功能异常，它包括了从肾动能轻度改变到最终衰竭的整个过程，因此，它能更贴切地反映疾病的基本性质，对早期诊断与治疗具有更积极的意义。衰竭（failure）一词，容易理解为功能完全丧失，不如损伤（injury）更能体现从早期到晚期的病理生理变化。鉴于此，国际上建议使用 AKI 替代 ARF。但目前临床上还缺乏既敏感又特异的诊断 AKI 的指标，对 AKI 的诊断仍然主要根据血肌酐和尿量，但血肌酐反映肾功能的敏感性很差，且当肾功能发生轻微变化时，血肌酐需数天才能达到稳定状态。在单独应用尿量进行诊断时，应除外尿路梗阻和其他可导致尿量减少的可逆因素。

一、急性肾衰竭的分类

广义而言，ARF 可分为肾前性、肾实质性和肾后性三大类，此有助于临床诊断思维。

1. **肾前性氮质血症（prerenal azotemia）**　又称肾前性 ARF（prerenal ARF），是 ARF 的常见原因，是机体对肾脏低灌注的适应性反应，主要由各种原因引起的有效循环血容量不足导致肾血流量急剧降低而导致肾功能损害，肾脏本身无器质性病变。若及时地纠正有效血容量的不足使肾血流灌注改善，则可使肾功能得以改善；严重、持续的肾脏低灌注可引起缺血性急性肾小管坏死（acute tubular necrosis，ATN），因此，肾前性氮质血症和缺血性 ATN 可以视为肾脏缺血性损伤的不同阶段。肾前性氮质血症和缺血性 ATN 的临床和生化特征在一些患者可以共存或介于两者之间，即所谓的中间综合征。肾前性氮质血症的常见病因有：①血容量不足：外伤、手术大失血，大面积烧伤、大量呕吐、腹泻或胃肠减压致失水，感染性休克体液大量进入第三间隙，血管扩张剂、利尿剂等使用不当，均可引起血容量不足，导致动脉血压降低，肾缺血和灌注不足；②心排血量减少：由于心源性休克、心肌梗死、严重心律失常、充血性心力衰竭、心包填塞及大块肺栓塞等，导致循环血容量的相对不足，肾灌注减少；③肾血管阻塞：血栓或动脉粥样硬化斑块阻塞引起肾缺血或灌注不足；④肾血管动力学的自身调节紊乱：过量缩血管药物、前列腺素抑制剂、ACEI、环孢素 A 等的作用所致。上述因素会引起有效循环血量减少和肾血管强烈收缩，导致肾血液灌注量和肾小球滤过率（GFR）显著降低，出现尿量减少和氮质血症等，但肾小管功能尚属正常，肾脏并未发生器质性病变，故肾前性氮质血症的处理应着眼于迅速改善循环衰竭而不是肾脏。

　　临床上对每一例 ARF 患者都应判断其有无肾前性因素，因为肾前性因素可发展为缺血性 ATN，亦可加重任何类型实质性 ARF。在已有实质性 ARF 基础上，若有轻微血容量不足或心排血量降低，可使 Scr 成倍升高，故判断肾前性因素及其程度对实质性 ARF 的合理治疗及预后评估十分重要。

　　2. 肾后性 ARF（postrenal ARF）　　是指各种原因引起的急性尿路梗阻所致的肾功能损害，若及时解除梗阻，则肾功能便有可能很快恢复。双肾功能原先基本正常者，除非发生尿道、膀胱颈或双侧输尿管梗阻，一般不会发生 ARF。孤立肾或原有慢性肾衰竭者，若发生单侧输尿管梗阻，即可引起 ARF。膀胱颈阻塞是肾后性 ARF 的最常见原因，主要见于前列腺疾病（肥大、新生物或感染）、神经源性膀胱或应用抗胆碱药物，偶由血块、结石、尿道炎症伴痉挛等所致。输尿管梗阻可由腔内梗阻（如结石、血块、坏死脱落的肾乳头等）、输尿管浸润（如肿瘤）或输尿管外压迫（如后腹膜纤维化、新生物、脓肿或手术误结扎）所致。由于肾后性梗阻的病因多可由手术纠治，因此在诊断 ARF 时必须先行泌尿系统超声波检查以排除肾后性因素。

　　3. 肾实质性衰竭（nephrogenic ARF）　　是指各种肾实质疾病发生不同病理改变所致的 ARF，它是 ARF 中常见类型。从临床和病理角度，可将肾实质性 ARF 的病因分为肾大血管疾病、肾微血管和肾小球疾病、ATN 以及急性肾小管间质病变四大类。其中以 ATN 最常见（缺血性 ATN 和中毒性 ATN 占 ARF 病因的 90%），也最具特征性，是本章讨论的重点，即狭义的 ARF。

二、病因

　　狭义的 ARF 即是指 ATN，ATN 是各种原因引起的肾小管上皮细胞坏死，而不伴有肾小球器质性损害。其特征是肾小球滤过率（GRF）降低和肾小管结构与功能损害。其病因颇多，可概括为两大类：肾血流灌注不足（肾缺血）和肾毒性物质（肾中毒），两者常共同致病。分述如下：

（一）肾血流灌注不足（肾缺血）

　　肾血流灌注不足是引起 ATN 的最常见原因。各种肾前性因素持续发展均可导致 ATN。如严重创伤（战伤、意外创伤、挤压伤和严重骨折等）、烧伤、外科大手术后、产科并发症、各种严重的感染（如严重的急性消化道感染、休克型肺炎、重症急性胰腺炎、败血症和严重的钩端螺旋体病、流行性出血热等）、各种原因所致的严重细胞外液不足、血循环功能不全、血管内溶血、肌红蛋白尿等，均可造成肾血流量减少，尤其是肾皮质的血流量减少，导致 GRF 明显下降。

（二）肾毒性物质（肾中毒）

肾脏具有排泄代谢废物、高血流量和浓缩尿液的特性，因而常与大量和高浓度的血内物质接触。因此，肾小管细胞成了各种药物、有机溶剂、重金属及其他外源性与内源性毒物的靶器官。这些肾毒性物质通过引起肾内血管收缩、直接损伤肾小管和（或）堵塞肾小管等机制，单独地或综合地引发 ATN。但肾毒性物质引起的 ATN 通常为可预防和可逆转的，因此，面对每位 ARF 患者，一开始就应寻找有无肾毒性物质接触史。肾毒性物质可分为外源性毒物和内源性毒物两大类：

1. 外源性肾毒性物质

（1）药物肾损害：引起 ATN 的常见药物为氨基糖苷类抗生素、第一代头孢菌素、磺胺类药物、两性霉素 B、环孢素和顺铂等。①氨基糖苷类抗生素是药物所致 ATN 的主要病因，常见的有卡那霉素、庆大霉素、阿米卡星（丁胺卡那霉素）、妥布霉素、新霉素和链霉素，仅用 1 个疗程就有 10% ~30% 发生 ARF。氨基糖苷类抗生素从肾小球滤过后，被近端小管上皮细胞以胞饮形式摄入细胞内并在细胞内积聚。大剂量应用、长时间应用或反复应用、原患有肾脏疾患、老年人、血容量不足、同时存在肾脏缺血或合用其他肾脏毒性药物是发生氨基糖苷类抗生素肾毒性的危险因素；②两性霉素 B 累积用量超过 1g 者，几乎毫无例外都发生 ARF，即使低于此剂量时也常发生 ARF。该制剂直接诱导肾血管收缩，对肾小管的许多部位都有直接的毒性作用；③环孢素和他克莫司均可引起肾脏内血管收缩和肾脏低灌注而导致 ARF；④应用顺铂和异环磷酰胺者 ATN 的发生率可高达 70%，顺铂在近端小管细胞内积聚并引起线粒体损伤，抑制 ATP 酶和溶质转运，增加自由基生成而损伤细胞膜。甲氨蝶呤主要以原形从尿液排出，大剂量应用时可能由于药物沉积于肾小管内而引起 ARF。

（2）造影剂：目前各种 X 线造影剂引起的 ATN 已普遍引起人们的注意，如主动脉造影、静脉肾盂造影、胆管造影和口服胆囊造影等均可发生。通常发生在口服或静注后数小时至 1 ~2d。离子型高渗造影剂可通过刺激内皮细胞释放内皮素和（或）减少一氧化氮（NO）释放等机制，引起肾内血管收缩和肾缺血，并有直接的小管毒性作用。原先有肾功能损害、有血管并发症的糖尿病患者、血容量不足、高尿酸血症、多发性骨髓瘤以及老年患者，应用离子型高渗造影剂更易发生或加重 AKI。非离子造影剂与常规的高渗性离子造影剂在肾脏毒性方面并无显著差异。

（3）毒物肾损害：①重金属类：可引起 ATN 的主要有汞、镉、砷、铋、铬、锂、铅、金、银、锑和铜等，常因误服而引起；②工业毒物：如氰化物、四氯化碳、甲醇、甲苯、三氯甲烷（氯仿）等；③杀菌消毒剂：如甲酚、间苯二酚、甲醛等；④杀虫剂及除草剂：如有机磷、百草枯等。

（4）生物毒素：如蛇毒、蜂毒、青鱼胆、斑蝥、毒蜘蛛、毒蕈等中毒。

2. 内源性肾毒性物质　包括肌红蛋白、血红蛋白、尿酸和钙等。

（1）肌红蛋白尿：各种原因引起的横纹肌溶解，如严重创伤、挤压伤、烧伤、电击伤等所致的肌肉损伤，均可致 ATN。此外，剧烈运动、肌肉的血灌注不足（如动脉血供不足、药物过量和酗酒所致的昏迷）、肌炎、癫痫持续状态、低钾低磷血症、蛇咬伤等亦可引起所谓"非创伤性横纹肌溶解症"而致 ATN。肌红蛋白尿引起 ATN 的机制尚未明了，可能与肌肉损伤时，释放出肌红蛋白导致肾血管收缩有关；而且，肌红蛋白及其代谢产物对肾小管有直接毒性作用，并影响肾小管的转运；肌红蛋白尚可形成管型，导致肾小管阻塞。

（2）血管内溶血：如血型不合输血，自身免疫性溶血性贫血危象，药物如伯氨奎宁、奎宁及磺胺药，感染如黑尿热，毒素如蛇毒、蜂毒，物理化学因素如烧伤等诱发的急性溶血，产生大量的血红蛋白及红细胞破坏产物，后者使肾血管收缩，血红蛋白在肾小管腔中形成管型，阻塞管腔，引起 ATN。

（3）急性尿酸性肾病：常见于新近治疗的淋巴细胞增殖性疾病，细胞毒药物导致大量细胞溶解，血尿酸水平突然显著升高，尿酸在集合管内沉积导致内源性阻塞性肾病。

（4）其他：由恶性肿瘤或原发性甲状旁腺功能亢进等所致的高钙血症患者亦可引起 ATN；高草酸血症和磺胺药亦可在肾内结晶引起 ARF；肿瘤的产物如多发性骨髓瘤、肿瘤溶解综合征等亦可导致 ATN。

三、发病机制

ATN 的发病机制涉及肾血流动力学改变、肾毒素或肾缺血 – 再灌注所致肾小管上皮细胞损伤及上皮细胞脱落、管型形成和肾小管腔阻塞等。主要的机制有：

（一）肾血流动力学改变

目前认为不同病因所致 ATN 的起始期的共同特点是肾血流灌注量减少，肾内血流分布异常（肾皮质血流量减少、肾髓质充血），GRF 急剧下降。其可能的机制是：①交感神经过度兴奋：肾交感神经纤维广泛分布于肾血管及肾小球旁器，肾上腺素能活性增高引起肾血管收缩，导致肾血流量与 GFR 降低；②肾内肾素 – 血管紧张素系统兴奋：可导致入球小动脉（特别是肾皮质外、中层的肾小球入球小动脉）收缩和痉挛，使肾小球毛细血管内血流减少，有效滤过压降低及肾小球内皮细胞肿胀，滤过膜通透性减低，以致 GRF 明显下降；③肾缺血即可通过血管作用使入球小动脉细胞内 Ca^{2+} 离子增加，从而对血管收缩刺激和肾自主神经刺激敏感性增加，导致肾自主调节功能损害、血管舒缩功能紊乱和内皮损伤，也可产生炎症反应。血管内皮损伤和炎症反应均可引起血管收缩因子（如内皮素、血栓素 A_2、肾内肾素 – 血管紧张素系统等）产生过多，而血管舒张因子，主要为一氧化氮（NO）、前列腺素（主要为 PGI_2、PGE_2）合成减少。这些变化可进一步引起肾血流动力学异常，包括肾血浆流量下降，肾内血流重新分布等，引起 GRF 明显下降。此种血管收缩因子/血管舒张因子失衡可能是 ATN 的主要机制；④球 – 管反馈机制：致病因素也可直接作用于肾小管（加上肾缺血），引起肾小管（包括近端小管及髓祥升支厚壁段）损伤及功能障碍，重吸收钠及氯离子减少，从而使远端小管腔内钠及氯离子增多，刺激致密斑细胞使球旁细胞释放肾素，激活肾素 – 血管紧张素系统，引起入球小动脉更进一步收缩，加重 GRF 降低。

（二）肾小管损伤

ATN 的病变特点是肾小管损伤和肾间质水肿。肾小管损伤导致了肾小管上皮细胞坏死，基膜断裂，使肾小管内液反流扩散到肾间质，引起肾间质水肿，肾小静脉压力升高，压迫肾单位，加重肾缺血，使 GRF 减低，此即反漏学说。肾小管损伤后肾小管上皮细胞变性、坏死并脱落入肾小管腔内，与刷毛缘的纤毛形成了囊泡状物，蛋白质形成了管型，堵塞了肾小管腔，使肾小管腔内压增加，致 GRF 减少，造成少尿，此即肾小管阻塞学说。

（三）炎症因子的参与

缺血性 ATN 也被称之为一种炎症性疾病，肾缺血可通过炎症反应直接使血管内皮细胞受损，也可通过小管细胞产生炎症介质（IL－6、IL－18、TNFα、TGFβ、MCP－1、RAN－TES）等使内皮细胞受损，并通过细胞间黏附分子－1（intercellular adhesion molecule－1，ICAM－1）增加和 P 选择素增加，使白细胞黏附及移行增加，炎症反应导致肾组织的进一步损伤，GFR 下降。

关于 ATN 的临床过程，传统上分为少尿期、多尿期和恢复期。其弊病是：首先，由于人们对 ARF 警惕性与早期识别能力的提高，肾毒性因素所致的 ATN 比例增加，近 50% 的 ATN 患者临床上并无少尿，患者有氮质代谢产物在体内潴留引起的各种症状，而尿量仍维持在 500～1 500ml 左右；其次，在发生真正的 ATN 之前，存在一"可逆"性的肾衰竭阶段，而该阶段与 ATN 是一连续的过程，这两个阶段在临床上并无一道鸿沟。故传统分期未能从本质上阐述 ATN 的特点，目前主张将 ATN 的临床过程分为起始期、维持期（持续期）和恢复期。起始期患者受到缺血和中毒损伤，肾实质损害正在发展，尚未形成，该阶段持续数小时至数天，ATN 尚可预防；随后到达维持期，此期肾实质损伤已形成，一般为 1～3 周，亦可长达 1～11 个月。常出现少尿、高血钾、酸中毒等尿毒症的症状和各器官的并发症。严重少尿和维持期长者恢复慢，发生永久性肾损害的机会大。恢复期是患者通过肾组织的修复和再生达到肾功能恢复的阶段。

（王大伟）

第二节　急性肾衰竭的诊断

一、病因诊断

应积极寻找并确立引起 ATN 的病因及（或）原发病。

二、临床表现特点

ATN 的临床表现包括原发疾病、ARF 引起代谢紊乱和并发症三方面。病因不同，起始表现也不同。一般起病多较急骤，全身症状明显。

（一）起始期

此期患者常遭受一些已知 ATN 的病因，例如低血压、缺血、脓毒症和肾毒素等，但尚未发生明显的肾实质损伤，故临床表现以原发病的表现为主。但随着肾小管上皮细胞发生明显损伤，GFR 突然下降，临床上开始出现容量过多、电解质和酸碱平衡紊乱及尿毒症的症状和体征，提示已进入维持期。

（二）维持期

在少尿型 ARF，此期又称少尿期。当尿量 <400ml/d 或 17ml/h，为少尿，<100ml/d 者为无尿，但完全无尿者罕见。持续无尿者预后较差，并应除外肾外梗阻、双侧肾皮质坏死、肾血管闭塞和严重急性增生性肾小球肾炎。少尿与多尿交替提示尿路梗阻。由于致病原因和病情轻重不一，少尿持续时间不一致，一般持续 1～3 周（短者 2d，个别长者可达 3 个月以上），少尿期越长并发症越多，预后越差。肾毒性物质所致者较短，挤压伤或严重创伤所致者较长。若少尿持续 6 周以上应重新考虑 ATN 的诊断，有可能存在肾皮质坏死、原有肾疾

患或肾乳头坏死等。对少尿期延长者应注意体液潴留、充血性心力衰竭、高钾血症、高血压以及各种并发症的发生。

1. 全身表现　①消化系统症状：是 ARF 最早期表现。常见症状为纳差、恶心、呕吐、腹胀、腹泻等，严重者可有消化道出血。消化系统症状尚与原发疾病和水电解质紊乱或酸中毒等有关。持续、严重的消化道症状常引起严重的电解质紊乱；②呼吸系统症状：除感染的并发症外，可有咳嗽、憋气、胸痛、呼吸困难等；③循环系统症状：出现高血压、心力衰竭肺水肿表现，可有各种心律失常；④神经系统症状：轻型患者可无神经系统症状。若出现意识障碍、躁动、谵妄、抽搐、昏迷等尿毒症脑病症状，提示病情重笃，应尽早透析；⑤血液系统症状：可有出血倾向及轻度贫血；⑥并发感染：感染是 ARF 最常见的并发症，其原因可能与机体抵抗力降低，细胞免疫功能受损及单核，巨噬细胞系统功能低下，正常解剖屏障的破坏和不恰当地使用抗生素有关。常见部位是呼吸道、泌尿道或伤口的感染，常导致脓毒症而死亡。自早期开展预防性透析以来，患者死于急性肺水肿和高钾血症者已明显减少，而感染已成为 ARF 的主要死亡原因。

2. 水平衡失调　①水肿：主要是排尿减少而摄入水量过多所致，产生稀释性低钠血症和高血容量，重者致水中毒，可因心力衰竭、肺水肿、脑水肿等而死亡；②高血压和心力衰竭是少尿期较常见的并发症，血压可达 140～200mmHg/90～110mmHg。病程中组织分解代谢增加，内生水代谢生成增多亦为引起水平衡失调的原因之一。

3. 电解质紊乱　常见的有：

（1）高钾血症：是 ARF 最严重的并发症，是起病第一周最常见的死亡原因。ATN 少尿期因尿液排钾减少，若体内同时存在高分解代谢状态，如挤压伤引起的肌肉损伤坏死、血肿、感染及热量供应不足所致体内蛋白分解等都使细胞内钾大量释放，加之酸中毒使细胞内钾转移至细胞外（血 pH 每下降 0.1，血钾增加 0.6mmol/L），可在数小时内出现高钾血症。富含钾的食物、药物（如青霉素钾盐，每 100 万 U 含钾 1.7mmol）的摄入和输入库存血（库存 10d 血液每升含钾可达 22mmol）等，也会增加钾的入量。一般血钾每日升高约 0.3～0.5mmol/L，但高分解代谢者，其血钾升高更为快速和严重。当血钾 >6mmol/L 时，可阻止神经肌肉的去极化过程而导致冲动传导障碍。临床主要表现为：①心脏症状：心率缓慢，心律失常（包括传导阻滞），严重者可导致心搏骤停；②肌肉神经症状：四肢乏力，感觉异常，肌腱反射消失，弛缓性瘫痪等。高钾血症的心电图（ECG）改变可先于临床表现出现，故 ECG 监护高钾血症对心肌的影响甚为重要。当同时存在低钠血症、低钙血症或酸中毒时，高钾血症 ECG 表现更为显著。

（2）高镁血症：主要因镁的排泄障碍所致。ATN 时血钾与血镁浓度常平行上升，在肌肉损伤时高镁血症较为突出。镁离子对中枢神经系统有抑制作用，严重高镁血症可引起呼吸抑制和心肌抑制。其表现与高钾血症相似。与高钾血症一样，高镁血症的 ECG 改变亦可为 P-R 间期延长和（或）QRS 增宽，当高钾血症纠正后，ECG 仍出现 P-R 间期延长和（或）QRS 增宽时应怀疑高镁血症的可能。

（3）低钠血症：可分为两型：①稀释性低钠血症：体内钠总量正常，是体内水过多或钠分布异常（如代谢性酸中毒，钠从细胞外移入细胞内）所致。其特点为体重增加、皮肤不皱缩、血压正常、血液稀释，重者可发生惊厥和昏迷；②缺钠性低钠血症：体内总钠量减少，常因呕吐、腹泻等丢失钠。其特点是恶心、呕吐、厌食、体重减轻、血压下降、脱水貌、痛性肌痉挛与血液浓缩等。

（4）低氯血症：多与低钠血症同时存在。常因呕吐、腹泻或大剂量应用袢利尿剂引起，长期限盐亦是原因之一。可出现腹胀、呼吸表浅和抽搐等表现。

（5）高磷血症与低钙血症：由于肾排磷功能受损，常有高磷血症，尤其是广泛组织创伤、横纹肌溶解等高分解代谢患者，血磷可高达 1.9 ~ 2.6mmol/L（6 ~ 8mg/dl）。由于高磷血症，肾生成 1, 25 − (OH)$_2$D$_3$ 及骨骼对 PTH 的钙动员作用减弱，因而，低钙血症也较常见。

4. 代谢性酸中毒　主要原因是酸性代谢产物排不出去及肾小管产氨、排泄 H$^+$ 功能丧失。一般少尿期第 3 ~ 4d 便可出现代谢性酸中毒。患者发生疲倦，嗜睡，深而快的呼吸，食欲不振、恶心、呕吐、腹痛，甚至昏迷。

5. 进行性氮质血症　由于 GFR 降低引起少尿或无尿，Scr 和 BUN 升高，其升高速度与体内蛋白分解状态有关。在无并发症且治疗正确的病例，Scr 每日上升 44.2 ~ 88.4μmol/L（0.5 ~ 1.0mg/dl），BUN 每日升高 3.6 ~ 7.1mmol/L（10 ~ 20mg/dl），因此患者少尿 3 ~ 5d 便可出现尿毒症。而在高分解代谢的患者，如严重感染、脓毒症和严重创伤或烧伤时，其血肌酐和尿素氮的升高更快，分别可高达每日 176.8μmol/L（2mg/dl）和 10.7mmol/L（30mg/dl），病情更为严重。热量供给不足、肌肉坏死、血肿、出血、感染高热、应用肾上腺皮质激素等也是促进蛋白质高分解的因素。高分解型 ATN 常出现严重的代谢性酸中毒，血 HCO$_3^-$ 迅速下降（每日 >2mmol/L），血钾迅速升高（每日 >1mmol/L）。因此，高分解型 ATN 的主要死因是高钾血症和严重的代谢性酸中毒，合并严重感染的患者常伴有 MODS。在横纹肌溶解所致的 ARF 患者，其血肌酐每日升高的速度更快，且与血尿素氮的升高不成比例，因为横纹肌溶解所释放的大量肌酸经非酶水解成为肌酐。尿毒症可引起各个器官系统的症状，但最常见或较早出现的是食欲减退、恶心、呕吐、嗜睡或烦躁不安、抽搐、昏迷等，并可有皮肤瘙痒、呼吸带尿臭味、贫血与出血倾向等。

（三）恢复期

肾小管细胞再生、修复，肾小管完整性恢复，GFR 逐渐恢复正常或接近正常范围。一旦临床上出现尿量增加，少尿或无尿患者尿量 >500ml/d，即进入临床上的恢复期。部分患者有"多尿期"，尤其是少尿型患者，在尿量达到 500ml/d 后，尿量增加的速度更快，经 5 ~ 7d 左右达到多尿高峰，甚至每日尿量可达 3 000 ~ 5 000ml。通常持续 1 ~ 3 周，继而再恢复正常。多尿的原因：①持续期积蓄的尿素等引起渗透性利尿；②肾小管重吸收功能不全；③持续期积蓄的水肿液；④不适当的补液。恢复期的显著特点是随尿量增加（非少尿型者可无明显尿量改变），患者血肌酐及尿素排出增加，内生肌酐清除率逐渐恢复至正常水平。与 GFR 相比，肾小管上皮细胞功能的恢复相对延迟。GFR 功能多在 3 ~ 6 个月内恢复正常，部分患者肾小管功能不全可持续 1 年以上。极少数患者遗留不同程度的肾功能损害，呈慢性肾衰的临床过程。

应注意的是，恢复期开始的 3 ~ 5d，尿量虽逐渐增加，但由于 GRF 仍较低，且由于氮质分解代谢增加，患者尿毒症及酸中毒症状仍继续存在；当 GRF 增加时，这些指标（如肌酐、BUN）可迅速下降，但不是很快地恢复到正常水平。当 BUN 降至正常时，也仅意味着 30% 的肾功能得以恢复。随着尿量的增加，患者的水肿消退，血压、BUN、肌酐及血钾逐渐趋于正常，尿毒症及酸中毒症状随之消除。多尿 4 ~ 5d 后，由于大量水分、钾、钠的丢失，患者可发生脱水、低血钾、低血钠。患者出现四肢麻木、恶心、肌无力，甚至瘫痪；腹胀、肠鸣音及肌腱反射减弱；心电图出现典型的低血钾表现。应注意加强监测。

近年来，随着对 ARF 的认识普遍提高、肾毒性药物（如氨基糖苷类抗生素、造影剂）广泛运用及早期合理治疗，通过对有原发病的患者严密观察，发现了不少非少尿型 ARF（指患者在进行性氮质血症期内每日尿量持续在 400ml 以上，甚至 1 000 ~ 2 000ml），约占 ARF 的 30% ~ 60%。虽可由各种病因引起，但较常由肾中毒引起。尿量不减少的原因有三种解释：①各肾单位受损程度不一，小部分肾单位的肾血流量和 GFR 功能存在，而相应肾小管重吸收功能显著障碍；②所有肾单位的受损程度虽相同，但肾小管重吸收功能障碍在比例上远较肾小球滤过功能降低程度为重；③肾髓质深部形成高渗状态的能力降低，致使髓袢滤液中水分重吸收减少。一般认为，非少尿型临床表现轻，并发症的发生率低，住院日数短，需透析治疗者少，但高钾血症发生率与少尿型引起者相近，非少尿型的病死率仍可高达 25%，死亡者主要是年老体弱、原有肾功能不全者。故在治疗上仍不能忽视任何环节。由于尿量不少，临床上易被忽视，从而引起误诊而延误治疗。当患者 GRF 增加，血肌酐和 BUN 不再继续上升时，即表示本病已开始恢复。

三、辅助检查

1. 血液检查 可有轻度贫血、Scr 和 BUN 升高，血钾常大于 5.5mmol/L。血 pH 常低于 7.35。碳酸氢根离子浓度多低于 20mmol/L。血钠正常或偏低，血钙降低，血磷升高。

2. 尿液检查 在 ARF 的持续期，尿的变化有：①尿色深而混浊，尿蛋白 + ~ + +，可有数量不等的红细胞、白细胞、上皮细胞和颗粒管型，偶可见到粗大的上皮细胞管型，称肾衰管型。严重挤压伤或大量肌肉损伤可有肌红蛋白尿及肌红蛋白管型；②尿比重低且较固定，多在 1.015 以下。这是肾小管重吸收功能受损害，不能浓缩尿液所致；③尿钠增高。正常尿钠 < 30mmol/L（多数在 10 ~ 20mmol/L），ATN 时尿钠 > 30mmol/L（多数为 40 ~ 60mmol/L 或更高）；④尿中尿素氮和肌酐浓度降低（正常尿尿素氮 > 15g/L，ATN 时常 < 10g/L；正常尿尿肌酐 > 1g/L）；尿尿素氮/血尿素氮比值 < 10 ~ 15；尿肌酐/血肌酐比值常降至 10 左右（其他原因少尿比值均 > 20）；⑤尿渗透压降低常 < 300mmol/L，尿渗透压/血渗透压 < 1.1；⑥肾衰指数（RFI）= 尿钠 ÷（尿肌酐 ÷ 血肌酐）> 2（其他原因的少尿，RFI < 1）；⑦滤过钠排泄分数（FENₐ）表示肾脏清除钠的能力，以 GFR 百分比表示，即：

$$FE_{Na} = \frac{尿钠/血钠}{尿肌酐/血} \times 100\%$$

其值 > 1% 者为 ATN、非少尿型 ATN 及尿路梗阻；< 1% 者为肾前性氮质血症。应注意尿液指标检查须在输液、使用利尿剂、高渗药物前进行，否则会影响结果。

3. 影像学检查 有助于急慢性肾衰竭的鉴别和了解 ARF 的病因，以 B 超为首选。尿路超声显像对排除尿路梗阻很有帮助。必要时 CT 等检查显示是否存在着与压力相关的扩张，如有足够的理由怀疑由梗阻所致，可做逆行性或下行性肾盂造影。CT 血管造影、MRI 或放射性核素检查对检查血管有无阻塞有帮助，但要明确诊断仍需行肾血管造影。

4. 肾活检 在排除了肾前性及肾后性原因后，没有明确致病原因（肾缺血或肾毒素）的肾性 ARF 都有肾活检指征。

四、诊断标准问题

ARF 一般是基于 Scr 的绝对或相对值的变化诊断。根据原发病因，肾功能急速进行性减退（表现为进行性 Scr 和 BUN 升高），结合相应临床表现和辅助检查，对 ATN 一般不难做出诊断。尿量多寡不能列为 ARF 的必备诊断条件。但一直缺乏公认的诊断标准。

2002 年，急性透析质量倡议小组（ADQI）第二次会议制订了 ARF 的 RIFLE 分级诊断标准，该标准依据 Scr、GFR 和尿量的变化将急性肾衰竭分为 3 个等级：危险（risk）、损伤（injury）和衰竭（failure），以及 2 个预后级别：肾功能丧失（loss）和终末期肾病（end stage renal disease，ESRD）。

2004 年，来自美国肾脏病协会（ASN）、国际肾脏病协会（ISN）、ADQI 和欧洲重症医学会（ESICM）的肾脏病与急诊医学专家成立了 AKIN，并在 2005 年 9 月在阿姆斯特丹举行了第一次会议，提出采用 AKI 替代 ARF，并在 RIFLE 基础上对 AKI 的诊断及分级标准进行了修订。诊断标准为：肾功能在 48h 内迅速减退，Scr 升高绝对值 $> 26.4 \mu mol/L$，或较基础值升高 $\geq 50\%$（增至 1.5 倍）；或尿量 $< 0.5 ml/(kg \cdot h)$ 超过 6h。并将 AKI 分为 3 期，分别与 RIFLE 标准的危险、损伤和衰竭等级相对应。

该标准规定 AKI 的诊断时间窗为 48h，强调了 Scr 的动态变化，为临床早期干预提供了可行性。此外，Scr 只要轻微升高就可诊断，提高了诊断的敏感性。与 RIFLE 标准相比，去掉了肾功能丧失和终末期肾病两个级别，因为这两个级别与 AKI 的严重性无关，属预后判断；去掉了 GFR 的标准，因为在急性状态下评价 GFR 困难且不可靠。但该标准是否适用于不同病因和不同临床情况下的 AKI，尚需临床验证。

五、诊断注意事项

ARF 是常见的内科急症，需按正确的诊断思路迅速做出诊断，以利治疗。首先要确定是不是 ARF，其次是需鉴别是哪种 ARF（肾前性、肾后性或肾性?），最后要明确导致 ARF 的具体病因是什么。

（一）是不是急性肾衰竭

临床上部分患者病史不清，无法判断既往有无肾脏病，就诊时已有肾衰竭，此时是 ARF 或慢性肾衰竭（CRF），需依下述方法来鉴别：

1. 临床资料　①有无夜尿多病史：夜尿多是指夜间尿量超过全日尿量 1/2，提示远端肾小管浓缩功能障碍，有此病史者多为 CRF；②是否早期出现少尿：CRF 病例到终末期（肌酐清除率 $< 10 ml/min$）才呈现少尿，因此，若肾衰竭早期即出现少尿多提示为 ARF；③是否出现贫血：CRF 几乎均有贫血，肾小球性及肾血管性 ARF 也多出现贫血，而肾小管性 ARF 则多无贫血或仅轻度贫血。

2. 影像学检查　包括 B 超、X 线平片、CT、MRI 或血管造影等，而以 B 超为首选。ARF 时肾脏常明显充血、水肿，故双肾体积常增大；而 CRF 时肾小球硬化、小管萎缩及间质纤维化，故双肾体积常缩小。因此，双肾体积增大者多为 ARF（肾淀粉样变性或糖尿病肾病所致 CRF 早期，有时双肾体积亦大，应予鉴别），而双肾体积缩小者均为 CRF。

3. 实验室检查　用于鉴别 ARF 与 CRF 的实验室检查主要是指甲（头发）肌酐检查，仅在肾脏影像学检查对鉴别 ARF 与 CRF 无帮助时（即肾脏大小正常时）才应用。指甲（头发）肌酐正常而血清 Scr 明显增高者，提示 ARF；指甲（头发）肌酐及 Scr 均增高者，提示 CRF。

上述检查仍不能准确鉴别 ARF 与 CRF 时，可考虑进行肾活检病理检查。

（二）是哪种急性肾衰竭

ARF 确诊后，则应鉴别是哪种 ARF，肾前性、肾后性或肾性？因该三种 ARF 的治疗与预后均不相同。

1. 肾前性 ARF　常继发于各种严重疾病引起的周围循环衰竭（休克），引起肾血流灌注不足，导致 GRF 减少，因而发生氮质血症。肾脏本身无器质性病变，故本病实质上是处于一种应激状态的反应，即肾尽最大的能力以保存体内钠，而维持循环血容量。但如肾血流灌注不足的情况很严重或时间较长，则可能发展至 ATN，即从功能性 ARF 发展成器质性 ARF。确定其是否已发展至 ATN 十分重要，因与患者的生命攸关，且在治疗上截然不同。前者要迅速补充血容量而需大量补液，以改善肾的血流灌注以避免其进一步恶化发生 ATN；后者大量补液会导致患者死于急性心力衰竭。两者的鉴别方法有：

（1）补液试验：发病前有血容量不足、体液丢失等病史，体检发现皮肤和黏膜干燥、低血压、颈静脉充盈不明显者，应首先考虑肾前性 ARF。可试用输液（5% 葡萄糖液 200～250ml）和注射袢利尿剂（呋塞米 40～100mg），以观察输液后循环系统负荷情况。若补足血容量后血压恢复正常，尿量增加，则支持肾前性 ARF 的诊断。低血压时间长，尤其是老年人伴心功能欠佳时，补液后无尿量增多者应怀疑肾前性氮质血症已过渡为 ATN。

（2）尿液诊断指标：见表 27-1。

表 27-1　鉴别肾前性 ARF 与 ATN 的尿液诊断指标

	肾前性 ARF	急性肾小管坏死（ATN）
尿比重	>1.020	<1.015
尿沉渣	透明管型	有颗粒管型、上皮细胞管型、红、白细胞
尿渗透压	>500mmol/L	<300mmol/L
尿钠	<20mmol/L	>40mmol/L
肾衰指数	<1	>1
滤过钠排泄分数	<1	>1

2. 肾后性 ARF　肾后性 ARF 是由尿路梗阻引起的肾衰竭。尿路梗阻后梗阻上方压力增高，导致肾小囊压增高，滤过压减少，从而 GFR 显著下降，体内代谢产物潴留。及时发现和解除梗阻可使肾功能迅速得到改善，长期梗阻则可造成不可逆性肾损害。肾后性 ARF 的临床特点：①有导致尿路梗阻的因素存在。尿路梗阻多由尿路器质性疾病引起（如尿路内、外肿瘤，尿路结石，血块或坏死肾组织梗阻，前列腺肥大等），也可由尿路功能性疾病导致（如神经源性膀胱）；②临床上常突然出现无尿，部分患者早期可先无尿与多尿交替，然后完全无尿，Scr 及 BUN 迅速上升；③影像学检查常见双侧肾盂积水、双输尿管上段扩张等。若为下尿路梗阻，还可见膀胱尿潴留。尿路梗阻多数是膀胱出口梗阻，膀胱出口梗阻可用单次膀胱导尿排除之，而不需肾影像学检查；若导尿通畅，则需作肾影像学检查以明确诊断。膀胱以上的梗阻引起的 ARF 常为双侧性，偶亦可为单侧性梗阻，对侧肾原已有严重疾病，基本上没有肾功能，一般可用 B 超显像排除之。若尿路梗阻发生非常迅速（如双肾出血血

块梗阻输尿管，或双肾结石碎石后碎块堵塞输尿管等），因肾小囊内压迅速增高，滤过压迅速减小，患者立即无尿，此时见不到肾盂积水及输尿管上段扩张。梗阻偶亦可发生于肾实质内，常由于某些难于溶解的物质沉积于肾小管腔内而引起肾内梗阻，如尿酸结晶（多见于肿瘤化疗后）、草酸盐结晶（某些麻醉药物引起）、钙盐结晶（甲状旁腺功能亢进、恶性肿瘤）等。

3. 肾性 ARF　在肾前性及肾后性 ARF 均被排除后，肾性 ARF 即成立。此时需进一步鉴别是哪种肾性 ARF。肾性 ARF 按主要病变部位可分为：肾小管性 ARF（如 ATN）、肾间质性 ARF（如急性间质性肾炎）、肾小球性 ARF（如急进性肾炎或重症急性肾炎）、肾血管性 ARF（包括肾脏小血管炎，如显微镜下多血管炎及韦格纳肉芽肿病，及肾脏微血管病如溶血性尿毒症综合征等）、急性肾皮质坏死和急性肾乳头坏死引起的 ARF，以前四种多见（最后两种少见）。在临床表现上，肾小管性及肾间质性 ARF 有很多相似处，而肾小球性与肾血管性 ARF 也十分相似，可将其分为两组作鉴别。两组 ARF 的鉴别要点：①基础肾脏病病因：ATN 及急性间质性肾炎（AIN）常有明确病因，ATN 常在肾缺血（如腹水、失血、休克等）或肾中毒（药物、生物毒素、重金属等中毒）后发生，AIN 也常由药物过敏或感染引起，寻获这些病因，再结合临床表现，能帮助诊断；而肾小球性或肾血管性 ARF 多难找到明确病因；②肾衰竭发生速度：ATN 及 AIN 在致病因素作用后，常迅速（数小时至数日）发生肾衰竭；而肾小球性和肾血管性 ARF 肾衰竭发生相对较慢，常需数周时间；③肾小管功能损害：AIN 常出现明显肾小管功能损害，其中肾性糖尿对提示诊断很有意义，而其他各种肾性 ARF 常无肾性糖尿出现；④尿蛋白排泄量：除了非类固醇抗炎药导致的 AIN 外（该类药物在导致 AIN 的同时，也能诱发肾小球微小病变病，故可出现大量蛋白尿，常 >3.5g/d），其他 AIN 及 ATN 患者尿蛋白排泄量均不多，仅轻~中度蛋白尿，罕见出现大量蛋白尿；而肾小球性和肾血管性 ARF 患者，尿蛋白量常较多，其中不少患者可呈现大量蛋白尿及肾病综合征；⑤急性肾炎综合征表现：ATN 和 AIN 患者并不呈现急性肾炎综合征，而肾小球性和肾血管性 ARF 患者几乎均有典型急性肾炎综合征表现；⑥确切地鉴别诊断需依赖肾穿刺病理检查。

（三）导致 ARF 的病因或基础疾病是什么

在明确 ARF 的性质（肾前性、肾后性或肾性）后，还应力求明确其致病病因或基础疾病，这有利于制订治疗措施及判断疾病预后。如肾前性和肾后性 ARF，若能明确病因并尽早去除，ARF 常可自行恢复。常见的肾性 ARF 基础疾病的特点如下：

1. 肾小球疾病　无论是原发性肾小球疾病（如急性肾小球肾炎、急进性肾炎、慢性肾炎急性发作），还是继发性肾小球疾病（如狼疮性肾炎、全身性坏死性血管炎、过敏性紫癜等），均可发生 ARF。这些患者常在少尿的同时具有全身水肿、高血压，尿蛋白常在 + + ~ + + + 以上，尿检红细胞甚多，或出现红细胞管型，无严重创伤、低血压休克或中毒病史。

2. 急性间质性肾炎　其引起的 ARF，常与 ATN 不易鉴别，易误诊。可由药物过敏（如青霉素类、磺胺类、止痛药类等）、感染（如脓毒症、流行性出血热等）、白血病浸润肾间质及特发性等原因引起，但最常见的是药物过敏。患者可有发热、皮疹、全身淋巴结肿大、血嗜酸性粒细胞增多、血 IgE 增高等全身过敏表现。尿蛋白 + ~ + +，尿沉渣可仅有少量白细胞，瑞氏染色可见嗜酸性粒细胞。本病的尿指标与 ATN 相似，不能靠此鉴别。由于激素治疗有效，若怀疑本病，可考虑肾活检以明确诊断。

3. 急性肾血管病变　双侧急性肾静脉血栓形成和双侧肾动脉血栓形成或栓塞均可引起 ARF 综合征。急性肾静脉血栓形成常发生于成人肾病综合征、肾细胞癌、肾区外伤或严重失水的肾病患儿，每同时有下腔静脉血栓形成，故常伴有下腔静脉阻塞综合征、严重腰痛和血尿。静脉肾盂造影、CT 扫描和 MRI 有助于诊断，肾静脉造影可确诊。肾动脉栓塞可由细菌性心内膜炎等心瓣膜疾病引起，主动脉手术或造影亦可引起动脉粥样硬化斑块脱落栓塞肾动脉，肾区钝伤后也可发生。患者可完全无尿，有腰痛和腰部压痛，同时有肺、脑等脏器栓塞，常有发热和白细胞增高，可有蛋白尿和血尿，肾动脉造影可确诊。

若确实排除了上述各种可能性，表现为 ARF 的患者才能诊断为 ATN。对诊断为 ATN，但又有怀疑的患者应考虑做肾活检以明确诊断。弄清楚引起 ARF 的基础疾病对于患者的治疗措施选择至关重要，如确是 ATN，就宜尽早透析以防止尿毒症的并发症（如感染、消化道出血等），等待肾功能自然恢复；若为药物过敏所致的急性间质性肾炎，则应永远避免使用此类致敏药物；如为狼疮性肾炎，则宜应用大剂量激素和细胞毒性药物治疗等。

（王大伟）

第三节　急性肾衰竭的治疗

一、消除病因，治疗原发病

早期干预治疗 ARF 首要原则是纠正和治疗致 ATN 的可逆病因和原发病。对于各种引起 ATN 的原发病（如严重外伤、严重感染等），应进行积极妥善的治疗，尤其是要处理好血容量不足、休克和清除坏死组织等。同时应停用影响肾灌注或肾毒性的药物。

二、起始期的处理

若能在起始期内给予恰当的处理，则 ATN 可逆转，或使病情减轻（如使少尿型转为非少尿型），从而改善预后。肾前性氮质血症向 ATN 的发展过程中，临床上可由下述指标推测其是否仍在起始期：①尿渗透压/血渗透压之比为 1.1~1.4；②尿钠在 20~40mmol/L 之间；③蛋白尿较轻，只有少量管型。为简便起见，少尿型 ARF 在少尿出现后 24h 内可认为是 ATN 的起始期。如果尿渗透压/血渗透压 <1.1，则认为 ATN 诊断确立，应按维持期治疗，而不宜按起始期治疗。

1. 及时纠正血容量　补足血容量，改善微循环。①快速补液试验后 1~2h 内有尿量排出，而比重在 1.025 以上或尿渗透压在 500mmol/L 以上，应继续补液，直至尿量达到 40ml/h 以上，尿比重降至 1.015~1.020 之间；②经补液后测定 CVP，如仍在 6cmH$_2$O 以下，提示血容量不足，应继续补液。CVP 增高至 8~10cmH$_2$O 后，减慢补液速度，如 CVP 不再下降，说明补液已足，应停止补液，以免导致心力衰竭及肺水肿。

2. 药物治疗　①血管活性药：既往常用多巴胺 20~40mg 加入 5% 葡萄糖液 500ml 中以 15~20 滴/min 速度静滴。认为小剂量多巴胺［0.5~2.0μg/（kg·d）］可扩张肾血管，增加肾血流量而增加尿量，但循证医学未能证明其在预防或治疗 ARF 上有效。加之小剂量多巴胺也会增加包括心律失常、心肌缺血、肠缺血（伴革兰阴性菌菌血症发生增加）等危险，故临床上已不推荐使用；②呋塞米：呋塞米可扩张血管、降低肾小血管阻力，增加肾血流量和 GFR，并调节肾内血流分布，减轻肾小管和间质水肿，早期应用有预防 ARF 的作用。应用祥利尿剂可能会增加尿量，从而有助于清除体内过多的液体。在判断无血容量不足的因素后，用呋塞米 40 ~ 100mg 静注或快速静滴，若 1 ~ 2h 后尿量无明显增加，可再用呋塞米 80 ~ 200mg；若 1 ~ 2h 后仍不增加尿量，则说明已进入 ATN 的维持期，不应再用。再用呋塞米可引起蓄积中毒而致耳聋和引起间质性肾炎而加重肾损害。但循证医学证实它对已发生的、需要透析的 ARF 患者生存率和肾功能恢复无效。

3. 其他药物　如心房利钠肽（ANP）、一氧化氮（NO）、胰岛素样生长因子 - Ⅰ（IGF - Ⅰ）、表皮生长因子（EGF）等均未证实对 ARF 治疗有帮助。

三、维持期的处理

主要是调整体液平衡，防治尿毒症综合征（如高钾血症、代谢性酸中毒等），治疗感染等。

1. 控制入液量、维持体液平衡　每日入液量 = 前一日液体出量（包括尿量、大便量、呕吐物、伤口渗出液等）+ 500ml［500ml 约等于从皮肤、呼吸排出的不显性失液量（800ml）减去代谢内生水量（约 300ml）的大约数］。若有发热，体温每升高 1℃，应增加入液量 80 ~ 100ml/d。判断入液量是否恰当的参考指标为：①体重每日下降 0.2 ~ 0.5kg。若体重不减轻或增加，表示入液量过多，有水、钠潴留；若每天体重下降超过 1kg，则表示入液量不足或处于高分解代谢状态；②血钠保持在 130 ~ 145mmol/L。若血钠 < 130mmol/L 而又无特殊失钠原因，则为稀释性低钠血症，表示入液量过多；若血钠 > 145mmol/L，表示补液量不足；③没有水过多的表现如水肿、心力衰竭、血压升高等；④CVP 不高。轻度的水过多，仅需要严格限制水的摄入。如有明显的水过多，上述措施无效，应立即进行透析治疗。

2. 饮食和营养　ARF 患者每日所需能量应为 146.5kJ（35kcal）/kg，主要由碳水化合物和脂肪供应。每日摄入蛋白质量宜在 0.8g/kg 以下，应选用优质动物蛋白如鸡蛋、牛奶、鱼肉或瘦肉等，因其含有较丰富的必需氨基酸（EAA）。若静脉补充 EAA，可适当减少蛋白质的摄入。在 EAA 及足量热量供应的情况下，机体能利用体内潴留的尿素氮合成非 EAA，后者再与治疗时输入的 EAA 一起合成体内蛋白质，从而改善患者的营养状态，减轻氮质血症，改善尿毒症症状，减少并发症和降低病死率。因此，多数学者推荐使用静脉导管滴注高营养注射液（肾衰注射液）——主要由 8 种必需的 L - 氨基酸、多种维生素及高浓度葡萄糖组成。目前，对于合并肺炎、脓毒症和消化道出血等及高代谢型的患者，均推荐使用高营养注射液，但应监测血钠、钾、CO_2CP 和血糖的水平。能进食者应尽可能从胃肠道营养，给予清淡流质或半流质，以不出现腹胀和腹泻为原则。食物中的成分应尽可能地减少钠、钾含量，每日摄入两者均不宜超过 20mmol。饮食中应含有较丰富的维生素，尤其是水溶性维生素如复合维生素 B 和 C。若患者行透析治疗，则透析后每日的热量、蛋白质和食物的其他成分可不严格限制，如蛋白质可给予 1g/（kg·d）。

3. 纠正代谢性酸中毒　当 CO_2CP < 15mmol/L 或 pH < 7.2，可适当补充碱性药物。在紧急情况下，可先输入 5% 碳酸氢钠液按 3 ~ 5ml/kg 计算（约 150 ~ 250ml），以后酌情补之。对严重酸中毒者，应立即开始透析。补碱过快或过量会造成：①血钙离子化程度降低，引起手足抽搐甚至心跳突然停止；过量补碱也可引起低血钾诱发心律失常；②血 pH 升高，血红

蛋白氧亲和力增加，组织缺氧加重；③CO_2易透入细胞内造成矛盾性酸中毒而使心肌细胞和脑细胞功能损害；④过多补碱增加血容量导致心力衰竭的发生。

4. 纠正电解质失衡　有如下几种类型。

（1）高钾血症：是 ARF 的重要死因之一，一般应将血钾控制在 6mmol/L 以下。预防措施有：①积极控制感染和酸中毒，彻底清创，防止消化道出血；②供给足够的热量；③限制钾入量（食物、药物），不输库存血；④防治血管内溶血。若血钾 >6.5mmol/L 时，应紧急处理：①10% 葡萄糖酸钙液 10~20ml 静注（高钾心脏毒性时首选），可快速对抗高钾血症的心肌毒性作用，但维持疗效时间短。对用过洋地黄制剂的患者不宜用钙剂；②5% 碳酸氢钠液 100ml 静注（5min 内），或 5% 碳酸氢钠液 300ml 或 11.2% 乳酸钠液 60~100ml 静滴，以提高血 pH，使钾离子向细胞内移动，从而降低血钾，其作用可维持数小时，对心力衰竭者慎用；③50% 葡萄糖液 50ml 静注，同时皮下注射普通胰岛素 8~10U；或 25% 葡萄糖液 300ml + 普通胰岛素 15U 静滴，能在促进糖原生成的过程中将钾离子转入细胞内。注射后 30min 左右即可降低血钾 1~2mmol/L，维持数小时；④聚磺苯乙烯（降钾树脂）：每次口服 10~30g，每日 1~4 次，连用 2~3d。可增加肠道钾排出，降低血钾。上述措施仅为临时性的应急措施，疗效仅维持 2~6h，必要时可重复应用。最有效、最彻底的措施是尽早作血液净化疗法（透析疗法），以去除体内过多的钾。

（2）低钙与高磷血症：低钙血症若无症状，可不处理；伴有抽搐者，可用 10% 葡萄糖酸钙液 10~20ml 静注。高磷应以预防为主，如供给足够热量，减少蛋白分解，避免高磷饮食，口服磷络合剂如氢氧化铝凝胶（30ml，每日 3 次口服）等。

5. 防治并发症　①急性左心脏衰竭与肺水肿：最好治疗措施是尽早进行透析治疗，危急时用毛花苷丙（毛花苷 C）0.4mg 静注或酚妥拉明 5mg 静注，继以酚妥拉明 10~30mg 加入 5% 葡萄糖液中静滴；②感染：ATN 并发感染时，常不发热，白细胞也可不升高，但末梢血白细胞可出现中毒颗粒。当临床上遇到不能解释的心动过速、低血压和呼吸困难时要警惕发生感染的可能，尤应注意肺部、褥疮、静脉导管和停留尿管等部位的感染。一旦发生感染，尽可能选用对肾脏无毒性或毒性较小的抗生素治疗，其剂量应根据肾功能损害的程度而定，但应足量；③消化道出血、高血压、抽搐等处理参见有关著作。

6. 透析疗法　明显的尿毒症综合征，包括心包炎和严重脑病、高钾血症、严重代谢性酸中毒、容量负荷过重对利尿药治疗无效者都是透析治疗指征。一般非高分解代谢的较轻的 ARF 患者，可试行内科保守治疗。对重症患者主张早期预防性透析治疗，即在 ARF 出现并发症之前即开始透析，其优点是：①对容量负荷过重可清除体内过多的水分，以避免发生急性肺水肿或脑水肿；②清除尿毒症毒素，使毒素所致的各种病理生理变化、组织细胞损伤减轻，有利于肾损伤细胞的修复和再生；③纠正高钾血症和代谢性酸中毒，以稳定机体内环境；④有助于液体、热量、蛋白质及其他营养物质的摄入；⑤在并发症出现之前作早期预防性透析，可以使治疗简单化。因此，早期预防性透析治疗，不但可以减少心力衰竭、高钾血症、复杂感染和消化道出血等并发症的发生，而且可以缩短患者的恢复期，还能简化治疗，改善患者的一般状态，无需严格地限制饮食，是降低病死率、提高存活率的关键措施，也是本病的最佳治疗措施。紧急透析指征：①急性肺水肿，或充血性心力衰竭；②严重高钾血症，血钾 >6.5mmol/L，或心电图出现明显异位心律，伴 QRS 波增宽。一般透析指征：①少尿或无尿 2d 以上；②已出现尿毒症症状，如恶心、呕吐、神经精神症状等；③高分解代谢状态；④出现体液潴留现象；⑤血 pH 在 7.25 以下，实际重碳酸氢盐在 15mmol/L 以下或 CO_2CP 在 13mmol/L 以下；⑥BUN ≥ 17.8mmol/L，除外肾外因素引起，或 Scr ≥ 442μmol/L；⑦对非少尿患者出现体液过多、球结膜水肿、心脏奔马律或 CVP 高于正常；⑧血钾 > 6.5mmol/L，或心电图疑有高钾图形者。

四、恢复期的处理

最初 3~5d，血肌酐、BUN 可继续升高，仍按维持期治疗处理。以后须注意失水及低钾血症等的发生。液体的补入量一般为尿量的 1/3~2/3 即可，其中半量补充生理盐水，半量用 5%~10% 葡萄糖液。尿量超过 1 500~2 000ml/d 时应补充钾盐。应加强营养，给予高糖、高维生素、高热量饮食，并给予优质蛋白，必需氨基酸制剂等，一切营养尽可能从口摄入。同时应防治感染。

进入恢复期 2~4 周后，应适当锻炼，增强体质，促进机体早日恢复，定期随访肾功能，避免使用损害肾脏的药物及一切对肾脏有损害的因素（如手术、创伤）。并可试用丸药调治，如脾气虚者用香砂六君丸；肾阳虚者用金匮肾气丸；肾阴虚者用六味地黄丸，促进身体更快地恢复。一般需 3~6 个月即可恢复到原来的健康水平。但少数患者，由于肾脏形成不可逆损害，转为慢性肾衰竭。

随着透析疗法的不断改进和早期预防性透析的广泛开展，直接死于 ARF 本身的病例显著减少，而主要死于原发病和并发症，尤其是 MODS。目前 ARF 的平均病死率约 50% 左右。其中手术或创伤后所致的 ARF，病死率约为 50%~70%；内科疾患所致者约为 30%；产科疾患所致者最低，约为 15%。ARF 的主要死亡原因有：感染（脓毒症、支气管和肺部感染）、心脏因素（心力衰竭、心律失常）、呼吸道合并症（呼吸衰竭、肺栓塞）、电解质紊乱（高钾血症）和严重的出血等。

（王大伟）

参考文献

1. 周巧玲. 肾内科临床心得. 北京：科学技术出版社，2016.
2. 于为民. 新编肾内科住院医师问答. 湖北：华中科大出版社，2016.
3. 彭文. 肾内科疾病. 上海：第二军医大学出版社，2015.
4. 于为民. 肾内科疾病诊疗路径. 北京：军事医学科学出版社，2014.
5. 梅长林. 肾内科临床实践（习）导引与图解. 北京：人民卫生出版社，2013.

第二十八章 糖尿病酮症酸中毒

一、概述

糖尿病酮症酸中毒（diabetic ketoacidosis 简称 DKA）是糖尿病的常见急性并发症，其定义是指糖尿病患者在各种诱因的作用下，胰岛素绝对或相对缺乏，升血糖激素不适当升高，造成体内酮体生成过多和酸中毒。糖尿病患者尿中出现酮体或血酮超过正常即为酮症。在此基础上出现消化道症状即为酮中毒。如进展到血 pH 下降，有酸中毒，即为糖尿病酮症酸中毒。

糖尿病酮症酸中毒仍是年轻的 1 型糖尿病患者的主要死亡原因。其病死率在不同国家不同医院相差甚远，据统计资料显示，糖尿病酮症酸中毒的死亡率已从 20 世纪 60 年代以前的 9% 降至 80 年代的 2.7% 。糖尿病酮症酸中毒的发病率，国内外资料显示亦有很大差别。

二、发病诱因

任何加重胰岛素绝对或相对不足的因素，均可成为糖尿病酮症酸中毒的发病诱因。其中感染是导致糖尿病酮症酸中毒的最常见的诱因，以呼吸道、泌尿道、消化道、皮肤的感染最为常见。此外，药物治疗不当，尤其是胰岛素的使用不当，突然减量或随意停用或胰岛素失效而导致糖尿病酮症酸中毒者。另外饮食失控及胃肠道疾病，如饮食过量或不足，摄入过多高糖、高脂肪食物、酗酒、呕吐及腹泻等均可加重代谢紊乱，甚至导致酮症酸中毒。还有精神创伤、过度激动或劳累，应激、外伤、手术、麻醉、妊娠、中风、心肌梗死、甲亢等亦可引起糖尿病酮症酸中毒。据统计，尚有 10% ~ 30% 的患者以酮症酸中毒的形式突然发病，原因不明。

三、病理生理

糖尿病酮症酸中毒发病机制较为复杂，近年来国内外大多数从激素异常和代谢紊乱两个方面进行描述，认为糖尿病酮症酸中毒的发生原因是双激素异常，即胰岛素分泌相对或绝对不足，高血糖不能刺激胰岛素的进一步分泌。另一方面是对抗胰岛素的升血糖激素分泌过多，造成血糖的进一步升高，并出现酮症或者酮症酸中毒。升血糖激素包括胰升血糖素、肾上腺素、糖皮质激素和生长激素。由于胰岛素及升血糖激素分泌双重障碍，促进了体内分解代谢、抑制合成，尤其是引起糖的代谢紊乱，能量的来源取之于脂肪和蛋白质，从而造成脂肪和蛋白质的分解加速，合成受到抑制，出现了全身代谢紊乱。引起一系列病理生理改变。

1. 高血糖　糖尿病酮症酸中毒患者的血糖呈中等程度的升高，常在 300 ~ 500mg/dl（16.7 ~ 27.8 mmol/L）范围内。造成高血糖的原因包括胰岛素分泌能力的下降，机体对胰岛素反应性降低，升血糖素分泌增多，以及脱水、血液浓缩等因素。

2. 严重脱水　糖尿病酮症酸中毒时，血糖血酮明显升高，使血浆渗透压升高，细胞内液向细胞外转移，导致细胞内脱水；由于血糖血酮明显升高，使尿糖尿酮的排泄增多，导致渗透性利尿而脱水；此外，糖尿病酮症酸中毒时，患者过度通气及高酮血症引起患者的纳差、恶心、呕吐及腹泻加重脱水，失水量可达 5 ~ 7L。

3. 代谢性酸中毒　发生的原因有：游离脂肪酸的代谢产物 β - 羟丁酸、乙酰乙酸在体内堆积；有机酸阴离子由肾脏排除时，与阳离子尤其是 Na^+、K^+ 结合成盐类排出，使大量碱丢失，加重了酸中毒；蛋白质分解加速，其酸性代谢产物如硫酸、磷酸及其他有机酸增加。

4. 电解质代谢紊乱　糖尿病酮症酸中毒在严重脱水时 Na^+、K^+ 均有丢失，如渗透性利尿、纳差、恶心、呕吐及腹泻等，造成低钠、低钾血症。但在脱水、酸中毒时可掩盖低钾血症。糖尿病酮症酸中毒时，由于细胞分解代谢增加，磷由细胞内释放，经肾随尿排出，导致机体缺磷。

5. 多器官病变　糖尿病酮症酸中毒早期，由于葡萄糖的利用障碍，能量来源主要为游离脂肪酸和酮体，而二者对中枢神经系统有抑制作用，可使患者出现不同程度的意识障碍、嗜睡、反应迟钝，以致昏迷，晚期可发生脑水肿。在严重脱水，周围循环障碍，渗透压升高，血容量减少，最终可导致低血容量性休克，血压下降。肾血流量下降，肾灌注不足，可引起急性肾功能不全。

6. 酮症　酮体在肝脏生成，是 β - 羟丁酸、乙酰乙酸和丙酮总称，是脂肪 β 氧化不完全的产物，前二者为酸性物质（图 28 - 1）。正常时血中的 β - 羟丁酸占酮体总量的 70%，β - 羟丁酸/乙酰乙酸为 1 : 1。糖尿病酮症酸中毒时比值上升，可达 10 : 1 或更高，经治疗后，β - 羟丁酸迅速下降，而乙酰乙酸下降很慢。通常用硝基氢氰酸盐来检测酮体，酮症酸中毒时用此法只能测定乙酰乙酸，而无法测到占绝大多数的 β - 羟丁酸，而且常出现假阳性结果。尿酮体定性试验的方法较灵敏，但假阳性更高。近年来，采用尿酮体试纸试验，其对酮症酸中毒和酮症的酮血症诊断敏感性为 97% ~ 98%。丙酮占酮体量最少，呈中性，无肾阈，可从呼吸道排出。正常人血酮体不超过 10mg/dl，酮症酸中毒时可升高 50 ~ 100 倍，尿酮阳性。

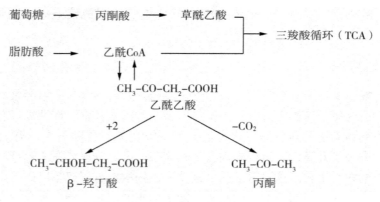

图 28 - 1　酮体的生成

四、临床表现

（一）临床症状

糖尿病本身症状加重、口渴、多饮、多尿明显、乏力、肌肉酸痛、恶心、呕吐、食欲减退，可有上腹疼痛，腹肌紧张及压痛，似急腹症，甚至有淀粉酶升高，可能由于胰腺血管循环障碍所致。由于酸中毒，呼吸加深加快，严重时出现 Kussmaul 呼吸。酮体中的一种成分——丙酮可从呼吸道排出，使患者呼气中带有烂苹果味，此为糖尿病酮症酸中毒最特有的表现。神经系统可表现为头昏、头痛、烦躁，病情严重时可表现为反应迟钝、表情淡漠、嗜睡、昏迷。

（二）体征

皮肤弹性减退、眼球下陷、皮肤黏膜干燥等脱水症。严重时可表现为心率加快，血压下降，心音低弱，脉搏细速，四肢发凉，体温下降，呼吸深大，腱反射减退或消失、昏迷。

五、实验室检查

1. 血糖及尿糖　明显升高，多在 16.7 ~ 27.8mmol/L（300 ~ 500mg/dl）个别患者血糖可低于或高于上述范围。尿糖强阳性。

2. 血酮和尿酮　尿酮体强阳性。当肾功能严重损害时，肾小球滤过率减低，而肾糖阈及酮升高，尿糖及尿酮减少或消失，此时应以血糖血酮检测为主。若血酮定量 >5mmol/L 有诊断意义。由于尿酮体一般为血酮体的 5 ~ 10 倍，故而尿酮体阳性而血酮体可为阴性。正因为血酮和尿酮的不一致，故而不能仅以尿酮体作为反映病情和判断疗效的指标。酮体与 pH 值直接相关，酮体越多，酸中毒越重。

3. 血清电解质　血钠多数低于 135mmol/L 以下，少数可正常所有糖尿病酮症酸中毒患者体内均缺钾，但由于脱水和酸中毒，血钾可正常或升高，经治疗后，血钾又可以降至 3.5 mmol/L 以下，应注意监测。

4. 血气分析及 CO_2 结合率　代偿期 pH 值及 CO_2 结合率可在正常范围，碱剩余负值增大，缓冲碱（BB）明显降低，标准碳酸氢盐（SB）及实际碳酸氢盐（AB）亦降低，失代偿期 pH 值及 CO_2 结合率均可明显降低 HCO_3^- 降至 15 ~ 10mmol/L 以下，阴离子间隙增大。若 pH 值小于 6.9，说明病情严重，预后不良。

5. 其他　血尿素氮、肌酐可因脱水而升高，经治疗后，尿素氮持续不降者，预后不佳。血常规白细胞升高，即使没有感染，中性粒细胞亦可升高。血红蛋白及红细胞压积升高。游离脂肪酸、甘油三酯亦可升高。血淀粉酶也可升高。血渗透压可高于正常。

六、诊断与鉴别诊断

糖尿病酮症酸中毒的诊断并不难。若具备典型的症状、体征，诊断较易明确。但有时这些表现被其他疾病所掩盖，关键在于想到糖尿病酮症酸中毒发生的可能性。对于有 1 型糖尿病病史的患者，如有可疑的临床症状或表现，应予以注意。此外，2 型糖尿病发生糖尿病酮症酸中毒的机会很少，但是，若没有及时有效的治疗或可能发病又没有明确诊断的患者，可在各种诱因的情况下，发生酮症酸中毒，故也应提高对此病的警惕性。糖尿病酮症酸中毒尚需与乳酸酸中毒、高渗性昏迷、低血糖昏迷、脑血管意外、尿毒症及肝昏迷等鉴别。有腹痛者应尽可能排除急腹症。通过详细询问病史，检查血糖、血浆 pH 及尿酮体等，是可以鉴别的。

糖尿病酮症酸中毒的诊断依据包括以下几条（诊断流程见图 28 - 2）：

（1）糖尿病的诊断。

（2）酮症的诊断。

（3）代谢性酸中毒的诊断。

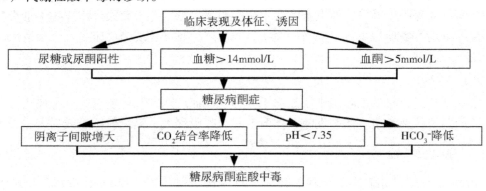

图 28-2 糖尿病酮症酸中毒的诊断流程

七、治疗

糖尿病酮症酸中毒是危及生命的急性并发症，一旦发现，即应积极抢救。糖尿病酮症酸中毒的治疗目的是：纠正代谢紊乱，消除酮症；预防并治疗感染等并发症。

1. 观察病情 基本内容包括体温、血压、心率、呼吸、意识、血糖、血 pH 值、血钾、钠、氯、尿素氮、肌酐，每小时胰岛素用量和总的胰岛素用量，液体的入量和种类，补液的速度和总量，补钾量、补碱量，尿量，特殊用药等。

2. 补充液体 酮症酸中毒时，患者均有脱水，脱水量约占体重的 10% 左右。所以，治疗酮症酸中毒的重要环节之一是纠正脱水。若不纠正脱水，由于循环血量不足，组织灌注不良，胰岛素的治疗效果将明显下降。如在补液之前给予胰岛素治疗，水分可随葡萄糖进入细胞内，更加重了低血容量。故只要诊断明确，不论是否有实验室检查报告，都应立即补液。

关于用何种液体纠正脱水目前仍有争议。从理论上讲，酮症酸中毒时丢失的是低渗液体。有些作者主张补充特殊的低渗液体，这在 20 世纪 50 年代曾流行使用。目前选用的液体多在等渗与低渗之间，以前一种液体为首选，因其能防止细胞外液渗透压改变过快。治疗前的高渗透压（320~400mmol/L）会随着血糖的下降而降低。若用低渗液体补液，则细胞外液的渗透压将下降得更快，这可导致细胞内外液体量变化过快和渗透压失去平衡，受此种变化影响最大的是中枢神经系统，可导致脑水肿的发生。

现在主张补液时，应首先考虑使用等渗盐水，且要注意补液的速度。开始时应快速输入盐水以补充血容量，恢复组织灌注。应于 40~60min 内补完 1 000ml，随后减少到 1 小时500~1 000ml，在后 2 小时内补充 600~1 000ml，以后 4 小时内补充 600~1 000ml。此后应根据临床需要决定补充液体的量及速度。一般在治疗的头 12 小时内，补充的液体约4 000ml，占补液总量的 2/3。一旦血糖降至 10~15mmol/L，改用 5%~10% 的葡萄糖溶液或葡萄糖生理盐水。如有心血管疾病、高龄等不利于快速输液的因素，可在测定中心静脉压的基础上，指导补液。如血钠高于 150mmol/L，可补入低渗液体。因为血钠增高时，治疗时渗透压失衡的危险性很小，补入低渗液体相对安全。如无低渗盐水，可采用 5% 葡萄糖溶液。补充低渗液体时应注意血压，如血压过低，可给予输血，并减慢低渗液体输入的速度。

有两种情况要注意，一是血糖快速降至 15mmol/L 以下，而患者仍然有严重的脱水，应采用 10% 葡萄糖溶液，同时继续使用生理盐水。第二是患者有低血压，输入第一个 1 000ml 生理盐水后，血压未见上升，应给予补充胶体，如全血、血浆或血浆替代品 400～500ml，仍无效，可静脉注射 100mg 氢化可的松，但要注意该药对糖代谢的影响。

对于顽固性低血压者要考虑是否合并败血症、心肌梗死、消化道出血等因素。

血糖若大于 33.6mmol/L（600mg/dl），说明患者有严重的脱水或肾功能下降，单用补液的方法可以改善肾小球的滤过率，使血糖降至 16.8mmol/L，该种情况临床上并不少见。但是，补液不能或难以纠正酮体生成过多所引起的酸中毒。

3. 胰岛素　治疗糖尿病酮症酸中毒患者胰岛素治疗是必须的。胰岛素治疗的主要目的是：①停止或减少脂肪分解和酮体产生。②抑制肝糖的过多生成。③使周围组织（肌肉）摄取糖和酮体增加，加快其代谢。前两项对小剂量的胰岛素很敏感，后者则需要较高水平的胰岛素。

早先认为，酮症酸中毒患者存在胰岛素抵抗，因此提倡大剂量胰岛素治疗。但这种治疗有引起低血钾和迟发性低血糖的危险。以后观察到尽管有部分酮症酸中毒患者存在胰岛素抵抗，但是仍然可采取小剂量胰岛素治疗。酸血症和拮抗胰岛素激素的增加是引起胰岛素不敏感的主要原因，但这是可逆的，可被高于生理剂量的胰岛素克服。对酮症酸中毒的早期治疗的关键在于如何减少氢离子的生成和肝糖的输出。应注意的是，补液后细胞外液的稀释和尿量恢复正常后尿糖的排出，均可使血糖下降，这种作用是不依赖胰岛素的。

正常人空腹血清胰岛素水平为 5～24mU/L，餐后胰岛素水平上升，可达 20～50mU/L。门静脉的胰岛素水平要比此高 2～4 倍。一些研究表明，血胰岛素水平达 80～120mU/L 时，即可达到以上的治疗目的。每小时静脉滴注 5～6U 短效胰岛素可使血胰岛素保持在此水平。由于胰岛素的半衰期仅 4～5min，故持续静脉滴注胰岛素才能达到上述作用。

此外还可采用间歇性皮下注射短效胰岛素。在给予 20U 的负荷胰岛素后，每小时皮下注射短效胰岛素 5～6U，血中的胰岛素即可达到上述水平，此方法适用于周围组织灌注良好的患者。

上述两种方法治疗，血糖下降的速率在 4～8mmol/（L·h）（72～144mg/dl）。如治疗 2 小时后，血糖下降的速率未能达到上述要求，应首先检查补液是否足够。如液体已补足，则应将皮下注射胰岛素改为静脉滴注，对原采用静脉滴注胰岛素者则应将胰岛素的剂量加倍。在尿尿酮体阳性期间，最好保持尿糖在 ±～＋＋，以免出现低血糖。但是最好采用血糖检测，因为，有些老年人肾糖阈增高，其血糖≥13.9mmol/L，尿糖仍可阴性。

大多数患者对小剂量的胰岛素治疗反应良好，在开始治疗 8～12 小时后，病情明显好转，血糖降至 14mmol/L 左右。酮体消失大约需要 10～14 小时。有少数患者同时合并有感染或其他应激情况及体内存在有胰岛素抗体，所需胰岛素的剂量需要传统的大剂量方才有效（胰岛素剂量常＞100U/天）。

小剂量的胰岛素治疗有许多优点：血钾下降较大剂量胰岛素治疗为慢；可较好估计血糖下降到理想水平所需的时间；很少发生迟发性低血糖；有感染或其他应激情况的患者，血糖下降虽然慢，但这不影响总的疗效；可节省胰岛素的用量。另外持续胰岛素皮下注射（胰岛素泵治疗 CSII）能使病情平稳，最适应于酮症酸中毒的抢救，并可避免严重的血糖波动，把血糖控制在安全的范围内，可避免"黎明现象"等并发症的发生。

4. 电解质补充　酮症酸中毒患者体内总钾量明显减少，但临床检测中可以出现血钾升高、正常或降低，所以检测的结果在酮症酸中毒的初期，有时并不能真实地反映体内总钾的情况。经过补液和胰岛素或纠酸治疗后，血钾可发生变化，一般为降低，主要是钾向细胞内转移和细胞外液稀释的缘故。如果治疗开始数小时后，血钾不下降或甚至上升，应注意患者有肾功能不全情况存在的可能。因此在治疗的过程中，应注意预防性补钾，尽可能使血钾维持在正常水平。如果治疗前正常或降低，则在输液和胰岛素治疗的同时即开始补钾；若治疗前血钾升高或尿量小于 30ml/h，最好暂缓补钾，待尿量增加，血钾不增高时，再开始补钾。

补钾通常采用 10% 的氯化钾，每 500ml 液体可加 10% 的氯化钾 15ml。补钾量：在开始头 2 ~ 4 小时通过静脉输液补钾，每小时补钾 1 ~ 1.5g（即 10% 的氯化钾 10 ~ 15ml），待病情稳定，患者能进食，则改为口服补钾，3 ~ 6g/天，应维持 4 ~ 7 天；或者每 2 ~ 4 小时作血钾监测及心电图监测，根据监测结果来补钾，这样的补钾不需要太大的调整，即可达到所需要的补钾量。

血钠低的患者可以用生理盐水来补充即可。另外酮症酸中毒患者体内可缺磷，但补磷的指征一般不明确，而且机体对磷的需要量小，故在治疗的初期，不需要补磷。糖尿病患者呈负镁平衡，并发酮症酸中毒时更明显，要注意补充。

5. 纠正酸中毒　对于轻症的酮症酸中毒，在给予补液及胰岛素治疗后，低钠及酸中毒可逐渐得到纠正，不必补碱。酸中毒时补碱应慎重，因为过度补碱，可伴有死亡率的增加，血钾降低及血红蛋白氧离曲线左移。所以要严格掌握补碱的指征：①血 pH < 7.0 或 HCO_3^- < 5.3mmol/L。②血钾 > 6.5mmol/L 的严重高血钾症。③对输液无反应的低血压。④治疗过程中出现严重的高氯性酸中毒。补碱量：首次补给 5% 碳酸氢钠 100 ~ 200ml，可用注射用水稀释成等渗（1.25%），以后根据 pH 及 HCO_3^- 决定用量，当 pH 恢复到 7.1 以上，可停止补碱。对严重的酮症酸中毒患者是否使用碳酸氢盐一直有争议，因为补碱既有益处，也存在严重的治疗风险，所以临床上对酮症酸中毒的补碱应慎之又慎，严格把握补碱的适应证。

6. 其他　治疗糖尿病酮症酸中毒最常见的诱因是感染，所以一旦确定有感染，要注意抗生素的使用。抗生素使用的原则：早用、足量、有效，最好针对抗菌谱使用抗生素。其他常见的诱因还有创伤、中风、心肌梗死等，一旦发现，亦应立即予以处理。对于老人，或有心功能不全的患者，补液应注意不宜过多过快，要匀速补给，以防止肺水肿的发生。若有条件可在中心静脉压的监测下调整输液速度和整输量。由于脱水易并发急性肾功能衰竭，若经治疗后，血尿素氮，肌酐继续升高，必要时需要透析治疗。此外，降糖过快，补碱或低渗液体过多过快可诱发脑水肿，这尤其要注意，因为脑水肿一旦发生，其死亡率、致残率都很高，超过 50%，应注意避免。治疗上可予以脱水或利尿剂处理。如有胃潴留、意识不清或昏迷者应予以插胃管，持续吸取胃内容物，以免呕吐引起吸入性肺炎。

八、预防

在已诊断的糖尿病患者中，酮症酸中毒是可以预防的。因为酮症酸中毒发生的主要原因是 1 型糖尿病未能及时确诊；已确诊的患者未积极配合治疗；未能及早发现诱因并消除之。所以。医务人员及患者对此病的重视与治疗配合的程度非常重要。只要做到前面所提到的两点，糖尿病酮症酸中毒的发生是可以避免的。

（赵顺成）

参考文献

1. 王辰. 重症监护 ABC. 北京：中华医学电子音像出版社，2012.
2. 应明英. 实用危重病监测治疗学. 北京：人民卫生出版社，2008.
3. 曾因明，孙大金. 重症监测治疗与复苏. 上海：上海科学技术出版社，2006.

第二十九章 垂体卒中

一、概述

垂体卒中一般系指垂体瘤的梗死、坏死或出血。绝大多数作者报道的病例是包括生长激素（GH）、催乳素（PRL）、促皮质素（ACTH）、黄体生成素（LH）/卵泡刺激素（FSH）及无内分泌功能的垂体腺瘤的卒中。但某些作者将非瘤体（nonadenomatous pituitary）的梗死和出血称为垂体卒中，包括正常垂体产后梗死（Sheehan's necrosis）、糖尿病性梗死、抗凝治疗所致垂体出血及其他部分位于鞍内的肿瘤如颅咽管瘤的出血。因此可以认为，广义的垂体卒中包括带瘤垂体及非瘤垂体的梗死、坏死或出血，狭义的垂体卒中则仅限于垂体瘤的上述病变。一些作者认为"垂体卒中"一词使用不当，建议改为更具描述性的术语"急性腺瘤内垂体卒中"，有些作者甚至以"垂体血管意外"（pituitary vascular accident）取代"垂体卒中"。总而言之，目前垂体卒中的定义是不够确切的。我们认为将带瘤垂体卒中称为垂体瘤卒中为宜，非瘤垂体卒中可谓之"垂体血管意外"。

二、临床症状及分型

垂体卒中的临床表现，因垂体或垂体瘤坏死及出血的程度和范围而异。病变范围广、出血量多的病例常有下述几方面症状。

1. 肿瘤扩大产生的压迫症状 如剧烈头痛、呕吐，视神经、视交叉及视束受压致视力急剧减退及各种类型的视野缺损。少数病例因大脑中动脉、大脑前动脉受压可出现肢体瘫痪。下丘脑受压则可有意识障碍、尿崩症或体温改变。

2. 脑膜刺激征 瘤内容物或血液进入蛛网膜下腔引起发热、颈强直及其他脑膜刺激症状。

3. 垂体瘤及（或）正常垂体组织破坏所致内分泌功能改变 如垂体瘤分泌过多激素引起的症状、体征的缓解或消失，在库欣综合征和肢端肥大症患者，可表现为体重减轻、血压下降、糖耐量改善、毳毛减少、紫纹消失。正常垂体组织严重破坏，可出现垂体前叶功能低减。病变范围小、出血量较少的病例，可无上述急性神经系统及视野改变的症状，仅有内分泌功能改变的临床表现。

北京协和医院内分泌科报告 8 例暴发型肢端肥大垂体卒中患者的首发症状均为突发性剧烈头痛。其中 2 例未经治疗，头痛于 5～7 天，自动缓解；3 例有呕吐，分别持续 3～5 天；4 例有高烧，其中 1 例高热至 40℃共 5 天；4 例有视力急剧下降，其中 1 例因卒中致失明；2 例曾出现眼神经或滑车神经麻痹，4 例有视野缺损；3 例有明显的颈部抵抗；出现单侧肢体轻瘫及轻度意识障碍者各 1 例。

本病目前尚无一致公认的分型。有些作者根据临床表现将其分为暴发型和寂静型，或急性型、亚急性型及寂静型。暴发型主要症状为突发剧烈头痛、呕吐伴急剧视力恶化、眼肌麻痹，或急性垂体功能改变。寂静型则无此急性症状，仅由垂体手术、尸检、患者头颅 X 线检查包括 CT 扫描、激素测定或随诊时病情进步或消失做出诊断。急性型症状时限为 1 天～1 周，亚急性型为 2～12 周。寂静型新近出血者垂体解剖所见为血性囊肿、果肉样或坏死性改变，陈旧性寂静型出血者则可见含黄色液体之囊肿或瘤内含铁血黄素沉着。国内沙氏报告 409 例垂体嫌色细胞瘤，临床诊断卒中者仅 6 例，但做垂体手术的 305 例中瘤内有出血的达 59 例之多。前述协和医院 8 例暴发型肢端肥大症垂体卒中的资料，显示患者卒中后下丘脑 – 垂体 hGH 轴功能可分为两组（表 29 – 1）。①垂体 hGH 功能储备低减组（例 1～4），卒中后血清 hGH 基础水平在正常低限或测不出，刺激后也不升高。②垂体 hGH 分泌功能亢进改善组（例 5～8），卒中后血清 hGH 基础值降至正常或仍比正常值稍高，葡萄糖抑制试验 hGH 水平未抑制至正常范围，hGH 刺激试验有正常反应。

　　上述 4 例卒中后垂体 hGH 储备功能减低的患者，体重有明显下降，其中 3 例原有临床糖尿病者，卒中后 1 例空腹血糖由 17.55mmol/L（316mg/dl）降至 5.72mmol/L（103mg/dl）；1 例停用口服降糖药后空腹血糖仍能维持在正常水平；另 1 例未追查。2 例之血压分别由卒中前的 17.3/12.0kPa（130/90mmHg）及 18.7/12.0kPa（140/90mmHg）降至卒中后的 14.7/10.7kPa（110/80mmHg）及 12.0/9.3kPa（90/70mmHg）。另 4 例卒中后垂体 hGH 分泌功能亢进未完全恢复正常者卒中后体重、血压及血糖均无明显改变。这种情况表明垂体卒中除按临床表现可分为暴发型及寂静型外，根据卒中时瘤体破坏程度尚可将垂体瘤卒中分为瘤体完全破坏型及瘤体部分破坏型。前者垂体瘤全部被破坏，hGH 的异常分泌停止，其病情已不活动。后者垂体瘤虽已遭破坏，但仍有部分残留，瘤的 hGH 分泌亢进状态有所缓解，但未恢复正常。本组例 1～4 为瘤体完全破坏型，而例 5～8 属瘤体部分破坏型。这种分类国外文献尚未见有明确提出。

表 29 – 1　8 例肢端肥大症垂体卒中前后血清 hGH 水平变化

序号	性别	年龄	距卒中时间	血清 hGH 水平（μg/L）		
				基础值	抑制试验最低值	刺激试验峰值
			前 7.1			
			时	4.1	1.4	
1.	女	43	后 2 月	<0.2	<0.2	
2.	女	46	后 3 年	<0.2	<0.2	
3.	男	47	后 2 月	2.3	4.1	0.4（左）<0.2（胰）
4.	男	35	后 9 月	<0.2	3.8	<0.2（左）1.0（精）
5.	女	28	后 1 年	1.05	2.1	0.5（胰）
6.	男	35	后 7 年	5.5	3.7	26.5（左）
7.	女	38	后 10 天	4.0	110.0	14.0（胰）
8.	女	41	前	14.7	4.8	6.0（左）21
			后 1 年	5.4	13.0	
			后 5 年	5.6	6.2	
			前	102.5		
			时	10.5		
			后 3 年	7.5		
			后 4 年	6.0		

　　注：（左）指左旋多巴，（胰）指胰岛素低血糖，（精）指盐酸精氨酸刺激试验。

三、发病率

本病的发病率统计与确切的临床病理诊断标准有关。某些作者（Ebersold）只将暴发型病例称为垂体卒中，摒弃无临床症状者。另一些作者（Symon）则计入全部病理证实垂体瘤有坏死或出血（包括陈旧性出血）的病例，故发病率统计差别很大，前者为 1.4%（13/940），后者为 18.1（58/320）。但一般认为发病率在 5% ~ 10%，其中寂静型卒中居多，暴发型仅占少数。我们从文献中统计了 2 574 例垂体瘤，其中暴发型卒中发病率仅 2.6%（68/2574）。另 Mohr，Pelkonen，Symon 三组经病理检查的共 1 054 例垂体瘤中有垂体瘤出血、坏死及囊变的病例为 140 例，总发病率为 13.3%，其中暴发型及寂静型发病率分别为 2.8%（29/1 054）及 10.5%（111/1 054）。肢端肥大症垂体卒中病例在国外文献报道中迄今未逾 50 例。协和医院的 335 例肢端肥大症患者中，暴发型及寂静型垂体卒中发病率分别为 2.4% 及 3.0%；4 例垂体 ACTH 症有垂体卒中者，3 例是暴发型，1 例是寂静型，有功能腺瘤的卒中发病率一般高于无功能腺瘤者，尤以肢端肥大症者为著，可能与该病患者多同时伴有糖尿病有关。

四、发病机制

多数认为本病的发病机制为垂体瘤生长过快，其血液供应相对不足，或瘤体鞍上扩展，其营养血管垂体上动脉分支小梁动脉在鞍膈垂体柄切迹处受压，致垂体瘤缺血坏死。然"垂体上动脉压迫说"显然不适用于无鞍上扩展之微腺瘤，而且也与有关垂体供血系统解剖学研究所见不符。Leclercq 对 50 例正常人垂体供血系统进行研究，发现垂体上动脉大部血液流向视交叉、视神经和视束的前部，而不向垂体前叶供血。从底部入鞍窝的垂体下动脉，却是鞍内直径最大的动脉，该动脉起源于较垂体上动脉及垂体中动脉更低处，其升、降支及动脉环是垂体腺供血最重要的血管，这就大大降低了"垂体上动脉压迫说"的说服力。认为有功能腺瘤卒中率高者，强调肿瘤迅速生长的代谢需要超出供血能力，是有功能腺瘤易发生卒中的一个原因。库欣综合征垂体卒中常发生于双侧肾上腺切除之后不久，以及 Nelson 综合征易发生垂体卒中，都支持这种说法。在 Mohr 组 64 例垂体瘤卒中当中，有功能腺瘤者共 45 例，无功能腺瘤者 19 例，有功能腺瘤组瘤为鞍内型者 36 例，鞍上扩展者仅 9 例。无功能腺瘤组瘤为鞍内型者 3 例，有鞍上扩展者 16 例，表明无功能腺瘤卒中多发生于有鞍上扩展的垂体瘤，而有功能腺瘤卒中则多见于瘤体尚无鞍上扩展者。我们可以推测，有功能腺瘤代谢旺盛，即使瘤体较小，仅限鞍内，鞍内压力不甚高也可因相对缺血发生卒中。而无功能腺瘤代谢率较低，瘤体尚小，鞍内压力不甚高时不易发生卒中，多在瘤体较大，鞍内压力很高（鞍上扩展是鞍内压力高的标志之一），垂体供血系统包括从鞍底入鞍窝的垂体下动脉严重受压时，才发生缺血性坏死。此外还有不少作者发现垂体瘤之血管异常，呈窦状（sinusoidal type），壁薄而脆，易破裂出血，认为系垂体瘤卒中原因之一。所以本病确切发病机制，尚不十分明瞭，可能系垂体瘤生长过度或营养血管受压引起瘤体缺血、坏死及继发性出血，但亦不排除原发性出血的可能。

五、诱发因素

垂体卒中大多数为自动发生。有诱因者以垂体放射治疗后发生率最高。Lawrence 统计

30 例肢端肥大症垂体卒中病例，其中 20% 发生于放射治疗后。Weisberg 组 14 例中 8 例与放射治疗有关，其中 5 例发生于垂体放射治疗过程中。推测其原因可能是放疗损伤了瘤的新生血管。瘤体囊变部分压迫实质部分使之缺血缺氧，对放射治疗不敏感，更易招致出血性坏死。其他如颅内压增高，气脑造影，抗凝治疗，咳嗽、喷嚏所致静脉充血，妊娠，使用口服避孕药、绒毛膜促性腺激素、溴隐亭，糖尿病酮症酸中毒，以及人工呼吸等均有报告致垂体卒中者。

六、内分泌功能改变

部分性或完全性垂体功能低下是垂体卒中常见的后果。这种功能低下可为暂时性，也可为永久性。Velahuis 等统计文献中 14 组共 66 例神经外科手术证实的垂体瘤卒中病例，其卒中后 hGH、ACTH、T_4 低于正常者分别为 88%、66% 及 42%。有功能垂体卒中后垂体激素水平，取决于瘤体及正常垂体组织破坏的程度。但这些研究多数仅有卒中后激素水平测定。研究较多的肢端肥大症垂体卒中病例，其卒中前后均测定垂体激素者迄今只有 6 例，故实际上有关卒中产生的垂体功能确切改变所知甚少。北京协和医院的 8 例暴发型肢端肥大症垂体卒中患者的下丘脑－垂体－靶腺功能是：1 例 T_4 降低并 TSH 对 TRH 刺激反应差；查 24h 尿游离皮质醇（UFC）的 4 例中，3 例降低，作肾上腺 ACTH 刺激试验的 1 例，UFC 升高，符合继发性肾上腺皮质功能低减；查 24h 尿 17 酮排量的 5 例均低于正常。卒中后抗利尿激素减少发生率很低，文献报告不到 5%。

关于垂体卒中造成垂体功能损害的机制，目前尚无定论。一般认为病变水平在垂体，即卒中使垂体组织遭到破坏从而导致垂体功能低减。但某些卒中后垂体激素基础值低的病例，仍保留对下丘脑释放激素的正常反应，故有些作者推测病变水平也可能在垂体以上。他们认为这些病例垂体卒中使下丘脑控制中枢的血管受损或下丘脑释放激素通过门脉系统，向残余垂体组织的输送中断，致垂体不能获得足够的下丘脑激素以维持其正常功能。然某些报告已表明以促性腺激素释放激素（GnRH）试验鉴别下丘脑性及垂体性功能低减是不可靠的。故只有直接测定垂体门脉内内源性下丘脑激素水平的变化及更详细的垂体卒中后垂体门脉微血管解剖的研究，才能最终揭开这个谜。

七、诊断

暴发型垂体卒中者有典型临床症状，加之常规头颅 X 线检查，常能确诊。有功能腺瘤如 GH 或 ACTH 瘤患者有特征性外貌，如未经治疗，其瘤体分泌的激素测定值不高甚或低于正常，或前、后两次测定之激素水平明显下降，也常能表明有寂静型卒中的发生。近年来 CT 扫描的出现，为垂体卒中的诊断提供了又一有力武器，使术前诊断更加容易。Ebersold 组 11 例做颅脑 CT 检查的垂体卒中病例，全部结果均不正常，其中 2 例示垂体明显出血，余 9 例于病变处出现斑状混合密度区。Symon 甚至以 CT 值判断出血发生的久暂：急性出血 CT 值为 40～80HV，亚急性及慢性出血 CT 值分别为 20～40 及 8～24HV。

八、治疗

一些报道强调本病的病死率高，认为凡确诊为垂体卒中者，均应当做神经外科急症手术治疗以减低鞍内外压。另一些报告则认为其中某些无严重视力障碍者，可给予内科保守治疗。Pelkonen 组 9 例，无 1 例手术治疗，均未有严重后果。关于手术减压的途径，早年为经额途径居多，近年则以经蝶途径居多。Weisberg 组 11 例经额途径减压，10 例术后视力进步，复视及眼肌麻痹迅速改善。Ebersold 组 11 例经蝶手术减压，全部病例之视力、视野损害及眼肌麻痹均有改善，其中 8 例完全恢复正常。经蝶途径手术创伤较小，应为首选。眼科学家认为手术后视力恢复是否完全，不依赖于发病时视力丧失的程度，如视盘正常，发病时间尚短，视力常可恢复。协和医院报告的病例保守治疗者较多，无严重后遗症。其经验是垂体瘤卒中后有严重视力或意识障碍者，宜及早手术减压，以挽救生命及保存视力。如无上述严重表现，而临床有肾上腺皮质功能低减征象，可即补充地塞米松，然后边测定垂体激素（包括做必要的刺激及抑制试验）边观察，根据血瘤体分泌激素水平，判定垂体瘤破坏的程度。如血瘤体分泌激素水平已降至正常或低于正常，hGH 抑制试验反应正常，对刺激试验无反应则表明瘤体已完全破坏，无需再手术。此类病例若出现其他垂体靶腺功能减低，均应长期补充相应的激素，以维持正常的生理机能。若血瘤体分泌的激素水平卒中后仍高于正常，抑制试验未能抑制到正常水平，对刺激试验有反应，则表明瘤体仅部分破坏，此类病例如观察中病情又活动，亦应考虑手术治疗。暴发型垂体卒中病例，卒中后补充肾上腺皮质激素，并短期酌用甘露醇等脱水剂治疗，头痛于数日内消失，视力减退及眼肌麻痹多在 1 ~ 2 周内恢复。自 1974 年 Berti 报道经蝶穿刺抽吸行鞍内减压术以来，很多作者均提倡此种方案，认为应首先试行此法，然后再行经蝶手术切除垂体瘤。文献中还有少数卒中后做垂体放射治疗的报告，认为症状可改善，但一般认为卒中后发生坏死的垂体瘤，放射治疗反应差，而且放疗过程中易出血，有潜在的危险，故多数学者主张垂体放疗列为禁忌。手术减压后行垂体放疗，效果较好。

（任　重）

参考文献

1. Wang Z, Xie Y, Zhang J, "Carnosol protects against spinal cord injury through Nrf – 2 up-regulation," Journal of Receptors and Signal Transduction, 2015. 1049358, 2015.
2. 王忠诚. 神经外科学. 武汉：湖北科学技术出版社，2013.
3. 王维治. 神经病学. 北京：人民卫生出版社，2013.
4. 左拥军. 临床常见的急危重症救治大全. 吉林：吉林大学出版社，2012.

第三十章　肾上腺危象

肾上腺危象（adrenal crisis）亦称急性肾上腺皮质功能减退症（acute adrenocortical hypo-function）或艾迪生危象（Addisonian crisis），是由于肾上腺皮质功能急性衰竭，皮质醇和醛固酮绝对或相对分泌不足引起的以体循环衰竭为主要表现的临床综合征，是临床急诊抢救时经常遇到的一种内分泌危象。其病情凶险、死亡率高，临床上缺乏特异性表现，容易误诊或漏诊。

（一）病因与诱因

由于肾上腺皮质严重破坏致肾上腺皮质激素绝对不足，或慢性肾上腺皮质功能减低，患者在某种应激情况下肾上腺皮质激素相对不足所致。

1. 原发性肾上腺皮质急性破坏　是导致肾上腺危象的常见原因。临床引起肾上腺急性破坏的病因有：①严重感染败血症合并全身和双侧肾上腺出血，如流行性脑脊髓膜炎合并的Waterhause - Friderichsen综合征（华-弗综合征）。②全身性出血性疾病如血小板减少性紫癜、DIC、白血病等，以及抗凝药物治疗引起的肾上腺出血。③癌瘤的肾上腺转移破坏。④外伤引起肾上腺出血或双侧肾上腺静脉血栓形成。

2. 诱发因素　有原发性和继发性慢性肾上腺皮质功能不全的患者，下列情况可诱发肾上腺危象：①感染、劳累、外伤、手术、分娩、呕吐、腹泻和饥饿等应激情况。②长期激素替代治疗患者突然减停激素。③垂体功能减低如希恩综合征，在未补充激素情况下给予甲状腺素或胰岛素时也能诱发肾上腺危象。

（二）发病机制

正常人在应激情况下皮质醇分泌较基础水平增加10倍，但慢性肾上腺皮质功能减低、肾上腺皮质破坏的患者则不能相应地增加，导致肾上腺皮质激素严重不足。皮质激素不足引起肾小管Na^+重吸收障碍，大量失钠伴失水使血容量急剧减少，血压下降，休克，导致肾上腺危象的发生。糖皮质激素不足还使糖原异生减弱导致低血糖。

（三）临床表现

肾上腺危象可因皮质激素绝对分泌不足或严重应激而骤然发病（急性型）；也可以呈亚急性型，主要是由于部分皮质激素分泌不足或轻型应激所造成，临床上发病相对缓慢，但疾病晚期也表现为严重的急性型。发生危象时，既有共同的临床表现，也可因原发病不同而表现出各自的特点。

1. 肾上腺危象的共同表现　肾上腺危象时，多同时有糖皮质激素及盐皮质激素缺乏所致的共同症状。典型表现：

（1）循环系统：在原有血压偏低、心音低钝的基础上，突发脉搏细弱、心率加快、血压下降甚至休克。

（2）消化系统：食欲不振、厌食、恶心、呕吐，腹痛、腹泻、腹胀。部分患者的消化道症状特别明显，出现严重腹痛、腹肌紧张、反跳痛，酷似外科急腹痛。

（3）神经系统：软弱无力、萎靡嗜睡、意识障碍和昏迷。发生低血糖者常有出汗、震颤、视力模糊、复视，严重者精神失常、抽搐。

（4）泌尿系统：合并肾功能减退时，出现少尿或无尿，血肌酐、尿素氮增高。

（5）全身症状：极度乏力，严重脱水，绝大多数有高热，或出现低体温。

2. 不同病因/诱因所致肾上腺危象的特征性表现

（1）手术所致肾上腺危象：多在术后即刻发生，因失盐、失水有一个过程，常常在 48 小时后症状明显。

（2）难产分娩：若有肾上腺出血也常在分娩后数小时至 1~2 天内发生危象。

（3）DIC 所致：常有严重的感染、休克、出血倾向、缺氧、发绀及多器官栓塞等表现，凝血机制检查有异常发现。

（4）华－弗综合征：多有高热，头痛、呕吐、颈强、意识障碍，血压下降或休克，皮肤广泛出血点或大片瘀斑等症状和体征。

（5）慢性肾上腺皮质功能减退症：常有明显色素沉着、消瘦、低血压、反复昏厥发作等病史。

（6）长期应用肾上腺皮质激素：有向心性肥胖、多血质、高血压、肌肉消瘦、皮肤菲薄等表现。

（四）辅助检查

1. 实验室检查　特点是"三低"（低血糖、低血钠、低皮质醇）、"两高"（高血钾、高尿素氮）和外周血嗜酸性粒细胞增高。

（1）血常规检查：白细胞计数多数正常，嗜酸性粒细胞可升高达 $0.3 \times 10^9/L$。

（2）生化检查：血钠低、血氯低，血清钾和尿素氮偏高，血 $Na^+/K^+ < 30$；空腹血糖低，口服葡萄糖耐量出现低平曲线。

（3）激素测定：是肾上腺皮质功能低下或肾上腺危象最有特异性诊断意义的指标，典型患者常有如下改变：①血皮质醇降低。②24 小时尿皮质醇及 17－羟皮质类固醇下降。

2. 腹部 X 线片及肾上腺 CT　某些 Addison 病患者腹部 X 线片及肾上腺 CT 可发现肾上腺区钙化，或因结核、真菌感染，出血、肿瘤转移等引起的双侧肾上腺增大。

（五）诊断与鉴别诊断

1. 诊断　肾上腺危象如发生在原已诊断慢性肾上腺皮质功能减退的基础上，一般诊断不难；对尚未明确诊断的患者，发生危象时诊断较为困难，易发生漏诊或误诊。在临床急诊工作中，若患者有导致肾上腺危象的原因和诱因，又出现下列情况之一时就应考虑到肾上腺危象的可能：①不能解释的频繁呕吐、腹泻或腹痛。②发热、白细胞增高，但用抗生素治疗无效。③顽固性低血压、休克。④顽固性低血钠（血 $Na^+/K^+ < 30$）。⑤反复低血糖发作。⑥不能解释的神经精神症状。⑦精神萎靡、明显乏力、虚脱或衰弱与病情不成比例，且出现迅速加深的皮肤色素沉着。

简而言之，凡有慢性肾上腺皮质功能减退、皮质醇合成不足的患者，一旦遇有感染、外伤或手术等应激情况时，出现明显的消化道症状、神志改变和循环衰竭即可初步诊断为肾上腺危象；如血、尿皮质醇或尿 17－羟皮质类固醇降低即可确诊。

2. 鉴别诊断

（1）与其他病因引起的昏迷鉴别：由于大多数肾上腺危象患者表现有恶心、呕吐、脱水、低血压、休克、意识障碍和昏迷，必须与其他病因的昏迷鉴别，如糖尿病酮症酸中毒昏迷、高渗性昏迷、急性中毒及急性脑卒中等，此类患者血糖高或正常，嗜酸性粒细胞数不增加，而本症表现为血糖和皮质醇低、嗜酸性粒细胞增加等可助鉴别。

（2）与急腹痛鉴别：由急性双侧肾上腺出血和破坏引起的肾上腺危象患者，半数以上有腹痛、肌紧张并伴有恶心、呕吐、血压低和休克，因此必须和内、外科急腹痛，如胃肠穿孔、急性胆囊炎、急性重症胰腺炎、肠梗阻等鉴别。若患者同时有血 K^+ 高、嗜酸性粒细胞增高和血、尿皮质醇减低，则提示有肾上腺危象的可能。

（六）治疗

治疗原则：立即补充肾上腺皮质激素，纠正水和电解质紊乱、抗休克，去除诱因与病因，对症支持治疗。

开始治疗前，首先要取血做相应的检查（血电解质、血糖、BUN、皮质醇等），然后立即给予静脉补液治疗。主要措施如下：

1. 补充糖皮质激素　立即静脉补充氢化可的松 100mg，然后每 6 小时给予 100mg，在第一个 24 小时总量 400mg。若病情改善则第二天改为每 6 小时给予 50 mg。当患者一般状态改善、血压稳定后，可按每日 20% ~ 30% 的速度逐渐减量。但应强调：如患者的诱因和应激状态未消除，则不能减量过快。当病情稳定能进食后，糖皮质激素改为口服，并逐渐减至维持量（醋酸可的松 25 ~ 75 mg/d）。

2. 纠正水和电解质紊乱　补液量应根据失水程度、呕吐等情况而定，一般第一日需补 2 500 ~ 3 000ml 以上，以 5% 葡萄糖盐水为主，有显著低血糖时另加 10% ~ 50% 葡萄糖液，以后根据血压、尿量等调整入量。补液时需注意电解质平衡，若治疗前有高钾血症，当脱水和休克纠正，尿量增多，补充糖皮质激素和葡萄糖后，一般都能降至正常；若起始血清钾大于 6.5mmol/L 或同时心电图有高血钾引起的心律失常，则常需给予碳酸氢钠。呕吐、腹泻严重者，经大量补葡萄糖液和皮质激素后应密切注意补钾。

3. 抗休克　经补液及激素治疗仍不能纠正循环衰竭时，应及早给予血管活性药物。

4. 去除诱因与病因　原发病与抗感染治疗等，体温升高者，应予降温治疗。

5. 对症治疗　给氧、使用镇静剂，但禁用吗啡、巴比妥类药物。给予肝素防治 DIC。

（赵顺成）

参考文献

1. 王辰. 重症监护 ABC. 北京：中华医学电子音像出版社，2012.

2. 应明英. 实用危重病监测治疗学. 北京：人民卫生出版社，2008.

3. 曾因明，孙大金. 重症监测治疗与复苏. 上海：上海科学技术出版社，2006.

第三十一章　甲状腺危象

甲状腺功能亢进危象（hyperthyroidsm crisis）简称为甲亢危象，是一种甲状腺功能亢进症状恶化的致命性并发症。

一、病因与发病机制

甲状腺功能亢进危象通常发生于未经治疗或虽经治疗但病情未控制的情况下，因某种诱因而使病情加重，而进入危象状态。常见的诱因有：

（1）外科手术：特别是术前甲状腺功能亢进控制不理想而行甲状腺大部分切除的甲亢患者。

（2）感染：是重要的诱因，多为急性感染，尤其是上呼吸道感染。

（3）各种应激：如过度劳累、精神刺激、手术和麻醉、心血管疾病、各种代谢紊乱等。

（4）突然停用抗甲状腺药物，特别是疾病的初期。

（5）放射性^{131}I治疗，少数患者可发生甲亢危象，因^{131}I破坏甲状腺组织后，大量甲状腺素释放之故。

甲亢危象的发病机制尚未完全阐明，目前认为是综合性的，与下列因素有关：单位时间内甲状腺激素分泌过多，肾上腺皮质功能减退及儿茶酚胺敏感性增高。

二、临床表现与诊断

（一）临床表现

1. 全身症状　高热是甲亢危象的重要症状，体温常达39～41℃，大汗淋漓，皮肤潮红，部分患者继而汗闭，苍白，脱水，血压可突然降至休克水平。

2. 心血管症状　心动过速，心率在140～240次/min。心率超过140次/min，往往是危象的早期表现。心律失常很常见，包括期外收缩、心房纤颤、心房扑动、房室传导阻滞及阵发性心动过速等，可并发急性肺水肿或心力衰竭。

3. 消化系统症状　早期表现为厌食、恶心，可发展为大量呕吐、腹泻而致严重脱水，有部分患者可伴发黄疸、肝功能障碍，甚至腹痛，类似急腹症。

4. 精神神经症状　极度焦虑不安，定向力丧失，严重者可出现谵妄、昏迷。有的患者则表现为表情淡漠、嗜睡，称为淡漠型危象（apathetic crisis），其机制尚不清楚。

（二）辅助检查

1. 血循环中甲状腺激素浓度测定

（1）大多数患者血清总甲状腺素（TT$_4$）、总三碘甲状腺原氨酸（TT$_3$）升高，个别患者可在正常范围内。但由于TT$_4$、TT$_3$与甲状腺结合球蛋白（TBG）结合，影响TBG的因素有妊娠、服用雌激素、肝病、肾病、低蛋白血症、使用肾上腺糖皮质激素等，存在上述情况时不能真正反映甲状腺功能。

（2）血清游离 T_4（FT_4）、游离 T_3（FT_3），因甲亢危象时 T_4、T_3 与 TBG 和前白蛋白的结合降低，故 FT_4、FT_3 明显升高，由于 FT_4、FT_3 是具有生物活性的甲状腺激素，故可精确地反映甲状腺的功能。FT_4 和 FT_3 水平不受 TBG 的影响，较 TT_4、TT_3 测定能更准确地反映甲状腺的功能状态。但是在不存在 TBG 影响因素情况下，仍然推荐测定 TT_3、TT_4。因为 TT_3、TT_4 指标稳定，可重复性好。

2. 其他检查　血象检查发现白细胞总数往往升高，可能与感染有关。但也有伴发感染的患者而白细胞总数仍正常。部分患者可有血糖、尿素氮、转氨酶升高。

（三）诊断标准

目前甲亢危象尚无统一诊断标准。现介绍国外学者 Burch 和 Wartofsky 制订的甲亢危象计分法（表31 -1），可协助诊断。

表 31 -1　甲亢危象诊断标准（计分法）

临床表现	计分	临床表现	计分
体温调节功能失常		血管功能失常	
体温（℃）		心率（次/min）	
37.2～37.7	5	心动过速	
37.8～38.3	10	90～109	5
38.4～38.8	15	110～119	10
38.9～39.4	20	120～129	15
39.5～39.9	25	130～139	20
≥40	30	≥140	5
中枢神经系统表现		心力衰竭	
焦躁不安		足部水肿	
谵妄、精神症状、昏睡	20	肺底水泡音	10
癫痫或昏迷	30	肺水肿	15
胃肠、肝功能失常		心房纤颤	10
腹泻、恶心、呕吐、腹痛	10	有诱发病史	10
黄疸	20		

注：累计计分≥45分，高度提示甲亢危象；25～44分示危象前期；＜25分排除甲亢危象。

值得注意的是，临床上一般多根据病史、症状及体征诊断。由于病情危急，不可能也无必要依靠实验室的结果诊断，临床上如有甲亢症状加重，伴发热、显著的心动过速、精神神经症状和明显胃肠功能紊乱即可诊断。因甲亢危象常伴有高热，因而要区别甲亢伴有感染或感染仅是危象的诱因。老年患者很多甲亢症状可缺如，应警惕淡漠型甲亢危象。

三、治疗

（一）降低循环中甲状腺激素的水平

1. 抑制甲状腺激素的合成和分泌　抗甲状腺药物抑制甲状腺激素的合成，但需待甲状腺内贮存的甲状腺激素耗尽方能起作用，常用抗甲状腺药物有丙基硫氧嘧啶（PTU）和甲巯咪唑（MMI）。由于 PTU 吸收快，而且能抑制外周 T_4 转化为 T_3，故较其他药物为佳。采用大剂量治疗，如丙基硫氧嘧啶首剂 600mg 口服或经胃管注入，继之 200mg，每 8h 1 次；或甲巯咪唑首剂 60mg 口服，继之 20mg，每 8h 1 次，能 1h 内阻断有机碘合成甲状腺激素。维持量为丙基硫氧嘧啶 300～600mg/d，甲巯咪唑 30～60mg/d，分 3～4 次口服。

注意抗甲状腺药物治疗甲亢时一般情况下治疗方法为：甲巯咪唑 30～45mg/d 或丙基硫氧嘧啶 300～450mg/d，分 3 次口服，甲巯咪唑半衰期长，可以每天单次服用。当症状消失，血中甲状腺激素水平接近正常后逐渐减量。由于 T_4 的血浆半衰期 7d，加之甲状腺内贮存的甲状腺激素释放约需要两周时间，所以抗甲状腺药物开始发挥作用多在 4 周以后。减量时每 2～4 周减药 1 次，每次甲巯咪唑减量 5～10mg（丙基硫氧嘧啶 50～100mg），减至最低有效剂量时维持治疗，甲巯咪唑为 5～10mg/d（丙基硫氧嘧啶 50～100mg/d），总疗程一般为 1～1.5 年。起始剂量、减量速度、维持剂量和总疗程均有个体差异，需要根据临床实际掌握。治疗中应当监测甲状腺激素的水平；但是不能用促甲状腺素（TSH）作为治疗目标。

抗甲状腺药物的副作用是皮疹、皮肤瘙痒、白细胞减少症、粒细胞减少症、中毒性肝病和血管炎等。甲巯咪唑的副作用是剂量依赖性的；丙基硫氧嘧啶的副作用则是非剂量依赖性的。两药交叉反应发生率 50%。发生白细胞减少（$< 4.0 \times 10^9$/L），但中性粒细胞 $> 1.5 \times 10^9$/L，通常不需要停药，减少抗甲状腺药物剂量，加用一般升白细胞药物，如维生素 B_4、鲨肝醇等。注意甲亢在病情还未被控制时也可以引起白细胞减少，所以应当在用药前常规检查白细胞数目作为对照。皮疹和瘙痒的发生率为 10%，用抗组胺药物多可纠正；如皮疹严重应停药，以免发生剥脱性皮炎。出现关节疼痛者应当停药，否则会发展为"抗甲状腺药物关节炎综合征"，即严重的一过性游走性多关节炎。

粒细胞缺乏症（外周血中性粒细胞绝对计数 $< 0.5 \times 10^9$/L）是抗甲状腺药物的严重并发症。服用甲巯咪唑和丙基硫氧嘧啶发生的概率相等，在 0.3% 左右。老年患者发生本症的危险性增加。

多数病例发生在抗甲状腺药物最初治疗的 2～3 个月或再次用药的 1～2 个月内，但也可发生在服药的任何时间。患者的主要临床表现是发热、咽痛、全身不适等，严重者出现败血症，病死率较高。故治疗中出现发热、咽痛均要立即检查白细胞，以及时发现粒细胞缺乏的发生。建议在治疗中定期检查白细胞，若中性粒细胞 $< 1.5 \times 10^9$/L 应当立即停药。粒细胞集落刺激因子 G－CSF 可以促进骨髓恢复，但是对骨髓造血功能损伤严重的病例效果不佳。在一些情况下，肾上腺糖皮质激素在粒细胞缺乏症时也可以使用。丙基硫氧嘧啶和甲巯咪唑均可以引起本症，二者有交叉反应。所以其中一种药物引起本症，不要换用另外一种药物继续治疗。

中毒性肝病的发生率为 0.1%～0.2%。多在用药后 3 周发生。表现为变态反应性肝炎。转氨酶显著上升，肝脏穿刺可见片状肝细胞坏死，病死率高达 25%～30%。丙基硫氧嘧啶引起的中毒性肝病与其引起的转氨酶升高很难鉴别。丙基硫氧嘧啶可以引起 20%～30% 的患者转氨酶升高，升高幅度为正常值的 1.1～1.6 倍。另外甲亢本身也有转氨酶增高，在用药前应检查基础肝功能，以区别是否是药物的副作用。还有一种罕见的甲巯咪唑导致的胆汁淤积性肝病，肝脏活体检查肝细胞结构存在，小胆管内可见胆汁淤积，外周有轻度炎症；停药后本症可以完全恢复。

血管炎的副作用罕见。由丙基硫氧嘧啶引起的多于甲巯咪唑。血清学检查符合药物性狼疮。抗中性粒细胞胞浆抗体（ANCA）阳性的血管炎主要发生在亚洲患者，与服用丙基硫氧嘧啶有关。这些患者大多数存在抗髓过氧化物酶-ANCA（antimyeloperoxidase-ANCA）。这种抗体与髓过氧化物酶结合，形成反应性中间体，促进了自身免疫炎症。ANCA 阳性的血管炎多见于中年女性，临床表现为急性肾功能异常、关节炎、皮肤溃疡、血管炎性皮疹、鼻窦炎、咯血等。停药后多数病例可以恢复；少数严重病例需要大剂量肾上腺糖皮质激素、环磷酰胺或血液透析治疗。近年来的临床观察发现，丙基硫氧嘧啶可诱发 33% Graves 患者产生 ANCA。正常人群和未治疗的 Graves 病患者 4%~5% ANCA 阳性。多数患者无血管炎的临床表现。故有条件者在使用丙基硫氧嘧啶治疗前应检查 ANCA，对长期使用丙基硫氧嘧啶治疗者定期监测尿常规和 ANCA。

2. 抑制甲状腺激素的释放　碘剂的主要作用是抑制甲状腺激素从甲状腺释放。从理论上讲应在抗甲状腺药物开始应用 1h 后使用碘剂，这样不至于使所用的碘参与新的甲状腺激素合成，但临床实践发现碘化物迅速地抑制甲状腺激素释放比硫脲类药物缓慢抑制甲状腺激素的合成在抢救甲亢危象中更重要，故现主张两类药物同时使用。过去碘剂的用量较大，如复方碘溶液（Lugol 液，卢戈液）30~45 滴口服，每 4~6h 1 次，或碘化钠 1~2g 静脉滴注。近来有人提出每日用复方碘溶液 16 滴口服或碘化钠 100~200mg 静脉滴注是足够的，因该剂量能对甲状腺激素向血中释放产生最大的抑制效应。2007 年《中国甲状腺疾病诊治指南》中对甲亢危象碘剂的应用为：使用抗甲状腺药物 1h 后使用碘剂，复方碘溶液 5 滴，每 6 小时 1 次，或碘化钠 1.0g，溶于 500ml 液体中静脉滴注，第一个 24h 可用 1~3g。碘剂对术前已口服碘剂的外科甲状腺大部分切除手术后的危象无疗效，因已出现碘脱逸现象。此外，亦有报道采用造影剂胺碘苯甲酸（ipodate）更有效，因含有高浓度碘（617mg 碘/1g），更能阻滞甲状腺激素的释放。胺碘苯甲酸剂量为 1~3g/d，口服。

（二）降低周围组织对甲状腺激素——儿茶酚胺的反应

1. β 肾上腺素能受体阻滞剂　甲状腺激素可以增加肾上腺能受体的敏感性。β 肾上腺素能受体阻滞剂具有以下作用：①从受体部位阻断儿茶酚胺的作用，减轻甲状腺毒症的症状；在抗甲状腺作用完全发挥以前控制甲状腺毒症的症状。②具有抑制外周组织 T_4 转换为 T_3 的作用。③还可以通过独立的机制（非肾上腺能受体途径）阻断甲状腺激素对心肌的直接作用。目前使用最广泛的 β 受体阻断剂是普萘洛尔，作用迅速，对危象效果佳，为首选药物，通常 20~40mg，每 6h 服 1 次，或 2.5~5.0mg 静脉推注，最大剂量为 10mg，但应有心电监护。对伴有心力衰竭、Ⅱ度以上房室传导阻滞、心房扑动、支气管哮喘者应慎用或禁用。这时可选用胍乙啶或利血平。若患者患有哮喘，则选用美托洛尔 100~400mg 口服或阿替洛尔 50~100mg 口服。

2. 胍乙啶　可使组织贮存儿茶酚胺消耗，且可阻滞节后肾上腺素能神经释放儿茶酚胺。按 1~2mg/kg 用药，有直立性低血压的副作用。

3. 利血平　可使组织贮存的儿茶酚胺消耗。通常 1~2.5mg 肌肉注射或口服，每 24h 可用 4~6 次，对休克或虚脱患者禁忌。

（三）降低应激

肾上腺糖皮质激素可减轻危象对机体的应激作用，对可能存在的肾上腺皮质功能不足达到替代治疗作用，并有降低甲状腺激素的分泌和抑制 T_4 转为 T_3 的作用。高热、低血压者更宜使用。可应用地塞米松 2～5mg，每 6～8h 静脉滴注 1 次，或氢化可的松 50～10mg，每 6～8h 静脉滴注 1 次，病情好转逐渐减量至停药。

（四）消除血循环中的甲状腺激素

血浆除去法、血液交换及血液透析均曾用作直接移除循环中甲状腺激素的措施。由于甲状腺激素紧密地与血浆蛋白结合，以血浆除去法效果较好。在上述常规治疗效果不满意时，可选用腹膜透析、血液透析或血浆置换等措施迅速降低血浆甲状腺激素浓度。

（五）对症治疗

1. 热量及营养的供应　应高热量、高蛋白饮食，应补充足量 B 族维生素及维生素 C。
2. 补液　患者有不同程度的失水，每日应给液体 3 000～6 000ml。
3. 控制感染　甲亢危象常并发感染，或因感染而诱发危象，故应早期使用抗生素。
4. 降温　高热患者必须采用物理或药物降温，必要时可用人工冬眠。退热药可用醋氨酚（退热净）630mg 口服，必要时每 4～6h 1 次。禁用阿司匹林类解热药，因阿司匹林能与 TBG 结合，使游离 T_3、T_4 增高。
5. 吸氧　因代谢亢进，对氧的需要大，故供氧十分重要。

（赵顺成）

参考文献

1. 王辰. 重症监护 ABC. 北京：中华医学电子音像出版社，2012.
2. 应明英. 实用危重病监测治疗学. 北京：人民卫生出版社，2008.
3. 曾因明，孙大金. 重症监测治疗与复苏. 上海：上海科学技术出版社，2006.

第三十二章　中毒

中毒的诊断治疗是重症医学的重要内容。导致中毒的原因包括有意或无意的服毒以及长期暴露于有毒环境。目前中毒仍然是一个严峻的问题，2002年美国中毒控制中心登记的中毒病例为2 112 774例，但该数据可能远低于实际情况，据估计70%的病例并未向中毒控制中心报告。中毒患者的治疗，需要医务人员掌握治疗原则，熟悉污物清理、药物清除、解毒剂的使用以及相关毒物和毒素引起的病理生理学特征。本章将介绍救治药物中毒患者的基本原则，并讨论在临床中可能遇到的有代表性的毒物中毒的治疗方法。

第一节　急诊和 ICU 中毒患者的病情评估

不同药物中毒引起的病理生理改变不同，需要进行个体化治疗。但是，针对可能摄入毒物或接触毒物的患者，病情评估和治疗还是有一些普遍的指导原则。

一、中毒的诊断

（一）病史

摄入或接触毒物的患者可能因年龄太小而不能交流、反应迟钝或不愿意合作等，造成病史采集困难。可通过询问患者亲属、朋友或同事，获得更多病史信息。采集病史时，需要关注以下几点：引起中毒的具体药物或毒物、接触方式（即口服、皮肤、吸入等）及中毒的时间。切记，故意服毒者的病史可能不可靠。仔细的体格检查非常关键，同时需要相关实验室检查和严密的病情观察。

（二）症状和体征

即使患者不能提供有价值的病史，通过体格检查也可获得大量信息。简要体格检查（即中毒综合征相关体格检查）的重点是围绕所暴露的特定种类毒物进行体格检查，以快速评估病情及指导后续检查和治疗。体格检查包括：生命体征、简要神经系统检查（意识水平、瞳孔变化、运动反射）、皮肤检查、观察有无发绀和皮疹，肺部的听诊和叩诊、肠鸣音等。

（三）实验室检查

意识改变的患者均应进行床边快速血糖检测。如为低血糖，应立即予葡萄糖静脉注射。对药物中毒患者病情的评估，基本实验室检查包括血电解质、血尿素氮、血肌酐、动脉血气、血清渗透压、渗透压间隙计算、尿液分析（即尿结晶、肌红蛋白尿或血红蛋白尿）。其他检查（如血药浓度、高铁血红蛋白水平、碳氧血红蛋白水平）有助于一些特殊患者的诊治，本章稍后会进一步阐述。

一般来说，毒理学筛查对中毒患者的病情评估价值有限，而且费用昂贵、耗时，但在一些特殊情况下很有帮助。对于意识改变或者异常生命体征的患者，毒理学筛查有助于缩小鉴别诊断的范围，但应根据患者体格检查结果决定所需进行的筛查项目。对于摄入混合性药物或有明显中毒表现的患者，毒理学筛查也有助于诊断。最后，诊断不明确者应保存其血样，以备进一步行毒理学检查。

血药浓度测定有助于指导临床治疗。大多医院实验室都可急查以下项目：水杨酸、对乙酰氨基酚、巴比妥类、地高辛、乙醇、铁、锂、茶碱的血浓度。甲醇和乙二醇的药物浓度往往也需要检测，疑似病例药检阳性可以明确诊断，但获得检查结果前必须给予积极的治疗。对于服药中毒的患者，不需常规检测水杨酸血药浓度，但大量处方药及非处方药中都含有对乙酰氨基酚，而且摄入潜在致死剂量药物的患者可能仅表现为轻微的或非特异性的中毒症状，因此，所有怀疑服用该药的患者都应做对乙酰氨基酚的药物浓度测定。

（四）心电图

所有疑似摄入药物的患者均应行心电图检查。心率、心律失常、向量轴和间期测定，有助于判断患者是否摄入某些药物及其严重程度。在某些情况下，反复心电图检查有助于观察病情变化。

（五）影像学检查

对摄入不透 X 线的铁片或肠溶药物的患者，腹部平片检查有助于诊断。腹部平片检查也有助于发现"人体贩毒者"体内的毒品包，他们为了非法运输毒品而吞服毒品包。虽然毒品包可透过 X 线，但在肠道中导致肠内气体分布异常，通过 X 线检查仍然可被发现。

二、中毒的鉴别诊断

药物或毒物中毒需要鉴别诊断的范围很大，而且随着所涉及毒物的不同而不同。一般来说，中毒引起的临床表现最常需与感染（如脑膜炎、脑炎、全身性感染）、代谢性疾病（如甲减或甲亢，低血糖或高血糖，低钙或高钙血症，以及低钠或高钠血症）及环境相关性疾病（如中暑）相鉴别。其次，头颅外伤或缺氧也可引起与中毒相似的临床表现。

（孙宏伟）

第二节　ICU 中毒患者的治疗

一、一般治疗措施

中毒患者的处理最优先考虑的是维持生命体征稳定。首先进行气道、呼吸和循环状况评估。必要时开放气道、吸氧和机械通气，给予积极的循环支持，将心率、血压维持在基本正常水平。无论何种毒物中毒，均需首先采取以上措施，之后再进行针对性的干预。所有药物过量或毒物接触患者都应给予心电监护，吸氧，并建立静脉通道。

二、气道管理

出现以下情况时，应立即经鼻或经口气管插管，建立人工气道。主要包括通气不足、严重低氧血症、反应迟钝或咽反射减弱而不能有效清除气道内分泌物、临床判断病情进行性恶化。需要洗胃的患者也应考虑建立人工气道，以防止误吸。

当然，有两类患者发生意识障碍时并不需立即气管插管，①快速血糖检测显示低血糖的患者，若静脉注射葡萄糖即可改善低血糖，并意识障碍明显改善，可避免插管（疑似酗酒或严重营养不良患者，静脉注射葡萄糖之前需先静注或肌注 100mg 的维生素 B_1）；②阿片类药物或苯二氮䓬类药物引起的意识障碍，应给予纳洛酮或氟马西尼等拮抗剂，可改善意识障碍而不需要进行气管插管。

三、血流动力学支持

采取积极措施，纠正血流动力学紊乱，改善低血压和心率、体温异常。确定中毒毒物及其相关资料后，进一步采取针对性治疗或调整治疗方案。

四、控制癫痫发作

控制癫痫发作的首选药物是苯二氮䓬类，无效时可加用苯妥英钠或巴比妥类药物。对于难以控制的癫痫，可考虑应用全麻或使用肌松剂，但应动态监测脑电图，判断患者是否仍存在异常放电。值得注意的是，完全纠正生命体征异常和控制癫痫发作，常常需要采取针对毒物的有效的特异性治疗（如异烟肼中毒需要给予维生素 B_6 治疗）。

五、阿片类物质和苯二氮䓬类拮抗剂

昏迷患者，特别是伴有通气不足和瞳孔缩小者，应给予纳洛酮。成人和儿童剂量均为 0.8mg 静脉注射。若怀疑是吸毒者，剂量调整为 0.2~0.4mg，以防止突发戒断症状。某些阿片类药物中毒，尤其是丙氧芬，需要较大剂量纳洛酮才有效，一旦怀疑是该类药物中毒，应给予纳洛酮 2mg。

氟马西尼是一种苯二氮䓬类拮抗剂，适用于疑似由苯二氮䓬类药物引起的意识障碍或昏迷的患者。对于苯二氮䓬类药物依赖患者，使用氟马西尼后有可能引发撤药后癫痫，此类患者应谨慎用药。氟马西尼初始剂量为 0.2mg，静脉注射的时间不少于 30s；如果 30s 后患者无异常反应，再追加 0.3mg，静脉注射时间不少于 30s。如需再增加剂量，每次 0.5mg，持续 30s，间隔 1min，直到累积剂量达到 3~5mg；若仍然无效，可能患者并不是苯二氮䓬类药物中毒引起的意识状态改变。由于氟马西尼半衰期约 1h，短于目前常用苯二氮䓬类药物，应用氟马西尼后神志改善的苯二氮䓬类药物中毒患者，50%~65% 可再次进入镇静状态。这种"再镇静现象"通常发生在氟马西尼用药后 1~3h 内，因此，应用氟马西尼后需要严密观察患者病情变化。

六、清除毒物

在开始基本治疗措施和患者血流动力学平稳后，应立即进行毒物清除。

（一）皮肤接触

有皮肤接触毒物病史的患者应除去衣物，并用大量温水充分清洗。医护人员在处理患者时必须采取适当措施，以防止接触毒物。污染物进入眼中应充分冲洗，尤其是碱性或酸性物质。

（二）服毒

绝大多数中毒都是因为服毒所致，胃排空（洗胃）和肠道净化就成为重要的排毒措施。然而研究显示大多情况下这些干预措施的疗效并不肯定。

1. 吐根糖浆催吐　过去，吐根糖浆广泛用于诱导服毒患者尤其是儿童的催吐，但不少专家对吐根的作用提出了质疑。对多数服毒患者已不再推荐应用吐根糖浆催吐。

2. 洗胃　洗胃是实现胃排空相对有效的方法，可以减少50%以上的药物吸收。然而，洗胃对中毒患者临床预后影响的研究结果相互矛盾。洗胃并不常规应用于所有中毒患者，特定情况下具有重要作用。服用致死剂量的毒物，且服用不超过1h的患者应考虑洗胃；洗胃的另一适应证是摄入的毒物有抑制胃肠道蠕动的作用（如抗胆碱能药物），虽然此时洗胃并不一定有效，若摄入毒物与活性炭结合能力差或是致命药物，如茶碱、三环类抗抑郁药和氰化物等，洗胃仍然可能获益。

洗胃时患者应取侧卧头低位。由于有反流风险，不能将患者置于仰卧位，尤其对于活动受限的患者，这类患者突发呕吐时无法迅速变换体位。需备好吸引器，用内径较大的洗胃管（即成人 36～42F，儿童 16～32F），以便有效的清除大的药物碎片，甚至完整的药片。有专家建议在洗胃管远端多剪几个侧孔，以利于药片排出。此类洗胃管内径较大，不易经鼻插入，经口插管更易耐受，且并发症较少。固定好洗胃管后，抽吸胃内容物，尽可能将毒物吸除，然后用温水洗胃。5 岁以下患儿，用生理盐水洗胃，以防止发生电解质紊乱。洗胃液每次用量 150～300ml（儿童 50～150ml），经洗胃管缓慢灌入胃内，而后让液体随重力作用从胃内流出。每次用量超过300ml 会增加呕吐和反流风险。直到流出液中无药物碎片或清亮无异味，可停止冲洗。若要使用活性炭或者泻药治疗，应在拔出洗胃管前注入。

应注意洗胃相关的严重并发症。误吸和继发性肺炎是最常见的并发症，对丧失气道保护能力的患者，洗胃前行气管插管可防止误吸。也有洗胃导致食管穿孔、胃管误置入气管内（灌洗液即被灌入肺内）等严重并发症的报道。另外，低于 5 岁的儿童，若不使用生理盐水灌洗可导致电解质紊乱。还有报道洗胃引起喉痉挛和心律不齐。

经口摄入腐蚀性毒物是洗胃唯一的绝对禁忌证，洗胃可诱发患者呕吐，进而引起更广泛的食道和口腔灼伤。

3. 活性炭　活性炭是一种无臭、无味粉末，对多种摄入物中毒均有效，是关键性治疗措施。活性炭在胃肠道与毒素结合，阻止其吸收。活性炭与很多化合物结合力很强，但也有数种致命性毒物与之结合力不佳。重复给予活性炭，可中断毒物的肝肠循环，并增强一些胃肠道已吸收毒物的清除，这种效应也被称为胃肠透析。活性炭用于胃肠透析时，用法为25～50g，口服，每 2～4h1 次，每 2～4h 儿童为 0.25～1g/kg。

活性炭是以水和活性炭混合物的形式给予的。初始口服剂量成人 50～100g，儿童 1～2g/kg，如果已知毒物摄入量，活性炭与毒物的最佳剂量比为 10∶1。

患者摄入腐蚀性物质是使用活性炭的唯一相对禁忌证。活性炭可积聚在胃肠道烧伤腐蚀部位，而干扰内镜检查。使用活性炭最常见的并发症是便秘，在活性炭中加导泻药物就可解决。如果应用重复剂量活性炭治疗策略（胃肠透析），导泻药只在首次使用，若每 2～4h 使用一次可造成导泻药过度摄入，引起严重腹泻，导致电解质紊乱。此外，儿童患者应用柠檬酸镁作为导泻药可能导致高镁血症。最常使用的导泻药有 70% 山梨醇（1g/kg），柠檬酸镁（4ml/kg）和 10% 硫酸镁（250mg/kg）。

4. 灌肠 全肠灌洗是一种使毒素迅速通过胃肠道而清除毒物的方法。其适应证有限，最常用于那些故意吞服成包违禁物品如可卡因和海洛因的运毒者。另一适应证是患者摄入的毒物具有潜在致死性，很难从胃内清除，且与活性炭结合能力差（如铁）。

全肠灌洗的方法是经口或鼻胃管以 1~2L/h 的速度将聚乙二醇电解质溶液注入胃内。5岁以下儿童，剂量 150~500ml/h。直肠排出液与注入液外观类似表明灌洗已经充分。有效的全肠灌洗通常需要 6~12h。患者必须能够充分配合，整个过程中需坐在厕所或床旁的马桶上。

全肠灌洗的禁忌证包括肠梗阻、胃肠穿孔和肠道出血，也不适用于不合作、烦躁不安、中枢神经系统功能抑制及呼吸窘迫的患者。腹部绞痛和呕吐是常见并发症。可给予止吐药控制呕吐，并放慢溶液注入速度。也曾有引起高氯血症的报道，操作过程中需反复测定血氯水平。需要注意的是，若要使用活性炭，应在全肠灌洗前应用。全肠灌洗过程中重复给予活性炭是无效的。

5. 离子捕获 一旦药物经胃肠道吸收，肠道毒物清除措施即相对无效。离子捕获是通过促进毒物或药物从尿液排泄（捕获到尿液中），从而加速已吸收药物的清除。酸性药物在碱性尿液中会发生电离，因此应用碱性药物使尿液碱化，就能使酸性药物（如水杨酸）在碱性尿液中离子化，不能被肾脏重吸收而从尿中排出。此法对水杨酸和苯巴比妥中毒疗效最佳。

最简单的离子捕获方法是在 1L 0.45% 的生理盐水中加入 2 安瓿碳酸氢钠针剂，以150~250ml/h 的速度静脉滴注。监测尿液 PH 值，保持在 7.0~8.0。低钾血症患者尿液碱化困难，需同时纠正低钾血症。注意容量负荷过度重和低血钾等并发症。

6. 血液透析和血液灌流 血液透析或血液灌流也可清除部分毒素。适用于单纯支持治疗无效、毒物血浓度较高或摄入大剂量毒物，而其他排毒途径受损（如肾衰竭）的情况。

七、存在争议与尚未解决的问题

应用活性炭已成为清除肠道毒素的主要方法。洗胃曾是清除胃肠道毒物的主要方式，然而最近研究显示，对大多数患者，洗胃并不能改善预后。此外，洗胃可能导致误吸等严重并发症。洗胃仅适用于摄入潜在致死量、与活性炭结合能力差的毒物的中毒患者，或是摄入大剂量毒物，且病程在 1h 内的患者，操作时需特别慎重。

吐根糖浆催吐曾是常用的胃净化方法，通过中枢和外周作用，诱发服毒患者呕吐。但其疗效并不优于洗胃，用药后呕吐可持续几个小时，会干扰活性炭的使用。吐根糖浆催吐禁用于摄入腐蚀性和烃类物质的患者以及 6 个月内的婴儿。目前，吐根已很少用于服毒患者的治疗。

过去，强效利尿常被推荐用于某些药物中毒的治疗。研究表明，强效利尿并没有显著加快毒物清除，而静脉注射大剂量晶体溶液有可能导致肺水肿，尤其对于已有心功能不全的患者。因此，强效利尿不再作为服毒患者的推荐治疗。

（孙宏伟）

第三节　特殊中毒患者的治疗

一、镇静催眠药物过量

（一）概述

滥用镇静催眠药很常见，在失眠与焦虑症患者中尤为突出，也有患者通过口服和静脉应用这类药物得以放松或获得欣快感。过去多用短效巴比妥类药物，如异戊巴比妥、戊巴比妥、速可眠等。目前，由于苯二氮䓬类药物在处方药中普遍应用，上述药物的使用已减少。患者服用这类药物的同时，常服用其他药物或同时饮酒。

长期滥用镇静催眠药甚至比麻醉品更易造成心理与身体的损害。静脉注射碱性巴比妥药物可导致静脉硬化，动脉注射则可能引起动脉缺血等严重后果。

停用镇静催眠药可产生致命性的撤药综合征。表现为情绪急速恶化、意识状态改变以及频繁癫痫发作等。戒药后 8~16h 可出现一段时间的改善阶段，但随后常发生迅速恶化；因此，所有疑似巴比妥类戒断综合征患者都必须入住 ICU 治疗。

（二）临床表现

1. 症状和体征　此类药物过量的临床症状和体征与酒精中毒相似，表现为共济失调、感觉改变和发音困难，并可能出现水平性和垂直性眼球震颤。中毒严重时可发生呼吸功能和心功能不全。呼吸通常浅慢，可发生肺水肿或肺炎。呼吸功能不全可导致组织缺氧。药物的神经源性的扩血管作用可导致血压下降，肾脏灌注不足，进而发生急性肾衰。患者也可出现瞳孔散大、深反射减弱。

2. 实验室检查　常规行血电解质和动脉血气分析等实验室检查。测定巴比妥血药浓度，需要注意的是，巴比妥类药物的致死剂量个体差异较大，取决于患者自身因素以及同时服用的其他药物。若患者同时服用了对乙酰氨基酚，应检测其血药浓度。

3. 影像学检查　入院时行胸部 X 线检查，评估肺不张及肺炎的严重程度。

（三）鉴别诊断

需要与非巴比妥酸盐类镇静药摄入相鉴别，如水合氯醛、乙氯维诺、格鲁米特、甲乙哌酮、甲喹酮等。还需要考虑患者是否同时服用酒精、苯二氮䓬类和阿片类药物。

（四）治疗

1. 一般措施　循环与呼吸平稳的患者，给予一般支持治疗。但出现通气不足、咳嗽反射和咽反射减弱等中毒严重患者，应给予气管插管、机械通气，以维持气道通畅、防止误吸。

2. 毒物清除　服药在45min 以内的患者应考虑洗胃。胃中有食物的患者洗胃效果较好，因为食物可减少药物吸收并延长其吸收时间。但如果患者已出现反应迟钝，应特别注意洗胃的并发症。

3. 利尿　过去认为强效利尿有效，目前已不常规推荐。应用碳酸氢钠碱化尿液可以抑制肾小管对苯巴比妥的重吸收，同时应补充氯化钾以保证尿液碱化。还需要严密监测血电解质变化。

4. 维持循环稳定（血流动力学支持）　快速输注生理盐水或乳酸钠林格液等平衡盐溶液，以纠正低血压，必要时给予血管活性药。如果容量复苏需要大量液体，应监测中心静脉压或肺动脉楔压指导输液，防止肺水肿的发生。

5. 血液透析　如发生肾衰竭，应进行血液透析。绝大多数巴比妥类药物都可通过透析清除，其中短效制剂清除率最低。

（五）戒断症状

患者出现镇静催眠药的戒断症状，往往是致死性。典型的戒断症状出现在撤药后 8～16h，包括焦虑、颤抖、无力和失眠。胃肠道症状包括腹部绞痛、厌食、恶心、呕吐。随着时间的延长，神经系统症状越发突出，如抽搐、粗震颤、惊厥发作和深腱反射亢进。2～3d后，可能发生癫痫大发作。随着发作消退，病情通常显著改善。部分患者可发展成器质性脑病综合征，出现定向力障碍、幻视、幻听、妄想。过高热可导致心血管性衰竭，甚至死亡。

疑似撤药反应时，应静脉注射戊巴比妥或苯巴比妥，剂量依据患者最近用药量而定。之后每天剂量递减 10%，直至患者不再依赖药物。

二、麻醉药

（一）概述

麻醉品滥用是一个全球性的问题。传统药品是吗啡和海洛因，但短效制剂如芬太尼变得越来越受欢迎，尤其在医务人员当中。大部分麻醉药品通过静脉注射，可迅速产生欣快感。美沙酮是一种口服的长效镇痛药品，通常用于戒毒/维持治疗。喷他佐辛是一种合成镇痛药，同时具有阿片受体激动剂和拮抗剂的特点，当用于麻醉药品依赖患者时，喷他佐辛可引起戒断症状。大剂量时可引起幻视和烦躁。

麻醉药过量或戒断的治疗重点是通过积极复苏治疗，稳定生命体征，以及解毒剂的应用。治疗包括麻醉药过量的治疗、共用注射器导致相关疾病的治疗两大方面，常见疾病有肺动脉高压（可能由棉纤维栓子引起）、心内膜炎（细菌污染所致）、坏死性筋膜炎和破伤风。肝炎、艾滋病、皮肤脓肿和吉兰-巴雷综合征等并发症也有报道。不少患者同时服用其他麻醉品，如酒精或可卡因，治疗更为复杂。

（二）临床表现

1. 症状和体征　服用过量的阿片类药物患者最常见的症状是意识水平下降、呼吸抑制、瞳孔缩小。严重病例可出现自杀倾向、显著呼吸抑制。也可出现肺水肿，见于海洛因过量。其他常见表现包括体温过低或过高、呕吐、缺氧、低血压及深反射减弱或消失。

2. 实验室检查　血样应行血液毒理学筛查，并检测血液酒精浓度及其他中枢神经系统抑制剂浓度。常规检查电解质、全血细胞计数和肝功能。对于肺水肿患者，脉搏血氧测定和/或动脉血气分析有助于病情的严重程度评估。口服阿片类药品的患者，应检测对乙酰氨基酚水平。对于静脉注射阿片类药物的发热患者，应送检血培养。

3. 影像学检查　疑似肺水肿或肺功能不全征象的患者应做胸片 X 线片检查。对有意识障碍而使用纳洛酮效果不佳患者，头颅 CT 扫描可能有助于排除颅内占位性病变或颅内出血。

（三）治疗

1. 一般措施　多数转入 ICU 的患者病情已趋于稳定并建立了静脉通路。但麻醉药品过量患者出现呼吸抑制和通气不畅的风险很高，因而入住时应再次确认气道和静脉通路通畅。对于低血糖或反应迟钝不能进行检查的患者，应立即静脉注射 50% 葡萄糖 50ml 和维生素 B_1 100mg。

机械通气可用来减轻呼吸肌疲劳和肺水肿。容量复苏和纠正缺氧可改善低血压。常规利尿及减少心脏前后负荷通常对麻醉药品过量所致的肺水肿效果不佳，往往需要行气管插管。

2. 毒物清除　如果怀疑患者同时服用了其他药物，可经口或鼻饲管注入活性炭治疗。但如果存在误吸风险，只有在改善患者预后可能性极大时才给予活性炭治疗。

3. 拮抗剂　常应用的麻醉药品拮抗剂包括纳洛酮、纳曲酮、纳美芬、纳洛芬和左洛啡烷，后两者兼有阿片受体激动剂特性。虽然纳曲酮较纳洛酮长效，但用于急救时效果不佳，急救时多选用纳洛酮。对海洛因和吗啡过量患者，给予 0.2 ~ 0.8mg 初始剂量纳洛酮静脉注射，逐步增加剂量直到有效。对可待因、喷他佐辛和丙氧芬滥用者，纳洛酮初始剂量应为 2mg。如果有效，2min 内呼吸和意识状态可得到改善，通常几秒钟即可显效。如果总剂量达到 2mg 时仍然没有效果，应怀疑"麻醉药品过量"的诊断。由于纳洛酮的半衰期比绝大多数麻醉药品都短，需要重复给药以防止再次发生呼吸抑制和意识状态恶化，有时需持续静脉用药防止出现呼吸抑制。

4. 其他措施　还应注重对肺水肿、肺炎、心功能衰竭和感染等麻醉药品滥用并发症的治疗。哌替啶过量可能导致反射亢进和惊厥，也可能发生横纹肌溶解，特别是在出现长时间反应迟钝的患者，如果不及时治疗，患者可能出现肌红蛋白尿，并有可能发展为肾衰竭。

三、拟交感神经药

（一）概述

拟交感神经药物是一类与儿茶酚胺生理作用相似的药物。许多处方药、非处方药、娱乐或者滥用药物大多都属于这一类。包括苯丙胺及其衍生物、控制食欲的非处方药、感冒药及中枢神经兴奋药（如苯丙醇胺、咖啡因、麻黄素和伪麻黄碱）。过度使用拟交感神经药通过诱发神经递质（包括肾上腺素和去甲肾上腺素）释放和由此引起的 α 和 β 肾上腺素能作用而产生了一系列 α、β 肾上腺素能效用。α – 肾上腺素能效应是收缩血管、出汗和扩瞳；β_1 肾上腺素能作用导致心动过速；β_2 肾上腺素能效应是扩张支气管和舒张血管。拟交感神经药物产生的临床表现取决于其相关的 α 或 β 肾上腺素能作用（如苯丙胺醇是一种选择性 α 受体激动剂，可引起高血压、出汗和瞳孔散大）。

毒性作用持续时间通常有限。然而，如因非法运毒而吞服毒物包或是服用"冰毒"（一种长效的可吸入的甲基苯丙胺），毒性时间会延长。

（二）临床表现

1. 症状和体征　拟交感神经药物主要引起中枢神经系统症状和心血管毒性。服用违禁药品及过量使用一些非处方药（例如助消化药、兴奋剂和感冒药）都可能出现拟交感神经毒性。

中枢神经系统毒性表现为兴奋、焦虑、妄想、幻觉、偏执和癫痫发作。拟交感神经药物引起的精神症状，有时难以与精神分裂症鉴别。精神症状多为短暂发作，但可能需要数周至数月才能恢复。有些症状少见，但非常严重，包括昏迷、中风（缺血性和出血性）、高血压脑病和局部神经症状。

心血管系统毒性包括血压升高和窦性心动过速。可能突然出现高血压，并导致严重后果。大多患者基础无高血压，中枢神经系统对血压迅速升高的自动调节能力差，易导致脑出血或脑病。服用 α-受体激动剂的患者可出现窦性心动过缓或房室传导阻滞，也可发生心肌局部缺血，极少数患者发生心肌梗死。

亦可发生横纹肌溶解、严重腹泻、肠痉挛和过高热。服用 α-受体激动剂患者可出现瞳孔散大和出汗。

2. 实验室检查　常规的实验室检查结果多变，诊断价值有限。毒理学筛查有助于诊断，难以筛查出所有药物，因此，阴性结果不能排除拟交感神经药物中毒。儿茶酚胺介导的细胞聚集作用常引起白细胞增高。肌酸激酶可评估是否发生横纹肌溶解。应检测血清电解质（特别是钾）水平和血 pH 值变化。

3. 影像学检查　意识状态改变或癫痫发作的患者需要行颅部 CT 检查。

（三）鉴别诊断

甲状腺危象与拟交感神经药物过量临床表现相似。如有明确的甲状腺疾病病史，具有甲状腺肿或甲状腺功能亢进症征象，应考虑患者存在甲状腺危象。中枢神经系统感染也有相似的临床表现。药物戒断（如酒精和苯二氮䓬类药物）后可表现为兴奋和心血管系统异常。一些药物（茶碱、三环类和选择性 5-羟色胺抑制剂类抗抑郁药、抗胆碱能药、异烟肼、苯环己哌啶和水杨酸等）中毒及单胺氧化酶抑制剂与其他药物之间相互作用都可能引起相似的临床表现。可表现出与精神分裂症类似的兴奋和偏执。

（四）治疗

1. 一般措施　经过初步病情评估稳定生命体征后，应该针对不同毒物及其临床表现进行个体化治疗。经口摄入药物且病程不超过 1h 的患者或者利用人体贩毒的患者应给予洗胃。摄入药物可致气道痉挛，必须采取相应措施保持气道通畅。所有经口摄入药物的患者应给予活性炭治疗，重复应用活性炭有利于加强咖啡因的清除。强制利尿、血液透析和血液灌注对这些患者无益。

2. 高血压　出现高血压提示患者具有脑出血和脑病的风险，应紧急处理。特别是高血压导致终末器官功能障碍（如头痛、肾功能损害、心肌缺血和心力衰竭）的患者，应立即给予降压药治疗。硝普钠可静脉滴定、剂量可迅速调整，最常使用。选择性 α-受体激动剂如苯丙醇胺过量可选酚妥拉明治疗。硝苯地平是一种强效降压药，但其用量不容易滴定，有引起持续低血压的报道。伴有严重心动过速的患者，可选择拉贝洛尔。

3. 心律失常　一般来说，窦性心动过速不需要干预。室上性心动过速通常并不严重，但心室率过快并出现临床症状时，可用维拉帕米或腺苷控制心率。艾司洛尔既可用于治疗室上性心动过速也可用于室性心律失常。但需要注意的是，由于 β 肾上腺素能阻滞作用而使 α 受体兴奋性增强，艾司洛尔和其他 β 受体拮抗剂可导致血压进一步升高。

4. 癫痫发作　癫痫发作和焦虑可给予苯二氮䓬类药物治疗。如果发生癫痫持续状态，需加用苯巴比妥和苯妥英治疗。如果这些药物治疗均无效，可给予肌松剂，以防止横纹肌溶解、酸中毒和高热。应该连续脑电图监测，注意肌松状态下患者是否存在脑部异常放电。

5. 精神病　苯二氮䓬类药物可用于治疗拟交感神经药物过量相关的精神病。过去曾使用抗精神病药治疗，但可导致癫痫发作阈值降低，并改变体温调节能力，应避免使用。

6. 心肌缺血　心肌梗死罕见，但出现心绞痛的患者应给予阿司匹林和硝酸盐，并控制心率，通常预防效果良好，同时监测心肌酶谱及心电图变化。

7. 过高热　出现过高热，可能危及生命，需要给予积极治疗。烦躁或癫痫发作患者应给予苯二氮䓬类药物，解热镇痛药一般无效。应除去患者衣物，用水喷洒患者或覆盖湿毛巾以增加散热，风扇也可以帮助散热。过度烦躁或癫痫发作，且经苯二氮䓬类药物治疗无效的患者，可使用肌松剂以控制热量产生。

四、苯环利定

（一）概述

苯环利定（PCP）药理作用类似于氯胺酮，是一种用于娱乐的违禁致幻药。通常的使用方法是抽吸 PCP 溶液中浸泡过的香烟，还可以口服或经鼻腔吸食。一些患者通过皮下注射方法用药会中毒成瘾。通过任何一种途径摄取，其吸收都很快，在几分钟到半小时内发挥作用。药物是高度脂溶性的，从脂肪组织不稳定地释放，导致具有变化性的中枢神经系统效应。药物在肝脏代谢，半衰期 7h 到 3d 不等。

（二）临床表现

PCP 中毒的临床表现呈现多样化，可表现为意识障碍或易激惹。意识状态的改变具有不确定性，常因暴力行为被送入医院。这类患者常同时滥用其他药物，在评估及治疗时应充分考虑。此外，苯环利定还具有镇痛作用，用药后疼痛减轻，可使患者受到的创伤损害在查体时难以发现。

1. 症状和体征　最常见的症状（＞50%）是眼球震颤（水平相、垂直相或旋转）和高血压。虽然高血压很常见，但是高血压很少引起并发症。心动过速也很常见，但心率很少＞130 次/分。意识状态可从昏睡、易激惹到警觉状态，而且意识状态改变具有波动性、不可预知性和突然发作暴力行为等特点。这些患者可能需要身体约束和药物控制，防止患者伤害自己和医护人员。幻觉、明显的精神异常和癫痫发作都是常见症状，大多数症状可在几小时内自行缓解。然而，有些症状可能持续几天甚至一周。精神异常持续时间较长的，恢复缓慢。横纹肌溶解是 PCP 中毒的常见并发症，其中 2.5% 并发肾衰竭。

2. 实验室检查　测定尿液 PCP 水平可明确诊断，其浓度与临床表现并不相关，不必进行定量测定。如果考虑 PCP 中毒的患者尿检阴性，则需要考虑其他导致类似表现的原因。

70% 的病例肌酸激酶水平升高，甚至在没有肌肉过度活动的患者也可发生。血肌酸激酶明显升高的患者，最初尿检可为阴性，考虑 PCP 中毒患者均应检测血肌酸激酶。

3. 隐匿性损伤　因为 PCP 有麻醉药物的特性，虽然入院前患者可能受到严重创伤但是临床表现可能并不明显。所以患者应该进行完整的查体和创伤评估，并且在住院期间多次反复进行评估，尤其是当患者意识状态改善之后。

（三）鉴别诊断

服用镇静催眠药或巴比妥类药物也可导致昏睡。易激惹或有暴力行为的患者，应排除患者是否使用拟交感神经药物或存在戒断症状。也需与头颅外伤、感染（如脑膜炎或脑炎）、代谢性疾病和精神性疾病鉴别。

（四）治疗

1. 去污染　PCP主要通过吸入摄取，一般不需洗胃。如果患者经口摄入，应使用活性炭治疗。

2. 支持治疗　通过将患者安置在安静、较黑暗的外界刺激较少的病房，多数患者病情有改善。苯二氮䓬类药物可有效控制烦躁，严重者需要加用其他药物治疗。

高血压或心动过速通常很少需要治疗干预，器官功能不全可按常规积极治疗。应用解热药和物理降温控制高热，应用苯二氮䓬类药物控制癫痫发作。如果发展为难治性癫痫，可加用苯妥英钠。使用神经肌肉阻滞剂可防治酸中毒、高钾血症、横纹肌溶解等并发症，但需要持续监测脑电图。

以往推荐酸化尿液，使药物在尿液中离子化，增加药物清除。但只有少量药物以原型经尿排泄，尿液酸化并不会明显增加药物排泄，而且酸化尿液并不易实现，在横纹肌溶解的情况下，有加重肾功能不全的可能，因此，目前已不推荐酸化尿液来增加药物清除。

3. 水化　血肌酸激酶升高，需要积极水化治疗。静脉补充晶体液是主要的治疗措施，一般输注生理盐水直至患者容量补足，并且使尿量达150ml/h。维持足够的尿量是治疗的关键，另外，静脉输注甘露醇和碳酸氢钠也可作为辅助治疗措施。持续监测血清肌酸激酶水平，并保证呈下降趋势。监测肌酐和尿素氮以评价肾功能，监测血钾和动脉血气，以评估高钾血症和酸中毒的情况。

4. 约束和镇静　对于易激惹和有暴力行为的患者，需要接受物理约束或药物控制。由于患者会拼命反抗约束限制，单用物理约束可能会加重横纹肌溶解。约束后的患者应该被安置到一个安静的房间，以减少精神刺激。可用苯二氮䓬类或氟哌啶醇进行镇静。

五、可卡因

（一）概述

可卡因包括盐酸可卡因和生物碱可卡因两种制剂，前者是一种水溶性的结晶盐，可以经鼻吸入或溶解后静脉注射，后者为生物碱，非水溶性，可以自由碱的形式通过吸烟方式吸入，亦可与碳酸氢钠、水混合后，以吸水烟的形式吸入。不管采用哪种使用方式，可卡因的吸收都很迅速。使用方法不同，半衰期也不同，静脉使用或吸烟方式吸入的半衰期为60~90min，然而经鼻吸入或口服的半衰期可达数小时。

可卡因有多种效应。包括导致中枢神经系统释放多巴胺等神经递质；局麻效应；阻断神经元对儿茶酚胺的再摄取；抑制5-羟色胺的再摄取。这些效应的临床表现集中在中枢神经系统和心血管系统上，也可累及呼吸和代谢。

（二）临床表现

1. 症状和体征　高血压是常见的临床表现，可并发颅内出血、主动脉夹层和心肌缺血等严重并发症。心律失常也很常见，包括房颤、房性心动过速、室性心动过速等，但心搏骤停少见。

可卡因具有明显的缩血管作用，可导致器官缺血，如心肌梗死、肠道缺血、肾梗死和下肢缺血等。可卡因可导致或促进器官功能不全的发生，与血管痉挛、血小板聚集增加和氧耗增加导致器官负荷加重等综合因素有关。可卡因还可引起心肌炎，表现为 CK-MB 酶升高，ECG 广泛 ST 段升高或 T 波倒置。

可卡因中毒亦常累及中枢神经系统。头痛是慢性嗜药者的常见症状。可卡因中毒导致的中枢神经系统并发症中脑梗死约占 1/4，蛛网膜下腔出血占 1/4，脑出血占 50%。

滥用可卡因的患者可表现为精神抑郁或昏迷，可能与中枢神经递质耗竭有关。患者往往大量使用可卡因超过一周，并且发病前有癫痫发作或反应迟钝。因患者很难被唤醒，需对意识状态进行反复评估。一般患者可在 24h 内意识完全转清。

可卡因滥用者癫痫发生率超过 2%，多在可卡因使用后立即发生，也可发生在用药几小时后。也可导致短暂性脑缺血发作，并可导致中风。年轻中风患者鉴别诊断中需考虑是否滥用可卡因。可卡因滥用导致的中风与给药途径无关，多在使用后 24h 发生。也可在初次使用者中发生，但是在慢性滥用者中更常见。

经吸烟吸入或经鼻吸食可卡因的患者中，气胸和纵隔气肿是常见肺部并发症。肺水肿是可卡因中毒患者的罕见并发症，但是这类患者常见的死亡原因。

肌肉强烈收缩和高热患者可出现横纹肌溶解，当出现高热症状时病情往往较严重。

2. 实验室检查　对重度可卡因中毒的患者要进行下列检查和评估，包括 ECG 和血电解质、血肌酸激酶、尿肌红蛋白等。若有心肌缺血临床表现的患者需查心肌酶谱。可卡因的毒理学筛查试验可明确诊断。

3. 影像学检查　有头痛、神经系统异常表现或意识状态改变的患者，需进行头颅 CT 扫描。吞服可卡因药包是非法转运可卡因的一种方法，腹平片可以显示携带入肠道内的可卡因药包。

（三）鉴别诊断

拟交感神经药、选择性 5-羟色胺再摄取抑制剂、茶碱、苯环利定和抗胆碱药等药物均可以出现类似的临床表现。甲状腺危象、中枢神经系统感染、酒精及苯二氮䓬类药物的戒断症状也可出现上述临床表现。另外，卡可因中毒还应与精神类疾病相鉴别。

（四）治疗

1. 支持治疗　基础支持治疗措施包括开放静脉通路、补液和增加氧供。一般情况下不建议洗胃，经口吞服可卡因整袋包装品的患者应灌肠。

2. 高热　冰水擦浴，使用冰袋或冰毯，用电风扇促进汗液蒸发。冰袋应该放置于颈部、腋下和腹股沟。注意避免使患者体温降的过低。卡可因中毒引起的高热解热药是无效的。

3. 癫痫发作　易激惹和癫痫发作的初始治疗应选用苯二氮䓬类药物。抗精神病药也可能有效，但可降低癫痫发作阈值，一般不推荐使用。对苯二氮䓬类药物治疗无效的癫痫发作可选用苯巴比妥或苯妥英钠。对上述治疗无效的癫痫持续状态，应使用肌松药和机械通气。应进行床边持续心电监护，以防心搏骤停等严重并发症的发生。

4. 高血压　轻度高血压通常并不需要干预治疗。严重或不稳定高血压患者应该静脉输注硝普钠或拉贝洛尔，后者尤其适用于伴有心动过速的患者。艾司洛尔或美托洛尔对快速型心律失常有效，因为该类药物激活 α 肾上腺素能受体、阻断 β 受体，需注意观察是否会引起患者血压升高。故常需联合使用硝普钠和 β 受体阻滞剂。对怀疑出现心肌梗死的患者应给予心脏梗死的标准治疗。

5. 横纹肌溶解 积极补液，保证尿量在150ml/h以上，甘露醇脱水和碱化尿液也是有帮助的。

六、三环类抗抑郁药

（一）概述

三环类抗抑郁药（TCAs），如阿米替林、多虑平和曲米帕明，通过阻断交感神经再摄取去甲肾上腺素而发挥治疗作用，但还有抗胆碱能作用和阻断α受体活性的作用，由此会带来毒性反应。摄取TCA后，药物吸收快；TCA过量时，由于抗胆碱能作用导致肠蠕动减慢，吸收时间延长，半衰期可增加至3~4d。

（二）临床表现

1. 症状和体征 TCA过量的患者可能会使病情很快恶化，从清醒、生命体征正常到癫痫发作，甚至心搏骤停，可能在有效摄入后一小时之内发生。患者意识状态波动很大，可从惊厥、癫痫到昏迷。

怀疑服用了TCA的患者需要严密观察，并立即进行检查和评估。常见中枢和外周抗胆碱能作用的临床表现：心动过速、瞳孔散大、皮肤干燥、尿潴留、肠梗阻、体温升高（通常为轻度升高）、意识改变（如易激惹、焦虑、谵妄和昏迷）、癫痫和呼吸抑制（较少出现）。TCA对心血管系统的影响通常是患者的死亡原因，可导致窦性心动过速、心律失常、房室传导阻滞和低血压（α肾上腺素能阻滞作用）。当患者表现有癫痫、抗胆碱能体征（包括昏迷）和心血管功能异常，尤其心电图有异常表现时，需考虑该类药物的中毒。

2. 心电图 在怀疑TCA中毒的患者中，ECG是最有价值初筛检查。常见的ECG表现包括窦性心动过速、PR间期和QT间期延长及ST段非特异性改变。QRS波群增宽提示重度药物过量。QRS电轴向右上偏移（Ⅰ、aVF和V_6导联有宽的、明显的S波，伴有aVR导联明显的R波）提示TCA过量。

3. 实验室检查 实验室检查对诊断TCA中毒意义不大。因为血药浓度与药物毒性相关性差，且个体差异大。

4. 影像学检查 部分TCA的片剂不透X线，腹部平片有助于发现胃肠道内的残留药片。

（三）鉴别诊断

脑膜炎、全身性感染、严重的低血糖、过敏反应和头颅外伤等多种疾病可以同时存在意识状态改变、癫痫和心血管异常的临床表现。噻嗪类、抗胆碱类和茶碱等药物中毒也可出现上述表现，较少见的β受体阻滞剂、钙通道阻滞剂和局麻药物（如利多卡因）过量亦可导致类似临床表现。

（四）治疗

1. 一般治疗 一般治疗措施的目的是初步稳定病情，密切监测和静脉补液。留置尿管监测尿量及尿pH。应该避免使用吐根糖浆，这类患者病情可能迅速恶化，很快出现意识障碍，增加误吸的风险。若患者在1h内大量摄入TCA药物，应该洗胃。洗胃时应该注意保证气道开放，并配置负压吸引装置在附近，以防癫痫发作时需通畅气道。经洗胃管或鼻胃管给予100g 活性炭，有研究提示重复使用活性炭（每2～4h）有助于缓解大量摄入 TCA 患者的病情。

过量摄入 TCA 的患者，一旦出现下列症状均需入住 ICU，包括持续心动过速（＞120 次/分）、心律失常（包括室早、QRS 波增宽＞100ms），低血压、中枢神经系统中毒表现。入住 ICU 的患者应持续密切监护，直至中毒症状消失 24h。临床症状消失且观察 6h 后无病情恶化的患者，可转出 ICU。转出前应对患者的心理、精神状态进行评估，尤其对于有自杀倾向的患者，心理、精神状态的评估是必须的。

2. 碳酸氢钠治疗　碱化血液是治疗 TCA 中毒的重要方法。它可以有效缓解 TCA 导致的低血压、心肌传导阻滞和心律失常等大多数不良反应。但控制癫痫和改善意识状态的疗效不肯定。碱化血液的目标是：血 pH 值达 7.5，尿 pH 在 7.0 以上。常通过静脉输注碳酸氢钠来碱化血液；机械通气患者在开始静脉输液前，可以通过一过性过度通气达到碱化血液的目的。

一般情况下，碱化血液和支持治疗可以治愈过量服用 TCA 的患者。出现下列情况时，为缓解病情还需采取其他的治疗措施：对有严重易激惹、谵妄或癫痫发作的患者需要加用苯二氮䓬类或苯巴比妥类药物。对碱化血液后仍存在的心律失常可使用利多卡因或电复律转复，避免使用 Ⅰa 类抗心律失常药物，可能会加重心律失常。碱化血液后仍出现低血压，应积极静脉补液或使用血管活性药物。因为此类患者的低血压通常是由于 α 受体阻滞所致，故应选用 α 受体激动剂（如去氧肾上腺素或甲氧明）纠正低血压。因为 TCA 蛋白结合率高，所以不易通过血液透析和血液滤过清除，因此上述清除方法对这类患者无效。

（五）当前有争议和尚未解决的问题

以往推荐应用毒扁豆碱治疗 TCA 过量。作为一种乙酰胆碱酯酶抑制剂，毒扁豆碱可增加乙酰胆碱在受体部位的数量，并可以逆转中枢和外周的抗胆碱作用。但在纠正低血压、室性心律失常和房室传导阻滞（导致 TCA 过量最主要的死亡原因）等的有效性没有得到证实。且在使用毒扁豆碱时可能出现房室传导阻滞、心动过缓和心搏骤停等明显的不良反应。目前不推荐使用毒扁豆碱治疗 TCA 过量。

七、血清素综合征

（一）概述

以往血清素综合征与可卡因、苯丙胺类和使用具有增加血清素释放的药物［如滥用3,4-亚甲基（MDMA 或"狂喜丸"）、右美沙芬、溴隐亭和利奈唑胺］有关。近年来，由于使用选择性 5-羟色胺再摄取抑制剂（SSRIs）的抑郁症患者逐渐增加，SSRIs 的过量使用成为血清素综合征的常见病因。

（二）临床表现

1. 症状和体征　血清素综合征与过量使用交感神经兴奋剂（如心动过速和瞳孔扩大）和神经阻滞剂恶性综合征（如癫痫发作、高热和意识状态的改变）有许多相同的临床症状和体征。区分血清素综合征和上述疾病很困难。大多数的血清素综合征是自限性的，症状轻微，但也可能出现大量液体丢失、恶性高热，甚至死亡等严重并发症。诊断标准缺乏特异性。

2. 实验室检查　重度中毒患者实验室检查应包括：ECG 和血清电解质、肌酸激酶和尿肌红蛋白。血清素综合征没有特异性的诊断试验，毒理学检查可以证明是否伴有可卡因、苯丙胺类和其他药物中毒。

（三）鉴别诊断

鉴别诊断包括：拟交感神经药物（如苯丙胺类和可卡因）中毒，两种药物均可诱发血清素综合征。神经阻滞剂恶性综合征表现为肌僵硬、意识状态改变和高热，很难与之相鉴别。有学者建议以瞳孔扩大、阵挛和腱反射亢进作为诊断血清素综合征的主要诊断要点。鉴别血清素综合征的关键在于是否有 SSRI 或其他药物过量服用的病史。虽然神经阻滞剂恶性综合征可以发生在精神类药物服用后的任何时间，但通常并无过量服用。其他还需要考虑鉴别的疾病包括甲状腺危象、苯二氮草类药物或酒精的戒断综合征。

（四）治疗

1. 支持治疗　一旦根据临床表现诊断为血清素综合征时就应立即开始静脉补液和增加氧供等支持治疗。高热时可冰水擦浴，使用冰袋或冰毯。冰袋应该放置于颈部、腋下和腹股沟。注意避免使患者体温降的过低，解热药通常无效。

2. 特殊治疗　可能导致血清素综合征的任何潜在药物都应立即停用。通常认为苯二氮草类药物可以有效治疗血清素综合征，因为苯二氮草类药物具有抗惊厥、抗焦虑及镇静作用，且不会诱发释放血清素。丹曲林一直用于恶性高热、神经阻滞剂恶性综合征和血清素综合征的治疗。有丹曲林成功治疗血清素综合征的报道。

3. 仍存在争议的问题　许多学者推荐，当无法鉴别严重的血清素综合征和神经阻滞剂恶性综合征时采用赛庚啶和氯丙嗪治疗，赛庚啶和氯丙嗪是血清素在中枢神经系统潜在的拮抗剂。但在神经阻滞剂恶性综合征中氯丙嗪禁用。从另一方面，赛庚啶虽然在治疗神经阻滞剂恶性综合征中有效，但因可诱导血清素综合征，也禁用。

患者需要丹曲林和赛庚啶治疗时，应同时使用苯二氮草类药物。当临床诊断更明确时，可以加用其他治疗。

八、抗高血压药物

（一）概述

短期内过量使用 β 受体阻滞剂和钙通道阻滞剂可能危及患者生命，救治此类患者是重症医学科医生面临的严峻挑战。β 受体阻滞剂过量的临床表现与其对全身 β 肾上腺素能受体的阻滞作用有关。毒性作用主要表现在心血管系统，中枢神经系统症状也很常见。β 受体阻滞剂在胃肠道吸收迅速，服用后 20～60min 内即可出现临床症状。药物半衰期有差异，通常为 2～12h；药物剂量过大时，药物的半衰期也相应延长。钙通道阻滞剂过量的临床表现与其对心肌和血管平滑肌的作用有关，可导致血管扩张和负性肌力、负性传导和负性频率。最常用的钙通道阻滞剂是维拉帕米、地尔硫草和硝苯地平，每种药物的作用略有不同。所有药物都可经胃肠道吸收，吸收良好，地尔硫草和维拉帕米主要在肝脏代谢，有明显的肝脏首过效应。

（二）临床表现

β 受体阻滞剂的毒副作用最常见于口服用药，但也可见于青光眼患者应用 β 受体阻滞剂眼药水经眼部滴入。β 受体阻滞剂的毒副作用主要包括心动过缓、传导阻滞、低血压、心输出量降低和心源性休克，也常出现意识状态改变。可发生十分严重的心动过缓，服用普萘洛尔时最易出现。阿替洛尔、纳多洛尔、卡维地洛和美托洛尔过量时易于出现低血压，但心率改变不明显，可仍处于正常范围。由于吲哚洛尔和普拉洛尔具有部分兴奋作用，过量时可表现为心动过速。普萘洛尔过量时常出现 I 度房室传导阻滞。β 受体阻滞剂中毒时还可能出现：交界性心律、束支传导阻滞、完全性房室传导阻滞和心搏骤停。低血压在 β 受体阻滞剂中毒时很常见，一旦发生后果严重。意识状态改变也很常见，尤其在低血压患者中多见。癫痫发作较少见，多见于普萘洛尔中毒。严重的支气管痉挛是 β 受体阻滞剂中毒的罕见并发症。

严重的钙通道阻滞剂过量常表现为心动过缓、低血压和严重的传导阻滞（如 III 度房室传导阻滞），常危及生命。低血压的原因为药物导致的低心输出量和外周血管扩张。此类患者较少出现意识状态的改变，部分患者可出现嗜睡。

（三）鉴别诊断

β 阻滞剂过量表现为心动过缓和低血压，需与巴比妥类药物中毒和服用某些抗心律失常药物（如慢心律）相鉴别。

（四）治疗

1. 清除药物　β 阻滞剂和钙通道阻滞剂过量的患者，服药后应尽快洗胃。反复应用活性炭有助于药物的快速清除。病情较稳定的患者需密切监测 12～24h。

2. 针对性治疗

（1）β 受体阻滞剂过量

1）胰高血糖素：胰高血糖素是治疗 β 受体阻滞剂过量的首选药物，治疗有症状的 β 受体阻滞剂过量患者的疗效十分显著。所需剂量高于用于刺激糖原异生的剂量。推荐用法：初始剂量：0.05mg/kg，静脉注射，继之持续静脉泵入，根据需要最高剂量可至 0.07mg/（kg·h），恶心和呕吐是较高剂量胰高血糖素最常见不良反应。另外特别需要注意的是，很小剂量的苯酚也有毒性作用，所以不能以苯酚作为稀释剂。

2）β 受体激动剂：β 肾上腺素能激动剂用于治疗 β 受体阻滞剂过量的疗效不稳定。使用该类药物需给予足够的剂量，以竞争性拮抗 β 受体阻滞剂对受体的抑制效应。可经验性的给予 β 肾上腺素能激动剂，如果给予很大剂量后疗效甚微，应停止继续使用。

3）阿托品：阿托品通常是治疗心动过缓的首选药物，但 β 受体阻滞剂过量时的心动过缓并非由迷走神经介导，故阿托品对这类心动过缓几乎无效。静脉给药剂量不应超过 1mg。有报道应用起搏器纠正 β 受体阻滞剂过量引起心动过缓，由于心脏对正常起搏电流常无反应，有时即使给予很高的输出电流也不能起搏。

（2）钙通道阻滞剂过量

1）钙剂：多种药物可治疗钙通道阻滞剂过量，但治疗效果差异明显。曾有人认为补充钙剂是恰当的治疗，但疗效令人失望。因为钙离子通道已被阻滞，补充多余的钙不能对抗其效应。由于钙剂本身相对无毒，对于大多数钙通道阻滞剂中毒的患者，可给予 10% 氯化钙溶液 5～10ml。

2）胰高血糖素：与治疗 β 受体阻滞剂过量一样，胰高血糖素也可用于钙通道阻滞剂过量患者的治疗，但效果相对较差。治疗剂量与方法和治疗 β 受体阻滞剂过量时相同。

3）阿托品：阿托品可用于治疗钙通道阻滞剂过量导致的缓慢性心律失常和心脏阻滞，但效果不理想。如果患者对 1mg 阿托品静脉注射无反应，不应继续使用。可考虑安装心脏起搏器，但需要较高的输出电流。

4）升压药：钙通道阻滞剂过量患者可静脉输注多巴酚丁胺和多巴胺，效果不稳定。对于低血压且对液体治疗和胰高血糖素治疗无反应的患者适用。也可以考虑静脉使用去甲肾上腺素。

九、地高辛

（一）概述

洋地黄存在于已经商品化的药物中，也存在于夹竹桃等植物中，因此洋地黄中毒包括洋地黄类药物中毒和含洋地黄的植物中毒。

洋地黄制剂（地高辛和洋地黄毒苷）具有以下生物效应：增加迷走神经张力，引起房室结传导阻滞和心率减慢；抑制心肌 $Na^+ - K^+ - ATP$ 酶。$Na^+ - K^+ - ATP$ 酶的作用是将钙和钠泵出细胞外而将钾泵入细胞内，抑制其活性可使细胞内钙离子浓度增高，进而增强心肌收缩力（正性肌力作用）。洋地黄中毒时，明显抑制 $Na^+ - K^+ - ATP$ 酶，使细胞外钾离子过多而细胞内钙、钠离子过多，导致毒性效应，主要累及心脏、胃肠道、神经系统，并导致电解质紊乱。

洋地黄中毒的临床症状多无特异性。若患者存在低钾血症等情况，使心脏对洋地黄敏感性增高，即使洋地黄血药浓度处于正常范围，也可发生洋地黄中毒。反之，洋地黄血药浓度高于正常范围的患者，也可能无中毒表现。因此，怀疑洋地黄中毒时，需明确患者是否存在洋地黄中毒的易感因素。存在易感因素的患者，服用洋地黄期间出现可疑的临床症状，应考虑洋地黄中毒。

（二）临床表现

1. 症状和体征　80% 以上的洋地黄中毒患者有乏力、恶心、食欲减退、疲劳，并伴随视觉异常。视觉异常是洋地黄中毒的一个重要线索，患者可出现黄视、绿视或视物模糊，还可有畏光或短暂弱视等。患者还可出现呕吐、头痛、腹泻和眩晕等症状。

2. 心电图　洋地黄中毒可仅出现严重心脏毒性，而无明显胃肠道或神经系统症状。心脏毒性与药物导致的迷走神经张力增加和 $Na^+ - K^+ - ATP$ 酶的抑制有关。心脏毒性一般表现为传导抑制（迷走神经介导）和自律性增强（$Na^+ - K^+ - ATP$ 酶被抑制）。患者可出现任何类型的心律失常。

洋地黄对窦房结的抑制可表现为心动过缓、窦房传导阻滞和窦性停搏；使心房的应激性和自律性增加，导致房性心动过速、房颤或房扑，同时由于洋地黄引起的传导阻滞，患者心室率常正常或偏慢；洋地黄对房室结的抑制作用可导致房室传导阻滞或交界性心律；若患者存在高度房室传导阻滞，洋地黄中毒时也可表现为"规则的"房颤心律，即在房颤心律的基础上出现规律的交界性心律；洋地黄对心室的作用可导致室性期前收缩、室性心动过速和室颤，其中室性期前收缩是洋地黄中毒最常见的心律失常类型。

3. 实验室检查　由于洋地黄对 $Na^+ - K^+ - ATP$ 酶的抑制作用，使得钾离子向细胞外转移，急性洋地黄中毒患者可出现高钾血症，但在长期服用洋地黄中毒的患者中高钾血症并不常见。

怀疑洋地黄中毒的患者应予血清洋地黄浓度、血电解质（包括镁和钙）、血尿素氮和肌酐检查，并行动脉血气分析或指脉氧饱和度监测，同时还应行 ECG 检查。

（三）鉴别诊断

洋地黄中毒的症状缺乏特异性，常被误诊为胃肠炎或病毒感染。缓慢性心律失常可见于 β 受体阻滞剂和钙通道阻滞剂等其他药物过量。异位心律失常也可由电解质紊乱（尤其是低钾血症）、缺氧或心肌缺血所致，应注意鉴别。

（四）治疗

1. 药物清除　对于高度怀疑洋地黄中毒的患者，关键是区分急性中毒、慢性中毒或慢性中毒基础上急性加重。虽然在上述三种情况下总的治疗原则是一致的，但急性中毒患者还需要进行其他辅助治疗，如洗胃。如果患者就诊时间在服药后 1h 之内，应考虑洗胃。洗胃时应小心谨慎，因为任何一种促进胃排空的方法均可增加迷走神经张力，加重缓慢性心律失常或传导阻滞。由于洋地黄对房室结的阻滞作用，应用阿托品的效果不好。无论洗胃是否彻底，随后均应给予 50～100mg 活性炭口服，以吸附胃肠道残余的洋地黄药物。重复给予活性炭有助于增加药物清除效率；也可口服考来烯胺 4～8g，结合肠道内的洋地黄，但其疗效并不优于活性炭。由于洋地黄药物的血药浓度在服药后 6h 才能达到稳态，所以血药浓度的检测应在服药后至少 6h 进行。提前检测可能会使得结果偏高，导致误诊。

对于大多数慢性中毒患者，停药和停药后观察非常重要。洋地黄类药物的蛋白结合率很高，无论是急性还是慢性中毒，利尿和血液透析治疗无效，血液灌流疗效不肯定。

2. 电解质异常的处理　高钾血症患者应按照标准的高钾血症治疗方案处理。但需要注意的是，有些方法对洋地黄中毒导致的高钾血症可能无效。碳酸氢钠和葡萄糖、胰岛素静脉输注，均需要通过 Na^+-K^+-ATP 酶将 K^+ 转运至细胞内，所以上述措施对洋地黄中毒引起的高钾血症可能达不到预期疗效。洋地黄中毒时禁用钙剂，因为会增加患者对洋地黄毒性作用的敏感性。由于钠-钾离子交换树脂疗效肯定，是治疗洋地黄中毒高钾血症的首选方法（磺酸聚苯乙烯 15g 加入 20～100ml 糖浆中口服，每日 1～4 次；或 30～50g 加入 100ml 水中灌肠，每 6h 一次）。血液透析是治疗高钾血症的有效方法，可用于危及生命或离子交换树脂治疗无效的高钾血症。地高辛抗体也是治疗高钾血症的有效措施之一。急性洋地黄过量患者血清钾浓度超过 5mmol/L 是应用洋地黄抗体的适应证。

3. 心律失常的治疗　心脏毒性是洋地黄主要的毒性作用，可危及生命。因迷走神经张力增高而导致的缓慢性心律失常可给予阿托品。初始剂量为 0.5mg，静脉注射，必要时可每 5min 重复给药，总剂量可至 2mg（0.3mg/kg）。如缓慢性心律失常对阿托品治疗不敏感，可能需要安装心脏起搏器。

因自律性增强而导致的快速心律失常应采取分步治疗。首先，如果患者存在低钾血症（血清钾 <3.5mmol/L），尤其是慢性洋地黄中毒的患者，应在密切监测血清钾的同时缓慢补充钾。除患者存在高镁血症和肾衰竭外，所有存在快速心律失常时都应补充镁。合适的补镁剂量还不十分确定，但在 20～30min 内静脉给予 2g 硫酸镁可有效改善快速心律失常。对补充电解质治疗无反应或有禁忌证的快速心律失常患者，应使用利多卡因。如给予足量利多卡

因后快速性心律失常仍无好转,应用苯妥英钠可能有效,剂量为 10~20μg/ml。洋地黄血药浓度正常且无中毒表现的患者,电复律是安全的,但是洋地黄中毒患者进行电复律可导致顽固性室速、室颤,甚至心跳停搏。因此,洋地黄中毒患者应尽量避免使用电复律,首选药物治疗心律失常。如必需进行电复律以恢复心脏节律,电击前应给予利多卡因,并尽可能使用最低电击能量(这一点至关重要)。

4. 抗体 地高辛特异性抗体是治疗洋地黄中毒的重要辅助措施,但只有在一些特殊情况下使用。地高辛特异性抗体是羊血清抗原结合片段,与地高辛亲和力很高,高于地高辛与 $Na^+ - K^+ - ATP$ 酶的亲和力。它们在血管内循环,同时可弥散至细胞间隙,与游离的洋地黄药物结合,形成无生物学活性的复合物,经尿排出体外。细胞外游离的地高辛与其抗体结合后,使细胞内、外产生地高辛浓度差,促进细胞内地高辛向细胞外转移,并与抗体结合后排出体外。地高辛抗体使用的适应证。总的来说,地高辛特异性抗体可用于以下情况:出现危及生命的心律失常且对常规治疗无反应;初始血清钾浓度 >5mmol/L(尤其是急性中毒);地高辛摄入量在 10mg 以上(儿童为 4mg 以上);地高辛稳态浓度高于 10ng/ml。应用地高辛抗体需明确:地高辛抗体的规格是每瓶含 40mg 抗体,可结合 0.6mg 地高辛或洋地黄毒苷。应用地高辛抗体剂量的计算公式如下:

(1)计算体内地高辛含量(mg)

1)根据服用地高辛剂量计算

A. 服用地高辛片剂:体内地高辛含量 = 服用剂量(mg)×0.8。

B. 服用地高辛胶囊:体内地高辛含量 = 服用剂量(mg)×1.0。

2)根据血清地高辛药物浓度(服用后 6~8h 测量):体内地高辛含量 = [血清药物浓度(ng/ml)×5.6×体重(kg)]/1 000。

(2)计算地高辛抗体剂量:[体内地高辛含量(mg)]/0.6mg/瓶 = 应用地高辛抗体的瓶数。

当患者存在危及生命的并发症而服药剂量不详或血药浓度无法测定时,应给予地高辛抗体 20 瓶(800mg)。应用抗体后,有 70% 患者的心律失常可以纠正,并且心律失常通常在应用抗体 20~60min 后改善。使用地高辛抗体后可出现轻微的不良反应,如约 15% 的患者会出现轻度过敏反应。部分充血性心力衰竭的患者因不能耐受输注地高辛抗体时过多的容量负荷而加重心脏衰竭。值得注意的是,因为给予抗体后循环中有很多与抗体结合的、无活性的药物 - 抗体复合物,测得的血药浓度往往高于实际水平,因此给予地高辛抗体后 7d 内测定的地高辛血药浓度是不可信的。

(五)目前有争议及尚未解决的问题

医生必须了解地高辛抗体治疗的适应证并正确使用。对于只有轻微洋地黄中毒表现的患者(如主诉胃肠道不适或视觉改变)、有心脏毒性表现但不需要治疗或对常规治疗敏感的患者,无需给予地高辛抗体。此外,仅有血药浓度升高但无中毒表现的患者亦无需治疗,除非其稳态血药浓度超过 10ng/ml。血药浓度应在服药或最后一次给药后至少 6~8h 测定。

十、对乙酰氨基酚

(一)概述

对乙酰氨基酚是一种非处方解热镇痛药,有多种商品名。也常见于多种处方类和非处方类复方药物中。无意或故意服用均可导致药物过量。有的患者因为没有意识到药物中毒的危险，为了治疗疼痛而过量服用。对于有意过量服用药物的患者，经治医生必须明确对乙酰氨基酚是许多复方药物的主要组成成分之一，当复方药物中其他活性成分尚在安全剂量时，对乙酰氨基酚可能已达到致死剂量。

正常情况下，对乙酰氨基酚在肝脏代谢为无毒化合物。在代谢途径饱和后，对乙酰氨基酚形成的毒性中间产物可通过谷胱甘肽解毒。过量的对乙酰氨基酚耗竭机体谷胱甘肽的储备，导致毒性代谢产物的大量积聚。主要毒性作用为肝毒性，表现为肝细胞坏死，严重者导致急性肝衰竭。N－乙酰半胱氨酸是解毒药，通过增加谷胱甘肽储备和提供谷胱甘肽的替代物发挥解毒作用。

对该药毒性的敏感性因人而异。有肝脏疾病或重度营养不良的患者十分敏感，9~12 岁以下儿童的耐受性高于成年人。毒性反应与药物中毒剂量有关：没有肝脏疾病或营养不良的成人，药物剂量在 125mg/kg 以下时很少出现毒性反应；剂量在 125~250mg/kg 时，部分患者可出现严重的肝功能损害；当剂量超过 250mg/kg 时，患者常发生广泛肝坏死和急性肝衰竭。出现严重肝脏损害的患者可能会在服药 4~18d 后死于严重的肝衰竭。康复患者中，肝酶在服药 5d 后开始恢复，3 个月内康复。服药前身体健康的患者，服药后极少发生慢性肝脏疾病。

（二）临床表现

1. 病史　对乙酰氨基酚在许多复方药物中存在广泛，所有故意过量服药的患者都可能存在对乙酰氨基酚中毒。另外，部分患者只是在治疗疼痛过程中，无意中过量服用了对乙酰氨基酚，而并未意识到可能导致药物中毒。

2. 症状和体征　尽管服用了致死剂量的对乙酰氨基酚，但患者在服药后最初 24h 内常无症状或症状轻微；大量服药患者常出现胃肠道不适（如恶心、呕吐），但症状并不特异，也可能出现嗜睡和出汗；服药后 24~48h，虽然患者无不适症状，但这段时间肝脏毒性开始出现，肝酶水平开始升高。服药后 3~4d，患者出现进行性肝功能损害的表现：恶心、呕吐、黄疸、右上腹疼痛、扑翼性震颤、嗜睡、昏迷、出血和低血糖。

3. 实验室检查　对怀疑对乙酰氨基酚中毒的患者，对乙酰氨基酚血药浓度是最重要的检查措施。应在服药至少 4h 后检测，服药 4h 之内测定的血药浓度不可靠。一般来讲，患者服药 4h 后血药浓度高于 150μg/ml 应视为中毒并应给予治疗。

对于出现肝脏毒性的患者应至少每 12~24h 进行一次肝酶和凝血功能检测。由于这类患者常易发生低血糖，应密切监测患者血糖水平。

（三）鉴别诊断

许多毒素可引起肝衰竭。最常见的为长期酗酒导致的酒精性肝损害。食用毒蕈后环肽中毒也可引起肝损害。休克后的肝功能障碍和肝炎引起的广泛性肝坏死也可引起相似的临床表现。

（四）治疗

1. 清除毒物　所有服用致死剂量对乙酰氨基酚患者，在服药后 1h 以内就诊都应立即洗胃。由于活性炭可同时结合对乙酰氨基酚及其拮抗剂乙酰半胱氨酸（N－乙酰半胱氨酸），并阻止胃肠道吸收。活性炭可结合超过 40% 的乙酰半胱氨酸，所以活性炭的应用目前仍存在争议。即使应用了活性炭，通过增加乙酰半胱氨酸的剂量仍可维持其有效治疗浓度。因此，应用活性炭后应调整乙酰半胱氨酸的剂量。

服药 4~6h 后才就诊的患者，由于对乙酰氨基酚已被吸收，此时再进行洗胃和应用活性炭疗效不佳。但需注意的是患者可能在服用对乙酰氨基酚的同时还服用了其他药物，如果活性炭对这些药物治疗有效，也应重复给予活性炭。

2. 乙酰半胱氨酸　目前，还没有有效的方法来加快清除已经吸收的对乙酰氨基酚。因此，解毒药的使用仍是对乙酰氨基酚中毒患者的主要治疗方法。患者服药后 8h 内是应用乙酰半胱氨酸的指征。在服药后 8h 内给予乙酰半胱氨酸疗效最好；8h 后，乙酰半胱氨酸疗效随开始应用时间的延迟而减低。但在患者服药后 4h 之内应用乙酰半胱氨酸疗效并不明显，因此，在患者服药后测定对乙酰氨基酚浓度，如果在 8h 之内可得知血药浓度结果，需再给予乙酰半胱氨酸；如果 8h 后才能得知血药浓度检测结果而患者又确定服用了大剂量的对乙酰氨基酚，可根据经验给予乙酰半胱氨酸；如果血药浓度结果回报在正常范围，则停止治疗。

乙酰半胱氨酸通常口服给药。负荷剂量为 140mg/kg，维持剂量为每 4h 70mg/kg，共 17 次。部分患者应用 2d，同样有效。但对乙酰氨基酚中毒患者可能有明显的恶心、呕吐，此时口服乙酰半胱氨酸较困难。通常口服乙酰半胱氨酸后 1h 之内呕吐的患者应再次给予同样剂量口服。此外，可以采取使用止吐药（丙氯拉嗪或甲氧氯普胺）等措施减少、减轻呕吐。如效果不好可经鼻胃管给予乙酰半胱氨酸。

部分对乙酰氨基酚中毒的患者持续存在呕吐，即使给予对症处理，但仍不能耐受经胃肠道给予乙酰半胱氨酸。这种情况下可静脉给予乙酰半胱氨酸。目前美国已批准使用乙酰半胱氨酸静脉制剂，剂量与口服给药相同。

静脉使用乙酰半胱氨酸的常见并发症是皮疹和风疹，严重不良反应少见。将乙酰半胱氨酸溶入至少 250ml 溶液中缓慢输注、输注时间超过 1h，可减少并发症的发生。

3. 其他方法　有凝血障碍或肝性脑病的患者，应给予维生素 K 和乳果糖支持治疗。对支持治疗效果不佳的严重病例可能需要肝移植。

（五）当前有争议和未解决的问题

目前已经明确服用对乙酰氨基酚 24h 后使用乙酰半胱氨酸解毒是无效的。尽管如此，由于中毒的重症患者除支持治疗和肝移植外没有其他治疗方法，在这种情况下也可使用乙酰半胱氨酸。乙酰半胱氨酸治疗的疗程尚有争议，目前认为标准治疗是采用 72h 的治疗疗程，但有研究表明 48h 疗程同样有效。

十一、水杨酸盐

（一）概述

水杨酸盐是临床广泛应用的解热镇痛药、抗血小板药和抗炎药，也可用于关节和肌肉疼痛的治疗。它不仅是阿司匹林的有效成分，也是其他非处方复方药物的常见组分。水杨酸盐的另一重要来源是冬青油，其中水杨酸盐的含量很高，浓度达每茶匙 7g（大多数阿司匹林制剂每片含 325~650mg）。

口服水杨酸盐经胃和小肠吸收迅速。服用正常剂量的水杨酸盐，血药浓度于 2h 达峰值。

治疗剂量下，水杨酸盐在肝脏代谢，经肾脏排泄，半衰期为 4~6h。过量服用时，肝酶达到饱和，其代谢从一级动力学（浓度依赖）变为零级动力学（非浓度依赖），药物半衰期明显延长至 18~36h。过量服用时，通过肾脏排泄原形药物成为该药的主要清除方式。

直接刺激呼吸中枢以及增加对 CO_2 和氧浓度的敏感性，水杨酸盐可导致呼吸性碱中毒。水杨酸盐使氧化磷酸化解耦联，导致基础代谢率明显增加，促使葡萄糖分解、增加氧耗和热量的产生，临床表现为低血糖和发热。水杨酸盐抑制三羧酸循环中酶的活性，导致丙酮酸盐和乳酸盐产生增加，结果出现阴离子间隙增高型代谢性酸中毒。水杨酸盐还促进脂质代谢，导致酮体产生增加。

临床上常见的水杨酸盐中毒包括长期服药患者和急性药物过量患者。长期服用阿司匹林的患者，如老年或关节炎患者，由于临床表现轻微，常被误诊，但可能会导致严重后遗症（如肺部和中枢神经系统并发症），死亡率高达 25%；相反，由于急性药物过量患者常是有意服药，急性升高的血药浓度使得临床表现明显而易于诊断。急性药物过量患者，若药物服用剂量超过 150mg/kg，毒性症状明显，但肺部和神经系统并发症较少见，死亡率仅为 2%。

（二）临床表现

1. 症状和体征　轻、中度水杨酸中毒的患者表现为恶心、呕吐、耳鸣、出汗、过度通气（呼吸深快）、意识错乱和嗜睡。严重中毒患者可出现抽搐、昏迷和呼吸、循环衰竭。慢性中毒患者常见的表现有昏迷、癫痫发作、过度通气和脱水，在水杨酸盐血药较低（30~50mg/dl）时也可出现。肺水肿、脑水肿、出血性胃炎和高热等症状较少见。

2. 实验室检查　测定水杨酸盐血药浓度对指导患者的治疗十分重要。药物过量患者服药 4~6h 后血药浓度达峰值。如果患者服用的是水杨酸盐的肠溶制剂或因服用了大量药物而出现胃内阿司匹林结石，水杨酸盐血药浓度达到峰值的时间可被推迟。Done 列线图可用于评价急性水杨酸盐中毒的严重程度，但不适用于慢性中毒的患者。急性水杨酸盐中毒患者服药 6h 及以后测定的血药浓度可在图上标出，以此推断出中毒的严重程度。

水杨酸盐中毒患者常见的化验检查结果是阴离子间隙增高型代谢性酸中毒和呼吸性碱中毒。其他可能出现异常的化验检查包括凝血酶原时间延长、血小板增多、高钠血症、高血糖（或低血糖）、酮症、高乳酸血症、低钾血症和转氨酶升高。尿 Phenistix 试验、氯化铁试验常为阳性（5~10 滴 10% 氯化铁溶液加入煮沸 1~2min 的尿液中，溶液变为暗红色）。由于常出现于多种药物混合中毒，中毒时应常规进行水杨酸盐血药浓度的测定。

（三）鉴别诊断

水杨酸中毒常表现为意识状态改变和基础代谢率升高，鉴别诊断时应考虑可引起这种症状的其他情况，如中枢神经兴奋药中毒、脑膜炎、脑炎或重症感染；此外，还应考虑肺炎、肾衰竭、糖尿病酮症酸中毒和酒精性酮症酸中毒的可能。

（四）治疗

1. 毒物清除　就诊前 1h 内服药超过 100mg/kg 的患者需进行洗胃。由于药物容易在胃内或肠道内形成结石，服用肠溶制剂或大量水杨酸盐的患者也应考虑洗胃，服药后 12~24h 洗胃仍可能有效。所有服用水杨酸盐中毒的患者都应给予活性炭，服药量大的患者应多次反复使用足够剂量的活性炭。

2. 碱化治疗　碱化治疗是水杨酸盐中毒的主要治疗方法。严重酸血症和水杨酸盐血药浓度超过 35mg/dl 的患者应给予碱化治疗。水杨酸盐在碱性环境中以离子形式存在,不易向组织弥散。碱化尿液可防止水杨酸盐在肾小管中结晶,促进排泄,目标是使尿液 pH 值达到并维持在 8.0 以上。碱化尿液之前应将血清钾维持在合适的水平。碳酸氢钠治疗期间应密切监测以防发生脑水肿或肺水肿。

3. 血液灌流和血液透析 血液灌流和血液透析可有效去除血液中的水杨酸盐。血液透析可同时纠正水、电解质酸碱紊乱,疗效好。血液透析尤其适合于以下患者:经支持和常规治疗后病情仍恶化;急性药物过量,水杨酸盐血药浓度超过 120mg/dl;服药后 6h 血药浓度达 100mg/dl(无论是否出现临床表现);慢性中毒者,水杨酸盐血药浓度达 60 ~ 70mg/dl;已采取措施促进药物清除,但水杨酸盐血药浓度仍继续升高;有明显中枢神经系统症状;合并肺水肿、肾衰竭或肝衰竭。

4. 其他 癫痫患者应给予苯二氮䓬类或苯巴比妥治疗。低血压应积极补液、使用血管活性药物。水杨酸盐引起的毛细血管损害可导致肺水肿,过度的液体治疗可能加重肺水肿。出现肺水肿的患者需行气管插管,机械通气并使用呼气末正压,出现上述情况时常需血液透析治疗。

十二、茶碱

(一)概述

虽然气道吸入药物已成为气道反应性疾病的一线治疗,但磷酸二酯酶抑制剂茶碱在这些疾病的治疗中仍有一定的地位。茶碱有几种剂型,酏剂(药物的水醇溶液)和片剂口服后均可快速吸收,服药后 2 ~ 4h 血药浓度达峰值。茶碱也有口服缓释剂型,服药后 6 ~ 24h 血药浓度可维持在较高水平。

茶碱抑制磷酸二酯酶活性,导致细胞内环磷酸腺苷含量升高,介导 β - 肾上腺素能效应,另外中毒剂量的茶碱可导致肾上腺髓质释放大量儿茶酚胺。因此中毒剂量茶碱所造成的结果是 β 肾上腺素能受体过度兴奋,大多数毒性作用是儿茶酚胺活性过度所致。茶碱中毒还可产生中枢神经系统效应,但机制尚不清楚。

与水杨酸盐相似,茶碱急性或慢性中毒表现为两种截然不同的临床特点。急性茶碱中毒多见于无既往用药史的患者有意服用过量药物,慢性中毒常为长期服药患者无意中服用过量药物所致。急性中毒患者常存在药物代谢异常,但能耐受更高剂量的药物;药物浓度达 80 ~ 100μg/dl 时才出现严重的毒性作用。相反,慢性中毒患者常无代谢异常表现,但药物浓度低至 40μg/dl 时就可有严重毒性反应。值得注意的是,慢性茶碱中毒患者的病情严重程度常常与血清药物水平无关,也就是说有时血药浓度的轻微升高就可能产生致命的毒性作用,这在老年患者慢性茶碱中毒中尤为明显。

(二)临床表现

1. 症状和体征 茶碱中毒可导致胃肠道症状、心血管系统、中枢神经系统和代谢系统异常。由于胃肠道局部刺激和中枢神经系统的作用,患者常出现恶心和呕吐。但也并不总是如此,有的患者可有其他危及生命的毒性反应而无胃肠道不适。由于 β 肾上腺素能受体过度兴奋,患者常出现心动过速,多为快速性室性心律失常,有时也可出现房性心律失常(包括房颤和多源性房性心动过速)。而外周 β2 肾上腺素受体的兴奋和扩血管作用可导致患者血压下降。舒张压降低提示可能发生严重的外周血管扩张。

茶碱中毒患者常出现焦虑，腱反射亢进和震颤。患者也可出现癫痫发作，常是中枢神经系统毒性的首发症状，这在慢性茶碱中毒的患者中更为常见。癫痫发作可为局部发作或全身大发作，持续时间往往较长；癫痫持续状态并不少见。癫痫发作对抗癫痫药物治疗反应不佳，可引起永久性的脑损害甚至死亡。

2. 实验室检查　由于茶碱促使细胞外钾向细胞内转移，急性中毒患者常存在低钾血症。茶碱中毒还能引起血糖升高、呼吸性碱中毒和白细胞增多。

（三）鉴别诊断

除茶碱外，三环类抗抑郁药、抗胆碱能药物和吩噻嗪类药物也能引起患者意识改变，癫痫发作以及心血管系统异常。钙通道阻滞剂、β受体阻滞剂和局麻药过量偶尔也能引起类似症状。非中毒性疾病如脑膜炎、过敏、颅脑外伤和低血糖也需要与茶碱中毒鉴别。

（四）治疗

1. 一般治疗　首先给予基础支持治疗，尽快建立静脉通道，进行血流动力学监测，给予吸氧、必要时开放气道等。

2. 纠正低血压　对于低血压的患者，应首先给予 250～500ml 晶体快速静脉滴注，数分钟内输完，必要时可重复输注。如果输注平衡盐液仍不能纠正低血压或患者不能耐受快速补液，应使用血管活性药物。高选择性的 α 受体激动剂如去氧肾上腺素为首选血管活性药，无 β 受体兴奋作用，不会加重茶碱中毒症状。普萘洛尔可用于无禁忌证的低血压患者，阻断茶碱中毒引起的外周 β_2 肾上腺受体兴奋作用，拮抗其引起的周围血管扩张。

3. 抗心律失常治疗　对茶碱中毒导致的严重室上性心律失常（如严重窦性心动过速、室上性心动过速或多源性房性心动过速），如无禁忌可使用维拉帕米或 β 受体阻滞剂治疗。室性心律失常患者应纠正低钾血症和给予利多卡因治疗。

4. 抗癫痫药物　癫痫发作患者可用苯二氮䓬类、苯巴比妥和苯妥英钠单用或联合用药治疗。但上述药物治疗茶碱中毒所致癫痫发作常效果不佳。为了防治癫痫发作患者酸中毒、横纹肌溶解和便于机械通气治疗，必要时可应用全身麻醉药或肌松药控制癫痫发作。尽管给予全身麻醉药和肌松药，患者脑电活动仍可出现癫痫波，脑电图可用于监测患者是否存在癫痫异常放电。

5. 排除毒物　一旦患者血流动力学稳定，下一步治疗目标就是阻止药物继续吸收和尽可能排除毒物。中毒后一小时内就诊的患者均应洗胃；如果患者有明显中毒症状，在洗胃前应行气管插管保护气道，因为患者可能突然出现严重的癫痫发作。如果患者是服用茶碱缓释片引起的中毒，即使在服药后 3～4h 也应考虑洗胃。

活性炭在茶碱中毒患者的治疗中是非常重要的。无论服药时间长短，所有患者均应口服或经胃管给予活性炭，剂量一般为 12g/kg 或每 1g 茶碱给 10g 活性炭。无法口服的患者，应留置鼻胃管，通过鼻胃管将活性炭直接注入胃内。反复给予活性炭是茶碱中毒患者治疗的关键。活性炭能高效吸附茶碱，该治疗原理类似于"胃肠道透析"。每 2h 给予 0.5～1g/kg 活性炭能显著缩短茶碱的半衰期。为了减少胃肠道液体和电解质的丢失，仅在首次给予活性炭同时应用泻药，此后单用活性炭治疗即可。如果连续应用活性炭治疗超过 24h，可酌情根据需要给予泻药每日 2 次。如患者持续呕吐严重无法给予活性炭治疗，可静脉应用甲氧氯普胺或昂丹司琼，经鼻胃管以 0.25 ~ 0.5g/（kg·h）的速度持续滴注活性炭可能更容易耐受。

即使经过积极恰当的治疗，有些患者仍持续存在心律失常，低血压和癫痫发作。急性中毒患者茶碱血药浓度超过 90 ~ 100mg/L 时可出现严重的中毒症状。慢性中毒患者茶碱的血药浓度在 60mg/L 时即可出现严重的毒性反应。达到或超过这些血药浓度的患者应给予血液灌流或血液透析治疗。

十三、甲醇及乙二醇中毒

（一）概述

甲醇和乙二醇是中枢神经系统抑制剂，常用于防冻剂和除冰剂等产品中。甲醇和乙二醇中毒偶见于酒精依赖患者作为乙醇替代品而发生误食，或寻求中枢神经系统致幻作用而导致群发性中毒。甲醇和乙二醇从胃肠道吸收迅速，其分别于口服后 30 ~ 90min 和 1 ~ 4h 达到峰值血药浓度。虽然甲醇和乙二醇本身在体内毒性均很低，但在肝脏内乙醇脱氢酶的作用下可以代谢为毒性产物甲酸和羟乙酸。甲醇和乙二醇的半衰期分别为 14 ~ 18h 和 3 ~ 8h。如同时服用乙醇，由于乙醇脱氢酶优先代谢乙醇，甲醇和乙二醇的半衰期可延长两倍以上。成人甲醇和乙二醇的致死剂量仅为 30 ~ 60ml，即使是极少量摄入也可引起严重的并发症。

（二）临床表现

1. 症状和体征　如服用甲醇和乙二醇后很快就诊，患者主要表现为明显的醉酒症状。毒性主要来自其代谢产物而非甲醇和乙二醇本身，特异性的中毒效应在摄入数小时后才会表现出来。如同时服用乙醇则特异性中毒症状出现时间会更晚。

（1）甲醇中毒：从饮用甲醇到出现中毒症状的潜伏期约 12 ~ 24h。约半数患者主诉视觉障碍，包括视力模糊或雾视，常见视觉盲点。患者典型表现是醉酒貌和主诉头痛，恶心、呕吐和腹痛等症状也很常见。眼科检查可发现多种眼部异常体征，如瞳孔散大固定、视野受限、视网膜水肿和视盘充血。有些患者虽自觉有眼部异常，但眼科检查却完全正常。患者可有嗜睡和意识模糊，甚至出现癫痫发作和昏迷。腹部压痛是常见的临床体征。患者有毫无征兆的情况下出现呼吸骤停和死亡的风险，因此必须进行严密监护治疗。

（2）乙二醇中毒：乙二醇中毒按临床表现可分为三期。一期也称为中枢神经系统受累期，发生于摄入乙二醇后 30min 到 12h，临床特点为醉酒症状、言语不清、共济失调、木僵、幻觉、癫痫发作和昏迷。患者可能主诉恶心和呕吐，可出现轻度血压升高和心动过速。二期也称为心肺功能衰竭期，多在服用乙二醇后 12 ~ 24h 出现，患者表现为严重的高血压和心动过速，可出现高心输出量性心力衰竭，有些患者还可出现弥漫性肌炎伴有明显肌肉触痛。三期又称为肾衰竭期，多在服用乙二醇后 24 ~ 72h 出现，患者诉肋腹部疼痛和肋脊角压痛，出现少尿、无尿和肾衰竭。

2. 实验室检查　实验室检查显示患者渗透压间隙明显上升。多数服用乙二醇患者就诊时存在结晶尿，结晶体为封套状草酸钙结晶或针状草酸钙单水化合物结晶。乙二醇中毒患者中 85% 可出现白细胞增多和低钙血症。阴离子间隙增高型代谢性酸中毒有时是提示这些醇类中毒最重要的线索。

（三）治疗

1. 一般治疗　应尽早针对患者临床表现开始支持治疗。由于醇类口服后吸收很快，洗胃对中毒患者疗效不佳。

2. 特异性疗法　特异性治疗是治疗醇类中毒的主要方法，甲醇和乙二醇中毒的特异性治疗相似。

当患者的任何病史、临床表现或实验室检查提示可能存在甲醇或乙二醇中毒，均应给予特异性治疗。特异性治疗有以下三个主要目标：①纠正代谢性酸中毒；②阻断毒性代谢产物生成；③清除甲醇和乙二醇及其毒性代谢产物。

（1）代谢性酸中毒：静脉给予碳酸氢钠纠正代谢性酸中毒。当 pH 值低于 7.2 时开始应用碳酸氢盐，治疗目标是维持 pH 值高于 7.2。由于持续产生的毒性代谢产物是无机酸，因此需要大剂量的碳酸氢盐才能纠正代谢性酸中毒，治疗过程中需反复监测血 pH 值。大剂量的碳酸氢盐应用应警惕医源性高钠血症的发生。

（2）代谢产物：乙醇或甲吡唑能阻断毒性代谢产物的生成，两者均通过阻断乙醇脱氢酶催化母体化合物向毒性代谢产物的转化而发挥作用。乙醇可通过口服或静脉给药。成人患者乙醇的平均负荷剂量是 0.6g/kg（相当于 50% 的乙醇 1.2ml/kg 口服给药或 10% 的乙醇 6ml/kg 大于 30min 静脉给药），乙醇静脉给药浓度应不超过 10% 或更低以降低毒性反应。静脉用药应使乙醇血药浓度维持在 100 ~ 150mg/dl，因为乙醇脱氢酶与乙醇亲和力更高，100 ~ 150mg/dl 的乙醇能使乙醇脱氢酶达到饱和，在该血药浓度时乙醇脱氢酶优先代谢乙醇而非其他有毒的醇类。

甲吡唑在治疗甲醇和乙二醇中毒时疗效优于乙醇。该药通过抑制乙醇脱氢酶阻断有毒醇类的代谢，其优点是无须像乙醇一样需要维持一定的血药浓度，但价格昂贵。尽管甲吡唑对于醇类中毒非常有效，但最终仍需透析治疗彻底清除摄入的醇类物质及其有毒代谢产物。

（3）血液净化治疗：给予碳酸氢盐、乙醇或甲吡唑治疗同时应开始血液透析治疗，以彻底清除醇类母体化合物和毒性代谢产物，血液透析还能纠正碳酸氢盐治疗无效的严重顽固性代谢性酸中毒。血液透析也会清除血液中的乙醇。甲醇中毒患者应给予叶酸治疗，剂量为 50mg，每 4h 静注一次。乙二醇中毒患者应给予硫胺素 100mg 肌注和维生素 B_6 100mg 口服。

十四、异丙醇中毒

（一）概述

异丙醇是一种无色透明的液体，常用于外用酒精、护肤和护发产品以及防冻剂中。偶被误认为是乙醇而摄入体内引起中毒。异丙醇进入人体后 30min 内 80% 以上通过胃肠道被吸收。在体内异丙醇一半以原型经肾脏排泄，其余的在肝脏代谢为丙酮。异丙醇和丙酮都是中枢神经系统抑制剂。异丙醇中毒患者病情相对较轻，曾有患者服用 1L 的异丙醇后仍存活，但有些患者仅服用 2 ~ 4ml/kg 就导致严重的中毒表现。皮肤接触在极少数情况下也会引起中毒。

（二）临床表现

1. 症状和体征　异丙醇中毒以胃肠道和中枢神经系统症状最为突出。患者常诉头痛、晕厥、意识模糊、醉酒以及运动协调能力减弱。腹痛、恶心和呕吐也很常见。异丙醇对胃黏膜刺激性很强，可引起出血性胃炎导致呕血。继发于出血性胃炎的上消化道大出血虽然罕见，但可能是致命的并发症。

除醉酒的临床体征外，查体通常无其他异常发现。可有轻微窦性心动过速，大量摄入异丙醇的患者可出现低血压。患者还可出现瞳孔缩小，眼球震颤和腱反射减弱。

2. 实验室检查　无酸中毒的酮症是异丙醇中毒的标志。异丙醇代谢可产生丙酮，丙酮是一种无酸性酮体。异丙醇能增加血浆渗透压，引起渗透压间隙增大。血液中异丙醇每增加1mg/dl，血清渗透压上升0.18mOsm/kg。患者常出现低血糖。

（三）鉴别诊断

乙醇、甲醇、乙二醇或异丙醇中毒患者均表现为醉酒的临床症状，这些醇类物质中毒都能引起渗透压间隙的增大，但甲醇和乙二醇会导致代谢性酸中毒，而异丙醇没有酸中毒。此外，异丙醇中毒还需与下列疾病进行鉴别：引起代谢异常的疾病如高血糖、高渗状态、感染（如全身感染和脑膜炎），颅脑外伤等。

（四）治疗

1. 一般治疗　首先应给予液体复苏、吸氧和血流动力学监测。如摄入异丙醇已超过30min，洗胃多无效。活性炭很难与异丙醇等醇类良好结合，故仅应用于怀疑与其他毒物同时服用的患者。

呕血的患者应及时送血样配血备用以防止出现大出血时需要输血治疗。低血压患者应输注晶体液，必要时可加用血管活性药物。

2. 补充葡萄糖　异丙醇中毒的患者常伴有低血糖，因此需要反复监测血糖水平，如出现低血糖，应静脉补充葡萄糖。如患者出现典型低血糖症状，应每小时或更频繁地测定血糖。

3. 透析治疗　异丙醇中毒患者很少需要透析治疗。血液透析的唯一指征是给予液体复苏和血管活性药后仍存在低血压的患者。

十五、毒蕈中毒

（一）概述

毒蕈引起的严重中毒在美国很罕见，每年仅有200~350例毒蕈中毒的报告，仅50例死亡，其中儿童患者约占一半，大多发生在春天、夏天和秋天。在美国现有的500种蕈类中，100种有毒，仅有10种误食后可导致生命危险。任何一种毒蕈的毒性都会随着气候、降雨量和蕈类成熟度的不同而发生变化。

已报道的毒蕈中毒中，近一半毒蕈中毒和9%致死病例为含环肽类毒素的毒蕈所致。这种毒蕈主要分布于包括加利福尼亚在内的太平洋西北海岸，多发于夏秋季。毒性主要表现为胃肠道刺激症状和肝衰竭，病死率高达50%，死亡原因常为肝肾综合征，多发生于进食后6~16d。

其余的致死病例多由误食含鹿花菌素的毒蕈引起。含鹿花菌素的毒蕈也称类羊肚菌，多分布于加利福尼亚森林中，中毒多发生于早春。鹿花菌素在肝脏水解为甲基肼，使磷酸吡哆醛失活产生毒性。

误食含环肽类毒素和鹿花菌素的毒蕈后都引起迟发性中毒症状，因此曾进食毒蕈的病史是重要的诊断依据。

含有累及自主神经系统毒素的毒蕈分布范围广阔，多和其他无毒的蕈类生长在一起。这类毒蕈中毒导致两种自主神经系统综合征。进食含大量毒蕈碱的蕈类可激活副交感神经节后受体，导致胆碱能样中毒症状。鬼伞菌素蕈类（墨汁鬼伞）为无毒蕈类，食用味道鲜美，但进食此蕈类后饮酒可因毒蕈阻滞肝脏内醛脱氢酶的活性，导致双硫仑样反应，如在进食此蕈前饮酒或食用同时饮酒则不发生双硫仑样反应。因此食用此蕈类两小时后即可增加对酒精的敏感性，反应时间持续达五天。

累及中枢神经系统的蕈类常被作为一种娱乐性药物致幻剂使用。此类毒蕈多在春、夏、秋季生长于太平洋沿岸，也常被误食。成人食用后很少出现严重中毒症状，但儿童食用后可发生致死性并发症。

（二）临床表现

1. 病史　毒蕈中毒临床表现多样，与摄食毒蕈的种类有关。有毒蕈中毒表现的患者可有或没有相关毒蕈摄食病史。患者可能不会把食用蕈类的病史与他们的疾病相联系，或者，如果是为了娱乐性目的而食用含有影响中枢神经系统毒素的蕈类，患者可能犹豫是否向医务人员提供这样的病史。如果患者临床表现提示毒蕈中毒可能，医生应特别询问是否有食用蕈类的病史。

询问病史时，潜伏期（从食用毒蕈到出现临床症状）的长短是最重要的信息。具有潜在致命毒性的毒蕈（含有致命性毒素环肽类毒素和鹿花菌素）潜伏期长，从食用到出现症状至少 4～6h，是出现严重中毒的重要依据。食用可疑毒蕈 6h 之后出现症状的患者，应考虑食用致命性毒蕈的可能。但需要注意的是，患者可能同时食用几种不同种类的毒蕈，迅速出现中毒症状，并不能排除同时食入致命性毒蕈的可能。

2. 症状和体征　环肽类毒素是最常见的致死性蕈类毒素，其临床表现分三个时期。首先表现为胃肠道症状期，进食后 6～12h 突然发病，以严重腹部绞痛、大量水样泻、恶心、呕吐为特征。上述症状持续 24h 后缓解，之后为 3～5d 潜伏期，患者自觉症状好转，但肝脏毒性继续进展，以后进入肝毒性阶段，患者出现肝衰竭的典型表现，右上腹痛、肝脏增大、扑翼性震颤、黄疸和肝性脑病。

进食鹿花菌素毒蕈（类羊肚菌）中毒后 6～12h 开始出现胃炎，患者主诉眩晕、胃胀、恶心、呕吐和严重头痛。重症患者在进食后 3～4d 可出现肝衰竭。患者也可出现癫痫发作和昏迷。

丝膜菌属毒蕈为日本和欧洲常见毒蕈，含有 orelline 毒素，进食后 24～36h 出现迟发的自限性胃肠炎样表现，3～14d 后出现盗汗、厌食、头痛、寒战和严重脱水。患者还可出现少尿和侧腹痛，进一步进展导致肾衰竭。

其余毒蕈进食后均很快出现中毒症状。影响自主神经系统的毒素包括毒蝇碱和鬼伞菌素。进食含毒蝇碱蕈类后 15min 到 1h，患者即可出现头痛、恶心、呕吐和腹痛，胆碱能样症状如流涎、流泪、大小便失禁、多汗。重症者出现支气管痉挛和分泌物增多、心动过速和休克。但大多数患者通常临床症状轻微，多在 2～6h 内缓解。单独进食鬼伞菌素毒蕈不会出现中毒症状，但如在进食 2h 后到 5d 内饮酒可出现双硫仑样反应。饮酒后 15 到 20min 患者主诉严重头痛、颜面潮红、感觉异常、头晕、直立性低血压、呕吐、心悸和心动过速。患者自觉症状明显但很少引起严重后果，且常在几小时内缓解。

累及中枢神经系统的毒蕈毒素包括鹅膏蕈氨酸、蝇蕈醇和赛洛西宾等多种毒素，进食含有上述中枢神经毒素的毒蕈后 30min 至 4h 即可出现临床症状。患者常主诉嗜睡、共济失调、意识模糊以及成形或不成形的幻视。赛洛西宾使患者对事物形状、声音、颜色出现幻觉而闻名，鹅膏蕈氨酸和蝇蕈醇可导致癫痫发作、昏迷、心动过速和高血压等抗胆碱能样作用，除儿童外大多成年患者症状并不严重，常在几小时内缓解且不遗留后遗症。

还有一类称为"小褐色蕈类"的毒蕈，进食后 1～3h 出现自限性胃肠炎样症状，突发全身不适、恶心、呕吐和腹泻，症状多在 24～48h 内缓解。

3. 实验室检查　实验室检查异常与摄入毒蕈含有的不同种类毒素相关。

（1）环肽类毒素：实验室检查可见低血糖、转氨酶升高、代谢性酸中毒和凝血障碍。

（2）鹿花菌素：可见肝功能异常、凝血障碍，也可出现高铁血红蛋白血症。

（3）Orelline：可见红细胞管型尿、BUN 和肌酐升高、蛋白尿和血尿。

（三）鉴别诊断

毒蕈中毒的临床表现多样，鉴别诊断依赖于所摄食毒蕈的种类。大多毒蕈可导致消化道症状，可能与胃肠炎、感染性腹泻或其他消化道疾病混淆。含环肽类毒素和鹿花菌素的毒蕈可致肝衰竭；需与对乙酰氨基酚等导致的药物性肝损害、休克导致的肝损害、重度肝炎和酒精中毒引起的肝损害相鉴别。毒蕈中毒导致的中枢神经系统异常表现也可见于服用抗胆碱能药、麦角酰二乙胺、培约他和其他致幻剂的患者。摄食含毒蕈碱的毒蕈引起的胆碱能表现也可见于有机磷中毒患者。

（四）治疗

毒蕈中毒的治疗方案由进食的毒蕈种类和临床表现决定。高度怀疑误食致死性毒蕈者，即使不能明确诊断，患者也应给予积极治疗。

1. 清除毒物　一般来说，所有食用致命性毒蕈的患者如在 4h 内就诊需立即洗胃。洗胃后或食用后超过 4h 就诊的患者应重复多次给予活性炭治疗。

2. 解毒剂　虽然有多种解毒剂用于治疗环肽类毒素毒蕈中毒，但临床效果均不肯定。中毒患者仍是支持治疗为主，如患者出现严重肝衰竭，最终需行肝移植治疗。

3. 肾脏透析　丝膜菌属毒蕈中毒可导致肾脏衰竭，必要时应进行透析治疗，需持续治疗数周到数月，多数患者肾功能最终可完全恢复。

4. 其他治疗　鹿花菌素可致高铁血红蛋白血症（metHb > 30% 或 metHb < 30% 但出现低氧、缺血表现），可采用浓度为 1% 的亚甲蓝 0.1～0.2ml/kg 5min 内静脉注射治疗。这些患者可出现对常规治疗无效的顽固性癫痫发作，维生素 B_6 可能有效，一般 25～30min 给予 25mg/kg 静脉滴注。

摄食毒蕈碱所致的拟胆碱能样作用一般仅需密切观察，但如果出现支气管痉挛、分泌物增多、心动过缓或休克等症状，可静脉给予阿托品 0.5～1mg 治疗，上述症状反复出现可每隔 10～20min 重复给予直至症状缓解。

进食致幻作用毒蕈者无需特殊药物治疗，应置于黑暗、安静房间密切观察，直至幻觉消退。如患者出现抗胆碱能样表现，需密切监测并针对毒蕈的抗胆碱能作用给予特异性治疗。

（五）仍有争议和尚未解决的问题

已有多种解毒剂用于治疗环肽类毒素中毒。硫辛酸为三羧酸循环辅酶，可每 6h 给予 50～150mg 静注。硫辛酸解毒效果仍不肯定，唯一的严重不良反应是低血糖，因此使用时需密切监测血糖。由于环肽类毒素中毒可能危及生命，虽硫辛酸解毒效应尚不明确，仍可考虑用于治疗。其他治疗措施如大剂量青霉素和皮质激素、水飞蓟素、维生素 B_6 和高压氧等已用于临床，但疗效也不肯定。

十六、有机磷中毒

（一）概述

有机磷常以有机磷酸盐和氨基甲酸酯的形式用于除草剂和杀虫剂中，也可被用于化学战或恐怖主义袭击。有机磷通过不可逆的抑制乙酰胆碱酯酶活性，引起乙酰胆碱蓄积，持续激活胆碱能受体，导致毒蕈碱样、烟碱样和中枢神经系统症状。口服或皮肤接触均可引起中毒症状。

患者可因工作中意外接触有机磷，尤其是皮肤接触而导致中毒，也有患者误服或有意自服而致中毒。由于目前尚没有特异性的快速检测有机磷类化合物的实验室方法，明确诊断仍以临床诊断为主。

（二）临床表现

1. 症状和体征　患者可出现多种临床症状。毒蕈碱样表现包括支气管痉挛和分泌物增多、恶心、呕吐、腹泻、瞳孔缩小、视力模糊、尿失禁、流涎、腹泻、流泪。SLUDGE 综合征是有机磷中毒的特征性表现，包括流涎、流泪、大小便失禁和呕吐，临床高度提示有机磷中毒。烟碱样表现主要为骨骼肌症状，特别是肌束震颤、肌力减退、共济失调和明显的瘫痪等。患者血压和心率的变化取决于毒蕈碱样表现还是烟碱样表现在临床症状中占主导地位，可出现心动过速或心动过缓，血压升高或低血压。中枢神经系统的乙酰胆碱浓度升高可导致头痛、言语不清、意识模糊、抽搐、昏迷和呼吸中枢抑制。呼吸衰竭为有机磷中毒患者最常见的死亡原因，多由于呼吸中枢抑制、呼吸肌无力、支气管痉挛和分泌物增多等综合因素引起。

2. 实验室检查　目前尚没有有机磷中毒快速特异性的实验检测指标，常根据可能的毒物接触史和特征性的中毒表现进行临床诊断。血胆碱酯酶活性检测显示胆碱酯酶活性下降，可证实有机磷中毒的临床诊断，但胆碱酯酶活性检测常不能急诊进行，而且需数日后才能得到结果。诊断性治疗（给予阿托品或解磷定治疗）后症状缓解和血乙酰胆碱酯酶活性降低可明确有机磷中毒的诊断。

（三）鉴别诊断

同时出现流涎、流泪、大小便失禁强烈提示有机磷中毒。当患者有出汗明显、支气管痉挛和气道分泌物增多、肌肉无力时，诊断更为明确。重症肌无力患者发生胆碱能危象可出现相似的临床表现。

（四）治疗

1. 清除毒物　由于医护人员可因接触有机磷中毒患者被污染的衣物、分泌物和体液而出现中毒症状，因此在处理有机磷中毒患者时需穿工作服、戴手套。皮肤接触中毒的患者需立即脱离毒源并给予大量清水冲洗。服用毒物后一小时内就诊且未有呕吐患者可行洗胃。洗胃后在拔除鼻胃管之前，给予活性炭胃管内注入。必要时应尽早考虑气管插管和机械通气。

2. 阿托品治疗　阿托品可对抗过量乙酰胆碱导致的外周毒蕈碱样作用，并可缓解部分中枢神经毒性作用，但对造成骨骼肌功能异常的烟碱样症状无效，也不能恢复胆碱酯酶活性。阿托品的适应证为怀疑有机磷中毒，且毒蕈碱样症状明显者。既可用于诊断又可用于治疗：诊断性剂量为 1mg（或 0.015mg/kg），静脉给药后 10min 内患者应出现瞳孔较前扩大、心率加快。如患者对上述剂量无反应，提示存在胆碱能毒性。此时应每 10～15min 静脉给予阿托品 2～4mg（或 0.02～0.05mg/kg），直至分泌物（特别是气道分泌物）干燥。瞳孔扩大和心率增快并不是阿托品的治疗终点，这些效应常在气道分泌物减少（干燥）之前出现，常需大剂量的阿托品才能达到显效剂量。

3. 解磷定 解磷定可逆转乙酰胆碱酯酶磷酸化、恢复胆碱酯酶活性。解磷定可有效逆转造成骨骼肌无力的烟碱样效应，也可部分逆转中枢神经系统症状。解磷定逆转烟碱样作用优于毒蕈碱样作用，应与阿托品联用。应用指征为出现烟碱样作用（如肌束震颤和肌无力）和中枢神经系统作用（如意识状态改变）。用药前应抽血送检胆碱酯酶活性，5～15min 内静脉给予 1～2g（或 25～50mg/kg）可于 15～45min 内起效，表现为肌力增强。如肌无力和肌束震颤持续存在，可在 1～2h 内重复给药。必要时 4～12h 反复应用。其不良反应（如恶心、头痛和心率增快）较少见，常因药物注射过快引起。

中到重度中毒患者需持续使用阿托品和解磷定 24h 以上，重度者需持续治疗数天甚至数周。解毒剂应持续应用至临床提示患者不再需要解毒剂治疗方才停药，也就是说，继续应用解毒剂治疗临床症状无进一步好转、停药后中毒症状和体征不再复发。

（孙宏伟）

参考文献

1. 翟文生. 新编 ICU 临床应用技术. 北京：军事医学科学出版社，2006.
2. 王一镗. 急诊医学. 第 2 版. 北京：学苑出版社，2003.
3. 邱海波. 主译. 现代重症监护诊断与治疗. 北京：人民卫生出版，2011.

第三十三章 烧伤急危重症

由热力、电、化学物质所致的组织损伤，均属烧伤（bum）范畴，因各具其特性，故分节论述。

第一节 热力烧伤

由热力致伤因子，如火焰、热液、热蒸气、热金属等所引起的组织损伤，统称为热力烧伤。由于热力烧伤在临床最为常见，是烧伤患者的主体，因此，临床所指的烧伤即热力烧伤。

一、伤情判断

正确地估算及识别烧伤面积和深度是伤情判断最基本的要求。

（一）烧伤面积计算

目前我国常用的主要有以下几种方法。

手掌法：不论年龄、性别，将手的五指并拢，其掌面积为体表面积的1%，这种计算方法，对估计小面积烧伤很方便。在估计大面积烧伤时，常与中国九分法或十分法结合使用。但应注意，应用时要以患者手的大小为标准，而不是以检查者手的大小为标准。

十分法：将人体表面积分为10个10%来计算，具体为头颈部10%、双上肢为20%、躯干为30%（包括臀部和会阴）、双下肢为40%。

中国九分法：将全身体表面积划分为若干个9%的等分：成人头颈部占9%、双上肢为 $2 \times 9\%$、躯干及会阴为 $3 \times 9\%$、双下肢及臀部为 $5 \times 9\% + 1\%$（成年女性双足及臀部各为6%）。

（二）烧伤深度的判断

烧伤深度的分类，目前普遍采用三度四分法，即分为Ⅰ度、浅Ⅱ度、深Ⅱ度、Ⅲ度。临床上习惯将Ⅰ度和浅Ⅱ度称为浅度烧伤，将深Ⅱ度和Ⅲ度称为深度烧伤。

烧伤各度的病理变化及临床特征：

1. Ⅰ度烧伤　主要损伤表皮的角质层、透明层和颗粒层，有时可伤及棘状层，但生发层健在，因而再生能力活跃。部分上皮细胞变性但未坏死，故可恢复原有功能。临床表现为皮肤发红、局部干燥、轻度肿胀和疼痛，有烧灼感，无渗出及水泡。一般 $3 \sim 5d$ 后，局部由红色转为淡褐色，表皮皱缩、脱落，露出愈合的红嫩、光滑的上皮，不遗留瘢痕。有时有轻度色素改变，在短期内即可恢复正常肤色。因Ⅰ度烧伤对全身影响不大，故在制订输液计划和判断严重程度时不计算在内。

2. 浅Ⅱ度烧伤　仅伤及真皮浅层，包括整个表皮、直至生发层或真皮乳头层的损伤。

由于生发层部分损伤，故局部肿胀明显、渗液多，大量的渗出物积聚于表皮与真皮之间，形成大小不等的水泡，故又称水泡性烧伤。水泡内含淡黄色或淡红色澄清液体，成分与血浆相似，唯蛋白含量低，数日后可凝成胨状物。去除水泡皮，基底红润潮湿，质地较软，温度较高。局部疼痛剧烈、感觉过敏。伤处上皮的再生有赖于残存的生发层及毛囊、汗腺等皮肤附件上皮的增殖，如处理得当，无继发感染等并发症，一般 1~7 天愈合，愈后不留瘢痕。由于有色素细胞的破坏，有时有色素的改变。

3. 深Ⅱ度烧伤　损伤达真皮深层，但残留有皮肤附件。由于人体各部位的真皮厚度不一，烧伤的深浅不一，故深Ⅱ度烧伤的临床变异较多。伤处局部肿胀，表皮呈暗红色，一般不形成水泡，或者有较小的水泡。表皮撕脱后，基底部创面微潮，渗出不多，白中进红或红白相间，质地较韧，感觉迟钝，温度降低，有拔毛痛，并可见针孔或粟粒大小的出血点，压之不退色。创面干燥后可见栓塞的真皮血管网。如创面无严重感染，伤后 3~4 周残存的毛囊、汗腺、皮脂腺上皮增生覆盖创面而自行愈合。愈合后的上皮比较脆弱，摩擦后易产生小水泡。因修复过程中有部分肉芽组织生长，故愈合后常有瘢痕形成。如发生感染，残留的皮肤附件往往被破坏，变成Ⅲ度创面，需植皮才能愈合。

4. Ⅲ度烧伤　损伤累及皮肤的全层，不仅表皮、真皮及其附件全部被烧伤，甚至皮下脂肪、肌肉、骨骼、内脏器官等均被烧伤。皮肤坏死、脱水后形成焦痂。局部表现为苍白、焦黄或焦黑色，皮肤失去弹性，触之坚硬如皮革，创面干燥无渗液，痛觉消失，发凉，无拔毛痛。透过焦痂常可见粗大树枝状血管栓塞。直径 2cm 以内的Ⅲ度创面，可由创周边缘上皮及创缘收缩而达到愈合，但遗留严重的瘢痕。较大的Ⅲ度创面，必须行自体皮移植才能愈合。

（三）烧伤的严重程度

烧伤的严重程度受多种因素影响，包括烧伤深度、面积、部位、致伤因素、有无合并伤和中毒、患者年龄、伤前健康情况以及初期处理是否及时正确等。但在一般情况下，烧伤面积和深度，特别是烧伤的深度，往往起决定性的作用，是判断烧伤严重程度的重要指标。

1. 轻度烧伤　总面积在 10% 以下的Ⅱ度烧伤。

2. 中度烧伤　总面积在 11%~30% 或Ⅲ度面积在 10% 以下的烧伤。

3. 重度烧伤　总面积在 31%~50% 或Ⅲ度面积在 11%~20% 或总面积不足 31%，Ⅲ度面积不足 10%，但有以下情况之一者：全身情况严重或有休克者、有复合伤或合并伤，如严重损伤、化学中毒等、中重度吸入性损伤。

4. 特重烧伤　总面积在 51% 以上或Ⅲ度烧伤面积在 21% 以上者。

临床也多用"小面积"、"大面积"和"特大面积"等来表示烧伤的严重程度，小面积烧伤相当于上述的轻度烧伤，中面积烧伤相当于中、重度烧伤。大面积烧伤相当于特重烧伤，特大面积烧伤是指烧伤总面积在 80% 以上或Ⅲ度烧伤面积在 50% 以上的患者。

（四）吸入性损伤

吸入性损伤以往称"呼吸道烧伤"，是较危重的部位烧伤。之所以改称"吸入性损伤"，是因其致伤因素不是单纯由于热力。热能通过气道会急剧下降，而燃烧时的烟雾含有大量的化学物质，可被吸入，深达肺泡，这些化学物质有局部腐蚀和全身中毒作用，如 CO、氰化物等。所以，在火灾现场死于吸入性窒息者甚至多于烧伤，即使救出现场，合并严重吸入性损伤仍为烧伤救治中的突出问题。

吸入性损伤的诊断：

（1）火灾现场相对密闭。

（2）呼吸道刺激、咳出炭沫痰，呼吸困难，肺部可闻有哮鸣音。

（3）面、口、鼻及颈部周围常有深度烧伤，鼻毛烧焦，声音嘶哑。

二、烧伤病理生理和临床分期

根据烧伤病理生理特点，病程大致可分为三期。但这是人为的分期，各期之间往往相互重叠。分期的目的主要是突出各阶段临床处理的重点。

（一）休克期（急性体液渗出期）

伤后48h内主要威胁患者生命的是休克，所以临床惯称休克期。组织烧伤后的立即反应是体液渗出，烧伤面积大而深者，由于体液的大量渗出和其他血流动力学的改变，可迅速发生休克。烧伤早期的休克基本属于低血容量性休克，但与一般急性失血不同之处在于体液的渗出是逐步的，伤后2～3h最为急剧，8h达到高峰，随后逐渐减缓，至48h渐趋恢复，渗出至组织间的水肿液开始回吸收。根据以上规律，烧伤早期的液体复苏是否及时尤显重要，且补液速度应掌握先快后慢的原则。

（二）感染期

烧伤水肿回吸收期一开始，感染就上升为主要矛盾。浅度烧伤如早期创面处理不当，此时可出现创周炎症。严重烧伤由于经历休克的打击，全身免疫功能下降，对病原菌的易患性很高，早期爆发全身性感染的概率也较高，且预后也最严重。我国救治烧伤的一条重要经验，即及时纠正休克就有抗感染的含义。

感染的威胁将持续至创面愈合。烧伤的特点是既有广泛的生理屏障损害，又有广泛的坏死组织和渗出。坏死组织和组织渗出液是微生物的良好培养基，坏死组织未完全清除之前要求创面无菌是不可能的。组织烧伤后，先是凝固性坏死，随之为组织溶解。伤后2～3周，组织广泛溶解阶段，又是全身性感染的另一高峰期。与此同时，与健康组织交界处的肉芽组织也逐渐形成，坏死组织如能及时清除或引流，肉芽组织屏障多能在2周左右形成，可限制病原菌的侵入。如处理不当，病原菌可侵入邻近的非烧伤组织。大面积的侵入性感染，痂下组织含菌量常>10万/g，并可随时间推移而继续增多，称为"烧伤创面脓毒症"。创面表现晦暗、糟烂、凹陷，出现坏死斑。即使细菌未侵入血液，也可致死。为此，近年来多采用早期切痂或削痂手术，及时皮肤移植以消灭创面。当创面基本修复时，并发症将明显减少。

（三）修复期

组织烧伤后，在炎症反应的同时，组织修复就开始了。浅度烧伤多能自行修复。深Ⅱ度烧伤靠残存的上皮岛融合修复。Ⅲ度烧伤靠皮肤移植修复。切除烧伤坏死组织和皮肤移植的工作，目前多已在感染期进行，修复期实际上只是对一些残余零星小创面的补异性修复及一些关节功能部位防挛缩、畸形的措施实施与功能锻炼。大面积深度烧伤的康复过程需要较长的时间，有的还需做整形手术。

三、烧伤的防治

（一）烧伤的预防

（1）对人民群众进行防火、灭火和自救与互救的教育，可利用电视、电影、报纸、杂志等宣传与人民生活有关的烧伤预防知识。各地医院的烧伤科或烧伤中心在积极治疗烧伤的同时，还要从事发原因中研究具有针对性的预防措施，从而有效地降低烧伤的发病率。

（2）对容易发生火灾的工厂，如化工厂、钢铁厂、炼油厂等，要广泛开展火灾安全教育，强化职工的防火意识，提高职工的文化素质及操作技能，严格遵守操作规程，以避免火灾事故的发生。

（3）家庭或旅馆等房屋建筑的每层楼、每个房间都应设有安全门或安全窗。若发生火灾，为避免烧伤或吸入性损伤，应按以下步骤进行预防：从床上滚下，切忌高声呼叫，爬行到门口，若门把不烫手可慢慢开门，若无烟雾进入，用湿布或湿毛巾掩护口、鼻，奔向安全门。门已发热时，不应开门，若有烟雾或热气进入，迅速打开窗户，由另外通道向外到空地。衣服已着火时，到空地后切忌奔跑和用手灭火，可在地上打滚扑灭火焰，以减轻烧伤程度。

（4）了解各类化学液体制品的气化温度及燃烧温度，应将易燃物放置在室外。

（二）现场抢救、转运及初期处理

医务人员到达现场时患者多已脱离热源，现场抢救主要是以下两项工作：

1. 保全患者生命　①保持呼吸道通畅：火焰烧伤常伴有吸入性损伤，因此保持呼吸道通畅尤为重要。应及时行气管切开（勿等呼吸困难严重时再行手术），给予氧气吸入。已昏迷的烧伤者也须注意保持呼吸道通畅。合并 CO 中毒者应移至通风处，必要时可吸氧。②注意合并伤的处理：如有休克、大出血、开放性气胸、骨折等，应先施行相应的抢救处理。

2. 保护烧伤部位　在现场附近，创面只求不再受污染和损伤，可用干净敷料或布类保护或行简单包扎。避免用有色药物涂抹，以免增加随后烧伤深度判断的难度。

转运时应注意的问题：①大面积严重烧伤早期应避免长途转运，休克期最好就近输液抗休克，必须转运者应建立输液通道，途中继续输液，并保持呼吸道通畅。重度口渴、烦躁不安者常示休克严重，应加快输液速度。转运路程较远者，应留置导尿管观察尿量。②安慰和鼓励受伤者，使其情绪稳定。疼痛剧烈可酌情使用地西泮、杜冷丁等，但应注意避免呼吸抑制。

轻度烧伤主要为创面处理，按外科清创术要求进行。浅Ⅱ度水泡皮应予保留，水泡大者可用消毒空针抽去水泡液。深度烧伤的水泡应予清除。如用包扎疗法，内层用油质纱布，外层用吸水敷料均匀包扎，包扎范围应超过创周 5cm。面、颈及会阴部烧伤可暴露治疗。

中、重度烧伤应按以下程序处理：①简要了解病史，记录血压、脉搏、呼吸，注意有无呼吸道烧伤及其他合并伤，严重呼吸道烧伤应及早行气管切开。②立即建立静脉输液通道，开始补液。③留置导尿管，观察每小时尿量、比重、pH，并注意有无血红蛋白尿。④清创，估算烧伤面积及深度。并注意有无Ⅲ度焦痂的压迫，其在肢体部位可影响血运，在躯干部可影响呼吸，应切开焦痂减压。⑤按烧伤面积及深度制定第一个 24h 输液计划。创面污染重或深度烧伤者，均应注射 TAT，并应用抗生素治疗。

(三）烧伤早期复苏治疗（或称抗休克治疗)

烧伤休克可危及生命。休克期是否以平稳状态渡过直接影响全病程的平稳以及能否成功救治。烧伤休克的发生时间与烧伤严重程度密切相关，面积越大、深度越深，休克发生就越早、越重。延迟复苏、长途转运及气道梗阻常是休克期渡过不平稳的主要原因。

烧伤早期复苏是指严重烧伤后早期针对可能发生或已发生的休克所采取的补液等治疗。目前应用于临床的液体复苏公式有多种，总的原则是丧失多少补给多少，丧失什么补给什么，丧失多快以同样的速度补还。但实际上仅补给维持器官必要灌注的最低需要量即可。为了避免补液过多或过少，还应在液体复苏过程中根据监护指标的变化继续调整补液量。这里介绍国内应用比较多的公式——瑞金公式。

公式规定：烧伤后第一个 24h，成人每 1% 烧伤面积，共补给胶体和电解质溶液 1.5ml/kg，幼儿 2ml/kg，儿童介于成人和幼儿之间。胶体溶液和电解质溶液的应用比例应根据烧伤的严重程度而定：中、小面积的浅度烧伤，可单纯补给电解质溶液。大面积烧伤，特别是Ⅲ度烧伤较广泛的患者，合并严重吸入性损伤、儿童或老年患者，补给胶体（血浆）和电解质溶液（平衡盐液）的比例宜为 1 : 1。在伤后 6~8h 输入第一个 24h 量的 1/2，另 1/2 量在以后的 16~18h 内输入。成人另加水分需要量 2 000~2 500ml/d、儿童 70~100ml/kg·d体重、婴幼儿则按 100~150ml/kg·d 体重计算，24h 内平均给予。在掌握补液的搭配和顺序的安排方面，原则上先补给电解质溶液，胶体溶液后续，在补充血容量的基础上，适当掌握水分补充，以保证尿量。第二个 24h 补给的胶体和电解质溶液量为第一个 24h 实际补给量的 1/2，水分量同第一个 24h。

如一烧伤总面积 80% 的患者，体重 60kg，试估计其休克期补液量及具体实施方案。

第一个 24h 预算补液量：

电解质溶液：$80 \times 60 \times 0.75 = 3\ 600$ml

胶体溶液：$80 \times 60 \times 0.75 = 3\ 600$ml

水分：2 500ml

液体总量：9 700ml

第二个 24h 补给的电解质溶液和胶体溶液为第一个 24h 实际摄入量的 1/2。若第一个 24h 实际输给电解质溶液为 4 000ml，胶体溶液为 3 200ml，则第二个 24h 应输给电解质溶液为 2 000ml，胶体溶液为 1 600ml。水分同第一个 24h。

如紧急抢救一时无法获得血浆时，可用低分子量的血浆代用品，利用其暂时扩张血容量和溶质性利尿，但用量不宜 >1 000ml，并尽快以血浆取代。电解质溶液、胶体和水分应交叉输入。鉴于烧伤后毛细血管通透性增加最为急剧，为了避免输入的血浆积聚于组织间隙，也有主张可将其保留至伤后 16h 开始输入。特别要避免一开始就输入大量的不含电解质的液体（如 10% 葡萄糖溶液），以免加重低钠血症，导致脑组织的"水中毒"。幼儿对其反应特别明显，其临床表现先为神志恍惚、高热、呕吐、惊厥，继而昏迷甚至导致死亡。此外，广泛深度烧伤者，常伴有较严重的酸中毒和血红蛋白尿，为纠正酸中毒和避免 Hb 降解产物在肾小管的沉积，在输液成分中可增配 1.25% $NaHCO_3$。

由于患者伤情和个体的差异以及伤后入院时间不同，抗休克治疗期更应强调密切观察，根据患者的反应，及时调整输液的速度和成分。有价值的几项观察指标是：①成人尿量不 <20ml/h，以 30~50ml 为宜，儿童为 1ml/kg·h；②患者安静，无烦躁不安；③无明显口渴；

④脉搏次数低于 120 次/min，心跳、脉搏有力；⑤收缩压维持在 11.97kPa、脉压在 2.66kPa 以上；⑥呼吸平稳。

如出现血压低、尿量少、烦躁不安等现象；通常表示血容量不足，加快输液速度。在注意输液的同时，应特别注意呼吸道的通畅，排除气道梗阻。只靠输液，休克期是不可能平稳的。

（四）烧伤全身性感染的治疗

感染是烧伤救治中最突出的问题（据我国几大烧伤中心的统计，烧伤死亡原因中，感染居首位）。烧伤属开放性病理损害，广泛的皮肤屏障破坏、大量坏死组织和渗出物为烧伤感染创造了条件。此外，严重烧伤后肠黏膜屏障的应激性损害及肠道微生物、内毒素的移位也是造成烧伤感染的重要因素，因此，对重度烧伤伴有严重休克、延迟复苏的患者，应予特别注意。

1. 诊断

（1）性格的改变，初始时仅有些兴奋、多语、定向障碍，继而可出现幻觉、迫害妄想，甚至大喊大叫，也有表现对周围淡漠。

（2）体温的骤升或骤降，波动幅度较大（1～2℃）。体温上升者，起病时常伴有寒战。体温不升者常示为革兰阴性杆菌感染。

（3）心率加快（成人在 120 次/min 以上）。

（4）呼吸急促。

（5）创面骤变，常可一夜之间出现创面生长停滞、创缘变锐、干枯及出现出血、坏死斑等。

（6）WBC 骤升或骤降，其他，如 BUN、Gr 清除率、血糖、血气分析都可能出现异常。

2. 治疗　烧伤全身性感染的成功防治，关键在于对其感染发生和发展的规律性认识。理解烧伤休克和感染的内在联系，认识烧伤感染途径是多渠道的（包括外源性与内源性以及静脉导管感染等），才能全面予以防治。处理原则包括：

（1）及时积极纠正休克，维护机体的防御功能，保护肠黏膜的组织屏障，对防止感染有重要意义。

（2）烧伤创面，特别是深度烧伤创面是主要感染源，应强调正确的外科处理。对深度烧伤的基本措施是早期切、削痂，植皮。

（3）抗生素的选择应针对致病菌，平时应反复做细菌培养，以掌握创面的菌群动态和其药敏情况，一旦发现感染，及早用药。一般烧伤创面的病菌多为多菌种，耐药性较其他病区为高，病区内应避免交叉感染。严重烧伤患者并发全身性感染时，可联合应用一种第三代头孢菌素和一种氨基糖苷类抗生素，静脉滴注，待细菌学复查报告后，再予调整。需要注意的是，感染症状控制后，要及时停药，不能留待体温完全正常，因烧伤创面未修复前，一定程度的体温升高是不可避免的。敢于应用而且敢于及时停用抗生素，以避免体内菌群失调或二重感染（如真菌感染）。

（4）营养的支持，水、电解质紊乱的纠正，脏器功能的维护等综合措施均很重要。营养支持尽可能用肠内营养法，其接近生理，并可促使肠黏膜屏障的修复，且并发症少。

近代，烧伤感染的主要致病菌是革兰阴性杆菌，抗生素在杀灭细菌的同时，该类细菌外膜中的内毒素大量释放，其致病作用除对细胞有直接损害外，更重要的是介导多种炎症介质的释放，导致感染性休克和多器官功能损害。这是当前抗感染的另一焦点，应密切观察、监测，及时防治。选用抗生素还应注意患者的肝、肾功能状态，以防止和避免大剂量用药的毒副作用。

（五）烧伤创面处理

烧伤患者的创面处理贯穿于整个救治过程之中，是烧伤治疗的中心之一。烧伤创面的处理应以保护创面、有效地控制创面感染、有利于患者尽快康复为主要目的。

小面积浅Ⅱ度烧伤清创后，如水泡皮完整，应予保留，只需抽去水泡液，消毒包扎，水泡皮可充当生物敷料，保护创面，减少疼痛，且可加速创面愈合。如水泡皮已撕脱，可用无菌油性敷料包扎。除非敷料浸湿、有异味或有其他感染迹象，不必经常换药，以免损伤新生上皮。如创面已感染，应勤换敷料，清除脓性分泌物，保持创面清洁，多能自行愈合。

深度烧伤创面由于坏死组织多，组织液化，细菌繁殖很难避免，应正确选择外用抗生素。目前证实有效的外用药有 1% 的磺胺嘧啶银霜剂、碘伏等，外用抗生素在一定程度上可抑制细菌生长。烧伤组织由开始的凝固性坏死经液化到与健康组织分离，需要 2～3 周。在这一过程中，随时都有侵入性感染的威胁，为此，近年来的治疗多采用积极的手术治疗，包括早期切痂（切除深度烧伤组织达深筋膜平面）或削痂（削除烧伤坏死组织至健康平面），并立即皮肤移植。切、削痂手术应视休克期渡过平稳与否、全身情况能否耐受手术决定何时进行，拖延手术时间不利于治疗。现代烧伤治疗中，已将手术时机提前到休克期内，即伤后 48h 内，以期尽早清除坏死组织，封闭创面。现已证明，早期外科手术能降低全身性感染发生率，提高大面积烧伤的治愈率，并能缩短住院时间。

大面积深度烧伤患者健康皮肤所剩无几，需要皮肤移植的创面大，手术治疗最大的难题是自体皮"供"与"求"的矛盾。我国学者创用的大张异体皮开洞嵌植小块自体皮、异体皮下移植微粒自体皮以及充分利用头皮为自体皮来源等手术方法较好地解决了这一难题。如遇自体皮肤极度匮乏的特大面积深度烧伤，可通过以上术式分期、分批加以修复。

（王培栋）

第二节　电烧伤与化学烧伤

一、电烧伤

电烧伤分为人体直接与电接触的电击伤、电弧或电火花对人体的烧伤和电点燃衣服的烧伤 3 种。

人体直接与电接触的电击伤是指人体与电源直接接触后电流进入人体，电在人体内转变为热能而造成大量的深部组织，如肌肉、神经、血管、骨骼等坏死。在人体体表上有电流进出人体时造成的深度烧伤创面，即电击伤的入口创面和出口创面。

电弧或电火花对人体的烧伤和电点燃衣服的烧伤是指当人体接近高压电源到一定距离时，尽管尚未与电源接触，但可被高压电源与人体之间建立起的电弧或高压电源瞬时放电而产生的电火花所烧伤。电弧和电火花的温度可高达数千摄氏度，这种瞬间高温既可造成严重的皮肤热烧伤，也可点燃所着衣服而造成火焰烧伤。

以上 3 种烧伤一般均属电烧伤的范畴，但严格地讲，电烧伤仅指人体直接与电接触的电击伤和电弧烧伤同时受到电流损伤者。

（一）损伤机制

电烧伤是一种复合性损伤，其损伤机理大致可分为热性和非热性两大类，但主要是由于电能在体内转变为热能所造成的损伤，即所谓热效应。根据焦耳－楞次定律（$H = 0.241\ 2Rt$，H 为热量，I 为电流强度，R 为组织电阻，t 为作用时间）和欧姆定律（$I = V/R$，I 为电流强度，V 为电压，R 为组织电阻），电流通过人体组织时，组织温度升高与电流的平方、电流所经过组织的电阻以及电流通过的时间成正比，并与电流速度的大小和电压的高低成正比，电压越高，电流强度越大。但在电压相同时，通过某一组织的电流量与该组织的组织电阻的大小成反比。因此，电流通过人体时遇到组织电阻，电能即转变为热能而引起烧伤，其损伤程度取决于电压高低、电流强度、组织电阻、接触时间等因素。电压越高、电流量越大，损伤也就越严重。电压相同时，电阻最小的组织，通过的电流量最大，故该组织最易受损并损伤程度最重。

人体是一个由各种电阻不同的组织组成的导电体，由于电阻的不同，当电流通过人体时，各种组织受到的损伤也有差距。人体各组织的电阻以骨组织的最大，脂肪、肌腱、皮肤、肌肉、血管和神经依次减小。体内的电阻又因皮肤的厚薄和干湿度、清洁度而各异，足跖和手掌在干燥情况下，每平方厘米的电阻可达 200 万欧姆。潮湿和润腻的皮肤比干燥和清洁的皮肤电阻小 1 千倍左右。当电流刚接触皮肤时，皮肤的电阻阻碍了电流进入体内，部分电流在此处转化为热能，使该处皮肤凝固炭化。皮肤炭化后，电阻减小，电流进入人体，并沿电阻最小的组织行进，由于人体内的血液和神经电阻最小，所以电流穿过皮肤后，经过组织液沿着血液和神经行进，造成血管内膜损伤坏死、弹力纤维断裂和神经组织变性坏死、血管内血栓形成，从而导致大量肌肉变性坏死。

此外，组织的损伤程度还与电流的密度和接触部位有密切关系。电流接触面积小，局部的电流密度就大，较多的电能在局部转变为热能，局部损伤就较严重。如果接触面积大，电流密度虽不足以造成局部损伤，但进入人体的电流却足以使患者致死。

非热效应损伤：电流强度有时虽不足以引起损伤，但可直接影响细胞的细胞膜，使其通透性改变，甚至穿孔，造成细胞代谢紊乱而死亡，以肌细胞和神经细胞等大细胞较为敏感。电烧伤后有些后期出现的运动功能障碍可能与电流的非热效应损伤了神经细胞有关。

其他：电接触伤的损伤范围逐渐扩大及进行性、迟发性坏死的发生与血管损伤栓塞有关。此外，电接触伤还可激活磷脂酶，引起细胞膜释放产生四烯酸的代谢产物，如 TX 的增多。TX 有聚集 PC 和收缩微血管的作用，从而使组织进一步坏死。

（二）临床表现

电烧伤早期可出现昏迷、呼吸暂停、脉搏消失等，如抢救及时多可恢复。

电流经过腹部可引起空腔脏器的损伤，如胃肠穿孔、胆囊坏死穿孔、局灶性膀胱坏死等。因此对腹部严重电烧伤患者，应仔细观察和反复检查，以防漏诊和误诊。

胸壁电烧伤可深达肌间膜、肋骨，电流穿透胸壁伤及肺部和心包等，可并发血气胸及胸内感染。

由于电流引起大片肌肉坏死和 RBC 的破坏，大量肌红蛋白和 Hb 释放入血，可导致肾小管阻塞和 ARF。

电烧伤一般都有进口和出口创面，进口创面可有一个或数个，且比出口创面大而深。进口创面的大小主要由该处局部组织的电阻大小所决定，进、出口创面的大小无比例关系，如电流进口在颅骨，由于扁平骨电阻极高，进口创面常很大。如电流出口在足底，由于足底多汗、潮湿而电阻低，出口创面可能仅是一点状伤口或仅有 1～2 个足趾坏死。

进口处的皮肤多呈凝固坏死、炭化脱落，形成一个口小底大凹陷状创面。创面的周缘呈灰白或焦黄色，以后逐渐变为黑色。在深陷的选口里，常可见到较广泛的坏死肌肉、血管和神经，甚至骨骼。因此，不能仅以烧伤面积来反映烧伤的严重程度。出口创面表现为组织干枯、炭化，创面中心凹陷。除出、入口外，在关节屈侧还可存在"跳跃伤"，这是由于四肢部位触电后，引起肌肉强烈收缩，四肢呈屈曲状态，屈侧面皮肤远近端彼此接触形成一条阻力较低的通路，造成一个跨关节的局部电烧伤。

电流通过肢体产生大量的内部热损伤，引起肌肉大片凝固坏死。坏死肌肉的色泽呈淡白或暗红色，并水肿软化。有坏死肌肉存在的部位均呈高度水肿，皮肤发亮，触摸有坚硬的感觉。肌肉坏死的范围和分界面很不整齐，有时同一肌束的近端坏死，而远端血运良好；有时同一块肌肉的浅层肌束血运良好，而深层肌肉坏死；有时良好的肌肉中央杂着坏死肌肉，称之为"夹心坏死"。有些肌肉可因血管进行性栓塞、周围组织水肿或继发感染而坏死，称之为"进行性坏死"。骨的电阻大，电流通过时产生大量热能，可烧毁骨本身及其周围肌肉和其他组织，这些坏死的组织位置较深，扩创时不易发觉，常成为"潜在性感染灶"。

（三）电烧伤的现场抢救与早期处理

（1）使患者尽快脱离电源：关闭电源或用绝缘物挑开电线或电器，但切不可用手或其他可导电之物去牵拉患者或电线、电器等，以免救助者自身也遭受电击伤。

（2）心跳、呼吸骤停的急救（见 CPR）。

（3）在积极急救的同时，还要迅速了解病史以确定电源电压、入口、接触时间、电弧的情况、地线的类型和高处坠落的情况等。检查颅脑及胸腹部有无脑外伤、血气胸及腹腔脏器损伤等，并注意胸骨、锁骨和脊椎等有无骨折，然后根据检查结果采取相应的措施。

（4）复苏补液：电烧伤时深部组织损伤广泛，因此休克复苏不能仅按体表烧伤面积计算补液量。但是严重电烧伤休克期究竟要输入多少晶、胶体，目前尚无一个可靠的公式可循，一般输液量远远超过由体表面积计算的估计量，最好在 ICU 监护下进行抢救。严重电烧伤常伴有 Hb 尿，如无特殊禁忌，应加大输液量，维持成人尿量在 100ml/h 以上。还要间断应用甘露醇等脱水、利尿剂，以促使 Hb 的排出。同时还需输注 $NaHCO_3$，以碱化尿液，防止 Hb 在肾小管沉积导致肾功能障碍甚至衰竭。

（5）焦痂和筋膜切开减张：电烧伤后，由于深部组织广泛坏死，大量体液渗出而造成筋膜下水肿，静脉回流障碍。筋膜压力增高至一定限度时，将造成更多肌肉坏死。因此，早期切开焦痂和筋膜，恢复肢体的血液循环供应，或可挽救一个可能失去的肢体，至少可做到减轻肌肉坏死的程度和缩小肌肉坏死的范围。焦痂和筋膜的切开减张术要及时进行，一般在入院清创时即做，切开范围要足够，减张才有效，否则就达不到切开减张的目的。焦痂和筋膜的切开不仅是治疗措施，而且也是一个重要的可靠的诊断手段。通过焦痂和筋膜切开，可弄清组织坏死的程度及范围、判断肢体有无截肢的必要、可能的截肢平面以及手术的时间等。焦痂和筋膜切开后的创面，可用碘仿纱条覆盖或涂磺胺嘧啶银冷敷。

（6）早期全身应用较大剂量的抗生素。因深部组织坏死，局部供血、供氧障碍，应特别警惕厌氧菌感染，局部应暴露，并用过氧化氢溶液冲洗、湿敷。电烧伤注射 TAT 是绝对指征。

（四）电烧伤的治疗

1. 治疗原则　既要积极清除坏死组织，以防止组织感染溃烂导致创面脓毒症和由于创面感染腐烂损及大血管引起大出血等并发症，又要尽可能多地保留健康组织，修复功能。

2. 基本要求　电烧伤创面深，坏死组织多，易感染和腐烂，所以在早期均采用暴露疗法。凡组织缺损多、损伤位置又影响功能者，应在早期切除坏死组织后立即以带蒂皮瓣或游离皮瓣移植修复创面。手术时要尽最大努力保留血管、神经及肌腱。手术中遇到一些水肿的、色泽稍苍白但切割时有收缩反应或出血活跃的肌肉（即所谓"间生态肌肉"），应予以保留，因为这种间生态组织在健康组织覆盖下，可以逐渐恢复常态。而对于那些色泽鲜红，但切割时不收缩的肌肉，应予以切除。大面积高压电烧伤，创面大，坏死组织的界限难以确定，往往不可能一次扩创彻底。手术扩创后可用大张异体皮或小猪皮暂时覆盖创面，3d 左右撕去异体或异种皮，再行扩创。常遇见这样的情况，有些肌肉在上次术中看起来是正常的，而在下次手术时却发现是坏死的，需要反复进行手术。为保留重要的神经和血管，有时需同时保留这些组织周围的坏死组织，让其自然脱落，待肉芽长出后再植皮。

3. 四肢电烧伤的处理　电烧伤大多数是由手或足触电而引起的。肢体的横断面较躯体小，肢体电击伤时，通过的电流强度大，往往造成大片肌肉坏死，骨、神经被烧毁，血管变性坏死或栓塞，截肢率很高。电烧伤肢体的扩创应从躯干近端的创面开始，如该创面下的组织坏死程度无截肢指征，再继续向远端扩创。这样可以尽早确定有无截肢指征和决定截肢平面，缩短截肢手术的时间。电烧伤肢体的截肢，即使在截肢时已将残端坏死组织除尽，术后仍常常发生截肢平面近端组织的进行性坏死，有时还需再次截肢。肌腱的扩创应很细致，尽量保留一些有可能存活的肌腱，因为这些肌腱在血运好的组织，如皮瓣或大网膜的覆盖下可能存活，这对肢体的保留和功能的恢复有很重要的意义。上肢高位电烧伤，为防止大血管破裂出血，在扩创截肢时，可先结扎锁骨上动脉、静脉或锁骨下动、静脉。

4. 胸部电烧伤创面的处理　胸壁电烧伤如深达肌间膜、肋骨，早期手术扩创时不应将坏死的肋间肌和肋骨切除，以免造成开放性气胸，应等待坏死组织自然脱落。坏死组织脱落前内脏胸膜层可与新生的胸壁肉芽组织粘连，在肉芽组织上植皮可不发生气胸。如果电烧伤致胸壁全层坏死，已形成开放性气胸，可用凡士林纱布填塞伤口，并经正常皮肤做胸腔引流。10d 后，胸膜内脏层可与胸壁粘连，此时可拔除胸腔引流，待胸壁坏死组织自然分离后再在肉芽创面上植皮。有时电流穿透胸壁伤及肺部和心包等而并发血气胸及胸内感染，对于器官表面的创面可通过换药，培育肉芽组织，在肺和心包上均可行游离植皮。

5. 腹部电烧伤创面的处理　单纯腹壁电烧伤未波及腹膜者，早期切除坏死皮肤与肌肉，然后根据创面大小采取直接缝合、局部皮瓣或大张植皮。

腹部全层（包括腹膜）电烧伤者，在病情允许的情况下，将腹壁坏死组织彻底切除，局部皮瓣或将大网膜固定在缺损之腹壁周围，封闭腹腔，并在大网膜上大张植皮修复腹壁缺损。全层腹壁电烧伤合并腹腔内脏损伤者，只要注意患者急腹症症状及腹部体征，一般可早期诊断。如证实或怀疑肠坏死、穿孔或肠系膜血管栓塞，应立即行剖腹探查及肠段切除和端端吻合术。术中肠管切除的范围要广泛，甚至肠壁表浅病变也应切除，以防迟发性肠坏死与吻合口漏。如发现胆囊坏死、穿孔，可将胆囊切除。腹膜后大片肌肉坏死并脾病变者，可逐步清除坏死组织及生物敷料覆盖创面，除非脾破裂，不要急于行脾切除术，以防止腹腔内感染扩散。

6. 颅骨电烧伤的处理　头部电烧伤常造成全层软组织坏死，颅骨外露。早期切除坏死组织后，如果暴露的死骨太广泛，可在死骨上钻孔，待肉芽长出后再植皮覆盖创面。也可在钻孔后以咬骨钳或骨凿咬去或凿去孔间死骨，直至血运好的创面。早期切除坏死之头皮组织后如创面不太大，可用局部转移皮瓣修复或用带蒂皮瓣移植修复。如外露的死骨尚未感染，可以保留，但要立即用健康组织覆盖，这些无细菌感染的死骨，可以起到移植骨的支架作用。随着时间的推移，死骨可被吸收，新骨再生。这样处理可以避免早期切除死骨手术的危险和广泛颅骨缺损带来的后遗症。如颅骨全层坏死，手术时切不可将坏死的硬脑膜一起切除，要等待坏死的硬脑膜自然脱落后再植皮。如将硬脑膜切掉，可造成脑膨出、CSF 外漏、脑组织感染等并发症，危及患者的生命。如因 ICP 升高需减压者，减压手术部位应选择未烧伤处。如颅骨缺损，硬脑膜坏死破溃后，可用保守疗法。不能自行回纳者，应削去感染的脑组织，以肌筋膜或大网膜取代硬脑膜，再用游离皮瓣或游离植皮覆盖创面。

7. 关节电烧伤的处理　关节电烧伤后，周围软组织、肌肉、关节囊和骨质可能被烧毁，造成化脓性关节炎。如能将坏死组织切除干净，关节引流通畅，关节内滴注敏感抗生素控制感染，创面愈合后关节仍有可能保留一定程度的活动。

二、化学烧伤

化学烧伤指由某种化学物质直接刺激、腐蚀皮肤，或其化学反应热导致的皮肤组织急性损伤。与热烧伤不同，化学烧伤不仅可引起局部组织进行性损伤，且常因化学毒素被吸收而造成全身中毒性损害。如化学物质毒性大，即使是中、小面积烧伤也可引起死亡。化学烧伤局部及全身的损害程度与致伤化学物的性质、剂量、浓度、接触时间长短、接触面积大小，急救措施是否及时、有效等有密切的关系。化学烧伤后，由于化学物质引起皮肤变色，外表似表浅烧伤，但实际上全层皮肤已损害，甚至伤及皮下组织。因此，临床上对化学烧伤深度的判断不能单凭肉眼观察，还要重视其痛觉和受伤时情况等指标，而给予全面考虑和判断。对化学烧伤的诊断，首先应寻找病因和致病条件，然后进行全面体检和实验室检查，判断有无中毒的可能，以便采取相应的有效防治措施。本节仅介绍化学烧伤的一般急救处理和常见的酸、碱烧伤及磷烧伤。

（一）化学烧伤的急救处理

1. 脱离现场、阻止化学物质继续损害人体　这是减轻化学烧伤和中毒的重要措施。在受伤现场应分秒必争地立即脱去污染衣服，以大量流动水冲洗创面。不要为寻找中和剂而延误了冲洗，因为任何中和剂都没有持续性流动水冲洗的效果佳。冲洗开始越早，烧伤程度越轻，一般要求持续冲洗 15~30min 左右。冲洗完毕后可再用中和剂。可测试创面的 pH 判断冲洗的效果。

有的化学物质遇水生热，因此应先拭除沾在创面上的化学物质后，再用流动水冲洗。如石灰烧伤时，应先把干石灰粉末拭干净后再用水冲洗。某些毒物，如黄磷、无机氰化物等自创面吸收后可中毒致死，光靠冲洗、中和不行，应争取时间果断地切削痂，以彻底清除毒物。

2. 眼和呼吸道化学烧伤的急救处理　化学烧伤常溅到眼睛，而急救时往往忽视了眼烧伤，延误了冲洗的最佳时间。应用流水缓慢冲洗眼睛 15min 以上，淋水时轻轻用手指撑开上、下眼睑，并嘱患者眼球向各方转动，洗至眼部 pH 值正常为止。切忌揉挤眼睛，不要往眼上涂抹油质性药物。

对化学物质的吸入性损伤者，应迅速转移至通风良好的地方，保持呼吸道通畅，低压下吸氧。窒息者急行气管切开，人工呼吸。

3. 化学中毒的处理 有些化学物质可引起全身中毒，除体检和有关检验外，应严密观察病情变化，一旦诊断有化学中毒可能时，应根据致伤因素的性质和病理性损害的特点，选用相应的解毒剂或对抗剂治疗，如苯中毒以维生素 C、美蓝促进高铁血红蛋白的还原，阿托品拮抗有机磷中毒等。有些毒物迄今尚无特效解毒药物，在发生中毒时，应使毒物尽快排出体外，以减少其危害。一般可增加静脉补液的量及给予利尿剂，以加速排尿。苯胺或硝基苯中毒所引起的严重高铁血红蛋白血症，除给氧外，可酌情输新鲜全血，以改善缺氧状态。

除上述处理外，还要维持人体重要脏器的功能，尤其是心、肺、脑和肾的功能，防止多脏器功能衰竭。

（二）酸烧伤

较常见的酸烧伤为强酸（硫酸、盐酸、硝酸）。其共同特点是使组织蛋白凝固而坏死、组织脱水。不形成水泡，皮革样成痂，一般不向深部侵蚀，但脱痂时间延缓。急救时用大量清水冲洗，随后按一般烧伤处理。另外强酸的蒸气与酸雾，对呼吸道黏膜具有强烈的刺激作用，易引起吸入性损伤。如浓硫酸与空气接触后产生 NO_2，NO_2 吸入肺内与水分结合生成硝酸与亚硝酸，引起肺泡壁损伤，导致肺水肿。

此外还有腐蚀性酸烧伤，如石炭酸可与蛋白质结合，使蛋白质变性，并易由变性的蛋白质中分离出来，进一步透入深部组织，使损伤加重加大。石炭酸代谢产物经肾脏排出时，可引起广泛的肾小管损害，导致肾功能障碍乃至肾功能衰竭。又如氢氟酸，其穿透性很强，能溶解脂肪继续向周围和深处侵入，并有脱钙作用，故损伤可探及骨骼。因此，氢氟酸烧伤除立即用大量清水冲洗外，应用 5% ~ 10% 葡萄糖酸钙加入 1% 普鲁卡因创周浸润注射，使残存的氢氟酸合成氟化钙，以停止其继续扩散与侵入。

（三）碱烧伤

K^+、Na^+、Ca^{2+}、Mg^{2+} 的氢氧化物均为强碱，具有腐蚀性，可引起皮肤、黏膜的烧伤，其致伤原理为：

（1）碱离子具有吸水作用，可夺取组织细胞的水分，致细胞脱水而死亡。

（2）碱离子可与组织蛋白结合，生成碱 - 蛋白质复合结构。除了使蛋白质变性外，这种复合物是可溶性的，游离出的碱离子还可再作用于周围蛋白质，从而穿透至深部组织，使创面不断加深、加大。

（3）皂化脂肪组织，脂肪组织皂化时产生的热量，可进一步损伤深部组织。因此，碱烧伤时，组织损伤呈进行性加重，受损组织溶解坏死明显，常形成经久不愈的溃疡。

一些腐蚀性较强的碱，如生石灰、氨水等，亦可引起人体烧伤。生石灰遇水后生成腐蚀性强的 Ca（OH）$_2$，同时释放出大量的热，引起皮肤或黏膜组织的化学性烧伤。氨水能与组织内水分反应，生成氢氧化铵。故其亦可引起组织细胞的溶解坏死和脂肪的皂化，形成较深的溃疡。氨水易于挥发，释放出具有强烈刺激作用的氨气，可引起严重的上呼吸道和肺组织损伤。高浓度氨水吸入后，常导致呼吸道黏膜高度水肿、支气管黏膜脱落、广泛的肺水肿。

患者可因喉头水肿与痉挛、急性呼吸道梗阻而窒息死亡。

碱烧伤创面的形态特点因致伤碱的性质、浓度、接触时间长短的不同而略有差异。由于皮肤组织坏死和皮下脂肪的皂化，碱烧伤创面呈黏滑或肥皂状的焦痂，创周因烧伤较浅而呈潮红色，可见有小水疱。焦痂或坏死组织脱落后形成甚深的溃疡。溃疡多呈潜行状，易继发感染，且常经久不愈。石灰烧伤创面则较为干燥，呈褐色，腐皮与皮肤的基底层附着，疼痛明显。氨烧伤时，创面暴露干燥后呈现为黑色、皮革样焦痂。

碱烧伤后，应立即用大量清水冲洗创面。冲洗开始越早，时间越长，效果越好。一般冲洗不应短于 15min，直至表面无皂性的滑黏感为止。此后可用 0.5% ~5% 醋酸、2% 硼酸湿敷创面，再用清水冲洗。石灰烧伤时，先用植物油或液体石蜡清除皮肤上的石灰，然后用大量清水彻底冲洗。处理后的创面多采用暴露疗法，以便观察创面。全身处理与一般热烧伤相同。对氨水吸入性损伤者，应迅速脱离现场，吸氧，10% 薄荷醇氯仿溶液雾化吸入。有呼吸抑制者给予山梗菜碱、苯甲酸钠咖啡因肌肉注射。注意防治肺水肿。

（四）磷烧伤

磷烧伤主要是磷在空气中燃烧引起的热力烧伤和其氧化物遇水形成磷酸所致的酸烧伤。磷可经呼吸道、消化道及烧伤创面吸收入血循环。磷是细胞浆毒物，吸收后可引起肝、肾、心、肺等脏器损害。

磷烧伤的创面一般较深，多为Ⅱ度或深度烧伤，呈黄褐色或深蓝黑色，创面干燥，与正常组织分界清晰，有大蒜样臭味，疼痛严重。残留于创面的磷颗粒，在黑暗环境中呈现出蓝绿色荧光。中毒症状出现较早，大部分患者表现为头痛、头晕、全身乏力或恶心、呕吐、腹痛等。血生化测定可发现血磷于伤后立即升高，血 Na^+、血 K^+、BUN 持续高于正常水平，血 Ca^{2+} 明显降低。部分患者伤后 2~3d 出现肝区疼痛、黄疸、肝功能异常，严重者可因急性肝萎缩而死亡。并多见心率紊乱，ECG 出现 Q-T 间隔延长、S-T 段低平或下降、T 波双向或倒置、QRS 低电压等心肌损害的表现。肾功损害症状多于伤后 2~3d 内出现，并进行性加重，出现少尿、无尿、BUN 和 Cr 含量升高、内生 Cr 清除率降低等。磷烧伤的救治包括：

（1）迅速扑灭火焰，脱去污染的衣服，用大量清水冲洗创面或浸入流水中。如现场缺水，可用湿布包裹创面，隔绝空气，以防磷颗粒继续燃烧。

（2）清创时先用清水或 2% $NaHCO_3$ 溶液冲洗创面，再用 1% ~2% $CuSO_4$ 溶液涂于创面，使之与创面残余磷结合生成黑色无毒的磷酸铜而不再燃烧，并易辨认清除。使用 $CuSO_4$ 时应控制用量，避免 Cu^{2+} 中毒。另外，创面不可用油膏或脂性敷料，以避免促进磷的吸收。

（3）早期急症行切削痂植皮，去除含磷组织，减少创面磷的吸收。

（4）对大面积磷烧伤患者，在未出现磷中毒症状之前即给予排磷治疗。可将依地酸钙钠（EDTA）1g 溶于 5% 葡萄糖溶液 250~500ml 中静脉滴注（时间不得小于 1h），2~3 次/d，连用 5d，后几日可根据血磷测定结果调整 EDTA 的用量。亦可将 EDTA 与 20% 的硫代硫酸钠 20ml，q12h 交替注射。一般磷烧伤面积 10% 即应为严重烧伤。

（5）烧伤处置。

（6）全身治疗应注意及时输液抗休克、补充葡萄糖酸钙、给予 5% $NaHCO_3$（碱化尿液）、肝泰乐及能量合剂等，保护肝、肾等脏器功能。

（王培栋）

参考文献

1. 齐长春，张明珠，轩冬青，谢宇曦．高压乙炔火焰冲击烧伤37例临床分析．山西医药杂志，2009，38（1）：58-59.

2. 齐长春，张明珠，轩冬青，谢宇曦，等．皮瓣移植修复深度烧伤创面临床应用．山西医药杂志，2009，38（3）：275-276.

3. 张明珠，齐长春，轩冬青，谢宇曦，等．缺表皮第二层自体微粒头皮移植治疗特大面积烧伤．中国组织工程研究与临床康复，2007，4.

4. 齐长春，张明珠，谢宇曦，等．瓦斯爆炸烧伤合并爆震伤病例报告．中外医疗，2008，（24）.

第三十四章　重症患者肉毒杆菌和破伤风杆菌感染

肉毒杆菌和破伤风杆菌感染都是梭状芽孢杆菌产生内毒素导致的严重疾病，主要出现神经系统并发症，常常需要 ICU 监护治疗。破伤风患者是外伤或外科手术的伤口被破伤风杆菌污染所致。大部分肉毒杆菌感染患者是由于摄入了经食物传播的肉毒杆菌毒素引起的，肉毒杆菌皮肤伤口感染产生的毒素也可以导致肉毒杆菌毒素中毒。

第一节　肉毒杆菌感染

一、概述

肉毒杆菌感染是肉毒杆菌产生的神经毒素导致的急性神经系统疾病。罐装食品和预制的方便食品是肉毒毒素的主要来源。肉毒杆菌感染可导致三种临床疾病类型：食物中毒、伤口型肉毒中毒、婴儿肉毒菌病。婴儿肉毒菌病是由于摄入了含有肉毒杆菌芽孢产生肉毒毒素引起的，大多数婴儿可通过支持治疗康复。食物中毒和伤口型肉毒中毒是严重的重症疾病。

1. 肉毒杆菌和肉毒毒素　肉毒杆菌是一种厌氧的革兰阳性杆菌，主要以芽孢的形式分布于土壤和海边。在厌氧环境下可以生长繁殖，产生肉毒毒素。虽然煮沸 10 分钟就可以杀灭细菌灭活毒素，但是芽孢耐热性强，可以在沸水中存活 3~5 小时。肉毒杆菌毒素污染的食物外观和味觉上没有明显的改变。

肉毒杆菌毒素是目前已知最强的毒素。肉毒杆菌毒素可分为八种毒素类型，分别是肉毒毒素 A、B、Cα、Cβ、D、E、F 和 G 型。每一株肉毒杆菌菌株只能产生一种肉毒毒素，肉毒杆菌毒素 A、B 和 E 是肉毒杆菌最常见的致病毒素。肉毒毒素 A 和 B 毒力最强，仅摄入含有少量毒素的食物就可致病。

产生不同特异性毒素的肉毒杆菌在世界范围内分布广泛，但也具有一定地理区域分布特征。在美国，产肉毒杆菌毒素 A 型的肉毒杆菌主要分布在密西西比州西部，而 B 型主要分布在东部。产 E 型毒素的肉毒杆菌主要分布在北美五湖区和阿拉斯加州，这也是世界上 E 型毒素分布率最高的地方。

肉毒杆菌毒素阻滞神经肌肉接头和自主神经连接处乙酰胆碱的释放，导致肌肉无力、迟缓性瘫痪和呼吸衰竭。毒素的神经阻滞作用是不可逆的。

2. 肉毒杆菌食物中毒　肉毒杆菌毒素是大分子蛋白质，摄入的肉毒毒素在胃和小肠上段被蛋白水解酶水解成小分子吸收入体内，但其毒力并不发生明显变化。实际上胰蛋白酶还会增加肉毒毒素的活性。除了罐头装食物外，非罐装的食品如风干的鱼、酵母乳、储存的大蒜、自制的细辛花番薯、乳奶酪、铝箔封存的烤土豆、储存的洋葱等均可以造成肉毒杆菌感染暴发。

肉毒毒素可作为恐怖分子的生化武器，不管是摄入或吸入均可致病。临床表现大致是相同的，可以分为共同环境暴露因素造成的大爆发、不常见的肉毒毒素类型中毒造成的爆发和多种毒素造成的爆发。

3. 创伤型肉毒中毒　创伤型肉毒中毒是肉毒杆菌在失去活力的伤口组织内大量繁殖产生毒素造成的。感染创面没有特异性表现，潜伏期大约为 4～14 天。多发生在青少年、儿童和经静脉吸毒成瘾者。已有经鼻使用可卡因后发生肉毒杆菌鼻窦感染的报道，有证据表明肉毒毒素可以经眼部接触传播。近年来，创伤型肉毒中毒病例明显增多，可能与墨西哥进口的黑色海洛因皮下注射有关，这些黑色海洛因在分装过程中混有掺杂物如灰尘等导致肉毒杆菌污染。

4. 成人肉毒杆菌感染　大部分成人肉毒杆菌感染是由于摄入含有肉毒杆菌或毒素的食物所致，已经发现有肉毒杆菌在肠道定植的报道。成人肉毒杆菌感染的危险因素包括腹部手术、消化道畸形、近期抗生素使用史，这些危险因素可能与肠道正常菌群失调有关。

二、临床表现

当两个或者更多的人在食用相同的食物后 72 小时内出现急性胃肠道或者神经症状时，应该考虑到肉毒杆菌引发的食物中毒。伤口型肉毒中毒导致的临床表现有类似的神经症状但是往往不并发胃肠道症状。

1. 症状体征　肉毒杆菌引发的食物中毒会出现一系列临床症状和体征，包括恶心呕吐、吞咽困难、复视、瞳孔扩大固定以及不能被饮水缓解的极度口干五联症。90% 以上的患者都会出现上述三种以上症状和体征。症状出现的时间，可以早到进食有毒食物后 2 个小时，晚可至 8 天，多出现在 18～36 小时之间。可以突然起病，也可以在几天内缓慢进展。首先出现颅神经运动功能障碍，接下来患者出现对称性的肌力下降以及乏力。呼吸机的无力症状可以很轻微，但是也可能迅速进展至呼吸衰竭。骨骼肌往往最后受累。患者可以有自主神经功能紊乱的表现，包括麻痹性肠梗阻导致的便秘、胃胀气、尿潴留或者直立性低血压。

值得注意的是肉毒杆菌引发的食物中毒患者常常没有感觉异常和感觉功能减退，没有神志改变和发热。不累及第Ⅰ和第Ⅱ颅神经。深反射可以正常、减弱或者消失，但是不会出现病理反射。此外，除非出现了继发性感染心率往往正常或者稍减慢。

2. 实验室检查　肉毒杆菌引发的食物中毒可利用小鼠抗毒素的抗体鉴定标本中是否存在肉毒毒素来确定诊断。患者血液标本、粪便标本、呕吐物、胃内抽吸物以及食物中可检测出肉毒毒素。粪便或者食物标本中的肉毒杆菌可在培养基上生长。用于毒素鉴定的标本应冷藏，但是用于培养的标本不能冷藏。由于肉毒毒素可以通过眼睛或者皮肤上的小伤口进入血液中，所以只有采用类毒素主动免疫后对肉毒毒素具有免疫力的有经验的专业人员才能处理怀疑肉毒杆菌中毒患者的标本。

肌电图可用于肉毒杆菌引发的食物中毒的诊断，但即使在严重的病例中其诊断的特异性也不高。患者可表现为小振幅的、短时相的动作电位，小 M 波幅以及强直性的肌束震颤。快速反复的神经刺激可导致病变的神经肌肉接头部位出现 M 波幅轻度增加。单纤维肌电图可能是诊断肉毒毒素中毒敏感快速的方法，尤其是当常见的肌无力等神经症状不明显的时候。脑脊液检查常没有明显异常发现。

三、诊断要点

（1）恶心、呕吐、吞咽困难、复视、瞳孔扩大固定。

（2）既往健康患者突然出现无力。

（3）首先累及颅神经（第一和第二对颅神经除外），伴随着下行性对称性瘫痪和乏力。

（4）累及自主神经系统：麻痹性肠梗阻，胃扩张，尿潴留和体位性低血压。

（5）感觉障碍或神志、精神状态改变。

（6）血清、粪便和其他体液中分离出肉毒杆菌毒素。

四、鉴别诊断

鉴别诊断对于能否早期采取恰当的治疗至关重要。表 34-1 列出了应该与肉毒杆菌引发的食物中毒相鉴别的其他疾病。

表 34-1　需与肉毒杆菌食物中毒相鉴别的其他疾病

重症肌无力
壁虱性麻痹
脊髓灰质炎
吉兰-巴雷综合征
精神异常
中风（脑干）
狂犬病
白喉
伊顿-兰伯特综合征

五、治疗

1. 支持治疗　完善细致的支持治疗对于各种类型的肉毒杆菌引发的食物中毒患者都是非常重要的。即使确诊时尚未出现呼吸衰竭，患者也应该住院监护治疗并密切监测患者的潮气量，患者病情可快速进展为呼吸衰竭。肺部感染是肉毒杆菌食物中毒的常见并发症，多由口咽分泌物误吸或者肺不张诱发。发热常提示可能存在肺部感染。对于呼吸衰竭患者而言，在最初的 12 周内尽快改善呼吸肌肌力对患者生存意义重大，但是呼吸肌肌力的完全恢复可能需要长达一年的时间。

伤口型肉毒中毒患者需要感染伤口的彻底清创，并且抗毒素治疗同时使用青霉素治疗。

2. 抗毒素治疗　肉毒毒素食物中毒和伤口型肉毒中毒患者均应使用抗肉毒毒素治疗。目前只有马的抗毒素血清，所有拟使用抗毒素的患者使用前事先都要接受马血清过敏反应检测。20% 左右的患者会有程度不一的超敏反应，还可能出现过敏反应。通过疾病控制和预防中心（Centersfor Disease Control and Prevention，CDC）可获取针对 A、B、E 的三价抗毒素。暴发流行也可以使用 A、B、C、D、E 以及 F 的多价抗毒素。

抗毒素应在诊断后尽快使用。毒素摄入后的几周后使用仍然是有益的，因为即使是摄入30 天以后仍然能够在血清中检出毒素。抗毒素不能够中和已经结合在神经肌肉接头处的毒素，但是能够减缓疾病的进展，对于已造成的神经损害抗毒素也没有作用。可同时给予两瓶抗毒素，一瓶肌肉注射，另一瓶静脉注射，2~4小时后可重复用药一次。

因为抗毒素可产生不良反应，不建议有毒素接触史但没有症状的患者预防性使用抗毒素。如果早期发现摄入肉毒毒素，可立即给予洗胃或者催吐处理，尽可能在毒物吸收之前将其清除。

对于肉毒杆菌食物中毒的患者是否使用抗生素一直存在争议，尽管一些医生给予青霉素治疗以清除可能在肠道携带的肉毒杆菌。但是其临床有效性尚未得到证实。

盐酸胍被认为可以增加神经终板处乙酰胆碱的释放用于肉毒杆菌引发的食物中毒的治疗。但关于这种药物的疗效报道结果不一。

（赵顺成）

第二节　破伤风

一、概述

尽管注射破伤风疫苗可完全预防破伤风的发生，但在发展中国家仍有发病，在发达国家也时有发生。在发展中国家破伤风是一种地方性疾病。据报道美国破伤风发病率约50~70例/年，主要发生在没有接受过破伤风类毒素进行免疫接种的患者中。许多老年患者或者出生成长在发展中国家的患者由于没有接受过疫苗注射而存在发病的危险。老年女性较老年男性有更高的发病率，因为许多男性是在军队服役时接受疫苗注射的。在美国，男性和黑人是破伤风发病的高危因素，可能是由于这一人群创伤的发病率更高。

静脉吸毒患者，是破伤风的易感人群。破伤风多发生在气候温暖的地区和夏季，多是由于污染伤口增多所致。破伤风不会在人与人之间传播。

1. 破伤风杆菌和破伤风痉挛毒素　破伤风的临床症状是由于破伤风杆菌释放的神经毒素以及痉挛毒素引起。破伤风杆菌是一种细长的、可游动的、无包膜的革兰阳性厌氧杆菌，可以形成芽孢存在于自然界中。破伤风芽孢广泛分布于土壤中，尤其是在被人或者动物的排泄物污染的土壤中更为常见。破伤风可以芽孢的形式存活数年，但当它们进入诸如失活组织等合适的厌氧环境中可立即开始生长繁殖。其他细菌混合感染可加速破伤风芽孢生长繁殖并释放神经毒素。

2. 病理生理　破伤风痉挛毒素可以沿外周运动神经跨突触或者经血源性或者淋巴侵及中枢神经系统。痉挛毒素可以结合到突触前的抑制性神经元，抑制肌肉神经终板上乙酰胆碱的释放，抑制性神经元功能失活，下运动神经元持续发放神经冲动，导致肌张力增加，由此产生肌肉的强直和痉挛。一旦破伤风痉挛毒素与神经组织结合，抗毒素就无法中和毒素。痉挛毒素还可和脑神经节结合导致强直性痉挛症状。常见自主神经功能紊乱症状，主要表现为出汗、血压波动、心动过速、心律失常以及儿茶酚胺分泌增多。

二、临床特征

破伤风感染可发生于出生第一个月的新生儿（不洁分娩），三分之一的病例发生在有污染伤口的成人。破伤风全身性发作是成人最为常见的临床表现。局部破伤风以及更为少见的脑破伤风主要表现为感染伤口临近的局部肌肉的痉挛。局部以及脑破伤风可进展为全身性破伤风。破伤风是一个排除性诊断。如果疾病早期不考虑到破伤风的诊断，就会丧失早期治疗的时机。

1. 破伤风杆菌　破伤风杆菌感染的伤口没有特异性表现。伤口感染破伤风杆菌的高危因素包括被污物、粪便、泥土或者唾液污染的伤口、穿刺伤、碾压伤、烧伤、褥疮溃疡或者冻疮伤口。据报道破伤风感染可发生于择期或急诊外科手术，尤其是胃肠道手术。产后子宫也可发生破伤风感染，因此在没有破伤风预防接种的剖腹产术后出现腹部痉挛性疼痛或者腹壁强直的患者，应该考虑到破伤风感染的可能。破伤风杆菌可能潜伏于耳内（慢性中耳炎）以及有脑破伤风发病倾向患者的头部伤口中。

2. 症状及体征　破伤风可在穿刺伤等创伤后 1 ~ 54 天发病，但是在大多数情况下潜伏期短于 14 天。受伤部位离神经中枢越远潜伏期越长。全身乏力以及肌肉僵直是最常见的初始症状，牙关紧闭是最常见的主诉。

发病后 1 ~ 7 天，症状持续进展，出现严重的全身性反射性痉挛。角弓反张、腹部肌肉强直和被称之为"苦笑面容"的面部表情是破伤风的典型表现。全身性痉挛发作可以被微小的干扰如气流、噪音甚至床的抖动所诱发。发作间隙患者神志清楚，感觉正常。累及呼吸肌可导致通气不足。患者出现自主神经功能紊乱，可导致心动过速、低血压、发热、出汗等，而且很难控制。

破伤风严重程度评分可预测患者预后。极度的心动过速、高血压、高龄、潜伏期短和有基础疾病的患者预后不佳。

破伤风的并发症包括肺部感染、静脉血栓形成、肺栓塞、严重持续的肌肉痉挛导致的长骨和脊柱骨折。在美国破伤风的病死率约为 21% ~ 31%，在 60 岁以上患者高达 53%。自主神经功能紊乱如血压变异度大、心律失常、心率变异度大、高血糖、高热的患者和需要抗凝治疗的患者预后较差。

研究显示潜伏期短的患者和伤口污染严重的患者预后不佳。而没有明确的感染灶的患者预后较好。

3. 实验室检查　怀疑破伤风感染的伤口应采集标本进行厌氧菌培养寻找破伤风杆菌。但破伤风杆菌培养很少得到病原学的阳性证据，明确诊断通常是根据检测到破伤风毒素的抗体并排除其他疾病。

三、诊断要点

（1）全身无力或者强直，可以伴有牙关紧闭以及严重的抽搐。
（2）角弓反张以及腹部强直。
（3）可出现呼吸衰竭，心动过速，高血压，发热以及出汗。

四、鉴别诊断

破伤风的鉴别诊断包括表 34 - 2 所列的一些不常在 ICU 遇到的少见疾病。

表 34 - 2　破伤风的鉴别诊断

脑膜脑炎（病毒、细菌）	扁桃体炎
吩噻嗪药物过量	番木鳖子中毒
扁桃体周围脓肿	白喉
高血钙抽搐	狂犬病
咽后脓肿	腮腺炎
腹膜后出血	恶性高热
牙槽脓肿	旋毛虫病
癫痫	败血症性脊椎炎
下颌骨骨折	下颌骨骨髓炎
阿片类药物的戒断症状	

五、治疗

1. 破伤风免疫球蛋白　破伤风患者应尽早进行破伤风免疫球蛋白注射以中和未结合的毒素。治疗延迟可导致预后不佳。破伤风免疫球蛋白治疗的最佳剂量尚不明确，但应立即给予 3 000 ~ 6 000 单位破伤风免疫球蛋白肌肉注射，建议在感染伤口周围给予破伤风免疫球蛋白封闭注射。

2. 支持治疗　甲硝唑可用于治疗破伤风。更重要的是，伤口应仔细清创。如果伤口存在感染，致病菌不停的产生破伤风毒素，即使在 3 ~ 4 周后也必须反复的采用破伤风免疫球蛋白进行被动免疫，抗生素治疗并不能杀灭芽孢。

除了极轻型的病例，所有的患者均应气管切开长期机械通气。积极纠正和治疗血流动力学紊乱及其导致的器官功能损害。

肌肉收缩引起的疼痛可使用镇痛药物。苯二氮䓬类尤其是安定可有效的缓解肌肉痉挛。肌痉挛发作控制不佳可能导致长骨和脊柱骨折等并发症。苯二氮䓬类药物不能预防反射性痉挛，但在有效的呼吸支持下可以使用神经肌肉阻断剂。

应给予积极的营养支持，防治褥疮，防止肌肉挛缩。应考虑给予皮下注射肝素抗凝治疗，尤其是有高危肺栓塞风险的静脉药物成瘾者和老年患者。患者常发生便秘，清洁灌肠常有效。腹胀可放置肛管引流。当破伤风患者出现高热时应考虑院内感染发生的可能。

3. 免疫治疗　感染过破伤风的患者并不能对破伤风产生免疫力。破伤风痉挛毒素是一种能逃脱免疫系统监视的微小蛋白结构，破伤风患者并不会因感染破伤风产生自身保护性抗体而获得免疫力。采用破伤风类毒素进行主动免疫是有效的免疫治疗方法，应对所有恢复期的患者进行主动免疫（通常是在感染几个星期之后）。

破伤风患者的治疗仍存在许多问题，尤其是心血管并发症方面的治疗和肌肉强直、痉挛的控制。目前关于破伤风患者心血管系统症状的治疗措施的依据大多来源于病例报告。

报道显示可乐定可用于严重破伤风患者以控制过强的交感活性。近来有报道显示 β 受体阻滞剂艾司洛尔用于控制破伤风患者的自主神经功能紊乱。对 β 受体阻滞剂和小剂量神经节阻断剂无效的严重破伤风患者采用布比卡因进行连续硬膜外阻滞，可完全阻断自主神经系统的交感和副交感活性，抑制心血管系统过强反应导致的血流动力学不稳定。

破伤风患者治疗的另一个问题就是在没有镇静和机械通气的情况下如何控制严重的痉挛。鞘内注射巴氯芬和静脉注射硫酸镁常用于破伤风痉挛的控制。采用有效的控制痉挛的治疗措施，希望能够避免患者肌肉萎缩，保留自主呼吸并控制痉挛发作，可使用丙泊酚进行镇静治疗。

（任　重）

参考文献

1. 邱海波．主译．现代重症监护诊断与治疗．北京：人民卫生出版，2011.

2. 刘大为．实用重症医学．北京：人民卫生出版社，2010.

3. 王辰．重症监护 ABC．北京：中华医学电子音像出版社，2012.

4. 应明英．实用危重病监测治疗学．北京：人民卫生出版社，2008.

第三十五章 重症患者的护理

第一节 重症监护病房的组织与管理

一、人员要求

（一）ICU护士应具备的基本素质

ICU的工作特点决定了ICU护士应具备以下基本素质：①能适应高度紧张的工作，在短时间内持续紧张地工作，身体健康。②具有高度的灵活性、适应性。③接受新事物能力强，知识面广。④具有清晰判断问题的能力。⑤处理问题沉着、果断、迅速。⑥善于创新，逻辑思维能力强，善于发现问题、总结经验。

（二）ICU护士应具备的业务能力

由于ICU收治范围广，病情复杂、危重，决定了ICU护士应有较强的业务能力。他们不仅应具备病理生理、临床药理、解剖学等基础知识及各专科医疗护理和急救知识，还应掌握各种监测仪器的使用、管理、监测参数和图像分析及其临床意义。基本要求包括：

（1）必须掌握急救复苏技术：包括除颤、给氧、人工通气、呼吸机的使用及动静脉穿刺术等，并要了解急救药物的性能及用药途径。遇有紧急情况，在医生到达之前，有能力独立初步急救。

（2）具有专科护理知识和技术：ICU收治不同年龄、不同科别的危重患者，许多患者因身心受到强烈刺激，致使多系统发生生理、病理变化。因此，要求护理人员必须具有各专科护理知识和技能，包括循环、呼吸、消化、神经、血液、肾脏及小儿等专科的护理。

（3）掌握监护仪的使用：患者在监护过程中，要施行一套完整的床边监测，如心电、血压、呼吸、体温、血生化、血流动力学监测等，护士应熟练使用各种监测仪，了解监测结果的临床意义，为医生提供可靠的治疗依据。

（4）做好基础护理工作：是进行抢救和专科护理的基础，也是患者基本的生理、心理要求。此外，还要求准确执行医嘱、常规给药、注射、标本留取、护理文件的正确书写等。

（5）具有非语言交流的技能：ICU护士应学会在非语言交流中观察病情，如对接受气管切开、人工呼吸治疗、失去语言能力的患者，护士要从其手势、表情、体态、眼神中体会到他们的需要，帮助患者克服语言障碍，渡过生命危险期。

（三）ICU护士群体素质要求

（1）ICU内重患者多，重大抢救频繁，故要求护士能应付自如，有条不紊地工作。尤其在执行医嘱、抢救、配合检查等环节上更需要护士之间的默契配合。选择护士时应考虑其是否有协作精神，在对ICU护士进行培训时，也要重视协作精神的培养。

（2）在 ICU 内，医护协调显得尤为重要：某些监护病房中，一个患者的处理往往与多个医生有关，他们在对患者的治疗上相互间可能意见不一致，因此给护理人员的指导也会不一致。护理人员有时觉得一些医生在心肺复苏及一般复苏技术上不够熟练；医生也可能感到护理人员在这个特定领域里的知识是一种威胁，因而对护理人员的态度非常傲慢。医护之间的性格差异也会影响他们之间的合作。作为护士，应以患者的救治为重，主动协调各种关系。应明白，只有在工作中齐心协力，团结合作，才能保证护理质量，提高救治率。

（四）ICU 护士要保持动态平衡

对 ICU 工作和发展来讲，需一批训练有素质的护理人员并相对固定、专业化，而护士的流动也应受到重视。在补充新生力量的同时，可将已受到训练的技术骨干根据情况调到普通病房。由于在 ICU 工作过的护士能胜任最繁重、危急的医疗任务，并掌握了一套完整的危重患者抢救、护理技术，故可带动其他科室的技术力量，提高科室护理质量。因而，ICU 就成为医院重要的教学基地，是培养、输送护理人才的场所。保持 ICU 护士有序的动态平衡，将能为整个医院护理质量的提高提供有力的支持。

二、ICU 的护理管理

（一）充分发挥护士长的管理职能

护士长是 ICU 护理工作主要负责人之一，ICU 工作质量的优劣与护士长有密切关系。护士长必须对医护小组、患者及家属具有强烈的责任感，具备整体、系统处理危重患者的专业知识和技术，他们应具备以下条件：

（1）具有丰富的临床知识，掌握疾病的生理和病理过程，了解重患者护理要求，指导护士工作。

（2）具有不断发展、改进管理体制的管理能力。

（3）交流技能：学会如何进行有效的交流是非常重要的。护士长在处理各种关系、制定计划、获得各种信息、评价工作效果等环节均需要交流，交流是建立良好的工作关系和高效率进行工作不可缺少的技能。

（4）树立威信：掌握生理、病理、心理学和仪器使用等方面的专业知识和熟练的技术，并保持不断更新的状态是护士长权威的基础，护士长应通过敏捷的思维和独立的工作能力向医生、护士证明自己的能力，取得他们的信任。

（5）了解护士的心态，给予他们必要的心理支持：ICU 紧张的工作，不断更新的仪器、技术都给 ICU 护士带来巨大的压力。ICU 护士常有健康失望，如生理症状可见慢性疲劳和衰弱，感情症状可有忧郁、精力缺乏和心态不平衡。护士长有责任掌握他们的心态，爱护护士，根据不同情况，给予心理及行为上的支持鼓励，切不可把护士所表现出来的行为心理变化简单地归为年龄、家庭、工作态度等问题看待。

（二）仪器的使用及管理

ICU 患者需要依靠各种仪器和药物来调节机体生理功能，以维持生命。因此，正确掌握使用和管理这些仪器的技能，在维护患者的生命功能中将会起到举足轻重的作用。

1. ICU 内装备的仪器 ①急救复苏器材：如气管插管、喉镜、除颤器、起搏器等。②呼吸器材：如呼吸机、潮气量计、峰值流量计等。③循环用器材：如各种血流动力学监测仪、生理记录仪、辅助循环设备等。④小型化验室：可以进行血气、血生化及血常规等检查。⑤其他器材：如静脉切开包、气管切开包、开胸包、缝合包、动脉加压输血器、容量泵、微量注射器泵、血液净化器等。

2. 仪器管理的一般规则 ①应配有专门的技术人员，负责调试、应用、维修及保养。②使用时要详细阅读说明书，把说明书放在仪器旁或贴于仪器上，以便于查阅。③使用前需详细检查、核对。各种仪器最好要根据过去使用经验和使用说明作一核对表，将此表置于仪器上，以便使用者在使用前迅速进行核对。例如，用除颤器前要核对的内容应包括：检查地线是否接好，输出功率显示盘是否到零，电极纱布的生理盐水或胶水是否充分，确定同步或非同步除颤转换电键的位置等。④使用后正确调整和检查，使其处于良好的备用状态，如果机器出现故障，要根据说明书或由主管专业人员维修。⑤制定仪器、设备的消毒规范。为防止交叉感染，仪器在使用后均应按要求严格消毒，再存放保存。如呼吸机的湿化瓶要用2%过氧乙酸浸泡，晾干后存放。⑥各种仪器每半年或一年定期检查一次，并对检查情况进行登记。

三、ICU 的护理规章制度

严格执行各项规章制度是良好护理质量的保障，ICU 的工作性质决定了护士不仅要执行普通病房的一般工作制度，更要强调消毒隔离、抢救制度及岗位培训制度等。

（一）消毒隔离制度

ICU 内获得性感染是威胁患者生命的重要因素之一，积极预防和控制感染对预后具有重要意义。

1. 诱发因素 ICU 获得性感染的危险因素包括两个方面，即机体因素和环境因素。机体因素包括原有疾病，特别是免疫抑制或缺陷、糖尿病、肾衰竭和肝功能衰竭等，以及气管或血管内插管、留置导尿管、胃内 pH 升高、长期仰卧位等。环境因素包括空气和所使用装置的污染、无菌操作不严及交叉感染。

2. 消毒措施

（1）ICU 设施：人体是室内空气中微生物的发源地，人员流动越大，室内空气污染就越严重，因此要减少人员流动。进入 ICU 前应设有缓冲地带，供进出人员换鞋、更衣、洗手等。

（2）空气消毒：保证 ICU 空气洁净是防止交叉感染，提高危重患者抢救成功率的重要条件之一。ICU 应设置空气滤过器，以层流方式净化空气，保证空气的洁净度。目前，国外检测空气净化度采用"白手套法"，即用白手套触摸物体表面，如无灰尘，则说明空气清洁。用于空气消毒的设备较多，目前最常用的是紫外线，正确使用紫外线消毒可使空气中的微生物减少 50% ~70%。

（3）呼吸机及附带设备的消毒：呼吸机内部的消毒比较困难，一般 24h 更换管道和连接物，福尔马林熏蒸或环氧乙烷消毒，2% 过氧乙酸浸泡 12~20min。

（4）留置导管感染的预防：①用 70% 乙醇、0.5% 碘伏消毒插管处，预防细菌沿导管旁隧道逆行入血。②插管后要妥善固定，防止移动滑出及刺激管道内壁。③局部用抗生素软膏涂于置管口周围以减少细菌侵入。④血栓形成易成为细菌繁殖灶，定时用肝素稀释冲洗可减少细菌生长。

（5）大量调查说明，很多感染完全可用简便的措施加以预防：例如：接触患者前后洗手可大幅度减少交叉感染的发生率。ICU 的工作人员要充分意识到各种感染的可能途径，从自我做起，严格要求，应做到以下几点：①更衣、更鞋、戴好帽子方可进入 ICU，外出时必须穿隔离衣，更换外出鞋。②无菌操作前必须戴口罩，严格无菌技术。③严格洗手制度。任何人皮肤上都有细菌存在，其中有少数致病菌，一旦接触易感部位，尤其是重患者，极易引起感染。因此，在接触两个患者、两张床时，或进行各种操作，以及处理尿壶、便盆后，进入或离开 ICU 后均要认真洗手。④衣帽及口罩要经常换洗，保持清洁。

（二）岗位培训制度

由于 ICU 业务范围广、监测项目繁多，ICU 应有严格的培训制度。

（1）新成员应学习、掌握五衰抢救的程序，常用仪器的使用方法、性能、各参数值及临床意义。

（2）ICU 护士应轮流到心电图室进行学习，在购入新仪器、新设施后，护士长要组织全科人员学习，迅速掌握其使用方法。

（3）培养书写合格护理记录的技能，对护士不断培训，使护理记录达到项目齐全、重点突出、内容简明扼要、能准确反映患者病情的动态变化、处理措施和效果。

（4）组织业务学习、病例讨论，不断总结临床经验，提高业务水平：例如，一般认为只要血压正常便可维持器官灌注，但机体有巨大的代偿能力，即使在心、脑、肾等重要脏器缺血的情况下，血压仍可暂时维持正常。一个临床经验丰富的护士应同时注意观察中心静脉压、尿量、肢端温度、颜色等，进行综合分析，判断器官灌注情况。

（三）抢救制度

抢救是医疗领域中技术性要求很高的一项工作，抢救能否成功，不仅是医师技术的反映，而且离不开贯穿抢救过程中的护理技能和护士的责任心，有效的护理也离不开科学的管理。抢救的基本原则是：立即进行抢救，从维持患者生命的角度来考虑具体处理措施，估计病情可能要发生的突然变化，并事先有所准备。

抢救一般分 3 个阶段：①用人工方法紧急维持循环和呼吸，如使呼吸道通畅，胸外叩击，按压，口对口呼吸等。②恢复自主呼吸和心率，如除颤、起搏、气管插管及机械通气。③处理并发症，如保证防治心源性休克及心衰、肺水肿、肺部感染、脑水肿及水、电解质平衡紊乱。

抢救时要做好组织工作，合理安排人力，做到忙而不乱，护理人员各司其职，密切配合。基本的人员分配如下：

（1）负责呼吸、鼻胃管等管道，保持其通畅，防止脱出。

（2）监测生命体征。

（3）药疗护士：维持生命线，如静脉输液、中心静脉和动脉插管的通畅及抢救药物的准确输入。药疗护士应熟悉急救药品的位置及药理作用。急救药品通常分 3 类：①抗心律失常药。如利多卡因、阿托品、异搏定、心律平等。②增加心输出量和升压药。如钙剂、多巴胺、肾上腺素等。③其他作用的药物。如皮质激素、利尿剂、碳酸氢钠等。

（4）必须有专人详细记录抢救有关资料：如患者心跳、呼吸停止及复苏过程、时间、用药情况等。

（5）专人机动：以随时提供必要的人力、物力支援。

（马小芳）

第二节　危重患者的护理技术

一、氧气吸入疗法及护理

氧气吸入疗法是供给患者氧气，以提高动脉血氧饱和度，纠正各种原因造成的缺氧状态，维持机体的生命活动，达到治疗的目的。

（一）氧疗方法

1. 控制性氧疗　用于低氧血症同时伴有二氧化碳潴留的 Ⅱ 型呼衰。氧疗可能导致 $PaCO_2$ 进一步升高，直至发展到二氧化碳麻醉，此时并不出现特殊的自觉症状与体征，因而需经常进行血气测定，特别是氧疗早期，血气变化尚未稳定时。氧疗应注意以下几点：

（1）给氧应从低浓度开始，一般氧浓度从 24% 开始慢慢增加。

（2）应注意给氧的持续性：如突然中断氧疗，等量的二氧化碳将占据原容氧的肺泡空间，使 $PaCO_2$ 比氧疗前更高，PaO_2 降低，缺氧会进一步加重。

（3）氧流量与吸入氧浓度的关系可通过下列公式估计

吸氧浓度% ＝21＋4×氧流量（L/min）

给氧的浓度应根据患者的情况及病情而定，一般可分为低浓度给氧，给氧浓度＜30%；中浓度给氧，给氧浓度30%～60%；高浓度给氧，给氧浓度＞60%。

2. 高浓度氧疗　适用于单纯缺氧而无二氧化碳潴留者，为使未行气管插管的患者氧浓度＞60%，需要应用带有单方向活瓣及贮气袋的特殊面罩，吸氧浓度可高达90%以上。

3. 高压氧疗　高压氧疗需置患者于密闭高压氧舱中，在高压环境下吸入纯氧，仅物理溶解在血浆中的氧就能满足机体的代谢需要，因而对因一氧化碳中毒、血红蛋白失去携氧能力一类的疾病有特殊疗效。

（二）给氧方式

1. 鼻导管吸氧法　是常用于治疗轻、中度低氧血症的方法，简单、方便，适用于持续给氧。此法是在鼻腔内置管，将湿化后的氧气直接输出，有单腔和双腔鼻导管两种。后者是用两根细管分别插入两侧鼻腔供氧，此法优点为吸入氧浓度较高。单侧细导管吸氧法，当导管插入鼻道10cm，给氧效果与鼻塞相似，插入5cm则实际吸氧浓度低于鼻塞法。吸氧的浓度还受患者潮气量和呼吸类型的影响。低流量鼻导管给氧应是2L/min，高流量给氧是3～6L/min，因此本法给氧浓度均在50%以下。

2. 鼻塞法　此法优点是刺激性小，易被患者接受，适用于较长时间低浓度吸氧者。鼻塞的大小应以塞严鼻孔为宜，不可过深以免塞入鼻腔。

3. 面罩给氧　有侧孔及氧控装置的塑料面罩，能输送不同浓度的比较精确的氧，其吸入氧浓度为24%、28%、35%、40%几种。根据吸入氧控制装置的标记调节每分钟氧流量，一般4～8L/min，可不更换面罩只换氧控装置就可以改换吸入氧浓度。此种面罩由于吸入氧气中掺杂了空气，不一定再进行氧气湿化，给氧浓度稳定，不受呼吸频率和潮气量的影响。

长时间的面罩吸氧有时可导致面罩压迫处皮肤的破损，应注意保护。

（三）氧疗监护

（1）密切观察氧疗效果，注意观察患者的缺氧状态是否改善，病情是否减轻或好转，准确记录给氧起止时间。尤其在氧疗的初期要密切注意动脉血氧分压和二氧化碳分压的变化。

（2）供氧时应给予湿化，湿化瓶以 50 ~ 70℃ 温水为宜，否则易导致分泌物干燥而不易咳出，加重呼吸道阻塞。

（3）安全给氧：①氧气助燃，使用与保存时应严禁明火，置于阴凉处。②运送氧气时防震动，各部位禁止涂油。③停用氧气或调节流量时，先分开鼻导管，防止高压氧冲入损伤呼吸道及肺泡。

（4）连续吸氧时应经常检查导管是否通畅，每 8 ~ 12h 更换一次鼻导管，24h 更换鼻塞，并由另一侧鼻孔插入。

（5）吸氧治疗时要固定牢固，必要时用线绳等方法将鼻导管或鼻塞固定在耳郭上，以保证达到给氧的持续性。应加强巡视，尤其在夜间或睡眠时。

（6）防止交叉感染：给氧装置中的导管、湿化瓶、面罩、活瓣等物件，应定时更换并清洁消毒，防止交叉感染。

二、昏迷患者鼻饲

鼻饲法是将胃管从鼻腔插入胃中，然后通过该管将流质食物、液体或药物注入胃内，以供给营养和水分，达到治疗目的。

1. 操作方法　将胃管自鼻孔插至 14 ~ 16cm 处，再以左手将患者头部托起，使下颌靠近胸骨柄，以加大咽部通道的弧度，便于管端沿咽后壁滑行，然后徐徐插入至所需长度。昏迷患者因吞咽及咳嗽反射消失，不能合作，给插胃管带来一定的难度，反复插管可致声带损伤与声门水肿。昏迷患者插入鼻饲管时，应反复确定导管的确切位置，以免插入呼吸道。

如患者出现呛咳、呼吸急促、发绀，胃管可能误入气管，须立即拔出，稍休息后，再行插入。当导管插入 50cm 将听诊器放于胃部，注气于管内，胃中有气过水声；或置导管开口端于水碗内，水中有气泡都表明已插入胃中，先注入少量温开水，试验导管在胃内是否通畅，然后徐徐将溶液注入。

2. 注意事项

（1）鼻饲前，应检查并清除胃内潴留物，当回抽胃内容物 >100ml 时应该停止鼻饲2h。

（2）鼻饲时及鼻饲后，使患者床头抬高 30°~45° 并至少保持 1h 为佳，以尽量减少误吸的可能性。

（3）使用人工气道的患者进行鼻饲时，应将导管气囊充盈，减少反流造成误吸的机会。

（4）必要时可用气管插管或喉镜引导，为昏迷患者插管。

（5）长期用导管喂患者，可每周 1 次将导管取出以减少对黏膜的刺激。取出导管动作宜迅速，以免引起恶心，用手捏紧导管，防止管内溶液流入气管。

三、导尿的护理

导尿术是将无菌导尿管自尿道插入膀胱引出尿液的方法。它用于各种原因引起的尿潴留；手术留置尿管保持膀胱排空，防止术中误伤膀胱；休克及疑有肾功能不全和其他需密切注意每日尿量者。

1. 正确选择导尿管

（1）普通导尿管：常用于经尿道插入膀胱导尿，如多种原因引起的尿潴留。此类导尿管常用型号，男性为 F12 ~ F14，女性为 F14 ~ F16（"F" 为法制号码，号数为管腔直径 3 倍的毫米数），可根据患者及需要而定。

（2）前列腺导尿管：前列腺肥大的患者发生尿潴留时，尿道前列腺膜部及膀胱颈部往往狭窄，普通导尿管不能插进，应选用末端弯曲且较硬挺的单弯导尿管。

（3）蕈状导尿管：导尿管腔大，末端呈蕈状，有数个较大的孔，便于尿液及血块的引流，头端膨大可起固定作用。常用于耻骨上腹腔造瘘及肾造瘘。

（4）输尿管支架管：以 F8 ~ F10 号管为宜，适用于肾盂成形术、输尿管吻合术、肾移植术后、膀胱扩大术中输尿管和肠道吻合，既可以起支架作用，防止吻合口狭窄，又可以引流尿液。

（5）气囊导尿管：有三腔和双腔之分。双腔气囊导尿管末端有一气囊，可以充无菌盐水 5ml 起固定作用，不易滑脱，常用于保留导尿。三腔气囊导尿管气囊内注入 10ml 无菌生理盐水后起压迫止血作用，其中一腔要在术后持续膀胱冲洗时接进水管，中间较大的一腔接出水管，三腔管适用于经尿道前列腺电切术。

2. 弗来尿管的应用　导尿管有数种改良的大小及形状，软的红色橡皮管最常用于 1 次或不保留的导尿；弗来（Foley）尿管通常用于保留一段时间的导尿；单弯导尿管用于男性老年患者或疑有前列腺肥大者，以防伤及前列腺。选择尿管的依据主要视留置尿管时间的长短及尿液的外观。如尿液混浊、有沉淀或凝块时，应选择直径大的导尿管，这样既不给患者带来不适，也不使管子脱出，又有最佳的导尿效果。用于留置的尿管一般选择具有弹性的橡胶制成品，有一个 5ml（正常使用）或 30ml（用于需止血时）的球囊，当导尿管放入膀胱后用无菌生理盐水充满球囊。选用套囊时，应选用容积较小套囊的导尿管，套囊容积过大可能增加对膀胱的刺激引起疼挛，以致形成尿液沿尿管外壁"溢出"。

使用弗来尿管要注意导尿管插入的深度应从水囊下段计算，见尿后再插入 4 ~ 5cm，将 5 ~ 10ml 的生理盐水注入气囊后，轻轻回拉，有阻力时是最佳深度，严防深度不够水囊压迫尿道或膀胱颈部，如患者主诉尿道疼痛时应警惕尿管插入深度不够或脱出，应及时给予处理。

导尿前应洗手，注意摆好患者体位，导尿过程中要鼓励患者在插管时做深呼吸，转移患者的注意力，使膀胱括约肌松弛，插管时如发现导尿管的通路有阻力时，不能强行用力，因创伤性的导尿易导致泌尿系统感染及形成尿路狭窄，尿管插入后应妥善固定防止滑动和尿道牵扯。

导尿的目的是促进尿液的引流，所以应确保其通畅。如尿中有血者应每小时检查导尿管 1 次，其余患者也应经常检查，如引流不畅应及时分析原因，是内在还是外在的原因造成，出血会使膀胱内形成血块而堵塞尿管，感染会增加尿液内的沉淀物而导致堵塞。检查引流系统内有无沉淀，可用手指揉动导尿管以检查尿中沉淀物的堆积，并注意尿管有无扭转，或轻轻转动导尿管，改变其在膀胱中的位置以免导管开口贴于黏膜壁。要注意观察尿液的颜色、透明度、气味，应记录并及时报告医生。

3. 尿液的引流 持续引流者将导尿管接到尿液收集器，通常利用重力引流（尿袋在膀胱以下）。引流管密封式地与收集管相接的方式称密闭式引流，此法可减少泌尿道的感染。对其护理注意以下几点：

（1）使用一次性密闭式引流器的患者，除因阻塞需冲洗外，不进行冲洗。必要时给予重新插管。

（2）集尿系统的接头不应打开，当需要少量新鲜尿液标本时，应以无菌的方法，用小针头自导尿管远端插入引流管抽取尿液。若需要膀胱冲洗，最好选用三腔管，也可用双腔导尿管连接三通管以便无菌冲洗。

（3）引流袋的下面不可有扭结或下垂的管子，以免影响引流，过长的管子可盘在床上，每次患者变换卧位之后即应检查所有管道的通畅性。

（4）每日需检查收集系统有无沉淀及漏尿的现象，若接头脱开破坏了无菌状态，应消毒接口处，以无菌技术复原或更换集尿系统。

4. 预防尿路感染 行导尿或尿路器械操作的患者中 20%～30% 有尿路感染，其中 80% 与导尿有关。使用密闭式引流者感染率可降低，因此，不主张进行膀胱冲洗，尤其对短期留置者更无必要。

要严格各项无菌操作，严防感染，保证患者安全。密闭式引流袋可 3d 更换 1 次。应鼓励患者多饮水，使大量尿液排出。认真检查无菌包装的导管、引流袋的有效期。引流袋不可提至患者的膀胱或引流部位以上的高度，防止尿液逆流，若接头脱开必须以无菌技术复原。尿道口有分泌物时，应用手按摩使之排出，再行消毒。造瘘口周围每日用碘酒消毒 1 次，并更换无菌敷料。

5. 固定 各种导管均应妥善固定，外接的引流管应固定床旁，防止引流袋过重牵引尿管而脱出。尿道修补术后，留置的尿管妥善固定尤为重要，特别是吻合口不满意时。随时检查引流管是否通畅，如发现引流不畅或完全无尿流出，应仔细检查及时处理，防止扭曲受压。

6. 观察引流的尿色、尿量、性状并准确记录 应鼓励患者增加饮水量，以稀释尿液、减少沉淀，排出废物，维持尿量在 1 500～2 500ml/d。

7. 膀胱冲洗

（1）留置导尿者最安全有效的冲洗是在病情允许的情况下增加患者的液体摄取量，每日要鼓励患者饮水 3 000ml 以上或通过静脉注射取得。

（2）如需进行冲洗，要执行严格的无菌技术，注意动作轻柔，避免损伤器官或引起感染。每次冲洗量 30～60ml，灌注冲洗后应借重力再流出。

（3）间歇性冲洗法，此法可用密闭式输液器将冲洗液与尿管相通，减少细菌进入膀胱的机会。冲洗液要挂在比患者位置高的地方，灌注到膀胱后，再让它自由地流到尿袋中。

8. 间歇性插管 长期插管的患者易发生感染，临床经验表明，多次间断性导尿比长期留置尿管的尿路感染可减少 50%，即使在非无菌的方式下间断性插管的患者也比长期插管感染率低。

四、中心静脉穿刺置管术的护理

经皮穿刺中心静脉置管术，有颈内静脉、锁骨下静脉和股静脉等入路。由于股静脉穿刺部位清洁度差，护理观察困难，且下腔静脉易受腹压的影响，CVP 值不能正确反映右心房压力和血栓形成的机会多，因此，一般优先选用颈内静脉和锁骨下静脉。

（一）并发症的观察及护理

（1）动脉损伤：后果取决于穿刺部位，误伤颈内动脉的危险性较大，巨大颈部血肿可压迫气管，造成呼吸困难。因此，对该类患者严密观察呼吸变化，并严禁再在对侧穿刺。

（2）血气胸、失血性休克：主要发生在锁骨下静脉穿刺，术后要严密观察血压、脉搏、呼吸、呼吸音变化及有无胸痛等。

（3）空气栓塞：中心静脉开放后，受胸内压和右心舒张期影响，静脉压与大气压存在着压力差，吸气时呈负压，尤其在低血压时更应严防空气漏入。在置管操作期间，凡有空腔器械留滞在静脉内时，均应用拇指堵住开口，并嘱患者暂停呼吸，以防气体进入。如穿刺结束后有严重咳嗽、气急，应警惕可能动脉栓塞，应立即置患者于左侧卧位，叩击胸背，使气泡变细，并给予吸氧。

（4）颈内静脉右侧基本垂直注入上腔静脉右心房，因此，切忌快速滴入氯化钾、葡萄糖酸钙等对心肌活动有直接影响的药物，防止心律失常及心脏骤停。

（5）妥善固定好静脉置管，避免脱出，密切观察液平面，防止空气进入发生空气栓塞。

（6）注意导管管柄与管身衔接处易折断或脱管。连续输液要保持一定速度，一旦发生堵塞，忌冲洗，应更换。

（二）预防感染

静脉置管感染较多见，其发生率与许多因素有关，如静脉的选择、置管技术、患者的体质、导管的材料及各项无菌技术等。

1. 导管感染的临床表现

（1）疏松结缔组织炎：以导管插入部位最多见，周围皮肤出现红、肿、热、痛。

（2）静脉炎：局部或全身发热，局部红斑，沿静脉走向触诊有压痛和发硬，淋巴结肿大和触痛。

（3）化脓性血栓静脉炎：静脉腔内可找到肉眼或镜下的化脓病灶，脓液有时可从插管的伤口流出或挤出，往往导致脓毒血症。

2. 预防　中心静脉留置导管便于静脉给药、输液和进行监测，因此可提高抢救成功率。但随着导管留置时间的延长，感染的危险明显增加。最重要的感染途径是皮肤微生物沿导管外周或密封输液系统的破损处侵入或污染导管内部。因此，任何破坏输注系统严密性的做法均应尽量避免。

（1）保持病室清洁：每日需紫外线照射，早晚均用消毒液拖地。导管护理必须严格各项无菌原则，操作前彻底洗手，戴口罩、手套等。

（2）用 1% ~2% 碘酊消毒插管处的效果可靠，也可用洗必泰及 0.5% 碘伏等消毒，能防止细菌沿导管旁隧道侵入。

（3）插管后妥善固定导管，防止移动、滑出及刺激损伤血管内壁。

（4）在置管周围皮肤上涂抗生素软膏，再用无菌纱布或新型透明半渗透性聚氯酸敷料覆盖，每隔 72h 更换一次，并注意保持皮肤干燥。

（5）血栓易成为细菌繁殖灶，定时用肝素稀释液冲洗可减少顶端细菌生长，这在长期置管中能明显降低感染率。

（6）凡通过中心静脉输液者，最好采用输液袋，并 24h 更换一次输液装置。更换输液器时应先消毒连接部分，卸开后重新消毒，然后接上新的输液管。

（7）输液管道的各连接部分均可成为微生物侵入途径，最好使用无连接部一体化的、带有无菌过滤器的输液管道。三通的污染机会也非常多，因此，最好不装入三通。

五、有创动脉血压监测的护理

在动脉内置管连接一换能器便使血压数值直接显示在监护仪上，该方法简便、准确，能连续测出每瞬间的动脉压力变化，可随时采取动脉血样做血气分析，因此特别适用于危重患者心血管和其他复杂手术的术中、术后血压监护。

（一）插管的动脉选择

（1）插管所用的动脉应有充分的侧支循环。

（2）有较大的血管管径，能精确测量血压又不易发生动脉阻塞或血栓形成。

（3）不影响手术和其他操作，易于进行护理和固定。

（4）避免易感染部位。

（二）常用于插管的动脉

桡动脉常作为插管的首选动脉，因其位置表浅，有良好的平行血流灌注，易于护理、固定、观察，只要能证实有动脉的侧支循环，很少发生手部的缺血性损害。其次是足背动脉，如能证实胫后动脉有良好的侧支循环，选此动脉也无明显危害。股动脉在周围的动脉搏动消失时，可以考虑使用，但若有下肢动脉病灶，应避免使用。肱动脉插管较易引起血栓形成而产生明显的前臂及手部缺血性损害，一般不作常规使用。本节将主要介绍桡动脉测压的方法及护理。

（三）桡动脉穿刺测压

手部的血流靠尺、桡两动脉供给，以尺动脉为主，尺、桡两动脉在掌部形成掌动脉弓。由于桡动脉置管常有血栓形成，此时手的血液供给主要靠浅掌动脉弓的侧支循环，如侧支血流少或无，则可发生缺血性损伤。因此，施行桡动脉穿刺置管前应先做 Allen 试验，以观察尺动脉能否充分供应手的血运。

1. Allen 试验　令患者伸屈手指数次后令其上举过头再握紧拳。术者以左右手指分别压紧腕部桡、尺动脉，令患者手放下松拳，应避免手腕过分伸展。术者放松对尺侧动脉的压迫以观察手部血液循环恢复情况。如果掌弓完整，尺动脉能充分供应手部血液循环，在 6s 内则全手变红，表明可行桡动脉置管，若手掌颜色延迟至 7～15s 恢复，说明侧支循环血流少，应慎重选择该桡动脉置管。

2. 置管用品　20～24 号聚四氯乙烯套针 1 枚，要求管长 3～5cm，管腔粗细一致，三通 2 个，输液管 1 根，普鲁卡因 5ml，5ml 注射器及 7 号针头 1 套，无菌手套 1 副及敷料，消毒物品，换能器及监护仪。

3. 操作步骤

（1）患者平卧，手臂外展，腕伸 60°，腕下可垫绷带卷。

（2）摸清桡动脉搏动。

（3）术前消毒，铺无菌巾，戴无菌手套。

（4）局部皮肤麻醉。

（5）按住桡动脉搏动线与皮肤呈 30°角刺入套针，进入动脉后针尾出现回血。固定穿刺针，向动脉内送入套管。抽出穿刺针，套管外接三通、延伸管及换能器，腕部呈自然位，固定套管及延伸管，穿刺部位用无菌敷料包扎。

（四）测压装置的连接

与三通相连，共有 3 个开口，一端接动脉套管、延伸管、冲洗装置换能器，一端可备作抽血标本用。

（五）动脉导管的维护与并发症的预防

（1）妥善固定导管及延伸管，防止摆动、扭曲。

（2）保持通畅，除通过冲洗自动装置冲洗外，如发现波形顿挫或失真可随时冲洗。

（3）测压系统无气泡，各衔接处不漏液、无回血。

（4）怀疑套管针内有血栓时，应用注射器抽吸，切勿向血管内推注。

（5）出血、血肿多发生在反复穿刺或拔管后，力求穿刺一次成功。如穿刺点出血应予压迫止血，拔除动脉导管后，局部至少压迫 10min。

（6）感染：动脉置管后发生感染的主要因素是导管在血管内留置时间过长，多数感染发生在置管 72h 后，因此要求适时拔管，穿刺局部每日执行无菌换药，回抽的管道液应弃去。

（7）置管期间应密切观察远端肢体血供，如发现肢体缺血迹象应立即拔管。

六、动脉穿刺及护理

在危重患者的救治中，及时、安全、正确地进行动脉穿刺，可以保证动脉输液、输血的畅通和获得动脉血标本。

（一）穿刺部位和方法

穿刺部位可根据不同需要进行选择，头颈部可用颈总动脉，躯干和上肢用锁骨下动脉或肱动脉，下肢则采用股动脉。但临床上最常用的穿刺部位则是桡动脉和股动脉。

1. 股动脉穿刺

（1）定位方法：股动脉位于股鞘内，在腹股沟韧带下方紧靠股静脉外侧。体表定位在髂前上棘和耻骨结节之间划一连线，连线中点能扪及动脉搏动处即为股动脉穿刺点。

（2）穿刺方法：在髂前上棘和耻骨结节之间连线的中点、动脉搏动的明显处，消毒局部皮肤和操作者的中指、示指，在两指间垂直穿刺。

2. 桡动脉穿刺

（1）定位方法：前臂桡侧腕关节上 2cm 处扪及桡动脉搏动最明显处为穿刺点。

（2）穿刺方法：掌侧向上，在腕关节上 2cm 桡侧搏动明显处消毒皮肤及操作者的中指、示指，在两指间垂直穿刺。

（二）注意事项

（1）动脉穿刺必须严格无菌技术，尤其是穿刺的局部皮肤消毒。

（2）如抽出压力较低的暗红色血表示可能误入静脉，可重新穿刺。

（3）反复穿刺易形成局部血肿，故穿刺后须持续压迫5min以上。

七、胃肠外营养的护理

胃肠外液体治疗和全胃肠外营养（TPN）是经静脉输入大量的基础营养物质以维持机体的合成代谢与生长发育。全胃肠外营养液浓度高，须经中心静脉内置管输入，在这一治疗中护士参与整个治疗的全过程，因此，护士起着十分重要的作用。这就要求护士要了解治疗目的及使用过程中的禁忌证、并发症，了解输注液体的组成，以及治疗过程中患者的反应。此外，还要学会营养状态的判断和病情的预测。

（一）导管的护理

胃肠外液体输注途径以中心静脉插管为主，临床上可选用上腔静脉或下腔静脉，因下腔静脉比上腔静脉管径细，血流量少，导管入口邻近下肢根部，易被污染，而且护理也不方便，故多选用上腔静脉途径。

1. 置管前的护理　置管前应做好心理护理，解除患者恐惧心理，并教会患者做好吸气与憋气动作，以取得良好的配合。备好局部皮肤及器械，病房地面用高效消毒剂消毒，紫外线照射房间。

2. 置管后的护理　静脉置管为病菌进入机体提供了渠道，而营养液则是其生长、繁殖的良好的培养基，因此，采取积极有效的措施预防感染很重要。对输液操作、导管管理必须严格无菌操作，穿刺点每日碘伏消毒并用无菌敷料覆盖，每8h检查导管插入部位有无红肿、化脓，并注意导管有无断裂、打折、血块或液体渗出。每24h更换输液器，严格防止空气进入体内。

（二）并发症的观察与护理

1. 高血糖及高渗综合征的观察与护理　如果输液速度过快可出现高渗综合征，患者表现为前额疼痛，皮肤干燥，舌面纵向纹增多并加深，多尿，尿量 >500ml/h、意识紊乱、昏迷，甚至死亡。为预防高血糖及高渗综合征的发生，在开始胃肠外营养治疗时应从慢速度开始，然后逐渐增加，最好使用输液泵控制滴速。应准确地记录出入量，每8h统计一次，以发现出入量的变化。如尿量较多，应每小时测定尿量，每日测量体重。每日体重增长 >0.45kg，提示体液潴留，每日体重下降 >0.45kg，提示体液丢失。根据病情及时测定尿糖及尿酮体含量，尿糖在（＋＋＋）时应立即测定血糖。要重视突然出现的前额疼痛及意识紊乱。严密监测患者的生命体征，观察皮肤及舌的皱纹情况，尤其是严重感染、外伤、隐性糖尿病的患者。

2. 输液后低血糖的观察护理　输入全胃肠外营养液后发生低血糖是由于突然终止输入该液，而体内胰岛素分泌仍处于高水平所引起，因此，胃肠外营养必须逐渐地终止，从而使胰腺有足够的时间适应血糖浓度的改变。一旦胃肠外营养突然终止，必须给任何一种含糖溶液过渡。在停止胃肠外营养后注意观察有无头枕部疼痛、皮肤湿冷、头昏、脉搏快速、肢端麻木感、神经敏感。如有上述表现应立即测血糖，备好静脉注射葡萄糖。

3. 电解质紊乱的观察　实行胃肠外营养的过程中，如果不注意补充钾、磷、镁，可导致这些元素的不足。一般全胃肠外营养持续1个月以上很可能出现微量元素不足，尤其是钙、锌的不足。因此，为防止出现电解质的紊乱，应每日对患者做电解质测定，并密切观察病情。

（1）低血钾的主要表现是肌肉乏力，心律失常。

（2）低血磷的主要表现是嗜睡、语言不清，以致意识不清。

（3）低血镁的主要表现是肢端及口周围针刺样麻木感，焦虑不安。

（4）锌缺乏的主要表现是腹泻、腹部疼痛、味觉或嗅觉受损、脱发、伤口愈合延迟。

（5）高血糖也是感染的突出表现，血糖突然增高也常提示感染的存在。

4. 补钾过程中的护理　必须在尿量适当的情况下才能输入钾盐溶液，严重低血钾时，可在心电图持续监护及严密观察血钾浓度下，给大剂量钾盐（最好每小时不超过20mmol/L）。补钾时要缓慢输入，以减轻患者的不适感或避免造成静脉炎，还要注意避免因钾溶液的皮下渗出而损伤组织。

5. 补钙过程中的护理　经静脉输入钙盐时应注意，忌将钙盐加入碳酸氢钠溶液，以免形成碳酸钙盐沉淀物。使用洋地黄的患者慎用钙盐，静脉补钙过量或过快可导致心动过缓以至心跳骤停。输入前将其加热至人体温度，并严防液体渗出导致局部组织坏死。

6. 输蛋白质和脂肪溶液时注意事项　蛋白质溶液很容易变质，在输入前应严格质量检查，一经启封，就必须使用。输入开始时滴速要慢，警惕过敏反应的发生。输入脂肪乳时，需认真检查质量，注意有无脂肪分离，出现油状物，一旦出现即不可使用。脂肪乳中不可加入电解质或其他营养液，在启封后需在 12h 内输完。开始输入时应速度缓慢，以观察有无不良反应。脂肪乳应保存在 25～30℃ 的室温中。

7. 胃肠外营养时感染的预防　感染是胃肠外营养致命的并发症，所以采取积极有效的措施预防感染是重要的。对输液操作、导管的管理必须严格执行无菌操作和无菌技术。除要检查穿刺局部有无感染外，还应严密注意体温的变化，每日测量体温、脉搏 4 次。如出现不明原因的发热，首先应停止胃肠外营养。

八、静脉留置针的应用及护理

静脉输液是治疗危重患者的主要手段。建立良好的静脉通路，才能在救治过程中使患者得到迅速、快捷的补液及给药。为了避免静脉的反复穿刺给患者造成痛苦，使用静脉留置针可以有效地解决这一问题。

1. 穿刺方法　静脉穿刺选择四肢浅表静脉及颈外静脉，常规消毒，绷紧穿刺点远端皮肤使静脉固定，取 15°～30° 的角度，针尖斜面朝上穿刺进针。确认有回血时，降低持针角度沿血管方向再进 1.5cm，固定针芯慢慢将塑料套管送入静脉内，拔出针芯并立即将套管与输液装置连接，用胶布固定留置套管于穿刺部位。

2. 静脉帽的使用　对需要每日进行静脉输液的患者，第一次静脉输液结束后，即可将消毒后静脉帽与末端接口旋紧，并用注射器从静脉帽末端的橡皮刺入，向套管针内推入稀释的肝素溶液，以防局部血液凝固，保证套管的通畅，用纱布保护套管针及静脉帽。患者再次输液时只需将静脉输液针从静脉帽末端的橡皮处刺入。

3. 静脉留置针的优点

（1）放置静脉套管针等于保留一条开放的静脉通路，这对于需要随时做静脉输液的危重患者很有意义。

（2）减少穿刺局部的渗漏和静脉炎的发生。

（3）套管针套管可以在浅静脉中保留 5~7d，减少了静脉穿刺的次数，保护了患者的浅表静脉。

（4）减轻了护士工作。

（5）留置针套的管壁薄、内径大，液体流速快，适用于危重患者的抢救，躁动患者使用更佳。

4. 使用注意事项

（1）使用留置针前应严格检查包装和有效期。

（2）留置针的穿刺应选择在非关节部位，血管弹性好的地方。

（3）留置针固定要牢固，防止因患者的活动而脱落，并嘱患者注意保护。

（4）要经常观察穿刺局部的情况，注意有无渗漏及炎性反应，如有反应及时拔出。套管有堵塞时，要查明原因，必要时可拔管。切忌用力推注液体，避免血块进入而引起栓塞。

（5）重新输液或给药，均要先确认套管内无血块阻塞后再接液体，以免发生栓塞。在接液体时，注意防止空气进入血管。

（6）操作过程要严格按无菌技术要求，穿刺部位必须保持清洁。

九、静脉滴注药液外渗观察及处理

静脉输入药液外渗到血管周围的软组织中，轻则肿胀，重则引起组织坏死，造成功能障碍。发生药液外渗的后果与外渗物的性质、患者个体的状况有密切关系。另外，输注量、速度、持续时间、压力、药物浓度、组织压等也有影响。在危重患者、小儿及老人、糖尿病及血管病患者，一旦液体外渗，更易导致损伤。

（一）一般发生原因

穿刺不当致穿破血管，使药液漏出血管；患者躁动针头固定不牢，危重患者休克，组织缺血、缺氧，致使毛细血管通透性增高，特别是在肢体末端循环不良部位，如手背、足背、内踝处等。

（二）不同药物外渗的处理

1. 外渗性损伤以血管收缩药物多见　此类药物外渗引起毛细血管平滑肌收缩，致药液不能向近心端流入，而逆流毛细血管，从而引起毛细血管的强烈收缩，造成局部肿胀、苍白、缺血、缺氧。处理措施：

（1）用肾上腺素能拮抗剂酚妥拉明 5~10mg 溶于 20ml 生理盐水中注射于渗液周围，以扩张血管。

（2）用复方利多卡因（0.2% 利多卡因 20ml、地塞米松 2mg、阿托品 0.5mg）在穿刺部位及肿胀范围做环形或点状封闭。

2. 高渗药物外渗　加 20% 甘露醇液、50% 葡萄糖高渗溶液进入皮下间隙后，使细胞膜内外渗透压失去平衡，细胞外液渗透压高将细胞内水分吸出，使细胞严重脱水而坏死。处理措施：

（1）发现药物外渗，应立即停止该部位输液。

（2）用 0.25% 奴夫卡因 5~20ml 溶解透明质酸酶 50~250U，注射于渗液局部周围，透明质酸酶有促进药物扩散、稀释和吸收作用。

3. 抗肿瘤药物外渗 局部疼痛、肿胀，可使细胞中毒死亡，致组织坏死。处理措施：

（1）抬高患肢，局部冰敷，使血管收缩、减少药物吸收。

（2）如形成水肿，局部常规消毒后用无菌空针将液体抽干，再用 75% 乙醇纱布加压包扎。

（三）静脉滴注药液外渗的预防

引起药物外渗性损伤的原因复杂，而且难以完全杜绝，但只要思想上高度重视并注意以下几个方面，就可将其减少到最低限度。

（1）处理液体外渗的原则是：处理越早，恢复越快；处理越迟，组织坏死的机会越多，所以，要密切观察注射部位，尤其危重患者意识不清时更应仔细监护，尽早发现，及时处理。

（2）熟练穿刺技术，尽可能一针见血。若为化疗药物，宜先滴注生理盐水，如局部无肿胀，确定针头在血管内，再注入化疗药物，注射完化疗药再推注 5～10ml 生理盐水。

（3）熟悉静脉注射药物的药理作用，浓度配制要适当。

（4）避免同一静脉多次穿刺、重复或长时间输液。

（5）对躁动不安的患者肢体妥加固定，以免针尖刺破血管造成外渗。

十、常用引流管的护理

外科引流是将人体组织或体腔中积聚的脓、血、液体或气体引导至体外或其他空腔脏器的技术。

1. 引流管的共同护理要点 在使用各种引流管时，都会引起患者心理和身体上的不适，操作前要向患者说明放置引流管的必要性和注意事项，针对患者的恐惧、不安等情绪进行心理疏导，使之有思想准备，主动配合治疗。

（1）在插管、更换敷料、换瓶或拔管等步骤中，均应严格执行无菌技术操作规程，以防感染。

（2）应保持管道通畅：各种引流管的固定必须稳妥、不受压、不扭曲。管子的长度要适当，足够患者翻身和坐起，防止管子脱出和引流不畅。

（3）体外引流管、引流瓶应每日更换 1 次：管、瓶、塞使用后浸泡消毒，擦去污迹和胶布迹。引流管应用探针疏通管腔使沉着物脱落，然后用水洗净。临床推广的一次性使用无菌引流袋符合无菌要求，使用方便。

（4）观察记录：在引流过程中，密切观察引出物的颜色、性状及量，并准确记录，如发现异常及时向医生汇报。

（5）防止逆流：引流瓶的位置不能高于患者插管口的平面，搬动患者时，应先夹住引流管。

2. 各种引流管的准备 引流管的作用方式主要是吸附、导流和虹吸。各种引流管的规格、质量和使用方法可以直接影响引流效果。管腔内径大，引流量多；管子越长，引流量越小；引流管的光洁度影响引流速度，因此在准备各种引流管时应注意：

（1）使用前要认真检查引流管的质量，符合要求后再使用。管子的软硬度要合适；质地过硬会压迫周围组织、血管、神经和脏器，导致出血或形成瘘管等并发症；质地过软，管腔易被压扁，影响引流。引流管的粗细、长度也要适宜。

（2）导管要配套，对双套管引流的导管，外套管、内套管、管芯、导丝等均应配套。用后注意保管，防止丢失。

（3）对带有气囊的管子，应事先检查气囊的质量，了解气囊的容积，使用时按气囊的容积注入相应的气体或液体。

（4）如在导管上开孔，两孔之间应保持一定的距离，开孔斜面不能超过周径的1/3，防止管腔断裂，并注意边缘要光滑，避免损伤血管或内脏组织。

十一、胸腔闭式引流的护理

胸部手术或创伤所造成的血胸、气胸和脓胸等都要放置胸腔闭式引流管，目的是使气体、液体或脓液从胸腔排出，减轻胸内压力，重建胸腔负压，使肺组织充分扩张。

正常的胸膜腔内负压相当于 $3 \sim 10cmH_2O$（$0.8 \sim 1.0kPa$），吸气时负压增大，呼气时负压减小。两侧胸膜腔压力保持平衡，使纵隔保持在正中位置。胸膜腔负压的存在，使肺保持向心回流。胸部损伤后，首先应恢复和保持胸腔内的负压，紧急做胸腔减压术排出气体和液体，促使肺脏早期膨胀，如果不及时处理，可迅速造成心肺功能衰竭。

（一）水封瓶的管理

1. 水封瓶的使用　是利用半卧位达到顺位引流及虹吸原理，当肺组织本身扩张及患者有效咳嗽时，利用压力差，使胸部引流通过水封瓶排出气液。

2. 水封瓶的种类　水封瓶装置有一、二或三瓶方法，目前使用的不同装置，其原理基本相似。通常在手术室安置闭式引流管，但在某些紧急情况下，也可在急诊或病床旁进行，排气从第2肋间锁骨中线，排液从6~8肋间腋中线置胸腔引流管。

3. 水封瓶的观察与护理

（1）水柱波动的观察：吸气时胸部扩张，胸腔负压增大，瓶内液体就会被吸入玻璃管内，致使液面上升；当呼气时胸廓缩小，胸腔负压减小，液面就下降，所以，随着呼吸运动，玻璃管内的水柱就上下动荡，表明引流管是通畅的。①负压高的原因：水封瓶漏气；术后胸膜腔漏气；肺不张等。②无波动原因：有负压无波动，术后肺不张；血块堵塞；引流管位置不当；末端顶住无波动。③停在水平面无波动的原因：水封瓶与大气压相等；胸腔引流管脱落。④正压无波动，正好在呼气时血块堵塞。⑤管子脱落时无波动，结合临床症状听呼吸音。

（2）水封瓶的检查：①水封柱上升时用止血钳夹住，如有漏气，则水柱的水平面相等。②检查引流管是否通畅，如玻璃管内水平面随呼吸升降，或咳嗽时玻璃管内有微动，均说明引流管是通畅的。

（二）引流管的护理及管理

（1）患者取半坐位，使胸腔引流管保持低位引流，水封瓶放置患者胸部水平下 60 ~ 100cm 处，绝对不能高于患者胸部。

（2）手术后护送回病室或移动患者时，需用两把止血钳夹闭胸腔引流管，搬动时动作要轻柔，慎防引流管拔出。

（3）保持引流管通畅，术后初期每 30 ~ 60min 就要向水封瓶方向挤压引流管 1 次。引流管要避免受压、折曲、滑脱、堵塞。水封瓶长玻璃管水柱应随呼吸上下波动，正常的波动范围为 4~6cm。

（4）维持引流系统的密封性：为避免空气进入胸膜腔，水封瓶的长管应置在液面下 2~3cm 并保持直立位。胸壁引流管切口周围要用油纱布严密覆盖。如水封瓶打破应立即夹住引流管，但若水封瓶被打破时胸腔引流管正不断排出大量气体，则不应夹闭胸管，而应立即更换水封瓶，以免造成张力性气胸。

（5）密切观察引流液的颜色、性质，单位时间引流量。

（6）如引流量过多或肺泡漏气严重，根据程度可适当减小胸引流瓶负压，以防影响肺泡裂隙的愈合。

（7）预防感染：一切操作应坚持无菌原则，护理前要洗手，水封瓶内要装消毒水，每日更换水封瓶一次。

（8）拔管前须证实引流管内不再有气体、液体流出，胸部透视肺已完全扩张，听诊时呼吸音清晰，方可拔除引流管。拔管时先准备好换药敷料，在 7~8 层厚的纱布上放 4 层凡士林纱布，然后剪断固定引流管的缝线，嘱患者深吸气后屏气，在一手迅速拔除引流管的同时，另一手同时将准备好的敷料紧敷在伤口上，并用胶布贴牢，包紧多头带，以防空气进入胸腔。拔管后应经常注意比较两侧呼吸音，是否有渗血和漏气现象，气管有无移位等，并鼓励患者做深呼吸及肢体活动。

十二、脑室持续引流的护理

脑室引流是脑外科疾患治疗中的重要手段之一，可以起到调节颅内压、排放因颅内感染或出血所致的积脓或积血，以及通过脑室达到给药等目的。

1. 脑室引流的观察　正常脑脊液为无色透明、无沉淀的液体，颅脑术后 1~7d 脑脊液可略带血性，以后转为橙黄色，脑室引流要注意引流液量、性状，引流情况等。

（1）观察记录24h引流量及脑脊液的性状，如出血、凝血块、混浊等情况。如术后有大量鲜血或血性脑脊液的颜色逐渐加深，常提示脑室内出血。如术后发生颅内感染，脑脊液混浊，呈毛玻璃状或有絮状物。

（2）经常检查连接系统有无漏液的现象，要确保连接系统的密闭性。

（3）脑脊液引流是否通畅：引流通畅时，液平面有与心跳一致的波动；压迫双侧颈静脉时液平面上升，解除压迫时，液平面应回降。

（4）防止引流管脱落：应向患者说明固定的重要性，对意识障碍或理解力极差的患者，可以在头皮上以缝线将导管结扎固定，并适当对患者胸部或四肢加以束缚。

2. 保持设定压稳定　脑室压的控制是根据基准点来设定的，即仰卧位时外耳的高度与控制回路的流出点高度差来设定。成人正常颅内压为 8~18cmH$_2$O（0.78~1.7kPa）。颅内压不可过高或过低，过高会出现颅内高压危象，甚至发生脑疝；过低会导致颅内低压综合征。脑室引流瓶悬挂于床头，引流管的最高点应比侧脑室水平高出 10~15cm，以维持正常颅内压。如颅内压超过此水平，脑脊液即流出，从而使颅内压降低。为保持设定压稳定应注意：

（1）患者应保持安静。

（2）护士绝对不可自行抬高病床床头，调整头部高度及水封瓶高度。

（3）如抬高床头可不用枕头，同时要相应地提高引流瓶的高度。

（4）为预防设定压大幅度变化，在移动或抬高床头时先用止血钳将引流管夹住，这时切勿弄破引流管，事后注意立即解除关闭。

（5）变换体位或移动病床时，注意切勿使引流管折曲或夹在床栏杆之间。

3. 预防感染

（1）脑室感染的后果严重，而脑室导管是引起感染的途径，因此，在各操作环节中都必须在严格的无菌条件下进行，并注意保持室内空气的清洁。

（2）如发现纱布被脑脊液或血污染，应立即查明原因并及时处理，给予更换敷料或缝合。

（3）注意排出液的液面切莫超过引流管柱的顶端，如贮液瓶已满应报告医生，更换时注意无菌操作。

（4）注意引流管连接部切勿脱落、松弛或污染。引流管的连接管以稍长些为好，使患者头部有适当的活动范围。

（5）连接管如已脱落，切不可原样插回，应在无菌操作下予以更换。

（6）如引流管堵塞，只能用抽吸方法疏通，严禁向脑室内冲洗。

4. 并发症的预防

（1）急性硬膜下水肿：颅内压高的患者钻洞后装上引流瓶，滴速不宜过快，特别是原脑室扩大明显时极易形成硬膜下水肿、血肿而出现神经症状。

（2）脑损伤、出血：可由于插入的引流管刺激而发生。

（3）脑疝：颅后窝脑压增高时（幕下肿瘤），容易产生逆行性脑疝，而出现意识障碍等脑干症状，因此，在脑室引流过程中，一定不能让脑脊液过快流出，脑室引流管要置于脑室穿刺点上方 25~30cm 高度。

（4）感染：脑室炎、脑膜炎。

（5）血清电解质异常：控制脑脊液引流量，脑脊液的总量成人为 100~150ml。脑脊液由脑室内脉络丛分泌，每分钟分泌 0.3ml，每日分泌 400~500ml，每 6~8h 更新一次，每日分泌的量为全部脑脊液量的 3 倍，因此，每日引流量以不超过 500ml 为宜，如引流量过多可引起电解质紊乱。脑脊液含氯化物、蛋白质等电解质，如每日排出 150~200ml 脑脊液，电解质就可能失调。

5. 拔管指征及步骤

（1）脑室引流一般为 3~5d，放置 10d 是最高时限，不能再继续留管。

（2）将引流管瓶吊高到 20~25cmH$_2$O，也可将引流管夹闭 1~2d，以了解脑脊液循环是否通畅及有无颅内压增高现象，也可开放引流管测量脑压，如不超过 20cmH$_2$O（1.96kPa），可拔除脑室引流装置。如引流时间长不能拔除可从对侧做钻孔引流，如患者无不适，可先放出 1~20ml 脑室液，然后拔管。拔管时应严格消毒引流管周围的皮肤，拔管后用无菌纱布压迫引流口数分钟，或将头皮创口缝合 1 针。拔管后，要注意观察有无颅内压增高或局部有无脑脊液漏的现象。

十三、胃肠减压的护理

胃肠减压是胃管经鼻孔插入胃内，在其末端接上负压吸引装置，进行持续吸引，不断抽出胃肠内积液、积气以达到降低胃肠道内压力的目的。

胃肠减压对某些手术的术前准备、术后处理都有益处。有时在术中应用，可利于手术操作顺利进行。胃肠减压必须保持通畅，才能达到预期目的。

1. 胃肠减压管的选择

（1）单腔管：由橡胶管或硅胶管制成，长 1.27m，管的顶端密闭，近顶端处每距 4～5cm 有一孔，共 4 个，各孔不在一条线上。管上于 45、55、65、75cm 处各有一刻度。管径粗细不等，常用的有 12、14、16、18 等型号。

（2）带有侧管的胃肠减压管：一般选用 F18 号管，其管径较粗，侧孔大。侧管的端孔可用于抽气或注水，抽吸作用柔和，不致损伤胃黏膜而导致胃肠道出血，气体可通过侧管的孔反复进出，防止胃黏膜贴向减压管孔造成堵塞，因此能连续不断地吸引。

2. 插管的技巧 昏迷患者无吞咽动作，胃管易盘在口腔。神志清醒的患者，虽然可以指导吞咽，但如气管切开，会厌不能随吞咽封盖喉口，而易使胃管插入气管内。反复插管会使黏膜充血、肿胀，甚至出血。

气管切开的患者下胃管时，应选择新的或者比较硬的中号胃管。也可将管子放入冰箱内 20～30min，稍硬后便于插入。

插入胃肠减压管之前，应检查患者的鼻孔，避开鼻息肉，注意有无鼻中隔偏曲。插管时抬高患者鼻尖直接将管插入咽后壁，患者头部稍微向前倾斜。当患者感到管子到咽部就做吞咽动作，每次吞咽时将管子向前插入一部分。如出现咳嗽，则张口呼吸暂停插入。一般成人，胃管插入 50～55cm 即应到达胃腔，并可通过抽胃液和注入空气证实。

3. 胃肠减压注意事项

（1）要了解所用减压器的结构，接管要准确，气箱式减压器的进气阀不能漏气，否则使空气或液体反流入胃肠道，造成严重后果。

（2）减压过程中要严密观察减压效果，并要保持减压通畅和连续性。胃管如有堵塞，可用注射器吸少量盐水冲洗管腔，使之恢复通畅。

（3）仔细观察引流液的量及性质：胃肠道手术后 24h 内，胃液多呈暗红色。如有鲜血持续吸出，说明胃肠道内有活动性出血存在，应及时采取止血措施。

（4）胃肠减压期间禁食、禁水，必要的口服药必须研碎后注入，夹管半小时，并且用温盐水冲洗胃管，防止阻塞管腔。

（5）为了了解患者体液是否平衡，应准确地记录出入量，供补液参考。在计算时，注意将冲洗管腔所用的液量计算在内。

（6）胃肠减压管的刺激和摩擦可导致咽喉部发生溃疡：要注意做口腔护理，经常更换固定管子的橡胶膏，胃管上涂以软膏，以免损伤患者鼻黏膜。

（7）鼓励患者深呼吸，吸痰，预防肺部并发症。

4. 拔管指征

（1）肛门排气。

（2）肠鸣音恢复。

（3）胃肠引流液逐渐减少。

（4）拔管前可先夹管试验，如无恶心、呕吐或腹胀方可考虑拔管。

（马小芳）

第三节　机械呼吸的护理及人工气道的管理

机械呼吸是抢救呼吸衰竭的一项应急措施，是支持呼吸、改善通气和氧合的一种手段。它的应用在危重患者的急救中争取了宝贵的时间和条件；但是这些作用只有在全面有效的医疗护理措施的保障下，才有实现的可能，因此，它是 ICU 护理的重要内容。

一、机械呼吸及护理

（一）机械呼吸的病情观察及护理

机械呼吸应设专人护理，严格遵守操作规程，密切观察患者，并做好记录。

1. 意识水平　脑组织对缺氧的耐受性很差，机械呼吸的患者若通气不足或氧合不良，缺氧和二氧化碳潴留加剧，可表现为意识状态的改变，甚至昏迷。若呼吸机调节适当，可逐步纠正缺氧和二氧化碳潴留，神志转为清醒，各种反射逐渐恢复。

2. 血压　由于正压通气回心血量减少，因此可以出现低血压及心率增快，特别是吸气压力过高，吸气时间过长或 PEEP 过大且同时伴有低血容量症时。此时应适当调整以上指标，并积极补足血容量。

3. 呼吸　对呼吸的频率、幅度，呼吸肌运动的观察有助于判断治疗效果。使用呼吸机后如调节恰当，则患者安静，自主呼吸与呼吸机同步；如出现烦躁不安、自主呼吸与呼吸机不同步，则应重新调整呼吸机参数，或检查气道有无阻塞或泄漏。机械通气时，两肺呼吸音强弱应相等，若胸部两侧起伏不等或一侧呼吸音减弱，应排除插管固定不牢，在患者躁动时滑入一侧支气管等原因，并给予相应处理。

4. 皮肤　皮肤潮红或表浅静脉充盈，经治疗后减退，提示二氧化碳潴留缓解，肤色苍白、四肢末端湿冷，可能是低血压、休克或酸中毒的表现。

5. 体温　体温升高通常是感染的表现。至少每 4h 测一次体温，必要时给予物理降温等措施，并应降低电热蒸发器的温度，改善呼吸道的散热作用。体温下降伴皮肤苍白、湿冷，则应注意发生休克，并找出原因。

6. 尿量　长期机械通气影响肾功能，常伴有少尿。一般随着低氧血症和高碳酸血症的缓解，肾功能的改善，尿量增多，水肿随之逐渐减退。每日应记录出入量。

7. 口腔护理　机械通气患者绝大部分不能经口进食，又由于患者抵抗力减弱，口腔内微生物大量繁殖。口腔内黏液又可流入气管内，从而诱发肺部感染，所以做好口腔护理很重要。为预防感染，每日需做 2~3 次口腔护理，并注意观察黏膜的变化，必要时将气囊充气后用凉开水进行口腔冲洗。

8. 血气监测　血气分析是判断肺通气和氧合情况的重要依据，是使用机械呼吸治疗监测的重要手段，所以要经常进行动态观察，尤其是在开始机械呼吸、重新调节参数或病情变化时，均必须检查。在抽取血标本时，如此前曾进行吸引呼吸道分泌物，或调整通气参数的操作，则应 20min 后再抽取血标本。采血后应立即进行测定，如标本不能及时送检，应放在冰水中保存。采血及保存过程中谨防标本与空气接触。抽血前注射器内的肝素应推尽，以免影响 pH 的测定结果。

9. 通气过度　每分通气量过大可导致通气过度，而造成呼吸性碱中毒。此时患者出现兴奋、谵妄、抽搐、肌痉挛，甚至低血压昏迷。对此应减少通气量，或适当增加管道无效腔或封闭部分呼气口。

10. 通气不足　主要由于各种原因引起通气量过低，如气源压力不足，气路漏气或气道梗阻等。临床上常表现心率增快、血压升高、自主呼吸频率减慢或增快、呼吸同呼吸机拮抗、胸廓运动幅度减小等。

11. 气胸　肺的压力损伤通常是由于潮气量过大或压力过高造成，多发生在有肺大泡、严重肺气肿等慢性肺部疾患病史者及肺部手术后。表现为气胸、纵隔气肿、肺间质气肿等。临床上，气道压力较高时患者如又出现憋气、发绀、心率增快、血压下降、呼吸困难等症状时要给予高度重视，警惕肺压力损伤的发生。

12. 心理护理　机械呼吸的患者，人工气道造成的咽喉不适是清醒患者难以接受的；加之语言交流的障碍及医务人员对非致命后果交代得不够清楚，造成患者很多的心理障碍，影响配合治疗。因此，需要护理人员在患者神志清醒，但有表达障碍的情况下，对各阶段的治疗耐心解释。护士要经常主动到床旁，认真观察病情变化，把床头呼叫器放到患者身边使他们有安全感，从而减少心理上的压力，增加治愈的信心。

（二）呼吸机的监测

密切观察机器运转的情况，及时观察它的各项指标，严密监视机械工作状态，确保患者的安全是护理人员的责任。不能完全依赖报警装置，如呼吸器报警失灵或关闭就不能发现可能发生的问题。因此，除注意报警外，还要密切观察各种指示仪表和显示。一旦发生故障要镇静，按顺序检查，如故障不能立即排除，首先应使患者脱离呼吸机。如果患者无自主呼吸，可使用简易呼吸器维持通气及给氧，保证患者安全，脱机在断电、停电和呼吸转换障碍时非常重要。

1. 检查故障的一般规律

（1）可按报警系统所提出的问题进行检查。

（2）如无报警可先检查电源，注意稳压器有无保护或故障，电源是否接紧。

（3）查气源，注意中心供氧压力或氧气瓶压力的变化，并注意空气压缩机的工作压力变化。

（4）空氧混合器是否通畅。

（5）查看连接部分是否衔接紧密，尤其是机器与人工气道、各管道的连接是否漏气。

2. 对气囊的检查　听：有无漏气声；看：口鼻有无"烟雾状"湿化的气体漏出；试：气囊放气量与充气量是否相等；查：套管位置有无改变致使漏气。

3. 气道压力的监测　气道压力表上的数值直接反映了通气道的状态，其数值的变化往往有很重要的临床意义。气道压力报警是最常见的，其原因很多。

（1）吸气压力增高的因素：呼吸道有痰液滞留；患者气管痉挛，或并发气胸；气道异物阻塞或套囊脱落；输入气体的管道打折或被压于患者身下；输入气体管道内的水逆流入呼吸道，发生呛咳；人工设置气道压力"上限报警限"太低；胸部顺应性降低等。

（2）气道压力降低的因素：各部位管道衔接不紧；气囊漏气或充盈不足；供气不足等。如果排除气道梗阻和气胸，则气道压力过高通常提示肺顺应性下降。在这种情况下，绝不应使气道内压力 > 60mmHg（8kPa），否则有导致肺泡破裂的可能。

4. 通气量的监测　呼吸机的作用主要是维持有效的通气量，通气量的设置要视病情、年龄、体重而定。为保证恰当的通气量，应经常监测每分钟实际呼出气量表的变化并与设置的通气量比较。通气量下降的原因有：①气囊漏气。②管道衔接不紧。③气源不足。

5. 氧浓度的监测　氧浓度要根据病情和血气结果来调节，一般不超过 40%。如浓度 >50%，则不应持续超过 1～2d，以免发生中毒。一般情况下，PaO_2 维持在 70～80mmHg（9.3～10.6kPa）即可，不必为追求过高的 PaO_2 而给予过高的氧浓度。

6. 监听呼吸机运转的声音　不同类型的呼吸机有不同的监测重点，监听呼吸机节奏或声响的改变是判断呼吸机是否正常运转的重要方面之一。比如定压型呼吸机，要监听呼吸机送气声音的变化，送气声音延长或不切换，可能有管道系统漏气或气源不足。吸气声变短，提示呼吸道阻力增大。多功能呼吸机报警说明有异常情况，必须立即处理，不能擅自关掉报警装置。

7. 检查呼吸道湿化效果　注意湿化瓶内耗水量，及时补充液体，螺纹管内及积水器中的积水要及时倾倒，以免误吸。

二、人工气道管理

1. 气管内吸痰　机械呼吸时由于人工气道的建立，使呼吸道纤毛运动失效；又因患者多数神志不清、反射迟钝，或即使神志清楚，也因声门失去作用，不能形成肺内足够的压力，因此，咳嗽反射减弱甚至消失。有鉴于此类患者自身难以清除淤积的分泌物，故正确、及时地吸痰，保持气道通畅是防止严重并发症的重要措施之一。

（1）一般采用 40～50cm 表面光滑、柔韧适度、头端有侧孔的吸痰管，其管径不宜过粗，外径应小于套管内径的一半以上，防止负压过大造成肺泡萎陷。

（2）吸痰动作要稳、准、快，避免损伤黏膜：将吸痰管下到底后，再踩吸引器，将痰管轻轻提出，一次吸痰便可完成。切忌将吸痰管在气道内反复长时间地抽插，因为这样易造成黏膜损伤。吸痰管插入不宜过深，因强烈刺激支气管隆突部可引起反射性心跳、呼吸骤停。

（3）每次吸痰时间不要超过 15s，以免吸痰后出现低氧血症。危重患者吸痰前后要充分吸氧，痰多者不宜一次吸净，应与吸氧交替进行。

（4）痰少或"无痰"常是痰液过于黏稠或由于某些原因未能有效地将痰吸出。为保持呼吸道通畅，应每隔 0.5～1h 吸痰一次，防止分泌物阻塞。

（5）吸痰时痰管进入人工气道可引起呼吸困难，故吸痰前最好将气囊内气体放尽。

（6）对严重肺部感染伴有痰液潴留的患者，可行气道洗涤术，成人可向气道内注入 2% 碳酸氢钠溶液或 0.9% 氯化钠溶液 5～10ml。操作前提高氧浓度及通气量，吸痰动作要迅速，吸痰管在气道内停留应 <20s。操作全过程最好同步心电监护，出现明显心电图改变及发绀应立即停止操作并给予吸氧。

进行有效的翻身、叩背是机械通气患者不可忽视的问题，它可改善通气/灌注比例，预防褥疮，促进痰液的引流。

在翻身的同时，应给予叩背，叩背时手掬起呈杯状，在胸背部进行有力的叩击。翻身时注意头部与人工气道及机械送气管道保持在一条水平线上，并注意固定人工气道防止脱出。

2. 气道湿化　正常的气管黏膜分泌黏液，呼吸道纤毛使黏液向上移动并排出体外，起到自净作用。这种黏液在温度 37℃、湿度 100% 的情况下，方可保持适当的黏度而易于清除。机械通气的患者由于人工气道的应用，失去了鼻腔的过滤、加温、湿化功能；同时每日由呼吸道丢失的水分达 450ml 左右，若得不到有效的加温、湿化，可导致气管黏膜干燥，降低纤毛的保护功能，增加分泌物的黏稠度，使之结痂更不易吸出。因此，患者必须吸入相当于体温的、经过水蒸气充分湿化的气体，才有利于呼吸道的净化。机械通气的气道湿化效果受气流量、室温及输气管道长短等因素的影响。

（1）电热蒸发器湿化吸入：①电热蒸发器一般要求每小时蒸发 20ml 左右。②温度以 35～38℃为宜。使用电热蒸发器加温时要监测患者吸气入口的温度并以其温度作调节指标。此时加热器内的水温可达 40～45℃。③蒸发器与呼吸道的连接管不能过长，否则会降低吸入气温度。④对发热患者应降低加湿温度。加入湿化罐的水应是蒸馏水，切忌加入生理盐水，以免损坏湿化器。

（2）雾化吸入：超声雾化器是目前临床上使用最普遍的湿化装置。这种雾化方法对于使用人工气道，尤其对停机过程的患者更有意义。护理人员在做雾化治疗时将气雾对准气道开口，教会患者在呼气末缓缓吸气，在吸气末再屏气 10s 以增加雾粒沉降的机会。某些型号的呼吸机具有雾化装置，可在机械通气的同时进行雾化吸入。

（3）气管内直接滴入：在没有超声雾化器及其他加湿装置，或呼吸机无良好的加温湿化装置时，可用气管内直接滴注的方法，一般湿化液在 200～400ml/d。痰液的黏稠程度和吸引是否通畅，是衡量湿化效果的可靠指标。如果痰液稀薄无痰痂说明湿化满意，患者出现频繁咳嗽，分泌物稀薄、量多，提示湿化过度。在间断停机或停机观察阶段的气道湿化也不能忽视。此时吸入气体无鼻腔及上呼吸道的加湿作用，要特别注意室内的空气湿化及气道内湿化液的滴注，或进行雾化吸入治疗，并要及时吸痰，以保持呼吸道通畅。

3. 防止气道阻塞

（1）气囊脱落：国产导管气囊滑脱可堵塞导管出气口形成活瓣，机械正压进入肺的气体不能呼出，可很快导致患者窒息死亡。因此，选择套囊时应与套管型号相符，并在套囊外留部分测量长度做好标记，以判断套囊有无移位。

（2）管道扭曲：聚氯乙烯一次性套管可发生扭曲，因此，插管前要注意充气用的侧细管位置，并做好标志（一般在 9 点处），以此位置判断有无扭转。

（3）管腔内异物造成管腔内部分或完全阻塞：气道分泌物形成痰液堵塞是最常见的原因。气管切开时，如用金属套管，要注意清洗内套管。最好准备有同型号管芯两个，交替使用，管芯采用流水冲洗法清洗较为安全。

4. 防止气道压伤　人工气道和气囊的压迫可引起声带或气管的水肿、溃疡、肉芽肿形成以至狭窄。气管黏膜溃疡可发生于导管气囊压迫部位及导管头端摩擦气管壁的部位，对此患者可诉疼痛。因此机械呼吸时，最好选择高容积低压套囊，或双囊套囊。当套囊压力在 30mmHg（4kPa）时，相应部位气管黏膜血流减少，压力在 50mmHg（6.7kPa）时血流完全中断，尤其在低血压时对患者的危害更大。所以，充气量大而压力低的气囊，可在使单位气囊壁承受压力最小的情况下，有效地封住气道。气道力宜维持在低于毛细血管充盈压的水平，即 <25mmHg（3.3kPa）。现多认为气囊充气量掌握在以允许少量漏气的水平为佳，即在吸气高峰时允许 50～100ml 的气体自气道溢出，这时气管壁受压部位的缺血最轻。插管或气管切开前，要检查气囊是否完整、漏气，气囊与套管是否相符，并先注入气体，了解气量和压力，以减少盲目性。在使用橡胶套管时必须注意每 4h 放气囊 1 次。不使用呼吸机时气

囊则不必充气，但进食时气囊应无气，以防吞咽时食物或液体误入气管。

5. 气管切开护理　气管切开是较理想的人工气道，使用机械呼吸时，气道阻力小，解剖无效腔也小。切开早期要注意局部出血及皮下气肿、纵隔气肿等发生。后期注意伤口感染、气道阻塞、气管食管瘘、气管肉芽肿等并发症。对此，护理上要求做到：

（1）带橡胶套囊的套管要每4h放气1次：并将充气细管的位置做一标记，随时观察其深浅度，防止套囊脱落。

（2）内套管应每日煮沸消毒2次：最好备同型号内套管在消毒时交替使用。

（3）保持套管外清洁，每日应对切口周围皮肤进行清洁消毒。外套管至少要2周更换1次。

（4）及时进行痰液的吸引及充分湿化，保持气道畅通。

（5）床旁应备急救物品，尤其在切开早期。

6. 气管插管的护理　气管插管多用于临床危及生命的通气障碍患者，一般维持6～7d，否则，过久地压迫声门和气管黏膜可致缺血、水肿、糜烂、出血或坏死，因此，护理上要求做到以下几点：

（1）为减轻插管对咽后壁的压迫，头部宜稍后仰，并定时轻轻左右转动头部。

（2）为保持插管深浅适度，可在其入口处做一标记，便于发现导管移位。

（3）为防止气囊长期压迫黏膜，应每4h放气囊1次，要采取小容量充气。

（4）吸入气体应注意充分湿化。

（5）口腔护理每日3次，必要时做口腔冲洗，冲洗时将气囊充满。

（6）吸痰管宜选用长约50cm，质地适宜的塑料管，以便充分吸痰。

（7）经鼻孔插管口径小，痰痂极易阻塞管道，对此充分地湿化与吸痰更为重要。

7. 拔除人工气道　决定拔管时应向患者讲清程序及要求，并在拔管前充分湿化、叩背和吸痰。气管插管的拔管过程如下：

（1）先吸净气道内痰液，然后吸净口腔、鼻腔内分泌物。

（2）提高吸入氧浓度。

（3）放气囊，再次吸净气管内及气囊上可能存留的分泌物。

（4）令患者深呼吸后，在吸气时轻轻将管子拔出。

（5）继续从口腔或鼻腔吸痰，并给予吸氧，鼓励患者深呼吸和咳嗽。

（6）拔管后的监护：①喉痉挛：是一种较常见的随拔管而出现的问题。因声带痉挛导致气道梗阻，因此应备好插管急救设备。②拔管后因声门水肿可出现声音嘶哑、咽喉疼痛，要给予蒸汽吸入，激素和抗生素等药雾化治疗。③注意吸入气体的湿化和加温，掌握好给氧浓度，必要时配合面罩给氧。拔管并不代表治疗的结束，而是新阶段治疗和护理的开始，只有正确的治疗和严密地观察护理，才能帮助患者进一步康复。拔除气管切开套管与拔除气管插管有所不同，拔除气管切开套管前，先试行部分堵管，再予完全堵塞，只有患者完全能够耐受时，才能拔管。拔管后局部伤口用油纱敷料覆盖。

三、机械呼吸感染的预防

对机械呼吸过程中呼吸机及其配件的消毒，在操作过程中严格执行无菌技术，是预防发生肺内感染的重要环节，也是取得机械呼吸治疗成功的保证。

1. 加强消毒隔离工作　气管切开时，应做好房间消毒，术中、术后应尽量减少人员流动，严格控制探视人员。术后每日做好房间、空气及地面消毒或采用空气净化器等洁净措施。

对接受机械通气治疗的患者，医护人员要严格无菌操作，每次操作或接触导管前后均应洗手或戴手套。

2. 吸痰的无菌技术操作

（1）每位患者应单独地准备一套吸痰用盘，其所有用物均应24h更换、消毒1次，并专人专用。

（2）吸痰管要高压灭菌或煮沸消毒，一根管只能吸引1次。口腔吸引后的痰管切忌再用于气管内吸引，痰管用完在消毒液中浸泡后清洗。

3. 套管的清洗及消毒

（1）每日更换和煮沸消毒内套管1~2次，煮沸前应在流水下清洗表面附着物。

（2）导管口在停机时应盖双层盐水纱布，防止空气中的细菌、灰尘及异物吸入气道。敷料及周围皮肤应保持清洁、干燥并经常更换敷料。

（3）长期使用机械呼吸、气管切开的患者应定期更换气管外套管，进行彻底清洗消毒。

4. 湿化器及湿化液

（1）用于湿化的液体，必须保持无菌，药液应在24h更换，湿化液要注意保存方法并注意失效日期。

（2）每日加湿化液或雾化液前要倒掉残存的药液。湿化器每日要冲洗，保持湿化器装置的无菌状态。管道及积水器中的积水要及时倒掉，防止逆流入气道。

5. 机械及配件的更换与消毒

（1）停止使用的呼吸机必须将其气路系统进行彻底的终末消毒，即将所有管道（包括主机内部管道系统）逐一拆下彻底消毒后再装好备用。

（2）持续应用呼吸机治疗时，应每24h更换一套呼吸管路，尤其是连接导管开口处的短管更应注意消毒。

（3）按要求定时更换或消毒呼吸机中的空气细菌过滤器、传感器和吸入气体过滤气体管道等。

6. 防止误吸　因气管套压迫食管，胃管的插入阻止了食管下段括约肌的收缩关闭和气管切开后声门关闭受到干扰等原因，机械通气患者常有误吸现象发生。为了减少食物反流和误吸的机会，尤其在进食时床头最好抬高30°~45°。

（马小芳）

第四节　危重患者的护理要求

一、危重患者的护理特色

危重患者身体虚弱，病情重且变化迅速，随时有危及生命的可能；同时患者还常预感不测，充满恐惧和焦虑，求治心切；清醒患者常因置于生疏的环境，复杂仪器监测和治疗，会造成严重的心理失衡，疾病发展到后期可有神志改变和大小便失禁，因此，应为患者提供优质服务，最大限度地发挥设备效率，提高抢救水平，维护机体功能，提供安全有效的护理。在危重患者的急救工作中，护理人员不仅要观察患者生命体征，还要对其心理需求、生理反应作出合理的分析、判断，进行解释和应急处理。

1. 心理护理　危重患者面对"死亡威胁"，十分惊恐不安。周围生疏环境中医务人员的紧张气氛，抢救性有创操作带来的痛苦，各种监护、治疗措施造成的感觉阻断，以及不能接触亲人、与社会隔绝等因素加重了患者沉重的绝望心情。这时生存的需要、安全的需要高于一切。抢救工作中要忙而不乱，动作敏捷轻巧，以增加患者的安全感。要注意保护性医疗，不能用语言或非语言形式流露无法抢救的信息，尽量守护在患者床旁，减轻或消除患者的心理压力。伸手相握、低语安慰、鼓励能给患者很好的精神支持，有利于提高抢救的成功率。

2. 全力抢救　危重患者的抢救需要集中优势的诊疗护理力量及有系统的监护设备，在病情发展的随机处理中，大量信息来源于护士，所以，必须熟悉有关仪器设备的性能、操作程序，还要注意各种监测项目的数据，分析检验指标的临床意义。这样才能不失时机地作出正确判断，随时与医生联系，采取针对性措施，并建立严格的病情记录与交接班，以利于连续抢救工作。

3. 认真记录　在危重患者的护理中应对病情详细记录，重点在以下几个方面。

（1）意识状态、瞳孔直径及对光反射、肢体活动状况等。

（2）血压，脉搏，心电图，周围循环，皮肤色泽、温度。

（3）呼吸状态、吸入氧条件、呼吸频率、血液气体分析。

（4）血糖、电解质等其他重要检验最近一次检查的结果，现有静脉通路及输入液体种类、滴入速度和所使用的药物。

（5）各种引流管是否通畅，引流液的量及颜色，注意单位时间内的变化。

（6）体温、药物过敏史、专科护理要求。

4. 减少病痛，提高患者的适应能力　危重患者常承受抢救性有创操作及固定于监护仪下而失去自控能力之苦，护理工作能填补其体力不足，改善躯体不适，减轻患者痛苦，如协助肢体松动或给予按摩，使用便器不紧张费力，保持床垫的清洁及躯体的舒适度等，均是危重患者的时刻需要。患者的抵抗力降低，护理人员必须严格各项无菌操作规程，严防交叉感染和并发症，注意室内空气的消毒和器械、机械的消毒都是保护患者安全的重要措施。

5. 重视全身营养，防止脏器衰竭及并发症　患者在应激状态下，机体代谢亢进，必须及时补充所耗能量，防止负氮平衡和病情恶化。不能进食者尽量以鼻饲代替胃肠外营养，并注意维持电解质平衡。此外，应针对病情给予对症处理，如皮肤的完整性，舒适体位，排痰、吸痰，保持气道通畅，促进排泄等，尽一切可能减轻脏器负荷，维护机体功能。

二、计划护理和护理计划的制定

新的医学模式要求扩展护理工作的范围，强调根据患者的需要去解决患者的问题。由于患者是个体和心理、个体和环境因素相互联系的一个统一体，因此必须用整体的观点来指导对患者的护理工作。就重症患者而言，对器质性疾病的监测护理十分重要，但同时还要关心患者对疾病的反应，因为他们比轻症患者更易受到家庭、社会、经济等方面的影响。当这些因素严重影响了患者的心理状态时就会促使病情恶化，应该引起护理工作者的高度重视。为帮助危重患者解决健康问题，护士必须对患者的情况进行全面观察、分析，找出问题的原因，并制定相应的计划以达到解决问题的目的。为不断提高危重患者护理质量，达到较理想的护理目标，必须通过有次序、有系统的护理程序来实施。

（一）护理程序

护理程序是现代护理学中新的概念之一。护理程序的学说认为，对患者的护理活动应是一个完整的、综合的、动态的、具有决策和反馈功能的过程。具体分下面 5 个步骤实施：

1. 估价 估价阶段是护理程序的起点和基础，它通过与患者交谈及护理体检等，从各方面有步骤、有计划地收集资料以评估患者的健康情况及对疾病的反应，为作出护理诊断和护理科研提供客观的、有价值的资料。

2. 诊断 把估价中的各项资料进行分析与解释，由此得出关于患者的需要、存在的问题及对疾病反应的综合性结论。护理诊断的内容通常包括 3 个组成部分：健康问题（Problem）；产生问题的原因（Etiology）；症状和体征（Signs and symptoms）。归纳为 PES 公式。

3. 计划 这阶段的工作是采取各种措施来预防、减轻或解决护理诊断中的各项问题，包括确定护理目标，建立护嘱，并写出书面护理计划等。

4. 实施 实施是按护理计划将各项措施落实于护理工作中的过程。在实施中进一步鉴定护理诊断的准确性、可行性。

5. 评价 评价是对上述护理过程的客观效果进行分析、总结。它不是护理过程的结束，而应贯穿在整个护理过程之中。在实践中，常集中表现为某一阶段或某一重要护理措施的小结。

以上 5 个阶段在实际工作中，是互相作用、彼此依赖、不可分割的。

（二）计划的制定

计划是护理程序的第三个步骤，是对患者进行护理活动的指南，它是以护理诊断为依据，设计如何使患者尽快地恢复健康的计划。

计划是护士对于如何护理每个患者进行交流的一种方法。它以共同的目标、集体的努力来代替不协调和分散的活动，用协调一致的工作程序，用深思熟虑的决策代替随机、零星护理活动的步骤，从而有效地利用人力、财力、物力和时间，取得护理工作的最大效益。

1. 确定护理重点 现代护理学的发展要求按新医学模式来考虑疾病的发生、发展和转归。心理学家马斯洛研究提出的人的基本需要已成为护理程序的重要理论基础之一。马斯洛认为，人的身心健康取决于人的一些基本需要是否得到满足，而这些基本需要是相互联系的，从最基本的生理需要，到进一步的安全需要、爱与有所归属、尊重与自尊等，最后达到高层次的自我实现，呈由低到高的层次状态，一般在满足低层次需要后才考虑高层次需要。根据 Maslow 的需要层次学说，分轻、重、缓、急，确定先后顺序，是制定护理计划的一个指导思想。

（1）患者的生理需要：在确定护理重点时对于危重患者首先要注意其基本的生理需要问题。其次注意可能造成对健康有害的情况，然后确定只需要护士稍帮助即能解决的问题。

（2）患者急需帮助解决的问题：有些问题对护士并不重要，但对患者却关系极大，应尽量地予以解决。

（3）与患者的总体治疗计划一致：医疗和护理的总和组成了治疗的整个过程，护理计划必须和总体治疗计划一致，才能协同增强疗效，促进患者的康复。

2. 建立护理目标 所谓护理目标是指通过护理活动所要达到的最理想的结果，一个明确的目标可增加护理的连续性。目标须以患者为中心，清楚、简洁、可观察及测量，有时间限度。

3. 制定护理措施 护理措施是落实计划的具体过程，一个理想的护理计划能为护理患者的具体行为提供科学的、详细的、明确的指导。

（1）根据病情体现个体化护理：护理计划应根据每个患者病情的特殊生理和心理需要而制定。要注意围绕护理诊断和目标，考虑病情的严重程度及患者家庭的有利因素和不利因素，使每份护理计划都有鲜明的针对性。

（2）护理措施的组成部分：要达到确立的目标，护理措施须写得尽可能清晰、简洁。为保证能正确执行，护理措施应包括：应做什么？怎么做？谁去执行？什么时间？使执行者一看就能明白。总之，护理计划的制定必须能促进个体化的护理，使护理保证连续性，便于交流及评价护理质量。

（3）计划的指导性：实用性很重要，应及时评价、及时反馈、及时修改修订计划，必须对患者情况进行重新估价，提出新的护理问题，制定新的护理目标，采取新的措施，才能使护理计划真正成为护理活动的指南。

（4）计划的书写：在实际工作中，对危重患者的护理往往在书面计划尚未完成前即已开始实施，即使有一个较完整的护理计划时，也只是系统护理的一个基础框架。为使计划成为指导护理人员达到目标的蓝图，它必须拥有患者最新、最多的信息，并要随着病情的演变和转归而不断地修订。护理计划的制定必须深入临床了解患者，制定切实有效的护理措施，满足患者的需要，通过护理计划的制定，确保计划护理的连续性和有效性。护理计划必须有书面内容，书写时主要包括病理诊断、各种护理措施（即护嘱）、各项护理活动的具体时间安排、护理目标及完成目标的时间，还有护理结果评价等项目。为使护理计划简洁明了，便于统一评价和修改，将其制成表格是一个较好的方法。

三、重症患者护理记录

重症护理记录是记录危重患者的病情变化，以帮助诊断和治疗。这些危重患者及大手术后患者，多有语言障碍和意识障碍、生活不能自理、大小便不能控制、肢体活动不便等情况，再加上这些患者的病情变化快而复杂，因此需要在临床护理工作中认真观察并详细填写各项记录，如患者的神志与生命体征、饮食及大小便、对特殊治疗的反应及效果、液体平衡状态等。

1. 重症护理记录的内容

（1）体温、脉搏、呼吸、血压：测量的次数和时间可按重症护理常规的要求或根据病情需要进行测量，并给予记录。

（2）临床所观察到的客观体征、病情变化及患者的主诉、感情的状态等。

（3）给药的方法：如口服、皮内、皮下、肌内或静脉注射，输液、输血，以及特殊用药和特殊护理等。

（4）输入量及排出量：输入量包括进食、进水及静脉补液量，排出量包括大小便、呕吐物与引流物量。

（5）要记录患者失常情况，以及所有的侵入性治疗。例如：深静脉穿刺、有创性动脉测压、插胃管、插尿管等都要有详细记录。

2. 重症护理记录的要求

（1）真实性：护理记录单是医疗文件的一部分，是治疗和科研、临床教学、护理工作经验积累的可靠资料；也是法律上的参考依据，在发生医疗纠纷时要依靠其中的记载判断是非，所以，记录要保持整洁，不可污染或缺残。护士在填写时，要如实地记载所观察到的病情变化及对病情进行客观检查和处理的各种结果。记录的措辞必须正确、简洁、具体，字迹必须端正、清晰、易于识别。记录后应签名，不准任意涂改。

（2）及时性：重症护理记录用于危重患者，他们的病情变化快，护理人员在进行抢救或观察治疗的同时应及时进行记录，严禁补记和追记。护理记录是分析病情变化的重要依据，因此，要依据治疗进展情况及时进行小结，至少每班小结一次。如及时、准确小结液体出入量和各项排出量，对了解心脏病、肾脏病、胃肠道病、手术后及大出血等患者的体液平衡情况有重要意义，医生可藉以及时考虑增加或减少液体的输入量。护士通过小结能了解各种治疗完成情况，有助于及时给予调整，使全天的治疗能按医嘱完成。

（3）准确性：各种治疗完成时间，病情变化的时间，给药的浓度、时间、部位、方法及病情变化的程度、液体的出入量等均应使用标准、具体、准确的语言。能用度量衡表示的不用"很多"、"大量"这种含混不清的形容词。对患者的行为表现应列举事实而不用判断。例如，不要记录"患者不合作"，而要记录"患者拒绝改变体位"或"患者拒绝进早餐"。对药名、治疗或护理操作等要写清楚，不要有错别字以免发生差错。对患者服药或患者进食的情况要待患者真正服完后再记录，而不可先记录后执行。

四、危重患者的护理安全

为患者创造安全的环境，提供优质服务是每个护理人员的职责。因此，树立安全护理人的责任意识，使患者在医院得到最好的服务，是护理工作性质决定的护理行为宗旨。护理质量的形成是一个复杂的过程，在这个过程中，有许多相联系相制约的因素，其中安全问题是一个重要环节，没有安全就谈不上质量。因此，护理队伍中每一个成员均应牢固树立安全的质量意识，从各方面保证患者的安全，随时用这种高度的责任感指导一切护理活动。

为了达到这一目的，一方面，护士要凭借自己的业务知识和护理技术操作能力，自觉履行职责，遵守规章制度和操作规程等来保障；另一方面，还必须加强安全服务的意识教育，抓高危事物的重点管理，强调持之以恒、毫不放松，并辅以科学的督促、检查、考核程序，使调控机制连贯，保证其经常性和权威性，形成高度戒备、井然有序的良好气氛，为安全护理提供基本条件。

1. 患者生活环境的安全　当患者离开他们熟悉的环境进入一个陌生甚至惧怕的环境中时，特别需要得到帮助。护理人员要认真分析病情和患者心理，给予相应的护理。

意识程度是决定患者需要的护理等级和护理量的重要依据。重患者或老年患者反应迟钝，判断力、听力、视力减退，定向力障碍，常常出现反常行为；神经损伤患者的保护性反射下降；瘫痪患者肢体或全身活动受限，感觉功能障碍等，这些患者的环境适应性明显下降，在患者接受治疗期间，尤其服用镇静药后，往往不能正确认识所处环境。

根据护理活动的实践经验，列举与护士有关的安全问题。

（1）对神志不清或丧失意识的重患者的贵重物品、钱财注意保管并有交接手续。

（2）对所有昏迷或危重患者应加床档。

（3）危重患者应选用低床或护理人员离开患者时将床降到低位。

（4）患者的呼叫器状态良好，并放置到最容易取到的位置。

（5）危重患者，尤其神志障碍患者床单位的物品应简单、清洁、整齐。锐利的物品、暖瓶应远离患者，床旁氧气筒应固定牢固。

2. 预防患者发生意外的重点

（1）重患者要特别注意防止发生意外，如坠床、摔伤、烫伤、义齿的吞入、拔除管道等，必要时给予制动。要根据病情确定应采取的方式，保证被捆绑的部位或周围仍可活动，并要经常检查肢体循环、感觉及运动情况。

（2）重患者受疼痛、焦虑、疾病的折磨在心理和生理上都使之很难适应环境，而易产生恐惧、悲观心理，这就需要护理人员的心理支持和鼓励。要摸准心理变化，防止自伤、自杀、坠楼等意外。

（3）患者接受治疗后尤其服用镇静药后，不能正确地认识环境；患者突发疾病造成身体部分的功能障碍尚未适应，对自己能力的错误估价，可产生意外的损伤，因此要告诉患者，有困难或下床前应寻求护士的帮助。

3. 护理活动中的安全服务　在护理活动的整个环境中，常存在多种不安全因素，稍有失误，即可能造成严重的不可挽回的损失，因此要特别注意。

（1）护士单独值班期间，要负责整个病区的治安问题，如防火、防盗、防一切坏人的破坏和犯罪活动。

（2）掌握监护仪、呼吸机、吸引器等的正确应用。

（3）具备常用电器设备电源安全及用电常识。

（马小芳）

第五节　危重患者的心理护理

一、危重患者一般心理特点及心理护理

（一）危重患者一般心理特点

危重患者病情险恶，心理反应强烈而且复杂。心理反应的强弱和持续时间的长短，不但取决于疾病的性质、严重的程度、对症状的改善以及对治愈的预期，也受到患者对自身疾病的认识，以及患者的心理素质、个性特征、文化水平、家庭经济状况等多种因素的影响。此外，个体对疾病信息的敏感性，以及对疾病所造成痛苦的耐受性和社会因素的影响，也会使其对疾病产生不同的心理状态。强烈的心理反应，表现为有明显的情绪反应或同时伴有行为反应，如喊叫、呼救、躁动等。还可见到极端的负性情绪反应，如木僵状态。有的患者还采用不良心理自卫机制，如迁怒于护理人员。有些患者不仅有情绪反应、行为反应和自我防御反应，还有因疾病引起的精神障碍，如烧伤后的患者，可出现幻听、幻视和罪恶妄想，精神活动减退的抑制状态。危重患者常见的心理特征如下。

1. 紧张与恐惧　危重患者多是突然起病，或突然遭受意外，或者在原来疾病的基础上，病情加重，往往生命危在旦夕，常表现出紧张与恐惧，心理反应强烈。由于致病原因不同，

所以表现出不同的特点。

（1）事故导致意外的患者：因责任事故、技术事故或过失导致意外受伤者，往往表现急性心理创伤后的"情绪休克"状态，不言不语、无呻吟、表情淡漠、木僵、缄默、紧张、惧怕面容，有的拒绝救治。

（2）急性创伤致残、意外事故毁容或脏器损伤的患者，由于对疼痛、死亡和病情恶化的惧怕和对日后残废、生活能力丧失的担心，常表现出惊慌和恐惧的心理，他们对医护人员提出过急过高的要求，迫切希望得到最好的救治，达到他们所理想的治疗效果。

（3）急性心衰、急性心肌梗死和肺梗死的患者，发病时由于心前区、胸前区疼痛，患者往往手捂胸前、面色苍白、出冷汗、屏气、闭眼，不敢抬手抬腿，更不敢翻身，这种濒死的体验，使患者陷入极度的恐惧而难以自拔。

（4）休克患者往往面色苍白，大汗淋漓，四肢冰凉，表情呆滞，严重者濒临死亡，患者可有烦躁不安，甚至超限抑制。

（5）昏迷患者一旦抢救脱险，神志逐渐清醒，多种心理问题随之而来，如怕留有后遗症，怕再度昏迷陷入险境，心理负担较重。

（6）急性感染患者，如大叶性肺炎，常表现高热、胸痛、咳嗽和咳血痰等症状，患者可紧张恐惧，拒绝说话，不敢深呼吸及咳嗽。

（7）大量呕血、咯血，如食管静脉曲张破裂出血、支气管扩张破裂出血等患者，精神常高度紧张和极度恐惧。

2. 焦虑 焦虑常发生于患者对病因、疾病转归和治疗效果不明确的情况下。危重患者只要神志清楚，均有不同程度的焦虑。常表现为烦躁不安，敏感多疑，激怒性增高。焦虑心理主要是对自己伤病转归担心，如大出血患者对立即手术缺乏心理准备，惧怕手术与求生欲望的矛盾，使之产生严重的内心冲突而焦虑不安；急症住院患者，突然与家人和工作单位隔离，一时难以适应医院环境，出现分离性焦虑；事故导致意外，外伤和烧伤患者，自我完整性破坏，有时需要截肢或整容时，患者则产生阉割性焦虑，担心将来可能影响工作和家庭生活，以致忧虑忡忡而不能自拔。在临床治疗过程中，患者表现出的最常见的心理反应形式是抑郁，轻者对外界事物的兴趣下降，重者则常放弃治疗，甚至自杀。

3. 孤独与抑郁 危重患者多数是急诊入院，对离开家庭和工作、入院后的陌生环境缺乏心理上的准备。尤其是ICU，与外界隔离，家属探视时受到病情和时间限制，医护人员与患者谈心的时间不多，在这种环境里病情稍有好转，患者就会产生孤独感。加之病房内各种抢救器材，如氧气、吸痰器、呼吸机、急救车等，也容易使患者触景生情，感到自己病情严重，担心病情是否能好转，忧虑工作、家庭、生活，思绪万千，从而产生抑郁，严重者可萌发轻生念头。冠状动脉循环障碍者，偶可出现幻听，也可出现妄想状态，这就更增加了心理问题的复杂性。

4. 愤怒与抗治 有些患者尤其是意外伤害者，多面带怒容，双眉紧锁，由于愤怒可表现尖叫，迁怒于医护人员，服毒自杀未遂者常更暴躁、易怒，可喊叫不止，因委屈和挫折而失去自制能力。自感救治无望和自杀未遂的患者，常产生抗拒治疗的心理。

5. 期待与依赖 危重患者由于身体的衰弱，生活自理能力差，又渴望生存，期望迅速康复，患者角色强化，往往一切以自我为中心，对医护人员、家属、朋友依赖性增强，期待得到更多的照顾。

6. 冲突　长期慢性疾病，如风湿性心脏病、冠心病、慢性阻塞性肺气肿等，病情反复发作而住院，在急性发作时，既惧怕死亡，又怕麻烦他人，而产生求生不能，求死不成的动机冲突。伤残、毁容、生殖器损伤或截肢的患者，"自我概念"受到威胁，怕失去生活自理能力，怕失去自己心爱的工作，怕失去被爱的权利，产生既盼望早治疗、又怕终生残废连累他人，既想接触社会、又羞于见人的种种冲突心理。

（二）危重患者的一般心理护理

危重患者的心理护理是在护理人员与患者相互交往中进行的。通过护理人员的心理护理知识与技术，改善患者的心理状态与行为，使之有利于康复。

1. 稳定情绪　对于危重患者，时间就是生命，必须分秒必争，尽快救治。同时也应牢记，这类患者情绪反应强烈，而情绪对疾病又有直接影响，因此稳定患者的情绪是不可忽视的工作。

护理人员要富有责任心、同情心，要熟知危重患者的心理特点。得到紧急信息应立即前往探询患者，切记要礼貌、诚恳和自然地询问患者或家属的有关情况；要沉着、稳重、严肃、有序地进行抢救护理，这样可以稳定患者的情绪。应特别指出，在患者面前不可说"这么重"、"怎么办?"之类语言，也不可搓手顿足，面带难色。

对患者和家属要关怀尊重，从举止言谈上给患者及亲属以适当安慰和必要的心理指导，减轻和消除他们的紧张。要严密观察患者的生命体征，沉着、熟练地与医生密切配合。对于生命体征不平稳，生命危在旦夕的患者，切不可在患者面前谈论病情，只能单独向家属作交代，并提醒他们不可在患者面前流露，做好保护性医疗工作。

2. 理解支持　对危重患者要理解，并能谅解其过激行为。对于自杀未遂者不能训斥、嘲讽、讥笑，更不能迁怒。在抢救的恢复期，要对其进行认知疗法，改变错误认识，树立正确的人生观，改善其心理状况。对伤残患者可进行疏导心理疗法，从而调动患者的主观能动性，积极配合治疗护理，以达到身心两方面的康复。对身心疾病患者，要进行双重治疗，在进行积极的生物学治疗同时，也要进行心理治疗。患者亲属的言行举止直接影响着患者的情绪，所以还要指导患者家属如何配合医疗护理工作，如何支持鼓励患者，提高患者战胜疾病的信心。要求他们及时向医护人员反映患者的心理问题，对患者的合理要求，应尽量给予满足，以利康复。

3. 优化治疗环境　尽力创造优美、舒适的治疗环境，如室内色调应是使人情绪安静、平稳而舒适的冷色，如蓝色、绿色。要保持室内安静，创造一个安全、可靠、和谐的气氛和环境。

二、ICU 中患者的心理问题及心理护理

ICU 是收治各类重症患者的专科，它以现代的仪器设备、先进的医疗护理技术对患者实施严密的监护和集中的治疗护理，在有利于提高抢救成功率的同时，也提出了心理护理学中的新问题。

（一）监护病房中影响心理反应的因素

住进 ICU 的患者都是危重病者，尽管患者在这里有最全面的治疗及护理照顾，但同时也最容易发生不良的心理反应，这些心理反应受到多方面因素的影响。

1. 疾病因素　疾病显然与躯体及精神两方面因素有关。心脏科与神经外科的危重症患者所引起的精神反应发生率较高，主要由于心脏疾患时心功能代偿不良而继发脑供血不足及脑缺氧之故，临床上可发生不同程度的谵妄等表现。电解质紊乱以及有毒的中间产物蓄积也能引起类神经症症状，如情绪不稳、抑郁、疲倦、萎靡、乏力等。精神方面，主要因对疾病本身过度担忧而引起心理负担，表现为焦虑、恐惧、情绪反应、睡眠障碍等。这与患者的精神创伤或个性特征也有一定关系。

2. 治疗及环境因素　治疗时某些药物可以影响脑功能，而产生不良的心理反应，例如用利多卡因治疗心律失常，静脉滴注速度达 4mg/min 时，大部分患者可出现谵妄。还有一些治疗，如气管插管、使用呼吸器、鼻饲管、固定的体位、持续的静脉注射等都会给患者带来一定的痛苦。这些常造成患者的感觉阻断，从而成为不良心理反应的诱发因素。

ICU 对患者来说往往是相当陌生的，这里有各种医疗设备，医务人员频繁走动，呻吟声嘈杂，昼夜光线通明，使患者很难维持生物节律，呻吟嘈杂声中，极易失眠。加之高度隔离，也增加了患者的不安全感及孤独的情绪。目睹其他患者死亡，特别是濒死者的挣扎，更加重了焦虑、紧张心理。

3. 人际关系因素　监护病房气氛十分严肃，医护人员彼此很少说话，也很少与患者交谈，患者与家属亲友的心理交流已减少到最低限度，因此患者的精神负担很重。

（二）ICU 患者的心理反应征

1. 初期焦虑　为初期的心理反应，发生在入病房后 1～2d，呈现不同程度的焦虑状态，多数来自疾病本身、家庭、社会、经济因素的影响。有的患者因持续剧痛产生濒死感，有的因面临新的人际关系和环境而引起心理障碍，还有些患者不理解检查、治疗意义和安全系数，思想准备不足，这些因素都会使患者产生不同程度的焦虑。

2. 否认反应　约有半数以上患者产生心理否认反应，多数患者在入住后第 2 天开始出现，第 3、4 天达高峰。否认是患者对疾病的心理防御反应。这类患者经抢救后病情好转，急性症状初步控制，患者表现为否认有病，或认为自己的病很轻，不需住院监护治疗。

3. 中期抑郁　抑郁症状一般在第 5 天后再现，可见于 30% 的患者。这是心理损伤感的反应，患者感到失去了工作、生活处理和社交能力，不愿病友和同事知道病因及患病，对探视、治疗和护理多采取回避态度。

4. 撤离时的焦虑　由于患者对 ICU 的适应和心理方面的要求，对离开 ICU 缺乏充分心理准备，或已对监护病房产生依赖，结果患者在离开监护室时产生焦虑反应。常表现出行为幼稚退化，希望得到全面照顾的倾向。

5. 急躁、消极与绝望　患者对家庭、工作的担忧不能消除，往往会迁怒于他人，或压抑在心底而表现消沉，表现对诊断治疗无动于衷。

（三）护理

1. 一般的心理护理　监护病房的患者受很多因素的影响，这些因素常掺杂在一起，使患者心理活动复杂化，并可相互转化。要抓住患者的心理活动，必须通过多种渠道探索患者的心理状况。首先要理解、同情患者，掌握 ICU 中常见的心理反应问题，以及常见的心理特征。要善于观察患者行为和情绪反应，根据具体情况有的放矢，对他们加以安慰、解释和开导，以消除心理障碍，并且切实地帮助患者解决一些问题。如患者在护理人员的温暖和关怀下表现出积极的反应，预示着心理护理的成功。

2. 环境心理护理法　环境心理护理的方法是改善 ICU 的环境，逐步缓解患者对 ICU 的陌生感。具体的方法是主动向患者介绍监护病房的基本情况。说明各仪器设备及其在应用中出现的声响，使患者明白仪器是为检测病情而使用，并非意味是病危，让患者坦然对待自己的病情，尽快适应新环境。

为避免仪器监测和特殊治疗对患者的心理刺激，在不影响诊疗规程的情况下，尽量将特殊诊疗操作集中一次完成，例如对需要做血气分析者，给予桡动脉穿刺置管，不仅可以持续监测血压，还可以通过三通开关随时采血，以减轻患者痛苦及心理负担。

设法缓和监护室的紧张气氛，如张贴振奋情绪的壁画，室内放置花卉、盆景，唤起患者乐观情绪。每日清晨拉开窗帘时，主动向患者报告气象，室内悬挂日历和时钟，增加患者的时空感，减轻患者紧张和恐惧情绪。

3. 语言心理护理法　语言心理护理法是通过护患交流中的语言技巧，改善患者心理状态的一种护理方法。重症患者住在 ICU，与周围的语言交流减少，加之对自身病情的猜疑和忧虑，易于出现抑郁和孤独感，对信息的需求，尤其对诊疗及其他信息需求十分迫切。护理人员要加强以提供信息、沟通感情为主的语言护理，及时向患者解释其诊疗情况。除对患者心理上难以承受的信息保密外，一般应如实告诉患者，使其对诊疗情况心中有数，减少不必要的猜测和恐惧，主动配合治疗。另外要主动热情地与患者进行其他方面的交谈，通过交谈不但了解患者的思想状况，还可以融洽护患关系，减少其紧张和恐惧感。

4. 遵医行为护理法　患者的遵医行为是保证治疗、护理措施得以实现的重要条件。心理否认反应对患者的精神具有保护作用，是一种心理防御反应，但否认反应可使患者对严重疾病存有侥幸心理，使患者对治疗缺乏充分思想准备，有的拒绝住在 ICU。通过遵医行为护理法可以转化患者的心理状态，要以认真、科学的态度向患者解释病情及诊疗方案，并注意方式、方法。由于患者是因恐惧而产生否认心理，突然的、过重的刺激会使患者心理难以承受，故需根据患者的心理承受能力，逐步地使其认识到自己的病情及其治疗措施，以充分的信心配合医护完成治疗工作。但是遇到病前即有心理缺陷的患者，往往有长期持续的心理否认，患者常拒绝执行医嘱。此时，要采取与患者协商的办法，尊重他们的合理要求，帮助他们恢复自制能力，防止对立情绪发生。

5. 支持性心理护理法　是护士通过以心理学的原则与方法和患者交谈，提高患者对精神刺激的防御能力，建立心理平衡的一种护理方法。ICU 的患者中期忧郁所产生的强烈心理损失感可表现烦躁、易怒、抑郁、自卑、情绪低沉，甚至出现自杀念头。这些心理损伤感是影响患者康复的重要因素，尤其是高血压病、心脏疾患等，情绪是诱发病情恶化的一个常见原因。所以此时的心理护理应列为监护的重要内容之一。对焦虑与抑郁所造成的心理损伤感可采用支持性心理护理疗法。支持性心理护理法的原则：接受、支持和保证。接受就是护理者要以同情、关心、亲切的态度，耐心听取患者意见、想法和自我感受，切忌以武断和轻率否定态度和患者讲话。护士不能机械地听取患者叙述，要深入了解其内心世界，注意言谈和态度所表达的心理症结所在，引导患者倾吐内心的损失感受。这种方法本身就有宣泄治疗作用。支持原则是通过以上"接受"，掌握患者的损失感受，然后给予患者精神上的支持，尤其对消极悲观的患者，应反复予以鼓励。支持原则不是信口开河，必须有科学依据，有一定的文学修养，懂得社会心理学等。支持语调要坚定慎重，充满信心，使患者感受到极大的心理安慰。保证原则是进一步对患者的身心症状、客观存在的病情加以说明，以劝导或启发等方式消除患者的疑虑或错误概念，指出其存在的价值和能力，以缓解或减轻患者的精神压力。保证原则要求护士必须切合实际，缺乏根据的语言，常使患者失去对护士的信赖而使治疗失败。保证的目的是为患者创立一种希望和积极的气氛，切忌任何方式的欺骗和愚弄。

总之，支持心理护理法是以同情体贴的态度，给予患者心理支持；以科学的态度向患者保证，使之树立征服病魔的决心，唤起患者抗御疾病的信心。同时还要动员社会、家庭各方面的力量，为患者解决生活上、工作上、学习上的后顾之忧，使患者安心治病，战胜疾苦。

6. 心理调节护理法　心理调节护理主要调动患者自身不断地进行内部协调，以适应客观现实和环境，最终达到恢复心理平衡的目的。对于心理矛盾冲突严重的患者，可针对病情采取治疗性心理护理，以调动患者心理调节机制，恢复心理平衡。如以宣泄法使患者发泄压抑的情绪；以升华法转移其心理矛盾；以调查法使患者正视自己的病情，正确对待疾病、对待生活。

7. 消除依赖心理　有些患者在病情恢复、即将离开 ICU 时，却又产生抑郁和依赖心理，担心以后病情复发而产生抑郁感及依赖心理。对这类患者，护士一方面要做好说服解释工作，使患者既明确自身疾病已经缓解，又要明确树立战胜疾病的信心，增强自身抗病能力。另一方面，对原治疗方案不能突然停用，要制定强化治疗和预防复发的治疗措施，以解除患者后顾之忧。

三、危重症护理和护士应具备的心理品质

人们在社会生活中，对社会都承担着一定责任和从事一项专门业务，其特定的专业和工作，规定着人们应具备相应的心理品质和行为规范。心理品质是一个人认识活动、情感活动和意志活动的有机结合。危重患者护理责任重大，分分秒秒都决定着患者的生命，哪点疏忽都可造成不可挽回的损失。敏锐的观察力可以获得珍贵的诊断依据；积极稳定的情绪可以安抚患者的心境，唤起患者治病的信心，所以，做好危重患者的护理，必须要求护士具备相应的心理品质。

1. 高尚的道德感　道德感是关于人的言论、行为、思想及意图是否符合人的道德需要而产生的情感，是对于自我行为从理智和情感两方面所进行的统一评价。道德感的具体体现就是职业道德，其突出特点是利他精神和无私的奉献。做危重患者的护理，必须视患者的痛苦和生命高于一切。道德感是驱动人们道德行为的强大动力，具有高尚道德的护士会竭尽全力、千方百计解除患者痛苦；会设身处地为患者着想，和患者"角色互换"，视患者如亲人，以患者之忧而忧，以患者之乐而乐。

2. 良好的能力技巧　所谓能力，就是直接影响人们顺利而有效地完成某项活动的个性心理特征。所谓技巧就是在能力素质的基础上，通过练习形成的熟练活动。技巧与某项专业结合就形成了专业技术。救治危重患者仅具备良好的动机，而缺乏相应的能力就不可能取得良好的效果，甚至会延误抢救的时机。所以，必须具备良好的能力素质，经过勤奋的训练，娴熟地掌握护理技术。①稳：动作轻柔、协调、灵巧、稳定及富有条理。②准：熟悉患者，了解病情，处置操作做到规范化，准确无误。③快：动作熟练，眼疾手快，干净利落，用较少的时间高质量地完成操作任务。④好：技术质量高，效果好，举止行为美，自己满意，患者也满意。

娴熟的技术往往能赢得时间，赢得安全，挽救生命。在临床实践中时间就是生命，比如颅脑外伤，从接诊、测血压、量体温、数脉搏、记录瞳孔变化及意识情况，到采血、验血型、备血、做药物过敏试验、理发，直到送进手术室，这一系列工作要求护士约在 15min 内准确、无误地全部完成，如果不是一个训练有素的护士是很难办到的。

3. 积极而稳定的情绪　情绪是人对客观世界的一种特殊反映形式，即人对客观事物是否符合自己需要的内在体验。在医院这个特殊的环境里，特别是在 ICU，面对的是与死神抗争的患者，还有充满忧、悲、愁的患者亲属。对此，护士要有真挚的同情心和高尚的道德情操，但又不能在这复杂的情感漩涡里随波逐流，产生情绪波动。

生活中，人人都会受挫折；时时事事都可能有不顺心、不愉快的时候，护士自己也在所难免，这就要求护士对自己的情绪、情感要有一定的调节控制能力，做到急事不慌，纠缠不怒，悲喜有节，沉着冷静，以保持病房和治疗环境稳定。

护士的情绪变化，尤其是面部表情，对患者及家属都有直接感染作用。在一个危重患者治疗护理中，如果护士面孔紧张，动作惊慌，即会使患者感到自己处于险境之中，必定加重心理负担。所以，护士积极的情绪、和善可亲的表情和举止、热爱生活的愉快态度，不仅能调节病房和治疗环境气氛，而且能转换患者不良的心境，唤起患者治病的信心，增强安全感。

4. 敏锐的观察能力　观察是知觉的一种特殊形式，即有目的和有计划的主动的知觉过程。观察力是护理危重患者必备的能力和衡量其心理品质的一个重要标志。护士首先运用视、听、触、嗅等感觉直观地去得到患者资料，再判断患者的需要，帮助医生诊断、评价治疗和护理效果，以及预测可能发生的问题。

观察必须有科学性和系统性。护士除观察患者生命体征外，还应观察患者的面部表情、举止行为、患者睡态和进食情况等。对患者的哭泣声、叹息声、呻吟声等应有敏锐的察觉。护士从这些细微的外表行为、躯体动作语言中，可以了解一些患者的内心活动和躯体的情况。

护士的观察力实际上是广泛的知识、熟练的技巧和高尚情感的结合。如何培养自己的观察力，可以从以下几个方面入手。①观察目的明确：这是良好观察能力的前提。否则易被一些非本质的表象所迷惑，获得一堆杂乱无章的材料。②丰富的专业知识：这样才能抓住现象本质，使观察结果全面而且精确。③制定周密的计划：有的病情或生理变化迅速，如果不明确观察顺序，就会手忙脚乱。④观察中多思考：观察不能被动地收集、罗列印象，而是边观察边思考，不断地通过分析、综合、比较，主动地获取资料。⑤良好的记录习惯：有条理地详细记录，及时总结、不断提高。

5. 独立的思维能力　危重症患者抢救过程中，病情时刻呈现动态的变化，这就要求护士迅速执行医嘱。但是如果护士机械地执行医嘱，不假思索，也可能会在盲目执行中出现医疗差错或事故。有独立思维能力的护士并不把医嘱当作金科玉律，而是先按医生的思路去认真思考，再在病情的动态变化中发现问题，运用科学的思维方式去独立分析，然后提出自己的观点。这一点在危重症患者抢救护理中尤其重要，因为病情经常变化，不能机械地执行医嘱，要密切观察病情，给医生提出治疗的依据。

良好的独立思维能力，还表现在制定全面的护理计划中。当前所推行的责任制护理，要求护士充分发挥护理的相对独立功能，制定出有针对性的护理计划。一般说来，凡是善于独立思考的护士，抢救配合中多能正确理解医嘱，工作起来心中有数，有较强的应变能力；而缺乏独立思维能力的护士则往往手忙脚乱，遇到紧急情况更是不知所措，所以独立的思维能力是护士做好危重症护理的一个重要的心理品质。

6. 具备良好的沟通技巧　所谓沟通，就是人与人之间的信息传递和交流。日常护理活动中时时处处有着护士与患者之间的沟通，而在危重患者的护理中往往被护士忽略。常以为对危重患者只是救命而已，忽略了沟通的重要，不利于调动患者自身与疾病斗争的能力。

沟通可分为语言沟通和非语言沟通两种方式。语言沟通是指使用语言交流的沟通方式。做好危重患者的护理要有良好的语言沟通技巧，护理人员美好的语言，对患者可产生积极作用。在紧张繁忙的护理工作中，要抓住时机对患者说些安慰性、鼓励性、积极暗示性和健康指令性语言，这样就会改善患者的心理状况，有利调动患者自身抗病能力。

非语言沟通是指举止、行为和表情动作的沟通方式。据分析，在一个信息传递和交流（即沟通）的反应中，词语占7%，语调占38%，面部表情占55%，可见非语言沟通更为重要。因此，要求护士在紧张的气氛中，要注意保持面部表情的平和。在表情中，微笑是最美的语言。

护士在危重患者救治中，扮演着举足轻重的重要角色，护士与患者接触的时间多，与患者家属的联系也多于医生。护士与患者有效地沟通，增加了患者与疾病斗争的信心，有助于医疗护理计划顺利进行。护士与家属有效地沟通，就能更深入地了解患者的心理情况，并可以发挥家属的积极性，更好地解除患者的心理问题。因此，护士的沟通技巧不仅是文明礼貌问题，也不只是涉及人际关系的问题，而是直接影响着危重患者心理护理是否成功的问题，因此，做好危重症患者护理，护士必须具备良好的沟通技巧。

（马小芳）

参考文献

1. 陈玉红. 重症护理专科指南. 南京：东南大学出版社，2011.
2. 张波. 急危重症护理学. 北京：人民卫生出版社，2012.
3. 孙永显. 急救护理学. 北京：人民卫生出版社，2010.

第三十六章　ICU常见重症疾病护理

第一节　脑疝患者的护理

脑疝是由于颅内压不断增高，其自动调节机制失代偿，脑组织从压力较高区向低压区移位，部分脑组织通过颅内生理空间或裂隙疝出，压迫脑干和相邻的重要血管和神经，出现特有的临床征象，是颅内压增高的危象，也是引起患者死亡的主要原因。脑疝是脑移位进一步发展的后果，一经形成便会直接威胁中脑或延髓，损害生命中枢，常于短期内引起死亡。

一、专科护理

（一）护理要点
降低颅内压，严密观察病情变化，及时发现脑疝发生，给予急救护理。

（二）主要护理问题
1. 脑组织灌注量异常（brain perfusion abnormalities）　与颅内压增高、脑疝有关。
2. 清理呼吸道无效（ineffective alrway clearance）　与脑疝发生意识障碍有关。
3. 躯体移动障碍（impaired physical mobility）　与脑疝有关。
4. 潜在并发症　意识障碍、呼吸、心脏骤停。

（三）护理措施
1. 一般护理　病室温湿度适宜，定期开窗通风，光线柔和，减少人员探视。患者取头高位，床头抬高15°~30°，做好基础护理。急救药品、物品及器械完好备用。
2. 对症护理
（1）脑组织灌注量异常的护理
1）给予低流量持续吸氧。
2）药物治疗颅内压增高，防止颅内压反跳现象发生。
3）维持血压的稳定性，从而保证颅内血液的灌注。
（2）清理呼吸道无效的护理
1）及时清理呼吸道分泌物，保持呼吸道通畅。
2）舌根后坠者应抬起下颌或放置口咽通气道，以免阻碍呼吸。
3）翻身后保证患者体位舒适，处于功能位，防止颈部扭曲。
4）昏迷患者必要时行气管插管或气管切开，防止二氧化碳蓄积而加重颅内压增高，必要时使用呼吸机辅助呼吸。
（3）躯体移动障碍的护理
1）给予每1~2小时翻身1次，避免拖、拉、推等动作。

2）每日行四肢关节被动活动并给予肌肉按摩，防止肢体挛缩。

3）保持肢体处于功能位，防止足下垂。

（4）潜在并发症的护理

1）密切观察脑疝的前驱症状，及早发现颅内压增高，及时对症处理。

2）加强气管插管、气管切开患者的护理，进行湿化气道，避免呼吸道分泌物黏稠不易排出。

3）对呼吸骤停者，在迅速降颅压的基础上按脑复苏技术进行抢救，给予呼吸支持、循环支持和药物支持。

二、健康指导

（一）疾病知识指导

1. 概念　当颅腔内某一分腔有占位性病变时，该分腔的压力高于邻近分腔，由于颅压的持续增高迫使一部分脑组织向压力最小的方向移位，并被挤进一些狭窄的裂隙，造成该处脑组织、血管及神经受压，产生相应的临床症状和体征，称为脑疝。根据移位的脑组织及其通过的硬脑膜间隙和孔道，可将脑疝分为：小脑幕切迹疝（tentorial hernia），是位于幕上的脑组织（颞叶的海马回、沟回）通过小脑幕切迹被挤向幕下，又称颞叶沟回疝；枕骨大孔疝（tonsillar hernia）是位于幕下的小脑扁桃体及延髓经枕骨大孔被挤向椎管内，又称为小脑扁桃体疝；一侧大脑半球的扣带回经镰下孔被挤入对侧分腔可产生大脑镰下疝（subfalcial hernia），又称扣带回疝。

2. 主要的临床症状

（1）小脑幕切迹疝

1）颅内压增高的症状：表现为剧烈头痛及频繁呕吐，并有烦躁不安。

2）意识改变：表现为意识模糊、浅昏迷以至深昏迷，对外界的刺激反应迟钝或消失。

3）瞳孔改变：双侧瞳孔不等大。初起时患侧瞳孔略缩小，对光反射稍迟钝，逐渐患侧瞳孔出现散大，略不规则，直接及间接对光反射消失，但对侧瞳孔仍可正常。这是由于患侧动眼神经受到压迫牵拉所致。另外，患侧还可有眼睑下垂、眼球外斜等。如脑疝继续发展，则出现双侧瞳孔散大，对光反射消失。

4）运动障碍：多发生于瞳孔散大侧的对侧，表现为肢体的自主活动减少或消失。如果脑疝继续发展，症状可波及双侧，引起四肢肌力减退或间歇性出现头颈后仰、四肢挺直、躯背过伸、角弓反张等去大脑强直症状，是脑干严重受损的特征性表现。

5）生命体征的紊乱：表现为血压、脉搏、呼吸、体温的改变。严重时血压忽高忽低，呼吸忽快忽慢，出现面色潮红、大汗淋漓，或者面色苍白等症状。体温可高达41℃以上，也可低至35℃以下而不升，甚至呼吸、心跳相继停止而死亡。

（2）枕骨大孔疝：表现为颅内压增高、剧烈头痛、频繁呕吐、颈项强直或强迫头位等。生命体征紊乱出现较早，意识障碍、瞳孔改变出现较晚。因脑干缺氧，瞳孔可忽大忽小。由于位于延髓的呼吸中枢严重受损，呼吸功能衰竭的表现更为突出，患者早期即可突发呼吸骤停而死亡。

（3）大脑镰下疝：引起患侧大脑半球内侧面受压部的脑组织软化坏死，可出现对侧下肢轻瘫，排尿障碍等症状。

3. 脑疝的诊断　　脑疝的最大危害是干扰或损害脑干功能，通过脑干受累临床表现进行诊断。由于病程短促，常常无法进行头部 CT 检查。

4. 脑疝的处理原则

（1）关键在于及时发现和处理：对于需要手术治疗的病例，应尽快进行手术治疗。患者出现典型脑疝症状时，应立即选用快速降低颅内压的方法进行紧急处理。

（2）可通过脑脊液分流术、侧脑室外引流术等降低颅内压、治疗脑疝。

（二）饮食指导

（1）保证热量、蛋白质、维生素、碳水化合物、氨基酸等摄入。

（2）注意水、电解质平衡。

（3）保持大便通畅，必要时可使用开塞露通便、服用缓泻剂或给予灌肠。

（三）用药指导

（1）遵医嘱按时、准确使用脱水利尿药物，甘露醇应快速静脉滴注，同时要预防静脉炎的发生。

（2）补充钾、镁离子等限制输液滴速药物时，要告知患者家属注意事项，合理安排选择穿刺血管。

（3）根据病情变化调整抗生素前，详细询问药物过敏史。

（四）日常生活指导

（1）意识昏迷、植物生存状态患者应每日定时翻身、叩背，保持皮肤完整性。加强观察与护理，防止压疮、泌尿系感染、肺部感染，暴露性角膜炎及废用综合征等并发症发生。

（2）肢体保持功能位，给予康复训练。

三、循证护理

脑疝是颅内高压的严重并发症。张治华对 126 例外伤性颅内血肿致脑疝患者的研究结果显示，当患者 GCS 评分从 8 分逐渐下降时，应加大脱水治疗力度，改善患者的颅内高压状态，为手术赢得时间。王自然的研究结果示，对于重度妊娠高血压综合征的患者，护理人员应重视观察意识、瞳孔的变化，尤其重视对应用镇静剂的患者的夜间观察，以便预防或及早发现脑疝的发生。

（龚春城）

第二节　急腹症的急救护理

一、疾病介绍

急腹症（acute abdomen）是以急性腹痛为突出表现，需要早期诊断和紧急处理的急性腹部疾患的总称，包括内、外、妇、儿、神经、精神等多学科或各系统的疾病。外科急腹症具有起病急、变化多、进展快、病因复杂的特点，因此，及时、准确地对急腹症做出诊断和救护是非常重要的，一旦延误诊断，抢救不及时，就会给患者带来严重的危害，甚至危及生命。

1. 定义　急腹症（acute abdomen）是指腹腔内、盆腔和腹膜后组织和脏器发生了急剧的病理变化，从而产生以腹部的症状和体征为主，严重时伴有全身反应的腹部疾患的总称。

2. 病因

（1）功能紊乱：是指神经－体液调节失常而出现的脏器功能紊乱，临床表现为急性腹痛，但往往查不到形态学的改变。

（2）炎症病变：炎症是机体对于损伤的一种以防御保护为主的生物学反应，常有较明显的局部症状，全身则出现发热、白细胞计数增加以及随之而来的各系统功能变化。常见病包括：急性阑尾炎、急性腹膜炎、急性胆囊炎、输卵管炎、盆腔炎等。

（3）梗阻性疾病：梗阻是指空腔脏器及管道系统的通过障碍。急腹症中，以梗阻为主要病理变化的疾病如肠梗阻、胆道梗阻、尿路梗阻等。

（4）穿孔病变：穿孔是指空腔脏器穿破。常见的有急性胃十二指肠溃疡穿孔，肠穿孔、异物妊娠和卵巢破裂等。

（5）出血性疾病：腹内各脏器破裂出血。其机制主要是血管破裂，或毛细血管损伤而发生的渗血等。

3. 发病机制　腹痛的主要发病机制包括腹内空腔脏器阻塞、腹膜刺激、血管功能不全、黏膜溃疡、胃肠蠕动改变、包膜牵张、代谢异常、神经损伤、腹壁损伤或腹外脏器病变等。按病理生理机制主要分为3大类：内脏性腹痛、躯体性腹痛、牵涉痛，前两者是腹痛的基本原因。

（1）内脏性腹痛：大多由于空腔脏器或实质性脏器的包膜受牵张所致，其神经冲动由内脏传入纤维传入大脑中枢，产生痛感。内脏传入纤维为很细的无髓神经细胞纤维，传导速度慢，定位不准确，多为钝痛，伴反射性恶心、呕吐等特点。早期轻重不一，轻者可仅表现为含糊的不适感，重者可表现为剧痛或绞痛，可为持续性疼痛，也可为阵发性或间断性疼痛。如受累脏器与运动有关，疼痛多为间断性或阵发性、绞痛或痉挛性疼痛。为大多数内科疾病所致的急性腹痛的发病机理。

（2）躯体性腹痛：是由壁层腹膜受到缺血、炎症或伸缩刺激产生的痛感。由有髓传入纤维传导疼痛刺激至同一脊神经节段，与体表分布区一致。因此，躯体性腹痛多可定位疼痛刺激的部位，疼痛剧烈，主要是锐痛、刀割样痛、持续性疼痛，咳嗽或活动可能会引起疼痛加重，疼痛持续时间较长。躯体性原因引起的腹痛体检时可出现压痛或触痛、反跳痛、肌紧张。阑尾炎的典型表现涉及内脏和躯体痛，早期表现为脐周痛（内脏性疼痛），但当炎症扩展至腹膜（躯体性疼痛）时，疼痛可准确定位在右下腹部。

（3）牵涉痛：又称放射痛或感应痛，是由于有些内脏传入纤维和躯体传入纤维共同使用同一神经元，使2个似乎不相干的部位同时感觉有疼痛。如胆道疾病（如胆囊炎）引起右肩背部牵涉痛；膈肌刺激（如脾破裂）产生肩痛；胸内疾病如急性下壁心肌梗死可伴上腹痛、恶心、呕吐等症状。

4. 临床表现

（1）腹痛：是急腹症的主要临床症状，其临床表现、特点和程度随病因或诱因、发生时间、始发部位、性质、转归而不同。

1）炎性腹痛：起病慢，腹痛由轻逐渐加重，以后呈持续性疼痛，有固定的压痛点，有的伴有全身症状，如体温升高，白细胞计数升高。主要是炎性物质渗出，刺激腹膜引起。此类多见于急性阑尾炎、急性胆囊炎和急性胆管炎、急性胰腺炎等疾病。

2）穿孔性腹痛：起病急，腹痛突然加重，呈持续性疼痛。同时伴有压痛、反跳痛、腹肌紧张等腹膜刺激征，肠鸣音减弱。全身症状有体温升高，脉搏增快，白细胞升高。临床上以急性阑尾炎、胃十二直肠穿孔最重，肠穿孔中毒症状较重，而疼痛较轻，更要重视。

3）腹腔内出血：常见于外伤性肝、脾及宫外孕破裂等病。特点是病情急而重，危急生命，以失血性休克为主，表现为头晕、烦躁、面色苍白、脉搏细速，血压下降甚至血细胞检查示急性贫血。若腹穿抽出不凝血，则为实质性脏器破裂出血，应该立即准备急诊手术。

4）急性梗阻：呈阵发性腹痛，间歇期仍有隐痛，伴有频繁呕吐。腹部检查主诉明显，但体征不明显。早期体温、血象一般无变化。胆管梗阻伴有黄疸、发热，尿路梗阻伴有血尿，肠梗阻肛门停止排便、排气。

5）缺血性腹痛：内脏急性缺血可产生剧烈腹痛，一般为持续性绞痛，阵发性加剧，有明显的腹膜刺激征，有时还可以扪及腹部包块。缺血性腹痛的原因主要有 2 类：①血管栓塞，如肠系膜动脉急性栓塞；②内脏急性扭转造成缺血，多见于肠扭转、肠套叠、卵巢囊肿蒂扭转等。

（2）伴随症状

1）恶心、呕吐：早期为反射性，是内脏神经受刺激所致。如阑尾炎早期，胃、十二指肠溃疡穿孔等。由于胃肠道通过障碍导致呕吐，称为逆流性呕吐，一般表现较晚、较重，如晚期肠梗阻。也有因毒素吸收，刺激中枢所致，晚期出现呕吐。呕吐物的性质对诊断有重要参考价值。

2）大便情况：询问有无排气及大便，大便性状及颜色。如腹痛发作后停止排气、排便，多为机械性肠梗阻。反之，若出现腹泻或里急后重，可能是肠炎或痢疾。柏油样便常为上消化道出血，小儿果酱样便应考虑肠套叠。

3）其他：绞痛伴有尿频、尿急、尿痛或血尿，多考虑泌尿系统感染或结石；腹痛伴有胸闷、咳嗽、血痰或伴有心律失常，应考虑胸膜、肺部炎症或心绞痛等；伴寒战、高热，可见于急性化脓性胆管炎症、腹腔脏器脓肿、大叶性肺炎、化脓性心包炎等；伴黄疸，可见于急性肝、胆道疾病，胰腺疾病，急性溶血等；伴休克，常见于急性腹腔内出血、急性梗阻性化脓性胆管炎症、绞窄性肠梗阻、消化性溃疡急性穿孔、急性胰腺炎、急性心肌梗死等；伴肛门坠胀感、阴道不规则流血、停经等见于妇科急腹症。

（3）辅助检查：如超声波，胸腹 X 线检查，心电图，血、尿、便三大常规检查，将结果综合分析，做出鉴别，以达到分诊准确，同时为医生的进一步诊断奠定基础。

1）血、尿、便的常规检查有助于诊断：是每个腹痛患者皆需检查的项目。血白细胞总数及中性粒细胞增高提示炎症病变，尿中出现大量红细胞提示泌尿系统结石、肿瘤或外伤，有蛋白尿和白细胞则提示泌尿系统感染，脓血便提示肠道感染，血便提示狭窄性肠梗阻、肠系膜血栓栓塞、出血性肠炎等。

2）血液生化检查：血清淀粉酶增高提示为胰腺炎，是腹痛鉴别诊断中最常用的血生化检查。血糖与血酮的测定可用于排除糖尿病酮症酸中毒引起的腹痛。血清胆红素增高提示胆道疾病。肝、肾功能及电解质的检查对判断病情亦有帮助。

3）X 线检查：腹部 X 线平片检查在腹痛的诊断中应用最广。膈下发现游离气体，胃肠道穿孔几乎可以确定。肠腔积气扩张、肠中多处液平面则可诊断肠梗阻。输尿管部位的钙化影可提示输尿管结石。腰大肌影模糊或消失的提示后腹膜炎症或出血。X 线钡餐造影或钡灌肠检查可以发现胃、十二指肠溃疡，肿瘤等，但疑有肠梗阻时应禁忌钡餐造影。胆囊、胆管造影，内镜下的逆行胰胆管造影及经皮穿刺胆管造影对胆系及胰腺疾病的鉴别诊断甚有帮助。

4）B 超检查：主要用于检查胆道和泌尿系结石、胆管扩张、胰腺及肝脾肿大等。对腹腔少量积液、腹内囊肿及炎性肿物也有较好的诊断价值。

5）内镜检查：可用于胃肠道疾病的鉴别诊断，在慢性腹痛的患者中常有此需要。

6）CT 检查：CT 对急腹症的诊断与 B 超相似，且不受肠内气体干扰，常应用于某些急腹症的诊断和鉴别诊断。

7）腹腔穿刺：腹痛诊断未明而发现腹腔积液时，可考虑做腹腔穿刺检查。穿刺所得液体应送常规及生化检查，必要时还需做细菌培养。

8）心电图：对年龄较大者，应做心电图检查，以了解心肌供血情况，排除心肌梗死和心绞痛。

5. 治疗要点　根据患者病情的轻重缓急而采取不同的救治方法。通过检查探明病因，标本兼治（表 36 - 1）。

表 36 - 1　各类急腹症临床特点及处理原则比较

疾病原因	临床特点	处理原则
血管堵塞、腹腔大出血、脏器穿孔、急性胰腺炎	突然发作的剧烈持续性疼痛、腹肌紧张迅速出现休克	积极液体复苏，支持治疗，纠正休克尽快手术（急性胰腺炎多采用非手术治疗）
梗阻类疾病（肠梗阻、胆道梗阻、尿路结石梗阻）	剧烈的阵发性疼痛，伴有胃肠道症状	积极配合诊断，可允许一定时间的观察治疗。但是梗阻如果血运受到影响，则很快发展到坏死、休克（绞窄性梗阻），需尽快手术胆道、尿路结石可先给予止痛剂、解痉剂等保守治疗，观察
腹腔各部位炎症	炎症变化从几小时至几天，没有治疗，腹痛会逐渐加剧，部位更加局限，并有发热白细胞计数升高，进一步发展出现腹膜炎	在诊断明确之前，或决定手术之前，不要给予止痛剂。积极抗炎治疗，根据病情发展情况决定是否手术
糖尿病酮症酸中毒、铅中毒等	有时会有腹痛	对症病因治疗而无需手术

（1）一般处理

1）体位：在无休克的情况下，急腹症患者宜采用半卧位或斜坡卧位，可使腹肌松弛，改善呼吸、循环，减轻腹胀，控制感染等。合并休克者需采用休克卧位。

2）饮食：未明确诊断的患者，应当禁食。对病情较轻，确定采用非手术治疗者，可给流质或易消化的半流质饮食，但需要严格控制进食量。对于胃肠穿孔，已出现肠麻痹等病情较重者，必须禁食。疑有空腔脏器穿孔、破裂或腹胀明显者，应禁食水并放置胃肠减压管。

3）纠正水、电解质紊乱和酸碱失衡：防止休克，建立静脉通路，补充血容量，并应用抗生素防治感染，为手术治疗创造条件。

4）观察期间应避免使用掩盖病情变化的药物和处置：严禁使用麻醉类镇痛药物。禁用泻药及做灌肠处理，以免刺激肠蠕动，使炎症扩散或诱发穿孔。必要时可用解痉剂来缓解疼痛。

5）对症治疗：根据不同病因、病情，采用相应的对症处理。

（2）非手术治疗适应证

1）急性腹痛好转或疼痛 >3d 而无恶化。

2）腹膜刺激征不明显或已局限。

3）有手术指征但患者不能耐受手术者，在积极采用非手术治疗的同时，尽量创造条件，争取尽早手术。

非手术治疗必须在严密观察病情及做好手术准备的情况下进行，若经短期非手术治疗后急腹症的症状、体征未见缓解反而加重者，应及时采用手术疗法。

（3）手术治疗的适应证

1）诊断明确，需立即处理者。如急性化脓性阑尾炎、异位妊娠破裂等。

2）诊断不明，但腹痛和腹膜炎体征加剧，全身中毒症状加剧者。

3）腹腔内脏器大出血。

4）急性肠梗阻疑有绞窄坏死者。

二、护理评估及观察要点

1. 护理评估

（1）病史

1）年龄与性别：儿童腹痛，常见的病因是蛔虫症、肠系膜淋巴结炎与肠套叠等。青壮年则多见溃疡病、肠胃炎、胰腺炎。中老年则多胆囊炎、胆结石，此外还需注意胃肠道疾病、肝癌与心肌梗死的可能性。肾绞痛较多见于男性，而卵巢囊肿扭转、黄体囊肿破裂则是妇女急腹症的常见病因，如系育龄期妇女，则宫外孕应予以考虑。

2）既往史：有些急腹症与过去疾病密切相关。如胃、十二指肠溃疡穿孔史，腹部手术、外伤史，胆道疾病，泌尿道结石，阑尾炎，女性患者月经史、生育史等。

3）腹痛：询问过往有无腹痛的经历，此次腹痛有无前驱或伴随症状，如发热、呕吐等，起病的缓急、症状出现的先后；腹痛的最明显的部位有无转移和放射；腹痛的性质为持续性、阵发性或者持续疼痛伴有阵发性加重；疼痛的程度；诱发和缓解因素。

4）起病急剧而一般情况迅速恶化者，多见于实质性脏器破裂、空腔脏器穿孔或急性梗阻、急性出血坏死性胰腺炎、卵巢囊肿蒂扭转、宫外孕破裂等；开始腹痛较轻而后逐渐加剧者多为炎症病变，如阑尾炎、胆囊炎等。

（2）身体评估

1）全身状况：有无痛苦表情，生命体征是否平稳。

2）腹部检查：触诊时从不痛部位逐渐检查至疼痛部位，手法要轻柔（冬季手要温暖）以免引起腹肌紧张，而影响判断，同时了解腹部有无压痛、反跳痛、肌紧张及有无移动性浊音，肠鸣音等，观察患者面色，精神和意识的变化。

2. 观察要点

（1）生命体征的变化：定时测量体温、脉搏、呼吸、血压，观察神志变化。注意有无脱水、电解质失衡及休克表现。

（2）消化道功能状态：如饮食、呕吐、腹泻、排气、排便，以及腹痛的部位、性质和范围的变化。

（3）腹部体征的变化：如腹胀、肠蠕动、压痛、反跳痛、肌紧张、肝浊音界以及移动性浊音等。

（4）重要脏器：如心、肝、肺、肾、脑等功能的变化。

（5）加强病情的动态观察，注意新的症状和体征。

（6）保持输液管道及各导管的通畅，准确记录出入量。

三、急诊救治流程

急腹症急诊救治流程详见图 36 - 1。

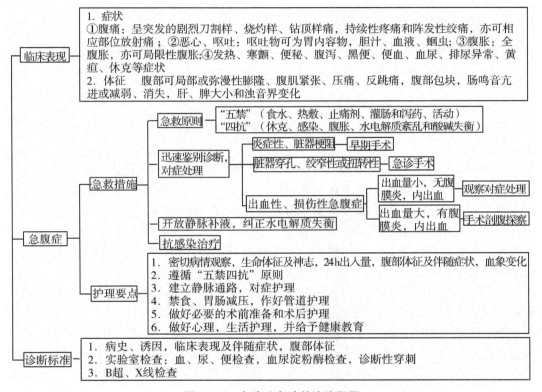

图 36 - 1　急腹症急诊救治流程图

（龚春城）

第三节　休克的急救护理

休克（Shock）即由于各种严重创伤、失血、感染等导致神经体液因子失调，心输出量及有效循环血容量不足，微循环灌注量明显下降，因而无法维持重要生命脏器的灌流，以致缺血、缺氧、代谢紊乱等引起一系列病理、生理变化的综合征。休克的原因很多，有效循环血容量锐减是其共同特点。

一、休克分类

休克可因病因不同分为以下 6 种。

（1）低血容量休克：包括失血、失液、烧伤、过敏、毒素、炎性渗出等。

（2）创伤性休克：创伤后除血液丢失外，组织损伤大量液体的渗出，毒素的分解释放、吸收，以及神经疼痛因素等，都可导致休克。

（3）感染性休克：多见于严重感染，体内毒素产物吸收所致等。

（4）心源性休克：见于急性心肌梗死，严重心肌炎，心律失常等。

（5）过敏性休克：为药物或免疫血清等过敏而引起。

（6）神经源性休克：见于外伤，骨折和脊髓麻醉过深等。

二、休克病理机制

各种原因引起的休克虽各有特点，但最终导致的生理功能障碍大致相同，有效循环血容量不足是重要因素，心输出量下降是直接过程，血管床的容积扩大，微循环淤血，器官功能障碍是最终结果。

1. 休克的分期

（1）休克早期又称缺血性缺氧期：此期实际上是机体的代偿期，微循环受休克动因的刺激，使儿茶酚胺、血管紧张素、加压素、TXA 等体液因子大量释放，导致末梢小动脉、微循环、毛细血管前括约肌、微静脉持续痉挛，使毛细血管前阻力增加，大量真毛细血管关闭，故循环中灌流量急剧减少。上述变化使血液重新分布，以保证心脏等重要脏器的血供，故具有代偿意义。随着病情的发展，某些血管中的微循环动静脉吻合支开放，使部分微循环血液直接进入微静脉（直接通路）以增加回心血量。此期患者表现为精神紧张，烦躁不安，皮肤苍白、多汗，呼吸急促，心率增速，血压正常或偏高，如立即采取有效措施容易恢复，若被忽视，则病情很快恶化。

（2）休克期又称淤血期或失代偿期：此期系小血管持续收缩，组织明显缺氧，经无氧代谢后大量乳酸堆积，毛细血管前括约肌开放，大量血液进入毛细血管网，造成微循环淤血，血管通透性增强，大量血浆外渗，此外，白细胞在微血管上黏附，微血栓形成，使回心血量明显减少，故血压下降，组织细胞缺氧及血管受损加重。除儿茶酚胺，血管加压素等体液因素外，白三烯（LTS）纤维连接素（Fn），肿瘤坏死因子（TNF），白介素（TL），氧自由基等体液因子均造成细胞损害，也为各种原因休克的共同规律，被称为"最后共同通路"。临床表现为表情淡漠，皮肤黏膜发绀，中心静脉压降低，少尿或无尿，及一些脏器功能障碍的症状。

（3）休克晚期又称 DIC 期：此期指在毛细血管淤血的基础上细胞缺氧更重，血管内皮损伤后胶原暴露，血小板聚集，促发内凝及外凝系统，在微血管形成广泛的微血栓，细胞经持久缺氧后胞膜损伤，溶酶体释放，细胞坏死自溶，并因凝血因子的消耗而播散出血，同时，因胰腺、肝、肠缺血后分别产生心肌抑制因子（MDF）、血管抑制物质（VDM）及肠因子等物质，最终导致重要脏器发生严重损伤，功能衰竭，此为休克的不可逆阶段。

三、主要临床表现

(1)意识和表情：休克早期，脑组织血供尚好，缺氧不严重，神经细胞反应呈兴奋状态，患者常表现为烦躁不安。随着病情的发展，脑细胞缺氧加重，患者的表情淡漠，意识模糊，晚期则昏迷。

(2)皮肤和肢端温度：早期因血管收缩口唇苍白，四肢较冷、潮湿。后期因缺氧或淤血口唇发绀，颈静脉萎缩，甲床充盈变慢。

(3)血压是反映心输出压力和外周血管的阻力，不能代表组织的灌流情况。在休克早期，由于外周血管阻力增加，可能有短暂的血压升高现象，此时舒张压升高更为明显，心输出量低，收缩压相对减低，因而脉压减小，这是休克早期较为恒定的血压变化，只有代偿不全时，才出现血压下降。

(4)脉搏：由于血压低，血容量不足，心搏代偿增快，以维持组织灌流，但由于每次心搏出量都较少，这样更加重心肌缺氧，心肌收缩乏力，所以在临床常常是脉搏细弱。

(5)呼吸：多由缺氧和代谢性酸中毒引起呼吸浅而快，晚期由于呼吸中枢受抑制，呼吸深而慢甚至不规则。

(6)尿量：早期是肾前性，尿量减少反映血容量不足，肾血灌注不足，后期有肾实质性损害，不但少尿，重者可发生无尿。

以上为各类休克共同的症状和体征，临床上战创伤休克突出的表现有"5P"。即皮肤苍白（pallor），冷汗（prespiration），虚脱（prostration），脉搏细弱（pulselessness），呼吸困难（pulmonary deficiency）。

四、病情评估

评估的目的是根据临床各项资料，及早发现休克的前期表现及病情的变化情况，为休克的早期诊治争取有利时机。

1. 病情判断

(1)病史收集：重点了解休克发生的时间、程度、受伤史、伴随症状；是否进行抗休克治疗；目前的治疗情况等。

(2)实验室检查：需测量以下数据：

1)测量红细胞计数，血红蛋白和血细胞比容，可了解血液稀释或浓缩的程度。

2)测量动脉血气分析和静脉血二氧化碳结合力，帮助了解休克时酸碱代谢变化的过程和严重程度。

3)测定动脉血乳酸含量，反映细胞内缺氧的程度，也是判断休克预后的一个重要指标，正常值为 1.3mmol/L。

4)测定血浆电解质，有助于判断休克时机体内环境与酸碱平衡是否稳定。

5)测定肝、肾功能，有助于了解休克状态下肝肾等重要脏器的功能。

6)测定血小板计数，凝血酶原时间与纤维蛋白原以及其他凝血因子等，有助于了解是否有发生 DIC 的倾向。

(3)失血量的估计可通过以下 3 种方法估计

1)休克指数：脉率/收缩压，正常值 0.5 左右。休克指数为 1，失血量约 1 000ml；指数为 2，失血量约 2 000ml。

2）收缩压 10.7kPa（80mmHg）以下，失血量为 1 500ml 以上。

3）凡有以下一种情况，失血量约 1 500ml 以上：①苍白口渴。②颈外静脉塌陷。③快速输入平衡液 1 000ml，血压不回升。④一侧股骨开放性骨折或骨盆骨折。

（4）休克程度估计临床上可将休克分为轻、中、重三度（表 36 - 2）。

表 36 - 2　休克的程度估计

休克程度	估计出血量（ml）（占全身血容量%）	皮肤温度	肤色	口渴	神志	血压（mmHg）	脉搏（次/分）	血细胞比容	中心静脉压	尿量（ml）
休克前期	760（<15%）	正常	正常	轻	清楚	正常或增高	正常或略快	0.42	正常	正常或略少
轻度休克	1 250（15%～25%）	发凉	苍白	轻	神志清楚，精神紧张	90～100/60～70	100～120	0.38	降低	少尿
中度休克	1 750（25%～35%）	发凉	苍白	口渴	神志尚清楚，表情淡漠	60～90/40～60	>120	0.34	明显降低	5～15
重度休克	2 250（35%～45%）	冷湿	发绀	严重口渴	意志模糊，甚至昏迷	40～60/15～40	>120	<0.3	0	0

（5）休克早期诊断：休克早期表现为：①神志恍惚或清醒而兴奋。②脉搏 >100 次/分，或异常缓慢。③脉压 2.6～4.0kPa（<20～30mmHg）。④换气过度。⑤毛细血管再充盈时间延长。⑥尿量 <30ml/h（成人）。⑦直肠与皮温差 3℃ 以上。若以上一项须警惕，两项以上即可诊断。

有明确的受伤史和出血征象的伤员出现休克，诊断为休克并不困难。对伤情不重或无明显出血征象者，可采用一看（神志、面色），二摸（脉搏、肢温），三测（血压），四量（尿量），等综合分析。

2. 临床观察

（1）神志状态：反映中枢神经系统血流灌注情况，患者神志清楚，反应良好表示循环血量已能满足机体需要。休克早期可表现为兴奋状态，随着休克程度的加重，可转为抑制状态，甚至昏迷。

（2）肢体温度、色泽：肢体温度和色泽能反映体表灌流的情况，四肢温暖，皮肤干燥，轻压指甲或口唇时局部暂时苍白而松压后迅速转为红润，表示外周循环已有改善，黏膜由苍白转为发绀，提示进入严重休克；出现皮下瘀斑及伤口出血，提示 DIC 的可能。

（3）体温不升或偏低：但发生感染性休克时，体温可高达 39℃。

（4）脉搏：休克时脉搏细速出现在血压下降之前，是判断早期休克血压下降的可靠依据。

（5）呼吸浅而快，伴有酸中毒时呼吸深而慢。晚期可出现进行性呼吸困难。

（6）尿量：观察尿量就是观察肾功能的变化，它是反映肾脏毛细血管灌注的有效指标，也是反映内脏血流灌注情况的一个重要指标。早期肾血管收缩，血容量不足，可出现尿量减少；晚期肾实质受损，肾功能不全，少尿加重，甚至出现无尿。

（7）血压与脉压差，观察血压的动态变化对判断休克有重要作用。休克早期由于外周血管代偿性收缩，血压可暂时升高或不变，但脉压差减小；失代偿时，血压进行性下降。脉压差是反映血管痉挛程度的重要指标。脉压差减小，说明血管痉挛程度加重，反之，说明血管痉挛开始解除，微循环趋于好转。

五、治疗

由于休克可危及生命，应紧急采取有效的综合抢救措施以改善血管的组织灌流，防止生命攸关的器官发生不可逆的损害，其治疗原则必须采取综合疗法，尽早去除病因，及时、合理、正确地选用抗休克药物，以尽快恢复有效循环血量，改善组织灌流，恢复细胞功能。

1. 紧急处理和急救　对心跳、呼吸停止者立即行心肺复苏术。对严重的战创伤者采取边救治边检查边诊断或先救治后诊断的方式进行抗休克治疗。同时采取：

（1）尽快建立 2 条以上静脉通道补液和血管活性药。

（2）吸氧，必要时气管内插管和人工呼吸。

（3）监测脉搏、血压、呼吸、中心静脉压、心电图等生命体征及测量指标。

（4）对开放性外伤立即行包扎、止血和固定。

（5）镇痛，肌注或静注吗啡 5 ~ 10mg，但严重颅脑外伤，呼吸困难，急腹症患者在诊断未明时禁用。

（6）尽快止血：一般表浅血管或四肢血管出血，可能采用压迫止血或止血带方法进行暂时止血，待休克纠正后再行根本性止血；如遇内脏破裂出血，可在快速扩容的同时积极进行手术止血。

（7）采血标本送检，查血型及配血。

（8）留置导尿管监测肾功能。

（9）全身检查，以查明伤情，必要时进行胸、腹腔穿刺和做床旁 B 超，X 线摄片等辅助检查明确诊断，在血压尚未稳定前严禁搬运患者。

（10）对多发伤原则上按胸、腹、头、四肢顺序进行处置。

（11）确定手术适应证，作必要术前准备，进行救命性急诊手术，如气管切开，开胸心脏按压，胸腔闭式引流，剖腹止血手术等。

（12）适当的体位，取休克位即头和腿部各抬高 30°，以增加回心血量及减轻呼吸时的负担，要注意保暖。

（13）向患者或陪伴者询问病史和受伤史做好抢救记录。

2. 液体复苏

（1）复苏原则：休克液体复苏分为 3 个阶段，根据各阶段的病理、生理特点采取不同的复苏原则与方案。

第一阶段为活动性出血期，从受伤到手术止血约 8h，此期的重要病理生理特点是急性失血（失液）。治疗原则主张用平衡盐液和浓缩红细胞复苏，比例为 2.5∶1，不主张用高渗盐液，全血及过多的胶体溶液复苏，不主张用高渗溶液是因为高渗溶液增加有效循环血容量升高血压是以组织间液、细胞内液降低为代价的，这对组织细胞代谢是不利的，不主张早期用全血及过多的胶体是为了防止一些小分子蛋白质在第二期进入组织间，引起过多的血管外液体扣押，同时对后期恢复不利，如患者大量出血，血色素很低，可增加浓缩红细胞的输注量。

　　第二阶段为强制性血管外液体扣押期，历时 1~3d。此期的重要病理生理特点是全身毛细血管通透性增加，大量血管内液体进入组织间，出现全身水肿，体重增加。此期的治疗原则是在心肺功能耐受情况下积极复苏，维持机体足够的有效循环血量。同样此期也不主张输注过多的胶体溶液，特别是清蛋白。此期关键是补充有效循环血量。

　　第三阶段为血管再充盈期，此期集体功能逐渐恢复，大量组织间液回流入血管内。此期的治疗原则是减慢输液速度，减少输液量。同时在心肺功能监护下可使用利尿剂。

　　（2）复苏液体选择：一个理想的战创伤复苏液体应满足以下几个要素：①能快速恢复血浆容量，改善循环灌注和氧供。②有携氧功能。③无明显副作用，如免疫反应等。④易储存、运输，且价格便宜。

　　1）晶体液：最常用的是乳酸钠林格液，钠和碳酸氢根的浓度与细胞外液几乎相同，平衡盐溶液和生理盐水等也均为常用。

　　扩容需考虑 3 个量，即失血量，扩张血管内的容积，丢失的功能细胞外液，后者必须靠晶体纠正，休克时宜先输入适量的晶体液以降低血液黏稠度，改善微循环。但由于晶体液的缺陷在于它不能较长时间停留在血管内以维持稳定的血容量，输入过多反可导致组织水肿，故应在补充适量晶体液后应补充适量的胶体液如清蛋白、血浆等。

　　2）胶体液：常用的有 706 代血浆，中分子右旋糖酐，全血，血浆，清蛋白等，以全血为最好。全血有携氧能力，对失血性休克改善贫血和组织缺氧特别重要。补充血量以维持人体血细胞比容 0.30 左右为理想，但胶体液在血管内只维持数小时，同时用量过大可使组织间液过量丢失，且可发生出血倾向，常因血管通透性增加而引起组织水肿。故胶体输入量一般为 1 500~2 000ml。中度和重度休克应输一部分全血。右旋糖酐 40 也有扩容，维持血浆渗透压，减少红细胞凝聚及防治 DIC 的作用。但它可干扰血型配合和凝血机制，对肾脏有损害，且可引起变态反应，故不宜大量应用，每天 500~1 000ml 即可。晶体液体和胶体液他们有各自的优势，也有自己的不足（表 36－3）。

表 36－3　几种复苏液体的优劣

种类	常见液体	适应证	优点	不足
晶体液	生理盐水林格氏液 7.5% NaCl 溶液	低血容量休克，脱水	等渗，易储存，价格便宜	输入量多，为失血量的 3 倍，易致血液稀释，水肿、凝血功能障碍，过量使用有高氯血症危险
		失血性休克	小量高效，有增加心肌收缩力作用，作用时间长于生理盐水	
高渗盐胶体混合液	高渗盐右旋糖酐（HSD）、高渗盐羟乙基淀粉	失血性休克	小量高效，有增加心肌收缩力作用，作用时间长于生理盐水，高渗盐羟乙基淀粉小量高效	过量使用有高氯血症危险，影响凝血功能，有过敏反应，影响配血
胶体液	清蛋白、右旋糖酐、6% 羟乙基淀粉、明胶基质液	失血性休克	扩容作用强，1：1 替代血液，作用时间较长	清蛋白过量使用，漏入组织，影响组织功能；其他影响凝血功能，有过敏反应，影响配血
血液	出血		携氧	储存，血型，交叉配血，输血反应，感染，免疫原性
人造血	血红蛋白溶液、氟碳代血液	出血	易储存，无血型	仅在实验阶段

（3）液体补充量：常为失血量的 2～4 倍，不能失多少补多少。晶体与胶体比例 3 : 1。中度休克直输全血 600～800ml，当血球比积低于 0.25 或血红蛋白低于 60g/L 时应补充全血。

（4）补液速度：原则是先快后慢，第一个 30min 输入平衡液 1 500ml，右旋糖酐 500ml，如休克缓解可减慢输液速度，如血压不回升，可再快速输注平衡液 1 000ml，如仍无反应，可输全血 600～800ml，或用 7.5% 盐水 250ml，其余液体在 6～8h 内输入。在抢救休克患者时，不仅需要选择合适的液体，还需以适当的速度输入，才能取得满意的效果，然而，快速输液的危险性易引起急性左心衰竭和肺水肿，故必须在输液的同时监测心脏功能，常用的方法是监测中心静脉压（CVP）与血压或肺动脉楔压（PAWP）。

（5）监测方法：临床判断补液量主要靠监测血压、脉搏、尿量、中心静脉压、血细胞比容等。有条件应用 Swan - Ganz 导管行血流动力学监测。循环恢复灌注良好指标为尿量 300ml/h；收缩压 > 13.3kPa（100mmHg）；脉压 > 4kPa（30mmHg）；中心静脉压为 0.5～1kPa（5.1～10.2mmHg）。

3. 抗休克药物的应用

（1）缩血管药物与扩血管药物的应用：缩血管药物可以提高休克伤员的血压，以受体兴奋为主的去甲肾上腺素 3mg 左右或间羟胺（阿拉明）10～20mg，加在 500ml 液体内静脉滴注，维持收缩压在 12～13.3kPa（90～100mmHg）左右为宜，如组织灌注明显减少，仅为权宜之计，仅用于血压急剧下降，危及生命时，应尽快输血输液恢复有效血容量。

扩血管药物可在扩容的基础上扩张血管以增加微循环血容量，常用的有：异丙肾上腺素，多巴胺，妥拉唑啉，山莨菪碱，硝普钠等，尤其适用于晚期休克导致心力衰竭的伤员。

血管活性药物必须在补足血容量的基础上使用，应正确处理血压与组织灌注流量的关系。血管收缩剂虽可提高血压，保证心脑血流供应，但血管收缩本身又会限制组织灌流，应慎用。血管扩张剂虽使血管扩张血流进入组织较多，但又会引起血压下降，影响心脑血流供应。在使用时应针对休克过程的特点灵活应用。例如使用适量的阿拉明等既有 α 受体，又有 β 受体作用的血管收缩剂，维持灌流压，同时使用小剂量多巴胺维持心、脑、肾血流量是较为合理而明智的。

（2）肾上腺皮质激素：肾上腺皮质激素可改善微循环，保护亚细胞结构，增强溶酶体膜的稳定性，并有抗心肌抑制因子的作用，严重休克时主张大剂量、早期、静脉、短期使用肾上腺皮质激素。常用甲基强的松龙，每次 200～300mg；地塞米松，每次 10～20mg；氢化可的松，每次 100～200mg，隔 4～6h 静脉注射 1 次。应注意的是大剂量糖皮质激素会使机体抗感染能力下降，延迟伤口愈合，促进应激性溃疡的发生，故应限制用药时间，一般为 48～72h，有糖尿病或消化道溃疡出血危险者应慎用。

（3）盐酸钠洛酮盐酸钠洛酮具有阻断 β 内啡呔的作用，可使休克时血压回升，起到良好的抗休克作用。此外，它还能稳定溶酶体膜，抑制心肌抑制因子，增加心输出量。其主要的副作用为疼痛，一定程度上限制了休克的治疗。

4. 纠正酸中毒和电解质紊乱　酸中毒贯穿于休克的始终，因此，应根据病理生理类型结合持续监测的血气分析，准确掌握酸中毒及电解质的异常情况，采取措施。

（1）代谢性酸中毒缺碱 HCO_3^- > 5mmol/L 时，常非单纯补液能纠正，应补充碱性药物，常用的药物为碳酸氢钠，乳酸钠和氨丁三醇。

（2）呼吸性酸中毒合并代谢性酸中毒：一般暂不需要处理，若同时伴有血中标准碳酸盐（SB）和 pH 值增高时则需要处理。对气管切开或插管的患者，可延长其外管以增加呼吸道的无效腔，使 PCO_2 增至 4kPa（30mmHg）以上以降低呼吸频率。

（3）呼吸性酸中毒常为通气不足并发症进行性充血性肺不张所致，应早清理气道以解除呼吸道梗阻，及早行气管切开术，启用人工呼吸器来维持潮气量 12~15ml/kg，严重时应采用呼气末正压呼吸（PEEP）。

休克时酸中毒重要是乳酸聚积引起的乳酸性酸中毒，故二氧化碳结合力作为判定酸中毒和纠正酸中毒的指标可能更为合理，也可采用碱剩余计算补碱量，计算公式如下。

所需补碱量 =（要求纠正的二氧化碳结合力 - 实测的二氧化碳结合力）×0.25×千克体重

所需补碱量 =（2.3 - 实测碱剩余值）×0.25×千克体重

由于缺氧和代谢性酸中毒，容易引起细胞内失钾，尽管血钾无明显降低，但机体总体仍缺钾，因此应在纠酸的同时补钾。

5. 对症治疗

（1）改善心功能：由于各类休克均有不同程度的心肌损害，除因急性心肌梗死并发休克者外，当中心静脉压和肺动脉楔压升高时可考虑使用洋地黄强心药，并应注意合理补液，常用药为毛花甙 C（西地兰）0.2~0.4mg 加入 25% 葡萄糖液 20ml 内，静脉缓慢推注。

（2）DIC 的防治：DIC 的治疗原则以积极治疗原发病为前提，改善微循环应尽早使用抗凝剂以阻止 DIC 的发展。常用的药物为肝素。此药物可阻止凝血酶原转变为凝血酶，从而清除血小板的凝集作用，DIC 诊断一经确定，即应尽早使用，用量为 0.5~1mg/kg，加入 5% 葡萄糖液 250ml 中，静脉滴注每 4~6h 1 次。以便凝血时间延长至正常值的 1 倍（即 20~30min）为准。

（3）氧自由基清除剂：休克时组织缺氧可产生大量氧自由基（OFR），它作用于细胞膜的类脂，使其过氧化而改变细胞膜的功能，并能使中性白细胞凝聚造成微循环的损害。在休克使用的 OFR 清除剂有：超氧化物歧化酶（superoxide dismutase，SOD），过氧化氢酶（CAT），维生素 C 和 E，谷胱甘肽与硒等。

（4）抗休克裤：它能起到"自身输血"作用，自身回输 750~1 000ml 的储血，以满足中枢循环重要脏器的血供。同时还有固定骨折、防震，止痛及止血的作用，一般充气维持在 2.7~5.3kPa（20~40mmHg）即可，是战时现场休克复苏不可缺少的急救设备。

（5）预防感染：休克期间人体对感染的抵抗力降低，同时还可以发生肠道细菌易位，肠道内的细菌通过肠道细菌屏障进入人体循环引起全身感染等。对严重挤压伤或多处伤，合并胸腹部创者应在抢救开始即开始早期大剂量应用抗生素，预防损伤部位感染。

六、监护

1. 一般情况监护 观察患者有无烦躁不安，呼吸浅快，皮肤苍白，出冷汗，口渴，头晕，畏寒，休克的早期表现，加强体温，脉搏，呼吸，血压的监护，尤其要重视脉压的变化。

2. 血流动力学监测

（1）心电监测：心电改变显示心脏的即时状态。在心功能正常的情况下，血容量不足及缺氧均会导致心动过速。

（2）中心静脉压（CVP）监测：严重休克患者应及时进行中心静脉压的监测以了解血流动力学状态。中心静脉压正常值为 0.49 ~ 1.18kPa（5 ~ 12cmH$_2$O），低于 0.49kPa（5cmH$_2$O）时常提示血容量不足；>1.47 kPa（15cmH$_2$O）则表示心功能不全，静脉血管床收缩或肺静脉循环阻力增加；>1.96kPa（20cmH$_2$O）时，提示充血性心力衰竭。在战伤休克情况下，应注意中心静脉压和动脉压以及尿量三者的关系，决定血容量补足与否，扩容速度快慢，右心排血功能，是否应该利尿。中心静脉压是休克情况下补液或脱水的重要指标。

（3）肺动脉楔压（PAWP）及心排量（CO）监测：肺动脉楔压有助于了解肺静脉，左心房和左心室舒张末期的压力以此反映肺循环阻力的情况；有效的评价左右心功能。为使用心肌收缩药，血管收缩剂或扩张剂等心血管药物治疗提供依据及判断疗效。肺动脉楔压正常值为 0.8 ~ 2kPa（6 ~ 15mmHg），增高表示肺循环阻力增高。肺水肿时，肺动脉楔压大于 3.99kPa（30mmHg）。当肺动脉楔压升高，即使中心静脉压无增高，也应避免输液过多，以防引起肺水肿。

心排量一般用漂浮导管，测出心血排量。休克时心排量通常降低，但在感染性休克有时较正常值增高。

（4）心脏指数监测：心脏指数指每单位体表面积的心输出量可反映休克时周围血管阻力的改变及心脏功能的情况。正常值为 3 ~ 3.5L/（min·m^2）。休克时，心脏指数代偿性下降，提示周围血管阻力增高。

3. 血气分析监测　严重休克由于大量失血，使伤员处于缺氧及酸中毒状态，如伴有胸部伤，可以导致呼吸功能紊乱。因此，血气分析监测已成为抢救重伤员不可缺少的监测项目。随着休克加重，会出现低氧血症，低碳酸血症，代谢性酸中毒，可以多种情况复合并发出现，故而需多次反复监测血气分析才能达到治疗的目的。

4. 出凝血机制监测　严重休克时，由于大量出血，大量输液，大量输注库存血，常导致出血不止，凝血困难，出现 DIC。故应随时监测凝血酶原时间，纤维蛋白原及纤维蛋白降解产物等，帮助诊断。

5. 肾功能监测　尿量反映肾灌注情况的指标，同时也反映其他血管灌注情况，也是反映补液及应用利尿，脱水药物是否有效的重要指标。休克时，应动态监测尿量，尿比重，血肌酐，血尿素氮，血电解质等，应留置导尿管，动态观察每小时尿量，抗休克时尿量应 >20ml/h。

6. 呼吸功能监测　呼吸功能监测指标包括呼吸的频率，幅度，节律，动脉血气指标等，应动态监测。使用呼吸机者根据动脉血气指标调整呼吸机使用。

7. 微循环灌注的监测　微循环监测指标如下：①体表温度与肛温。正常时两者之间相差 0.5℃，休克时增至 1 ~ 3℃，两者差值越大，预后越差。②血细胞比容。末梢血比中心静脉血的血细胞比容大 3% 以上，提示有周围血管收缩，应动态观察其变化幅度。③甲皱微循环。休克时甲皱微循环的变化为小动脉痉挛，毛细血管缺血，甲皱苍白或色暗红。

七、预防

（1）对有可能发生休克的伤病员，应针对病因，采取相应的预防措施。活动性大出血者要确切止血；骨折部位要稳妥固定；软组织损伤应予包扎，防止污染；呼吸道梗阻者需行气管切开；需后送者，应争取发生休克前后送，并选用快速而舒适的运输工具，运送途中注意保暖。

（2）充分做好手术患者的术前准备，包括纠正水与电解质紊乱和低蛋白血症；补足血容量；全面了解内脏功能；选择合适的麻醉方法。

（3）严重感染患者，采用敏感抗生素，静脉滴注，积极清除原发病灶，如引流排脓等。

（史　磊）

第四节　急性脑出血的急救护理

一、疾病介绍

1. 定义　脑出血是指脑内动脉、静脉、毛细血管破裂引起的脑实质内的一种自发性脑血管病。是中、老年人常见的急性脑血管病，亦称急性脑出血，具有发病急、变化快、死亡率高等特点。脑出血在 50 ~ 60 岁人群发病最多，死亡率高，严重地影响着人类的健康。高血压和动脉硬化是脑出血最常见、最重要的原因。

2. 病因　因长期慢性高血压使脑内小动脉发生动脉硬化和透明样病变，尤其老年人血管本身就脆性强，当遇到外界刺激时，血压骤然升高，血管壁难以承受升高的压力，发生破裂出血。

3. 发病机制　比较公认的是微动脉瘤学说，一般认为单纯的血压升高不足以引起脑出血，脑出血常在合并脑血管病变的基础上发生。

（1）微动脉瘤破裂：因脑内小动脉壁长期受高血压引起的张力影响，使血管壁薄弱部位形成动脉瘤，其直径一般为 500μm。高血压患者的脑内穿通动脉上形成许多微动脉瘤，多分布在基底核的纹状动脉、脑桥、大脑白质和小脑中直径为 100 ~ 300μm 的动脉上，这种动脉瘤是在血管壁薄弱部位形成囊状，当血压突然升高时，这种囊性血管容易破裂，造成脑出血。

（2）脂肪玻璃样变或纤维坏死：长期高血压对脑实质内直径为 100 ~ 300μm 小穿通动脉管壁内膜起到损害作用，血浆内的脂质经损害的内膜进入内膜下，使管壁增厚和血浆细胞浸润，形成脂肪玻璃样变，最后导致管壁坏死，当血压或血流急剧变化时容易破裂出血。

（3）脑动脉粥样硬化：多数高血压患者的动脉内膜同时存在多样病变，包括局部脂肪和复合糖类积聚出血或血栓形成，纤维组织增长和钙沉着，脑动脉粥样硬化患者易发生脑梗死，在大块脑缺血软化区内的动脉易破裂出血，形成出血性坏死病灶。

（4）脑动脉的外膜和中层在结构上薄弱：大脑中动脉与其所发生的深穿支——豆纹动脉呈直角，在用力、激动等因素使血压骤然升高的情况下，这种解剖结构使该血管容易破裂出血。

4. 临床表现

（1）突然神志丧失：突然神志丧失是脑出血最主要的症状。多数患者起病急骤，一般在数分钟至数小时内达到高峰；一些患者昏迷往往一开始即非常严重；少数患者可渐进发展，逐渐加深，提示预后不良。

（2）头痛、呕吐：患者因颅内压增高导致剧烈头痛、频频呕吐，呕吐物可以是胃内容物，也可以是咖啡样液体，是胃内发生应激性黏膜破溃出血所致。

（3）血压增高：绝大多数脑出血发作时面色红润、血压增高，收缩压超过 26.7kPa，典型的脑出血患者舒张压也升高。

（4）鼾声大作：患者软腭麻痹，舌向后拉，引起呼吸道不畅，导致打呼噜。此时如将头部后仰，下颌向前推，鼾声呼吸即可明显减轻。

（5）其他症状：猝然倒地，很快出现言语不清、唾液外流；昏睡、昏迷、大小便失禁、人事不省、脉搏缓慢、充实有力；四肢肌肉迟缓，半身不遂。

5. 诊断要点

（1）常于体力活动或情绪激动时发病。

（2）气候骤变、用力排便、饮酒、洗澡常为发病的诱因。

（3）发作时首先感到剧烈的头痛、反复呕吐和血压升高。

（4）病情进展迅速，常出现意识障碍、偏瘫和其他神经系统局灶性体征。

（5）多有高血压病和动脉硬化或糖尿病史。

（6）腰穿脑脊液多为血性，并且压力增高。

（7）头颅 CT 或 MRI 检查可明确诊断。

（8）预后白色团块显示出血灶脑出血死亡率和致残率相当高，预后不良。

6. 治疗要点

（1）现场急救：到达现场后，快速询问病史，并配合医师立即进行必要的体格检查，密切监测生命体征及病情变化情况，注意有无头痛、呕吐、颅内血压增高等症状。脑出血患者易因体位的变化致颅内出血而压迫心脑血管、呼吸中枢引起心跳呼吸突然骤停，因此对急性脑出血患者可以取平卧位、头偏向一侧或头部抬高 30°，有利于减轻脑水肿和防止窒息，保持呼吸道通畅，并由专人保护和固定头部。

（2）内科治疗

1）一般治疗：①安静卧床，床头抬高，保持呼吸道通畅，定时翻身、拍背，防止肺炎、压疮。②对头痛、烦躁者应用镇静、止痛药物，癫痫发作者给予抗惊厥药。③头部降温，用冰帽或冰水以降低脑部温度，降低脑代谢，有利于减轻脑水肿。

2）调整血压：血压过度升高者可口服或鼻饲降压药物，紧急情况下可静脉点滴降压药，同时监测血压，使血压维持在 20 ~ 21.3/12 ~ 13.3kPa（150 ~ 160/90 ~ 100mmHg）为宜。降低颅内压：约有 2/3 的脑出血患者发生颅内压增高，积极降低颅内压极为重要。

（3）脱水、利尿治疗迅速建立静脉通道，遵医嘱用药

1）脱水剂：20% 甘露醇 125 ~ 250ml 快速静脉滴注，视病情每 6 ~ 8h 1 次，应用 7 ~ 15d。心、肾功能不全者可选 10% 甘油果糖 125 ~ 250ml 缓慢静脉滴注，每 8 ~ 12h 1 次。

2）利尿剂：呋塞米（速尿）20 ~ 40mg 静脉注射，每 8 ~ 12h 1 次。若有凝血机制障碍或合并消化道出血，可应用止血药。

（4）做好急诊监护：严密观察患者的脉搏、呼吸、血压、体温、神志、瞳孔等的变化，其中瞳孔的变化尤为重要，它是观察脑出血患者病情、出血部位的一项重要指征。对伴有上消化道出血的患者，每半小时或 1h 测生命体征一次。对疑有休克的患者，应留置导尿管，测每小时的尿量，应保持每小时尿量 >30ml，还应定时查血分析，以了解出血是否停止。

（5）手术治疗：年龄 <65 周岁、有明确血肿形成、脑疝发生前期或 CT 证实血肿直径在 3cm 以上的脑出血患者，常被列为手术适应证，对此类患者应做好急诊手术准备。

二、护理评估与观察要点

1. 护理评估

（1）意识状态：意识改变往往提示病情变化，应定时观察和判断意识情况。出现以下征象应警惕病情恶化：①神志清醒转变为嗜睡状态。②对疼痛反应趋向迟钝。③原躁动不安突然转向安静昏睡或昏睡中出现鼻鼾声。④在清醒状态下出现小便失禁。

（2）生命体征

1）体温：发病早期体温正常，数日逐渐升高。常提示合并感染。

2）脉搏和心率：注意观察脉搏的速率、节律、强弱等。脉搏缓慢是颅内压增高的表现；脉搏增强提示血压升高；脉搏细弱有循环衰竭的趋势。

3）呼吸：观察呼吸频率、节律和深浅等。脑桥、中脑受损时可出现中枢性过度呼吸，呼吸可加快至 70～80 次/分；颅内压增高可导致脑疝而使呼吸减慢或突然停止；呼吸不规则或出现叹息样呼吸、潮式呼吸提示病情危重。

4）血压：颅内压增高时常引起血压增高。特点是收缩压增高。

（3）瞳孔：观察患者双侧瞳孔是否等大及对光反应的灵敏度。双侧瞳孔大小不等，对光反应迟钝或消失，提示脑干损伤；双侧瞳孔缩小呈针尖样，并伴有高热，是原发性脑桥出血特征之一；一侧瞳孔进行性散大伴对光反应消失，意识障碍加重，频繁呕吐，颈项强直，则揭示小脑幕裂孔疝形成。

（4）癫痫：脑出血可引起癫痫发作。注意观察抽搐发生的部位、次数、持续及间隔的时间、发作时有无大小便失禁及瞳孔对光反应是否存在等。

（5）出入量的观察及记录：脑出血患者多应用脱水药降颅压，减轻脑水肿。因此，正确记录出入量尤为重要，可以及时反映患者的肾功能情况和脱水效果。

2. 观察要点

（1）现存问题观察：脑出血的患者多半伴有头痛、呕吐、血压升高、突然神志丧失等症状，病情严重者将严重危及患者的生命，因此密切观察患者神志、瞳孔、生命体征的变化，并每 15～30min 记录一次，意识和瞳孔的变化是提示病情轻重的重要指标。血压越高，越会加重脑出血，必须及时观察血压。详细记录 24h 的出入量。

（2）并发症的观察

1）脑疝：脑疝是指颅内疾病引起颅内压增高以及颅内压增高加剧的一种严重危象。急性期患者绝对卧床休息，床头抬高 15°～30° 以利于静脉回流，减少脑血流量，降低颅内压。也可根据病情，将首次翻身时间延长到 12h 后进行。除呼吸、进食、排泄外，其他活动需严格禁止。严密观察患者有无剧烈头痛、喷射性呕吐、躁动不安、血压升高、脉搏减慢、呼吸不规律、一侧瞳孔散大、意识障碍加重等脑疝的先兆表现，一旦出现，应立即报告医生，配合抢救。

2）上消化道出血：消化道出血是脑出血常见并发症，多发生于脑出血后 5～7d。应密切监测血压和脉搏，观察血压的动态变化，必要时记录出入水量。监测大便性质、颜色、量，进行大便隐血试验检查，及时发现有无隐血。观察患者有无头晕、黑便、呕血等失血性休克表现。胃管鼻饲患者应注意回抽胃液。

3）肺部感染：有意识障碍的患者或因偏瘫卧床的患者，因为不能及时地清理呼吸道分泌物或者呕吐物，易引发肺部的感染。要保持室内空气的清新，给患者持续吸氧或间断吸氧；还要及时吸痰，保持呼吸道的通畅；密切监测体温的变化；预防性使用抗生素。

4）应激性溃疡：脑出血患者颅内高压状态影响下丘脑及脑干功能，导致自主神经功能紊乱和肾上腺皮质激素分泌增多，增强迷走神经兴奋性，使胃酸分泌增多，导致胃黏膜糜烂、坏死，溃疡形成，引起消化道出血。应预防性使用西咪替丁，它能有效减少胃酸分泌，减轻胃黏膜损害，降低应激性溃疡的发生率。并发应激性溃疡时应禁食，给予止血药。

5）泌尿系感染：多见于女性和留置导尿管者。对尿失禁的患者应及时更换尿垫，保持会阴及床单的整洁和干燥。定时检查尿常规，必要时做中段尿培养。留置导尿者应做好导尿管的护理。

三、急诊救治流程

脑出血急诊救治流程图详见图 36-2。

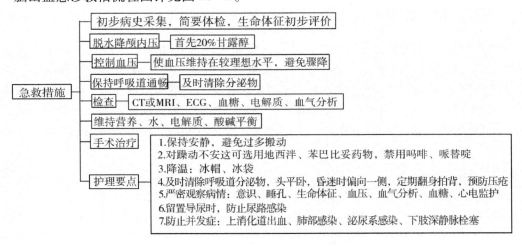

图 36-2　脑出血急诊救治流程图

（史　磊）

第五节　急性心肌梗死的急救护理

一、疾病介绍

（一）定义

急性心肌梗死（acete myocardial infarction，AMI）是在冠状动脉粥样硬化的基础上，由持久的严重的急性心肌缺血所引起的部分心肌坏死。临床上有剧烈而较持久的胸骨后疼痛、发热、白细胞增多、血清酶活性增高及心电图系列演变等表现，可伴有心律失常、休克或心力衰竭。

本病在欧美常见，20 世纪 50 年代美国病死率 >300/10 万人口，20 世纪 70 年代以后降到 200/10 万人口以下。在我国本病远不如欧美多见，但有逐年增多的趋势。

（二）病因

1. **基本病因** 本病是因冠状动脉粥样硬化（偶有冠状动脉痉挛、栓塞、炎症、先天畸形）、外伤、冠状动脉阻塞所致，造成管腔狭窄和心肌供血不足，而侧支循环尚未建立。在此基础上，若出现粥样斑块破裂、出血，血栓形成或持续痉挛，使管腔完全闭塞，即导致心肌梗死。休克、失血、脱水、严重心律失常、重体力活动、情绪激动或血压剧升也可促使心肌细胞急性缺血、缺氧，甚至坏死。一旦冠状动脉供血进一步急剧减少或中断 20～30min，使心肌严重而持久地急性缺血达半小时以上，即可发生心肌梗死。另外，心肌梗死发生严重心律失常、休克、心力衰竭，均可使冠状动脉血流量进一步下降，心肌坏死范围扩大。

2. **诱因** AMI 在春、冬季发病较多，与气候寒冷、气温变化大有关。发病时大多无明显诱因，常在安静或睡眠时发病。部分患者则发病于剧烈体力劳动、精神紧张或饱餐之后。此外，休克、出血、心动过速、用力大便亦可诱发。因此，护理人员应加强对冠心病患者的健康教育，减少或避免诱发的因素，有助于降低 AMI 的发病率。

（三）发病机制

绝大多数 AMI 的基本病因为冠状动脉粥样硬化。在冠状动脉粥样硬化的基础上，血小板聚集、血栓形成与冠状痉挛是 AMI 发病中最重要的因素。在 AMI 患者中，冠状动脉粥样斑块破溃发生率 >90%，并在破溃处有大量的血小板聚集，进而形成血栓，这些变化均能引起冠状动脉痉挛。粥样斑块破溃，血小板聚集及血栓形成，冠状动脉痉挛相互作用，造成管腔狭窄和心肌供血不足，而侧支循环尚未充分建立，导致心肌严重而持久地急性缺血，当心肌缺血持续 1h 以上时，即可发生 AMI。

（四）临床表现

临床表现与梗死面积大小、梗死部位、侧支循环情况密切相关。

1. **先兆** AMI 患者 15%～65% 有前驱症状。凡 40 岁以上，遇有下列情况应及早疑及 AMI，及时住院并按心肌梗死处理，同时动态观察心电图及血清酶变化：①首次心绞痛发作，持续 15～30min 或更久，硝酸甘油治疗效果不佳者。②原为稳定型劳累性心绞痛，近日疼痛次数、持续时间及程度均明显加重者。③疼痛伴有恶心呕吐、面色苍白、大汗、头晕、心悸者。④发作时伴有血压剧增或骤降，或伴有心律失常、左心功能不全者。⑤疼痛伴 ST 段明显抬高或压低，T 波高尖或冠状倒置者。发现上述梗死先兆，如及时处理，有可能使部分患者避免发生心肌梗死。

2. **症状**

（1）疼痛为最早出现的症状：疼痛的特点包括：①诱因，无明显诱因，且常发作于安静时（体力劳动、情绪激动、饱餐和寒冷诱发）。②部位：典型的疼痛部位为胸骨体上段或中段的后方，也可在心前区，疼痛范围大小如手掌，常放射至左肩，沿左肩前内侧直至小指、无名指，也经颈部、下颌及咽部，至左肩胛区或上腹部，并伴有消化道症状。③性质：多为压迫、紧缩，有濒死感，疼痛程度可轻可重，表情焦虑，面色苍白，出汗，停止动作，直至症状缓解。④持续时间：程度较重，持续时间长，有长达数小时甚至数天。

（2）全身症状发热、心动过速、白细胞增高、红细胞沉降率增快，由坏死物质引起。一般在疼痛 24～48h 出现，程度与坏死范围呈正相关。

（3）胃肠道症状：疼痛可伴有恶心、呕吐、上腹胀痛，与迷走神经受坏死物质刺激和胃肠组织灌注不足有关。

（4）心律失常 24h 内出现最多，以室性心律失常最多。

（5）休克：20% 患者在数小时至 1 周内发生。主要原因：心肌受损，左心室输出量急剧下降；剧烈胸痛引起神经反射性血管扩张；因呕吐、大汗、摄入不足导致血容量不足。

（6）心力衰竭：主要是急性左心衰竭。

（五）治疗要点

1. 现场急救

（1）就地平卧，绝对休息，用最短的时间检测患者的生命体征，包括血压、脉搏、呼吸，初步判断有无心律失常、心力衰竭或休克。

（2）高流量吸氧。

（3）切实迅速止痛，常用吗啡 5～10mg 皮下注射，或哌替啶（杜冷丁）50～100mg 肌内注射，必要时 2～4h 重复 1 次。

（4）防治心律失常：如心率 >70 次/分，有室性早搏或短阵室速，则立即用利多卡因 50～100mg + 葡萄糖液 20ml 静脉注射，然后按 1～4mg/min 静脉滴注；如无室早，则一开始即按 1～4mg/min 静脉滴注，再护送入院。如心率 <50 次/分，且有低血压或室性早搏，可静脉或肌内注射阿托品 0.5～1.0mg，再护送入院。

（5）低血压或休克者，给予多巴胺 5～10mg/（kg·min），静脉滴注。

（6）如心脏骤停，则立即就地心肺复苏。措施得当，成功率很高。待心律、血压、呼吸稳定后再转送入院。

（7）转送途中应连续心电监护，备好抢救药品及除颤装置，争取在发病后 1～3h 迅速送入急诊室、心脏监护室或心导管室，以便及早进行冠状动脉造影或溶栓治疗。

2. 入院后治疗

（1）一般监护及治疗

1）休息：卧床休息，保持安静，必要时给予镇静药。

2）吸氧：持续吸氧。

3）监测：在 CCU 进行生命体征的监测，监测血压、心率、心律，观察患者的胸痛状态和患者的呼吸状态。

4）疼痛：尽快止痛，可用强力止痛药。

（2）溶栓的治疗

1）溶栓药物：目前，早期溶栓重建血供是缩小梗死范围最有效的一种积极治疗方法。常用溶栓药物有尿激酶、链激酶、重组组织型纤溶酶原激活剂（rt-PA）等。

2）盐酸肾上腺素：心跳收缩力增加，增加冠脉、脑血管血供，可使细颤变为粗颤，易于电除颤。本药作为触电后心脏骤停心肺复苏时的首选药物。

3）利多卡因：为治疗室性异位心律的首选药物，室颤时首次用量为 1mg/kg，稀释后静脉缓慢注射。

4）溴卞胺：用于顽固性室颤，上述药物及胸外电除颤无效时可作为辅助电除颤。

5）胸外电除颤：胸外直流电除颤是室颤最有效的治疗方法。

（3）密切观察病情变化

1）出血倾向：出血是溶栓治疗最主要的并发症。在溶栓治疗期间，由于溶栓、抗凝、抗血小板药物的应用，抑制凝血功能，促进纤维蛋白溶解，可引起其他部位的出血。应注意观察有无皮肤、黏膜、消化道、泌尿道、呼吸道及颅内出血征象，监测凝血功能。溶栓次日应复查血小板、纤维蛋白原和凝血酶原时间，3d 内每天查尿常规、便隐血，用肝素者需监测凝血时间（试管法）、APTT。

2）低血压状态：溶栓治疗中出现低血压现象者占 7.7% ~16%。出现低血压状态时，应暂停溶栓治疗。对一般状况好的患者，可采用抗休克体位，加快输液速度，情况严重者应使用血管活性药物，首选多巴胺。

3）再灌注性心律失常：为冠脉再通的间接征象之一。多表现为胸痛明显缓解后出现短暂的加速性自主心律，下壁心肌梗死出现一过性窦性心动过缓、窦房阻滞等，也可发生致死性室性心律失常。再灌注性心律失常出现突然，严重者可致猝死，故应加强监护，并做好电复律准备。

4）再通指标的观察和判定：冠脉再通的直接指标为冠脉造影显示冠脉远端血流达 TMI 的Ⅱ~Ⅲ级。临床主要观察其间接指标：①心电图抬高的 ST 段在输注溶栓剂开始后 2h 内，在抬高最显著的导联 ST 段迅速回降 >50%。②胸痛自输入溶栓剂开始后 2~3h 内基本消失。③输入溶栓剂 2~3h 内，出现加速性室性自主心律，房室或束支阻滞突然改善或消失，或者下壁梗死患者出现一过性窦性心动过缓、窦房阻滞伴有或不伴有低血压。④血清 CK-MB 酶峰提前在发病 14h 以内或 CK 峰值在 16h 以内。具备上述 4 项中 2 项或以上者考虑再通，但②+③不能判定为再通。对发病后 6~12h 溶栓者暂时应用上述间接指征，④不适用。

5）梗死后心绞痛的观察：发生梗死后心绞痛提示患者病情不稳定，有再次发生心肌梗死的可能。应注意观察记录患者再发心绞痛的时间、部位、性质以及心律失常和心电图表现等。

（4）经皮冠状动脉腔内成形术（PTCA）：PTCA 已经被公认为一种目前最安全有效的恢复心肌再灌注的手段。急诊 PTCA 及支架术是目前有条件医院治疗 AMI 的首选方法。

1）补救性 PTCA：经溶栓治疗，冠状动脉再通后又再堵塞，或再通后仍有重度狭窄者，如无出血禁忌，可紧急施行 PTCA，随后再安置支架。可预防再梗和再发心绞痛。

2）直接 PTCA：不进行溶栓治疗，直接进行 PTCA 作为冠状动脉再通的手段，其目的在于挽救心肌。

适应证：①对于有溶栓禁忌证或不适宜溶栓的患者，以及对升压药无反应的心源性休克患者，应首选直接 PTCA。②对有溶栓禁忌证的高危患者，如年龄 >70 岁、既往有 AMI 史、广泛前壁心肌梗死以及收缩压 <13.3kPa（100mmHg）、心率 <100 次/分或 Killip 分级 >Ⅰ级的患者，若有条件最好选择直接 PTCA。

（5）控制心律失常

1）室性期前收缩或室性心动过速：立即利多卡因 50~100mg 静脉推注，5~10min 重复一次，至期前收缩消失或总量已经达到 300mg，继续以 1~3mg/min 微泵维持，待情况稳定后改为美西律 150mg，每日 4 次口服。

2）发生心室颤动：尽快非同步直流电除颤。室性心动过速药物无效应，及早用同步直流电复律。

3）缓慢心律失常：阿托品 0.5~11mg 肌内注射或静脉推注。

4）有二度以上房室传导阻滞：用临时人工心脏起搏器，待传导阻滞消失后撤除。

5）室上性快速心律失常：可应用洋地黄制剂及维拉帕米，药物不能控制者，可考虑同步直流电复律。

（6）控制休克最好根据血流动力学监测结果用药

1）补充血容量：估计血容量不足，中心静脉压下降者，用低分子右旋糖酐、10% 葡萄糖 500ml 或 0.9% 生理盐水 500ml 静脉滴入。输液后中心静脉压 > 1.76kPa（18cmH$_2$O），则停止补充血容量。

2）应用升压药：补充血容量后血压仍不升，而心输出量正常时，提示周围血管张力不足，此时可用升压药。多巴胺或间羟胺微泵静脉使用，两者亦可合用；亦可选用多巴酚丁胺。

3）应用血管扩张药：经上述处理后血压仍不升，周围血管收缩致四肢厥冷时可用硝酸甘油。

4）其他：纠正酸中毒，保护肾功能，避免脑缺血，必要时应用糖皮质激素和洋地黄制剂。

5）主动脉内球囊反搏术：上述治疗无效时可考虑应用，在主动脉内球囊反搏术辅助循环下行冠脉造影，随即进行 PTCA。

（7）加强急诊监护

1）心电监护：AMI 患者心律失常以发病的最初 24h 内发病率最高，以后则逐渐减少。故一般 AMI 患者在冠心病监护病房监测 3d。

2）血压监测：疼痛期中 AMI 患者常见血压下降，未必是休克，护士应注意分析判断。

3）血流动力学监测：通过血流动力学监测，以评估左、右心功能，并及时指导治疗。

4）心肌酶监测：AMI 时血清酶均成倍增高，峰值可高达正常的几十倍，其中肌酸磷酸激酶（CPK）的同工酶 CPK - MB 和乳酸脱氢酶（LDH）的同工酶 LDHI 诊断特异性最高，其增高程度能较准确地反映梗死的范围。

5）其他实验室检查：如电解质，肾功能，出、凝血时间，血糖，血脂，血气分析及血尿便常规等。

（8）其他治疗有助于挽救濒死心肌，防止梗死扩大，缩小缺血范围，根据患者具体情况选用

1）β 受体阻滞药、钙通道阻滞药、ACE 抑制药的使用：改善心肌重构，防止梗死范围扩大，改善预后。

2）抗凝疗法：口服阿司匹林等药物。

3）极化液疗法：有利于心脏收缩，减少心律失常，有利于 ST 段的恢复。极化液具体配置方法：10% KCl 15ml + 胰岛素 8U + 10% 葡萄糖 500ml。

4）促进心肌代谢药物：维生素 C、维生素 B$_6$、1，6 - 二磷酸果糖、辅酶 Q$_{10}$ 等。

5）右旋糖酐 40 或淀粉代血浆：降低血黏度，改善微循环。

二、护理评估与观察要点

1. 护理评估

（1）疼痛情况及伴随症状，是否有放射痛，服用硝酸甘油类药物是否缓解。

（2）对有关疾病知识的了解程度。

（3）血压、脉搏、心率、心律变化。

（4）各项检查及实验室检查结果，如血常规、血清心肌酶、凝血功能、心电图 S－T 段变化。

（5）药物治疗的效果及副作用，如溶栓治疗。

（6）患者及家属对疾病的认知程度。

2. 观察要点

（1）现存问题观察：心肌梗死患者表现为胸骨后剧烈疼痛，伴有烦躁不安、出汗、恐惧或有濒死感。急性期嘱咐患者绝对卧床休息，严禁探视，避免精神紧张，一切活动包括翻身、进食、洗脸、大小便等均应在医护人员协助下进行。心肌梗死时由于持续的心肌缺血、缺氧，代谢物堆积或产生多肽类致痛物质等，刺激神经末梢，经神经传导至大脑产生痛觉，而疼痛使患者烦躁不安、情绪恶化，加重心肌缺氧，影响治疗效果。若胸闷、疼痛剧烈或症状不缓解、持续时间较长，氧流量可控制在 5～6L/min，待症状消失后改为 3～4L/min，一般不少于 72h，5d 后根据情况间断给氧。

观察患者的神志状态、脉搏、面色、皮肤色泽及尿量等，是否有心源性休克的发生。

（2）并发症的观察

1）栓塞：溶栓或抗凝治疗。

2）心脏破裂：乳头肌断裂、VSD 者手术治疗。

3）室壁瘤：影响心功能或引起严重心律失常者手术治疗。

4）心肌梗死后综合征：可用糖皮质激素、阿司匹林、吲哚美辛等。严重电击伤后，深部受损组织特别是坏死肌肉可释放大量毒性物质和异性蛋白（血红蛋白和肌红蛋白），可刺激肾血管引起痉挛，并在酸性环境下沉淀而阻塞肾小管，引起急性肾功能衰竭。严密观察尿量、尿色、性状、尿比重以及电解质、肌酐、尿素氮的变化。

5）心源性休克：与心肌梗死、心输出量减少有关；严密观察神志、意识、血压、脉搏、呼吸、尿量等情况，并做好记录；观察患者末梢循环情况，如皮肤温度、湿度、色泽；注意保暖；保持输液通畅，并根据心率、血压、呼吸及用药情况随时调整滴数。

6）心律失常：与心肌缺血、缺氧、电解质失衡有关；给予心电监护，监测患者心律、心率、血压、脉搏、呼吸及心电图改变，做好记录。嘱患者尽量避免诱发心律失常的因素，如情绪激动、烟酒、浓茶、咖啡等。向患者说明心律失常的临床表现及感受，若出现心悸、胸闷、胸痛、心前区不适等症状，应及时告诉医护人员。遵医嘱应用抗心律失常药物，并观察药物疗效及副作用。备好各种抢救药物和仪器，如除颤仪、起搏器、抗心律失常药及复苏药。

三、急诊救治流程

AMI 急诊救治流程图详见图 36－3。

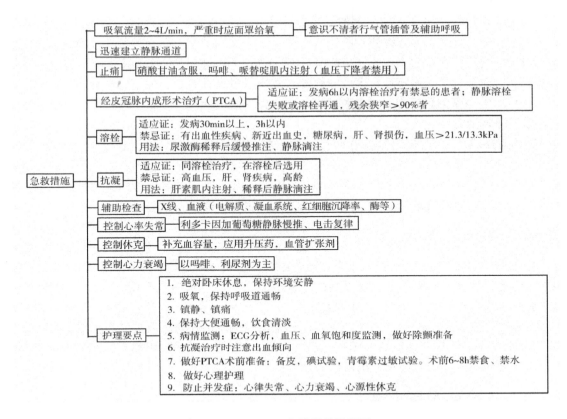

图 36 – 3　AMI 急诊救治流程图

（史　磊）

第六节　急性心力衰竭的急救护理

一、定义

急性心力衰竭（acute heart failure）：急性的严重心肌损害或突然对心肌加重的负荷，使正常心功能或处于代偿期的心脏在短时间内发生衰竭或慢性急剧恶化，心输出量显著降低，导致组织器官灌注不足和急性淤血综合征称为急性心力衰竭。以急性肺水肿、心源性休克为主要严重表现，是心血管内科常见急症之一。

二、病因与发病机制

1. 病因　心脏解剖或功能的突发异常，使心输出量急剧降低和肺静脉压突然升高均可发生急性左心衰竭。急性右心衰竭比较少见，多由大块肺栓塞引起，也可见于右室心肌梗死。

（1）急性弥漫性心肌损害：如急性心肌炎、急性广泛性心肌梗死等，可致心肌收缩无力。

（2）急性机械性阻塞：如严重的二尖瓣或主动脉瓣狭窄、左室流出道梗阻、心房内球瓣样血栓或黏液瘤嵌顿等，致使心脏压力负荷过重，排血受阻，而导致急性心力衰竭。

（3）急性容量负荷过重：常见于急性心肌梗死、感染性心内膜炎或外伤所致的乳头肌功能不全、腱索断裂、瓣膜穿孔等。静脉输入液体过多也可导致急性左心衰竭。

（4）急性心室舒张受限：如急性大量心包积液所致急性心包填塞，导致心输出量减低和体循环静脉淤血。

2. 发病机制　心脏收缩力突然严重减弱，或左室瓣膜急性反流，心输出量急剧减少，左室舒张末压迅速升高，肺静脉回流不畅，导致肺静脉压快速升高，肺毛细血管压随之升高使血管内液体渗入到肺间质和肺泡内，形成急性肺水肿。肺水肿早期可因交感神经激活，血压升高，但随病情持续进展，血管反应减弱，血压逐步下降。

三、临床表现与诊断

1. 临床表现　突发严重呼吸困难，呼吸频率可达 30～40 次/分，端坐呼吸，频频咳嗽，咳粉红色泡沫样痰，有窒息感而极度烦躁不安、恐惧。面色灰白或发绀，大汗，皮肤湿冷。肺水肿早期血压可一过性升高，如不能及时纠正，血压可持续下降直至休克。听诊两肺满布湿啰音和哮鸣音，心率增快，心尖部可闻及舒张期奔马律，肺动脉瓣第二心音亢进。

2. 诊断　根据患者典型的临床症状和体征，如突发急性呼吸困难、咳粉红色泡沫痰，两肺满布湿啰音等，一般不难作出诊断。

四、急救配合与护理

急性心力衰竭发病急且凶险，进展迅速，处理复杂，死亡率较高，需要争分夺秒抢救治疗。抢救过程中护理人员应及时、果断、有效地配合抢救与护理。

1. 积极治疗原发病，消除诱因　应迅速开始有效的治疗，同时全面评估患者，首先应从可引起呼吸困难和低氧血症的病因作出较正确判断，因急性心力衰竭有许多促发因素，针对特定促发因素的治疗是最有效的。

2. 紧急处理

（1）体位：立即协助患者取坐位，双腿下垂，以减少静脉回流，减轻心脏负荷。有人统计双下肢下垂 20min 可减少回流心脏血量 400ml 左右，必要时进行四肢轮流绑扎，以减少回心血量。

（2）氧疗：通过氧疗将血氧饱和度维持在 95%～98% 是非常重要的，以防出现脏器功能障碍甚至多器官功能衰竭。首先应保证有开放的气道，立即给予 6～8L/min 的高流量鼻导管吸氧，病情特别严重者可予面罩给氧或采用无气管插管的通气支持，包括持续气道正压通气（CPAP）或无创性正压机械通气（NIPPV）。

一般措施无法提高氧供时才使用气管插管。给氧时在氧气湿化瓶加入 50% 的乙醇，有助于消除肺泡内的泡沫。如果患者不能耐受，可降低乙醇浓度至 80% 或给予间断吸入。

（3）迅速开放两条静脉通道，遵医嘱正确服用药物，观察疗效与不良反应。

3. 药物治疗

（1）吗啡：可使患者镇静，降低心率，同时扩张小血管而减轻心脏负荷。吗啡静脉注射时要缓慢，并注意观察患者有无呼吸抑制、恶心、心动过缓、血压下降等，若有颅内出血、神志不清、呼吸中枢衰竭、慢性肺部疾病、支气管痉挛、休克、低血压者慎用。

（2）快速利尿剂：急性左心衰竭伴急性肺水肿时首选快速利尿剂。速尿最常用，静脉注射 20～40mg。使用时，应记录尿量，同时监测电解质钠、钾的变化。

（3）血管扩张剂：可选用硝普钠、硝酸甘油或甲磺酸酚妥拉明（利其丁）静脉滴注，严格按医嘱定时监测血压（如每 5min 测量 1 次），有条件者用输液泵控制滴速，根据血压调整剂量，维持收缩压在 13.3kPa（100mmHg）左右，对原有高血压者血压降低幅度（绝对值）以不超过 10.7kPa（80mmHg）为度。

1）硝普钠：为动、静脉血管扩张剂。硝普钠见光易分解，应现配现用，并标明配制时间，避光静脉滴注。因其含有氰化物，连续用药时间不得超过 24h。

2）硝酸甘油：可扩张小静脉，降低回心血量。

3）甲磺酸酚妥拉明：为受体阻滞剂，以扩张小动脉为主。

4）洋地黄类药物：严格按时间、剂量服用并注意剂量个体化；给药前监测心率；密切观察疗效、心电图及血药浓度，注意询问患者不适，一旦发现中毒表现要及时通知医师。

5）氨茶碱：静注时要缓慢，注意观察有无不良反应，如休克、低血压、室性心律失常等，因氨茶碱可增加心肌耗氧，心肌梗死、心肌缺血者不宜使用，肝、肾功能不全者酌情减量，应用时密切注意滴数、浓度。

4. 病情监测　严密监测血压、呼吸、血氧饱和度、心率、心电图，检查血电解质、血气分析等，对安置漂浮导管者应监测血流动力学指标的变化，记出入量。观察呼吸频率和深度、意识、精神状态、皮肤颜色及温度、肺部啰音的变化。

5. 心理护理　患者发生急性心力衰竭时，病情重，且伴有濒死感，会变得恐惧或焦虑，可导致交感神经兴奋性增高，使呼吸困难加重。医护人员在抢救时必须保持镇静、操作熟练、忙而不乱，使患者产生信任与安全感，避免在患者面前讨论病情，以减少误解。护士应多与患者交流，消除其紧张心理。保持室内安静，减少刺激。

6. 日常护理　做好基础护理与日常生活护理。

五、常见护理问题与措施

1. 气体交换受损　与心输出量急剧降低有关。

（1）休息：患者有明显呼吸困难时应卧床休息，以减轻心脏负荷，利于心功能恢复。如果发生了端坐呼吸，需加强生活护理，注意口腔清洁，协助大小便。

此外，应保持病室安静、整洁，利于患者休息，适当开窗通风，每次 15～30min，但注意不要让风直接对着患者。患者应衣着宽松，盖被松软，以减轻憋尿感。

（2）体位：根据患者呼吸困难的类型和程度采取适当的体位，如给患者 2～3 个枕头、摇高床头。严重呼吸困难时，应协助取端坐位，使用床上小桌，让患者扶桌休息，必要时双腿下垂。半卧位、端坐位可使横膈下移，增加肺活量，双腿下垂可减少回心血量，均有利于改善呼吸困难，要使患者体位的舒适与安全，可用枕或软垫支托肩、臂、骶、膝部，以避免受压或下滑，必要时加用床栏防止坠床。

（3）氧疗：纠正缺氧对缓解呼吸困难、保护心脏功能、减少缺氧性器官功能损害，有重要的意义。氧疗包括鼻导管吸氧、面罩吸氧、无创正压通气吸氧等。

（4）心理护理：呼吸困难患者常因影响日常生活及睡眠而心情烦躁、痛苦、焦虑，应与家属一起安慰、鼓励患者，帮助树立战胜疾病的信心，稳定患者情绪，以降低交感神经兴奋性，有利于减轻呼吸困难。

（5）输液护理：控制输液量和输液速度，防止加重心脏负荷，诱发急性肺水肿。

（6）病情监测：密切观察呼吸困难有无改善，发绀是否减轻，听诊肺部湿啰音是否减少，监测血氧饱和度、血气分析结果是否正常。若病情加重或血氧饱和度下降到94%以下，应报告医生。

2. 活动无耐力　活动无耐力与呼吸困难所致能量消耗增加和机体缺氧状态有关。

（1）评估活动耐力：了解患者过去和现在的活动形态，确定既往活动的类型、强度、持续时间和耐受力，判断患者恢复以往活动形态的潜力。

（2）指导活动目标和计划：与患者和家属一起确定活动量和活动的持续时间，循序渐进地增加活动量。

（3）监测活动过程中的反应：若患者活动中出现明显心前区不适、呼吸困难、头晕眼花、面色苍白、极度疲乏时，应停止活动，就地休息。若休息后症状仍不能缓解，应报告医生，协助处理。

（4）协助和指导患者生活自理：患者卧床期间加强生活护理，进行床上主动或被动的肢体活动，以保持肌张力，预防静脉血栓形成。在活动耐力可及的范围内，鼓励患者尽可能生活自理。教育家属对患者生活自理给予理解和支持，避免患者养成过分依赖的习惯。护士还应为患者的自理活动提供方便和指导；抬高床头，使患者容易坐起；利用床上小桌，让患者坐在床上就餐；指导患者使用病房中的辅助设备如床栏杆、椅背、走廊、厕所及浴室中的扶手等，以节省体力和保证安全；将经常使用的物品放在患者容易取放的位置；教给患者保存体力，减少氧耗的技巧，如以均衡的速度进行资料活动或其他活动，在较长活动中穿插休息，有些自理活动如刷牙、洗脸、洗衣服等可坐着进行。

（5）出院指导：出院前根据患者病情及居家生活条件如居住的楼层、卫生设备条件以及家庭支持能力等进行活动指导，指导患者在职业、家庭、社会关系等方面进行必要的角色调整。

（6）评价

1）患者呼吸困难减轻或消失，夜间能平卧入睡，发绀消失，肺部无啰音，血气分析恢复正常。

2）能根据自身耐受能力，完成活动计划，诉活动耐力增加，活动时无明显不适且心率、血压正常。

（史　磊）

第七节　急性重症哮喘的急救护理

一、疾病介绍

1. 定义　急性重症哮喘（acute severe asthma）是指哮喘持续发作，出现急性呼吸困难，用一般支气管舒张剂无效，引起严重缺氧，导致血压下降、意识障碍甚至昏迷、死亡。严重的哮喘发作持续24h以上者称为哮喘持续状态。急性重症哮喘病死率高达1%～3%，近年来有逐年增高趋势。

2. 急性重症哮喘的病因

（1）遗传因素：遗传因素在哮喘的发病中起重要作用，具体机制不明确，可能是通过调控免疫球蛋白 E 的水平及免疫反应基因发挥作用，二者互相作用、互相影响，导致气道受体处于不稳定状态或呈高反应性，而使相应的人群具有可能潜在性发展为哮喘的过敏性或特应性体质。

（2）外源性变应原

1）吸入性变应原：一般为微细颗粒，如衣物纤维、动物皮屑、花粉、油烟，空气中的真菌、细菌和尘螨等，另外还有职业性吸入物如刺激性气体。

2）摄入性变应原：通常为食物和药物，如海鲜、牛奶、鸡蛋、药物和食物添加剂等。

3）接触性变应原：外用化妆品、药物等。

3. 发病机制

（1）进行性加重气道炎症。

（2）气道炎症持续存在且疗效不佳，同时伴有支气管痉挛加重。

（3）在相对轻度炎症状的基础上骤发急性支气管痉挛。

（4）重症哮喘导致气道内广泛黏液性形成。

4. 临床表现

（1）主要表现

1）呼吸困难：严重喘憋、呼吸急促、呼气费力、端坐呼吸，出现"三凹"征，甚至胸腹矛盾运动。

2）精神及意识状态：焦虑恐惧、紧张、烦躁，重者意识模糊。

3）肺部体征：胸廓饱满呈吸气状态，呼吸幅度减小，两肺满布响亮哮鸣音，有感染时可闻及湿啰音；亦可因体力耗竭或小气道广泛痰栓形成而出现哮鸣音明显减弱或消失，呈"寂静肺"，提示病情危重。

4）脉搏：脉率常 >120 次/分，有奇脉；危重者脉率可变慢，或不规则，奇脉消失。

5）皮肤潮湿多汗，脱水时皮肤弹性减低。危重者可有发绀。

（2）患者主诉：患者出现严重的呼气性呼吸困难，吸气浅，呼气时相延长且费力，强迫端坐呼吸，不能讲话，大汗淋漓，焦虑恐惧，表情痛苦，严重者出现意识障碍，甚至昏迷。

5. 治疗要点

（1）吸氧：低氧血症是导致重症哮喘死亡的主要原因。如果患者年龄在 50 岁以下，给予高浓度面罩吸氧（35% ~40%）。给氧的目的是要将动脉血氧分压至少提高到 8kPa，如果可能应维持在 10 ~14kPa。入院后首次血气分析至关重要，并应严密随访，以了解低氧血症是否得到纠正，高碳酸血症是否发生，从而相应调整吸氧浓度和治疗方案。

（2）药物治疗：首先要建立静脉通道，遵医嘱用药。

1）肾上腺皮质激素：皮质激素为最有效的抗炎药。急性重症哮喘诊断一旦成立，应尽早大剂量使用激素，一般选用甲泼尼龙 40 ~125mg（常用 60mg），每 6h 静脉注射 1 次或泼尼松 150 ~200mg/d，分次口服。

2）β 受体激动剂：沙丁胺醇（舒喘灵）和特布他林（博利康尼）是目前国内外较为广

泛使用的 β 受体激动剂，能迅速解除由哮喘早期反应所致支气管平滑肌痉挛，但对支气管黏膜非特异性炎症无效。在治疗急性重症哮喘时，多主张雾化吸入或者静脉注射。雾化装置以射流雾化器为佳，用氧气作为气源。超声雾化器对于严重缺氧患者可以进一步加重低氧血症，推荐剂量沙丁胺醇或特布他林溶液 1ml（5mg）+ 生理盐水 4ml 雾化吸入，氧流量 8 ~ 10L/min，嘱咐患者经口潮气量呼吸，每 4 ~ 6h 重复 1 次。静脉注射沙丁胺醇 1mg 溶于 100ml 液体内，在 30 ~ 60min 内滴完，每 6 ~ 8h 重复 1 次。

3）茶碱：具有舒张支气管平滑肌作用，并具有强心、利尿、扩张冠状动脉作用，此外还可兴奋呼吸中枢和呼吸肌，为常用平喘药物。一般用法为氨茶碱 + 葡萄糖液稀释后缓慢静脉注射或静脉滴注，首剂量 4 ~ 6mg/kg，继而以每小时 0.6 ~ 0.8mg/kg 的速度做静脉滴注以维持持续的平喘作用。应注意药液浓度不能过高，注射速度不能过快（静脉注射时间不得少于 10min），以免引起严重毒性反应。

4）抗生素：在哮喘的急性发作期应用抗生素并非必要，但患者如有发热、脓痰，提示有呼吸道细菌继发感染时需应用抗生素，如静脉滴注哌拉西林每次 3 ~ 4g，1 次/2h。或头孢呋辛，静脉滴注每次 1.5g，1 次/8h。或根据痰涂片和细菌培养，药敏试验结果选用。

（3）机械通气：重症哮喘常因严重的支气管痉挛、黏膜充血水肿及黏液大量分泌，使气道阻力和内压骤增，引起严重的通气不足，导致严重的呼吸性酸中毒和低氧血症，最终可造成机体多器官功能衰竭而死亡。如不能短时间内控制病情进展，病死率极高。患者经过临床药物治疗，症状和肺功能无改善，甚至继续恶化，应及时给予机械通气。其指征主要包括：意识改变、呼吸肌疲劳、$PaCO_2 \geq 6kPa$（45mmHg）等。可先采用经鼻（面）罩无创机械通气，若无效应，及早行气管插管机械通气。

机械通气注意事项：①注意观察、调节、记录呼吸器通气压力的变化，以防止气胸等并发症。②根据 $PaCO_2$ 数值调节呼吸器通气量。③意识清醒者需要全身麻醉，以配合气管插管和呼吸协调。使用呼吸器时可给予适量镇静剂或麻醉药。④注意气道湿化。⑤每隔 3 ~ 4h 充分吸痰一次，吸引时间勿超过 15s，以防缺氧。吸痰前后要密切观察病情，严防因积痰大量上涌或脱管等引起窒息。⑥吸痰时注意无菌操作，以减少呼吸道感染。

（4）做好急诊监护

1）对危重患者应持续心电监护，定时进行动脉血气检查，需要时胸部摄片。注意观察血压，有无吸停脉及意识状态的改变。酌情测定中心静脉压、肺动脉压及嵌顿压。为了判断气道阻塞程度及治疗效果，酌情进行简便肺功能测定。

2）感染的预防及处理：感染是哮喘患者发作加重的重要因素。在实际工作中对治疗装置进行严格消毒、灭菌处理，及时更换呼吸管路，倾倒集液瓶内雾化液，吸痰、鼻饲的无菌操作，气囊的空气密闭气道都可以极大避免交叉感染和医院感染。病情允许时应及时翻身，以利痰液流出。

二、护理评估与观察要点

（一）护理评估

（1）既往史及有无哮喘家族史。

（2）发病的诱因及是否接触致敏原。

（3）咳嗽，痰液的颜色、性质、量和黏稠度。

（4）生命体征、意识状态。

（5）各项检查结果，如肺功能测定、痰液检查、动脉血气分析等。

（6）药物治疗的效果及副作用，如各种吸入剂及糖皮质激素的应用。

（7）心理状况。

（二）观察要点

1. 现存问题观察　重症哮喘患者多表现为极度呼吸困难，焦虑不安，大汗淋漓，明显发绀，心动过速（心率可达 140 次/分），甚至出现呼吸障碍而危及患者的生命，因此必须严密观察病情变化，准确监测体温、血压、脉搏、呼吸、意识等生命体征。观察氧疗效果：指（趾）甲、口唇、耳垂颜色变化情况。观察心率、心律变化，注意有无奇脉。在临床工作中，特别要注意以下几点：①患者呼吸频率 >35 次/分，则是呼吸衰竭的先兆，其呼吸衰竭特征是呼吸频率突然由快变慢，吸呼比延长；②对于病情危重则哮鸣音消失，并不是病情好转的征象，而是一种危象；③如呼吸音很弱或听不到，则说明呼吸道阻塞严重，提示病情十分危重，有可能危及生命。

2. 并发症的观察

（1）肺炎、肺不张或支气管扩张症：哮喘常因感染而诱发，又因气道痉挛、痰液引流不畅使感染迁延不愈，造成恶性循环。除合并支气管炎外，因痰栓也可致肺段不张与肺炎。反复发生肺炎的部位可有支气管扩张。

（2）自发性气胸：一旦发生气胸，往往可导致死亡。当哮喘患者突然发生严重的呼吸困难时，应立即做胸部 X 线检查，以确定是否合并气胸，如患者主诉胸闷不适，有憋气感，同时发现有呼吸急促、烦躁不安、血氧饱和度下降、冷汗、脉速，伴随胸痛出现，经医生确诊后，立即于患侧第二肋间行胸腔闭式引流，及时处理。观察呼吸的频率、节律、血氧饱和度。

（3）肺气肿、肺源性心脏病：经常发作哮喘持续状态，易出现肺气肿，进而发展成肺源性心脏病。这可能是因为低氧血症累及小血管，使小血管痉挛而造成肺动脉高压，逐渐成为肺源性心脏病。严密观察患者神志、精神、呼吸频率、节律，定期监测血气分析，观察生命体征的变化。

（4）呼吸衰竭：严重哮喘时，由于气道阻塞，发生严重通气障碍，使 PaO_2 明显降低，$PaCO_2$ 升高，发生呼吸衰竭。密切观察病情，监测呼吸与心血管系统，包括观察全身情况、呼吸频率、节律、类型、心率、心律、血压以及血气分析结果，观察皮肤颜色、末梢循环、肢体温度等变化。

（5）电解质紊乱与酸碱失衡：哮喘持续状态时，由于通气功能发生明显障碍，可引起高碳酸血症和低氧血症。临床表现为呼吸性酸中毒和缺氧状态，特别是由于黏液栓堵塞气道，严重时可以发生呼吸暂停。经积极抢救又可能由于吸氧过多，换气过度，产生呼吸性碱中毒，血气分析可出现低 $PaCO_2$ 和高 PaO_2 的情况。一般建议 pH 值 < 7.25 以下时可应用 5% 碳酸氢钠溶液 100 ~ 150 毫升/次静脉滴注。由于进食欠佳及缺氧所造成的胃肠道反应，患者常有呕吐，从而出现低钾、低氯性碱中毒，应予以及时补充，及时抽血查血电解质。

三、急诊救治流程

急性重症哮喘急诊救治流程详见图 36-4。

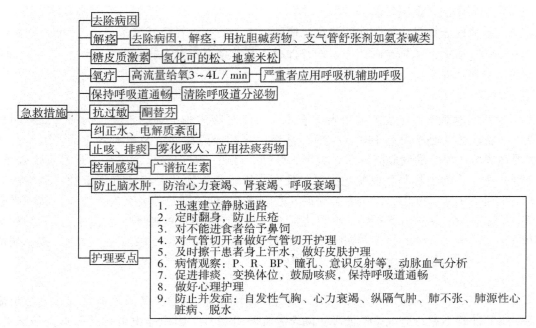

图 36 - 4　急性重症哮喘急诊救治流程图

（史　磊）

第八节　急性呼吸衰竭的急救护理

一、定义

急性呼吸衰竭（acute respiratory failure）是各种原因引起的肺通气和（或）换气功能严重障碍，以致不能进行有效的气体交换，导致缺氧伴（或不伴）二氧化碳（CO_2）潴留，从而引起一系列生理功能和代谢紊乱的临床综合征。在海平面大气压下，于静息条件下呼吸室内空气，并排除心内解剖分流和原发于心输出量降低等情况后，动脉血氧分压（PaO_2）< 8kPa（60mmHg），或伴有二氧化碳分压（$PaCO_2$）> 6.65kPa（50mmHg），即为呼吸衰竭（简称呼衰）。因起病急骤，病变发展迅速，机体未能有很好的代偿，如不采取及时而有效的抢救，会危及患者生命。

二、病因与发病机制

1. 病因　引起呼吸衰竭的病因很多，参与肺通气和肺换气的任何一个环节的严重病变，都可导致呼吸衰竭。

（1）各种导致气道阻塞的疾病：如急性病毒或细菌性感染或烧伤等物理、化学性因子等造成的上气道急性梗阻，异物阻塞也是一项引起急性呼吸衰竭的原因。

（2）肺实质病变：各种类型的肺炎包括细菌、病毒、真菌等引起的肺炎，误吸胃内容物，淹溺或化学毒性物质以及某些药物也可引起严重肺实质性炎症而发生急性呼吸衰竭。

（3）肺水肿：由各种严重心脏病（如心肌梗死、二尖瓣或主动脉瓣疾患等）、心力衰竭引起的心源性水肿。非心源性水肿，有人称之为通透性肺水肿如急性高山病、复张性肺水肿、成人呼吸窘迫综合征（ARDS）。

（4）肺血管疾患：肺血栓栓塞，空气、脂肪栓塞等。

（5）神经肌肉系统疾患：脑血管疾病、脊髓颈段或高位胸段损伤、重症肌无力等。

（6）胸壁与胸膜疾病：胸壁外伤、自发性气胸或创伤性气胸、大量胸腔积液等。

2. 发病机制　当上述各种原因导致肺通气或（和）肺换气功能受损时，即可导致低氧血症和高碳酸血症，从而导致急性呼吸衰竭。

（1）肺通气功能障碍：正常人在静息状态呼吸空气时，总肺泡通气量约为 4L/min 能维持正常肺泡 PaO_2 和肺泡 $PaCO_2$。有效肺泡通气需要完整的解剖生理链来保证，包括脑桥和延髓呼吸中枢与胸部神经肌肉的有机连接、胸廓和呼吸肌状态、气道通畅和肺泡的完整性。上述任何一环节受损即会导致肺泡通气不足。肺泡通气量减少会引起 PaO_2 下降和 $PaCO_2$ 升高。

（2）肺换气功能障碍：肺的气体交换是指肺泡内气体与肺泡毛细血管血液中气体的交换，主要是氧和二氧化碳的交换。肺气体变换主要取决于通气/血流灌注比值（V/Q）与弥散功能。

1）通气/血流比例失调：正常人在静息状态下，肺通气/血流比例约为 0.8。当通气量大于肺血流量时，通气/血流 >0.8，此时进入肺泡的气体不能完全充分地与肺泡毛细血管内血液接触，从而得不到充分气体交换，造成无效腔通气，即无效腔样通气。临床上见于肺气肿，肺栓塞等。当肺血流量比肺泡通气量增加时，通气/血流 <0.8，此时静脉血流经通气不良的肺泡毛细血管未经充分氧合返回左心，形成了动脉血内掺杂静脉血。临床上见于重症慢性阻塞性肺病、肺不张等。

2）弥散功能障碍：肺泡和肺毛细血管间气体交换是通过肺泡毛细血管膜进行的，凡能影响肺泡毛细血管膜面积、肺泡毛细血管床容积、弥散膜厚度以及气体与血红蛋白结合的因素，均能影响弥散功能。但是氧和二氧化碳通过肺泡毛细血管膜的弥散能力不同，二氧化碳通过肺泡毛细血管膜的能力是氧的 2 倍，所以弥散功能障碍主要影响氧的交换而致低氧血症。在临床实践中，弥散功能障碍极少是唯一的病理因素，往往是弥散功能障碍与通气/血流比例失调同时存在。

三、临床表现与诊断

1. 临床表现　除呼衰原发疾病的症状、体征外，主要为缺氧和二氧化碳潴留所引起的低氧血症、高碳酸血症或二者兼有，主要表现为呼吸困难和多脏器功能障碍。

（1）低氧血症：神经与心肌组织对缺氧十分敏感，缺氧时常出现中枢神经系统和心血管系统功能异常的临床征象，如判断力障碍、运动功能失常、烦躁不安等中枢神经系统症状。严重缺氧时，可表现为精神错乱、狂躁、昏迷、癫痫样抽搐。在心血管系统方面表现为血压下降、心律失常、心脏停搏等。缺氧患者的呼吸系统表现也是一项重要的临床征象，可表现为呼吸急促、辅助呼吸肌活动加强、鼻翼扇动、发绀、呼吸节律紊乱等。

（2）高碳酸血症：由于急性呼吸衰竭时二氧化碳的蓄积不仅程度严重且发生时间短促，因此可产生严重的中枢神经系统和心血管功能障碍。心血管方面表现为外周体表静脉充盈、皮肤充血、多汗、球结膜充血、血压升高、心率加快等。中枢神经系统出现先兴奋后抑制的现象，兴奋时表现为失眠、烦躁、躁动等，而后出现昏睡甚至昏迷等。

（3）其他重要器官功能受损：严重缺氧和二氧化碳潴留可导致肝、肾或胃肠功能障碍。部分患者可出现黄疸、肝功能异常；尿中可出现蛋白、红细胞和管型，血浆尿素氮、血肌酐增高。另外，也可能表现为应激性溃疡而致上消化道出血。

（4）水、电解质和酸碱平衡的失调：缺氧和二氧化碳潴留均伴随着酸碱平衡失调。因缺氧而通气过度可发生急性呼吸性碱中毒；急性二氧化碳潴留则表现为呼吸性酸中毒。严重缺氧时无氧代谢引起乳酸堆积，肾功能障碍使酸性物质不能排出，二者均可导致代谢性酸中毒。代谢性和呼吸性酸碱失衡又可同时存在，表现为混合性酸碱失衡。在酸碱平衡失调的同时，还可发生体液和电解质的代谢障碍。

2. 诊断　有导致呼吸衰竭的病因或诱因；有低氧血症或伴高碳酸血症的临床表现；在海平面大气压下，静息状态呼吸空气时，$PaO_2 < 8kPa$（60mmHg），或伴 $PaCO_2 > 6.67kPa$（50mmHg），并排除心内解剖分流或原发性心输出量降低时，呼吸衰竭的诊断即可成立。

四、急救配合与护理

1. 急救处理　急性呼吸衰竭作为临床常见危重症，直接危及伤病员的生命，只有采取及时有效的抢救措施，为原发病的治疗争取时间和创造条件，才能降低病死率。急性呼吸衰竭的治疗原则是：首先在保持呼吸道通畅条件下，迅速纠正缺氧、二氧化碳潴留、酸碱失衡和代谢紊乱，防治多器官功能受损；其次是明确病因、治疗原发病及严密监测病情的发展，预防和治疗并发症。

（1）保持呼吸道通畅：保持呼吸道通畅是进行各种呼吸支持治疗的必要条件，是急性呼吸衰竭处理的第一步。在重症急性呼吸衰竭尤其是意识不清的患者，显得尤为重要。

（2）氧疗：缺氧是引起急性呼吸衰竭的直接原因，任何类型的呼吸衰竭都存在低氧血症，故积极纠正缺氧是治疗急性呼衰患者的重要措施，但不同类型的呼吸衰竭其氧疗的指征和给氧的方法不同。原则是 II 型呼吸衰竭应给予低浓度（<35%）持续吸氧；I 型呼吸衰竭则给予较高浓度（>35%）吸氧。国外氦－氧混合气已较广泛地用于治疗呼吸系统疾病，可增加肺泡有效通气量，降低气道阻力，降低呼吸功耗，增大呼气流速，减少肺过度充气，促进二氧化碳的排出，减轻呼吸衰竭症状，但在国内广泛应用还存在一定的问题。

（3）增加通气量，减少二氧化碳潴留

1）呼吸兴奋剂：呼吸兴奋剂通过刺激呼吸中枢或外周化学感受器，增加呼吸频率和潮气量，改善通气，但是会同时增加呼吸做功，增加氧耗量和二氧化碳的产生量。所以必须在保持气道通畅的前提下使用，否则会促发和（或）加重呼吸肌疲劳，加重二氧化碳潴留。主要用于以中枢抑制为主所致的呼吸衰竭，不宜用于以换气功能障碍为主所致的呼吸衰竭。常用药物有尼可刹米、洛贝林、多沙普仑等，以尼可刹米最常用，既能改善通气，还有一定的苏醒作用。多沙普仑除直接兴奋中枢外，还可刺激末梢化学感受器，反射性兴奋中枢，作用强，安全范围大。

2）机械通气：对于呼吸衰竭严重，经上述处理不能有效地改善缺氧和二氧化碳潴留时，需考虑机械通气。

（4）控制感染：控制感染是急性呼吸衰竭治疗的一个重要方面，感染时需合理选用抗生素。抗生素的选择应根据细菌培养结果选用敏感抗生素。但临床上，首先根据病情，经验性选用抗生素，以免延误治疗。

（5）纠正酸碱平衡失调：急性呼吸衰竭患者常容易合并代谢性酸中毒，且多为乳酸性酸中毒，缺氧纠正后即可恢复。必要时可给予5%碳酸氢钠纠正酸中毒，但如果合并呼吸性酸中毒时不宜使用，因碳酸氢钠分解后形成二氧化碳，可使二氧化碳进一步增高。呼吸性酸中毒多通过改善通气促进二氧化碳的排出来纠正，在纠正呼吸性酸中毒的同时需给予盐酸精氨酸和氯化钾，以防止代谢性酸中毒的发生。

（6）病因治疗：由于引起急性呼吸衰竭的原因很多，因此在解决其本身造成危害的同时，须采取适当的措施消除病因，此乃治疗急性呼吸衰竭的根本所在。

（7）一般支持治疗：在 ICU 的患者需进行严密监测，预防和治疗肺动脉高压、肺源性心脏病、肺性脑病、肾功能不全和消化道功能障碍，尤其要注意防治多器官功能障碍综合征（multiple organ dysfunction syndrome，MODS）。

2. 护理

（1）正确的体位：对急性呼吸衰竭的患者立即将头部取侧卧位，颈部后仰，抬起下颌。此种体位可以解除部分患者上气道的梗阻。

（2）保持气道通畅：协助患者咳痰，给予雾化吸入，湿化气道，使痰液稀释易于咳出。以负压吸引清除堵塞于呼吸道内的分泌物，血液或误吸的呕吐物，淹溺时的淡、海水等，通过气管内负压吸引有时可立即解除梗阻，改善通气。

（3）氧疗：急性呼吸衰竭重症，可用面罩法或经气管内插管、气管切开给予高浓度（＞50%）吸氧，但不可长期使用严防氧中毒。

（4）建立静脉通道：迅速建立静脉通道，用于药物治疗。

（5）监测和记录液体出入量：根据情控制液体入量，需要时，应予记录出入量或填写护理记录单。注意电解质尤其是血钾的变化。

（6）监测呼吸、脉搏、意识状态等体征的变化：通过物理检查手段对患者临床情况进行仔细检查和连续观察是最简单、最基本和有价值的监测方法，任何先进监护仪往往也无法取代。

（7）监测动脉血气分析值的变化：动脉血气分析是诊断急性呼吸衰竭的关键，对指导机械通气和酸碱失衡的治疗具有重要意义。PaO_2 对诊断缺氧和判断缺氧程度有重要价值。$PaCO_2$ 是判断肺通气功能的重要参数。在开始机械通气15~30min 后复测血气分析，可了解治疗效果。根据动脉血气分析结果可对通气方式、通气量、吸入氧气浓度和呼气末正压等进行适当调整。病情稳定后可每天测定1~2次。

（8）气道口护理：观察呼吸频率、呼吸深度和节律。记录气道分泌物的量、性状及颜色。检查气管造口伤口有无出血、渗出、皮下气肿和腥臭气味。保持伤口敷料清洁、干燥。每日更换或消毒内套管1~2次。更换套管或气管内抽吸时均应遵循无菌操作原则。

（9）湿化气道：应对放置人工气道或呼吸机治疗患者的吸入气体进行加温和湿化，避免气管内干燥、纤毛运动障碍、痰痂形成或气道阻塞、感染加剧及肺不张发生。

（10）心理护理：对急性呼吸衰竭的患者不仅要注意躯体功能的改变，也要重视心理情绪的变化。患者常对病情和预后有顾虑、心情忧郁、对治疗丧失信心。护理人员应经常巡视，积极采用语言与非语言的沟通方式，及时满足其需求。并教会患者自我放松等各种缓解焦虑的办法，以缓解呼吸困难，改善通气。

五、常见护理问题和护理措施

（1）气体交换受损与呼吸道痉挛、换气功能障碍有关

1）环境与休息：提供安静舒适、空气洁净的环境，温度和湿度要适宜。

2）病情观察：观察患者呼吸状况，判断呼吸困难类型。有条件可监测血氧饱和度、动脉血气变化，及时发现和解决患者异常情况。

3）心理护理：呼吸困难可引起患者烦躁不安、恐惧，不良情绪反应可进一步加重呼吸困难。因此，医护人员应陪伴患者身边，安慰患者，使其保持情绪稳定，增强安全感。

4）保持呼吸道通畅。

5）用药护理：遵医嘱应用支气管舒张剂、呼吸兴奋剂等，观察药物疗效和不良反应。

6）氧疗和机械通气的护理：根据呼吸困难类型、严重程度不同，进行合理氧疗或机械通气，以缓解症状。

（2）活动无耐力与呼吸功能受损导致机体缺氧状态有关

1）休息和活动：合理安排休息和活动量，调整日常生活方式，如病情许可，有计划地增加运动量和改变运动方式，如室内走动、室外活动、散步、快走、慢跑、太极拳、体操等，逐渐提高肺活量和活动耐力。

2）舒适体位：患者采取身体前倾坐位或半卧位，可使用枕头、背靠架或床边桌等支撑物，以患者自觉舒适为原则。避免紧身衣服或过厚盖被而加重胸部压迫感。

3）呼吸训练：指导患者做缓慢深呼吸、腹式呼吸、缩唇呼吸等，训练呼吸肌，延长呼气时间，使其能完全呼出。

（史　磊）

第九节　急性肾衰竭的急救护理

一、定义

急性肾衰竭是指肾脏功能急骤、进行性减退以致衰竭而出现的临床症候群。主要表现为肾小球滤过率明显降低所致的进行性氮质血症，以及肾小管重吸收和排泄功能低下所致的水、电解质紊乱和酸碱失衡。根据尿量减少与否分为少尿型（<400ml/d）和非少尿型（>400ml/d）。

二、病因与发病机制

1. 肾前性肾衰竭

（1）低血容量：由于严重的外伤、烧伤、挤压综合征、大出血、外科手术、脱水、呕吐、腹泻或大量使用利尿剂等所致。

（2）低血压：败血症、休克、应用血管扩张剂或麻醉药等所致。

（3）心力衰竭。

（4）肝功能衰竭。

2. 肾性急性肾衰竭

（1）急性肾小管坏死：长时间缺血，肾毒性物质，如重金属、氨基糖苷类抗生素及造影剂。

（2）小动脉损伤：如恶性高血压、血管炎、微血管病变（如血栓性血小板减少性紫癜、溶血尿毒综合征等）。

（3）急骤进展性或急性肾小球肾炎。

（4）急性间质性肾炎。

（5）尿酸盐在肾内沉积或骨髓瘤细胞在肾内浸润。

（6）胆固醇栓塞，尤其在动脉扩张术后。

3. 肾后性肾衰竭

（1）输尿管梗阻：如血凝块、结石、肿瘤、坏死的肾乳头及肾外压迫等。

（2）膀胱出口梗阻：如神经源性膀胱、前列腺肥大、癌症、结石、血凝块或尿道狭窄等。

三、临床表现

（1）少尿或无尿：少尿期一般持续 7~14d。少尿期愈短，预后愈好。

（2）水中毒：这是少尿期的一种严重并发症，其临床表现为全身软组织水肿、急性肺水肿和脑水肿。肺水肿时早期仅有肺底部啰音及呼吸音减低，严重时全肺满布水泡性呼吸音，并有呼吸困难，口唇青紫等。脑水肿时头痛、呕吐、神志不清和抽搐。因此，水中毒是急性肾衰竭的主要死亡原因之一。

（3）电解质紊乱：高钾血症、高磷血症、高镁血症、低钠血症、低钙血症、代谢性酸中毒、氮质血症。

（4）高血压、心力衰竭：急性肾衰竭患者中，约有 2/3 病例出现不同程度的高血压，其原因主要是肾脏缺血而产生过多的升压物质。心力衰竭是少尿期的主要并发症之一，常发生于肺水肿和高血压之后，应严加注意。

（5）出血倾向、贫血：急性肾衰竭时由于血小板的缺陷、毛细血管脆性增加，凝血酶原的生成受到抑制，可有明显的出血倾向，主要表现为鼻衄、皮下瘀斑、口腔齿龈及消化道出血。

四、急救配合与护理

（一）肾前性肾衰竭的处理

（1）血流动力学监测：定期检查血压、脉搏、皮肤皱褶和温度，以评价血容量状态，必要时采用中心静脉压或 Swan-Ganz 导管侵入性监测。

（2）补液试验：对容量不足、少尿患者，以 500~1 000ml 生理盐水在 30~60min 内快速静脉滴注，应使尿量增加。如无利尿反应，补液后用 100~400mg 速尿静脉注射，以促进利尿。如尿量增加，在容量补足的情况下，可重复使用速尿。为防止速尿引起的听力损害，可用 20% 甘露醇输入，速率 10~20ml/min，在甘露醇开始输入的 6h 之内，可产生利尿作用，如输注 12h 后无利尿作用，应停止使用。

（3）多巴胺：可扩张肾血管，利钠、利尿。以每分钟小于 3μg/kg 剂量持续静滴，在开始治疗的 6~12h 内，通常有利尿反应。仍然无尿，应停用。

（二）肾性急性肾衰竭的处理

1. 保守治疗

（1）一般处理：患者每天称体重，准确记录每天液体出入量，至少隔日检测一次血钾、钠、氯、钙、磷、镁、尿素氮和肌酐。

（2）液体摄入量：非透析患者每天液体摄入量等于非显性丢失（不出汗患者为 500ml/d）加尿量和其他引流液丢失量，非少尿患者或透析患者液体量可适当放宽。

（3）营养：每日蛋白摄入应限制在 0.6g/kg，总热量摄入应保证 35~50kcal/kg，盐的摄入限制在 2~4g，应避免摄入含镁化合物。

（4）血压：根据患者血容量，决定使用容量扩张或血管收缩物质，及时纠正低血压。积极处理高血压，不降低肾血流量的抗高血压药物（如可乐定、哌唑嗪）或钙通道阻滞剂为首选。高血压危象需静脉滴注硝普钠，剂量为每分钟 0.25μg/kg。或用 Labetalol 静滴，剂量 0.5~2.0mg/min。

（5）磷和钙：高血磷口服氢氧化铝凝胶每次 15~30ml，一日 3 次，随三餐同服。当血磷降至正常时，可用碳酸钙口服每次 0.5~1.0g，一日 3~4 次，随三餐同服。

（6）高尿酸血症：别嘌呤醇口服每次 100mg，一日 1 次。

（7）高钾血症轻度（血钾 <6mmol/L），采用饮食限制，降钾树脂口服每次 15g，一日 3 次。有心电图和神经肌肉异常表现的高钾血症，需立即药物治疗，10% 葡萄糖酸钙 10ml，在 2~5min 内缓慢静脉注射，如无反应，5min 后再给一次，剂量同前；44.6mmol 碳酸氢钠（7.5% 50ml）缓慢静脉注射 5min，如心电图未恢复，10~15min 重复一次；10% 葡萄糖溶液加普通胰岛素 10U，在 60min 内静脉滴注，或在 5min 内静脉注射。药物不能纠正的高钾血症，可采用血液透析治疗。

（8）代谢性酸中毒：轻度酸中毒（血清碳酸氢浓度 ≥16mmol/L）不需要治疗；较重的酸中毒，使用碳酸氢钠口服每次 0.5~1.0g，一日 3 次；严重失代偿酸中毒（血 pH 值 <7.2）需要静脉滴注 5% 碳酸氢钠 150~250ml；药物难以纠正的酸中毒应行血液透析治疗。静滴碳酸氢钠纠正酸中毒时，谨防容量负荷过重和低钙血症引起的肌痉挛。

（9）药物剂量调整：经肾脏排泄的药物需根据肾功能作相应剂量调整。

（10）感染：为急性肾衰竭死亡的主要原因之一。首选不经肾脏排泄的抗生素，如药物敏感试验结果需用肾毒性药物，特别氨基糖苷类时，应根据肾衰竭程度，延长给药时间或减少每次给药剂量。

（11）消化道出血：根据出血程度，给予适当处理。

（12）贫血：通常由于血容量扩张、红细胞产生减少和失血等因素所致。活动性出血或贫血症状明显的患者需输血治疗。

2. 透析治疗

（1）透析指征：①严重高钾血症、酸中毒、容量负荷过重等药物难以纠正者；②出现尿毒症心包炎、脑病者；③BUN >35.7mmol/L 和（或）Scr >600μmol/L 者；④高分解代谢者（每日血 BUN 升高 >8.9mmol/L，肌酐升高 >176.8μmol/L，血钾升高 >1.0mmol/L，HCO_3^- 下降 >2.0mmol/L），需要高营养治疗者。

（2）透析方法的选择：病情危重，高分解型急性肾功能衰竭，血流动力学稳定，腹腔广泛粘连，肺功能不全、呼吸困难者，腹部脏器损伤或近期手术、腹部皮肤感染、无法置管者，进行血液透析；非高分解型，血流动力学不稳定，建立血管通路困难，有活动性出血，全身肝素化有禁忌，老年患者，宜选腹膜透析；血流动力学不稳定，毒素潴留不严重，但以容量负荷过重为主，宜选持续动静脉血液滤过。

（三）肾后性肾衰竭的处理

（1）临时性膀胱插管可评价和解除下尿路梗阻。

（2）肾脏超声检查评价有无上尿路梗阻。

（3）根据梗阻病因尽早解除梗阻。

（4）梗阻解除后，出现梗阻后利尿，引起血容量和电解质的不适当丢失。因此，需根据每天体重、尿量、血压、血清及尿电解质浓度变化，调节输液量和成分，以保证正常血容量及电解质平衡。

（四）恢复期的处理

（1）仔细监测血电解质、血容量状态、尿量和尿电解质。根据具体情况，给予适当处理。

（2）肾小球功能在短期内恢复，而肾小管功能需要几周，甚至几个月才能恢复。部分老年、糖尿病、严重高血压患者及少尿时间长者，肾功能可迁延不恢复，甚至转为慢性肾衰竭。

五、常见护理问题与措施

（1）排尿异常：与肾缺血继发于败血症、休克或严重的血容量不足等；肾毒素引起肾小管变性、坏死；溶血反应；肾血管损伤有关。

1）绝对卧床休息，可减少代谢产物生成。

2）准确记录 24h 尿量，并观察尿的颜色，留置导尿管患者监测每小时尿量并监测尿比重。

3）指导患者正确留取尿标本。

4）遵医嘱使用利尿剂，并观察治疗效果及副作用。

（2）体液过多：与肾小球滤过率降低，摄入过多有关。

1）限制摄入：水：前 1d 尿量再加 500ml；钠：每日不超过 3g；钾：尿少者严格限制钾的摄入。

2）监测体重每日 2 次。

3）准确记录 24h 出入水量。

4）遵医嘱使用利尿剂，并观察尿量变化及药物的副作用。

5）尽量避免肌内或皮下注射。

（3）潜在并发症：高钾血症与肾小球滤过率降低，酸中毒，摄入过多有关。

1）严密观察病情变化，测血压、脉搏、呼吸，每 2h1 次，有条件者可行床旁心电监护。

2）提供低钾饮食。

3）不输库存血，及时纠正酸中毒。

4）发现患者有恶心、手麻木或脉搏慢等现象，应立即抽血监测血钾，如血清钾浓度在 6.0mmol/L 以上者，立即遵医嘱做处理：①静脉给钙剂或 5% 苏打；②静脉给高渗糖水加胰岛素；③联系血液透析。

（4）潜在并发症：急性肺水肿与体液过多，输液速度过快有关。

1）严格控制输液量和速度，有条件者可监测中心静脉压。

2）备齐急救药品及物品。

3）经常巡视病房，密切观察病情变化，如发现患者有呼吸急促等临床表现时，应立即通知医师，同时做好处理：①协助患者端坐位，双腿下垂于床沿，以减少静脉回心血量；②高浓度给氧；③给予心痛定 10mg 或硝酸甘油 0.5mg 舌下含服；④建立静脉通路，按医嘱正确使用扩血管剂，并根据病情调节滴速；⑤痰多者应吸痰，保持呼吸道通畅。

（史　磊）

第十节　急性上消化道出血的急救护理

一、疾病介绍

急性上消化道出血是急诊和危重症病科室常见的消化系统急症之一。在我国急性上消化道出血的最常见的"三大"病因依次是消化性溃疡、急性胃黏膜病变和食管－胃底静脉曲张破裂。患者以呕血和（或）黑便为主要症状，病情严重者，如不及时抢救，可危及生命。血流动力学不稳定、反复呕血或者便血、无法胃内灌洗、年龄 60 岁以上和合并多器官系统疾病等因素与死亡率增加有相关性。

1. 定义　上消化道出血是指屈氏韧带以上的消化道包括食管、胃、十二指肠、胆管及胰管的出血，也包括胃－空肠吻合术后的空肠上段出血。大量出血是指在短时间内出血量超过 1 000ml 或达到血容量 20% 的出血。

2. 病因　上消化道出血的最常见的病因依次为：消化性溃疡、急性胃黏膜病变、食管－胃底静脉曲张破裂出血、肿瘤所致的出血等。非甾体抗炎药引起的胃出血日益增多，少数病例的消化道出血可能是全身性疾病在消化道局部的表现。根据病变部位分类，引起出血的疾病主要包括以下几种。

（1）食管疾病：如食管炎、食管癌、食管酸碱化学伤、食管黏膜撕裂综合征、异物或放射性损伤等。

（2）胃、十二指肠疾病：消化性溃疡、糜烂出血性胃炎、胃癌、胃血管畸形、血管瘤、肿瘤、胃黏膜脱垂等。

（3）门静脉高压：食管胃底静脉曲张破裂出血、门脉高压性胃病。

（4）其他：胆道出血、胰腺疾病累及十二指肠、主动脉瘤破裂（破入食管、胃或十二指肠）、纵隔肿瘤或脓肿破入食管、全身性疾病出血（过敏性紫癜、白血病、DIC 等）、血液病、尿毒症、结缔组织病、急性感染（流行性出血热、钩端螺旋体病）、应激性胃出血等。

3. 病理生理

（1）循环血容量减少：在老年人中多有心、脑、肾等重要器官的动脉硬化，不太严重的循环血容量减少即可引起这些重要器官明显的缺血表现，甚至加重原有基础疾病，引起一个或多个重要器官的功能异常甚至衰竭，大量出血则更易导致周围循环衰竭和多器官功能衰竭。

（2）血液蛋白分解产物吸收：肠道中血液的蛋白质经肠道吸收可引起肠源性氮质血症。

（3）发热：以往认为血液分解产物吸收可引起"吸收热"，现认为消化道出血后的发热与循环血容量减少引起体温调节中枢功能障碍有关。

（4）机体的代偿与修复

1）循环系统：心率加快，周围循环阻力增加，以维持重要器官的血流灌注。

2）内分泌系统：醛固酮和垂体后叶素分泌增加，减少水分丢失以维持血容量。

3）造血系统：骨髓造血活跃，网织红细胞增多，红细胞和血红蛋白量逐渐恢复。

4. 临床表现　典型的临床表现为呕血、黑便或血便，常伴失血性周围循环衰竭。

（1）呕血：为上消化道出血的特征性症状，呕吐物的颜色主要取决于出血量的大小和是否经过胃酸的作用。出血量小，在胃内停留时间较长，呕吐物多棕褐色呈咖啡渣样；出血量大、出血速度快、在胃内停留时间短，呕吐物呈鲜红或有血凝块。有呕血者一般都伴有黑便，通常幽门以上大量出血表现为呕血。

（2）黑便或便血：上、下消化道出血均可表现为黑便。黑便色泽受血液在肠道内停留时间长短的影响。通常黑便或柏油样便是血红蛋白中的铁经肠内硫化物作用形成硫化铁所致；出血量大、速度快、肠蠕动亢进时，粪便可呈暗红色甚至鲜红色，类似下消化道出血。有黑便者不一定伴有呕血。通常幽门以下出血表现为黑便。如果幽门以下出血量大、出血速度快，血液反流至胃，可兼有呕血；反之，如果幽门以上出血量小、出血速度慢，可不出现呕血仅见黑便。

（3）失血性周围循环衰竭：程度轻重与出血量及速度有关。少量出血可因机体的自我代偿而不出现临床症状。中等量以上的出血常表现为头昏、心悸、冷汗、恶心、口渴；体检可发现面色苍白、皮肤湿冷、心率加快、血压下降。大量出血可出现黑矇、晕厥，甚至休克。

（4）其他

1）发热：出血后24h内常出现低热，持续数日至1周。少数大量出血的患者可出现难以控制的高热，提示病情严重。原因不明，可能与失血后导致体温调节中枢的功能障碍有关。

2）氮质血症：分为肠源性、肾前性和肾性；24~48h达高峰，一般不超过14.3mmol/L（40mg/dl），3~4d降至正常。若同时检测血肌酐水平正常，出血后血尿素氮浓度持续升高或一度下降后又升高，常提示活动性出血或止血后再出血。

3）贫血和血常规变化：急性大量出血后均有失血性贫血，但在出血早期，血红蛋白浓度、红细胞计数与血细胞比容可无明显变化。上消化道大量出血2~5h，白细胞计数升高，止血后2~3d可恢复正常。但肝硬化患者如同时有脾功能亢进，则白细胞计数可不增高。

5. 治疗要点

（1）严密监测病情变化：患者应卧位休息，保持安静，保持呼吸道通畅，避免呕血使血液阻塞呼吸道而引起窒息。

（2）积极抗休克：尽快补充血容量是最主要的措施。

1）应立即配血。

2）有输血指征时，即脉搏>110次/分，红细胞<$3×10^{12}$/L，血红蛋白<70g/L，收缩

压＜12kPa（90mmHg）可以考虑输血。

3）在输血之前可先输入生理盐水、林格液、右旋糖酐或其他血浆代用品。

4）输液速度和种类最好根据中心静脉压和每小时尿量来调节。

（3）控制出血

1）提高胃内 pH 值：常用的药物有组胺 H_2 受体拮抗剂，如雷尼替丁、法莫替丁、西咪替丁等，以及作用更强的质子泵抑制剂，如奥美拉唑、泮托拉唑肠溶片（潘妥洛克）等。

2）局部止血措施

A. 胃内灌洗：10～14℃水反复灌洗胃腔，可使胃血管收缩，血流减少并使胃分泌和消化液受抑制，胃纤维蛋白溶解酶活力减弱，从而达到止血目的。

B. 口服止血剂：去甲肾上腺素 8mg 加于生理盐水或冰盐水 150ml，分次口服（老年人勿用），凝血酶分次口服。

C. 内镜止血：局部喷洒或注射止血药物；凝固止血法，常用 YAG 激光、微波、热探头和高频电凝；机械止血法：如球囊压迫或结扎法。

D. 三腔二囊管压迫止血：用于食管－胃底静脉曲张破裂出血。成功的关键在于放管位置要准确；充气要足，胃囊充气 150～200ml，食管囊压力维持在 6.7kPa（50mmHg）；牵拉固定要确切；定时放气和抽吸胃内容物和食管囊上方的分泌物。止血后放气管观察 1 天，总插管时间控制在 3～5d，不宜过长。

E. 减少内脏血流量及门静脉压力的药物：生长抑素类，如奥曲肽、施他宁；垂体后叶素和血管加压素。生长抑素对食管静脉曲张破裂出血有迅速止血作用，近期疗效与硬化剂注射、三腔二囊管压迫相似，且副作用较少，患者易于耐受。

（4）手术治疗：在出血原因和出血部位不明确的情况下，不主张盲目行剖腹探查，若有下列情况可考虑剖腹探查：严重出血经内科积极治疗 24h 仍不止血，或止血后短期内又再次大出血，血压难以维持正常；年龄 50 岁以上，伴动脉硬化，经治疗 24h 出血不止；以往有多次大量出血，短期内又再出血；合并幽门梗阻、穿孔，或怀疑有恶变。诊断为胃底－食管静脉曲张破裂出血，应尽量避免手术。

二、护理评估与观察要点

1. 护理评估

（1）病史评估：询问有无食管、胃、十二指肠、肝胆胰等消化性疾病史；判断病情严重程度及病程长短，有无剧烈呕吐、饮食失调、情绪不安、疲劳过度等诱发因素；观察有无上腹部不适、恶心、呕吐等前驱症状；询问呕血的颜色及量等。

（2）再出血或继续出血的评估：如出现以下症状则应怀疑有继续出血或者再出血。

1）呕血或者黑便次数增加，呕出的血液转为暗红色。

2）持续腹胀，肠鸣音亢进。

3）血压、脉搏不稳定，中心静脉压暂时恢复而又下降者。

4）经补足血容量，休克表现未见好转而又恶化者。

5）血红蛋白浓度、红细胞计数、血细胞比容等继续下降，网织红细胞升高。

6）补液量与尿量足够的情况下，血尿素氮继续升高或再次升高。

（3）出血量的评估：由于出血大部分积存在胃肠道，单凭呕血或排出血量估计出血量可能相差甚远。临床经验表明，以下指标对临床估计出血量是可行的：出血在 5ml 以上，便可产生粪隐血试验阳性；上消化道出血约 50ml 以上可出现黑便；300ml 以上可致呕血；400ml 以下常无周围循环衰竭的临床表现；出血在 500~1 000ml 时可产生循环代偿现象（如心悸、脉快有力、血压正常或收缩压偏高）；出血量在 1 000ml 以上或失血量达循环血量 20% 以上时，常有循环失代偿的表现。病史上如有晕倒、直立昏厥、呕吐物含血凝块、黑便频繁或较暗红者为大出血征象。体征上如有四肢湿冷、苍白、心率加速、血压下降等休克或代偿性表现亦为大出血表现。

2. 观察要点

（1）记录呕血、黑便和便血的频度、颜色、性质、次数和总量。

（2）观察意识状态、血压、脉搏、肢体温度、皮肤和甲床色泽、周围静脉充盈情况、尿量等，意识障碍和排尿困难者需留置尿管。大出血时，每 15~30min 测量一次脉搏、血压，病情严重者常需心电、血氧饱和度和呼吸监护。危重大出血者必要时进行中心静脉压、血清乳酸测定。

（3）注意腹部情况，记录黑便或便血次数、数量，定期复查血红蛋白、红细胞计数、红细胞比容、尿常规、血尿素氮、肌酐、电解质、肝功能等。

（4）有头晕、心悸、出冷汗等休克表现时，报告医师对症处理并做好记录。

三、急诊救治流程

急性上消化道出血急诊救治流程详见图 36 - 5。

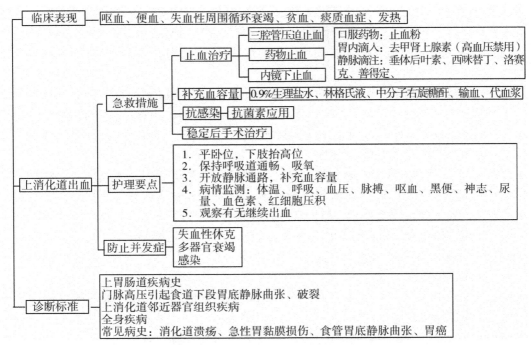

图 36 - 5 急性上消化道出血急诊救治流程图

（马小芳）

第十一节　多器官功能障碍综合征的急救护理

一、定义

多器官功能障碍综合征（multiple organ dysfunction syndrome，MODS）是指机体遭受严重创伤、休克、感染及外科大手术等机械损伤24h后，2个或2个以上的器官或系统同时或序贯发生功能障碍或衰竭，不能维持自身的生理功能，从而影响全身内环境稳定的临床综合征群。本综合征在概念上强调原发致病因素是急性的，器官功能不全是多发的、进行的、动态的，器官功能障碍是可逆的，可在其发展的任何阶段进行干预治疗，功能可望恢复。

二、病因与发病机制

1. 病因　任何可引起全身炎症反应的疾病均可发生 MODS，如严重创伤、心脏骤停复苏后、严重急腹症、脓毒血症、妇科急症等。患者如患有冠心病、肝硬化、慢性肾衰竭、糖尿病、系统性红斑狼疮、营养不良等时，更易发生 MODS；输血、输液、用药或呼吸机使用不当也是 MODS 的诱因。

（1）严重创伤：严重的创（烧、战）是诱发 MODS 的基本因素之一。严重创伤、大面积烧伤和侵袭性大手术、冻伤、挤压综合征导致的组织损伤常引起急性肺、心、肾、肝、消化道和凝血等脏器、系统功能衰竭。

（2）休克：各脏器常因血流不足而呈低灌流状态，组织缺血、缺氧、毒性物质蓄积等影响、损害各器官的功能，尤其是创伤大出血和严重感染引起的休克更易发生 MODS。

（3）严重感染：败血症时菌群紊乱、细菌移位及局部感染病灶也是发生 MODS 的主要因素之一。

（4）大量输血、输液及药物使用不当：大量输血后微小凝集块可导致肺功能障碍，凝血因子的缺乏能造成出血倾向；输液过多可使左心负荷增加，严重时能引起急性左心功能衰竭、肺水肿；长期、大量使用抗生素能引起肝、肾功能损害、菌群紊乱；大量去甲肾上腺素等血管收缩药可引起血管的强烈收缩，造成组织灌注不良。

（5）心脏、呼吸骤停：造成各脏器缺血、缺氧，而复苏后又可引起"再灌注"损害，这样可发生 MODS。随着 CPR 技术的不断发展，心肺复苏的成功率日渐提高，自主循环恢复后常发生心血管功能和血流动力学的紊乱，表现为低血容量休克、心源性休克和全身炎症反应综合征（SIRS）。复苏后出现的 MODS 及复苏后多器官功能障碍综合征（post‐resuscitationMODS，PR‐MODS/PRM）在临床上也越发常见。

2. 发病机制

（1）炎症失控假说：炎症反应学说是 MODS 最基本的发病机制。MODS 是由于机体受到创伤和感染刺激而发生的炎症反应过于强烈以至促炎‐抗炎失衡，从而损伤自身细胞的结果。MODS 发病过程中除感染或创伤引起的毒素释放和组织损伤外，主要通过内源性介质的释放引起全身炎症反应，目前把这些统称为 SIRS。

（2）缺血‐再灌注损伤与自由基学说：缺血再灌注和自由基损伤是 MODS 的重要机制之一。近年来，人们在缺血‐再灌注损伤学说中，又引入了内皮细胞与白细胞相互作用引起器官实质细胞损伤的观点，即血管内皮细胞（EC）能通过多种凝血因子和炎症介质，与多形核白细胞（PMN）相互作用，产生黏附连锁反应，导致器官微循环障碍和实质器官损伤。

（3）肠屏障功能损伤及肠道细菌移位：胃肠道是创伤、急腹症及大手术患者等危重患者并发脓毒血症的重要细菌和（或）内毒素来源，是 MODS 中始动器官之一。由于禁食、制酸剂、抗生素等的不合理应用，肠道菌群失调，肠道屏障功能破坏，通透性升高，动力丧失，细菌移位，均成为 MODS 患者菌血症来源。

（4）应激基因理论：应激基因反应是指一类由基因程序控制，能对环境应激刺激作出反应的过程，如热休克反应、氧化应激反应、紫外线反应、急性期反应等。应激基因反应能促进创伤、休克、感染、炎症等应激打击后细胞代谢所需的蛋白合成。应激基因引起的细胞功能改变的最终后果，是导致机体不再能对最初或以后的打击作出反应，而发生 MODS。

（5）两次打击和双击预激假说：最早的严重损伤可被视为第一次打击，在该次打击时，可使全身免疫系统处于预激状态，此后，如果病情平稳，则炎症反应逐渐消退，损伤的组织得以修复。当受到再次打击时，全身炎症反应将成倍扩增，可超大量地产生各种继发性炎症介质。

三、临床表现与诊断

1. 临床表现　主要临床表现为各系统器官的功能变化。肺脏是衰竭发生率最高、发生最早的器官。肠黏膜屏障功能在 MODS 发病过程中较早受损或衰竭，特别是在严重创伤合并休克和再灌流损伤时表现突出。由于胃肠道是人体内最大的细菌和内毒素库，肠屏障受损能引起肠道细菌移位和门静脉内毒素血症，从而激活肝脏单核－巨噬细胞系统，启动全身炎症反应。随着 MODS 的进展，常可出现肝肾衰竭及胃肠道出血，而心血管或血液系统通常是 MODS。

2. 诊断　MODS 的主要诊断依据包括：①存在诱发 MODS 的病史或病症；②存在全身炎症反应综合征和（或）代偿性抗炎反应综合征的临床表现，脓毒血症或免疫功能障碍的表现及相应的临床症状；③存在 2 个或 2 个以上系统或器官功能障碍。

四、救护原则

对于 MODS 目前尚缺有效治疗方法。一旦发生 MODS，病死率极高，处理 MODS 的关键是预防。因此应尽早识别 MODS 的高危因素，如原发疾病的严重性、严重创伤、脓毒症或严重感染等，进行动态观察和监测。对高危患者早期给予免疫治疗、抗炎药和其他支持疗法。MODS 发生后，应以维持内环境稳定、纠正低氧血症和低蛋白血症，提供充分营养代谢支持，予以救治。对 MODS 应积极寻找感染灶，选用高效广谱抗生素控制感染。

五、救护措施

（一）预防

目前对 MODS 的治疗主要是进行综合治疗和器官功能的支持。因对其病理过程缺乏有效的遏制手段，一旦发生 MODS，病死率极高，处理 MODS 的关键在于预防。预防 MODS 的基本要点主要包括以下几点。

（1）提高复苏质量，重视患者的循环和呼吸，尽可能及早纠正低血容量，组织低灌流和缺氧。现场急救和住院治疗过程中，应及时处理失血、失液、休克、气道阻塞、换气功能低下等。各项措施都要强调时间性，因为组织低灌流和缺氧的时间愈久，组织损害就愈重，缺血的再灌注损伤也更严重。

（2）防治感染是预防 MODS 极为重要的措施。明确的感染灶必须及时引流，彻底清除坏死组织。尽可能使感染病变局限化，减轻毒血症。应根据致病菌和药物敏感试验选用有效抗生素。

（3）尽可能改善全身情况，如体液、电解质和酸碱度的平衡、营养状态等，酸中毒可影响心血管和肺；碱中毒可影响脑；营养不良可降低免疫功能、消耗肌组织等。

（4）及早治疗任何一个首先继发的器官功能障碍，阻断病理的连锁反应，以免形成 MODS。临床经验证明，治疗单一器官功能障碍，胜过治疗 MODS。早期识别器官功能障碍，就可做到在出现明显的器官衰竭以前进行早期治疗干预。

（5）处理各种急症时应有整体观点，尽可能达到全面的诊断和治疗。诊断不但要明确主要的病变，还要了解主病以外其他重要器官的功能有无改变。治疗要根据具体病情的轻重缓急采取措施，首先是抢救患者生命。要全面考虑不能顾此失彼而诱发 MODS。

（二）治疗

1. 病因治疗，控制感染　积极治疗原发疾病，避免和消除诱发因素，清除病灶，彻底排脓，早期细致清创。如感染诱发者，根据感染部位、致病菌流行病学与培养、药敏试验结果选用广谱有效抗生素控制感染；腹腔脓肿者，积极引流和进行腹腔冲洗。

2. 对抗炎症介质　目前应用较广泛的有抗氧化药，如维生素 A、维生素 C、维生素 E、辅酶 Q_{10} 和半胱氨酸等。还有肿瘤坏死因子 α 单克隆抗体、黄嘌呤氧化酶抑制药也已应用于临床，尚能改善 MODS 患者的预后。

3. 营养和代谢支持　MODS 患者的代谢特点是处于持续的高分解代谢状态、耗氧量增加，胰岛素阻抗，葡萄糖的利用受到限制，蛋白质的急性丢失使器官功能受损，严重的营养不良导致免疫功能低下。营养支持的目的是：①补充蛋白质及能量的过度消耗；②维持或增强机体抗感染能力；③维持器官功能和创伤后期组织修复的需要。代谢支持治疗目标包括：①纠正代谢功能紊乱；②提供合理营养底物；③通过特殊营养物调节机体免疫反应。代谢支持的着眼点在于保持正氮平衡，而非普通热能平衡。合理的代谢支持，可提供足够的热量，减少氨基酸作为能量的消耗，减少肌肉蛋白质分解，促进蛋白质的合成。

4. 中和毒素　内毒素血症是 MODS 的主要始动因素，应积极清除，从而阻断疾病进展。常用的方法有控制感染、防止肠道细菌和内毒素易位等。

5. 器官功能支持　对于 MODS 由于缺乏特殊治疗，因此器官功能支持可以说是最基本的治疗，使受累的器官能度过危险期而趋向恢复，保护尚未受累的器官免受损害。

（1）心脏和循环的支持：维持有效循环血容量，保证重要器官灌注。必要时应用血流导向气囊导管（Swan-Ganz 导管）监测心输出量和肺毛细血管楔压，据此调整输液速度、种类和指导血管活性药（多巴胺、多巴酚丁胺和酚妥拉明）的应用。根据心律失常类型应用相应抗心律失常药物，有心功能不全者可使用正性肌力药物去乙酰毛花苷（西地兰）。

（2）肺的支持：肺是最敏感的器官。MODS 时肺是最早受累器官，表现为 ARDS。积极控制和治疗 ARDS 是治疗 MODS 的关键。维持呼吸道通畅，吸痰、雾化吸入，必要时气管切开吸痰。据情况给予面罩或鼻导管给氧；难治性低氧血症者行高频通气，必要时机械通气。

但在吸氧治疗中必须注意防止氧中毒。

（3）肾的支持：保证和改善肾脏灌注，维持尿量在 30ml/h 以上。应用多巴胺和酚妥拉明保护肾脏，防止肾功能恶化，避免应用肾脏毒性药物。少尿者应用呋塞米。经适当补液和应用利尿药后仍持续少尿或无尿时，及时采取血液净化技术。伴有急性肾衰竭、严重高钾血症和代谢性酸中毒的 MODS 患者，首选血液透析。

（4）肝的支持：补充足够的热量及能量合剂（辅酶 A／ATP），维持正常血容量，纠正低蛋白血症。应用适量葡萄糖液，防止低血糖。并发肝性脑病者，应用支链氨基酸，纠正氨基酸代谢紊乱。适量补充新鲜血浆，加强单核－吞噬细胞功能。

（5）胃肠道的支持：应激性溃疡出血是 MODS 常见的胃肠功能衰竭症状。临床常规应用抗酸药（H_2 受体阻断药、胃黏膜质子泵抑制药）、胃黏膜保护药（硫糖铝、生长抑素）和止血药（凝血酶）。MODS 患者胃黏膜 pH 值升高，应用抗酸药可促使肠道细菌繁殖、黏膜屏障破坏、毒素吸收、细菌易位，加速 MODS 的发展。可选用中药大黄。

（6）血液系统支持：主要治疗 DIC。早期及时应用抗凝、溶栓治疗。抗凝药常选用肝素、双嘧达莫（潘生丁）、阿司匹林等；溶栓药有尿激酶、链激酶及重组组织型纤溶酶原激活剂（rt－PA）。纤溶期时，在肝素治疗基础上配合应用抗纤溶药，如 6－氨基乙酸和氨甲环酸等。根据病情输注血小板悬液、凝血酶原复合物和各种凝血因子。

（7）中枢神经系统支持：纠正低血压，改善脑血流。头部局部采用低温疗法，降低脑代谢率。选用甘露醇、呋塞米、地塞米松等防治脑水肿，可交替使用或联用。应用胞二磷胆碱、脑活素等促进脑代谢。

（三）监测

1. 血流动力学监测　监测血压、中心静脉压、肺毛细血管楔压和心输出量。

2. 呼吸功能监测　MODS 时肺脏常是最先受累的器官。监测呼吸功能有助于及时发现肺脏功能障碍。

（1）严密观察呼吸频率、节律和幅度：呼吸频率超过 35 次／分，伴有呼吸困难者，应考虑机械呼吸。

（2）呼吸机械力学监测：包括监测潮气量（V_A）、功能残气量、每分钟通气量（V_E）、肺泡通气量、气道压力、肺顺应性、呼吸功、肺泡通气血流之比（V_A/Q）等。肺顺应性低于 50ml/kPa 时必须使用呼吸机。

（3）动脉血气分析：包括动脉血氧分压（PaO_2）、动脉二氧化碳分压（$PaCO_2$）、pH 值、BE 等。吸入氧浓度为 50% 时，如 PaO_2 低于 8.0kPa（60mmHg），应行机械通气支持。

（4）肺毛细血管嵌压监测：呼气末正压通气（PEEP）时监测肺毛细血管嵌压（PC-MP）。

（5）胸部 X 线检查：显示肺野点状阴影，提示散在肺泡内渗出。

3. 肾功能监测

（1）尿液监测：包括尿量、尿比重、尿钠、尿渗透压、尿蛋白等。其中尿量是监测肾功能最简单和敏感的指标。应精确记录每天尿量。

（2）生化检查：尿素氮、肌酐、渗透清除量等。当血尿素氮 ＞17.8mmol/L，血肌酐 ＞177～381.2μmol/L，并有逐渐增高趋势时，或原有肾脏病史，血肌酐增加 2 倍以上者，考虑急性肾功能障碍，必要时进行血液透析治疗。

4. 肝功能监测　前清蛋白、视黄醇结合蛋白、胆红素的亚成分、吲哚花氰绿清除试验、苯丙氨酸以及酮体比例是肝功能的临床监测指标。

5. 凝血功能监测　主要包括血小板计数、凝血时间、纤维蛋白原、凝血因子Ⅶ、凝血因子Ⅴ、凝血酶原等，动态测定这些指标有利于早期发现和处理凝血功能障碍。

6. 中枢神经系统功能监测　包括神志、神经系统定位体征。重症患者可以有嗜睡甚至昏迷。

（四）护理重点

1. 了解 MODS 发生病因　尤其是了解严重多发伤、复合伤、休克、感染等是常见发病因素，做到掌握病程发展规律性并有预见性地护理。

2. 了解系统脏器衰竭的典型表现和非典型变化　如非少尿性肾衰竭、非心源性肺水肿、非颅脑疾病的意识障碍、非糖尿病性高血糖等。

3. 加强病情观察

（1）体温：MODS 多伴各种感染，一般情况下血温、肛温、皮温间各差 0.5～1.0℃。当严重感染合并浓毒血症休克时，体温可高达 40℃ 以上，而当体温低于 35℃ 以下，提示病情十分严重，常是危急或临终表现。

（2）脉搏：观察脉搏快慢、强弱、规则情况和血管充盈度及弹性，其常反映血容量和心脏、血管功能状态；注意交替脉、短绌脉、奇脉等表现，尤其要重视细速和缓慢脉象其提示心血管衰竭。

（3）呼吸：观察呼吸的快慢、深浅、规则情况等，观察是否伴有发绀、哮鸣音、"三凹"征（胸骨上窝、锁骨上窝、肋间隙）、强迫体位及胸腹式呼吸等，观察有否深大 Kussmaul 呼吸、深浅快慢变化的 Cheyne－Stokes 呼吸、周期性呼吸暂停的 Biot 呼吸、胸或腹壁出现矛盾活动的反常呼吸以及点头呼吸、鱼嘴呼吸等，这些均属垂危征象。

（4）血压：血压能反应器官的灌注情况，尤其血压低时注意重要器官的保护。MODS 时不但要了解收缩压，亦要注意舒张压和脉压，因其反映血液的微血管冲击力。重视测血压时听声音的强弱，此亦反映心脏与血管功能状况。

（5）意识：注意观察意识状况及昏迷程度。MODS 时，脑受损可出现嗜睡、朦胧、谵妄、昏迷等，观察瞳孔大小、对光和睫毛反射。注意识别中枢性与其他原因所造成的征象。

（6）心电监测：密切观察心率、心律和心电图（ECG）变化并及时处理。尤其心律失常的心电图表现。

（7）尿：注意尿量、色、比重、酸碱度和血尿素氮、肌酐的变化，警惕非少尿性肾衰竭。

（8）皮肤：注意皮肤颜色、湿度、弹性、皮疹、出血点、瘀斑等，观察有无缺氧、脱水、过敏、DIC 等现象。加强皮肤护理，防治压疮发生。

（9）药物反应：注意观察洋地黄中毒、利尿剂所致电解质紊乱，降压药所致晕厥，抗生素过敏等药物反应。

4. 特殊监测的护理　MODS 的患者多为危重患者，较一般普通患者有特殊监测手段，如动脉血压的监测、中心静脉压监测，在护理此类管道时严格无菌操作原则；保证压力传感器在零点；经常肝素化冲洗管路，保证其通畅；随时观察参数变化及时与医生取得联系。

5. 保证营养与热量的摄入　MODS 时机体处于高代谢状态，体内能量消耗很大，患者消瘦，免疫功能受损，代谢障碍，内环境紊乱，故想方设法保证营养至关重要。临床上常通过静脉营养和管饲或口服改善糖、脂肪、蛋白质、维生素、电解质等供应。长链脂肪乳剂热量高但不易分解代谢，对肺、肝有影响，晚期应用中长链脂肪乳剂可避免以上弊端。微量元素（镁、铁、锌、硒等）和各种维生素的补充亦应予以一定重视。

6. 预防感染　MODS 时机体免疫功能低下，抵抗力差，极易发生感染，尤其是肺部感染，应予高度警惕。压疮是发生感染的另一途径。为此，MODS 患者最好住单人房，严格执行床边隔离和无菌操作，防止交叉感染。注意呼吸道护理，定时翻身拍背，有利于呼吸道分泌物排出和 ARDS 的治疗，室内空气要经常流通，定时消毒，医护人员注意洗手，杜绝各种可能的污染机会。

7. 安全护理　MODS 患者病情危重，时有烦躁，再加上身上常带有许多管道，所以要注意保护好管道，防止管道脱落和患者意外受伤显得非常重要，尤其在 ICU，没有家属的陪伴，应根据病情给予患者适当的约束，注意各种管道的刻度和接头情况。

8. 人工气道和机械通气的护理　保持呼吸道通畅，及时吸取气道分泌物，掌握吸痰时机和技巧；注意呼吸道湿化，常用的方法有呼吸机雾化、气道内直接滴住、湿化器湿化等；机械通气时注意血气分析结果调整呼吸机参数。

9. 心理护理　心理护理强调多与患者交流，了解其心理状况和需求后给予相应的护理措施，建立良好的护患关系；护士要具备过硬的业务技术水平和高度的责任心，能获得患者的信任，使患者树立战胜疾病的信心，积极配合治疗和护理。

（马小芳）

第十二节　急性一氧化碳中毒的急救护理

一、疾病介绍

（一）定义

急性一氧化碳中毒（acute carbon monoxide poisoning）是指人体短时间内吸入过量 CO 所造成的脑及全身其他组织缺氧性疾病，严重者可引起死亡。

（二）病因

（1）职业性中毒：如矿山采掘放炮、煤矿瓦斯爆炸、火灾现场、钢铁冶炼、化肥生产、制造甲醇、丙酮等都可产生大量的一氧化碳，若通风防护不当，吸入可致中毒。

（2）生活性中毒：日常生活中，煤炉产生的气体中一氧化碳含量达 6% ~ 30%，室内门窗紧闭，火炉无烟囱或烟囱堵塞、漏气都可引起一氧化碳中毒。

（三）发病机制

一氧化碳被人体吸入进入血液后，85% 与血红蛋白（Hb）结合形成稳定的碳氧血红蛋白。由于碳氧血红蛋白的亲和力是氧合血红蛋白比大 240 倍，而碳氧血红蛋白解离却比正常 Hb 慢 3 600 倍，因此，血液中一氧化碳与氧竞争 Hb 时，大部分血红蛋白成为碳氧血红蛋白。碳氧血红蛋白携氧能力差，引起组织缺氧，而碳氧血红蛋白解离曲线左移，血氧不易释放更加重组织缺氧。此外，一氧化碳还可与还原型细胞色素氧化酶的二价铁结合，抑制该酶活性，影响组织细胞呼吸与氧化过程，阻碍对氧利用。脑和心脏（对缺氧最敏感的器官）最易遭受损害。脑内小血管迅速麻痹扩张。脑内 ATP 无氧情况下耗尽，钠泵运转不灵，钠离子蓄积于细胞内而诱发脑细胞内水肿。

（四）临床表现

一般有明确的一氧化碳吸入史，中毒的程度与吸入时间的长短、吸入的浓度、机体对一氧化碳的敏感性、耐受性密切相关。一氧化碳急性中毒的临床表现根据碳合血红蛋白形成的程度可分为 3 级：

（1）轻度中毒：血液中碳合血红蛋白占 10% ~20%，患者有头痛、眩晕、心悸、恶心、呕吐、四肢无力，可有短暂的晕厥，还可诱发心绞痛发生，及时吸入新鲜空气后症状会迅速消失。

（2）中度中毒：血液中碳合血红蛋白占 30% ~40%，除上述症状外，患者还可昏睡或浅昏迷，瞳孔对光反应迟钝，皮肤和黏膜出现典型樱桃红色，及时抢救，呼吸新鲜空气或氧气后可较快清醒，各种症状数小时内消失，一般不留后遗症。

（3）重度中毒：血液中碳合血红蛋白达到 50% 以上，患者呈深昏迷，各种反射消失，瞳孔散大，血压下降，呼吸不规则，皮肤黏膜苍白或发绀，中毒性肝炎、休克、急性肾功能不全，最终呼吸空气，患者可数小时甚至数天不能清醒，死亡率高。

（4）迟发性脑病（神经精神后发症）：急性 CO 中毒患者在清醒后，经过 2 ~60d 的"假愈期"，可出现下列临床表现：①精神意识障碍，出现幻视、幻听、忧郁、烦躁等精神异常，少数可发展为痴呆。②锥体外系神经障碍，出现震颤麻痹综合征，部分患者逐渐发生表情缺乏，肌张力增加，肢体震颤及运动迟缓。③锥体系神经损害及大脑局灶性功能障碍，可发生肢体瘫痪、大小便失禁，失语，失明等。

（五）治疗要点

（1）现场急救

1）迅速脱离中毒现场：迅速将患者转移到空气新鲜的地方，卧床休息，保暖；保持呼吸道通畅。

2）转运：清醒的患者，保持无障碍呼吸，有条件者应持续吸氧；昏迷中的患者，除持续吸氧外，应注意呼吸道护理，避免呼吸道异物阻塞。

（2）院内救护：纠正缺氧：迅速纠正缺氧状态。吸入高浓度氧气可加速 CO – Hb 解离，增加一氧化碳的排出。目前高压氧舱治疗效果最好。呼吸停止时，应及早进行人工呼吸，或用呼吸机维持呼吸。危重患者可考虑血浆置换。

（3）进一步治疗：首先建立静脉通道，遵医嘱用药，防止并发症的发生。

1）20% 甘露醇：严重中毒后，脑水肿可在 24 ~48h 发展到高峰。脱水疗法很重要。目前最常用的是 20% 甘露醇静脉快速滴注，也可注射呋塞米脱水。

2）能量合剂：常用药物有三磷酸腺苷、辅酶 A、细胞色素 C 和大量维生素 C 等，促进脑细胞功能恢复。

3）血管扩张剂：常用的有 1% 普鲁卡因 500ml 静脉滴注，川芎嗪注射液 80mg 溶于 250ml 液体内静脉滴注等，防治迟发性脑病。

（4）做好急诊监护

1）应密切观察患者的生命体征，包括体温、脉搏、呼吸、血压、面色、神志、瞳孔的变化，尤其是中、重度中毒以呼吸困难、呼吸肌麻痹为主者，所以需要密切观察患者呼吸的频率、深浅度的变化；严密观察患者有无呕吐现象，观察患者的血压、神志意识及瞳孔的变化，监测水、电解质平衡，纠正酸中毒，并预防吸入性肺炎或肺部继发感染。

2）防治并发症和后发症，加强昏迷期间的护理：保持呼吸道通畅，必要时行气管切开。定时翻身以防发生压疮和肺炎。注意营养，必要时鼻饲。高热者可采用物理降温方法，如头部用冰帽，体表用冰袋，使体温保持在 32℃ 左右。如降温过程中出现寒战或体温下降困难时，可用冬眠药物；严重中毒患者清醒后应继续高压氧治疗，绝对卧床休息，密切监护 2～3 周，直至脑电图恢复正常为主，预防迟发性脑病。

二、护理评估与观察要点

（一）护理评估

（1）病史评估：一氧化碳接触史。

（2）身体评估：生命体征、意识状态、瞳孔大小、头痛程度。

（3）实验室及其他检查：脑电图可见弥漫性低波幅慢波，与缺氧性脑病进展相平行。

（4）高压氧治疗的效果。

（5）有无焦虑等心理改变。

（二）观察要点

（1）现存问题观察：CO 中毒的后果是严重的低氧血症，从而引起组织缺氧，吸入氧气可加速 HbCO 解离，增加 CO 的排出。严密观察患者意识、瞳孔变化，生命体征，重点是呼吸和体温，缺氧情况，尿量改变，准确记录出入量。氧浓度过高肺表面活性物质相对减少，易出现肺不张。应严格执行给氧浓度和给氧时间，根据病情随时调整用氧流量，清醒者可间歇给氧。CO 中毒 6h 内给予高压氧治疗，可减少迟发性病的发生，并能促进昏迷患者觉醒。

（2）并发症的观察

1）吸入性肺炎及肺水肿：常于中毒 2～4d 发生肺水肿、肺炎、清除呼吸道分泌物及呕吐物，严密观察体温、心率、血压等变化，应用抗生素控制感染，合并肺水肿时，控制液体滴速，给予强心利尿，准确记录出入液量。

2）脑水肿：中毒严重者，脑水肿一般在 24～48h 发展到高峰，应密切观察患者有无呕吐现象，呕吐时是否为喷射状，并及时认真听取患者的主诉，一旦发现患者瞳孔不等大，呼吸不规则，抽搐等提示脑疝形成，应给予及时抢救处理。输液过程中密切观察体液的速度和量，观察是否有药液外渗，避免输液量过快、过多、防止发生急性脑水肿。应用脱水剂后观察膀胱充盈情况，对于昏迷不能自行排尿者，给予留置导尿，并要准确记录出入量，注意尿量及颜色的变化。

3）心律失常：保证持续氧气吸入，纠正缺氧状态，应用抗心律失常药及营养心肌药物，严密监测心率（律）、血压变化，迅速处理危急情况。

4）急性肾衰竭：严密观察尿量及液体出入量，纠正休克及缺氧，必要时给予利尿药，血液透析时做好相应护理。

三、急诊救治流程

急性一氧化碳中毒急诊救治流程详见图 36 –6。

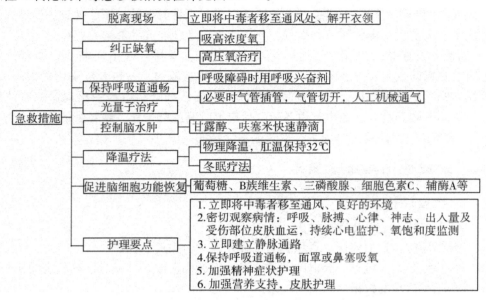

急救措施	脱离现场	立即将中毒者移至通风处、解开衣领
	纠正缺氧	吸高浓度氧
		高压氧治疗
	保持呼吸道通畅	呼吸障碍时用呼吸兴奋剂
		必要时气管插管，气管切开，人工机械通气
	光量子治疗	
	控制脑水肿	甘露醇、呋塞米快速静滴
	降温疗法	物理降温，肛温保持32℃
		冬眠疗法
	促进脑细胞功能恢复	葡萄糖、B族维生素、三磷酸腺、细胞色素C、辅酶A等

护理要点：
1. 立即将中毒者移至通风、良好的环境
2. 密切观察病情：呼吸、脉搏、心律、神志、出入量及受伤部位皮肤血运，持续心电监护、氧饱和度监测
3. 立即建立静脉通路
4. 保持呼吸道通畅，面罩或鼻塞吸氧
5. 加强精神症状护理
6. 加强营养支持，皮肤护理

图 36 –6　急性一氧化碳中毒急诊救治流程图

（龚春城）

参考文献

1. 陈玉红. 重症护理专科指南. 南京：东南大学出版社，2011.
2. 张波. 急危重症护理学. 北京：人民卫生出版社，2012.
3. 孙永显. 急救护理学. 北京：人民卫生出版社，2010.
4. 李明子. 急救护理. 北京：中国人民大学出版社，2013.